Rosenberger

Exame Clínico dos Bovinos

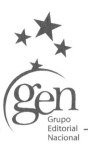

O GEN | Grupo Editorial Nacional – maior plataforma editorial brasileira no segmento científico, técnico e profissional – publica conteúdos nas áreas de ciências da saúde, exatas, humanas, jurídicas e sociais aplicadas, além de prover serviços direcionados à educação continuada e à preparação para concursos.

As editoras que integram o GEN, das mais respeitadas no mercado editorial, construíram catálogos inigualáveis, com obras decisivas para a formação acadêmica e o aperfeiçoamento de várias gerações de profissionais e estudantes, tendo se tornado sinônimo de qualidade e seriedade.

A missão do GEN e dos núcleos de conteúdo que o compõem é prover a melhor informação científica e distribuí-la de maneira flexível e conveniente, a preços justos, gerando benefícios e servindo a autores, docentes, livreiros, funcionários, colaboradores e acionistas.

Nosso comportamento ético incondicional e nossa responsabilidade social e ambiental são reforçados pela natureza educacional de nossa atividade e dão sustentabilidade ao crescimento contínuo e à rentabilidade do grupo.

Rosenberger

Exame Clínico dos Bovinos

Editoria de
Gerrit Dirksen · Hans-Dieter Gründer · Matthaeus Stöber

Com a contribuição de
**Gerrit Dirksen · Hans-Dieter Gründer · Eberhard Grunert ·
Dietrich Krause · Matthaeus Stöber**

Com 676 Figuras no Texto, sendo 21 Pranchas Coloridas, e 76 Quadros.

Terceira edição

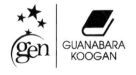

- Os autores deste livro e a editora empenharam seus melhores esforços para assegurar que as informações e os procedimentos apresentados no texto estejam em acordo com os padrões aceitos à época da publicação. Entretanto, tendo em conta a evolução das ciências, as atualizações legislativas, as mudanças regulamentares governamentais e o constante fluxo de novas informações sobre os temas que constam do livro, recomendamos enfaticamente que os leitores consultem sempre outras fontes fidedignas, de modo a se certificarem de que as informações contidas no texto estão corretas e de que não houve alterações nas recomendações ou na legislação regulamentadora.

- Os autores e a editora se empenharam para citar adequadamente e dar o devido crédito a todos os detentores de direitos autorais de qualquer material utilizado neste livro, dispondo-se a possíveis acertos posteriores caso, inadvertida e involuntariamente, a identificação de algum deles tenha sido omitida.

- **Atendimento ao cliente: (11) 5080-0751 | faleconosco@grupogen.com.br**

- Traduzido de
  Rosenberger, Die Klinische Untersuchung des Rindes
  Copyright © 1990 by Verlagsbuchhandlung Paul Parey, Berlin und Hamburg
  All rights reserved.
  ISBN: 9788527702553

- Direitos exclusivos para a língua portuguesa
  Copyright © 1993 by
  EDITORA GUANABARA KOOGAN LTDA.
  Uma editora integrante do GEN | Grupo Editorial Nacional
  Travessa do Ouvidor, 11
  Rio de Janeiro – RJ – 20040-040
  www.grupogen.com.br

  Reservados todos os direitos. É proibida a duplicação ou reprodução deste volume, no todo ou em parte, em quaisquer formas ou por quaisquer meios (eletrônico, mecânico, gravação, fotocópia, distribuição pela Internet ou outros), sem permissão, por escrito, da EDITORA GUANABARA KOOGAN LTDA.

- Ficha catalográfica

CIP-BRASIL. CATALOGAÇÃO NA FONTE
SINDICATO NACIONAL DOS EDITORES DE LIVROS, RJ

S724

Rosenberger, exame clínico dos bovinos / editoria de Gerrit Dirksen, Hans-Dieter Gründer, Matthaeus Stöber ; com a contribuição de Gerrit Dirksen... [et al.] ; [tradução Carlos Antonio Mondino Silva... et al. ; supervisão da tradução José Renato Junqueira Borges, Marianne Milz Liebhold]. - [Reimpr.]. - Rio de Janeiro : Guanabara Koogan, 2023.
il.

Tradução de: Die Klinische Untersuchung des Rindes, 3rd ed.
Inclui bibliografia e índice
ISBN 978-85-277-0255-3

1. Bovino - Doenças - Diagnóstico. I. Dirksen, Gerrit. II. Gründer, Hans-Dieter. III. Stöber, Matthaeus. IV. Rosenberger, Gustav, 1909-1983. V. Título: Exame clínico de bovinos.

08-3632.	CDD: 636.20896075
	CDU: 619.636.2

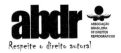

Supervisão da Tradução

José Renato Junqueira Borges

Professor Adjunto de Clínica Médica dos Grandes Animais — UFF.
Mestre em Medicina Veterinária (Clínica Médica) — UFRGS.
Doutor em Medicina Veterinária (Clínica de Bovinos) — Escola Superior
de Medicina Veterinária de Hanôver, Alemanha

Marianne Milz Liebhold

Doutora em Medicina Veterinária (Anatomia Patológica) —
Escola Superior de Medicina Veterinária de Hanôver, Alemanha

Tradução

Carlos Antonio Mondino Silva

Médico Veterinário pela Universidade Federal do Rio Grande do Sul —
UFRGS. Pós-Graduado em Fisiopatologia da
Reprodução pela Escola Superior de Medicina Veterinária de Hanôver, Alemanha.
Doutor em Medicina Veterinária pela Escola Superior de Medicina
Veterinária de Hanôver, Alemanha. Professor Titular do
Departamento de Clínica de Grandes Animais, Disciplina de
Ginecologia, Curso de Medicina Veterinária da Universidade
Federal de Santa Maria — UFSM

Karin Erica Brass

Médica Veterinária pela Universidade Federal do Rio Grande do
Sul — UFRGS. Doutora em Medicina Veterinária,
Área de Reprodução Animal, pela Escola Superior de Medicina
Veterinária de Hanôver, Alemanha. Professor Adjunto do
Departamento de Clínica de Grandes Animais, Disciplina de Clínica
de Grandes Animais I, Curso de Medicina Veterinária da Universidade
Federal de Santa Maria — UFSM

Mara Iolanda Batistella Rubin

Médica Veterinária pela Universidade Federal de Santa Maria — UFSM.
Mestre em Medicina Veterinária, Área de
Fisiopatologia da Reprodução, pela Universidade Federal de Santa
Maria — UFSM. Doutora em Medicina Veterinária,
Área de Reprodução Animal, pela Escola Superior de Medicina
Veterinária de Hanôver, Alemanha. Professor Adjunto do
Departamento de Clínica de Grandes Animais, Disciplina de
Ginecologia, Curso de Medicina Veterinária da Universidade Federal
de Santa Maria — UFSM

Marianne Milz Liebhold

Doutora em Medicina Veterinária (Anatomia Patológica) —
Escola Superior de Medicina Veterinária de Hanôver, Alemanha

Paulo Eduardo Miranda Costa

Professor de Cirurgia Veterinária — UEL. Doutor em Medicina
Veterinária (Clínica de Eqüinos) — Escola Superior de Medicina
Veterinária de Hanôver, Alemanha

Tanja Maria Hess

Médica Veterinária Formada pela UFF

Lista de colaboradores

GERRIT DIRKSEN, Dr. med. vet., Dr. med. vet. h. c., Universitätsprofessor, Vorstand der Medizinischen Tierklinik II, Ludwig-Maximilians-Universität München, Veterinärstraße 13, D-8000 München 22

HANS-DIETER GRÜNDER, Dr. med. vet., Universitätsprofessor, Direktor der Medizinischen und Gerichtlichen Veterinärklinik II, Justus-Liebig-Universität Gießen, Frankfurter Straße 110, D-6300 Gießen

EBERHARD GRUNERT, Dr. med. vet., Dr. med. vet. h. c., Universitätsprofessor, Direktor der Klinik für Geburtshilfe und Gynäkologie des Rindes, Tierärztliche Hochschule Hannover, Bischofsholer Damm 15, D-3000 Hannover 1

DIETRICH KRAUSE, Dr. med. vet., Universitätsprofessor, Klinik für Andrologie und Besamung der Haustiere, Tierärztliche Hochschule Hannover, Bischofsholer Damm 15, D-3000 Hannover 1

MATTHAEUS STÖBER, Dr. med. vet., Dr. med. vet. h. c. (Ldw. Ak. Breslau), Dr. h. c. (Univ. Lüttich), Hon. Assoc. R. C. V. S., Universitätsprofessor, Direktor der Klinik für Rinderkrankheiten, Tierärztliche Hochschule Hannover, Bischofsholer Damm 15, D-3000 Hannover 1

Prefácio da terceira edição

A segunda edição do *Exame Clínico dos Bovinos* (1977) foi de grande interesse para médicos veterinários e estudantes de medicina veterinária na Alemanha e em outros países, não só por ter originado as traduções em italiano (1979), francês (1979), inglês (1979), espanhol (1981), japonês (1981) e português (1983), como também pelo fato de que sua edição alemã, apesar da alta tiragem, estava esgotada desde o fim de 1987. Após a morte do autor, Prof. Dr. h.c. mult. Gustav Rosenberger (*1909, †1983), os colaboradores da segunda edição começaram os preparativos para uma nova edição da obra. Neste trabalho, se conservou a divisão original; seu conteúdo, no entanto, em uma série de trechos, quadros e figuras, foi ampliado. A obra foi enriquecida tanto pelas experiências adquiridas pelos autores em aulas práticas e atendimentos de rotina, como também pelas informações das referências bibliográficas. Para não se ampliar o livro desnecessariamente, só foram relacionadas nas referências publicações novas, que não constam da segunda edição. (As anotações com informações sobre fabricantes de instrumentos, reagentes e medicamentos contidos no texto, que antes apareciam em notas no rodapé da página, agora são apresentadas em forma de listas especiais, sempre ao final do capítulo correspondente. Essas listas de fabricantes e representantes não são garantia de qualidade e estão sujeitas a alterações de mercado.) Os quadros de diagnóstico diferencial que acompanham alguns sistemas orgânicos devem ser usados pelos estudantes como subsídios para um exame clínico metódico e estimular o médico veterinário de campo a se ocupar mais com o diagnóstico na resolução de seus problemas.

Os autores e colaboradores agradecem sinceramente a todos os que, de alguma forma, contribuíram para a realização desta obra, em especial aos Akad. Rat. Dr. K. Doll e Akad. Rat. Dr. A. Seitz (da Clínica de Medicina Animal II, Munique), Prof. Dr. H. Scholz, Prof. Dr. W. Klee, Akad. Dir. Dr. G. Assmus, Akad. Oberrat. Dr. W. Fischer, Dr. H. Surborg, Dr. L. Goetze, Dr. L. Roming, Dr. J. Kammermeier, Sra. Méd. Vet. A. Bühler, Dra. M. Wältermann-Mansfeld (da Clínica de Bovinos, Hanôver), Sra. Dra. J. Kautni (da Clínica de Ginecologia e Obstetrícia de Bovinos, Hanôver) e Dr. D. Rath (da Clínica de Andrologia e Inseminação Artificial de Animais Domésticos, Hanôver) pela ajuda nas ilustrações, pela liberação de colaboradores de outras tarefas, conselhos, como também na correção ortográfica. Agradecemos também aos Prof. Dr. P. Lekeux, de Cureghem/Liège, e Prof. Dr. W. Löscher, de Hanôver, pela revisão de dois capítulos e por importantes conselhos.

Agradecemos ainda às Sra. G. Klapper, Sra. K. Embacher, Sra. E. Brabec e Srta. Chr. Eilers, pelo trabalho datilográfico dos manuscritos, Sra. A. Pietsch, pelo preparo das fotos, e Sr. J. Senkpiel, pelo desenho dos gráficos.

Importante também é o nosso agradecimento ao Sr. Dr. h. c. F. Georgi e Sra. H. Liese, pelo bom trabalho conjunto na edição e na confecção deste livro.

Autores e colaboradores esperam que esta obra venha ao encontro das necessidades dos estudantes da buiatria, assim como dos anseios dos médicos veterinários de bovinos que procuram sempre se atualizar.

Munique, Giessen e Hanôver, em setembro de 1989

G. Dirksen, H.-D. Gründer, M. Stöber,
E. Grunert, D. Krause

Prefácio da primeira edição

Atualmente, na área de doenças dos bovinos, só existe o compêndio de Pommier (1952) em língua francesa e a publicação norte-americana *Diseases of Cattle,* de Gibbons, com a colaboração de 54 autores, sendo a maior obra em inglês editada sobre o assunto (segunda edição, 1963). Além disso, foi publicado em 1936, por Lagerlöf e Hoflund, o *Diagnóstico Buiátrico* no idioma sueco, que também foi traduzido para o dinamarquês. Anteriormente, foram publicados, na Alemanha, compêndios de Harms (1895), Dieckerhoff (1903) e Weber (*Exame Clínico do Bovino,* 1928, e *As Doenças dos Bovinos,* segunda edição, 1937), cujo conteúdo, hoje, devido aos grandes avanços na área, é considerado incompleto ou parcialmente ultrapassado. Com o aparecimento de livros alemães sobre distúrbios da reprodução, obstetrícia e doenças do úbere, todos dedicados a bovinos, se percebeu a inexistência, por parte de veterinários de campo e estudantes de medicina veterinária, de uma obra moderna e especializada sobre as doenças dos bovinos. Devido a isso, na Clínica de Bovinos de Hanôver, há vários anos se planejava produzir um livro atual sobre as doenças e a semiologia dos bovinos. Durante o trabalho, se percebeu, no entanto, que, para melhor se alcançar o objetivo, seria conveniente dividir a extensa matéria em dois volumes distintos. Este primeiro volume *(Exame Clínico dos Bovinos)* logo será seguido pelo segundo volume *(As Doenças dos Bovinos).*

Como em aulas de propedêutica, o primeiro volume será composto de um capítulo sobre o manejo dos bovinos, seguido de métodos de contenção e sedação medicamentosa. Seguem-se, então, a anamnese, a identificação, o exame clínico geral e específico de cada sistema orgânico, inclusive exames de sangue, suco ruminal, urina e fezes, e finalmente instruções sobre como avaliar os resultados obtidos. Além das características normais de cada órgão, são apresentados os sintomas patológicos, acompanhados de exemplos práticos. As descrições de doenças específicas, incluindo os respectivos achados patológicos em urina, fezes, sangue e outros líquidos corpóreos, são apresentadas no segundo volume.

Nós nos esforçamos, neste livro, para atender às exigências da prática clínica e fornecer aos estudantes instruções úteis para a aplicação de métodos clínicos de investigação.

Terminar o primeiro volume da obra total, apesar da quantidade de trabalho que uma grande clínica exige de seu pessoal, só foi possível devido aos meus colaboradores de longos anos, Dr. Dirksen, Dr. Stöber e Dr. Gründer, especialmente o Dr. Stöber, pela produção das ilustrações. Os agradecimentos valem também para todos os demais funcionários da Clínica, que, através de seu trabalho, possibilitaram a realização deste livro.

Hanôver, setembro de 1964

G. Rosenberger

Conteúdo

1 Manejo dos Bovinos (M. Stöber), **1**

1.1 Vestimenta de Proteção, 1
1.2 Contenção Mecânica de Bovinos, 1
    Preensão, 2
    Abordagem, 3
    Contenção, 3
        A cabeça, 3
        Membros, 5
        Cauda, 10
        O animal inteiro, 11
    Condução, 14
    Derrubamento, 14
        Métodos de derrubamento, 14
        Mesas cirúrgicas, 17
    Levantar os bovinos e fazê-los ficar em estação, 19
    Transporte, 21
1.3 Sedação, Imobilização e Analgesia pelo Uso de Medicamentos, 23
    Esclarecimento dos termos usados, 23
    "Temperamento", sensibilidade à dor e leis de proteção aos animais aplicáveis aos bovinos, 24
    Sedação medicamentosa (ataraxia, neurolepsia), 24
    Anestesia local, 27
        Anestesia de superfície, 28
        Anestesia por infiltração, 28
        Anestesia regional intravenosa, 29
        Anestesia de condução (bloqueio nervoso), 29
        Anestesia epidural, 31
    Derrubamento por medicamentos e anestesia geral, 33
        Relaxamento muscular, 33
        Neuroleptoanalgesia, anestesia dissociativa, 34
            Derivados da morfina, 34
            Xilazina, 34
            Quetamina, 35
    Anestesia geral (narcose), 35
        Narcose inalatória, 37
        Narcose por injeção, 37
        Administração oral de anestésicos, 37
        Eletroimobilização, 38
    Fabricantes e Representantes, 38
    Bibliografia, 39

2 Identificação, Anamnese, Regras Básicas da Técnica de Exame Clínico Geral (M. Stöber), **44**

2.1 Identificação, 44
    Raça e aptidão, 44
    Padrão de cor, 44
    Sexo, 46
    Determinação da idade, 46
    Peso corporal (peso vivo), 50
    Brincos e tiras de pescoço, 50
    Marcação, tatuagem e pulseira, 50
    Marcação de fêmeas bovinas no cio, 52
    Impressão do focinho, 52
    Determinação do grupo sanguíneo, 52
    Identificação eletrônica, 54

2.2 Anamnese, 55
    Histórico do paciente, 55
      Duração da doença, 56
      Tipo, evolução e circunstâncias das manifestações clínicas, 56
      Causa provável da doença, 57
      Tratamento prévio, 57
    Histórico do rebanho (problemática do rebanho), 57
2.3 Regras Básicas da Técnica de Exame, 58
    Visualização (exame visual: inspeção, endoscopia), 58
    Olfação (exame olfativo), 58
    Palpação (exame manual e digital: palpação, palpação interna/exploração, sondagem), 60
    Percussão (percussão dolorosa e acústica), 63
    Auscultação (exame auditivo), 65
    Escolha, coleta e envio de amostras para exame, 66
    Necropsia (exame pós-morte ou anatomopatológico), 68
2.4 Exame Geral, 68
    Estado geral do paciente, 68
      Postura, 68
      Comportamento, 69
      Estado nutricional, 70
      Condições de higiene, 70
      Condição física, 71
      Freqüência respiratória, 72
      Pulsação, 73
      Temperatura corporal, 74
      Resumo, 75
    Impressão geral do rebanho, 76
2.5 Transição para o Exame Especial, 76
    Fabricantes e Representantes, 77
    Bibliografia, 77

3 Pêlos, Pele, Tecido Subcutâneo, Mucosas Aparentes e Cornos (H.-D. Gründer), 81

3.1 Pêlos, 81
    Aspecto, 81
    Coloração, 81
    Ausência ou diminuição de pêlos, 81
    Parasitas, 82
    Infecções, 82
    Coleta de material, 82
3.2 Pele, 83
    Aspecto, 83
    Coloração, 83
    Temperatura, 83
    Odor, 83
    Prurido, 84
    Aumento de volume, 84
    Alterações na ceratinização, 84
    Inflamações da pele, 84
    Neoplasias, 85
    Perda de substância, 85
    Ectoparasitas, 85
    Coleta de material, 86
3.3 Tecido Subcutâneo, 86
    Aspecto, 86
    Aumento de volume, 86
    Endoparasitas, 88
    Coleta de material, 89
3.4 Mucosas Aparentes, 89
    Aspecto, 89
    Coleta de material, 90
3.5 Cornos, 90
    Bibliografia, 90

4 Sistema Linfático (M. Stöber), 93

4.1 Linfonodos, 93
4.2 Vasos Linfáticos, 95
4.3 Baço, 95
4.4 Coleta de Material, 96
    Fabricantes e Representantes, 97
    Bibliografia, 97

5 Sistema Circulatório (M. Stöber e H.-D. Gründer), **98**

5.1 Coração, 98
  Inspeção, 98
  Palpação, 98
  Percussão, 99
  Percussão dolorosa da área cardíaca, 100
  Auscultação, 100
  Punção do pericárdio, 104
  Fonocardiograma, 104
  Eletrocardiograma, 104
  Ecocardiografia, 106
  Exame radiológico, 106
5.2 Artérias, 107
5.3 Capilares, 107
5.4 Veias, 108
5.5 Verificação da Função Circulatória, 110
5.6 Sangue, 111
  Mecanismo de defesa do sangue e do sistema retículo-histiocitário, 111
  Técnicas de colheita de sangue, 112
  Obtenção e conservação de amostras de sangue, plasma ou soro, 113
  Exames do sangue, 115
    Aspecto geral e propriedades físicas do sangue, 115
    Hemograma (hemocitologia), 115
      Eritrograma, 115
      Leucograma, 117
    Testes de coagulação do sangue, 120
    Testes bioquímicos no sangue, 121
      Metabolismo hídrico, equilíbrio ácido-básico, de eletrólitos e minerais do soro, 121
      Metabólitos no sangue e no soro, 126
      Proteinograma, 127
      Microelementos, 128
      Metais pesados, 128
      Enzimas séricas, 128
    Testes microbiológicos e imunológicos no sangue, 129
5.7 Medula Óssea, 129
  Colheita da amostra, 129
  Diferenciação celular, 130
Fabricantes e Representantes, 130
Bibliografia, 131

6 Aparelho Respiratório (M. Stöber), **139**

6.1 Anamnese e Achados no Exame Clínico Geral, 139
6.2 Observações Etiopatogênicas, 139
6.3 Procedimento de Exame, 139
6.4 Mecanismos de Defesa Respiratória, 139
  Transporte mucociliar, 139
  Surfactante, 140
  Defesa celular e medida por anticorpos, 140
6.5 Fatores Nocivos ao Sistema Respiratório, 141
  Fatores estressantes ao sistema respiratório determinados pelo ambiente, 141
  Agentes etiológicos respiropatogênicos, 142
6.6 Atividade Respiratória, 143
  Movimento respiratório, 143
  Freqüência respiratória, 143
  Intensidade respiratória, 143
  Tipo de respiração, 144
  Quociente de tempo respiratório, 144
  Interpretação dos achados, 144
6.7 Ruídos de Origem Respiratória Ouvidos Externamente, 144
  Ruídos estranhos, 144
  A tosse do bovino, 145
  Gemidos, 145
6.8 Ar Respirado, 145
  Intensidade, 145
  Análise do odor do ar expirado, 146
6.9 Focinho, 146
  Inspeção, 146
  Temperatura, 146
  Exame de secreção nasal, 146
6.10 Fossas Nasais e Seios Paranasais, 147
  Inspeção externa, 147

       Inspeção/endoscopia, 147
       Amostra da secreção nasal, 147
       Percussão, 147
       Trepanação exploradora dos seios frontal e maxilar, 147
6.11 Faringe e Laringe, 147
       Observação externa, 147
       Coleta de amostra de tecido, 149
       Palpação externa, 149
       Avaliação dos sons vocais, 149
6.12 Traquéia, 150
       Inspeção e palpação, 150
       Auscultação, 150
       Colheita de muco traqueal, 150
       Endoscopia, 151
6.13 Brônquios, Pulmões e Pleura, 152
       Área de percussão pulmonar, 152
       Percussão sonora, 153
       Auscultação, 153
       Ruídos respiratórios patológicos, 155
       Exames de fezes para pesquisa de larvas de vermes pulmonares, 156
       Prova intracutânea de tuberculina, 156
       Níveis de fibrinogênio no plasma, 158
       Exame sorológico de controle, 158
       Broncoscopia, 158
       Prova de lavagem broncoalveolar, 158
       Punção da cavidade torácica, 158
       Prova de função pulmonar, 159
       Influência do equilíbrio ácido-básico através da respiração, 159
       Funções extra-respiratórias dos pulmões, 159
       Biopsia de tecido pulmonar, 159
       Radiografia, 160
6.14 Parede Torácica, 160
       Inspeção, palpação, punção, sondagem, 160
6.15 Diagnóstico Diferencial das Doenças Respiratórias, 160
       Fabricantes e Representantes, 162
       Bibliografia, 162

7   Sistema Digestivo (G. Dirksen), **166**

       Estruturas de proteção, 166
       Anamnese, 166
       Exame clínico geral, 166
7.1 Avaliação da Alimentação, 166
7.2 Ingestão de Alimento e Água, Ruminação, Eructação e Defecação, 168
       Apetite, 168
       Ingestão de alimento, 168
       Sede, 169
       Ingestão de líquido, 169
       Caminho do alimento e do líquido deglutidos, 169
       Ruminação, 169
       Eructação (arroto), 170
       Regurgitação e vômito, 170
       Defecação, 170
7.3 Cavidade Oral e Faringe, 171
7.4 Esôfago, 173
7.5 Proventrículos, 174
       Desenvolvimento, 174
       Topografia, 174
       Fisiologia, 174
       Patologia, 175
       Rúmen (pança), 175
          Inspeção, palpação, auscultação, percussão, 175
          Colheita e exame de amostra do suco ruminal, 175
          Freqüência dos ruídos ruminais, 177
          Ruminografia, 178
          Percussão sonora, 178
          Percussão dolorosa, 179
          Punção, 180
          Cor, consistência, odor, valor do pH, 181
          Protozoários, 182
          Bactérias, formação excessiva de ácido láctico, fungos, digestão de celulose, 183
          Fermentação de glicose, redução de nitrito, potencial redox, teste do azul de metileno, ácidos graxos voláteis e ácido láctico, 184

Teor de cloreto, acidez total, capacidade de tamponamento, amoníaco, 185
Colheita de suco ruminal e seu exame no bezerro, 186
Ruminotomia exploradora, 187
Retículo (barrete), 188
Percussão, auscultação, 188
"Provas de dor por corpo estranho", 188
Ferroscopia, 190
Palpação interna do retículo, 191
Laparoscopia do retículo, exame radiológico, reticulografia, 191
Omaso (folhoso), 192
Funções, 192
Topografia, 192
Palpação por pressão, percussão sonora e dolorosa, 192
Auscultação, 193
Prova funcional da goteira esofágica, do orifício e da ponte do omaso, 193
Punção do omaso, 193
Laparo- ou ruminotomia exploradora, 193
Conteúdo do omaso, 193
7.6 Abomaso (Coagulador), 193
Topografia, 193
Fisiologia, 194
Patologia, 194
Inspeção externa, 194
Palpação, 195
Percussão, 195
Auscultação, 196
Colheita e exame do suco do abomaso, 197
Laparoscopia, 199
Radiografia, 199
Laparo- ou ruminotomia exploradora, 200
7.7 Intestinos, 200
Topografia, fisiologia e patologia, 200
Comportamento típico de cólica, 200
Inspeção do abdome, palpação, percussão, auscultação com balotamento, auscultação com percussão, punção (ceco), endoscopia, exame radiográfico, sondagem retal (bezerros), 201
Exploração retal, 202
Exame de fezes, 204
7.8 Fígado, 209
Fisiologia, 209
Inspeção, palpação, 209
Percussão, 210
Detecção de pigmentos biliares na urina, 211
Pigmentos biliares nas fezes, 212
Detecção de ovos de trematódeos hepáticos nas fezes, 212
Detecção de pigmentos biliares no soro, 212
Determinação da atividade de enzimas séricas, 213
Metabolismo lipídico, 214
Metabolismo protéico, 216
Testes de estresse, 216
Biopsia hepática, 217
Laparoscopia, 218
Colescistografia, 218
Diagnóstico ultra-sonográfico, 218
Ruminotomia e laparotomia exploradoras, 218
Análise bioquímica e toxicológica das amostras teciduais, 219
Escolha racional dos métodos a serem usados para o exame do fígado, 219
7.9 Abdome e Cavidade Abdominal, 220
Inspeção da parede abdominal, 220
Tensão da parede abdominal, 220
Palpação profunda e sondagem, 220
Percussão, auscultação, exploração retal, 221
Punção abdominal, 222
Laparoscopia, 224
Laparotomia exploradora, 224
Vaginotomia exploradora, 224
Exame radiológico da cavidade abdominal, 224
Exame ultra-sonográfico, 224
Fabricantes e Representantes, 225
Bibliografia, 225

8 Sistema Urinário (H.-D. Gründer), 229

Anamnese, 229
Achados do Exame Clínico, 229

8.1 Rins, 229
   Palpação retal, 229
   Teste da função renal, 229
   Biopsia renal, 230
8.2 Ureteres, 230
   Palpação retal, 230
   Cistoscopia, 230
8.3 Bexiga, 230
   Palpação retal/vaginal, 230
   Cistoscopia, 231
   Exame radiográfico, 231
8.4 Uretra, 231
   De fêmeas bovinas (inspeção, palpação vaginal, sondagem), 231
   De bovinos machos (inspeção, palpação retal e externa, sondagem), 231
8.5 Urina, 232
   Micção espontânea, 232
   Colheita da urina, 232
      Em fêmeas bovinas, 232
      Em machos, 233
   Exame das características da urina, 234
   Exame físico da urina, 235
   Exame químico da urina, 236
   Exame microscópico do sedimento urinário, 237
   Exame bacteriológico da urina, 239
Fabricantes e Representantes, 239
Bibliografia, 240

9 Sistema Reprodutor Masculino (D. Krause), 242

9.1 Exame Andrológico, 242
9.2 Exame Externo, 243
   Escroto, 243
   Testículos, 244
   Epidídimo, 248
   Cordões espermáticos, 249
   Gânglios linfáticos escrotais, 249
   Prepúcio, 249
   Pênis, 250
9.3 Exame Interno (palpação retal), 254
   Vesículas seminais, 254
   Ampolas dos canais deferentes, 254
   Próstata, 255
   Glândulas bulbouretrais, 255
   Gânglios linfáticos internos, 255
9.4 Exame Ultra-sonográfico, 255
9.5 Exame do Comportamento Sexual, 255
   Libido, 255
   As fases da cópula, 256
   Aceitação da vagina artificial, 257
9.6 Colheita e Exame do Ejaculado, 259
   Exame macroscópico do ejaculado, 260
   Exame microscópico do ejaculado, 260
   Exame físico-químico do ejaculado, 262
   Exames microbiológicos, 265
      Exame do esmegma, 265
      Exame da pré-secreção, 266
      Exame do sêmen, 266
      Exame de sangue (soro), 266
Fabricantes e Representantes, 266
Bibliografia, 267

10 Sistema Genital Feminino (E. Grunert), 269

10.1 Exame Ginecológico, 269
   Exame externo, 269
   Exame interno, 269
   Identificação do estro, 278
   Diagnóstico de gestação, 280
   Investigação da infertilidade do rebanho, 284
10.2 Exame Obstétrico, 288
   Exame externo, 288
   Exame interno, 288
   Exames do bezerro recém-nascido, 297

10.3 Úbere, 299
       Inspeção, 300
       Palpação, 302
       Exame da secreção da glândula mamária, 304
       Métodos de exame pouco utilizados, 307
       Classificação clínica da inflamação da glândula mamária, 307
       Diagnóstico do rebanho, 308
     Fabricantes e Representantes, 308
     Bibliografia, 309

11 Sistema Locomotor (G. Dirksen), 315

11.1 Exames na Propriedade, 315
       Anamnese, 315
       Métodos de exame, 315
       Avaliação das condições de estabulação, 315
       Exames complementares, 318
11.2 Exame Clínico do Animal, 318
       Postura e comportamento do animal em repouso e em movimento, 320
       Inspeção em decúbito, 320
       Inspeção ao levantar, 320
       Inspeção do bovino em estação, 320
       Inspeção do bovino em marcha, 321
       Inspeção ao deitar-se, 322
     Cascos, 322
       Palpação manual, 324
     Partes proximais dos membros, 326
       Articulações, bainhas de tendões e bolsas serosas, 326
         Inspeção, 326
         Palpação, 327
         Movimento passivo, 327
         Anestesia diagnóstica intra-articular, 327
         Punção diagnóstica, 327
         Exames de sangue, 327
         Exames genéticos, 328
       Líquido sinovial e bainha sinovial, 328
         Avaliação das características, 328
         Métodos físicos, químicos e citológicos simples, 328
         Exames laboratoriais clínico-químicos, 328
         Métodos citológicos, 328
         Exames microbiológicos, 330
         Exames histológicos, 330
         Exame radiológico, 330
         Exame cintilográfico, 330
         Exame artroscópico, 330
       Ossos, 330
         Inspeção, 330
         Palpação, 331
         Movimento passivo, 331
         Percussão, 332
         Exame radiológico, 332
         Exame cintilográfico, 332
         Exame histológico, 332
         Esclarecimento histológico de malformações e neoformações ósseas, 333
       Músculos, tendões, nervos, 333
         Inspeção, 333
         Palpação, 333
         Percussão sonora, 334
         Mobilidade passiva, 334
         Teste de sensibilidade, 334
         Exames de urina, sangue ou soro, 335
         Eletromiografia, 335
         Biopsia de músculo, 335
         Diagnóstico por ultra-som, 335
         Análise do alimento, 335
         Terapia experimental, 335
       Exame de vacas caídas, 336
         Redação da anamnese, 336
         Exame clínico geral, 336
         Exame especial do sistema locomotor, 336
           Inspeção, palpação e exploração retal, 336
           Controle de sensibilidade, 336
           Exame de urina, teor de cálcio no plasma, teste de glutaraldeído, 336

　　　　　Tentativa de levantar, 337
　　　　　Terapia diagnóstica, 337
　　　Outras partes do corpo, 337
　　　　　Cabeça, 337
　　　　　Pescoço, 338
　　　　　Tronco, 338
　　　　　Cauda, 338
　　Fabricantes e Representantes, 338
　　Bibliografia, 338

12　Sistema Nervoso Central (M. Stöber), 341

12.1　Anamnese, 341
12.2　Exame Clínico Geral, 341
12.3　Método de Exame, 341
12.4　Alterações do Comportamento, 342
12.5　Sensório, 342
12.6　Crânio e Coluna Vertebral, 343
12.7　Capacidade de Movimentação, 343
　　　Paralisias, 343
　　　Contrações musculares patológicas, 344
　　　Capacidade de coordenação, 344
12.8　Síndromes Nervosas Centrais, 344
　　　Síndrome de pressão intracerebral, 344
　　　Síndrome cerebral, 344
　　　Síndrome cerebelar, 344
　　　Síndrome da base cerebral, 344
　　　Síndrome dos nervos cranianos, 344
　　　Síndrome espinhal, 345
　　　Controle dos reflexos, 346
　　　Reflexos cerebrais, 347
　　　Reflexos cerebelovestibulares de postura e correção, 348
　　　Reflexos espinhais, 348
12.9　Líquido Cefalorraquidiano, 349
12.10　Exame de Transcetolase, 360
12.11　Exame Radiológico, 360
12.12　Colheita de Amostras de Tecido, 360
12.13　Diagnóstico Diferencial das Afecções do Sistema Nervoso, 360
　　Fabricantes e Representantes, 360
　　Bibliografia, 361

13　Órgãos dos Sentidos (G. Rosenberger† e M. Stöber), 363

13.1　Anamnese, 363
13.2　Achados do Exame Clínico Geral, 363
13.3　Olhos, 363
　　　Inspeção e oftalmoscopia, 363
　　　Palpação, 368
　　　Reflexo corneano, 368
　　　Verificação da capacidade de visão, 368
　　　Lágrimas, 369
　　　Sondagem e lavagem do ducto nasolacrimal, 369
　　　Esfregaço citológico, biopsia, 369
　　　Tonometria, 369
　　　Análise pós-morte do humor vítreo ou humor aquoso, 370
13.4　Orelhas, 370
　　　Inspeção, 370
　　　Palpação, 371
　　　Coleta de amostras, 371
　　　Otoscopia, 371
　　　Teste de função do ouvido, 372
　　Fabricantes e Representantes, 372
　　Bibliografia, 372

14　Avaliação dos Resultados do Exame (M. Stöber), 374

14.1　Diagnóstico e Diagnóstico Diferencial, 374
　　　Diagnóstico individual, 375
　　　Diagnóstico do rebanho, 375
14.2　Avaliação das Perspectivas de Cura (Prognóstico), 377
14.3　Tratamento (Terapia) e Prevenção (Profilaxia), 377

14.4 Preenchimento do Prontuário Médico e Relatório Escrito, 379
Fabricantes e Representantes, 380
Bibliografia, 380

15 Administração de Medicamentos (M. STÖBER), 382

Condições para uma Medicação Correta e Responsável, 382
15.1 Aplicação Externa (Tópica), 383
Aplicações sobre a pele para obtenção de efeito local (pulverizar, depositar, pincelar, friccionar, vaporizar, lavar, banhar, "automedicação", pedilúvio), 383
Aplicações sobre a pele para obtenção de efeito sistêmico ("*pour on*" e "*spot on*"), 383
Exposição de mucosas (oral, faríngea, nasal, vias respiratórias superiores, saco conjuntival, prepúcio, glande, vagina), 385
15.2 Administração Interna (Enteral), 386
Administração oral, 386
15.3 Administração Parenteral, 392
Injeção subconjuntival, 392
Inalação, 392
Injeção intratraqueal, 393
Infusão na bexiga das fêmeas, 393
Infusão intra-uterina em útero não-gravídico, 394
Tratamento intramamário, 394
Injeção intratesticular, 394
Injeção intra-ovariana, 394
Injeção nas estruturas sinoviais, 395
Injeção subcutânea, 395
Injeções intramusculares, 398
Infusão intravenosa gota-a-gota, 399
15.4 Técnicas Especiais para Medicar Bezerros Não e Recém-nascidos, 401
Fabricantes e Representantes, 402
Bibliografia, 403

Índice Alfabético, 406

Lista de Quadros

1 Significado dos sinais clínicos de dor para o diagnóstico diferencial em bovinos, 25
2 Neurolépticos para uso em bovinos, 27
3 Anestésicos locais para uso em bovinos, 28
4 Dosagem, via de administração e ação da xilazina em bovinos, 34
5 Variação da idade dentária (em meses) na mudança de incisivos temporários para permanentes em diferentes raças de bovinos, 48
6 Sistema de grupo sanguíneo, fatores componentes e o número de grupos sanguíneos atualmente conhecidos em bovinos, 53
7 Caracteres hereditários no soro sanguíneo e no soro do leite e propriedades hereditárias das enzimas do soro em bovinos, 53
8 Determinação da paternidade entre três touros que podem ter coberto uma mesma vaca, com a ajuda da análise do tipo sanguíneo, 53
9 Sinopse das variações sazonais da predisposição dos bovinos a determinadas doenças, 56
10 Resumo dos tipos de som ouvidos durante a percussão, 65
11 Resumo dos ruídos e tipos de sons captados por auscultação e suas possíveis diferenciações, 67
12 Resumo dos comportamentos padrões dos bovinos erroneamente denominados "tiques", 71
13 Determinação e avaliação do estado nutricional em bovinos, 72
14 Características de diferenciação entre ruídos adventícios pericárdicos e endocárdicos, 103
15 Determinação da alteração do funcionamento das válvulas cardíacas responsáveis pelos ruídos adventícios endocárdicos, 104
16 As principais derivações do eletrocardiograma usadas no bovino, 105
17 Características do eletrocardiograma em bovinos saudáveis, 107
18 Diferenciação dos achados revelados por inspeção e palpação da veia jugular, 109
19 Aditivos anticoagulantes para preservação do sangue total do bovino, 114
20 Características de diferenciação das anemias, 117
21 Valores normais para células e componentes do sangue total e do plasma sanguíneo de bovino, com a importância diagnóstica das alterações, 118
22 Valores normais de componentes do soro bovino e o significado de suas alterações, 122
23 Distribuição quantitativa total de água nos compartimentos corpóreos do bovino adulto, além dos ânions e cátions mais importantes, 124
24 Avaliação do estado de desidratação corpórea mediante observação dos sinais clínicos, 125
25 Sumário das alterações características no sangue venoso, na acidose e na alcalose metabólicas e respiratórias descompensadas e compensadas, 126
26 Doenças dos bovinos que podem causar acidose ou alcalose, respiratórias ou metabólicas, 126
27 Composição celular do esfregaço da medula óssea (hemomielograma) de bovino adulto saudável, 129
28 Composição dos fatores climáticos do curral a serem observados, em virtude de doenças respiratórias bovinas que ocorrem freqüentemente em certos rebanhos, 141
29 Composição dos agentes etiológicos patogênicos facultativos ou obrigatórios para o sistema respiratório de bovinos e suas vias de infecção, 142
30 Caráter sonoro dos sons respiratórios patológicos de estenose (estridores) e possíveis localizações, 145

31 Descrição dos sinais que devem ser considerados no exame macroscópico da secreção nasal e broncotraqueal, assim como do esputo, 146
32 Composição das principais expressões vocais normais e patológicas do bovino e seu significado, 150
33 Diferenciação das principais doenças do sistema respiratório do bovino, 160
34 Influências da composição nutricional da ração, bem como dos erros de alimentação, sobre a digestão microbiana do rúmen e o metabolismo corporal do bovino, 167
35 Classificação etiológica das principais doenças do retículo e do rúmen (indigestões) no bovino, 177
36 Parâmetros importantes, determinados imediatamente após a colheita de suco ruminal de bovinos com digestão proventricular completamente desenvolvida, bem como a interpretação dos achados, 179
37 Correlação entre a suplementação protéica e energética da vaca leiteira, bem como seu teor de uréia e proteína no leite, 186
38 Doenças proventriculares no bezerro, 186
39 Importantes achados no suco ruminal de bezerros lactentes, 187
40 Avaliação diagnóstica diferencial e esclarecimento dos achados auscultatórios na região da parede abdominal esquerda do bovino, 197
41 Classificação das principais doenças do bovino acompanhadas de diarréia, 200
42 Causas de cólica em bovinos, 201
43 Esquema do metabolismo do pigmento biliar no bovino, 210
44 Doenças hepáticas importantes no bovino, 210
45 Características do diagnóstico diferencial de icterícia e lesões hepáticas do bovino, 212
46 Enzimas séricas/plasmáticas adequadas para o diagnóstico de doenças hepáticas no bovino, 215
47 Achados normais e as principais alterações no material puncionado da cavidade abdominal no bovino, 223
48 Componentes normais e patológicos da urina do bovino e seu significado diagnóstico, 237
49 Dimensões testiculares mínimas de touros de raça Frísia alemã, 245
50 Técnicas adequadas de bloqueio dos diferentes nervos para a exposição do pênis em touros em estação, 252
51 Avaliação da libido sexual em touros adultos, 256
52 Nomenclatura dos parâmetros utilizados no exame biológico do sêmen, 264
53 Sinais externos retais e vaginais durante os diferentes estágios do ciclo estral de vacas, 275
54 Resumo dos achados externos retais e vaginais nos vários tipos de esterilidade com origem nos ovários ou no útero de vacas, 286
55 Avaliação da dimensão dos pontos mais estreitos do canal de parto mole, 289
56 Sinais vitais de fetos normo e taquicárdicos na fase de dilatação do parto, 294
57 Momento do aparecimento de sinais de parto visíveis ou perceptíveis externamente em 493 fêmeas bovinas primíparas ou multíparas, 295
58 Momento do aparecimento dos vários sintomas de parto em fêmeas bovinas, assim como o momento da saída dos restos fetais, 295
59 Sinopse da formulação de diagnóstico de seis casos obstétricos em fêmeas de bovinos, 296
60 Determinação da idade dos fetos bovinos pelo comprimento das diáfises ossificadas dos ossos dos membros, 298
61 Duração da gestação em várias raças bovinas, 298

62 Sistema de avaliação para estimar as chances de sobrevivência de bezerros recém-nascidos, 298
63 Esquema de avaliação para o teste de mastite califórnia original (de Schalm, 1960), 306
64 Características das principais formas de mastite infecciosa na vaca, 308
65 Composição das diretrizes para a avaliação da construção de estábulos nos diversos ramos da produção de bovinos, 319
66 Esclarecimentos sobre o local e a natureza de doenças do casco sem alterações externamente evidentes, 324
67 Achados no líquido sinovial puncionado de articulações saudáveis e alteradas, vaginas sinoviais tendinosas ou bolsa sinovial, 329
68 Avaliação do teste de Schalm na comprovação semiquantitativa de células no líquido sinovial de bovinos, 330
69 Correlação entre a quantidade de células do líquido sinovial e o resultado do teste de Schalm, 330
70 Achados característicos das paralisias dos nervos e rupturas musculares mais freqüentes na região dos membros do bovino, 335
71 Achados característicos para o diagnóstico diferencial de vacas "caídas" antes e após a parição, 337
72 Achados obtidos com liquor nas principais afecções do sistema nervoso central de bovinos, 352
73 Critérios aproveitáveis para a diferenciação das principais afecções do sistema nervoso central do bovino, 354
74 Representação das relações diagnósticas relevantes em medicina analítica entre um achado (ou sintoma) e uma enfermidade (ou síndrome), 374
75 Resumo das principais vantagens e desvantagens da criação intensiva de animais domésticos, 376
76 Resumo dos principais parâmetros utilizados no controle sanitário e produtivo em criações intensivas de bezerros, novilhas, vacas de recria e leite, 378

Lista de Pranchas Coloridas

1 Esquema dos locais de injeção para anestesia intradural em bovinos, 32/33
2 Alterações na pelagem e na pele, 80/81
3 Alterações na pele, nas mucosas aparentes e vasos episclerais, 88/89
4 Células sanguíneas do bovino, 120/121
5 Exame de sangue e medula óssea, 128/129
6 Seios paranasais, laringe e traquéia, 144/145
7 Exame citológico do muco traqueal, 160/161
8 Topografia do sistema digestivo, 180/181
9 Exame do suco ruminal I, 184/185
10 Exame do suco ruminal II, 192/193
11 Exame do abomaso e do fígado, 200/201
12 Aspecto geral das fezes, 208/209
13 Exame do líquido da cavidade peritoneal, 224/225
14 Laparotomia e ruminotomia exploradoras, 224/225
15 Exame de urina, prova de função renal, endoscopia da bexiga, 240/241
16 Achados ovarianos e vaginoscópicos, 280/281
17 Exame do leite, 304/305
18 Avaliação do líquido sinovial obtido por punção, 328/329
19 Exame do sistema nervoso central: controle da postura e do comportamento do paciente, 344/345
20 Exame do liquor cerebroespinhal e imagem oftalmoscópica do fundo de olho do bovino, 368/369
21 Exame dos órgãos dos sentidos: achados oculares e auditivos, 368/369

Rosenberger

Exame Clínico dos Bovinos

CAPÍTULO 1
Manejo dos Bovinos

M. STÖBER

"Se eu fosse jovem, e mesmo na minha idade, se eu fosse válido, me tornaria aluno de Veterinária: as leituras das obras veterinárias me deixam com a cabeça em fogo."
LOUIS PASTEUR — Paris

1.1 Vestimenta de proteção

A *aparência* do médico veterinário, com certeza, é parte importante da "impressão" que ele transmite no seu trabalho, influenciando também o *status* da profissão perante a *sociedade*. Além de uma postura correta e uma conduta que transmita segurança, a vestimenta é fator primordial da *"imagem"* de um profissional. A indumentária do médico veterinário, assim como a dos auxiliares, deve ser *lavada, desinfetada, complementada* ou *trocada* sempre que a situação assim o exigir (secreções, sangue, contato com paciente possivelmente contaminado), incluindo a *lavagem freqüente das mãos*. O não-cumprimento das *regras básicas de higiene* pode trazer *conseqüências graves* (disseminação de microrganismos, riscos para o pessoal auxiliar ou para o próprio médico veterinário), perda de prestígio e até problemas legais, principalmente em criações intensivas, onde trabalham técnicos mais habilitados.

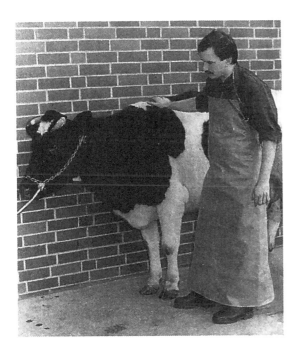

Fig. 1 Vestimenta de proteção do médico veterinário que trabalha com bovinos.

Indumentária Normal em Buiatria (Fig. 1):

▷ um *avental* de mangas curtas (feito de tecido resistente, mas de fácil lavagem e de uma só cor; "branco" pode acalmar o animal),
▷ um par de *botas de borracha* ou *plástico* (para trabalho em estábulo, de preferência, botas com proteção interna de metal para evitar traumatismos nos dedos dos pés) e
▷ um *avental de borracha* ou *plástico* (que cubra, inclusive, as costas).

Dependendo do caso, serão necessários outros tipos de acessórios: avental estéril descartável, luvas curtas de látex ou plástico, gorro para os cabelos (para procedimentos cirúrgicos ou trabalho em ambiente contaminados); luvas compridas de borracha ou de plástico (para exames retais ou vaginais); avental obstétrico (com mangas compridas, estreitas no antebraço e impermeável).

As exigências higiênicas da rotina em buiatria, incluem a preocupação de se *ter sempre à mão o intrumental* (ver seção 15.2) *limpo e estéril*, assim como medicamentos e coletor de lixo apropriado.

1.2 Contenção mecânica de bovinos

A competência do médico veterinário na clínica de bovinos é avaliada pela maneira como ele *aborda* e *manipula* seus pacientes. É mais provável que se obtenham os resultados desejados através de uma abordagem confiante, usando palavras amistosas, oferecendo algum alimento ou afagando delicadamente o animal, do que gritando, batendo ou chutando, mesmo nos casos de um bovino aparentemente indócil. Entretanto, quando é óbvio que uma abordagem amistosa e prudente não vai superar o problema, ou quando há risco de lesão acidental, devem-se, então, empregar *os métodos apropriados de contenção*. Deve-se dar preferência aos *métodos mecânicos simples* — (segurar a cabeça, um membro ou a cauda), antes de se apelar para dispositivos *rudes de contenção ("garrotes")* ou *drogas tranqüilizantes e miorrelaxantes* (ver seção 1.3). Para processos ou tratamentos dolorosos, deve-se utilizar *anestesia local* ou *geral* apropriada (ver seção 1.3).

Não há método de contenção que seja igualmente efetivo em todos os casos, pois os bovinos reagem individualmente a eles de diferentes maneiras. Sendo assim, devem-se ter sempre à mão *diversos meios*, a fim de se obter o efeito desejado. Muitos instrumentos e métodos mecânicos podem causar *lesões*, se usados de forma incorreta ou desajeitada, o que se aplica particularmente à pressão excessiva nos garrotes que operam sob o princípio de torção. Portanto, o médico veterinário responsável deve saber *como operar* determinado método de contenção, a fim de garantir condições adequadas para o trabalho. Ele deve ter o máximo de cuidado, dando atenção às precauções e fornecendo instruções claras, *não colocando em risco nem o paciente nem os ajudantes*. Por outro lado, é obrigação do proprietário informar ao médico veterinário quaisquer *vícios que o animal possa ter* (tais como escoicear, pressionar para os lados, dar marradas).

Preensão

Animais isolados. Vacas no pasto ou soltas no estábulo podem ser facilmente apanhadas à *mão* (agarrando-se a cabeça ou o focinho, de preferência simultaneamente com a dobra do flanco ou segurando a cauda), ou passando-se rapidamente um *cabresto*, principalmente nas horas normais de alimentação e ordenha. Pode-se *agarrar* com mais facilidade, oferecendo-se algum alimento saboroso (ou sal; Figs. 2 e 3) ou encaminhando o animal para um galpão. Entretanto, a preensão de gado de corte e vacas com cria, que não estão acostumados ao contato direto com seres humanos, pode exigir esforço e tempo consideráveis. Nesses casos, é aconselhável estipular que o gado a ser tratado ou examinado já esteja *amarrado* num momento preestabelecido ou que haverá *ajuda* suficiente. No último caso, o rebanho deve ser cuidadosamente encaminhado para um canto do campo ou para um curral ou estábulo. Um ou dois ajudantes movimentam-se, então, vagarosamente, entre os animais comprimidos e *pegam* aqueles escolhidos por meio de um laço em torno dos chifres ou um *cabresto*. Caso isso falhe, é necessário encaminhar todo o rebanho para um estábulo ou *brete* (Figs. 4 e 5).

O gado rebelde pode ser apanhado da mesma forma que os ruminantes selvagens de grande porte, isto é, administrando-lhe *drogas tranqüilizantes* ou *miorrelaxantes* (ver seção 1.3). Para animais inacessíveis a seres humanos, tais drogas podem ser ministradas por meio de um *dardo*, disparado de alguma distância por uma arma ou outro dispositivo (ver seção 15.4; Fig. 542).

Todo o rebanho. Para exame ou tratamento de rotina, é necessário conter todos os animais do rebanho, ou um após o outro, simultaneamente. Em construções providas de canzil, necessita-se apenas colocar comida como isca e, depois, fechar a outra parte do canzil. Para grandes rebanhos de pastagem, é necessário usar um brete, compreendendo uma área de concentração com um funil terminando num cercado fechado (Figs. 4 e 5). A instalação pode ser construída de estacas, tábuas ou tubos de aço (com 6 a 12 cm de diâmetro) e ser permanente ou portátil. Essas instalações acham-se disponíveis também comercialmente.[1] As superfícies internas das cercas devem ser completamente livres de farpas ou saliências que possam machucar

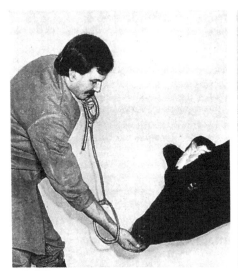
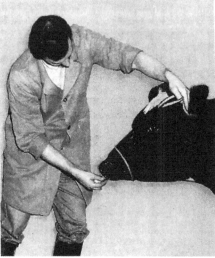

Figs. 2 e 3 Preensão de um bovino por oferecimento de sal ou concentrado, com a colocação simultânea de um cabresto.

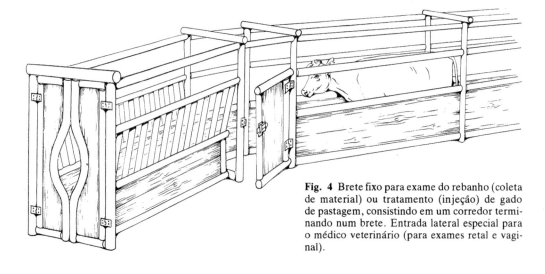

Fig. 4 Brete fixo para exame do rebanho (coleta de material) ou tratamento (injeção) de gado de pastagem, consistindo em um corredor terminando num brete. Entrada lateral especial para o médico veterinário (para exames retal e vaginal).

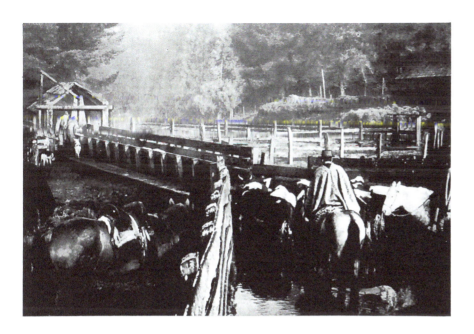

Fig. 5 Vacinação em massa de um rebanho num brete de vacinação (manga) no Chile (Weitze, 1972).

o gado. O corredor final deve ter a largura suficiente para um animal e a altura adequada para impedir que o animal pule. O movimento para trás é impedido por uma trave inserida logo atrás do animal. Um sistema ainda melhor é uma barreira num só sentido, que se fecha automaticamente atrás do animal. No fim do corredor, está o brete, onde se realiza o *tratamento* ou *exame*, o qual é equipado de maneira semelhante ao tronco para bovinos (ver adiante nesta seção). Deve ser possível prender a cabeça do animal na parte da frente do brete. Ao deixar o brete, o bovino pode ficar solto ou passar por corredores adicionais, para facilitar a divisão em diferentes grupos. Em outro tipo, o animal sai pelo lado do brete e este lado móvel pode também espremer o animal dentro do brete, impedindo o movimento para os lados. Caso sejam realizados exames retais ou vaginais, deve haver uma abertura de 1 m de largura à entrada do brete, para permitir o ingresso do médico veterinário, e o movimento para trás deve ser impedido por uma barreira (*entrada lateral para o médico veterinário* na Fig. 4).

A *preensão de ruminantes selvagens* é realizada quando necessário, após prévia aplicação de medicamentos tranqüilizantes e miorrelaxantes (ver seção 1.3). Para evitar fugas e pânico, com conseqüentes lesões e traumatismos, é aconselhável diminuir o ambiente desses animais, primeiro através de cercas que se fecham gradativamente, formando um corredor contendo água e alimentos, com o qual os animais já estejam acostumados. Com isto, uma posterior preensão (com armadilhas, redes, laços ou semelhantes) é nitidamente facilitada e seus riscos minimizados (Harthoorn, 1979; Hatlapa e Wiesner, 1982).

Abordagem

A não ser que as circunstâncias obriguem o contrário, o médico veterinário deve abordar uma *vaca* amarrada pela parte traseira, conversando com o animal num tom calmo e amigável. Após ter feito o contato (afagando ou alisando o lombo do animal), pode, caso necessário, abordar outras partes do corpo. Deve-se ter em mente que vacas assustadas, nervosas ou irascíveis são capazes de se mover repentinamente para os lados ou escoicear. Geralmente, as vacas escoiceam para os lados em meio círculo, com um golpe enviesado. Às vezes, podem dar um coice curto diretamente para trás. *Touros e vacas ninfomaníacas* tentam dar marradas com a cabeça ou com os chifres, e podem tentar espremer a pessoa contra a parede ou no chão. Portanto, ao abordar machos adultos, deve-se ter em mente a possibilidade de uma escapada rápida, se necessário. Um meio mecânico de acalmar touros novos durante a estação de pastagem é colocar peias de couro nas pernas dianteiras, similares às peias antideslizantes (Fig. 61), ligadas por uma corrente de 20 cm de comprimento.[2] Isto impede o animal de recuar e reduz o risco para os ajudantes. No estábulo, pode-se evitar a "monta" através da colocação de uma tela eletrificada semelhante à das cercas elétricas, a aproximadamente 50 cm acima das cabeças dos touros de engorda.

Contenção

Os tipos indóceis mencionados antes podem ser controlados, na maioria dos casos, por fixação apropriada da cabeça e/ou dos membros. Certos bovinos indóceis, de corte e ruminantes selvagens de grande porte mantidos em zoológicos só podem ser cuidadosamente examinados depois de colocados em troncos adequados (ver anteriormente e adiante nesta seção), na jaula de transporte ou após administração de um tranqüilizante (ver seção 1.3).

A cabeça

O animal a ser examinado deve ser seguro por uma *corrente de pescoço* ou um *cabresto* fixado em um *canzil* ou em uma *canga de pescoço* (Figs. 6 a 10). Se necessário, o animal é contido pela *cabeça* ou pelo *focinho* (Figs. 11 e 12). No caso de bovinos descornados, o assistente agarra a base da orelha, ao invés do chifre. Ao invés de segurar o focinho, pode ser usado um *prendedor de narina* ("formiga")[2], mostrado na Fig. 13, evitando-se lesões desnecessárias na mucosa nasal pelas unhas das mãos. Ao agarrar a cabeça, é importante mantê-la erguida ou puxá-la para diante e para cima com a "formiga". Procede-se desta maneira, pois, quando o bovino está com o pescoço abaixado, tem força suficiente para arrastar o assistente.

Touros com 12 meses de idade recebem uma *argola de focinho*, por meio da qual são contidos. Esta é uma medida de segurança compulsória em muitos países. Em virtude de alguns touros terem o costume de esconder o nariz (por exemplo, embaixo do cocho) quando se tenta pegá-los, é boa prática amarrar uma das extremidades da corrente ou corda na argola do focinho e a outra extremidade em torno dos chifres (Fig. 84). Touros adultos não podem ser contidos com segurança unicamente à mão, por isso engancha-se uma *vara* à argola do focinho (Fig.

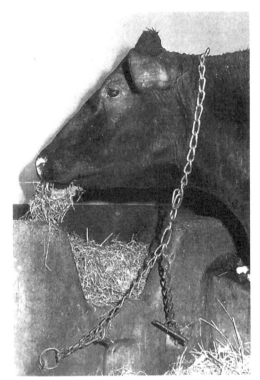

Fig. 6

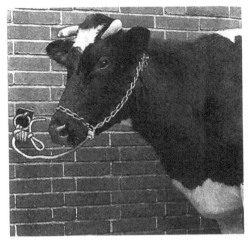

Fig. 7

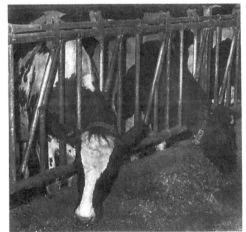

Fig. 8

Figs. 6 a 10 Preensão da cabeça por meio de corrente, cabresto canzil, corrente de Grabner ou canga de pescoço.

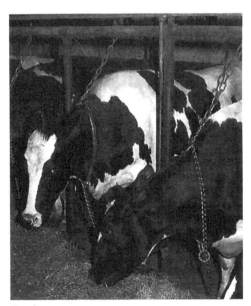

Fig. 9

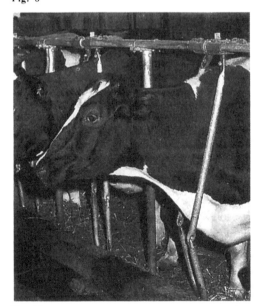

Fig. 10

MANEJO DOS BOVINOS 5

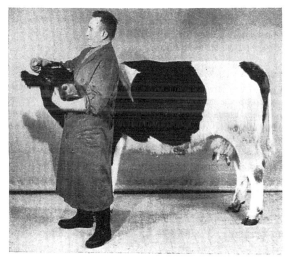

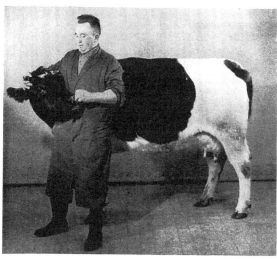

Figs. 11 e 12 Segurando a cabeça. Em cima: contenção agarrando-se a cabeça (pega por baixo). Embaixo: contenção agarrando o focinho.

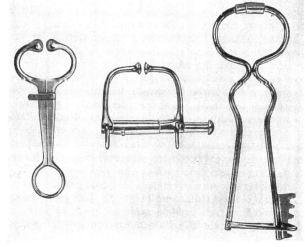

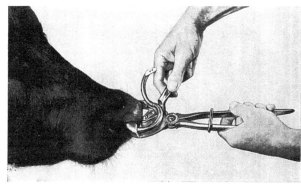

Figs. 13 e 14 Prendedores de nariz e argola ("formiga"). Em cima (da esquerda para a direita): prendedores de nariz de Harms, Haake e Reetz. Embaixo: inserção de argola com a ajuda de alicate próprio.

46). As argolas são mais bem encaixadas nas narinas com a ajuda de um *alicate*[3] próprio (Fig. 14). É importante certificar-se de que a argola está bem à frente no septo nasal, além do limite anterior da cartilagem do septo.

A colocação de uma argola especial, mostrada na Fig. 15, nas narinas de bezerros a serem desmamados, produz os efeitos desejados com bons resultados.

Para intervenções na cabeça e no pescoço ou dentro da boca, da faringe e do esôfago, é necessário *imobilizar totalmente* a cabeça do animal em posição de estação. Quando não se dispõe de troncos (ver adiante nesta seção), a cabeça pode ser firmemente presa pelo cabresto ou pela corda dos chifres a um pau vertical forte, ou os chifres podem ser amarrados a uma viga horizontal adequada, por meio de um nó em oito. Outra opção é puxar a cabeça para diante e para cima, através do uso da "formiga", com um ou dois ajudantes sustentando a cabeça pelo lado.

Membros

Para todos os tipos de exame e tratamento de bovinos em posição de estação, nenhum dos membros deve ser elevado, a não ser que o animal esteja seguro pela *cabeça* ou *pelas narinas*. Em uma emergência, pode-se suspender um membro sem segurar a cabeça, mas deve-se ter o cuidado de contê-la numa canga de pescoço, num canzil ou por uma corrente de Grabner (Figs.

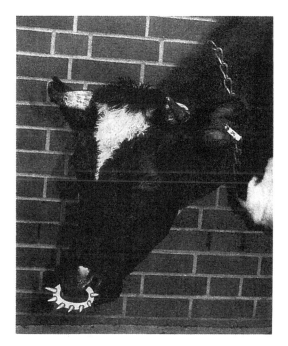

Fig. 15 Argola especial para evitar a sucção do leite por bezerros a serem desmamados.

8, 9 e 10). Além disso, o chão não deve ser escorregadio, para que o paciente não corra o risco de cair.

Perna dianteira. Este membro pode ser elevado do mesmo modo usado para o exame de claudicação mostrado na Fig. 16, em que o assistente fica em pé de um lado do animal, de frente para o membro, e o eleva com a mão. A perna pode ser suportada levemente, com o carpo flexionado descansando no joelho do assistente; se for dado um apoio mais firme, é provável que a vaca coloque todo o seu peso no assistente. A perna dianteira também pode ser elevada por meio de uma corda atada ao metacarpo ou boleto, passando por cima da cernelha e segura do outro lado do animal por outro assistente (Fig. 17). Às vezes, é vantajoso prender uma corda a uma viga bem elevada (Fig. 30) e amarrar a outra extremidade da corda *em oito* em torno do antebraço e do metacarpo (Fig. 18). Um garrote similar ao aplicado ao jarrete também pode ser usado na perna dianteira, para ajudar a elevação do membro em intervenções rápidas; este garrote também age como um torniquete, restringindo o fluxo sanguíneo ao campo operatório. Infelizmente, esses métodos simples para elevação do membro raramente são satisfatórios em operações prolongadas. Uma *vara*[4] *para tratamento da pata* foi idealizada por Wiek para suportar o membro por meio de um braço, em ângulo reto em relação à vara que repousa na axila; a chapa de metal apoiada no chão deve estar levemente para fora da linha vertical. Usando este suporte, é bem mais fácil para uma segunda pessoa flexionar e elevar a parte distal da perna (Fig. 19). Para aparar o casco, pode-se providenciar um suporte adicional, atando-se uma corda em oito ou por meio de um garrote na perna. Se nenhum destes métodos de contenção tiver o efeito desejado, deve-se então, tomar prontamente a decisão de derrubar o animal (ver adiante nesta seção).

Perna traseira. A maneira mais simples de impedir que uma vaca se movimente de um lado para o outro, ou que escoiceie durante o exame, é agarrá-la fortemente pelo flanco (Fig. 20)

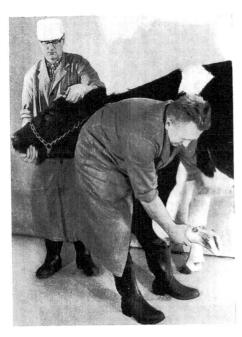
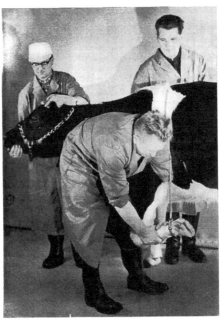

Figs. 16 e 17 À esquerda: elevação manual de uma perna dianteira. À direita: mantendo suspensa a perna dianteira, com a ajuda de uma corda.

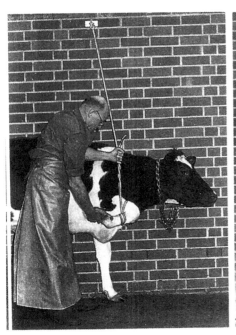
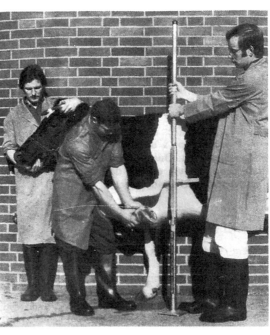

Figs. 18 e 19 À esquerda: elevação de uma perna dianteira com o auxílio de uma corda presa a uma argola chumbada na parede; à direita: elevação de uma perna dianteira com o auxílio de uma vara de Wiek para tratamento da pata.

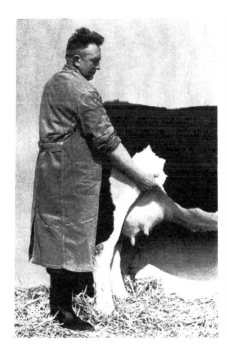
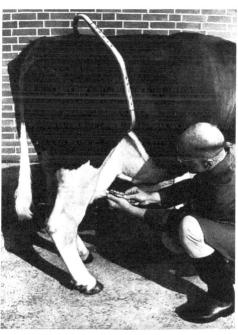

Figs. 20 e 21 Contenção dos membros traseiros. À esquerda: pega pela prega do flanco. À direita: substituição da pega manual da prega do flanco por uma braçadeira à prova de coice.

na prega da pele entre a *soldra e o flanco*, ou agarrar simultaneamente a *cauda e a prega do flanco* (Fig. 40). Estes métodos de contenção retesam a fáscia lata, de modo que o membro não pode ser flexionado. O mesmo efeito é produzido por um *grampo*[5] patenteado à prova de coice (Fig. 21), embora este possa deslocar-se em bovinos particularmente inquietos ou bem constituídos. A imobilização mecânica do tendão de Aquiles e, conseqüentemente, da soldra e das articulações do jarrete pode ser completada por uma alça curta de corda, feita em torno do jarrete e apertada torcendo-se um pau de 30 a 40 cm de comprimento — o *garrote de perna* (Fig. 22). Outra alternativa é a *pinça* de Bron[6] (Fig. 24). As *pinças do tendão de Aquiles*, idealizadas por Scheel[7] (Fig. 23) ou Morin, visam a dor aplicada o tendão por pressão. Para imobilizar todos os membros traseiros simultaneamente, aplica-se uma corda em oito, acima dos jarretes, mantendo a extremidade livre sob tensão, por trás (Fig. 26), ou passa-se uma *corrente*[8] (Fig. 25) à prova de coice à frente dos jarretes, ajustada a cada tendão de Aquiles. O mesmo propósito é conseguido com uma *pinça bilateral na dobra do flanco*, que consiste em ganchos largos e grossos aplicados às pregas direita e esquerda do flanco e unidos nas costas por uma corda mantida sob tensão por um assistente (que também está contendo a cabeça, agarrando-a pelas narinas) ou apertada por um nó de soltura rápida (Fig. 27) ou por um laço também de soltura rápida (Fig. 44).

A elevação de um membro traseiro em geral é mais difícil nos bovinos do que nos eqüinos. A maneira mais fácil é usar um *bastão robusto*, da grossura de um braço e com um 1,5 m de comprimento, que é sustentado por dois ajudantes fortes para suportar a flexão do jarrete. O bastão permanece nesta posição,

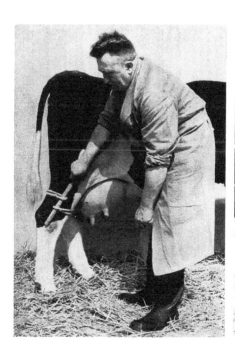
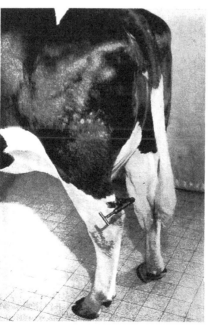

Figs. 22 e 23 Contenção dos membros traseiros. À esquerda: aplicação do garrote na perna. À direita: pinça de Scheel no tendão de Aquiles.

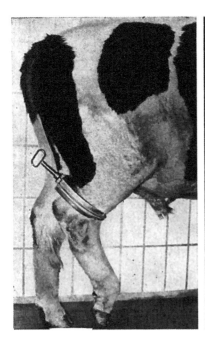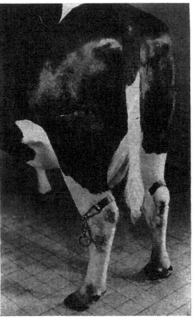

Figs. 24 e 25 Contenção dos membros traseiros. À esquerda: pinça de Bron no tendão de Aquiles. À direita: corrente à prova de coice.

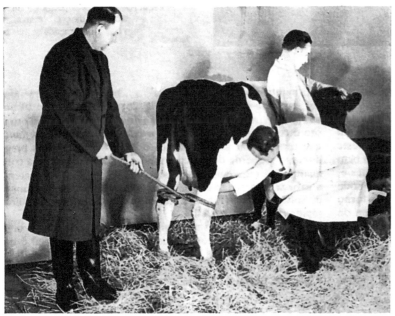

Fig. 26 Fixação de ambos os membros traseiros por meio de trava de corda em oito.

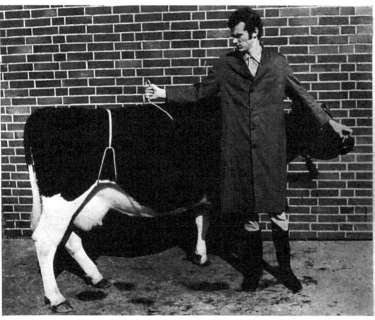

Fig. 27 Uso do grampo bilateral na prega do flanco (modelo da Clínica de Bovinos de Hannover) para impedir coices com as pernas traseiras.

enquanto a perna está elevada (Fig. 28). Se necessário, a perna pode ser amarrada ao bastão durante a operação, por uma corda que passa em volta do tendão de Aquiles. A perna traseira também pode ser elevada por um *garrote* (Fig. 22), por meio de uma vara de torniquete de 1 m de comprimento, que é mantida debaixo do jarrete depois de torcida para a posição (Fig. 29). Os assistentes devem encostar-se no animal para que ele não cambaleie nem se mova para os lados. Durante o exame ou tratamento prolongado, devem-se dar períodos de descanso de vez em quando, durante os quais a perna é abaixada. Um método de elevar a perna por um homem só consiste em encaixar uma extremidade do *bastão* nos raios da roda de uma carroça ou num furo na parede. O *método* de Hess utiliza uma corda que começa com um laço em torno do metatarso e, depois, passa através de uma argola ou num gancho no teto, voltando ao jarrete. Um assistente aperta a corda até que a perna esteja na altura desejada (Fig. 31). Na falta de uma argola adequada, a corda pode ser presa em uma viga no teto, através de um *gancho duplo* (Fig. 30). No método de Siebers, ata-se um laço de corda ou uma corrente acolchoada em torno do jarrete a uma toalha operada por alavanca, por meio da qual a perna é rapidamente elevada, até que a ponta do jarrete esteja no nível da tuberosidade isquiática. Este método é amplamente utilizado na prática (na Alemanha) e considerado seguro, a despeito da resistência da vaca à elevação e ao abaixamento do membro (Figs. 32 e 43).

O *método descrito* por Jensen e Sonnichsen, e utilizado extensivamente há algum tempo na *Suíça*, é bem simples e efetivo. Faz-se um laço no nível da articulação do jarrete e a corda é presa ao teto (Fig. 30). Cerca de 20 cm de uma vara de 1 m de comprimento são inseridos neste laço. A parte mais longa da vara é, então, colocada por trás na flexão tarsiana, pelo lado de dentro. Elevando-se a outra extremidade da vara pelo lado

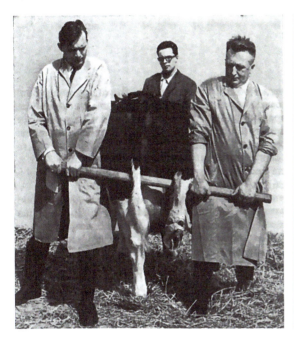
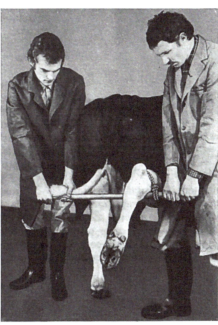

Figs. 28 e 29 Elevação da perna traseira. À esquerda: com um bastão forte. À direita: com um bastão preso a um garrote na parte inferior da perna (ver também Fig. 22).

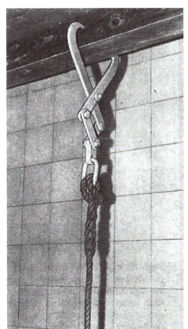
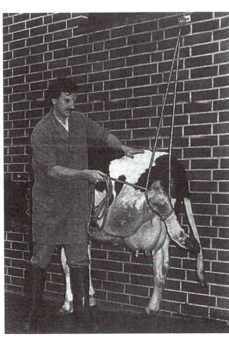

Figs. 30 e 31 À esquerda: gancho duplo preso a uma viga, com o propósito de elevar um membro. À direita: elevação de um membro traseiro pelo método de Hess.

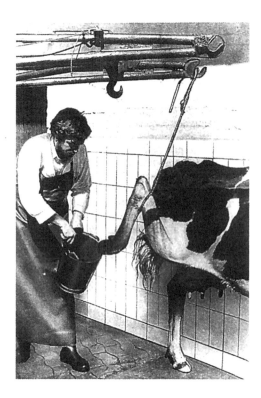

Fig. 32 Elevação de uma perna traseira para tratamento de casco pelo método de Siebers.

(Fig. 34). Se o paciente cair, a contenção pode ser rapidamente desfeita, arrancando-se a vara ou soltando-a.

Para atendimento de muitos bovinos, talvez seja conveniente a *vara de Wiek,*[4] *para tratamento da pata,* acoplada à *pinça especial do tendão de Aquiles.*[9] A pinça é colocada em torno da perna, acima do jarrete, e apertada com uma chave até que o animal eleve um pouco a pata. A vara, com o suporte da perna abaixado, é colocada na posição entre a região tibiana e o úbere. Um assistente agarra a extremidade livre do suporte da perna e torce-o para fora, de modo que a flexão tarsiana se encaixe no dente do suporte. O suporte é, então, levantado até que a pata atinja a altura desejada. A pessoa que está tratando a pata da vaca coloca um dos pés na chapa apoiada no chão, para impedi-la de escorregar. Durante o tratamento da pata, a extremidade superior da vara é segura de modo que fique ligeiramente inclinada para a frente e para a linha média, repousando na anca do mesmo lado do membro elevado (Fig. 35). Como qualquer movimento do animal torna difícil manter a vara na posição, a cabeça do animal precisa estar bem segura, devendo-se tomar cuidado para impedir que o aparelho escorregue.

Cauda

Para intervenções nos membros traseiros, flanco, sistema genital ou úbere, a cauda móvel é incômoda e pode ameaçar a limpeza do campo operatório. Para intervenções rápidas, ela pode ser segura por um assistente que está mantendo a cabeça do animal para trás com uma das mãos; a mão livre agarra a vassoura da cauda e esta é dobrada para o lado oposto àquele que o assistente está encostado (*contenção de focinho e cauda combinados,* Fig. 36).

Uma forma semelhante de conter todo o animal é elevando a cauda, agarrando-a com ambas as mãos, de modo que fique virada para cima e para a frente (Fig. 37). Para intervenções prolongadas, é melhor usar uma *pinça de cauda*[10] (Fig. 38), ou amarrá-la ao jarrete com uma corda, do mesmo lado do operador (Fig. 39). A cauda nunca deve ser amarrada a objetos próximos, devido

de fora, um único homem pode facilmente levantar a perna do animal. A perna pode ser mantida na posição elevada, agarrando-se a vara (agora vertical) e a corda juntas com uma só mão (Fig. 33). O assistente encarregado da vara deve apoiar-se na vaca, para que ela não perca o equilíbrio. Se o animal não cooperar, a vara pode ser mais torcida, para agir como "garrote"

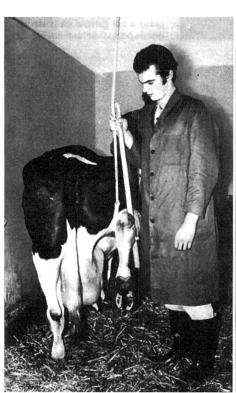 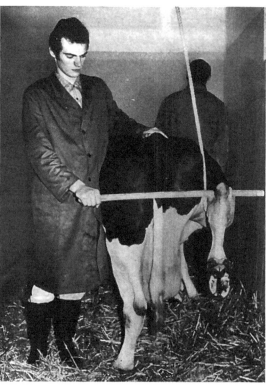

Figs. 33 e 34 À esquerda: elevação de um membro traseiro com um laço de corda e um bastão (método suíço tradicional). À direita: uso de garrote com vara no tendão de Aquiles da perna elevada.

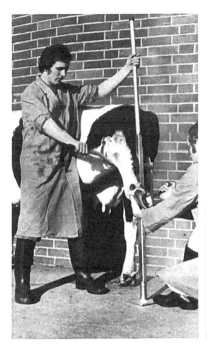
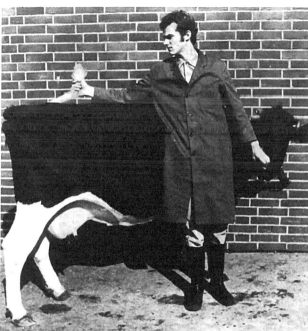

Figs. 35 e 36 À esquerda: mantendo suspensa uma perna traseira com a ajuda de uma pinça no tendão de Aquiles e da vara de Wiek para tratamento da pata. À direita: contenção de uma vaca pela pega combinada de focinho e cauda.

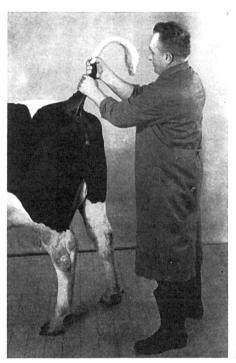
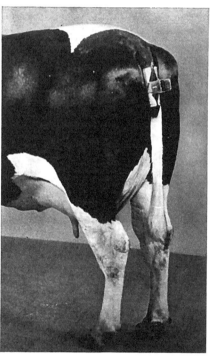

Figs. 37 e 38 À esquerda: contenção do animal forçando-se para cima a base da cauda — o chamado garrote de cauda. À direita: imobilização da cauda por meio de uma pinça colocada abaixo da base da cauda.

ao risco de sofrer ferimentos, e o nó deve ser de fácil soltura (Fig. 44). Para exames no ventre, a cauda e o membro traseiro podem ser contidos se um assistente passar a cauda por baixo do flanco, puxando a extremidade para cima, no nível da soldra (*contenção combinada da cauda e da prega do flanco*, Fig. 40).

O animal inteiro

Garrote de tórax. Bovinos especialmente inquietos, que não podem ser dominados segurando-se apenas a cabeça, os membros ou a cauda, em geral ficam calmos com a aplicação de uma corda em torno do tórax, mantida sob tensão por meio de um bastão robusto torcido num laço de corda (Fig. 41). Apenas excepcionalmente faz-se uso desse meio. O mesmo efeito, porém mais humano, pode ser conseguido ministrando-se uma droga neuroléptica ou um sedativo moderno (ver seção 1.3).

"Condicionador de vacas." Dispõe-se de aparelhos eletrônicos para condicionar vacas leiteiras a defecarem e urinarem na canaleta de estrume, diminuindo assim a ferrugem e evitando que os excrementos caiam na cama dos animais (e, mais tarde, venham a sujar o úbere). Os aparelhos denominados "condicionadores de vacas" são constituídos de partes metálicas, que variam conforme o modelo, que são colocadas de 6 a 8 cm sobre o dorso de cada animal, na região da cernelha, com regulagem individual. Esta parte metálica, carregada eletricamente (semelhante à cerca elétrica), transmite um "choque educativo" no animal quando, ao defecar, este curva o dorso, condicionando-o a dar um passo para trás, onde fica a calha de estrumes. (Com

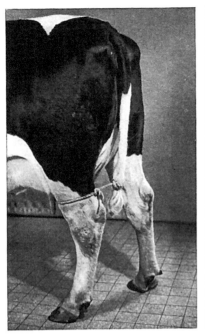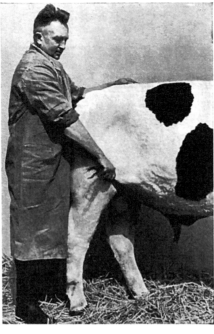

Figs. 39 e 40 À esquerda: fixação da cauda por meio de uma corda. À direita: pega combinada da cauda e da prega do flanco.

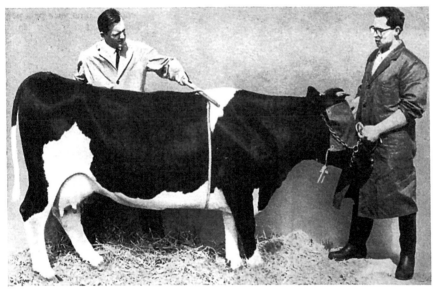

Fig. 41 Tensão no garrote de tórax.

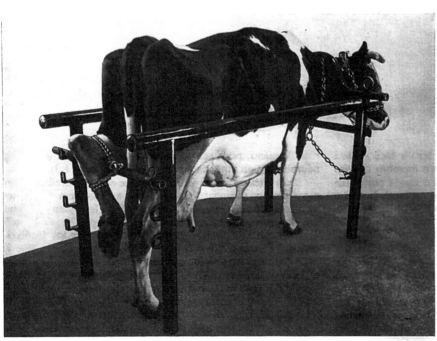

Fig. 42 Troncos permanentes. A perna traseira esquerda é amarrada à barra transversa por meio de uma corda em oito, acima e abaixo do jarrete, com um nó de soltura rápida.

a utilização desse sistema, os animais devem ser vigiados para se evitarem efeitos negativos sobre o comportamento social e de higiene corporal; muitos leigos não têm, para isso, a "intuição" necessária. Sob o ponto de vista ético, se considera o "condicionador de vacas" como contrário as leis de proteção aos animais; além disso, o aparelho influencia negativamente o cio e dificulta sua observação.)

Troncos. Troncos adequadamente construídos (ou *bretes*) tornam muitas intervenções em bovinos em estação mais fáceis para o cirurgião veterinário e menos cansativas para os ajudantes. Para poupar tempo e trabalho, toda fazenda deve ter troncos suficientes para o bom andamento do trabalho. Para gado de corte e vacas com cria, a instalação pode ter forma de um brete no fim do corredor (ver anteriormente nesta seção), ao passo que, em fazendas de gado leiteiro, os troncos geralmente estão localizados em um dos estábulos. No último caso, devem ser de fácil limpeza, o chão não pode ser escorregadio e deve haver suprimento de água e drenagem à mão. O melhor material para construí-los consiste em tubos de aço de 6 a 8 cm de diâmetro que, em instalações fixas, devem ser montados em base de concreto, com profundidade mínima de 50 cm (Fig. 42). Troncos transportáveis foram idealizados por Kästner, Knezevic,[11] Clemente[12] ou Geiser.[13] Nesses troncos, o animal fica em pé numa base firme, que é limitada nos cantos por quatro tubos unidos por dois tubos laterais. Alguns modelos foram adaptados para serem rebocados (Fig. 43); outros associaram a função de tronco e mesa operatória portátil (ver adiante nesta seção). A largura, o comprimento e a altura devem estar de acordo com a raça do gado local. Deve-se dispor, para controle do comprimento da base, de cinco ajustes a cada 10 cm. Em troncos destinados a gado de corte, deve ser possível reduzir a largura da base, inserindo-se uma trave longitudinal ou por meio de uma grade de ferro introduzida pelo lado. *Troncos para operações cirúrgicas* devem ter um suporte lateral que possa ser movido para cima ou para baixo, de modo a possibilitar uma laparotomia no flanco. O animal geralmente é encaminhado por trás da instalação, enquanto a frente tem um dispositivo adequado que é fixado em torno do pescoço. Esse dispositivo pode fechar no plano vertical (como guilhotina) ou de cada lado, como canzil (Figs. 4, 5 e 42). A cabeça pode, então, ser imobilizada, sendo puxada para diante ou contida por outros dispositivos (corrente no pescoço, cabresto, formiga, argola, corda nos chifres etc.). Os *troncos para tratamento da pata* têm braços móveis nas traves verticais da frente, no nível do metacarpo, que podem ser colocados na posição para agüentar o peso da perna elevada, ou ser usados para amarrar a perna. Na parte de trás, deve haver uma viga ou haste transversa removível, que pode servir para manter a perna traseira na posição elevada; esta haste é inserida no anterior do jarrete, depois que a perna tiver sido elevada manualmente. Consegue-se imobilização adicional amarrando-se a perna (ver anteriormente nesta seção), inclusive o tendão de Aquiles, à viga ou trave, numa espécie de sarrilho ou garrote (Fig. 42). Como todos os meios de fixação da perna, este também deve ser de soltura rápida. A Fig. 44 mostra como atar a corda sem nós; ela pode ser imediatamente solta com um forte puxão na

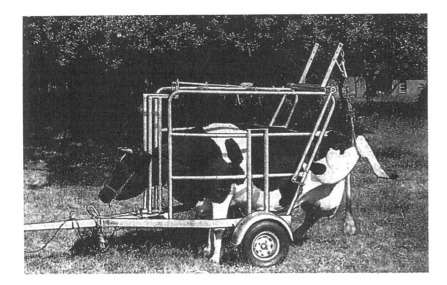

Fig. 43 Tronco móvel para intervenções em casco (modelo holandês),[25] que também oferece acesso adequado ao úbere.

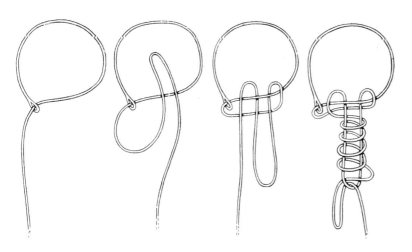

Fig. 44 Nó de soltura rápida para cordas aplicadas aos membros (da esquerda para a direita). No diagrama de extrema direita, um forte puxão na extremidade da corda pendurada soltará rapidamente o nó (ver também Fig. 7).

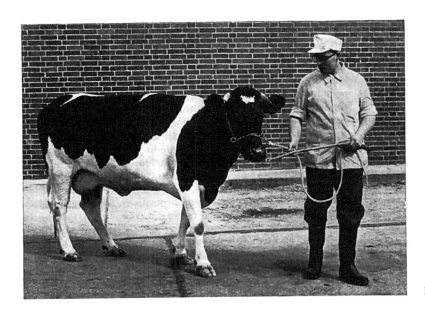

Fig. 45 Maneira correta de conduzir uma vaca.

extremidade livre. O mesmo princípio de soltura rápida aplica-se ao ferrolho dos bretes, que também devem ser construídos sem saliências que possam estorvar ou machucar os que trabalham com eles. Pode-se evitar que o bovino escorregue da base do tronco, passando-se cintas por baixo do tórax e do abdome, as quais podem ser ajustadas por um eixo rotativo.

A eletroimobilização será abordada na seção 1.3.

Os ruminantes de zoológico em geral precisam ser contidos numa jaula de transporte apropriada, em substituição aos troncos. Removendo-se as tábuas individuais, deve ser possível ter acesso para amarrar uma corda ou laçar determinada parte do corpo. Costuma ser indispensável administrar um tranqüilizante ou miorrelaxante para este propósito (ver seção 1.3).

Condução

Gado novo e *vacas* podem ser conduzidos (como para exame de claudicação) por meio de um *cabresto feito de corda, corrente ou couro*. É incorreto e descuidado tentar tirar o bovino do estábulo ou do pasto por meio de uma corrente no pescoço, ou de uma corda nos chifres. O cabresto deve ser do tamanho certo e a laçada da boca não deve ser apertada demais, para não afligir o animal. A corda que serve de guia é amarrada do lado esquerdo. A pessoa que conduz o animal caminha à esquerda e à frente, a curta distância. Pode-se impedir que o animal caminhe rápido demais, dando-se pancadas leves no focinho com uma vara (Fig. 45). Se necessário, pode-se aplicar uma *máscara* ou venda feita de tela, mas seu efeito deve ser experimentado primeiro, pois nem todo bovino fica mais dócil quando vendado.

Os touros com mais de 18 meses devem ser conduzidos por um *cabo guia*,[14] que é enganchado na argola do focinho (ver anteriormente nesta seção), e, também, por uma *corda* ou *corrente* leve presa ao cabresto* (Fig. 46). Ao conduzi-lo, só se aplica tensão à argola do focinho quando necessário. Aqueles que conduzem touros devem ter força suficiente para o serviço. Uma segunda pessoa deve ficar alerta para ajudar, caso necessário, principalmente ao desamarrar e amarrar o touro na sua baia. Se necessário, deve-se aplicar uma *máscara* ou *venda de couro*, acrescentando protetores dos olhos.

Na *presença de um touro solto* ou *irritado*, as pessoas devem tomar cuidado para não cair e devem ter, numa emergência, acesso a *um canto* ou *caminho* (como mourões fortes cravados no chão do curral, a 50 cm um do outro). Uma defesa efetiva, quando encurralado por um touro, é gritar alto e golpear, sucessiva e rapidamente, o muflo, o focinho e a testa com um objeto que esteja à mão. O objetivo não é tanto infligir dor, mas fazer o animal fechar os olhos o tempo suficiente para se desviar ou até chegar socorro. Um touro que já atacou e machucou um ser humano deve ser sacrificado, para evitar acidentes mais graves. A agressividade e a periculosidade de um touro podem ser, até certo ponto, reduzidas pela *descorna*.

Derrubamento*

Muitas intervenções prolongadas, como operações nas patas e tetas e tratamento da distocia, são mais seguras para o animal e mais fáceis para o cirurgião veterinário e seus ajudantes quando o animal está deitado.* Presumindo-se que o animal não foi derrubado pelo uso de drogas, isto é, miorrelaxantes (ver seção 1.3), anestesia epidural (ver seção 1.3) ou anestesia geral (ver seção 1.3) os seguintes métodos mecânicos podem ser utilizados:

As vacas prestes a parir deitam-se espontaneamente, quando seu ventre for levantado através do uso de *sacos* grandes colocados transversalmente, com o auxílio de duas pessoas (uma na esquerda e outra na direita). Em caso de necessidade, o bezerro pode ser retirado ao mesmo tempo em que o animal se deita.

Métodos de derrubamento

O bovino não deve ser jogado no chão, mas *tombado gradualmente*, para evitar danos aos chifres, costelas, diafragma, ossatura pélvica ou útero gravídico. A *base* de proteção que pode ser feita de palha prensada, turfa, lona operatória especial com enchimento de espuma, grânulos de poliestirol ou ar sob pressão,[15] ou bote inflável de tamanho adequado (Fig. 86), deve ser capaz de proteger a cabeça e os chifres, ombro, úmero (risco de lesar o nervo radial) e o ísquio do lado de baixo. Para que a lona operatória não fique danificada, os chifres podem ser cobertos com capas de couro. Geralmente, é útil vendar o animal. Quando não faz diferença para que lado seja o decúbito, dá-se preferência

---
*Regulamento do sindicato para prevenção de acidentes.

*O derrubamento dos bovinos já era bem conhecido no antigo Egito, com métodos semelhantes a procedimentos ainda hoje em uso. Na Idade Média, acreditava-se que a corda com a qual um criminoso tinha sido enforcado era especialmente boa para a doma de animais. Esta opinião se baseava no fato de que, naquele tempo, quem cuidava dos animais doentes eram os esfoladores e os carrascos, que possuíam, com certeza, grande habilidade na área de medidas de contenção (embora com poucos tipos de cordas à disposição).

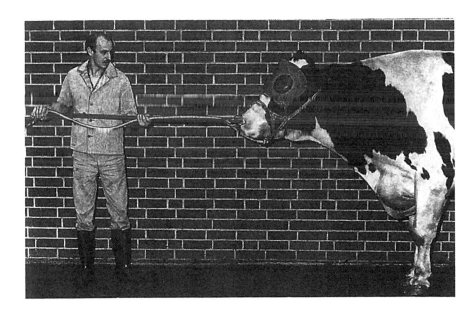

Fig. 46 Método correto de se conduzir um touro com venda de couro.

ao *esquerdo*, principalmente para vacas em adiantado estado de gestação ou que pariram recentemente, para evitar o risco de deslocamento de abomaso.

Em todos os métodos, o ajudante mais importante é o que *segura a cabeça*. Sua função é impedir que a vaca se afaste do local escolhido, sendo o maior responsável pela posição em que a vaca tomba. Ele fica em pé do lado que ficará para cima, mantendo a *cabeça e o pescoço da vaca voltados para trás* e apoiando-se no ombro, fazendo pressão constante para trás e para baixo (Figs. 47, 48 e 49). Uma alternativa é a posição em pé na frente do animal, segurando a cabeça na mesma posição anterior e usando-a como alavanca para ajudar o animal a se deitar (Fig. 50). Um ajudante adicional do outro lado do animal pode esticar uma corda amarrada na parte inferior da perna que deverá deitar em primeiro lugar e passando-a sobre o ombro. Até mais ou menos 1920, não se usavam peias nas pernas antes de o animal ser derrubado. Entretanto, para touros ou vacas musculosos, é aconselhável colocar as peias antes, mesmo presumindo-se que o método empregado não o exija (por exemplo, os métodos de Abelein ou Madsen). Peias de couro acolchoado, cada uma provida de uma argola de metal, são colocadas acima da articulação da quartela, tendo-se o cuidado de que a *fivela* fique do lado externo e a argola *do lado interno da perna*. As argolas do membro dianteiro e dos membros traseiros são unidas por cordas, com nós corrediços, cujas pontas livres são seguras pelo lado que ficará para cima quando o animal for derrubado. Ao sinal do cirurgião veterinário para iniciar a derrubada, os ajudantes esticam as cordas da peia com um puxão firme e crescente, até que o animal comece a deitar. Uma vez no chão, um ajudante *pressiona para baixo a região pélvica e o outro a cabeça*. Se o acolchoado ou a palha saírem do lugar, devem ser então arrumados novamente. Se necessário, os membros presos com peias podem ser aproximados ou amarrados a um objeto próximo (árvore, poste, argola de parede). Um membro pode ser recuado separadamente para expor o local escolhido, como o úbere ou o escroto, por exemplo. A corda longa, que é usada na maioria dos métodos, pode ser desatada.

O método mais amplamente utilizado para bovinos adultos é o *da corda de fibra*, descrito por Hertwig (Fig. 47). Um nó corrediço é passado em torno dos chifres, seguido por meias laçadas antes e logo atrás do ombro e outra à frente da tuberosidade coxal. Quando puxada para trás, a parte longitudinal da corda deve ficar a dois ou três palmos da linha média, do lado que ficará para cima após a derrubada. Dois ajudantes em pé atrás e ligeiramente para o lado do animal puxam para trás, aumentando gradativamente a força na direção em que o animal cairá. Além do homem da cabeça, são necessárias três pessoas, ou cinco, se os membros estiverem bem presos com peias.

Para gado *descornado*, animais jovens e pacientes anestesiados e também para uso em espaço restrito, o *método de Jong*

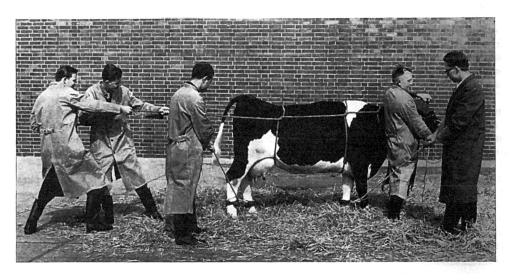

Fig. 47 Derrubada com corda de fibra (método de Hertwig).

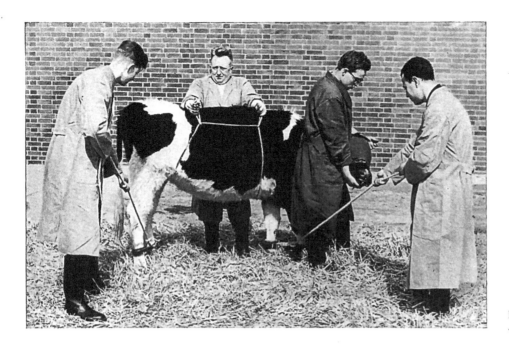

Fig. 48 Derrubada pelo método de de Jong.

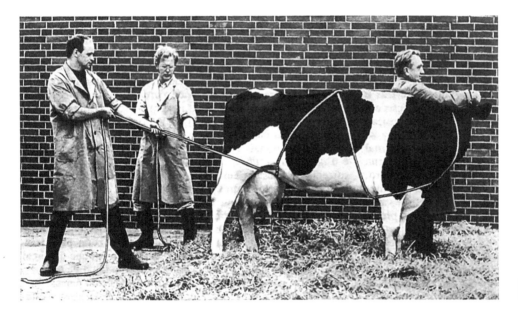

Fig. 49 Derrubada pelo método de Szabó.

de derrubamento (Fig. 48) é o mais adequado. Além de um homem na cabeça, se necessário, e duas pessoas esticando a corda das peias nas pernas, há necessidade de um assistente forte para esticar as extremidades de uma laçada de corda em "U" que passa em volta do corpo do animal. Uma volta é passada em torno do tórax, logo atrás do ombro, e a outra em torno do abdome, logo à frente da anca. Quando as pontas são apertadas, a parte horizontal da laçada em "U" deve ficar eqüidistante do tronco. O assistente estica fortemente as extremidades com os braços, pressionando as costas do animal.

O *método* de Szabó (Fig. 49) também emprega uma corda comprida, cuja metade é passada pelo pescoço, à frente da cernelha. As pontas da corda cruzam por baixo do pescoço e, novamente, por trás dos membros dianteiros, cruzando pela terceira vez sobre as costas. Depois de cruzar uma quarta vez pela frente do úbere, as cordas são passadas por cada membro traseiro, após o que são cruzadas pela quinta vez. Cada ponta livre é puxada por um homem, enquanto um terceiro assistente segura a cabeça; é vantajoso ter uma quarta pessoa para orientar a direção da queda, esticando a cauda ou empurrando a anca.

O *método* de Abelein requer uma barrigueira especial, provida de duas argolas de cada lado. É útil tanto para derrubada de touros grandes como para tratamento envolvendo o pênis. Além de uma pessoa na cabeça, são necessários quatro assistentes para esticar as cordas das pernas. Primeiro, é ajustado a barrigueira e são colocadas quatro peias de couro em torno do metacarpo e do metatarso. São passadas quatro cordas em cada quartela, cada uma com um nó corrediço. A ponta de cada corda da perna dianteira passa através da argola superior da barrigueira, enquanto a de cada perna traseira passa pela argola inferior. A seguir, as cordas passam pela argola da peia da mesma perna e de volta às argolas da barrigueira. As cordas esticadas para o lado têm ação de roldana e fazem o animal deitar sobre o peito, de cuja posição pode ser rolado para um lado ou para o outro.

O *método* de Madsen (Fig. 50) pode ser empregado quando não se dispõe de peias para as quartelas, embora seja mais um tipo de arremesso do que uma derrubada gradativa. Um homem segura a cabeça. Uma corda mantém unidas as quartelas dianteiras com um nó em oito. Duas cordas de 3 a 4 m de comprimento

MANEJO DOS BOVINOS 17

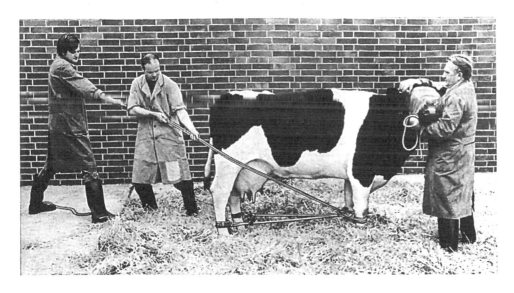

Fig. 50 Queda pelo método de Madsen.

são aplicadas às quartelas traseiras, por meio de um nó corrediço ou peias. Essas cordas são passadas por baixo e em volta da corda, unindo as quartelas dianteiras e depois para trás, emergindo ambas do mesmo lado do corpo, lado esse que deverá ficar para cima. Elas devem cruzar o membro traseiro no nível da soldra. As pontas dessas cordas são puxadas para trás e na direção da queda por um ou dois assistentes, enquanto um outro orienta a queda esticando a cauda do animal.

Uma pessoa forte e com certa prática pode facilmente, e sem necessidade de meios auxiliares, derrubar um *bezerro lateralmente*. Sobre uma cama macia, a pessoa se aproxima lateralmente ao bezerro, encosta nele e, por cima, agarra os membros anterior e posterior do mesmo lado em que ele se encontra posicionado, puxando-os para cima e virando o costado do animal na direção do solo (Fig. 51). Após o derrubamento, devem-se conter a cabeça, a anca e os membros, para que movimentos de defesa ou tentativas de se levantar não atrapalhem o exame ou tratamento (Fig. 52).

Mesas cirúrgicas

A escassez de mão-de-obra em fazendas torna difícil reunir um certo número de ajudantes necessários para os métodos de derrubamento e, sendo assim, várias tentativas têm sido feitas para projetar *um equipamento mecânico* com tal propósito. Um equipamento que merece destaque é a *mesa operatória móvel hidráulica da Firma* Werner,[16] que é usada há anos na Clínica de Bovinos de Hanôver. Essa mesa é um reboque para automóvel de um eixo e quatro apoios de metal (dos quais dois têm rodas), uma mesa propriamente dita revestida de borracha, inclinável e regulável eletro-hidraulicamente, com vários encaixes para a cabeça e para a corrente do pescoço, dois cintos de segurança largos e uma caixa grande de uso geral (Fig. 53). O equipamento inclui também uma chave de comando para o mecanismo hidráulico e uma manivela para uso na falta de eletricidade. A mesa pesa 700 kg e suporta o peso de touros adultos. Necessita de corrente trifásica (380 V). A mesa deve ser colocada num lugar plano adequado e seus apoios (tipo telescópico) devem ser instalados. Então, o animal já vendado é conduzido para que fique em contato com a mesa propriamente dita, principalmente a cabeça, que já é presa por meio de um cabresto ou de uma corrente no pescoço. Imediatamente, passam-se os cintos sobre o animal, que são apertados por meio de uma catraca. Após a fixação do animal, a mesa é movida, num primeiro momento com cuidado, até que os pés percam o contato com o solo e, depois, levada à posição horizontal (Fig. 54). Finalmente, os cintos são afrou-

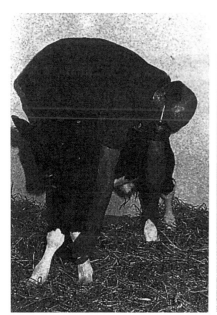
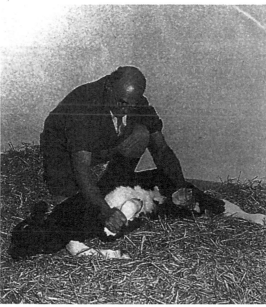

Figs. 51 e 52 Derrubamento manual de um bezerro. À esquerda: posição correta do ajudante lateral ao animal. À direita: exemplo de como manter o animal em decúbito.

xados e os membros fixados em anteparos com polainas apropriadas (Fig. 55). Na seqüência inversa, se coloca novamente o animal em estação. A mesa operatória da Firma Werner não se presta somente para tratamentos de cascos, mas, também, para qualquer intervenção que exija decúbito lateral. Para o derrubamento, são necessários dois ajudantes e, para levantar, apenas um.

Em vários países, foram desenvolvidos outros tipos de mesas operatórias transportáveis, das quais se destacam a de Buchen[17] (Fig. 57), pela sua facilidade de transporte, e a de Knappenberger[18] (Fig. 56), pela sua mecânica altamente desenvolvida, que permite os mais diferentes posicionamentos.

Muitas clínicas de grandes animais possuem uma *mesa operatória fixa*, ao invés ou além da móvel. Ela deve ser equipada com um mecanismo hidráulico para elevar ou abaixar, como também para inclinar em um ou dois planos. Se, como nas mesas móveis, são equipadas com dispositivos para mover da posição

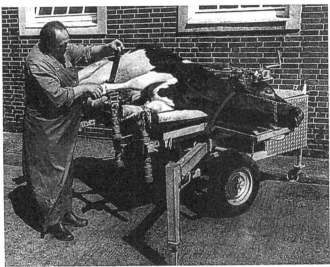

Fig. 55 Fixação dos membros anteriores do animal já colocado em decúbito lateral.

vertical para a horizontal, fica bem mais fácil o manejo do paciente. Há necessidade, para este fim, de argolas e cordas adequadas ou cintas, que podem ser esticadas por meio de molinetes. Para acomodar touros pesados, a resistência deve ser de 1.000 a 1.200 kg. Uma exigência importante é a de que a mesa, seu acolchoado e sua subestrutura sejam de fácil limpeza e desinfecção (superfície lisa).

Para intervenções na região umbilical ou abdominal em *bezerros*, se trabalha, de preferência, com o animal em *decúbito dorsal*. Nesta situação, as mesas operatórias de clínicas de pequenos animais são adequadas, pois têm a forma de "V" e possuem vários acessórios (Fig. 58), que permitem, inclusive, inclinar o animal para que a cabeça ou o posterior (conforme a necessidade) fique mais alto ou mais baixo (Kruff e Lampeter, 1982). Várias técnicas cirúrgicas para tratamento de deslocamento de abomaso de bovinos adultos, principalmente nos Estados Unidos, preconizam o acesso ventral (mediano ou paramediano) da cavidade abdominal, o que também exige *decúbito dorsal*. Para tal fim, foram desenvolvidos apoios dobráveis em forma de "V", que proporcionam fixação segura do paciente (Strickler, 1968; Joyce et al., 1974).

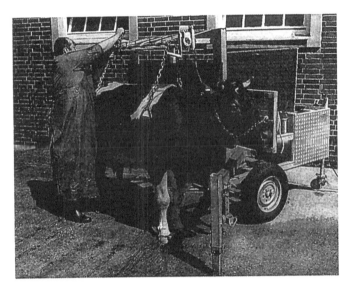

Fig. 53 Derrubamento de uma vaca com a mesa operatória eletro-hidráulica da Firma Werner; animal com cabresto sendo fixado à mesa que está em pé.

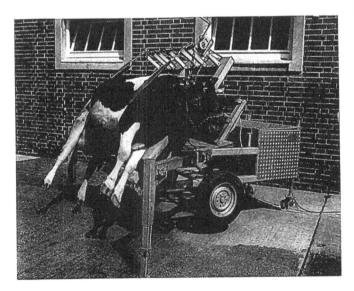

Fig. 54 Elevação hidráulica do paciente que está fixado pela cabeça, pelo tórax e pelo abdome.

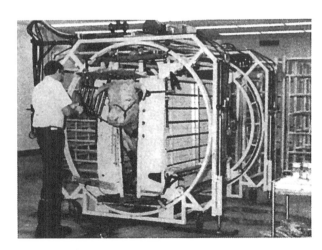

Fig. 56 Mesa operatória transportável para grandes animais, idealizada por Knappenberger.

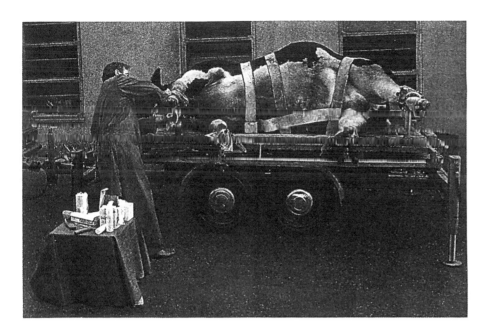

Fig. 57 Mesa operatória eletro-hidráulica transportável, idealizada por Buchen.

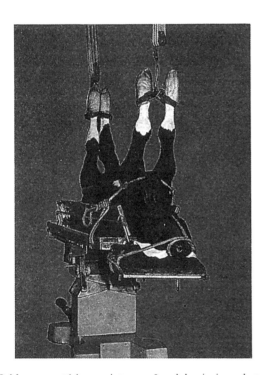

Fig. 58 Mesa operatória para intervenções abdominais em bezerros. A mesa tem a forma de calha, é inclinável e de altura regulável.

Levantar os bovinos e fazê-los ficar em estação

Os bovinos podem estar *impossibilitados de ficar de pé* por várias razões, e qualquer tentativa de persuadir o animal a levantar ajudará principalmente a estabelecer um diagnóstico. Antes de se fazer isso, deve-se examinar o animal para verificar se há insuficiência circulatória (ver seção 2.4), paralisia ou traumatismo maior, como fratura, deslocamento ou dano muscular. Este exame pode revelar que seria impossível ou perigoso tentar erguê-lo. Existem certos *pré-requisitos* a cumprir, antes que um animal possa levantar-se. Um bovino que ficou muito tempo em decúbito deve ter espaço suficiente para mover-se para a frente e para os lados, se está vacilante. Sendo assim, não deve estar amarrado ou deitado diretamente à frente de um cocho, tampouco numa plataforma estreita. Se necessário, animais próximos devem ser afastados. Talvez haja necessidade de arrastar uma vaca parética para uma baia livre e, para este propósito, existem *lonas especiais* (Fig. 59). Antes de o animal ser persuadido a levantar-se, talvez seja aconselhável girá-lo de um lado para o outro, porque os membros que ficaram por baixo podem estar rijos ou dessensibilizados. O *rolamento* é realizado empurrando-se a cernelha e a anca, após os membros terem sido amarrados, caso necessário, com um outro ajudante virando a cabeça. Antes de tentar fazer o animal levantar, os quatro membros devem estar flexionados abaixo do tórax e do abdome. Finalmente, deve ser preparado um *piso antideslizante* com palha bem esmagada, esterco, serragem, terra ou areia; espalhar simplesmente palha solta num chão escorregadio não adianta.

Persuadindo um bovino a se levantar. Após terem sido feitos os preparativos necessários, pode-se tentar gritar e bater no pescoço e no peito do animal. Se necessário, um *estimulador elétrico*[19] (eletrochoque; Fig. 60) pode ser aplicado à pele do lado ventral do corpo, a qual ficará mais condutora se for primeiro umedecida. Outro método é derramar ou aspergir água fria dentro da orelha ou provocar o latido de um cão agressivo (mantido na guia) ou a obstrução rápida da respiração (ver seção 6.13), exceto em pacientes com distúrbios cardiovasculares. Se o paciente estiver sem firmeza nas pernas, deve ser auxiliado por dois ajudantes em pé de cada lado, os quais seguram a pele da prega do flanco. Pode-se impedir que os membros traseiros escorreguem prendendo-se, anteriormente, uma *peia antideslizante* (Fig. 61).

Erguendo o bovino. Se essas tentativas fracassarem, o animal pode ser levantado por um dos métodos seguintes. Deve-se ter em mente que o bovino, normalmente, levanta primeiro os quartos traseiros e, assim, estes devem ser levantados antes dos dianteiros. Em todos os casos, um ajudante se coloca à cabeça do animal e dois dão apoio de cada lado nas ancas ou agarram pela dobra do flanco. Um quarto ajudante segura a cauda do animal, assim que é elevado o posterior. Nenhuma tentativa deve ser feita para levantar o animal pela cauda, visto que isso pode distender ou esmagar a cauda eqüina, resultando em paralisia das partes inervadas por ela (ver seção 1.3). Todo o processo deve ser um esforço coordenado sob a direção clara e cuidadosa do médico veterinário, utilizando-se um estimulador elétrico, se necessário. Tentativas repetidas inábeis ou inadequadas para levantar o paciente só podem levá-lo à exaustão e causar-lhe danos.

O uso da corda de Johne nem sempre dá bons resultados. Uma corda forte é passada em torno da vaca, que está em decú-

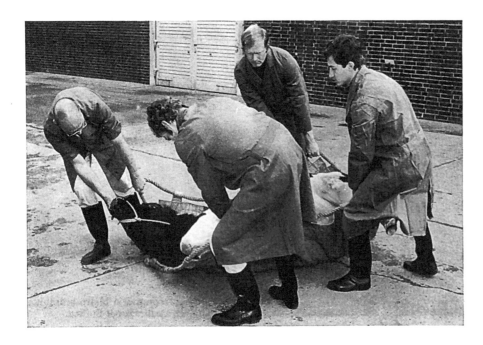

Fig. 59 Remoção de uma vaca parética numa lona de arrasto.

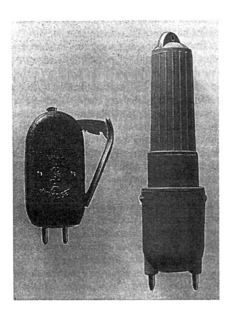

Fig. 60 Estimuladores elétricos com pilha (à esquerda) e por mecanismo de dínamo.

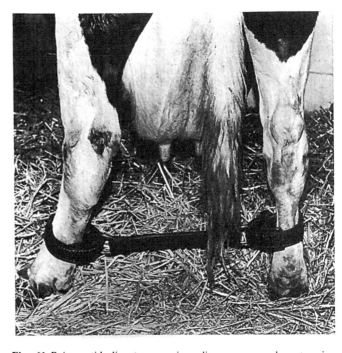

Fig. 61 Peias antideslizantes para impedir que os membros traseiros de uma vaca sem firmeza nas pernas escorreguem para os lados.

bito esternal, de modo que passe na frente por baixo do esterno e atrás pela tuberosidade do ísquio, repousando perto dos membros (Fig. 62). Três ou quatro ajudantes de cada lado agarram a corda e levantam o animal, como descrito antes. Quando isto é feito, a corda tende a ficar presa na flexura da articulação do cotovelo e atrás da articulação da soldra, restringindo os movimentos dos membros e tornando difícil para a vaca se apoiar neles.

Um método melhor é passar duas cordas transversalmente por baixo do animal, uma sob o peito atrás do cotovelo e a outra por baixo do abdome, na frente do úbere (ou escroto) — conhecidas como *cordas de tórax e pelve* (Fig. 63). As cordas são introduzidas por baixo da barbela e, então, colocadas na posição desejada com um movimento de serra. Depois, um ou dois ajudantes erguem o animal, como descrito antes.

Aparelhos recomendados para suspender vacas paréticas, como o *levantador de bovinos* ("Praktikus") ou a elástica e inflável *almofada levantadeira* ("Bovijak") demonstraram ser pouco adequados, após testes realizados na Clínica de Bovinos de Hanôver.

É possível erguer o bovino parético por meio de correias, como, por exemplo, o aparelho de Downacow,[20] (Fig. 64) com o auxílio de uma *talha*, que pode ser útil para um exame minucioso do sistema locomotor, em particular dos quartos traseiros (ver seção 11.2). Animais que demonstram empenho em se levantar podem ser observados suspensos por uma a duas horas; entretanto, esse equipamento é inadequado e até perigoso para uso prolongado, como no caso de lesões musculares graves, pois o bovino pode sufocar-se ou seus quartos traseiros podem escorregar do local de fixação, causando traumatismo; além disso, a elevação à força faz pressão na circulação. Para uma elevação rápida, o *gancho de anca*[21] de Bagshawe provou ser muito útil.

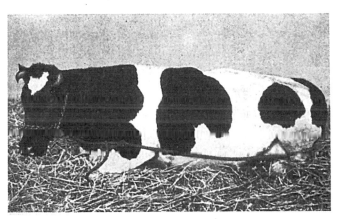
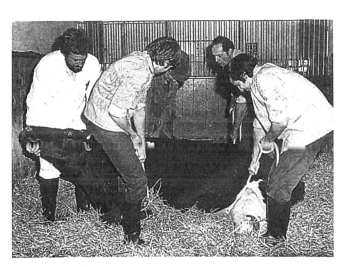

Figs. 62 e 63 Métodos para erguer o bovino. À esquerda: vaca parética amarrada com a corda de Johne. À direita: vaca parética com as cordas no tórax e a pelve em posição.

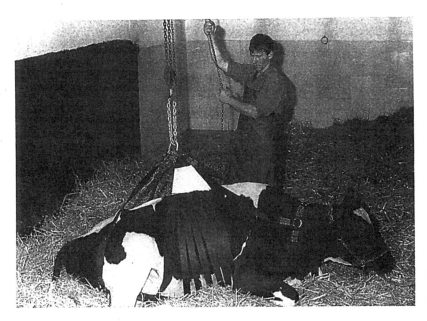

Fig. 64 Elevação de uma vaca parética (para exame do sistema locomotor e averiguação da capacidade de ficar em estação) com o auxílio do aparelho de Downacow.

Esse equipamento consiste em duas barras de metal em "U", unidas por dobradiças. As barras são colocadas sobre cada anca e apertadas por um ajustador de rosca. A elevação tem lugar com a ajuda de polias presas ao teto por uma argola, viga ou ganchos duplos. A vaca é estimulada a se levantar enquanto é equilibrada por um homem na cabeça (Fig. 65). Quando este equipamento é utilizado em pacientes particularmente pesados ou no mesmo animal repetidas vezes e por longos períodos, a pressão exercida pode causar danos na região da anca, assim como distensão muscular, apesar de melhores modelos[22,23] com proteção estofada terem sido desenvolvidos. Um dispositivo de elevação para bovino similar ao de Bagshawe é o *Bovilift* de Mäusl e Mäusl.

Uma alternativa eficiente, mas excepcionalmente cara, para levantar bovinos paréticos é colocá-los em uma câmara *inundável* com piso antiderrapante e enchê-la de água à mesma temperatura do corpo (Smith, 1981; Rasmussen, 1982: Figs. 66 e 67). O paciente perde um peso igual ao da água que estava no espaço que ele ocupou (princípio de Arquimedes), precisando, então, de muito menos força corporal para se levantar. Com esse equipamento, denominado *"tanque de flutuação"* ou *"Aqualift"*,[24] os animais são encorajados a se levantar, o que diminui o perigo de graves danos causados pela circulação deficiente da pele e dos músculos, que ocorre muito cedo no decúbito de vacas pesadas.

Transporte

Não é raro, atualmente, o transporte de grupos maiores ou menores de bovinos por via rodoviária ou ferroviária, eventualmente também por navio ou avião, para outros países ou mesmo continentes. *Animais a serem abatidos* devem ser comercializados nas proximidades, para evitar viagens longas e prejudiciais a eles (a lei de proteção aos animais não diferencia animais de abate de animais de criação). Nesses casos, devem-se seguir os regulamentos* válidos no país em questão. É aconselhável, portanto, não enviar bovinos (principalmente novilhas em final de gestação, vacas recém-paridas, assim como animais confinados) imediatamente da pastagem para viagens longas, mas primeiramente submetê-los a dois ou três dias de estabulação, com boa alimentação (de preferência feno). Animais violentos ou doentes não devem ser transportados. No embarque dos animais, deve-se ter à disposição pessoal capacitado ou experiente, assim como dispensar tratamento cuidadoso aos animais (rampas antiderrapantes, grades laterais, evitar correria e lesões). A capacidade normal de carga do veículo nunca deve ser ultrapassada e cada animal deve ser amarrado por meio de um cabresto, de maneira que todos

---
*Diretrizes da sociedade médico veterinária alemã (1976/1977).

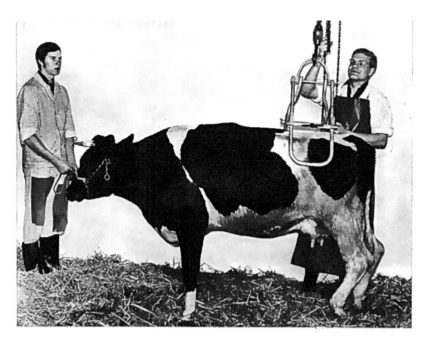

Fig. 65 Vaca com paresia de posterior sendo elevada pelo gancho de Bagshawe para anca.

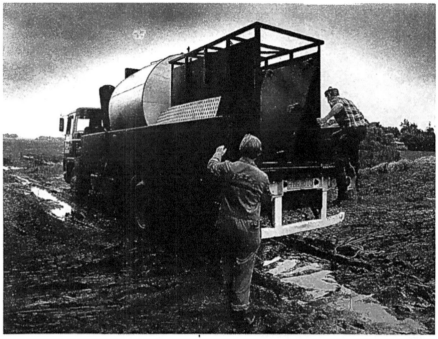

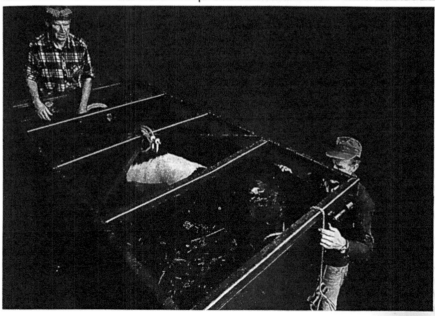

Figs. 66 e 67 Câmara Aqualift de Rasmussen inundável, para elevação de bovinos paréticos (transporte e utilização da Câmara, respectivamente, fotos superior e inferior).

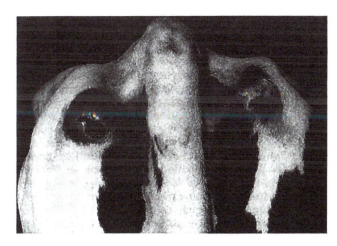

Fig. 68 Escaras de decúbito em vaca transportada em gaiola superlotada e sem acolchoamento.

possam deitar e levantar e ter acesso a seu cocho. A lotação deve permitir também que a todo momento ajudantes possam transitar entre os animais. Durante a viagem, deve-se evitar que os animais tenham contato íntimo com partes do veículo (Fig. 68). *Bezerros*, se possível, devem ser colocados em repartições especiais.

Para viagens que durem mais de 24 horas, algumas medidas devem ser tomadas, como bom arejamento, troca de bebida e comida, assim como limpeza da cama, tudo isso a cada 12 a 24 horas. Em transporte aéreo e naval de grandes grupos de bovinos (geralmente, animais de alto valor zootécnico), é aconselhável o acompanhamento de um médico veterinário equipado com os principais medicamentos e instrumentos. Na chegada, antes de dar continuidade ao transporte (até a propriedade), deve-se dar um descanso de dois ou três dias aos animais, isto se já não estiver prevista uma quarentena. Nessa etapa, também é normal, de acordo com a necessidade, a aplicação de medicamentos específicos (antibióticos, ecto e endoparasiticidas, vitaminas, vacinas* e paraimunizações), medidas diagnósticas legais (peso, exame clínico, coleta de sangue, soro† ou fezes, tuberculinização) ou certas condutas de manejo (identificação por meio de brincos ou marcas a ferro quente, casqueamento, descorna, castração).

1.3 Sedação, imobilização e analgesia pelo uso de medicamentos

Nos bovinos, as drogas para sedação, imobilização e anestesia geral e local são usadas com mais freqüência para facilitar intervenções terapêuticas do que com propósitos diagnósticos. Entretanto, em virtude de sua importância fundamental, *esses métodos químicos de contenção* são aqui tratados após os métodos de contenção mecânica.

Esclarecimento dos termos usados

Para compreensão do texto sobre dessensibilização à dor, é necessário conhecer a terminologia clínica da área em questão.

▷ *Fixação*: preensão ou derrubamento do animal com o auxílio de métodos mecânicos de contenção (manual com manobras específicas ou instrumental por meio de formiga e outros aparelhos; ver seção 1.2).
▷ *Imobilização*: deixar o animal temporariamente sem movimentos, por meio de medicamentos adequados (relaxantes musculares, xilazina, etorfina associada a acepromazina) aplicados via injeção (freqüentemente com uso de dardo; ver seção 15.4), com o animal permanecendo consciente; a respeito da eletroimobilização, ver adiante.
▷ *Miorrelaxamento*: relaxamento da musculatura por medicamentos miorrelaxantes que, dependendo da dose, podem até provocar o decúbito (ver adiante nesta seção).
▷ *Algesia*: capacidade do sistema nervoso central de perceber estímulos dolorosos, inclusive o reconhecimento consciente da dor como acontecimento incômodo até extremamente desagradável (dor fraca a forte).
▷ *Analgesia*: diminuição temporária da capacidade de perceber estímulos dolorosos. O limiar doloroso originado pela irritação periférica não será reconhecido como incômodo ou desagradável pelo sistema nervoso central.
▷ *Analgésico*: droga que, aplicada por via oral ou parenteral, aumenta o limiar doloroso, fazendo com que qualquer dor seja reconhecida como menos incômoda.
▷ *Hiperalgesia*: diminuição patológica do limiar doloroso, fazendo com que, comparativamente, qualquer dor seja reconhecida como mais intensa.
▷ *Artrovisceroneuralgia*: patologia central que provoca estímulos dolorosos constantes em articulações, vísceras ou regiões inervadas por determinado nervo.
▷ *Estesia*: capacidade normal *periférica* de perceber qualquer estímulo sensorial (com exceção dos estímulos ópticos, acústicos, olfativos e gustativos), como toque, pressão, puxão, frio, calor, assim como irritantes químicos, que, a uma determinada intensidade, são reconhecidos como dolorosos (na região onde estão agindo), o que provoca reações reflexas ou de ataque em animais.
▷ *Anestesia*: inibição temporária da capacidade de perceber estímulos periféricos ("perda de sensibilidade"; ver anestesia local, ver adiante nesta seção; a respeito de "anestesia geral", ver "narcose", ver adiante nesta seção).
▷ *Anestésico*: droga que inibe localmente a capacidade de percepção de estímulos periféricos (sem influenciar o sistema nervoso central); para alcançar tal efeito, essas drogas precisam ser aplicadas nos referidos locais (anestesia local, ver adiante nesta seção).
▷ *Hipoestesia*: redução da capacidade (geralmente restrita a um local) de percepção de estímulos periféricos normais a elevados.
▷ *Hiperestesia*: aumento da sensibilidade periférica (geralmente restrita a um local) a estímulos mecânicos ou térmicos.
▷ *Parestesia*: desvio da sensibilidade periférica normal (também restrita a um local), sem um estímulo aparente e sem sensação dolorosa (formigamento, coceira, puxão).
▷ *Disestesia*: sensibilidade dolorosa anormal de uma região periférica aparentemente sadia (queimação, pontadas, rasgo, corte, furo), sem causa conhecida.
▷ *Artro, dermo, entero, hepato, mio, neuro, osteopatia*: patologias sem definição específica e nem sempre de natureza dolorosa, com localização em articulação(ões), pele, intestino, fígado, músculo, nervos ou ossos.
▷ *Apatia*: perda do interesse pelo ambiente e ausência das reações normais a estímulos sensoriais.
▷ *Atarático*: medicamento pertencente ao grupo dos psicossedativos, que melhora o estado de ânimo do animal (ver adiante nesta seção).
▷ *Neuroléptico*: medicamento pertencente ao grupo dos psicossedativos, que inibe temporariamente a atividade sensoriomotora (irritabilidade, agressividade, reação motora e espontâ-

---

*Devido ao estresse complexo relacionado ao transporte (*Crowding-stress*), devem-se vacinar os animais três ou quatro semanas antes da viagem, repetindo a vacinação à chegada ao novo lar.
†Para comprovação de lesões musculares provocadas por transporte, o teste de atividade de creatinofosfocinase sérica é adequado, quando realizado sem demora (ver seção 11.2).

nea), sem influenciar consideravelmente a consciência e a sensibilidade dolorosa (ver adiante nesta seção).
▷ *Narcose*: inibição da consciência, da sensibilidade dolorosa e motora por narcóticos (anestesia geral, ver adiante nesta seção).

"Temperamento", sensibilidade à dor e leis de proteção aos animais aplicáveis aos bovinos

Bovinos domesticados são tidos como *"insensíveis"*, pois eles suportam com maior facilidade as alterações climáticas, assim como moléstias, tanto em estábulo como no campo, do que outras espécies domésticas. Tal comportamento, aparentemente apático, do bovino frente a certas situações não permite concluir, no entanto, que o animal não esteja *"sofrendo"*.

Além disso, sabe-se que bovinos acostumados ao estreito *contato social, vocal* e *tátil com os tratadores* são mais ambientados em relação ao rebanho e aos seres humanos do que bovinos criados à maneira intensiva moderna, que não oferece mais este contato "social", como era comum nas antigas propriedades "familiares".

Sem dúvida, *o tipo e a intensidade das manifestações dolorosas* nos bovinos também dependem não só da causa e de seu grau, como da *parte do corpo afetada* e de variações individuais. Nesta cadeia de acontecimentos, também têm certa importância as "*experiências* vividas anteriormente", o que prova a capacidade de memória dos bovinos. Por outro lado, as manifestações dolorosas podem ser influenciadas pelo *hábito*, como é o caso de lesões teciduais extensas que ruminantes podem suportar, sem alterações significativas no comportamento.

Quando do reconhecimento e da avaliação das manifestações dolorosas nos bovinos, é aconselhável diferenciar *sinais gerais dos sinais especiais de uma enfermidade*. Como exemplo de sinais gerais, citam-se o ranger de dentes, o serrar dos lábios e a expressão facial de agonia "hipocrática", como os sinais mais expressivos. O "choro" (com poucas lágrimas) em bovinos pode ocorrer logo após uma dor aguda (como coleta de sangue ou injeção intramuscular). É óbvia a diferença destas lágrimas com o choro sentimental dos seres humanos. *Dores contínuas* (como o retorno da sensibilidade ao fim da anestesia na laparotomia) são manifestadas em bovinos
▷ *em estação*, através de movimentos de cabeça, levantamento e abaixamento da cauda ou escoiceamento do flanco afetado, escoiceamento do ventre, levantamento ou arrastamento do membro anterior;
▷ *em decúbito*, através de torcimento do pescoço esticado em torno do seu eixo.

Diarréia "reflexa" geralmente é sinal de medo e não de dor. Também um gemido característico que algumas vacas podem expressar quando do contato íntimo com pessoas estranhas não é sinal de dor nem de qualquer moléstia, mas indicação de tolerância forçada pela presença do clínico e o contato com seu fonendoscópio.

Durante a avaliação desses sinais gerais e o exame clínico cuidadoso de seu paciente, o médico veterinário experiente pode *reconhecer* e *diferenciar* uma série de *manifestações*, principalmente desvios da postura normal (ver seção 2.4) e do comportamento normal (ver seção 2.4), advindas de *patologias dolorosas localizadas* (ver a coluna da esquerda do Quadro 1). Conforme o caso, deve-se pensar primariamente, então, nas patologias da coluna do meio do quadro. Para comprovação da suspeita clínica, podem-se utilizar os exames complementares da coluna da direita do mesmo quadro. Naturalmente, a aplicação de analgésicos mascara o quadro e dificulta o diagnóstico.

De acordo com a *lei de proteção dos animais* (alemã) de 1986, parágrafo segundo, *é obrigação do tratador ou outro responsável o suprimento de alimentos condizente com as necessidades do animal* (ver seção 7.4), assim como cuidados gerais (ver seção 2.4) e acomodação adequada (ver seções 6.5 e 11.1). O parágrafo quinto esclarece que intervenções dolorosas em animais vertebrados só são *permitidas com a realização prévia de uma técnica anestésica adequada, realizada por um médico veterinário* (ver adiante nesta seção). Esta exigência não visa somente poupar o animal de incômodos, mas também fornecer condições mínimas ao bom andamento da operação e a proteção do pessoal auxiliar (no caso de bovinos adultos). *Só se pode dispensar a anestesia* se, em comparação com a mesma técnica também se pudesse dispensá-la em *seres humanos* (por exemplo, no caso de curativo em feridas, ou abertura de um abscesso superficial) ou quando, na opinião do médico veterinário, a anestesia *não é viável* (em caso de emergência, com risco de vida exigindo intervenção imediata, como a trocaterização ou incisão do rúmen de um bovino acometido de timpanismo agudo de alta gravidade e já em decúbito, mas que ainda é passível de salvamento). De acordo com o parágrafo quinto, também se pode *dispensar a anestesia* em casos de *descorna de bezerros com até seis semanas de idade,* assim como em casos de *castração de bezerros com até dois meses de idade* (se não houver anormalidades anatômicas presentes). O parágrafo sexto *proíbe amputação total* ou *parcial de partes do corpo* de um animal sem a indicação prévia do médico veterinário. Se, dependendo do caso, a amputação for necessária (descorna de um bovino adulto que fica solto em um estábulo ou ressecção de uma ponta de uma cauda já necrosada), *esta não deve ser realizada com o uso de anéis elásticos.*

Sedação medicamentosa (ataraxia, neurolepsia)

Quando é preciso lidar com um paciente excepcionalmente rebelde ou se não há ajuda adequada disponível, a inibição psicomotora necessária pode ser induzida num bovino nervoso ou mal-humorado, administrando um *neuroléptico* (Quadro 2). Tais drogas, antigamente também conhecidas como *"tranqüilizantes"*, *reduzem a excitabilidade* (= sedação) *e a atividade* (= hipocinese) *sem diminuir, notadamente, a consciência e a sensibilidade a dor.* Um animal tratado torna-se sensivelmente mais calmo, apático e sonolento. Esta atitude de *indiferença* facilita bastante muitas intervenções ou torna-as, sobretudo, possíveis, como, por exemplo, exames da cabeça, da boca, da faringe, dos membros, patas, úbere e tetas. Os métodos de contenção (segurar e amarrar) são tolerados sem muita resistência ou movimentos de defesa. A sedação é acompanhada por um certo grau de relaxamento muscular. Em bovinos machos, isto leva ao relaxamento do músculo retrator do pênis, de modo que o pênis se expõe (Fig. 71) ou pode ser facilmente protraído, desfazendo-se manualmente sua curvatura em "S", podendo então ser examinado. (Notar que a libido de touros assim tratados fica temporariamente reduzida.)

Como já mencionado, os neurolépticos não produzem analgesia, de modo que as reações defensivas habituais devem ser antecipadas, durante intervenções dolorosas. A anestesia local ou geral (ver adiante nesta seção) é necessária para abolir a dor e mais fácil de induzir e efetiva após essa *pré-medicação*. Há controvérsia se os tranqüilizantes são adequados, e até que ponto, para aumentar o ganho de peso em gado irrequieto ou para reduzir a perda de peso e as lesões durante o transporte de animais para o matadouro. Parece que o seu efeito útil depende muito das condições ambientais (tempo de administração, temperatura, condições de carga, lotação da carga, duração do transporte etc.) e, sendo assim, é deveras imprevisível. Não há dúvida de que os neurolépticos são úteis para a *ordenha de novilhas que não colaboram* e, até certo ponto, servem para ajudar os animais a *se acostumarem com o novo ambiente*, como a formação em grupos e para soltá-los nos abrigos. De qualquer maneira, é importante separar um animal sedado do resto da manada, pois, do contrário, ele será maltratado ou até atacado por outros animais. *Para ruminantes selvagens, em zoológicos ou não,* as

Quadro 1.1 Significado dos sinais clínicos de dor para o diagnóstico diferencial em bovinos

Sinais clínicos de dor	Significado	Exames necessários para o esclarecimento
Sintomas gerais inespecíficos		
Face dolorosa ou hipocrática (olhar longínquo, triste, introspectivo, músculos faciais ressaltados, pálpebra superior formando um triângulo), apatia; resistência à movimentação, decúbito freqüente, ranger de dentes, tremores, sudorese intensa	Sinais de moléstia grave (de origem orgânica, metabólica, tóxica, infecciosa ou outras) de prognóstico desfavorável (agonia), sem serem de moléstia ou patologia específica	Investigar a causa da doença através de exame clínico meticuloso de todos os sistemas orgânicos envolvidos no quadro, levando-se em consideração a gravidade dos sintomas na coluna da esquerda relacionados com os sinais gerais
Apoiar o focinho no cocho, bebedouro ou similar	Sintoma de dor geral	Exame clínico meticuloso do animal, para localizar a sede do processo doloroso (que costuma situar-se no sistema locomotor, principalmente na região das unhas)
Após uma intervenção cirúrgica; decúbito prolongado, cabeça e pescoço (do animal deitado) em pêndulo, gemidos, contração e extensão ou coice com o membro traseiro, movimentação da cauda (em estação ou decúbito) escavando ou jogando a cama com os membros anteriores (em estação)	Aparecimento de dor pós-operatória no local da ferida cirúrgica (principalmente após laparotomia), devido ao cessamento do efeito da anestesia local	Conexão causal geralmente inequívoca (a administração de um analgésico ou neuroléptico faz com que a dor diminua); caso o sintoma seja muito pronunciado, proceder a uma revisão da ferida e palpação retal da cavidade abdominal
Sinais específicos		
Posição ou postura anormais		
Postura opistótona da cabeça	Hipoplasia cerebelar (bezerro recém-nascido), tétano, necrose do córtex cerebral	Exame neurológico (verificação da marcha, do tônus muscular, da capacidade de ficar em estação, do nível da atividade da transcetolase eritrocitária, procura por uma eventual ferida coberta)
Torcicolo adquirido	Lesão de nervos, coluna vertebral, músculos, tendões, articulações e/ou ossos do pescoço	Palpação meticulosa, verificação da mobilidade passiva, inspeção do liquor, exame radiográfico
Dorso arqueado e parede abdominal tensa (geralmente sem sinais de cólica)	Alterações intra-abdominais dolorosas envolvendo o peritônio parietal (corpo estranho)	"Testes de sensibilidade a dor", exame retal (características do peritôneo, "linfonodos do rúmen" e fezes)
Dorso pressionado para baixo, com a parede abdominal relaxada e acompanhamento de sinais de cólica intermitentes ou contínuos	Dor visceral pura (deslocamento intestinal, urolitíase, pielonefrite etc.) sem envolvimento do peritônio parietal	Palpação retal dos órgãos possivelmente envolvidos, controle da passagem de fezes, exame de urina, auscultação com balotamento e percussão bilaterais
Postura de cauda tipo manivela de bomba hidráulica	Dor na região do ânus, reto, vagina, uretra ou bexiga (tétano)	Exame local dos órgãos citados (inspeção, endoscopia, palpação, exploração, sondagem)
Abdução dos membros anteriores	Processo doloroso na cavidade torácica (envolvimento da pleura parietal)	Verificação da função respiratória e da veia jugular, percussão, auscultação e punção do tórax e do pericárdio
Posicionamento cruzado de um ou dois (contralaterais) membros (com claudicação de apoio)		Exame meticuloso das úngulas envolvidas após sua limpeza (inspeção, percussão, palpação, teste da pressão com pinça do casco, aparar os cascos)
▷ para a frente	Doença na região da pinça da úngula	
▷ para trás	Doença na região posterior da sola ou nos talões	
▷ para fora (abduzido)	Doença externa da úngula	
▷ para dentro (aduzido)	Doença interna da úngula	
Comportamentos anormais		
Pressionar contra a parede com a cabeça levemente ou bem erguida (*pushing syndrome*)	Indicação de aumento da pressão intracerebral (necrose do córtex cerebral, intoxicação por chumbo, abscesso para-hipofisário, raiva, encefalomielite)	Exame neurológico meticuloso (verificação do comportamento em geral, análise do liquor, determinação da atividade da transcetolase eritrocitária e do teor de chumbo no soro)
Blefaroespasmo, fotofobia, lacrimejamento	Sinais de processo inflamatório da conjuntiva ou do olho	Exame oftalmológico (corpo estranho, lesão, infecção, parasitose, alteração tumoral?)
Lamber, roer ou se esfregar (em objetos ao redor), arranhar (com a pinça do casco ou com a úngula do membro posterior) a pele de determinada região do corpo	Parestesia da derme/prurido	
▷ devido a ectoparasitose:		Exame da pele e dos pêlos (inspeção, esfregaço)
▷ devido a urticária:		Aparecimento brusco de pápulas na pele, especialmente nas aberturas naturais do corpo (melhora rápida após infusão de cálcio)
▷ devido à doença de Aujeszky:		Vigiar o animal (febre, dispnéia, inquietação, contato prévio direto ou indireto com suíno, morte dentro de dois a três dias)
Recusa constante e total de ingestão de alimentos	Estomatite, faringite ou esofagite graves (suspeita de doença das mucosas)	Inspeção e exploração da cavidade oral e da garganta, sondagem e endoscopia do esôfago, exame virológico do sangue
Abertura constante da boca	Estomatite (doença das mucosas, aftosa), ou manifestações de dor em testes de sensibilidade dolorosa em casos de corpo estranho no retículo	Inspeção da cavidade oral, encaminhamento a exames virológicos, comparação com os demais testes de sensibilidade dolorosa
Gemidos regulares e longos durante a expiração	Alterações internas na cavidade torácica, que provocam dor ao ato de respirar (enfisema pulmonar, lesões no esôfago, fleimão mediastínico, pneumonia por aspiração)	Verificação da função respiratória, percussão e auscultação do pulmão, sondagem do esôfago

Quadro 1.1 Significado dos sinais clínicos de dor para o diagnóstico diferencial em bovinos (cont.)

Sinais clínicos de dor	Significado	Exames necessários para o esclarecimento
Gemido curto e seco ao levantar-se ou deitar-se ou logo após a contração do retículo	Reticuloperitonite traumática aguda	Testes de sensibilidade à dor
Gemido curto e seco no momento ou logo após a monta (touro)	▷ corpo estranho perfurante no retículo ▷ processo doloroso na região dos membros posteriores ▷ espondiloartrose (touro idoso)	Testes de sensibilidade à dor Exame local (inspeção, palpação, mobilidade passiva, compressão, percussão) Exclusão de outros processos localizados característicos de marcha oscilante e coluna vertebral rígida
Mugido único e repentino	Susto após um acontecimento, nem sempre, mas também doloroso (topada, coice, espetada etc.)	Verificação da situação que acompanhou o gemido (ver também Quadro 32)
Sapatear, bater com as patas, pisar para a frente ou para trás, escoicear com os membros posteriores ou agitar a cauda (sem motivo aparente), deitar-se repentinamente e levantar-se rapidamente	▷ cólica verdadeira (oclusão da passagem abomasointestinal, do ducto biliar, do ureter ou da uretra no macho, torção de útero) ▷ cólica falsa (prurido por ectoparasitose, urticária ou doença de Aujeszky, fotossensibilização, contusão de nervos lombossacros, laminite)	Exame retal (levantar a parede abdominal), verificação do nível de bilirrubina e uréia no soro, exame de urina, exame vaginal (ver também Quadro 42) Verificação da pele e dos pêlos, controle neurológico (inquietação, dispnéia, febre), comparação de partes pigmentadas e não-pigmentadas, verificação do tônus anal e da cauda, exame da úngula
Defecação constante de pequena quantidade de fezes e/ou urina sob pressão retal e tenesmo, com eventual aspiração de ar	Inflamação do reto (lesão, coccidiose), raiva (!), contusão de nervos lombossacros	Inspeção e exploração do ânus e do reto, investigação neurológica (na raiva: mugidos, curiosidade, salivação, comportamento semelhante ao do cio, paralisia progressiva do posterior, morte em três a quatro dias), verificação do tônus da cauda, do ânus e do reto
Micção, defecação freqüente e dolorosa em pequenas porções	Vaginite, uretrite	Inspeção, palpação, sondagem e endoscopia da vagina e da uretra
Tremor, contração muscular, estremecimento ▷ localizados (músculo anconeu)	Processo doloroso na cavidade torácica ou na região proximal da cavidade abdominal	Percussão e auscultação de coração e pulmão, testes de sensibilidade dolorosa para corpo estranho
▷ generalizados	▷ frio ▷ tetania de pasto ▷ doença de Aujeszky	Termometria Verificar teor de magnésio no soro, administração intravenosa de sais de magnésio, a título de tentativa Controle neurológico (inquietação, coceira, dispnéia, febre, morte dentro de dois a três dias)
Claudicações ▷ claudicação de apoio ▷ claudicação de elevação ou mista	Sede de lesão abaixo da articulação do tarso/carpo Sede da lesão acima da articulação do tarso/carpo	Exame local do membro acometido (inspeção, palpação, mobilidade passiva, percussão, compressão, anestesia diagnóstica)
"Andar rápido" ▷ com a coluna vertebral imóvel	▷ poliartrite reumatóide (sinais de piemia ou septicemia) ▷ espondiloartrose (touro idoso)	Exame meticuloso da possível sede primária (coração, pulmão, fígado, veias, útero, úbere), verificação da temperatura corporal e do teor de gamaglobulinas no soro, hemocultura Exclusão de outras doenças de localização periférica
▷ com posição adiantada dos membros e maior tendência ao decúbito	▷ laminite	Exame das úngulas (inspeção, palpação, percussão, compressão, aparar os cascos)
Decúbito constante sobre o mesmo membro traseiro	Indicação da doença desse membro, pois a pressão sobre ele diminui a dor e facilita o posterior ato de levantar	Exame clínico meticuloso e comparação com o membro contralateral (incluindo palpação retal)

indicações para neurolépticos são similares às do gado bovino, embora, na prática, essas drogas geralmente sejam combinadas com miorrelaxantes ou anestésicos (ver adiante nesta seção). Em pacientes bovinos inapetentes, a aplicação de uma pequena dose de brotizolam[9] *aumenta o apetite* temporariamente (efeito orexígeno; Breier, 1985).

Entre as drogas relacionadas no Quadro 2, as de uso comum na Alemanha são *propionilpromazina*,[1] *acepromazina*[3] e *protipendil*.[7] Podem ser administradas em animais indóceis ou perigosos por injeção *intramuscular* profunda (usando um dardo, se necessário (ver seção 15.4); por outro lado, a *via intravenosa* é preferível, em virtude da ação mais rápida. Como a injeção intravenosa rápida causa uma queda na pressão sangüínea, a droga deve ser injetada por um período de 10 segundos, para evitar que o animal caia (de colapso ortostático). A *dosagem* para bovinos de até 500 kg é de 100 a 200 mg de propionilpromazina, 100 a 250 mg de acepromazina ou 250 a 750 mg de protipendil. Em animais jovens, dá-se a metade e, em bezerros, um quarto dessas doses, ao passo que bois pesados e touros exigem uma vez e meia a dose. Após a injeção intravenosa, a *ação* se inicia dentro de cinco a 10 minutos, enquanto após injeção intramuscular a ação leva de 15 a 45 minutos e dura

Quadro 1.2 Neurolépticos para uso em bovinos

Nomes de grupo Princípio ativo	Dosagem e via de administração	
NEUROLÉPTICOS ("tranqüilizantes maiores")		
Derivados da fenotiazina		
Promazina	0,4-1,0	
Propionilpromazina[1]	0,2-0,4	
Triflupromazina[2]	0,1-0,2	
Acepromazina[3]*	0,2-0,5	
Perfenazina[4]	0,2-0,3	
Trimeprazina[5]*	1,0-2,0	
Dietilisobutrazina[6]	0,5-1,0	
Derivados de azafenotiazina		mg/kg de peso vivo, por via intravenosa (dose menor) ou intramuscular (dose maior)
Protipendil[7]	0,5-1,5	
Derivado de tioxanteno		
Clorprotixeno	0,2-0,5	
Derivados de butirofenona		
Azaperon[8]	0,5-1,0	
ATARÁTICOS ("tranqüilizantes menores")		
Derivados de benzodiazepina		
Brotizolam[9]	0,2	mg/kg de peso vivo, por via intravenosa lenta†

*Disponível também para administração oral na forma granulada.
†Como estimulante de apetite em pacientes inapetentes.

duas a seis horas. A injeção intravenosa resulta numa elevação de moderada a considerável da pulsação, que perdura por 15 a 120 minutos. A temperatura do corpo cai de 0,5 a 1°C, dependendo da temperatura ambiental; entretanto, em tempo extremamente abafado ou sob sol direto, a temperatura do corpo pode realmente aumentar, o que é importante, principalmente durante o transporte de animais. Externamente, o início da ação se caracteriza por cabeça baixa, pálpebras semicerradas, prolapso de membrana nictitante (Figs. 69 e 70), secura do focinho e falta de reação ao se tocar a orelha. Geralmente, a *firmeza dos pés* é mantida, embora muitos bovinos demonstrem tendência a se inclinar ou arrastar os membros ao caminhar, com a ponta da pata se arrastando pelo chão, às vezes dobrando com o peso na articulação da quartela. Para operações abdominais em gado em pé, os tranqüilizantes só podem ser administrados quando julgados essenciais pelo comportamento do paciente e apenas por injeção intramuscular, do contrário o animal pode cair durante a operação. Os neurolépticos não são bem tolerados por bovinos com doenças cardíacas, respiratórias e hepáticas. Nestes animais, devem exercer efeito particularmente forte (incapacidade de ficar em pé, mastigação falsa, meneio da cabeça e do pescoço) e, algumas vezes, podem dar origem a um colapso circulatório grave. Sendo assim, os neurolépticos não devem ser dados a esses animais que, em virtude de sua doença, estão mais calmos do que de costume. *Se esses sinais de intolerância* ocorrerem, a circulação deve ser sustentada por noradrenalina[10] e norfenefrina,[11] nunca a adrenalina e seus derivados. Essas drogas devem ser injetadas vagarosamente, por via intravenosa, até ser obtido o alívio desejado (50 mg em 500 ml de solução fisiológica ou em solução de glicose a 5%). As *"reações paradoxais"* (inquietação e agressividade aumentadas) a neurolépticos são raras em bovinos, embora ocorram em eqüinos e suínos. Para *assegurar a ação* sedativa desejada, é importante evitar perturbar desnecessariamente o paciente (ao pegá-lo e atá-lo), antes de administrar um *neuroléptico*.

Anestesia local

A passividade natural do bovino (ver anteriormente nesta seção) permite que sejam realizadas quase todas as intervenções

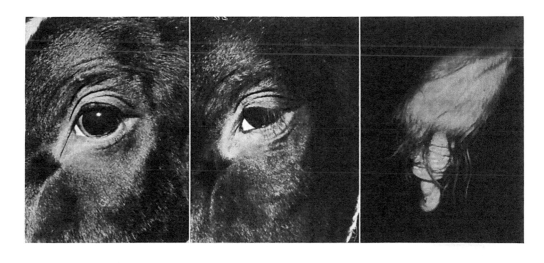

Figs. 69, 70 e 71 Avaliação do início da ação de um neuroplégico. À esquerda: o olho de um touro jovem antes da injeção de propionilpromazina. No centro: o mesmo animal após o início da ação (pálpebra superior caída e protrusão da membrana nictitante — síndrome de Horner). À direita: protrusão do pênis desse touro.

cirúrgicas de importância prática sob *anestesia local,* com o animal totalmente consciente e, em geral, em posição de estação. Hoje em dia, é possível usar neurolépticos (ver anteriormente nesta seção) ou xilazina (ver adiante nesta seção), que tornam mais fáceis tais intervenções e até praticáveis em pacientes selvagens ou indóceis e que não cooperam sem a administração prévia dessas drogas. Os tipos de anestesia disponíveis são de *superfície, por infiltração, condução e epidural.* Anestésicos locais, suas indicações e concentrações estão indicados no Quadro 3. A absorção dessas drogas pode ser diminuída e a intensidade e duração de sua ação acentuadas acrescentando-se os chamados "*vasoconstritores*" (adrenalina,[12] ou melhor, noradrenalina),[10*] numa concentração de 1 ml de solução a 1:1.000 para 100 ml de solução anestésica. Tais combinações estão comercialmente disponíveis em soluções estáveis, ou para mistura a ser preparada um pouco antes do uso. Há o risco de pós-sangramento no campo operatório após o uso de um anestésico que incorpora um vasoconstritor. Acrescentando-se 200 a 400 UI de hialuronidase[13] por 100 ml de solução anestésica, produz-se melhor difusão do anestésico nos tecidos, devido ao efeito de propagação. Entretanto, isto não compensará erros possíveis na técnica de injeção. Quando um moderno anestésico local foi cuidadosamente injetado, geralmente não há necessidade do uso de hialuronidase em bovinos.

Anestesia de superfície

Para a anestesia local de *membranas mucosas,* um dos anestésicos relacionados no Quadro 3 é aplicado à superfície, em gotas, ou por meio de compressa de algodão absorvente embebido em anestésico. Uma alta concentração é escolhida para uma operação longa e uma baixa concentração deve ser usada em operações de curta duração. Instilada dentro do saco conjuntival (Fig. 72), esta anestesia é útil para a remoção de corpos estranhos do olho. A anestesia de superfície também é utilizada nas passagens nasais em endoscopia (ver seção 6.10) ou para pequenas intervenções dolorosas na ponta do pênis (aplicação de anestésico em *spray*). Por outro lado, uma pequena anestesia epidural sacra (ver adiante nesta seção) geralmente é mais eficaz nas áreas retal e vaginal. Em operações intestinais, freqüentemente é necessário dessensibilizar o *mesentério* com a aplicação de *spray* em ambos os lados das superfícies serosas. Como o bovino tem a pele grossa, a *anestesia por esfriamento com spray* de *cloreto de etila* raramente é usada, sendo melhor a infiltração subcutânea.

Anestesia por infiltração

A *infiltração subcutânea e intramuscular* do campo operatório (linha de incisão) por um anestésico local injetável (ver Quadro 3) é adequada para muitos propósitos, contanto que a injeção seja aplicada cuidadosamente e tomando-se as precauções antissépticas. Para isto, existem agulhas especiais, as "*agulhas de infiltração*", que, no entanto, geralmente são finas demais para atravessar a pele espessa do bovino (de 8 a 12 cm de comprimento por 0,5 a 1,5 mm de diâmetro).[17] Deve-se, portanto, perfurar previamente a pele nos dois pontos extremos da linha de infiltração ou no meio desta, com uma agulha mais curta e mais resistente (5 a 6 cm de comprimento por 2,0 a 2,5 mm de diâmetro).[18] Através deste furo feito na pele, introduz-se, então, até o fim, a agulha de infiltração subcutânea, exatamente na linha onde se pretende realizar a futura incisão dos tecidos, e, ao se retirar gradualmente a agulha, vai-se introduzindo o anestésico. Neste procedimento, deve-se segurar bem a agulha e a seringa com uma das mãos (Fig. 73), enquanto a outra empurra o êmbolo. A mão que segura a seringa deve também, a cada 1 a 2 cm, voltar um pouco a agulha, introduzindo-a então mais profundamente, para anestesiar também a camada muscular e, enquanto isto, a outra mão empurra o êmbolo, introduzindo assim o anestésico no tecido muscular. Este procedimento, similar à "máquina de costura", deve ser feito o mais uniformemente possível, de maneira que todas as camadas de tecido sejam *infiltradas* igual-

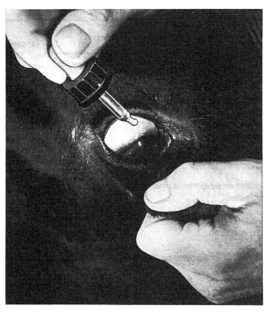

Fig. 72 Instilação de um anestésico de superfície dentro do saco conjuntival (atrás da pálpebra inferior puxada para fora) usando um conta-gotas.

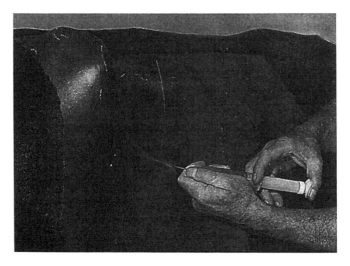

Fig. 73 Infiltração da linha de incisão da laparotomia ao longo do músculo oblíquo abdominal interno do flanco direito com um anestésico local (observar o modo de segurar seringa e agulha).

Quadro 1.3 Anestésicos locais para uso em bovinos

Princípio ativo	Aplicação e concentração adequadas			
	Anestesia de superfície	Anestesia infiltrativa	Anestesia de condução	Anestesia epidural†
Tetracaína[14]	0,5-2%	‡	‡	‡
Procaína[15]	†	1-2%	3-6%	2-4%
Lidocaína[16]	2-4%	0,5-1%	1-2%	1-2%

*Para intervenções prolongadas, com adição de adrenalina ou noradrenalina.
†As maiores concentrações fornecidas nesta coluna devem ser usadas somente para anestesia epidural caudal (= baixa), pois, se usadas para anestesia epidural cranial (= alta), existe o risco de lesar nervos; pela mesma razão, também não se devem usar vasoconstritores nesta técnica.
‡Inadequada para tal técnica.

mente. (A grosso modo, calcula-se que, a cada 10 cm de linha de incisão, devam-se injetar 20 ml de anestésico local.) As hérnias umbilicais e tumores podem ser infiltrados por um padrão rombóide de injeções. Deve-se ter o cuidado ao injetar para assegurar que a ponta da agulha não penetre num vaso sanguíneo. Áreas de tecido infectadas não devem ser infiltradas, se for possível evitá-las. O início da anestesia é estimulado por leve *massagem da área*. Quando a infiltração em si não produz a anestesia adequada (como em operação no flanco), esta deve ser reforçada por uma anestesia de condução (ver adiante nesta seção).

Anestesia regional intravenosa

Para as extremidades, um anestésico local pode ser injetado por *via intravenosa*, após ter sido aplicado um tubo Esmarch como torniquete, acima ou abaixo do carpo ou tarso; 10 a 20 ml de um anestésico, em concentração média, são injetados na veia radial ou nas veias metatarsianas dorsal e lateral, todas tornadas proeminentes pelo torniquete. Produz-se, então, anestesia rápida de todo o membro, inclusive o casco, distal à ligadura elástica, e é conhecida como *vasoinfiltração regional*. Uma vez que esta injeção seja realizada em um vaso garroteado, deve-se, durante a aplicação e logo após esta, comprimir o local da perfuração com um algodão (Fig. 74). Após a operação, o tubo é primeiro afrouxado gradualmente e, depois, removido.

Anestesia de condução (bloqueio nervoso)

Quando a anestesia por infiltração é impossível, inadequada ou indesejável (risco de dano local aos tecidos), a condutividade dos nervos que suprem o campo operatório pode ser interrompida no *lado proximal* em qualquer lugar (por exemplo, *entre o local e o cérebro e a medula espinhal*). Num local adequado, ao longo do trajeto do nervo, injeta-se no tecido perineural uma quantidade de 10 a 20 ml de um anestésico injetável na concentração habitual (ver Quadro 3). Em bovinos, a anestesia de condução ("*bloqueio nervoso*") é indicada para a maioria das intervenções cirúrgicas (ver "Doença dos Bovinos"). A condição para o sucesso desta técnica de anestesia regional é a localização topográfica, geralmente por palpação, assessorada por um conhecimento anatômico prévio da região, ou seja, saber por onde passa o nervo, assim como uma massagem da região logo após a aplicação.

Ramo córneo. Para bloqueá-lo, deve-se usar uma agulha curta, introduzida na crista frontal lateral, a meio caminho entre o ângulo temporal da órbita e a base do corno (Figs. 75 e 76/a). Pode-se apalpar este nervo com uma forte pressão do dedo sobre

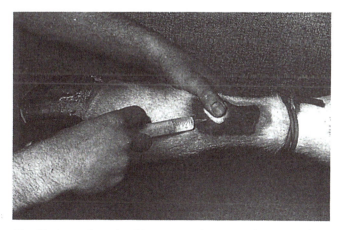

Fig. 74 Anestesia regional intravenosa de um membro amarrado com um tubo Esmarch. Injeção de anestésico local na porção subcutânea da veia metatarsiana. Comprimir o local da perfuração com um algodão, para evitar saída de sangue ou anestésico do vaso.

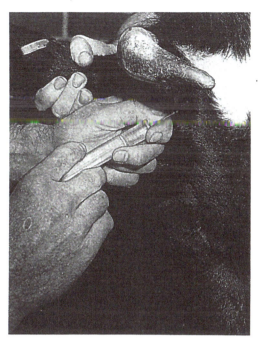

Fig. 75 Anestesia de condução (ou bloqueio nervoso) do nervo cornual direito (para posterior descorna do animal).

a depressão da crista frontal lateral, escorregando este dedo ao longo da crista, sentindo-se então um cordão fino escorregar, que é o nervo. A *indicação* para esta técnica é a descorna de bezerros com mais de seis semanas de idade, assim como de bovinos adultos.

Nervo oftálmico. Bloqueia-se este nervo logo na sua saída do forame orbitário, profundamente na órbita. Em bovinos adultos, usa-se uma agulha de 10 a 12 cm de comprimento introduzida no ângulo medial (através da conjuntiva palpebral), acompanhando a parede orbital até alcançar o osso no pólo posterior da órbita (Fig. 76/c), ou em um ângulo reto em relação à superfície corporal, nas proximidades do ângulo entre o processo temporal e o processo frontal do osso zigomático, introduzindo o anestésico logo que a agulha encontrar o osso (Fig. 76/b). Para anestesiar também as pálpebras, deve-se proceder à infiltração ao seu redor ou por um padrão rombóide de injeção (com agulha curta e fina). *Indicação*: intervenções cirúrgicas no globo ocular e na órbita.

Nervo infra-orbitário (Fig. 76/d). A anestesia deste nervo é feita no forame infra-orbitário, que fica a cerca de 2,5 cm (na direção inversa da narina) do primeiro molar superior (= P_2) e aproximadamente à mesma distância rostralmente do final da borda facial. A agulha é introduzida na pele um pouco rostralmente ao local citado e, com a ajuda da pressão do dedo ou da unha, procura-se introduzir a agulha dentro do forame, na direção da orelha. Quando a agulha penetra o forame, o animal reage e também se nota que a agulha não tem mais a mobilidade lateral. *Indicação*: operações na região do muflo; devem-se, caso necessário, anestesiar também os nervos mentonianos dos dois lados.

Nervo hipoglosso[*] e *nervo lingual*[†] (Fig. 76/e). Acessíveis em cada lado da garganta, a cerca de 2,5 cm medialmente ao ramo da mandíbula (entre a língua e a musculatura da garganta). Introduzindo-se a agulha longa em ângulo reto (ao aspirar com o êmbolo, não pode vir sangue na seringa; senão há perigo de uma injeção intravasal!), se deposita o anestésico simultanea-

---
[*]Nervo motor puro.
[†]Nervo sensorial puro.

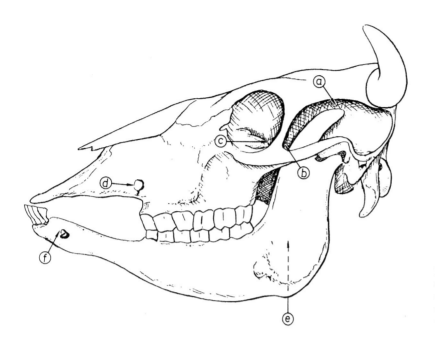

Fig. 76 Local de introdução e aplicação para anestesia de condução na cabeça do bovino (modificado por Pasquini, 1982): a, ramo cornual; b, nervo oftálmico; c, nervo oftálmico; d, nervo infra-orbitário; e, nervos hipoglosso e lingual; f, nervo mentoniano.

mente à retirada da agulha. *Indicação:* intervenções na língua dessensibilizada, paralisada e exposta; até a completa recuperação da sensibilidade e da motilidade da língua, deve-se manter um abre-boca (Fig. 225) no animal, para se evitar automutilação.

Nervo mentoniano (Fig. 76/f). Bloqueia-se este nervo rostralmente à sua saída do forame mentoniano, lateralmente ao maxilar inferior, a um dedo de distância em sentido aboral ao quarto incisivo (aproximadamente na altura da comissura labial), com o uso de uma agulha curta, introduzida até chegar ao osso. *Indicação:* intervenções na região do lábio inferior e no queixo.

Nervo intercostal e ramos ventrais dos três a quatro primeiros nervos lombares (Figs. 77 e 78). Após a prévia perfuração da pele com uma agulha resistente, introduz-se a agulha de infiltração, horizontalmente no subcutâneo, partindo da borda ventral do processo transverso da segunda vértebra lombar. Introduz-se o anestésico ao se retirar gradativamente a agulha, à maneira de "máquina de costura", sempre voltando um pouco a agulha nas camadas mais profundas de tecido entre pele e peritônio parietal, distribuindo-se o anestésico igualmente na trajetória da agulha, para bloquear os nervos citados. *Indicação:* abertura da cavidade abdominal pela região do flanco (laparotomia), para intervenções nos pré-estômagos (flanco esquerdo) ou demais vísceras (flanco direito); na prática, além desse bloqueio anestésico paravertebral distal, em geral se faz ainda uma infiltração na linha de incisão (ver anteriormente nesta seção).

Cordão espermático. Os ramos nervosos do plexo testicular podem ser anestesiados direta e indiretamente. Diretamente, segura-se o cordão espermático com uma das mãos na região da inserção da bolsa escrotal, pressionando-se e fixando-o contra a pele escrotal, introduzindo então a agulha no funículo espermático, que se encontra fixado (Fig. 79). A injeção do anestésico local é feita simultaneamente à retirada da agulha. Indiretamente, se anestesia o cordão espermático após a abertura da bolsa escrotal e da túnica vaginal comum, introduzindo-se uma agulha longa proximalmente, até a borda do anel, e depositando o anestésico na túnica vaginal funicular, para que o anestésico envolva o cordão espermático. *Indicação:* castração de bezerros com mais de dois meses de idade, assim como de bovinos machos mais idosos. Antes da castração, deve-se também proceder à infiltração da linha de incisão distalmente ao escroto. (A anestesia intratesticular será abordada na seção 15.4.)

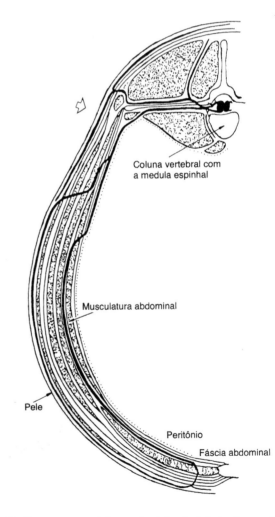

Fig. 77 Corte transversal da parede abdominal do bovino na altura das vértebras lombares (esquemas do trajeto do nervo lombar modificado por Pasquini, 1982): ⇒ local de aplicação para a anestesia de condução paravertebral distal.

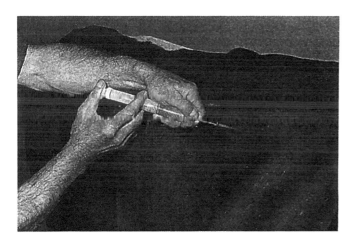

Fig. 78 Anestesia de condução paravertebral distal dos ramos ventrais dos nervos lombares (para a realização de uma laparotomia no flanco direito).

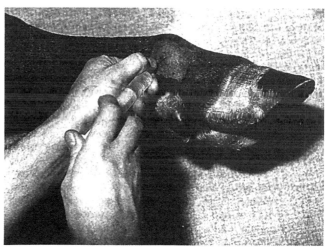

Fig. 80 Anestesia de condução do nervo digital lateral no membro anterior.

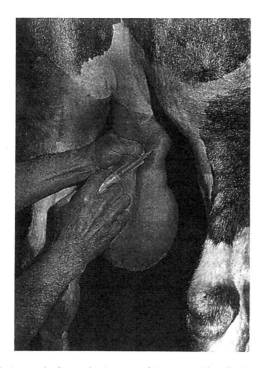

Fig. 79 Anestesia de condução no cordão espermático direito, corretamente fixado, de um touro (para posterior castração).

Nervo pudendo e nervo peniano dorsal. O bloqueio destes nervos não só provoca dessensibilização, como também a exposição do pênis. Maiores detalhes são dados no Quadro 50. *Indicação*: exame e intervenções cirúrgicas no pênis.

Nervos digitais (ramos dorsal e plantar). Quando não se quer anestesiar a região distal dos membros pela técnica de anestesia intravenosa regional mostrada anteriormente nesta seção, podem-se anestesiar os nervos citados a um dedo de distância, acima da articulação do boleto (conforme a unha afetada, lateral ou medial), através de uma injeção subcutânea semicircular, depositando-se o anestésico nas proximidades dos tendões extensor e flexor do lado acometido (Fig. 80). *Indicação*: intervenções cirúrgicas na região das unhas e dos dedos, sendo que, geralmente, antes desta técnica se coloca um garrote elástico (tubo de Esmarch) no metacarpo ou metatarso.

Anestesia epidural

Denomina-se epidural a injeção de anestésico local (Fig. 3) no espaço epidural do canal vertebral (Prancha 1), desde a porção das últimas vértebras torácicas até a cauda. São anestesiados os nervos espinhais no seu ponto de emersão do canal vertebral (na área do forame intervertebral). A *extensão* da área, que se torna insensível e desenvolve paralisia motora, depende da distribuição do nervo afetado e também *do local da injeção e do volume do anestésico*. O tipo da droga empregada e sua concentração são os fatores que influenciam a *duração* e o *grau* da anestesia. A *anestesia sacra* (ver mais adiante) é o termo utilizado para a anestesia resultante da injeção epidural entre o sacro e a vértebra caudal. A *anestesia lombar* (ver mais adiante) resulta da injeção entre a última vértebra lombar e o sacro. A *anestesia segmentar* (ver mais adiante) afeta um lado do corpo após a injeção epidural paramediana na região periférica das vértebras torácica e lombar (seria mais apropriado chamar respectivamente de anestesia epidural sacrococcigiana, lombossacra e toracolombar unilateral).

A *extremidade caudal da medula espinhal* estende-se até a junção entre a última vértebra lombar e o sacro, ou a primeira vértebra sacra; o *saco dural* termina ao nível de 4ª vértebra sacra. Conseqüentemente, um anestésico administrado por injeção epidural toracolombar ou lombossacral pode atingir a dura-máter interna na cavidade mais profunda do sistema nervoso central (espaço subdural ou subaracnóide; Prancha 1) ou atingir o próprio tecido nervoso se a agulha penetrar mais fundo do que o pretendido. De tal ocorrência pode resultar um efeito anestésico forte e inesperadamente rápido (paralisia transversal) ou lesão da medula espinhal. Tais riscos não surgem com a anestesia epidural sacra, uma vez que o canal vertebral da parte caudal do sacro contém, apenas, as ramificações nervosas da cauda eqüina dentro da dura-máter. Outra vantagem da anestesia sacra é a de que, aumentando-se a dose, o efeito pode estender-se para a frente, na região lombar (ver adiante nesta seção). Sendo assim, é o melhor método para todas as grandes intervenções nos quartos traseiros dos bovinos.

A *inervação dos membros traseiros* em ruminantes de grande porte provém das ramificações ventrais dos últimos quatro nervos lombares e dos primeiros quatro nervos sacros que, quando ainda revestidos pela dura-máter interna, correm caudalmente para dentro da vértebra por uma curta distância, antes de emergir do respectivo forame intervertebral. Qualquer forma de anestesia extradural que atinja o segundo ou terceiro segmento lombar pela direção cranial* ou que passe além da quarta ou da terceira vértebra sacra pela direção caudal† fatalmente será acompanhada por falta de firmeza nos pés, cujo grau dependerá do volume de anestésico. Os sinais incluem balanço instável de um lado para outro, flexão da articulação do boleto, flexão do jarrete e queda. Quando a dosagem para a anestesia sacra é tão equilibrada que não afeta a estabilidade do animal, chama-se anestesia *epidural sacra baixa* (*posterior* ou *caudal*), ao passo que, quando o animal cai, é chamada *alta* (*anterior* ou *cranial*).

A *injeção dentro do espaço epidural* deve ser aplicada, via de regra, apenas no bovino em pé ou em decúbito esternal. Uma injeção aplicada no animal deitado de lado anestesiará as ramificações nervosas da metade inferior do corpo, enquanto as da metade superior terão uma anestesia fraca ou nula (influência da gravidade). A técnica deve ser realizada num campo limpo, com soluções assépticas e instrumentos esterilizados, pois, do contrário, pode resultar na infecção do canal vertebral, que leva a permanente afecção da cauda e dos quartos traseiros. As concentrações mostradas na coluna da direita do Quadro 3 devem ser usadas apenas em anestesia sacra baixa e não na forma alta, em virtude do risco de lesão dos nervos e medula espinhal. Pelo mesmo motivo, é aconselhável dispensar o anestésico com vasoconstritor (ver anteriormente nesta seção). Para não provocar choque, as soluções usadas para a anestesia sacra alta devem ser aquecidas à temperatura do corpo. A solução é injetada gradativamente, do contrário há risco de aumento da pressão do líquido cerebroespinhal.

Indicações. Para intervenções na região da cauda, ânus, reto, períneo, vagina e bexiga no *animal em estação*, é adequada a *anestesia sacra baixa*. Para intervenções nos membros traseiros, úbere, aparelho genital masculino (principalmente quando é exigida a protrusão do pênis), bem como para fetotomia e laparotomia no *paciente em decúbito,* é necessário usar a anestesia *sacra alta*, que também deve fazer o paciente cair. A anestesia lombar é usada ocasionalmente para a castração de touros e intervenções nos membros traseiros e úbere, mas em geral dá-se preferência à anestesia sacra. Às vezes, a única via disponível para a anestesia epidural é a abordagem lombar, por exemplo, quando a base da cauda de parturientes está tão inchada (decorrente do uso de dispositivo mecânico para assistir o bezerro) que o local para a injeção sacrococcígea não pode ser palpado. A *anestesia segmentar* produz, de um lado do abdome, uma anestesia circunscrita, adequada para laparotomia com o animal em estação. Entretanto, exige considerável cuidado e habilidade e há risco de o paciente cair (injeção subdural ou subaracnóide) ou de falha total da anestesia (injeção do tecido extravertebral).

Técnica. Para *anestesia sacra*, palpar a cavidade entre a extremidade posterior do sacro e o processo espinhoso da primeira vértebra caudal. Isto se torna mais fácil movendo-se a cauda de cima para baixo, como um bombeamento (Fig. 81). Realiza-se a tricotomia do local e a pele é cuidadosamente limpa e desinfetada. Escolher uma agulha estéril com cerca de 5 a 8 cm de comprimento e 1,0 a 1,8 mm de diâmetro.[19] Agarrar firmemente o canhão da agulha com o polegar e o indicador. Inserir a agulha na linha média da cavidade e num ângulo de 45°, e empurrar a agulha para baixo e para a frente, de modo que ela passe pela borda da vértebra e penetre no lúmem do canal vertebral (Fig. 82). Quase sempre, pode ser verificado o local correto da agulha por uma leve sibilação quando o ar penetra através dela. Se a ponta da agulha tiver ido longe demais e penetrado o disco intervertebral ou o corpo vertebral, ficará então obstruída e será necessária pressão para forçar para baixo o êmbolo da seringa. Neste caso, a agulha deve ser puxada um pouco para fora. Se o sangue é aspirado para dentro da seringa ou se flui espontaneamente pelo canhão, obviamente a agulha está no lugar

---
*Em superdosagem na anestesia segmentar.
†Por exemplo, na anestesia sacral alta.

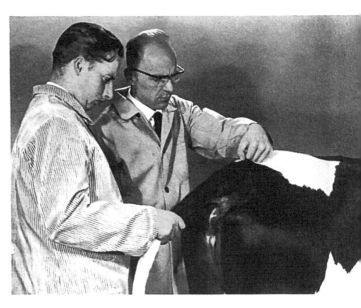

Fig. 81 Palpação do local da injeção para realização da anestesia epidural sacra.

errado e deve ser retirada; tentar novamente em direção ligeiramente diferente. Quando a agulha estiver corretamente posicionada, a solução anestésica fluirá, penetrando com facilidade, quase espontaneamente, sem se exercer pressão sobre o êmbolo (Fig. 83). A dosagem para a *anestesia sacra baixa* depende do tamanho do animal e oscila entre 6 a 10 ml. Para bovinos jovens, 5 a 6 ml devem ser suficientes, ao passo que em touros grandes podem ser precisos 15 ml. Para uma anestesia de breve duração, escolher concentrações mais baixas, indicadas na coluna da direita do Quadro 3. Para operações prolongadas, escolher concentrações mais altas. A *anestesia sacra alta* exige de 20 a 100 ml de anestésico, dependendo do peso corporal do paciente e do propósito da anestesia. Para bovinos menores, 20 ml devem ser suficientes. A laparotomia na região ventral do abdome de uma vaca adulta em decúbito (secção cesariana ventrolateral) exigirá 60 a 80 ml e, às vezes, até 100 ml. As concentrações altas indicadas na coluna da direita do Quadro 3 não devem ser usadas para anestesia sacra alta, devido ao risco de lesão espinhal e de um período extremamente longo, durante o qual o animal é impossibilitado de se levantar. Após a injeção epidural de uma grande quantidade de anestésico, o animal precisa ser tombado numa cama convenientemente preparada (ver seção 1.2). Se possível, a cabeça deve ser mantida mais alta do que o corpo, para impedir que a droga tenha acesso aos centros espinhais vitais na medula oblonga. Para impedir que o animal tente levantar-se (nas pernas dianteiras), as pernas devem ficar amarradas durante a operação. Pode-se conseguir o mesmo efeito administrando-se uma droga neuroléptica (ver anteriormente nesta seção). Após a operação, o paciente deve ser mantido em observação, até que tenha recuperado a capacidade de se levantar. Em circunstância alguma deve-se obrigá-lo a se levantar cedo demais, ou suspendê-lo (risco de lesão).

Anestesia lombar. Faz-se a tricotomia da suave depressão entre o processo espinhoso da última vértebra lombar e o sacro, e o campo é limpo e desinfetado. Uma agulha entre 8 cm (animal mais jovem) e 14 cm (animal mais velho) de comprimento por 1,0 a 2,0 mm de diâmetro,[20] dotada de estilete, é inserida na linha média, verticalmente, até que sua ponta penetre o espaço extradural, que é ligeiramente largo neste ponto. Quando o estilete ou mandril é removido, deve haver um sibilo ao penetrar o ar. Após aplicar sucção à seringa, para verificar que não penetra nem sangue nem líquido cerebroespinhal, aplicam-se 20 a 30 ml de anestésico em concentração média. O animal geralmente

Prancha 1

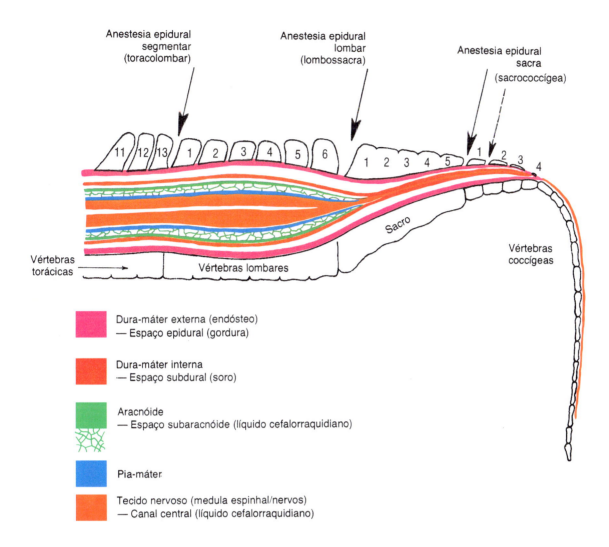

Esquema dos locais de injeção para anestesia epidural em bovinos

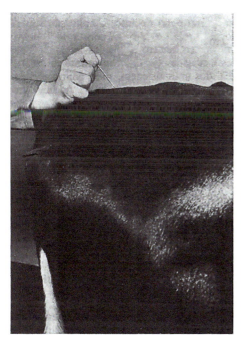
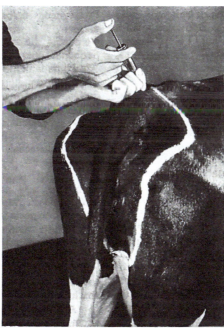

Figs. 82 e 83 À esquerda: inserção da agulha para anestesia epidural sacra. À direita: injeção do anestésico local. A área anestesiada pela anestesia epidural sacra baixa está demarcada pela linha branca.

perde a capacidade de se levantar. O processo a seguir é o mesmo da anestesia sacra.

A injeção epidural para *anestesia segmentar* é mais bem aplicada entre a primeira e a segunda vértebras lombares, a 1 a 2 cm da linha média (à direita para anestesiar o flanco direito e vice-versa), e na mesma distância atrás de uma linha imaginária entre os bordos anteriores dos processos transversos da segunda vértebra lombar. Após os preparativos usuais, insere-se uma agulha curta e injeta-se uma dose de 5 a 10 ml de anestésico na direção do forame intervertebral dorsal. A seguir, uma agulha de 10 a 12 cm de comprimento provida de estilete[20] é inserida na pele, no mesmo local, apontando ligeiramente para diante, em direção à linha média, até a resistência demonstrar que o ligamento interarqueado foi penetrado. Uma reação defensiva repentina do animal é prova que a agulha atingiu a dura-máter interna. O estilete é removido e a localização epidural da ponta da agulha é conferida pelos seguintes critérios: leve sibilo ao penetrar o ar; nem sangue nem líquido cerebroespinhal é aspirado; fluxo livre da solução anestésica. Para anestesiar o flanco, injetam-se 10 a 20 ml de uma solução de concentração média (ver coluna da direita do Quadro 3). Uma dosagem maior ou injeções repetidas podem interferir no suprimento nervoso aos membros traseiros, com perda da capacidade de se pôr de pé. O início da anestesia pode ser verificado espetando-se a pele do flanco; é freqüente também uma pronunciada curvatura da espinha na direção do lado anestesiado.

Derrubamento por medicamentos e anestesia geral

Em situações excepcionais, como tratamento de pacientes extraordinariamente arredios ou facilmente excitáveis (novilhas que foram criadas soltas; touros perigosos; ruminantes selvagens), talvez seja impossível ministrar anestesia local satisfatória, a despeito da administração anterior de neuroléptico. Para operações maiores e prolongadas, talvez a anestesia local não forneça as melhores condições para a operação. Em tais casos, tornam-se necessários *meios químicos de contenção* para *relaxar os músculos*, abaixar o limiar da dor (*analgesia*) ou deixar o animal inconsciente (*anestesia geral*). Para este propósito, o profissional preferirá as drogas que possam ser administradas por injeção intramuscular, que tenham um raio de ação amplo e sejam seguras. Recentemente, várias drogas foram testadas, sozinhas ou em combinação, por serem de uso satisfatório em bovinos. Os parágrafos que se seguem referem-se às principais drogas e métodos de anestesia geral, inclusive suas vantagens e desvantagens.

Relaxamento muscular

Os miorrelaxantes acarretam *relaxamento* temporário dos *músculos esqueléticos*, o que resulta na queda do animal e na inibição dos movimentos de fuga e defesa. A consciência e a sensibilidade à dor não são notadamente alteradas. Como o bovino torna-se agitado com a perda da capacidade de ficar em pé e caminhar, deve ser administrado um neuroléptico (ver anteriormente nesta seção) ou xilazina (ver adiante nesta seção), antes do miorrelaxante. Alguns bovinos, no entanto, principalmente os selvagens e de zoológicos, podem ficar tão perturbados (embora com poucos sinais externos) a ponto de terem um colapso circulatório ou uma insuficiência cardíaca. Para intervenções dolorosas, também é exigida anestesia local ou geral (ver anteriormente e adiante nesta seção). Entre os vários miorrelaxantes, o melhor para bovinos é o éter guaiacol glicerinado,[21] que inibe a transmissão do estímulo através dos neurônios intermediários do tronco cerebral e da medula espinhal. Para evitar hemólise, essa droga não deve ser dada em concentrações maiores do que 5% (de preferência em solução de glicose a 5%). Isto envolve um grande volume de líquido, na proporção da dosagem de 3 a 5 g/50 kg de peso corporal (1 l para 500 kg), necessitando de injeção intravenosa. A solução pode ser injetada vagarosamente, até ser atingido o efeito desejado (o animal cai). Como a queda é um tanto brusca, deve-se preparar, com antecedência, uma cama adequada (ver seção 1.2 e adiante nesta seção) e alguém deve segurar a cabeça do animal para evitar danos à mandíbula, aos dentes ou à língua, se a cabeça bater num objeto sólido. Por motivos de segurança, o animal deitado deve ser amarrado até a operação estar encerrada (ver seção 1.2). O efeito de um relaxante muscular perdura por cinco a 15 minutos, se não for prolongado por infusão lenta controlada (gotejamento). Segue-se a indução com hidrato de cloral ou anestesia com tiobarbitúrico (ver adiante nesta seção). Muito útil também é a administração conjunta de éter gliceril guaiacol[21] com xilazina[22] e cetamina[23] (50 mg de xilazina, 500 mg de quetamina e 500 ml de uma solução de éter gliceril guaiacol a 5%: 0,5 a 1,0 ml desta solução/kg de peso vivo. Após o efeito, a manutenção é feita com 1,0 ml/kg minuto, gota a gota; Tranquilli, 1985). Após terminado o efeito, não se deve apressar o paciente para que se levante cedo demais, enquanto ainda estiver vacilante. A desvantagem do guaiacol em bovinos é que causa salivação excessiva, exigindo um posicionamento adequado do animal e supervisão (ver adiante nesta seção). Os sintomas tóxicos (espasmo e parada da respiração) só ocorrem se tiver sido administrado o triplo da dose normal.

Neuroleptoanalgesia, anestesia dissociativa

Derivados da morfina: Um estado de *neuroleptoanalgesia* obtido por administração combinada de um neuroléptico e um analgésico potente se caracteriza por *imobilização* (em estação, sem se mover, ataxia; freqüentemente, também o animal pode cair de peito ou de lado) e considerável *analgesia geral* (como na anestesia geral leve). Tal forma de sedação e anestesia encontrou pouca aplicação em bovinos. Todos os derivados da morfina testados até agora têm efeitos adversos que podem ser graves (rigidez muscular cataléptica, excitação, taquicardia, declínio da respiração, mugido, salivação; às vezes, regurgitação de conteúdo do rúmen). Além disso, são controlados pela legislação de narcóticos. Conseqüentemente, o uso de neuroleptoanalgesia está restrito à captura de *ruminantes selvagens,* nos quais pode ser usado um dardo (ver seção 15.4) para administrar, por via intramuscular, a combinação da droga. Isto evita a tensão da cabeça. A seguinte combinação é recomendada para este propósito: azaperona[8] (± 1 mg/kg de peso vivo) com fentanil[24] (± 0,1 mg/kg de peso vivo). O antídoto é a nalorfina[25] (0,05 a 0,1 mg/kg de peso vivo, por via intramuscular ou intravenosa). Outra combinação é a acepromazina[3] (7 a 10 mg/100 kg de peso vivo) com etorfina[26] (1,0 a 2,5 mg/100 kg de peso vivo), sendo que o antídoto é a diprenorfina[27] (2,5 a 3,0 mg/100 kg de peso vivo). A vantagem deste método é a de que os animais imobilizados podem novamente se mover dentro de dois a cinco minutos após a administração do antídoto (ou *antagonista da morfina*). Há alguma dúvida sobre se a carne do gado tratada dessa maneira é adequada para consumo humano. A neuroleptoanalgesia pode ser convertida em anestesia geral pela infusão do hidrato de cloral ou barbitúrico.

Ruminantes selvagens também podem ser imobilizados pela administração combinada de 1,0 a 1,5 mg de etorfina[26] e 20 a 30 mg de xilazina.[22]

A *xilazina*[22] é um derivado da tiazina que produz *sedação* mais ou menos pronunciada (até hipnótica), *relaxamento muscular e analgesia,* dependendo da dosagem (Quadro 4). Por ser extremamente bem tolerada, esta droga encontrou uma série de aplicações na clínica de bovinos, desde a simples sedação à contenção medicamentosa e à anestesia para intervenções cirúrgicas. Com *doses baixas,* se consegue obter o efeito (Quadro 4) sedativo ideal para preensão, contenção e transporte, assim como facilita exames e tratamentos com o animal em estação.

Intervenções dolorosas exigem, no entanto, a aplicação suplementar de anestesia local. A *dose média* que consta do Quadro 4 é adequada para derrubamento e contenção, assim como para pequenas intervenções cirúrgicas (junto com anestesia local). Aproximadamente 50% dos animais caem, mas, com o uso de estimuladores elétricos, levantam sem problemas. A *dose alta* do Quadro 4 provoca decúbito e é adequada para grandes intervenções cirúrgicas no animal em decúbito. Antes de terminada a fase de relaxamento, o animal não consegue levantar-se. Se a intervenção assim o permitir, o animal deve ser mantido em decúbito esternal. A analgesia alcançada com a dose máxima geralmente é boa para a região da cabeça, o tronco e o úbere, mas nem tanto para as extremidades, que, portanto, requerem complementação com anestésico local. Combinada com a anestesia local (ver anteriormente nesta seção) ou outro psicofármaco (ver adiante nesta seção), a xilazina pode produzir anestesia geral (ver adiante nesta seção). (Pesquisas sobre "Narcose combinada sem narcótico" estão citadas nas referências deste capítulo.)

Outra vantagem é eliminar a distensão e a pressão durante exploração retal ou distocia. A carne e o leite de animais tratados com xilazina só podem ser consumidos se estes animais forem abatidos no mínimo três dias após a aplicação.

A *administração intravenosa* dessa droga deve ser bem lenta e, em caso de dúvida (animal muito violento), deve-se dar preferência à *aplicação intramuscular.* Em ruminantes selvagens ou de zoológicos, geralmente se administra xilazina via dardo (ver seção 15.4). Se o animal ficar *excitado* antes ou logo após a administração da droga, seu efeito pode diminuir ou demorar a se manifestar. Sendo assim, qualquer distúrbio (gritos, tentativas para pegá-lo, uso de métodos de contenção) devem ser evitados até se *iniciar o efeito* (Fig. 84), que em geral se manifesta entre cinco a 10 minutos, pela cabeça baixa, às vezes apoiada em algum objeto, pálpebra superior e lábio inferior caídos, salivação acompanhada de protrusão da ponta da língua e, dependendo da dose, desejo de se encostar em alguma coisa, marcha arrastada ou queda. A língua e a impossibilidade de deglutição inviabilizam a administração de medicamentos pela via oral e a salivação dificulta o exame exploratório da cavidade oral e da garganta; portanto, nesses casos, é melhor usar neurolépticos (ver anteriormente nesta seção).

Se o efeito não aparecer ou terminar, pode-se completar a dose nas seguintes condições: se o animal estiver irritado, taquicárdico ou polipnéico, deve-se aguardar; após a primeira dose de xilazina, devem-se aguardar no mínimo 15 a 20 minutos para uma *segunda dose* que vise um aumento do efeito e 30 a 40 minutos para uma segunda dose que vise um prolongamento do efeito; a segunda dose pode, no máximo, ser igual a primeira, sem ultrapassar, no entanto, a dose máxima de 0,3 mg/kg de peso vivo e, preferencialmente, por via muscular.

Quadro 1.4 Dosagem, via de administração e ação da xilazina em bovinos*

Vias de administração† e dosagem				Modo de ação (e duração)		
Intramuscular		Intravenosa				
mg/kg de peso vivo	ml de solução a 2%/100 kg de peso vivo	mg/kg de peso vivo	ml de solução a 2%/100 kg de peso vivo	Sedação	Relaxamento	Analgesia
0,05	0,25	0,02	0,1	+/++ (~ uma hora)	−/+ (~ 30 min)	−/+ (15-20 min)
0,1	0,5	0,04	0,2	++ (3-4 h)	++ (45-60 min)	++ (20-30 min)
0,2-0,3	1,0-1,5	0,06-0,1	0,3-0,5	+++ (4-6 h)	+++ (60-90 min)	++/+++ (30-45 min)

*Maiores informações sobre o uso de xilazina em bovinos selvagens e de zoológico são obtidas nas referências e com o fabricante.
†A injeção intravenosa produz um início mais rápido da ação e o efeito passa mais rápido do que após a injeção intramuscular, nas dosagens indicadas no quadro.

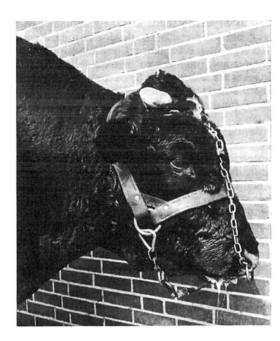

Fig. 84 Um touro idoso, irascível, de pé, sob o efeito da xilazina. Orelha, pálpebra superior e lábio inferior estão caídos; salivação; cabeça abaixada; desinteresse em relação ao ambiente.

Em doses normais, notam-se os seguintes *efeitos colaterais:* diminuição da freqüência respiratória e de sua intensidade, queda da freqüência cardíaca e do volume sistólico, parada dos movimentos ruminais (que leva a timpanismo e, mais raramente, a regurgitação do conteúdo ruminal, principalmente se o animal estiver em decúbito lateral), ronqueira, mugidos, elevação da excreção urinária e da temperatura e fezes pastosas ou fluidas. Estas manifestações podem ser acompanhadas de alterações verificadas experimentalmente, como queda da pressão sanguínea, diminuição da irrigação sanguínea tanto periférica como de órgãos centrais, queda da pressão parcial de oxigênio, aumento da pressão parcial de gás carbônico, alcalose metabólica, hiperglicemia e glicosúria. Em virtude disso, a xilazina não deve ser administrada em pacientes com alcalose metabólica ou com problemas circulatórios ou respiratórios. Devido à oscilação de temperatura que ocorre em bovinos tratados com xilazina, estes devem ser colocados à sombra, protegidos do sol forte. Em animais em adiantado estado de gestação, a droga pode induzir o nascimento prematuro, devido à sua influência sobre a contratilidade uterina, estando contra-indicada nos últimos dois meses, a menos que seja acompanhada de uma dose prévia de lactato de isoxissuprina. O uso de xilazina em dardos deve ser feito com muita cautela, para não atingir acidentalmente seres humanos.

O *efeito tônico sobre a musculatura uterina* pode ser anulado com a aplicação prévia de lactato de isoxissuprina[28] (0,4 a 0,8 mg/kg de peso vivo), sem influenciar o efeito sedativo da xilazina. Já a bradicardia, o relaxamento muscular e a paralisia ruminal são tratados com *ioimbina* (0,2 a 0,3 mg/kg de peso vivo por via intravenosa) que tem pouca influência sobre a sedação ou a analgesia. O uso de *doxapram*[29] (1,0 mg/kg de peso vivo por via intravenosa) em conjunto com xilazina pode provocar, em alguns casos, irritação e/ou movimentos de pedalar. Um *bom antídoto* para os efeitos da xilazina é a *tolazolina*[30] (0,5 a 1,5 mg/kg de peso vivo por via intravenosa), mas ainda não está disponível como medicamento veterinário, apenas como medicamento humano (Ruckebusch e Toutain, 1984; Roming, 1984; Roming, Ganter e Müller, 1987). Para combater a depressão respiratória e cardiovascular central e o relaxamento muscular, a droga *idazoxano*[45] (0,05 a 0,1 mg/kg de peso vivo) é bastante eficaz (Doherty, 1985; Doherty *et al.,* 1987).

A *cetamina,*[23] um hipnoanalgésico, promove boa dessensibilização da superfície corporal (*anestesia dissociativa*), através de paralisia do tálamo e do cerebelo e estimulação do sistema extrapiramidal. Tem sido muito usada em bovinos, alcançando-se bom relaxamento muscular com a administração prévia ou simultânea de xilazina. As doses e vias de aplicação de ambos os preparados são encontradas nas referências, embora deva ser alertado que o uso dessa droga ainda não é permitido em bovinos. A importância dessa "narcose" combinada é que os reflexos vitais dos bovinos são pouco influenciados (deglutição, tosse, movimentos respiratórios e cardíacos). A cetamina e a xilazina podem ser administrados em conjunto com éter gliceril guaiacol (ver anteriormente nesta seção).

Anestesia geral (narcose)

A verdadeira narcose do bovino — *privação temporária da consciência, da sensibilidade à dor e da atividade motora* — é exigida unicamente para grandes operações e cirurgias experimentais, pois as operações mais comuns podem ser realizadas sob anestesia local, com ou sem a administração de um neuroléptico (ver anteriormente nesta seção) ou xilazina (ver anteriormente nesta seção). O uso também não é recomendado, porque a anestesia profunda com perda de reflexos produz complicações, em virtude das características anatômicas e fisiológicas especiais dos ruminantes.

As complicações mais perigosas são o *refluxo e a regurgitação de conteúdo do rúmen*, porque o líquido pode penetrar facilmente na traquéia, quando o reflexo da deglutição é impedido. Isto é quase sempre fatal, pois acarreta sufocação repentina ou pneumonia grave por aspiração, que podem ser evitadas pela introdução de um tubo traqueal de borracha provido de balão inflável de vedação[31] (Figs. 85 e 87). Após sedação pré-operatória ou anestesia de indução, o tubo é inserido pela boca, faringe e laringe (ver adiante nesta seção). A localização e a desobstrução do tubo devem ser verificadas durante e também após a operação, até o retorno do reflexo de deglutição. Um assistente competente é necessário para este propósito, caso seja preciso trocar a administração de anestésico por respiração artificial do paciente; no campo, às vezes não se dispõe de um assistente desses. O bovino anestesiado sempre saliva profusamente, o que não é impedido de todo pela administração anterior de sulfato de atropina, na dosagem de 0,05 a 0,1 mg/kg de peso vivo, por injeção subcutânea. Não há muito risco de a saliva ser inalada, contanto que sejam tomadas precauções para descarga ininterrupta da saliva (decúbito ventral ou puxar a língua para a frente). Finalmente, só o *tamanho e o peso dos pré-estômagos* de uma vaca bem alimentada, *deitada num plano inclinado,* podem tornar mais difícil a respiração diafragmática, sobrecarregando a circulação. Entretanto, a única complicação séria da anestesia nesta região é o timpanismo resultante da suspensão da eructação.

A fim de evitar tais complicações, a anestesia do bovino deve ser *a mais breve e superficial possível* (jamais abolindo totalmente os reflexos), o animal deve ser corretamente posicionado e ficar sob (*constante observação*) durante a operação e no período de recuperação.

Cada animal deve ser *examinado* para detectar-se doença

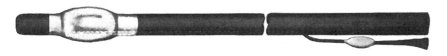

Fig. 85 Sonda endotraqueal com balão inflável (de Schebitz) para intubação da traquéia.

circulatória, respiratória e hepática. Se necessário, a anestesia geral deve ser abandonada ou a dosagem de anestésico reduzida. A mesma restrição se aplica a vacas em gestação adiantada e em trabalho de parto (risco para o bezerro). As opiniões diferem quanto à validade do período de 12 horas de jejum antes da anestesia. Entretanto, o objetivo deve ser evitar encher demais o rúmen antes. A pré-medicação com um neuroléptico é aconselhável para facilitar os preparativos, diminuir a excitação antes da anestesia e melhorar ou potencializar a ação do anestésico. Também ajuda a manter o animal calmo durante a recuperação.

Os *preparativos para a operação* devem ser feitos antes da indução da anestesia, para que esta possa começar imediatamente. O animal é tratado com um neuroléptico (ver anteriormente nesta seção), um miorrelaxante (ver anteriormente nesta seção) ou xilazina (ver anteriormente nesta seção), para depois ser tombado (ver seção 1.2). Se for empregado um anestésico injetável, deve-se deixar o animal cair sozinho ao ser injetado o anestésico; isto exige apenas um auxiliar para segurar a cabeça e apoiar-se na paleta, que deverá ficar para cima (Figs. 48 e 49). Para evitar complicações, é melhor segurar o animal para que ele deite de peito, com as pernas por baixo do corpo. Se esta posição obstruir o campo operatório, o melhor lado para deitar um animal anestesiado é o *lado direito* (ver seção 1.2), em contraste com a prática previamente descrita. Nesta posição, os pré-estômagos não sofrem pressão de outras vísceras e o risco de fluxo dos conteúdos do estômago diminui. As pernas devem ficar amarradas (ver seção 1.2) até o final, para impedir reações defensivas, e o animal mantido sob controle por um homem na cabeça e outro nos quartos traseiros. A cama deve ser preparada de tal maneira que a *metade do corpo e o pescoço fiquem elevados*, enquanto a *cabeça fica mais baixa, do pescoço ao focinho*. Pode-se conseguir isto introduzindo-se fardos de palha embaixo do ombro e do pescoço ou usando-se um travesseiro inflável especial (Figs. 86 e 87). O objetivo é manter o cárdia esofágico acima do nível do conteúdo do rúmen e garantir o fluxo da saliva pela boca; para ajudar, a *língua* do animal anestesiado deve ser puxada para fora e deixada no canto mais elevado da boca, até voltarem os reflexos. Notar que esta atitude, por si só, não impede com segurança a aspiração do conteúdo do rúmen. A profundidade da anestesia é supervisionada por repetidos testes nos *reflexos da pálpebra* (ver seção 12.8); este reflexo não deve desaparecer.

Para superar o *timpanismo*, o melhor método é devolver o animal à posição vertical, deitado de peito, por um curto período. Se o animal não eructar o gás, deve-se introduzir uma sonda gástrica (já deixada à mão para tal possibilidade). A inserção de um trocater no rúmen é uma medida de emergência a ser utilizada apenas em último caso. Se os conteúdos do rúmen fluírem pelo nariz ou pela boca de um bovino anestesiado desprovido de um tubo traqueal, todo esforço deve ser feito para rolar imediatamente o paciente para a posição de decúbito dorsal. Entretanto, um pouco da massa regurgitada já pode ter penetrado na traquéia.

O *desaparecimento do reflexo da pálpebra, respiração intermitente* e *superficial, batimento cardíaco rápido, irregular e fraco* são sintomas de que foi dado anestésico em demasia ou que o mesmo não foi bem tolerado pelo animal. Se isto acontecer, deve-se injetar por via intravenosa um *analéptico*[32] *de ação central* (para superar o colapso cardiovascular) e um *estimulante circulatório*[33] *de ação periférica*. Além disso, deve-se aplicar respiração artificial num ritmo de 15 a 20 movimentos por minuto, elevando-se e pressionando-se fortemente para baixo a perna dianteira que está para cima ou utilizando-se um aparelho de respiração. É necessário comprovar qualquer perda grave de sangue. O pentetrazol[34] é *antídoto* para narcose por barbitúricos (5 a 10 mg/kg de peso vivo, por via intravenosa lenta).

Ao final da anestesia geral, o animal retrai a língua e recomeça a mexer a cauda. Neste estágio, se necessário, a anestesia *pode ser prolongada* pela *administração repetida* ou pode ser feita uma mudança para *anestesia local*. Em animais pré-medicados com um neuroléptico, ainda está presente a analgesia quando a atividade motora começa a voltar, o que permite voltar a atenção para o ferimento de pele (sutura ou curativo). Terminada a operação, as pernas do paciente são liberadas e ele é colocado em decúbito esternal. Não se deve obrigá-lo a se levantar até que tenha esgotado o *período de sonolência*. Geralmente, a fêmea não faz *tentativas imprudentes* de se levantar após a anestesia, mas o mesmo não pode ser dito dos touros, sendo necessário tomar cuidado. Entretanto, mesmo eles geralmente permanecem plácidos sob a influência de um neuroléptico. Assim que o paciente tiver recuperado a capacidade de se levantar e caminhar, pode-se dar alimento e água, sem o risco de problemas de deglutição. Devido a efeitos posteriores dos anestésicos, o animal deve ser mantido um ou dois dias isolados numa baia, para não ser perturbado pelo resto do rebanho. O leite não deve ser usado para consumo humano durante cinco dias após a administração de um anestésico.

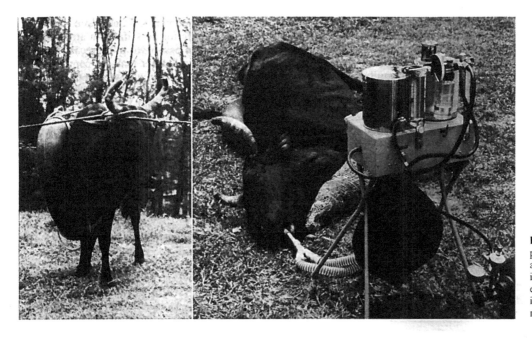

Figs. 86 e 87 À esquerda: vaca preparada para tombar, tendo amarrado ao corpo um travesseiro inflável. À direita: a mesma vaca em decúbito lateral e sob anestesia inalatória. O pescoço está apoiado num saco de palha.

Os métodos para administração de anestésico estão divididos em *inalação, injeção, via oral* e serão descritos a seguir, resumidamente.

Narcose inalatória

Para evitar os riscos da anestesia geral anteriormente mencionados, anestésicos gasosos e voláteis não devem ser administrados em bovinos através de máscara facial, mas sim de um *traqueotubo* adequado,[31] com diâmetro externo de 20 a 35 mm e interno de 16 a 30 mm (Fig. 85).[31] A intubação é realizada com o animal sedado e amarrado, guiando-se o tubo manualmente, sendo a extremidade inclinada num ângulo de 45°. O balão é, então, insuflado, usando-se pressão moderada, de modo que repouse na mucosa traqueal, a um ou dois palmos abaixo da laringe (cuidado com a necrose por pressão!). A extremidade oral do cateter deve ficar fora da boca um ou dois palmos, sendo mantido no lugar por um *abre-boca* (ver seção 7.6), que também impede que seja mastigado. Esta forma de anestesia (Figs. 86 e 87) tem a vantagem, sobre outros métodos, *de ser facilmente controlável*, mas exige a atenção de um anestesista. Existem vários tipos de aparelhagens[35] adequadas aos bovinos para volatizar o anestésico, misturá-lo com ar ou oxigênio e absorver o dióxido de carbono expirado.

A *anestesia com éter* exige um tipo de aparelho para manter a concentração do vapor. Na prática, não é muito adequada para bovinos, em virtude do risco de explosão e porque a carne conserva gosto e odor anormais três a quatro dias após a anestesia; se o animal precisar ser abatido de emergência, sua carcaça não pode ser utilizada para consumo humano. Após a excitação inicial, que pode ser evitada usando-se, para indução, hidrato de cloral ou um tiobarbitúrico, o éter fornece uma boa anestesia geral; o consumo de éter é de cerca de 700 g/hora no caso de bovinos adultos. O sono secundário persiste por uma a uma vez e meia a duração da anestesia ou por mais tempo após a pré-medicação.

O *halotano*[36] e o *metoxiflurano*[37] são bons para narcose inalatória no bovino. No entanto, exigem respiração pelo aparelho de anestesia, ou seja, requerem um *sistema fechado*, o que encarece muito seu uso.

Narcose por injeção

Os *barbitúricos* são administrados por via intravenosa, devendo-se ter o cuidado de verificar se a agulha está realmente dentro da veia, pois a anestesia esperada não será atingida por uma injeção paravenosa e muitas drogas (principalmente o hidrato de cloral) causam reação inflamatória grave, com perigo de tromboflebite, quando injetadas fora da veia. Como a anestesia injetável *não pode ser controlada*, até que se obtenha experiência, é necessário muito cuidado com a dosagem. Para barbitúricos, é aconselhável injetar *dentro de um certo tempo*, podendo ser usada uma seringa de 50 a 200 ml esvaziada num determinado período. Pode-se usar, como alternativa, uma aparelhagem de infusão provida de um tubo de 70 a 80 cm de comprimento; a velocidade de injeção pode ser controlada elevando-se ou abaixando-se o recipiente (quando é administrado hidrato de cloral, *até ser atingido o efeito desejado*). Essas técnicas exigem um assistente para segurar a cabeça do animal (ver seção 1.2) e assisti-lo quando começar a enfraquecer e deitar. Em cirurgia experimental, os anestésicos injetáveis são usados principalmente para induzir a anestesia geral, que é continuada por um dos anestésicos gasosos ou voláteis controláveis.

O *hidrato de cloral* era o sedativo mais comumente usado na prática, antes da introdução da xilazina (ver anteriormente nesta seção). Para cada 50 kg de peso vivo, 4 a 5 g de hidrato de cloral recém-preparados numa solução de água morna a 5 a 10% são injetados estritamente na veia. A infusão é continuada até se obter o efeito desejado, ou seja, quando o animal cair. O efeito total é obtido 10 minutos após e dura 30 a 60 minutos. Uma dose repetida dura mais duas a três horas. A carne não é afetada pelo hidrato de cloral. São obtidos bons resultados com uma mistura estável de 60 g de hidrato de cloral, 30 g de sulfato de magnésio, 350 ml de água destilada, 100 ml de álcool etílico e 3 g de pentobarbital,[38] sendo injetados 50 ml para cada 50 kg de peso vivo lentamente, por via intravenosa. Uma mistura semelhante é feita com 10 g de hidrato de cloral e 10 g de pentobarbital,[38] dissolvidos em 100 ml de água e injetados na dose de 10 a 15 ml/50 kg de peso vivo. Duas injeções administradas imediatamente, uma após a outra, produzem uma anestesia que dura de 10 a 20 minutos e tem um período de recuperação de uma hora, sendo realizada da seguinte maneira: 2,0 a 3,0 g de hidrato de cloral/50 kg de peso vivo numa solução a 10%, até o animal começar a balançar e, depois, 0,5 a 0,8 g/50 kg de peso vivo de metitural[41] até o animal cair.

O *pentobarbital*[38] produz anestesia satisfatória, que dura cerca de 30 minutos após se injetar vagarosamente 1,0 a 1,5 g/50 kg de peso vivo, mas o longo do período de recuperação é uma desvantagem (de 30 minutos a três horas), e tem-se conhecimento de danos à circulação. O melhor método para uso em bovinos é a combinação com hidrato de cloral.

O *hexobarbital*[39] produz uma anestesia que dura sete a 14 minutos e tem um período de recuperação de 30 a 60 minutos, sendo administrado na dose de 1 g/50 kg de peso vivo por via intravenosa, em 10 a 20 segundos.

O *tiopental*[40] quando administrado por via intravenosa rápida (oito segundos), 0,5 a 0,75 g/50 kg de peso vivo, produz primeiramente uma parada respiratória breve, acompanhada de uma anestesia que dura cinco a 10 minutos com um período de recuperação de 45 minutos a duas horas.

O *metitural*[41] é usado numa dosagem entre 0,6 e 1,0 g/50 kg de peso vivo (para bovinos velhos, magros e doentes, usar a dose menor), preferivelmente após pré-medicação com um neuroléptico e por injeção intravenosa durante de 10 a 20 segundos. No início da anestesia, há leve tremor muscular e respiração lenta e superficial. A anestesia dura cerca de 10 minutos; em bovino em crise, pode ser administrada uma segunda dose, equivalente a um terço da dose original, que prolonga a anestesia por período similar. A recuperação leva 20 a 30 minutos. Após a pré-medicação com xilazina (ver anteriormente nesta seção), a dosagem de metitural estabelecida acima proporciona 10 a 15 minutos de anestesia geral sem reflexos, com recuperação dentro de 60 minutos.

Administração oral de anestésicos

As drogas para anestesia por via oral em geral são administradas através de *sonda nasoesofágica* (ver seção 15.3), porque costumam ter *odor e paladar inaceitáveis* para o bovino quando misturadas a água de beber, mesmo quando o animal é privado de água durante um longo período. As *doses* exigidas são mais altas do que as usadas por injeção intravenosa, já que as drogas são mais diluídas nos pré-estômagos e absorvidas lentamente. Além disso, devem passar através do fígado, a caminho da circulação. Conseqüentemente, a *anestesia se inicia lentamente e seu grau é imprevisível*. Deve-se dar preferência a outras formas de anestesia, a não ser que, por motivos especiais, seja escolhida a via oral.

O *álcool etílico* produz um estado de sonolência e intoxicação, com redução na sensibilidade à dor. Entretanto, às vezes pode causar excitação incontrolável e até a morte. A dose recomendada é de 0,5 a 1,0 l de álcool a 40 a 50% (aguardente) para 200 a 400 kg de peso vivo ou 1 a 2 l para 400 a 600 kg de peso vivo.

A dose de *hidrato de cloral* administrada pela boca corresponde ao dobro da intravenosa: 8 g/50 kg de peso vivo em 2 a 3 l de água. A intoxicação manifesta-se após 20 a 30 minutos.

Eletroimobilização

Este procedimento, também chamado (incorretamente) de *"eletroanestesia"*, tem sido usado na Austrália para a imobilização de bezerros e novilhos (durante marcação a quente, descorna ou castração). Dois eletrodos são presos por grampos, um na comissura labial e outro na prega da cauda, e, então, se liga a fonte de energia.[42] Dependendo da intensidade escolhida (é variável), o animal cai com tetania tônica (que perdura enquanto a corrente elétrica estiver ligada), que pode afetar apenas o sistema locomotor (animal em estação, paralisado e teso e, então, cai) ou também a respiração (podendo levar até a uma parada respiratória). Tais rigidez e imobilização forçadas obviamente são prejudiciais ao animal (gemido inicial, aumento de freqüência do pulso e do nível de cortisol no plasma), causando lesão no tecido muscular (nítido aumento da atividade de creatinina sérica) e não produzindo dessensibilização (o reflexo da córnea é mantido e o animal acusa movimentos oculares durante a intervenção cirúrgica). Do ponto de vista da proteção dos animais, especialmente em intervenções cirúrgicas, este procedimento não é aceitável. Procedimento igualmente condenável é a *utilização local da corrente elétrica*[43] na região do flanco, onde eletrodos em forma de agulhas, espetados, diminuem a resistência elétrica da pele (a chamada *"anestesia por acupuntura"*). Não se alcança, com isto, uma analgesia segura para a realização de uma laparotomia; os pacientes, além disso, assumem uma postura de extremo desconforto quando da incisão dos tecidos.

Touros maduros sexualmente podem ser examinados sem perigo, especialmente na região do prepúcio, quando se aplica um estimulador elétrico (ver seção 9.2) na ampola retal, regulado para média a alta intensidade (Mongini, 1977). Maiores informações sobre *eletroejaculação* são fornecidas na seção 9.2.

Para *"eletronarcose"*, são colocados os eletrodos, um na testa e outro na região das nádegas, por via subcutânea.[44] O estado de ausência de reflexos alcançado, principalmente quando se administra previamente um neuroléptico (ver anteriormente nesta seção), é visto com reservas; ele não se reproduz com regularidade e é acompanhado de respiração irregular quando se usa uma corrente elétrica alta.

Fabricantes e Representantes

Contenção Mecânica

1. Corral Systems: WW Manufacturing Company/Dodge City (Kansas) — USA
2. Formiga. "Freios de touros": Aesculap/D-7200 Tuttlingen, Nr. VB 40, VB 44, VB 46, VB 50, VB 52; Chiron/D-7200 Tuttlingen, Nr. 533 005 R, 533 008 R, 533 020 N; Hauptner/D-5650 Solingen, Nr. 0 289 000
3. Alicate para inserção de argola: Aesculap/D-7200 Tuttlingen, Nr. VB 75, VB 76; Chiron/D-7200 Tuttlingen, Nr. 533 155 N; Hauptner/D-5650 Solingen, Nr. 0 580 000, 0 580 100, 0 581 000, 0 581 100
4. Vara para casqueamento (segundo Wiek): HK Rheintechnik/D-2808 Syke, Nr. Y 13 101
5. Garrote para contenção: HK Rheintechnik/D-2808 Syke, Nr. 2 B 7
6. Pinça (segundo Bron): HK Rheintechnik/D-2808 Syke, Nr. 2 B 20
7. Pinça para tendão de Aquiles (segundo Scheel): Hauptner/D-5650 Solingen, Nr. 0 484 000
8. Corrente de contenção: Aesculap/D-7200 Tuttlingen, Nr. VB 265; Chiron/D-7200 Tuttlingen, Nr. 533 120; Hauptner/D-5650 Solingen, Nr. 0 486 100
9. Pinça para tendão de Aquiles (para a vara de casqueamento segundo Wiek): HK Rheintechnik/D-2808 Syke, Nr. Y 13 102
10. Pinça para cauda: Hauptner/D-5650 Solingen, Nr. 95 154
11. Brete de contenção (segundo Knezevic): ferraria da disciplina de estudo sobre cascos e unhas da Universidade de Medicina Veterinária/A-1030 Wien
12. Brete de contenção (segundo Clemente): Wallner/D-8221 Matzing
13. Brete de contenção (segundo Geiser): construtor de reboques Tiedemann/D-2141 Volkmarst
14. Cabo-guia para touros: Hauptner/D-5650 Solingen, Nr. 05 980, 05 981, 05 982
15. Mesa inflável de Snell: East Coker/UK — Yeovil
16. Mesa de cirurgia eletro-hidráulica móvel (segundo Werner): K. Werner/D-8011 Höhenkirchen-Siegertsbrunn
17. Mesa de cirurgia móvel (segundo Buchen): Neuerburg/D-5000 Köln
18. Brete de contenção giratório para cirurgias (segundo Knappenberger): Kincaid Equipment Manufacturing/Haven (Kansas) — USA
19. Estimulador elétrico: Aesculap/D-7200 Tuttlingen, Nr. VB 1, VB 5, VB 13; Chiron/D-7200 Tuttlingen, Nr. 533 060; Hauptner/D-5650 Solingen, Nr. 0 609 500
20. Material Downacow: — Geschirr: Alfred Murray Group Ltd./UK — Woking (Surrey); vendedor: L. Bertram/D-3000 Hannover, 35 1600 000
21. Gancho para anca (segundo Bagshawe): Arnolds & Son/UK — Reading (vendedor: Hauptner/D-5650 Solingen)
22. Aparelho modificado para elevação (Appareechio sollevatore modificato): forma geral S.R.L., Strumentario per Veterinaria e Zootecnica/I — Reggio Emilia
23. Cow lift: Nasco/Fort Atkinson (Wisconsin) — USA
24. Aqualift: Dyrlaege J. Rasmussen/DK-8881 Thorsø
25. Brete móvel para casqueamento e tratamento: Wagenbouw Bart Veldhuizen b. v., NL-1231 Loosdrecht/Niederlande

Sedação e Analgesia Medicamentosas

1. Propionilpromazina: Combelen — Bayer/D-5090 Leverkusen
2. Triflupromazina: Vetame — Squibb/Princeton (New Jersey), USA
3. Acepromazina: Vetranquil — Albrecht/D-7960 Aulendorf
4. Ferfenazina: Decentan — Merck/D-6100 Darmstadt; Trilafon — Schering/USA
5. Trimeprazina: Vallergan — May & Baker/England
6. Dietilisobutrazina: Diquel — Jensen Salsbery/Kansas City (Missouri), USA

7. Protipendil: Dominal — Boehringer/D-6507 Ingelheim
8. Azaperona: Stresnil — Janssen/D-4040 Neuss
9. Brotizolam: Mederantil — Boehringer/D-6507 Ingelheim
10. Noradrenalina: Arterenol — Hoechst/D-6230 Frankfurt
11. Norfenefrina: Novadral — Goedecke/D-1000 Berlin
12. Adrenalina: Suprarenin — Hoechst/D-6230 Frankfurt
13. Hialuronidase: Kinetin — Schering/D-1000 Berlin
14. Tetracaína: Pantocain — Hoechst/D-6230 Frankfurt; Gingicain spray — Hoechst/D-6230 Frankfurt; Neocain — Nirtschaftsgenossenschaft deutscher Tierärzte/D-3000 Hannover
15. Procaína: Novocaína — Hoechst/D-6230 Frankfurt; Dorecain — IFFA Merieux/D-7958 Laupheim; Isocain — Asid/D-8044 Unterschleißheim
16. Lidocaína: Lidocain — Chassot/D-7980 Ravensburg
17. Agulha de infiltração: por exemplo, Aesculap/D-7200 Tuttlingen SR 740; Chiron/D-7200 Tuttlingen 525 021/7 a; Hauptner/D-5650 Solingen 16900
18. Agulha de perfuração: por exemplo, Aesculap/D-7200 Tuttlingen SR 723, SR 730, SR 731; Chiron/D-7200 Tuttlingen 525 053, 525 054; Hauptner/D-5650 Solingen 16990
19. Agulha para anestesia epidural sacra: por exemplo, Aesculap/D-7200 Tuttlingen SR 722, SR 723; Chiron/D-7200 Tuttlingen 525 021/4, 525 021/6; Hauptner/D-5650 Solingen 16970
20. Agulha para punção lombar (ou para anestesia epidural segmentar): por exemplo, Aesculap/D-7200 Tuttlingen SR 740; Chiron/D-7200 Tuttlingen 525 021/7 a; Hauptner/D-5650 Solingen 06290, 16971
21. Éter gliceril guaiacol: My 301 forte — Wirtschaftsgenossenschaft deutscher Tierärzte/D-3000 Hannover; Myocain — Holzinger/A-Wien
22. Xilazina: Rompun — Bayer/D-5090 Leverkusen; Rompun Haver Lockhardt/Shawnee (Kansas), USA
23. Cetamina: Ketavet — Parke Davis/D-7800 Freiburg (até então não aprovada para o uso em bovinos)
24. Fentanil: Fentanyl — Janssen/D-4040 Neuss
25. Nalorfina: Lethidrone — Burroughs & Wellcome/UK-Berkhamsted
26. Etorfina: Immobilon — Reckitt & Colman/UK — Hull
27. Diprenorfina: Revivon — Reckitt & Colman/UK — Hull
28. Lactato de isoxissuprina: relaxante uterino — Wirtschaftsgenossenschaft deutscher Tierärzte/D-3000 Hannover; Duphaspasmin — Salsbury Lab./D-4050 Mönchen-Gladbach
29. Doxapram: Dopram — Albrecht/D-7960 Aulendorf
30. Tolazolina: Priscol solução injetável — Dispersa/D-8034 Germering
31. Cateter traqueal com anel: Rüsch/D-7050 Waiblingen, Nr. 381 600, 381 800
32. Analéptico: Cardiovet — Hydrochemie/D-8000 München
33. Medicamento para circulação: Pregazol — Asid/D-8044 Unterschleißheim; Effortil — Boehringer/D-6507 Ingelheim
34. Pentetrazol: Cardiovet — Hydrochemie/D-8000 München; Corivet — Atarost/D-2832 Twistringen; Inocor — Wirtschaftsgenossenschaft Deutscher Tierärzte/D-3000 Hannover; Pentacor — Albrecht/D-7960 Aulendorf
35. Aparelho para anestesia em grandes animais: Dräger/D-2400 Lübeck; aparelho para anestesia circulatória em grandes animais: Chiron/D-7200 Tuttlingen; aparelho para anestesia de grandes animais (segundo Fisher e Jennings): Veterinary College/UK — Glasgow (Scotland)
36. Halotano: Fluothane — Imperial Chemical Industries/UK — Manchester; Halothan — Hoechst/D-6230 Frankfurt
37. Metoxiflurano: Metofane — Pitman Moore/Washington Crossing (New Jersey), USA
38. Pentobarbital: Nembutal — Ceva/D-2360 Bad Segeberg; Narcoren — IFFA Merieux/D-7958 Laupheim
39. Hexobarbital: Evipan — Bayer/D-5090 Leverkusen
40. Tiopental: Trapanal — Byk Gulden/D-7500 Konstanz; Thiopental — Sanabo/A-Wien
41. Metitural: Thiogenal — Merck/D-6100 Darmstadt
42. Aparelho Stockstill da firma Feenix/Farlee (South Australia): corrente contínua pulsante 50 Hz, 55 V, 20-240 mA (intensidade elétrica utilizada: 90-120 mA)
43. Aparelho SVESA da firma Svesa/D-8000 München: corrente contínua pulsante — 10 Hz, 10-100 mA
44. Aparelho EAI da firma Electronic Medical Instruments/Fort Collins (Colorado), USA: 700 Hz, 115 V, 10-100 mA (intensidade elétrica usada: 55-65 mA)
45. Idazoxan: Rx 781 094 Reckitt & Colman/UK — Hull

Bibliografia

Contenção Mecânica

ANONYM (1981): Aufpump-Operationsbett für Pferde. Tierärztl. Umsch. 36, 519. — ASCHERMANN, G., J. KAISER und R. BUCHEN (1980): Erfahrungen mit einem mobilen, hydraulisch betriebenen Operationstisch in der ambulanten chirurgischen Rinderpraxis. Prakt. Tierarzt 61, 1078–1082.

BAKKEN, G., og R. GUDDING (1977): Enkelte forhold vet bruk av kutrener. Norsk. Veterinaertidsskr. 89, 647–651.

CONNELL, J. (1984/85): International transport of farm animals. Comm. Europ. Commun., Luxembourg. — CORDUA, H., und H. H. SAMBRAUS (1974): Untersuchung von Ursachen der Bullenaggression gegen Menschen. Ber. Fachgruppe »Verhaltensforschung«/D. V. G., Freiburg; S. 87–93. — COX, V. S., and J. S. ONAPITO (1986): An update of the downer cow syndrome. Bovine Pract. No. 21, 195–199.

DEERE, D. (1983): Animal transport by sea: A collection of papers for the Anintrans conference. Marine Publ. Int., London. — DEUTSCHE VETERINÄRMEDIZINISCHE GESELLSCHAFT (1976): Gutachten über den tierschutzgerechten Transport von Tieren. Tierärztl. Umsch. 31, 458–466, 515–525. — DEUTSCHE VETERINÄRMEDIZINISCHE GESELLSCHAFT (1977): Zum tierschutzgerechten Transport von Tieren auf Schiene und Straße. Schlachten und Vermarkten 77, 15–26, 49–66, 91–97. — DIRKSEN, G., und M. STÖBER (1980): Festliegen des Rindes: Differentialdiagnostik und -therapie. Prakt. Tierarzt 61: Colleg. vet. 10, 55–63. — DONALDSON, L. D. (1970):

Muscular dystrophy in cattle suffering heavy mortalities during transport by sea. Aust. Vet. J. *46*, 405–406.

Edgson, A. (1978): Cattle handling facilities. Proc. Brit. Cattle Vet. Ass. 6–12. — Eyrich, H., K. Zeeb, D. Schopper und J. Unshelm (1989): Einfluß des Kuhtrainers auf die Brunstsymptomatik bei Milchkühen. Tierärztl. Umsch. *44*, 3–12.

Fowler, M. E. (1985): Restraint and handling of wild and domestic animals. 5th ed. Iowa State Univ. Press, Ames.

Geiser, K. (1979): Ein fahrbarer Rinder-Zwangsstand. Prakt. Tierarzt *60*, 41–44. — Gerweck, G. (1965): Tierschutz, Schlachttiertransport und Tierarzt. Tierärztl. Umsch. *20*, 433–435. — Grandin, T. (1980): Good cattle restraining: good equipment is essential. Vet. Med. Small Animal Clin. *75*, 1291–1296. — Groth, W., und Ch. Metzner (1979): Die Wirkung gehäufter Stromimpulse des »Kuhtrainers« auf das Rind. Tierärztl. Umsch. *34*, 80–84.

Harthoorn, A. M. (1979): The use of corrals to capture and train wild ungulates prior to relocation. Vet. Rec. *104*, 349. — Harvisen, W. J. (1982/83): Handling recumbent cows. Proc. Brit. Cattle Vet. Ass.; p. 298–300. — Hatlapa, H.-H. M., und H. Wiesner (1982): Die Praxis der Wildtierimmobilisation. Parey, Hamburg, Berlin. — Höhner, F. (1986): Prüfung des Rinderhebekissens »Bovi-jak 10/20« auf seine Brauchbarkeit zum Aufheben und für die tierärztliche Untersuchung festliegender Rinder. Hannover, Tierärztl. Hochsch., Diss. — Hofschulte, B. (1988): Tierschutzfragen bei der Schlachtung festliegender Rinder. Tierärztl. Umsch. *43*, 170–176.

International Air Transport Association (1984): Live animal IATA regulations 11th ed.; Montreal.

Jones, D. M. (1984): Physical and chemical methods of capturing. Vet. Rec. *114*, 109–112. — Joyce, J. R., D. V. Hanselka, and Ch. L. Boyd (1974): V-boards for positioning large animals in dorsal recumbency. Vet. Med. Small Anim. Clin. *69*, 1304–1305.

Kieran, B. (1980): A purpose-built large animal veterinary hospital. Ir. Vet. J. *34*, 48. — Knappenberger, G. (1978): A new type of bovine surgical table and restraint device. Vet. Med. Small Anim. Clin. *73*, 338–341. — Kohli, E. (1987): Auswirkungen des Kuhtrainers auf das Verhalten von Milchvieh. Schweiz. Arch. Tierheilk. *129*, 23–25. — Kothmann, G. (1971): Erfahrungen und Hinweise für den Seetransport von Zuchtrindern. Hannover, Tierärztl. Hochsch., Diss. — Kruff, B., und W. W. Lampeter (1982): Ein mobiles kombiniertes Transport- und Operationssystem für Tiere mittlerer Größe. Berl. Münch. Tierärztl. Wschr. *95*, 228–229.

Lauenstein, G. (1979): Prüfung des »Praktikus«-Rinderhebestandes (Maschinenbau Köhler KG/Mistelgau) auf seine Brauchbarkeit zum Aufheben festliegender Rinder für die tierärztliche Untersuchung. Hannover, Tierärztl. Hochsch., Diss.

McGrath, C. J., and A. J. Crimi (1982): An inflatable device for padding anesthetized recumbent horses. Vet. Med. Small Anim. Clin. *77*, 1794–1795. — Meermann, A. (1983): Erfahrungen mit einem hydraulischen Operationstisch für Rinder. Tierärztl. Umsch. *38*, 290–294. — Merkens, H. W. (1981): Luchtbed voor operaties bij paarden. Tijdschr. Diergeneesk. *106*, 884–885. — Mickwitz, G. v., U. Dexne und J. Dickmann (1976): Aborte und Todesfälle in Abhängigkeit von verschiedenen Belastungsfaktoren bei Seetransporten von Zuchtrindern. Tierzüchter *28*, 544–546. — Müller, W., and H. Hörsten (1981): Transport of breeding cattle by sea. Vet. Rec. *110*, 154–155.

Rasmussen, J. (1982): Fysiurgisk behandling af lammelser hos kvaeg. Dansk Vet.-Tidskr. *65*, 1018–1019. — Rebhun, W. C., and E. G. Pearson (1982): Clinical management of bovine foot problems. J. Am. Vet. Med. Ass. *181*, 572–577. — Röders, D. (1989): Prüfung des Down-a-cow Harness (Murray, Woking/Surrey-England) auf seine Brauchbarkeit zum Aufheben festliegender Rinder. Hannover, Tierärztl. Hochsch., Diss. (in Vorbereitung). — Roze, L. (1977): Appareil mobile de contention pour bovins. Bull. Soc. vét. prat. Fr. *61*, 535–536.

Schopper, D., H. Eyrich, K. Zeeb und J. Unshelm (1989): Einfluß des Kuhtrainers auf die Brunstsymptomatik bei Milchkühen. 2. Ovarfunktion und Häufigkeit der stillen Brunst (Auswertung von Progesteronprofilen). Tierärztl. Umsch. *44*, 72–78. — Smith, W. N. (1981): Use of a flotation tank to sling horses and cattle undergoing surgery of the limbs. Aust. Vet. J. *57*, 441–443. — Stöber, M. (1971): Zwangsmittel beim Rind. Prakt. Tierarzt *52*, 581–587. — Stöber, M. (1976): Praktische Hinweise für die Behandlung von Klauenlahmheiten (Zwangsmittel). Ber. 9. Int. Kongr. Rinderkrankheiten, Paris *1*, 187–189. — Stöber, M., und G. Assmus (1988): Neues aus der Buiatrik: Geräte zum Aufheben festliegender Rinder. Prakt. Tierarzt *70:* Colleg. vet. 19, 12–14. — Strickler, J. (1968): Dorsal recumbency frame for restraining cattle. J. Am. Vet. Med. Ass. *152*, 1390–1393.

Vrabac, M. (1975): Ein Fall von Massensterben bei Jungrindern während eines Eisenbahntransportes (serbokroatisch). Vet. Glasn. *29*, 451–453.

Wolff, E. (1981): The history and development of surgical tables for large animals. Vet. Med. Small Anim. Clin. *76*, 1033–1035.

Sedação e Analgesia Medicamentosas

Esclarecimento dos Termos Usados

Duncan, —, and — Molony (1986): Assessing pain in farm animals. Comm. Europ. Commun., Luxembourg.

Merskey, H. (1979): Pain terms: a list with definitions and notes on usage. Pain *6*, 249–252. — Merskey, H. (1982): Pain terms: a supplementary note. Pain *14*, 205–206.

"Temperamento", Sensibilidade à Dor e Lei de Proteção aos Animais em Bovinocultura

Arnault, G. (1986): Aspects symptomatiques de la douleur chez les bovins. Recl. Méd. Vét. *162*, 1339–1343.

Buss, U. (1987): Verhalten von laparotomierten Kühen (Omentopexie nach Dirksen) während der ersten, auf den operativen Eingriff folgenden 24 Stunden (ohne und mit Combelen®-Sedation). Hannover, Tierärztl. Hochsch., Diss.

Dirksen, G. (1985): Eile mit Weile? Anmerkungen zur geplanten Änderung des Tierschutzgesetzes, zur Schwanzspitzenentzündung der Mastrinder sowie zur Indikation der Schwanzamputation. Prakt. Tierarzt *66*, 150–152.

EWANK, R. (1986): The behavioural needs of farm animals. Proc. 6. Int. Conf. Production diseases in farm animals; Belfast.
FRASER, A. F. (1984/85): The behaviour of suffering in animals. Appl. Anim. Behav. Sci. *13*, 1–6.
KLEE, W. (1984): Eine Verhaltensanomalie bei Rindern. Berl. Münch. Tierärztl. Wschr. *97*, 182.
STÖBER, M. (1987): Das geänderte Tierschutzgesetz: Eingriffe an Rindern. Dtsch. Tierärztl. Wschr. *94*, 116–117. — STÖBER, M. (1987): Differential-Symptomatologie schmerzhafter Erkrankungen des Rindes. Dtsch. Tierärztl. Wschr. *94*, 471–473.
WITTKE, G. (1983): Das Tierexperiment in der tierärztlichen Ausbildung. Berl. Münch. Tierärztl. Wschr. *96*, 113–116.

Sedação Medicamentosa (Neurolepsia, Ataraxia)

BALLARINI, G. (1984): Farmaci oressici in clinica bovina. Riv. Zootecn. Vet. *12*, 243–249. — BOLTE, S., şi A. STUPARIU (1978): Aspecte ale motilitatii rumenului la bovine şi ovine sub influenta unor neuroleptice şi analgezice. Lucr. Stiint. Inst. Agr. Timisoara, Ser. Med. Vet. *15*, 157–167. — BREIER, J. (1985): Übersicht über das Schrifttum zur Regulation des Freßverhaltens sowie klinische Prüfung von We 941 (Brotizolam/Boehringer-Ingelheim) beim Rind. Hannover, Tierärztl. Hochsch., Diss.
FISCHER, A., L. KOTTER und W. KREUZER (1975): Zur Problematik des Einsatzes von Psychopharmaka bei Schlachttieren. Schlachten und Vermarkten *75*, 259–264.
GUTZWILLER, A., J. VÖLLM und B. HAMZA (1984): Einsatz des Benzodiazepins Climazolam bei Zoo- und Wildtieren. Kleintierpraxis *29*, 319–332.
HAPKE, H.-J. (1983): Psychopharmaka in der Veterinärmedizin. Dtsch. Tierärztl. Wschr. *90*, 41–46.
MIRAKHUR, K. K., A. K. KHAMA, and B. PRASAD (1984): Diazepam as a sedative in calves. Agri-Practice *5:* 8, 29–32.
TRIM, C. M. (1981): Sedation and general anaesthesia in ruminants. Bovine Pract. *16*, 137–144.

Anestesia Local

DIETZ, O., F. SCHAETZ, H. SCHLEITER und R. TEUSCHER (1977): Anästhesie und Operationen bei Groß- und Kleintieren. 2. Aufl. Hirzel, Leipzig.
HALL, L. W., and K. W. CLARKE (1983): Veterinary anaesthesia. 8th ed., Baillière Tindall, London.
JENNINGS, P. B. (1984): The practice of large animal surgery. Saunders, Philadelphia, London, Toronto, Mexico City, Rio de Janeiro, Sydney, Tokio.
MASETTI, L. (1973): Possibilità di impiego delle anestesie locoregionali nel bovino. Atti Soc. Ital. Buiatria *7*, 171–195. — MONKE, D. R. (1981): Local nasal anaesthesia in the bull. Vet. Med. Small Anim. Clin. *76*, 389–393.
LUMB, W. V., and E. W. JONES (1984): Veterinary anaesthesia. 2nd ed. Lea & Febiger, Philadelphia.
OTHMAN, G. M., and M. ATTIA (1984): Contribution to analgesia of the nasal vestibule and lips in Egyptian buffaloes. Assiut Vet. Med. J. *13*, 305–312.
PASQUINI, C. (1982): Atlas of bovine anatomy. Sudz Publishing, Eureka (California), USA.
RIEBOLD, T. W., D. O. GOBLE, and D. R. GEISER (1982): Large animal anaesthesia: Principles and techniques. Iowa State Univ. Press, Ames.
SEHORST, F. (1964): Schäden nach Extraduralanästhesie unter besonderer Berücksichtigung der traumatisch bedingten. Berl. Münch. Tierärztl. Wschr. *77*, 335–340.
WESTHUES, M., und R. FRITSCH (1960): Die Narkose der Tiere. I. Lokalanästhesie. Parey, Berlin, Hamburg.

Relaxamento Muscular

AGRAWI, K. B. P., B. PRASAD, and V. K. SOBTI (1983): Some cardiovascular, respiratory and biochemical effects of glyceryl guaiacolate ether in buffalo calves. Acta Vet. Yugosl. *33*, 107–113.
BADURA, R., E. NIEDOBA und J. UTZIG (1973): Versuche zur verminderten Dosierung des Präparates Guayamare für die Vorbereitung von Rindern zu chirurgischen Eingriffen (polnisch). Med. weter. *29*, 716–717. — BIGALKE, R. C. (1962): A note on the use of succinyl choline chloride in cattle. J. S. Afr. Vet. Med. Assoc. *33*, 239–241. — BIGNOZZI, L., L. MASETTI e R. BUSETTO (1975): L'etere guaiacolglicerico, miorilassante ed analgesico, per interventi chirurgici su bovine gravide in decubito. Atti Soc. Ital. Buiatria *7*, 203–208.
SINGH, J., V. K. SOBTI, R. N. KOHLI, and V. R. KUMAR (1981): Evaluation of glyceryl guaiacolate as a muscle relaxant in buffalo calves. Zbl. Vet. Med. A *28*, 60–69.
TRANQUILLI, W. J. (1985): New concepts in bovine anaesthesia. Proc. Ann. Conv. Amer. Ass. Bovine Pract. *18*, 151–153. — TRUCCHI, G. (1975): Esperienze sull'impiego della associazione cloridrato di xylazina ed etere glicerico del guaiacolo nella preparazione alla anesthesia generale in stazione quadrupedale dei bovini. Atti Soc. Ital. Buiatria *7*, 196–202.

Neuroleptoanalgesia, Anestesia Dissociativa

Derivados da Morfina (Contenção e Preensão de Bovinos Selvagens e de Zoológico)

ERIKSEN, E. (1978): Medikamentel immobilisering og indfangning af vilde kreaturer of hjortevildt. Kong. Vet. og Landbohøjskole, Copenhagen.
HATLAPA, H.-H., und H. WIESNER (1982): Die Praxis der Wildtierimmobilisation. Parey, Hamburg, Berlin.
MØLLER, B. R., og H. M. KERZEL ANDERSEN (1979): Immobilon et højpotent/-toksisk veterinaert anaestheticum. Dansk Vet.-Tidsskr. *62*, 415–419.

PINSKER, W. (1982): Erfahrungen aus zehn Jahren mit der Immobilisierung von Rotwild in freier Wildbahn und im Gatter. Wien. Tierärztl. Mschr. *69,* 122–127.

ROCKENSCHAUB, H. (1982): Erfahrungen bei der Immobilisation von in Gattern gehaltenem Dam-, Sika- und Rotwild. Wien. Tierärztl. Mschr. *69,* 127–130.

SCHULZ, G., und W. DINGELDEIN (1980): Erfahrungen zur Sedierung und Immobilisation von in Gattern gehaltenem Damwild. Zschr. Jagdwiss. *25,* 153–158.

WIESNER, H., und G. VON HEGEL (1985): Praktische Hinweise zur Immobilisation von Wild- und Zootieren. Tierärztl. Praxis *13,* 113–127.

Xilazina

AVELLINI, G., G. FRUGANTI, V. MANGILI, B. MORETTINI e S. RANUCCI (1980): Modificazioni di ordine clinico, dirette e collaterali, indotte dalla somministrazione di xilazinaidrocloruro nel bovino. Atti Soc. Ital. Buiatria *12,* 413–425.

CAMPBELL, K. B., P. A. KLAVANO, P. RICHARDSON, and J. E. ALEXANDER (1979): Hemodynamic effects of xylazine in the calf. Am. J. Vet. Res. *40,* 1777–1780.

DOHERTY, TH. (1985): Idazoxan: a novel xylazin antagonist. Vet. Rec. *117,* 135. DOHERTY, T. J., J. A. BALLINGER, W. N. MCDONELL, P. J. PASCOE, and A. E. VALLIANT (1987): Antagonism of xylazine induced sedation by idazoxan in calves. Can. J. Vet. Res. *51,* 244–248.

EICHNER, R. D., R. L. PRIOR, and W. G. KWASNICKA (1979): Xylazine-induced hyperglycaemia in beef cattle. Am. J. Vet. Res. *40,* 127–129.

HAIGH, J. C. (1988): Misuse of xylazine. Can. Vet. J. *29,* 782–784.

HEIRMAN, A. L. (1980): Bericht über eine neue Indikation von Rompun. Vet.-Med. Nachr. *1980,* 190. — HOLENWEGER DENDI, J. A., und H. L. PARADA (1981): Analeptische Wirkung von Doxapram gegenüber Rompun beim Rind. Vet.-Med. Nachr. *1981,* 70–77.

KUMAR, A., S. C. PANDIYA, O. K. PESHIN, and H. P. SINGH (1976): Capture of buffaloes with xylazine. Ceylon Vet. J. *24,* 22–24.

LEBLANC, M. M., J. A. HUBBELL, and H. C. SMITH (1984): The effects of xylazine hydrochloride on intrauterine pressure in the cow. Theriogenol. *21,* 681–690.

MOHAMMAD, F. K. (1987): Xylazin-Antagonisten bei Tieren: Ein Überblick über die pharmakologischen Aspekte. Vet.-Med. Nachr. *1987,* 3–8.

PESHIN, P. K., A. P. SINGH, J. SINGH, S. K. CHAWLA, and J. C. LAKHARU (1986): Acid-base and blood gas changes following xylazine administration in buffalo and camel. Ind. J. Anim. Sci. *56,* 198–202.

RAPTOPOULOS, D., and B. M. Q. WEAVER (1984): Observations following intravenous xylazine administration in steers. Vet. Rec. *114,* 567–569. — ROMING, L. P. G. (1984): Tolazolin als Xylazin-Antagonist beim Rind. Dtsch. Tierärztl. Wschr. *91,* 154–157. — ROMING, L., M. GANTER und K. MÜLLER (1987): Einfluß von Tolazolin auf die xylazinbedingten Veränderungen des Säure-Basen-Gleichgewichts und des arteriellen Sauerstoffpartialdrucks beim Rind. Dtsch. Tierärztl. Wschr. *94,* 290–292. — RUCKEBUSCH, Y., and P. L. TOUTAIN (1984): Specific antagonism of xylazine effects on reticulo-rumen motor function in cattle. Vet. Med. Rev. *1984,* 3–12.

SAMY, M. T., and M. TANTAWY (1981): The clinical application of combined Rompun (xylazine) and My 301 (guaifenesin) in buffaloes. Vet. Med. Rev. *1981,* 177–182. — SINGH, J., P. K. PESHIN, A. P. SINGH, and J. M. NIGAM (1983): Haemodynamic, acid-base and blood gas alterations after xylazine administration in calves. Ind. J. Vet. Surg. *4:* 1, 10–15. — STEINER, S. (1980): Untersuchungen über den Wirkungsmechanismus des Xylazin. Berlin, Freie Universität, Vet.-Med. Diss. — SYMONDS, H. W., and C. B. MALLINSON (1978): The effect of xylazine and xylazine followed by insulin on blood glucose and insulin in the dairy cow. Vet. Rec. *102,* 27–29.

TAKASE, K., Y. HIKASA, and S. OGASAWARA (1986): Tolazoline as an antagonist of xylazine in cattle. Jap. J. Vet. Sci. *48,* 856–862. — THURMON, J. C., D. R. NELSON, S. M. HARTSFIELD, and C.-A. RUMORE, (1978): Effects of xylazine hydrochloride on urine in cattle. Aust. Vet. J. *54,* 178–180. — TRACHSEL, R. (1983): Untersuchungen zur Wirkung und Nebenwirkung von Xylazin beim Rind. Bern, Vet.-Med. Diss.

YOUNG, P. L. (1979): The effect of xylazine on the body temperature of cattle. Aust. Vet. J. *55,* 442–443.

WATNEY, G. C. G. (1986): Effects of posture and intraruminal pressure on the bronchial calibre of cattle during xylazine/halothane anaesthesia. Res. Vet. Sci. *40,* 166–172.

ZAHNER, J. M., R. C. HATCH, R. C. WILSON, N. H. BOOTH, J. V. KITZMAN, and J. BROWN (1984): Antagonism of xylazine sedation in steers by doxapram and 4-aminopyridine. Am. J. Vet. Res. *45,* 2546–2551.

Quetamina

AOUAD, J. I., E. M. WRIGHT, and T. W. SHANER (1981): Anaesthesia evaluation of ketamine and xylazine in calves. Bovine Pract. *2,* 22–31.

HAPKE, H.-J. (1976): Narkose ohne Narkotika. Dtsch. Tierärztl. Wschr. *83,* 204–207.

KOIKE, T., K. TOO, I. ABE, K. MATSUBARA, and T. SAKAI (1975): Clinical observations on cows injected intravenously with 1 mg/kg body weight of ketalar. Jap. J. Vet. Res. *23,* 71. — KUMAR, A., and H. SINGH (1979): Ketamin and xylazine anaesthesia in bovine paediatric surgery. Ind. Vet. J. *56,* 219–222.

MARX, W. (1980): Ein Beitrag zur Immobilisierung von Gatterwild und Wildrindern. Prakt. Tierarzt *61,* 769–771. — MBIUKI, S. M. (1982): Xylazine and ketamine anaesthesia in cattle. Vet. Med. Small Anim. Clin. *77,* 251–253. — MOTTELIB, A. A. (1980): Clinical and serum biochemical studies on the effect of ketamine in buffalo calves. Zbl. Vet. Med. A *27,* 596–599.

PEZZOLI, G., and M. DEL BUE (1976): Use of ketamine in general anaesthesia of cattle. Proc. 9. Int. Congr. Diseases of Cattle, Paris; *1,* 35–38.

RAMAKRISHNA, O., D. K. MURTHY, and J. M. NIGAM (1981): Ketamin anaesthesia in buffalo calves. Ind. Vet. J. *58,* 503–505.

SCHMID, A. (1980): Wirkungsmechanismus, pharmakologische Wirkungen und Nebenwirkungen von Ketamin-Hydrochlorid. Tierärztl. Praxis *8,* 5–12. — SINGH, A. P., J. SINGH, P. K. PESHIN, J. S. GAHLAWAZ, P. SINGH, and

J. M. Nigam (1985): Evaluation of xylazine-ketamine-anaesthesia in buffaloes. Zbl. Vet. Med. A *32*, 54–55.

Tadmor, A., S. Marcus, and E. Eting (1979): The use of ketamine hydrochloride for endotracheal intubation in cattle. Aust. Vet. J. *55*, 537–538.

Waterman, A. E. (1981): Preliminary observations of the use of a combination of xylazine and ketamine hydrochloride in calves. Vet. Rec. *109*, 464–467. — Waterman, A. E. (1983): Effects of a combination of ketamine and xylazine on respiratory gas tensions and acid-base status in calves. Vet. Rec. *113*, 517. — Waterman, A. E. (1984): The pharmakokinetics of ketamine administered intravenously in calves and the modifying effect of premedication with xylazine hydrochloride. J. Vet. Pharmacol. Therap. *7*, 125–130.

Anestesia Geral (Narcose)

Adetunji, A., P. J. Pascoe, W. N. McDonell, and F. D. Horney (1984): Retrospective evaluation of xylazine/halothane anaesthesia in 125 cattle. Can. Vet. J. *25*, 342–346. — Agrawal, K. B. P., B. Prasad, and V. K. Sobti (1983): Physiological and biochemical effects of glyceryl guaiacolate-thiopentone sodium anaesthesia in buffalo calves. Res. Vet. Sci. *35*, 53–57.

Blais-Difruscia, D., C. E. Short, and R. Gleed (1980): General anaesthesia in calves. Vet. Anaesth. *7:* 2/3, 31–34. — Becker, M., und R. Wälti (1980): Kardiale und respiratorische Effekte der assistierten Beatmung während der Inhalationsnarkose beim Rind. Schweiz. Arch. Tierheilk. *122*, 287–299. — Bose, A. S., and R. N. Kohli (1983): Studies on halothane anaesthesia in buffaloes with special reference to thoracic surgery. Ind. J. Vet. Sci. *4*, 50–57.

Cheli, R., C. M. Mortellaro e D. Fonda (1986): Prime esperienze sull'impiego dell'isofluorano nell'anesthesia generale del bovino. Atti Soc. Ital. Buiatria *18*, 197–199. — Costa, A. G. D., A. P. Singh, P. K. Peshin, and J. Singh (1986): Evaluation of chloral hydrate and magnesium sulphate sedation in buffalo calves. J. Vet. Med. A *33*, 349–352.

Erhardt, W., R. Köstlin, R. Seiler, G. Tonzer, B. Tielebier-Langenscheidt, R. Limmer, U. Pfeiffer und G. Blümel (1985): Die respiratorisch-funktionelle Hypoxie beim Wiederkäuer unter Allgemeinanästhesie. Tierärztl. Praxis *13:* Suppl. 1, 45–49.

Hubbell, J. A. E., B. L. Hull, and W. W. Muir (1986): Perianaesthetic considerations in cattle. Contin. Vet. Educ. *8*, 11, F 92–F 99.

Kvart, C., T. Aronsson, and C. Malander (1982): A portable system for monitoring cardiovascular and respiratory function in large animals. J. Am. Vet. Med. Ass. *180*, 1227–1229.

Mallick, S. H., N. I. Shadhary, and M. Sharif (1984): Chloral hydrate alone and in combination with magnesium sulphate as central anaesthetic in buffaloes. Pakist. Vet. J. *4*, 215–219. — Matthews, N. S., R. D. Gleed, and Ch. E. Short (1986): Cardiopulmonary effects of general anaesthesia in adult cattle. Mod. Vet. Pract. *67*, 618–620. — Mirakhur, K. K., J. Singh, S. N. Sharma, and R. N. Kohli (1980): Effects of chloral hydrate and its combination with thiopental sodium in buffalo calves. Zbl. Vet. Med. A *27*, 708–716. — Mitra, A. K., and M. R. Patel (1982): Immediate changes in ventilation, blood gas tension and acid base balance in calves following general anaesthesia. Ind. Vet. J. *59*, 120–122.

Nara, R. R. S., S. C. Datt, R. K. P. Gupta, and S. P. Saxena (1978): Effect of chloral hydrate anaesthesia on certain haematological values in buffalo calves. Ind. Vet. J. *55*, 884–889.

Rugh, K. S., G. M. Zinn, J. A. Paterson, and J. G. Thorne (1985): Inhalation anaesthesia in adult cattle. Lab. Anim. Sci. *35*, 178–181.

Schatzmann, U., und J. P. Held (1977): Inhalationsnarkose, kontrollierte Beatmung und Relaxierung beim Rind. Schweiz. Arch. Tierheilk. *119*, 447–452. — Schatzmann, U., W. Rohr und J. Martig (1980): Xylazin/Chloralhydrat beim Kalb? Tierärztl. Praxis *8*, 283–289. — Singh, J., K. K. Mirakhur, V. K. Sobti, and R. N. Kohli (1980): Haemodynamics, blood gas and metabolic alterations during thiopental anaesthesia in buffaloes. Zbl. Vet. Med. A *27*, 730–739. — Singh, J., and P. K. Peshin (1985): Systemic and organ effects of thiopental sodium on oxygen environment and acid-base status of calves. Ind. J. Anim. Sci. *55*, 410–414. — Steffey, E. P., and D. Howland jr. (1979): Halothane anaesthesia in calves. Am. J. Vet. Res. *40*, 372–376.

Watney, G. C. G. (1986): Radiographic evidence of pulmonary dysfunction in anaesthetized cattle. Res. Vet. Sci. *41*, 162–171. — Weaver, A. D. (1984): Practical aspects of general anaesthesia in cattle. Proc. 13. World Congress Diseases of Cattle; Durban; p. 725–730. — Westhues, M., und R. Fritsch (1961): Die Narkose der Tiere. II. Allgemeinnarkose. Parey, Berlin, Hamburg.

Eletroimobilização

Baumgartner, W., und A. Kanis (1983): Die Anwendung der Akupunkturanalgesie bei Laparotomien an Kühen. Wien. Tierärztl. Mschr. *70*, 88–93.

Carter, P. D. (1987): Electroimmobilisation on man and animals. Aust Vet J *64*, 356. — Carter, P. D., N. E. Johnston, L. A. Corner, and R. G. Jarrett (1983): Observations on the effect of electroimmobilisation on the dehorning of cattle. Aust. Vet. J. *60*, 17–19.

Feenix Int. (1982): "Stockstill — a quicker, safer and less painful method of restraint for routine stock handling operations such as branding, dehorning and castration." Information leaflet.

Lambooy, E. (1985): Electroanaesthesia or electroimmobilisation of calves, sheep and pigs by the Feenix Stockstill. Vet. Quarterly *7*, 120–126.

Mongini, F. (1977): Practice methods. Proc. 10. Ann. Conv. Amer. Ass. Bovine Pract., St. Louis; p. 195–198. — Müller, A. (1970): Grundlegendes zur Elektroanästhesie. Schweiz. Arch. Tierheilk. *112*, 215–232.

Pascoe, P. J. (1986): Humaneness of an electroimmobilization unit for cattle. Am. J. Vet. Res. *47*, 2252–2256.

Short, C. E. (1964): The application of electroanaesthesia on large animals: A report of 100 administrations. J. Am. Vet. Med. Ass. *145*, 1104–1106.

ID# CAPÍTULO 2

Identificação, Anamnese, Regras Básicas da Técnica de Exame Clínico Geral

M. STÖBER

"Um exame correto é a base do trabalho veterinário."
RICHARD GÖTZE — Hanôver

Em bovinos, como em outros animais, só se pode realizar um *exame minucioso* quando há *condições adequadas*. Num *estábulo*, é costume examinar um animal doente amarrado em sua baia. Quando vacas vizinhas perturbam o exame, devem ser removidas para outro lugar. Para evitar que a presença do médico veterinário no estábulo irrite as vacas, primeiro coloca-se alimento diante dos animais. Em *construções providas de canzil* com alimentação, os animais podem ser aí contidos. Bezerros e gado jovem, criados soltos, são mais bem contidos por uma pessoa experiente segurando-os pela cabeça (ver seção 1.2), método às vezes exigido mesmo para bovinos já amarrados. É difícil um exame minucioso em baias escuras, estreitas ou barulhentas (devido à proximidade de máquinas) e em alojamento aberto com cama muito alta de palha e feno. Nestas circunstâncias, é melhor remover o paciente para um local mais adequado (mais claro, mais calmo, mais limpo), como um celeiro, uma área de entrada ou um acesso ao pasto. Os animais podem ser examinados ao ar livre, quando necessário, mas isto prejudica a auscultação (ver seção 2.3) e a percussão (ver seção 2.3). Talvez seja possível conduzir o animal do pasto para um barracão ou mantê-lo, durante o exame, amarrado a um mourão ou árvore. O exame regular de uma manada exige um brete adequado (ver seção 1.2).

É útil que esteja presente alguém informado sobre o rebanho, a fim de fornecer *antecedentes sobre o caso* (histórico, ver seção 2.2), ajudar a segurar o animal e providenciar alimento ou cama. O lugar deve ter *instalação de água*, porque o clínico, ao examinar o animal, geralmente se suja. Além da *indumentária protetora* (guarda-pó ou jaleco, botas longas, avental lavável, luvas longas de borracha ou plástico (ver seção 2.3), são exigidos os seguintes *instrumentos:* estetoscópio, martelos de percussão pesado e leve, pleximetro, lanterna, termômetro clínico, cateter uretral, espéculo vaginal (tamanho para ovelha), espéculo tubular e recipiente de ordenha escuro. Outro equipamento que costuma ser necessário é o de contenção (ver seção 1.2), abre-boca de metal em cunha, abre-boca de madeira (Fig. 225), sonda nasoesofágica, assim como recipientes para coleta e despacho de amostras (garrafas, latas ou sacos plásticos). Os instrumentos adicionais exigidos para o tratamento do bovino serão descritos nas seções que analisam o exame de cada sistema orgânico individualmente.

2.1 Identificação

Uma ficha das características que *identificam o paciente* é de importância vital, se for exigido do veterinário um *atestado* para determinado caso ou uma *opinião técnica* (prontuário, laudo; ver seção 14.5). Além disso, determinadas características têm valor diagnóstico e prognóstico, como os exemplos dados neste capítulo. Os seguintes critérios são os principais para a descrição do bovino: *raça, sexo, pelagem, impressão do focinho, grupo sanguíneo, marca a ferro quente e tatuagem, idade, peso corporal, marca na orelha, tira no pescoço com identificação*. Uma identificação temporária pode ser feita por meio de um *rótulo de papel adesivo*, um *crayon* de cor especial ou *cortando-se com tesoura ou tosquiador*, números ou iniciais (Fig. 110).

Raça e aptidão

Algumas *raças são predispostas* a certas doenças (ver seção 2.4). Sendo assim, o deslocamento do abomaso até agora só ocorreu em raças de planície e altamente produtivas. O carcinoma na região do olho ocorre com mais freqüência em gado de cabeça branca (Hereford) do que em gado de cabeça pigmentada. Algumas anormalidades congênitas são restritas a certas raças, como a hipoplasia genital em novilhas brancas Shorthorn ("doença da novilha branca") e a condrodisplasia ("bezerro buldogue") na raça Dexter. O gado Jersey tem uma tendência maior a contrair paratuberculose do que bovinos de outras raças. Finalmente, diferentes raças variam de *"temperamento"* (ver seção 1.3). Assim sendo, o gado Simental geralmente é calmo e dócil, ao passo que os animais de raça de corte (por exemplo, Aberdeen Angus ou Charolês) são mais selvagens e difíceis de lidar e tratar.

Da mesma forma, a *aptidão* de um paciente pode ser importante. *Animais de engorda* tendem a desenvolver distúrbios associados à alimentação intensiva (distúrbios digestivos, laminite). As *vacas leiteiras* tendem a desenvolver distúrbios metabólicos, ao passo que *bois de tração* estão mais sujeitos a doenças do sistema locomotor e respiratório. A interferência na função reprodutiva é importante no *gado reprodutor*, ao passo que/é de importância secundária em *gado de engorda*, contanto que não haja efeitos na saúde geral ou no crescimento.

Padrão de cor

A *cor* correta para raças de uma só cor está especificada em livros sobre raças bovinas. No caso de raças preto e branco e vermelho e branco, devem-se incluir na ficha particularidades sobre *tamanho, posição e formato dos padrões de cor individuais*, a fim de se estabelecer a identidade do animal. De interesse clínico é o fato de que a sensibilidade à luz só afeta as áreas não-pigmentadas da pele, ao passo que o carcinoma palpebral

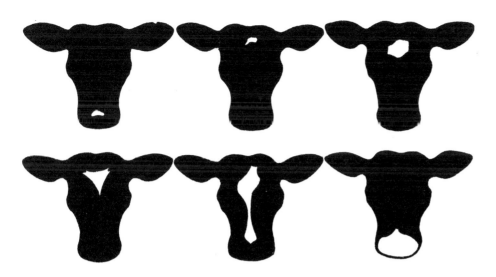

Fig. 88 Nomenclatura de tipos de malhas de cabeça em bovinos de planície (da esquerda para a direita): pique, lasca, estrela, triângulo, chama, bebe no leite.

(câncer de olho) ocorre, principalmente, em bovinos de cabeça branca (Hereford).

Para reproduzir o padrão de cor, é útil ter uma *representação gráfica do bovino* ou um *carimbo correspondente,* em que se registra o formato das malhas (Figs. 89 e 90). É recomendável registrar particularidades dos padrões de cor na cabeça, no pescoço, nos ombros, costas, quartos traseiros, esterno, barriga, úbere e tetas (ou escroto), membros e cauda. Podem ser registradas as partes do corpo pigmentadas ou não-pigmentadas, dependendo de quais predominem. Exemplos de padrões brancos na cabeça são mostrados na Fig. 88. Pode-se descrever o padrão de cor mostrado na Fig. 89 da seguinte maneira: "vaca de planície malhada de preto, com um pique acima do focinho, uma estrela, do tamanho da palma da mão, na testa, uma listra da largura de

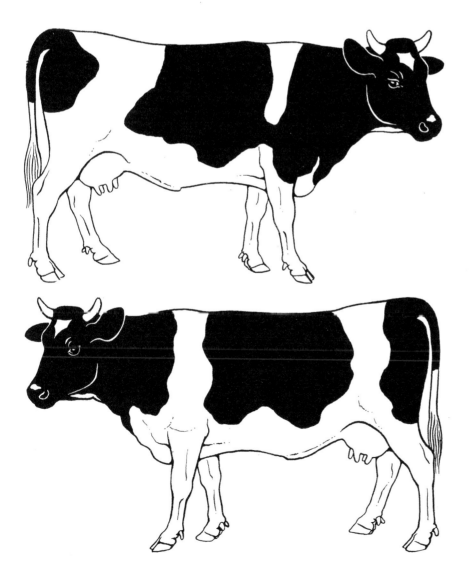

Fig. 89 Representação gráfica completa do padrão de cor de uma vaca malhada de preto (descrição no texto).

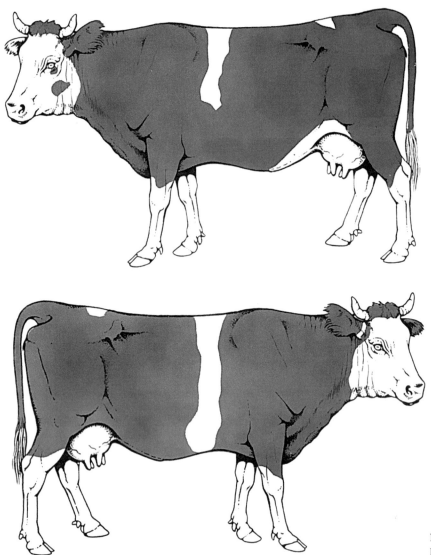

Fig. 90 Padrão de cor de uma vaca de montanha pintada (Simental), como descrito no texto.

dois dedos na garganta, uma tira de um ou dois palmos no ombro, estendendo-se pela parte inferior do peito do lado esquerdo e do lado direito, descendo até a metade da escápula; uma tira sobre o lombo com três a quatro palmos de largura, descendo dos dois lados para o abdome; peito, barriga, úbere, tetas e membros brancos; extremidade da cauda branca".

Para *gado pintado* (como o Simental), os seguintes termos são usados: *cor da pelagem parda* (amarelo-trigo) ou vermelha em fundo branco. *Distribuição de cor:* toda a camada de pêlo, exceto a cara (ou seja, cabeça sem coroa na testa e orelhas) de cor uniforme ou quebrada por pequenas pintas brancas, particularmente na cernelha, sacro ou base da cauda (que deve ser notada). Cintada, com uma listra branca atrás do ombro. Malhada, com pintas grandes e unidas no corpo. Tigrada, com pequenas e numerosas pintas coloridas, geralmente com bordos recortados em fundo branco. *Características especiais:* orelhas quase completamente pintadas ou metade pintadas e completamente aneladas (ou seja, cobertas com pintas brancas mais ou menos grandes ou interrompidas na base da orelha). Topete: detalhes exigidos se os pêlos não forem de cor uniforme. Pintas na bochecha: pintas de cor em fundo branco. Toda a bochecha: a cor do pescoço se estende até o canto da boca e sobre as bochechas. Metade da bochecha: a cor do pescoço se estende só até a metade superior das bochechas. Pintas oculares: pequenas pintas de cor nas sobrancelhas. Óculos (olho delineado): pela metade ou quase completamente rodeados de pintas de cor. Cabeça branca: sem pigmento, inclusive à volta dos olhos e nas bochechas, exceto a testa e o topete. As pintas brancas no corpo são descritas como pintas de cernelha, sacral ou da base do rabo. A Fig. 90 retrata uma vaca de montanha pintada (Simental), que pode ser descrita, resumidamente, como segue: "Pelagem vermelha. À direita: orelha anelada e cor na metade da bochecha. À esquerda: pinta ocular na pálpebra inferior e pinta grande na bochecha. Cinturão (ou faixa) da largura de uma mão estendendo-se para baixo do lado direito e até a metade do lado esquerdo: uma malha no sacro."

Sexo

As *fêmeas bovinas* são acometidas, com maior freqüência do que os machos, por piemia (metrite, endocardite, pneumonia caseosa), adquirida por via hematogênica, como conseqüência de infecções puerperais. Já touros idosos, por exemplo, têm maior tendência a contrair a síndrome da espondiloartrose crônica deformante, que impede a monta e a marcha normal, devido à dor que causa na coluna vertebral dos animais acometidos.

Determinação da idade

Conforme a idade de um bovino, este pode estar predisposto a certas doenças. Assim, *animais jovens* têm mais probabilidade de adoecer em decorrência de infestação parasitária do que adultos imunes ou já pré-imunizados. As lesões do retículo ocasionadas por corpos estranhos metálicos pontiagudos prevalecem mais em adultos do que em animais jovens.

As seguintes *categorias* etárias se distinguem no bovino, considerando a *classificação dentária* de Burkert (1970).

Lactentes ou bezerros mamando: do nascimento aos três meses ou o tempo em que são alimentados com leite ou seu substituto (bezerros de criação mamam por duas a três semanas, bezerros de corte por 12 a 14 semanas ou até 150 a 175 kg de peso vivo). Os bezerros que andam em companhia de vacas criadeiras mamam mais tempo, embora comecem a comer sólidos antes de deixarem de mamar. Bezerros que não tomam mais leite são chamados de *bezerros desmamados*.

Bovino jovem: de três meses à maturidade sexual total. No caso de fêmeas, varia segundo a raça, de 15 meses a dois anos. Os touros em geral tornam-se maduros com um ano de idade.

Fêmeas adultas: são conhecidas como novilhas até a primeira prenhez. Após o nascimento do primeiro bezerro, se tornam vacas, caracterizadas pelo número de bezerros a que deram à luz. O macho adulto inteiro é o touro, enquanto machos castrados são bois ou novilhos. Os *touros* são subdivididos em touros reprodutores, de engorda e rufiões.

É sempre importante para o examinador saber se a vaca está *prenhe* ou não, pois talvez não se justifique um tratamento caro e prolongado numa vaca que ficou estéril durante longo tempo, ao passo que, se a vaca está prenhe, a manutenção de sua vida e a do bezerro têm importância econômica. Certos medicamentos, por outro lado, podem ser perigosos para vacas gestantes e, se absolutamente necessários, devem ser administrados em doses reduzidas. Finalmente, a vaca em adiantado estado de gestação está predisposta a distúrbios metabólicos, como vacas de alto rendimento no auge da lactação.

Se, pelo fichário do rebanho, não se puder estabelecer a data do nascimento, a determinação da idade nos bezerros é baseada nos *pêlos umbilicais, cordão umbilical e gengiva; também a posição e o desgaste dos incisivos, a estrutura córnea dos cascos e os botões córneos são úteis*. Em gado jovem, a idade é calculada pela extensão da abrasão dos incisivos e pelo crescimento córneo, enquanto no gado adulto utilizam-se os anéis dos chifres, a mudança para incisivos permanentes e o desgaste dos incisivos. Entretanto, o desenvolvimento dessas características varia com a raça, com o indivíduo e com o tipo de alimentação (Quadro 5). A margem de erro para se calcular a idade de um bovino pelos dentes é de aproximadamente seis meses. Assim sendo, deve-se sempre fazer uma anotação das características sobre as quais foi baseada a idade. Por exemplo: "um touro de cerca de seis anos pela idade dentária" (todos os incisivos permanentes e de colo alongado; incisivos centrais gastos pela metade); ou "uma vaca de quatro a cinco anos pelo número de anéis córneos (três)". As seguintes *características de idade* se aplicam a bovinos de planície, malhados de preto.

Bezerros: em bezerros imaturos (nascidos prematuramente), os *pêlos em volta do umbigo são curtos e eriçados* (Fig. 91),

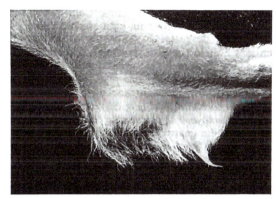

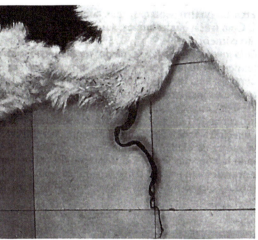

Figs. 91 e 92 Avaliação da maturidade de acordo com os pêlos umbilicais de um bezerro recém-nascido. Em cima: pêlos curtos e eriçados de um bezerro nascido prematuramente (duas semanas). Embaixo: cordão umbilical de um bezerro nascido a termo, mostrando pêlos de comprimento normal em toda a barriga; três dias de idade, com cordão umbilical começando a secar.

ao passo que, em bezerros normais, os pêlos da barriga são de igual comprimento. Um bezerro nascido após um período de gestação excessivamente longo tem uma camada de pêlo muito longa e frisada. O *cordão umbilical* (Fig. 92) permanece úmido até quatro dias após o nascimento, depois torna-se seco e contraído, caindo após cerca de 14 dias, deixando uma crosta proeminente até três a quatro semanas de vida. Mais tarde, forma-se uma *cicatriz* sobre o umbigo saudável. Ao nascer, o bezerro a termo possui no mínimo seis e, em geral, todos os oito *incisivos temporários* (de leite) que, a princípio, estão dispostos como telhas num telhado e são cobertos, em maior ou menor grau, pela gengiva (Figs. 93 e 94). Até o 12.º dia, a gengiva dos incisivos centrais se retrai e este recuo se espalha para fora, aos mediais e laterais, até que, com três semanas, esses incisivos e os de

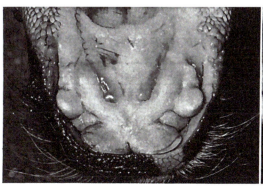
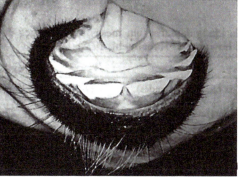

Figs. 93 e 94 Incisivos temporários de bezerros recém-nascidos. À esquerda: bezerro imaturo, com os incisivos ainda completamente cobertos pelas gengivas. À direita: bezerro a termo com os incisivos sobrepostos cobertos apenas até a metade pela gengiva.

canto são expostos do colo para cima. Com quatro semanas, os incisivos temporários formam uma arcada regular. Os primeiros sinais de desgaste são detectados na borda superior com um mês e meio (incisivos centrais), dois meses (incisivos mediais), dois meses e meio (incisivos laterais) e três meses (incisivos de canto). O *coxim do casco fetal* (Fig. 95) fica corroído dentro de quatro dias. O primeiro anel do casco, visível no limite distal do *corno coronário fetal* (Fig. 96), desaparece em 14 dias, enquanto o *segundo anel do casco* surge entre o corno da muralha fetal e pós-natal em quatro a cinco semanas. Este anel move-se gradualmente para fora, de modo que, com um mês e meio, atinge 3 cm abaixo e paralelo à faixa coronária: mais tarde, desaparece. Em raças de chifres, o ponto no qual os futuros chifres nascerão está marcado aos 14 dias por um botão epitelial macio que perde o pêlo gradualmente. Este *botão córneo* enrijece com cerca de quatro semanas, mas continua desligado do osso frontal. Com três a quatro meses, surge um botão ósseo embaixo do botão córneo.

Gado jovem: a *superfície gasta dos incisivos temporários* (Fig. 97) estende-se gradualmente, cobrindo toda a superfície dos incisivos centrais aos 10 meses, os incisivos medianos um pouco mais tarde e os incisivos de canto aos 15 meses. O *comprimento do chifre* é de cerca de 2 cm aos três meses e aumenta subseqüentemente, cerca de 1 cm por mês, até a maturidade sexual; sendo assim, um chifre com 8 cm de comprimento corresponde a cerca de nove meses de idade.

Gado adulto: nas fêmeas, a formação do chifre diminui no fim da gravidez e no início da lactação e se acelera novamente no quinto ao oitavo mês após o desmame do bezerro. Isto cria um *anel córneo,* que é mais proeminente na curvatura interna do chifre (Fig. 102). Segundo o programa de reprodução adotado, o primeiro anel córneo surge entre dois anos e meio e três anos. Um novo anel é acrescentado por cada parição, que geralmente ocorre uma vez por ano. Sendo assim, a idade da vaca pode ser calculada acrescentando-se um ou dois anos ao número de anéis córneos, presumindo-se que a vaca tenha parido regularmente e que não tenha os cornos aparados. Podem ser feitas tentativas para falsificar a idade de uma vaca limitando os anéis córneos ou removendo todo o revestimento córneo. No primeiro caso, haverá evidência de fibras ásperas e partidas, ao passo que, no último caso, o novo crescimento de revestimentos córneos terá aparência extremamente fina, terminando em pontas atrofiadas. Chifres que foram encurtados artificialmente têm as pontas quentes, quando deveriam ser frias. Às vezes, formam-se "falsos" anéis córneos, como resultado de doença grave ou deficiência nutritiva, embora geralmente sejam menos pronunciados e possam ser diferenciados dos "verdadeiros" anéis marcados. Conseqüentemente, a idade determinada pelo chifre deve sempre ser acompanhada e comparada à determinação da idade pelos dentes. Em qualquer caso, a idade pelos dentes é o único método disponível para o bovino adulto macho e para raças sem chifres. A *mudança dos incisivos* temporários para os permanentes começa aos 21 meses, mais ou menos, com os incisivos centrais, seguidos pelos mediais aos 30 meses, os laterais aos 39 meses e os de canto aos quatro anos: nesta idade, a boca estará completa, com incisivos permanentes. Após a irrupção, os incisivos levam cerca de seis meses para crescer. São diferenciados dos dentes temporários menores e mais triangulares por seu formato largo como

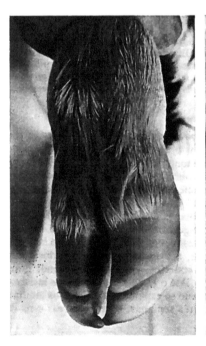
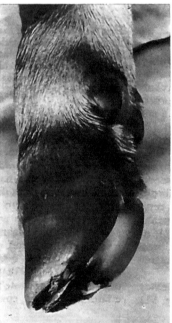

Figs. 95 e 96 À esquerda: casco de um bezerro recém-nascido com os coxins do casco fetal aparecendo nitidamente nas suas extremidades distais. À direita: casco do mesmo bezerro aos três dias de idade. Coxim do casco fetal extensamente destruído e o primeiro anel visível abaixo do sulco coronário.

Quadro 5 Variação da idade dentária (em meses) na mudança de incisivos temporários para permanentes em diferentes raças de bovinos (de Habermehl, 1975)

Raça	Pinças	Primeiros médios	Segundos médios	Cantos
Malhado de vermelho da planície (holandês), Shorthorn e Simental	17-24	21-31	27-39	37-48
Malhado da montanha, amarelo da montanha, Pardo Suíço, Vermelho Alemão e Anglo	18-27	27-36	33-48	42-55
Malhado de preto da planície (~ Holandês)	21-32	27-38	36-48	42-54
Pinzgau, Murnau-Werdenfels, Vorder e Hinterwälder	22-24	28-31	36-40	·42-49

IDENTIFICAÇÃO, ANAMMNESE, REGRAS BÁSICAS DA TÉCNICA DE EXAME CLÍNICO GERAL 49

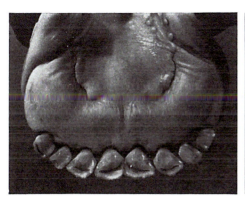
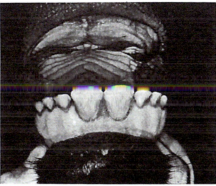

Figs. 97 e 98 À esquerda: incisivos temporários aos 5 meses de idade. Superfície lingual dos incisivos centrais gasta pela metade. À direita: incisivos de um novilho de dois anos. Troca dos incisivos centrais para permanentes, agora bem rompidos e facilmente distinguíveis dos incisivos temporários menores e mais triangulares.

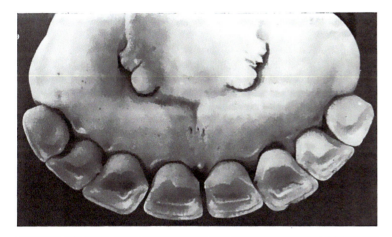
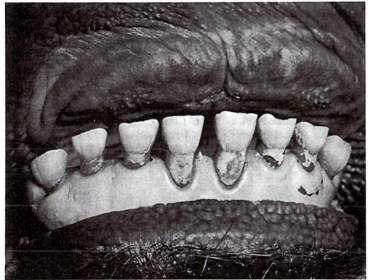
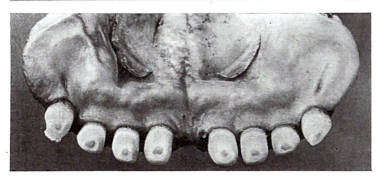

Figs. 99, 100 e 101 Incisivos de gado adulto. Em cima: vaca de seis anos. Os quatro pares de incisivos são permanentes e totalmente desenvolvidos. Metade da superfície lingual dos incisivos centrais em desgaste. No meio: formação do colo nos incisivos de uma vaca de 16 anos. Embaixo: formação pronunciada do coto dos incisivos desgastados até o colo em vaca de mais de 18 anos.

uma pá (Fig. 98). Aos cinco anos, um quarto a um terço da superfície lingual dos incisivos centrais está gasto, ao passo que, aos seis anos, metade da superfície estará afetada (Fig. 99) e, aos nove anos, toda a superfície estará gasta. Aos 12 anos, aproximadamente, os incisivos demonstram um colo distinto (Fig. 100). Em bovinos ainda mais velhos, o desgaste progressivo resulta em tocos finos, consistindo em colo apenas (Fig. 101), antes de os dentes finalmente caírem.

Peso corporal (peso vivo)

As informações sobre o peso do paciente são exigidas para avaliação do *estado de desenvolvimento e nutrição* (ver seção 2.4), em comparação com outros animais saudáveis da mesma idade, na mesma região. Tais informações possibilitam o *cálculo,* com precisão, da dosagem da droga e também o provável rendimento do abate, se o animal deve ser sacrificado. Durante uma doença prolongada, qualquer mudança no peso corporal é de alguma *importância prognóstica.* Neste caso, é importante lembrar que as vacas de alta produtividade podem ser cobertas ou inseminadas com boas perspectivas de emprenhar, uma vez recuperadas da perda de peso associada ao início da lactação, quando começam a ganhar peso novamente (fim da *fase catabólica* do metabolismo e início da *fase anabólica;* Fig. 139). Para adquirir a experiência necessária na estimativa de peso, deve-se praticar pesando-se realmente. Os fatores que afetam uma estimativa são o tamanho da carcaça e o grau de plenitude das vias gastrintestinais. Em casos duvidosos, as estimativas devem ser feitas por duas ou três pessoas experientes e escolhido o valor médio. O método de medição através de uma "fita de massa"[1] para estimar o peso não costuma ser mais preciso do que a estimativa de uma pessoa experiente.

Brincos (de orelha) e tiras de pescoço

Os *brincos (de orelha)* são usados para identificar bovinos de raças de uma só cor e também de grandes fazendas ou aquelas em que há troca constante de empregados. Têm as desvantagens de se tornarem ilegíveis, de se perderem ou se rasgarem ou (como em outras marcas artificiais) serem deliberadamente retiradas e substituídas por outra etiqueta. Os *pequenos brincos de metal*[2] são inseridos com as inscrições para o lado de fora da orelha, usando-se, de preferência, *alicates especiais de mola* para brincos, que se abrem após o brinco ter sido fechado (Fig. 103). Para inserir ou para ler o número, a orelha deve ser agarrada pela base e não pela ponta, o que causará reação da vaca. Recentemente, foram introduzidos *brincos de plástico,* com inscrições que podem ser lidas à distância. Eles são fixados no centro da aba da orelha ou pendurados pela sua extremidade inferior (Fig. 104), sendo inseridos utilizando-se alicates como os destinados aos brincos de metal[3] ou alicates especiais que funcionam apertando-se um botão[4] ou, então, um prego grande autoperfurante[5] (Figs. 104 e 105 à direita). O bovino mantido em grandes fazendas (gado de campo) pode ser identificado por *cortes na orelha,* cujo número, tamanho e posição são equivalentes a números numa chave de identificação. Em gado criado solto, mesmo os brincos grandes, com inscrições de cor dos dois lados, podem ser difíceis de decifrar, em virtude do movimento da cabeça e das orelhas. Conseqüentemente, há tendência, hoje em dia, para se usarem *tiras plásticas largas no pescoço,* com um número impresso em ambos os lados (Fig. 106), como também *correntes e cordas* passadas no pescoço, *com uma chapa numerada.*

Marcação, tatuagem e pulseira

As marcações no casco, no chifre ou na pele (pescoço, quartos traseiros) devem constar da identificação do animal por ocasião de um exame (Figs. 107 e 108). Essas marcas são feitas por uma aplicação rápida, mas firme, de um ferro em brasa com

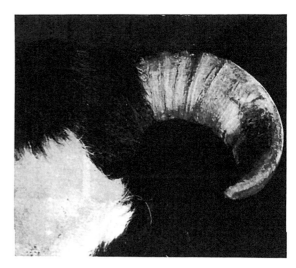

Fig. 102 Chifre de uma vaca de sete anos mostrando os cinco anéis córneos.

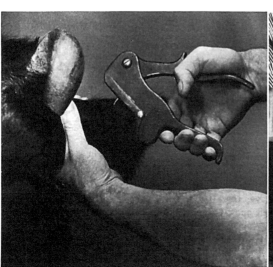
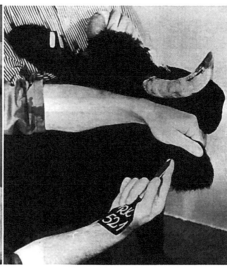

Fig. 103 e 104 À esquerda: fixação do brinco de metal na orelha, por meio de um alicate especial. À direita: fixação do brinco plástico na orelha por meio de estilete (sistema Ritchey/Hauptner).

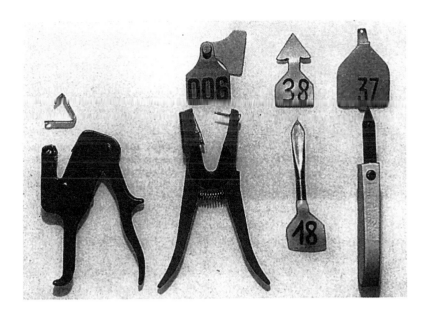

Fig. 105 Brincos com alicates especiais ou estiletes para inseri-las. Da esquerda para a direita: Supercrotal/Hauptner, Allflex/Hauptner, Ritchey/Hauptner, Tuff-Flex/Hauptner.

o formato das letras, números ou padrões. Na pele, as marcas geralmente são em letras, com 5 a 10 cm de altura, deixando uma cicatriz sem pêlo. A fim de evitar a dor associada ao ferro em brasa, muito usado no sudoeste americano (assim como evitar danificar o futuro "couro"), foi desenvolvido um método de *marcação por congelamento,* no qual o instrumento de marcação (feito de cobre, latão ou bronze) é esfriado em nitrogênio líquido ou numa mistura de dióxido de carbono sólido e álcool. Nas regiões marcadas da pele, os melanócitos são destruídos, de modo que crescem sobre eles pêlos brancos. Este método está restrito a bovinos com malhas de pigmentação escura e os resultados são afetados pelos seguintes fatores: idade do animal, tamanho e composição do instrumento de marcação, tipo de pele (que deve ser raspada e lavada com álcool antes de ser marcada), espessura do músculo adjacente, duração e pressão aplicadas ao instrumento de marcação. Aconselham-se símbolos com 10 cm de altura, com duração de 15 a 30 segundos de boa pressão. O método da *pasta alcalina* também é usado, sendo aplicado por meio de um carimbo à pele seca. Resulta numa cicatriz desprovida de pêlo, semelhante à obtida pelo ferro em brasa (Fig. 109). Durante os primeiros dias após a aplicação, o animal deve ficar protegido de chuva e umidade.

A *tatuagem* é realizada na superfície interna ou externa da orelha, por meio de uma pinça[8] de tatuagem especial, onde são encaixados números e letras no tamanho de 10 a 15 mm, formando agulhas pontudas. A pasta colorida de tatuagem é esfregada nas lesões da pele produzidas pelo instrumento e o resultado é um método permanente de identificação, adequado para animais de raças valiosas.

Para melhor identificação de vacas leiteiras no momento da ordenha, usam-se, em algumas regiões, *pulseiras de plástico numeradas* presas ao metacarpo (no metatarso, o risco de a pulseira se sujar é maior). Existe o problema, no entanto, de se engancharem em algum lugar e se perderem. Em grandes propriedades com vários turnos de trabalho (ou substituição constante de funcionários), o método de usar como pulseira uma fita adesiva plástica colorida possibilita um controle seguro sobre a lactação, inclusive de cada quarto de úbere de cada animal. Essa fita pode

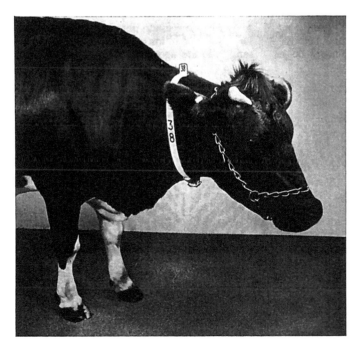

Fig. 106 Tira plástica no pescoço com número impresso.

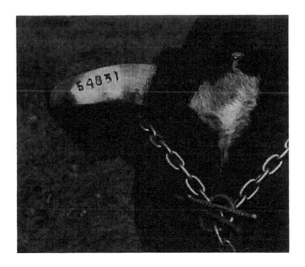

Fig. 107 Marcação no chifre (numérica).

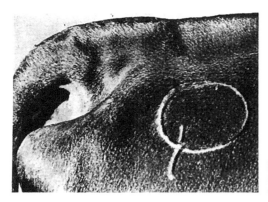
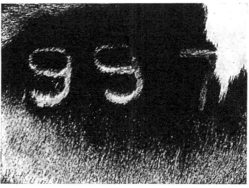

Figs. 108 e 109 À esquerda: marca cauterizada (letra do alfabeto/cicatrizada); à direita: número gravado com pasta cáustica.

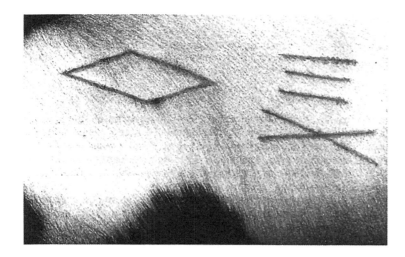

Fig. 110 Marcas feitas com tesoura na pelagem da região sacral de uma vaca para comércio.

ser colocada como um código (por exemplo, "membro anterior direito com a fita" significa comprometimento do quarto anterior direito do úbere), sendo possível, através das diferentes cores, passar várias outras informações. Em propriedades leiteiras informatizadas, pode-se programar o computador com essas informações, que, por exemplo, pode mostrar no monitor ou desencadear um sinal de alarme quando um animal com mastite for encaminhado para ordenha.

Marcação de fêmeas bovinas no cio

As fêmeas em cio (ver seção 10.1) podem, inclusive em condições de criações extensivas, ser reconhecidas a tempo por um *"rufião"* (ver seção 10.1) equipado com um marcador com uma almofada de carimbo sob o peito, que marca as fêmeas que permitem a monta. Consegue-se o mesmo efeito com *pequenos sacos plásticos[9] contendo tinta*, que são colados sobre a pele na região anterior da garupa das fêmeas em observação. Quando tais fêmeas se deixarem montar, o saco plástico se rompe, liberando a tinta, que mancha a pele.

Impressão do focinho

O padrão formado pelas glândulas e pelas linhas papilares do focinho (*nasolabiograma*) pode ser usado para identificar bovinos, da mesma forma que uma impressão digital humana. Este método é útil principalmente para regiões onde o brinco ou marcação a quente não é permitida, por motivos religiosos.

Primeiro, o focinho é limpo e seco com uma toalha; depois, aplica-se uma almofada de carimbo de tamanho adequado e, em seguida, uma folha de papel absorvente, tendo atrás algo sólido, e faz-se então uma pressão uniforme em toda a superfície (Fig. 111). Alternativamente, o focinho pintado com tinta pode ser fotografado.

Determinação do grupo sanguíneo

O grupo sanguíneo atualmente é usado para identificar o gado, em particular touros recém-admitidos para inseminação. Os 70 fatores de grupo sanguíneo até agora descobertos em bovinos

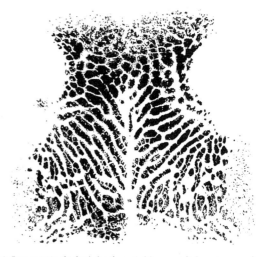

Fig. 111 Impressão do focinho (nasolabiograma) de uma vaca (em tamanho menor).

Quadro 6 Sistema de grupo sanguíneo, fatores componentes e o número de grupos sanguíneos atualmente conhecidos em bovinos (de Schmid, 1967)

Sistema de grupo sanguíneo	Fatores sanguíneos antigênicos	Número de grupos conhecidos dentro de cada sistema (combinações de fatores)
A	$A_1 A_2 D\ II\ \Sigma'\ a$	10
B	$B_1 B_2 G_L K I_1 I_t O_1 O_t O_3 O_x P_1$ $P_2 Q T_1 T_2 Y_1 Y_2 A'_1 A'_2 B' D' E'_1$ $E'_2 E'_3 E'_4 F' G' I' J'_1 J'_2 K' O' P' Q' Y'$ $A'' B'' b$	300
C	$C_1 C_2 R_1 R_2 W X_1 X_2 X_3 E C' L' c$	35
F/V	$F_1 F_2 V_1 V_2$	4
J	$J_1 J_2 (J^{cs} J^s) j$	4
L	L I	2
M	$M_1 M_2 M' m$	3
N	N n	2
S	$S S^\circ S'' H' H'' U U' U'' s$	5
Z	$Z_1 Z_2 z$	2
R'/S'	R' S'	2
N'	N' n'	2
T'	T' t'	2

estão agrupados em 13 sistemas, correspondendo, cada um, a um *locus* genético (lugar específico do gene). Dentro de cada sistema, há dois a 300 fatores individuais ou combinações de fatores que podem ser herdados, independente de cada um (Quadro 6). A existência de tantas variáveis torna extremamente improvável que dois bovinos de identidade ou parentesco confuso tenham o mesmo *tipo sanguíneo* (= soma dos fatores do grupo sanguíneo presente, mais tipos de hemoglobina e transferrina [siderofilina]). Outro método de identificação é a determinação eletroforética de certas *proteínas do soro e proteínas do leite,* como também as *isoenzimas herdadas* (Quadro 7). Cada um desses 13 fatores corresponde a um *locus genético.* Tais análises são *úteis no esclarecimento do parentesco* quando os bezerros são misturados, quando houve mais de uma inseminação ou monta por touros diferentes, acasalamento por um touro que se soltou, período de gestação prolongado ou para detectar monozigotos entre gêmeos. As amostras de sangue para exame devem ser enviadas a um laboratório adequado, após ter sido adicionado um anticoagulante, acompanhadas de amostras dos pais envolvidos ou de outro animal, se as identidades ficarem confusas. Um exemplo da avaliação dos resultados do exame é mostrado no Quadro 8.

Quadro 7 Caracteres hereditários no soro sanguíneo e no soro do leite e propriedades hereditárias das enzimas do soro em bovinos (de Schmid, 1967)

Proteínas ou enzimas	Tipos conhecidos atualmente
Proteínas do soro	
Transferrina (Tf):	$Tf^A, Tf^B, Tf^{D1}, Tf^{D2}, Tf^E, Tf^F, Tf^G$
Hemoglobina (Hb):	Hb^A, Hb^B, Hb^C, Hb^D
Pós-albumina (Pa):	Pa^F, Pa^S
Albumina (Alb):	Alb^A, Alb^B
Alfa-S-globulina (S*a*):	Sa^A, Sa^O
Proteínas do leite	
Alfa-s-caseína (s-Cn):	sCn^A, SCn^B, sCn^C
Beta-caseína (Cn):	$Cn^{A(1-3)}, Cn^B, Cn^C$
Kapa-caseína (Cn):	Cn^A, Cn^B
Alfa-lactoalbumina (La):	La^A, La^B
Beta-lactoglobulina (Lg):	Lg^A, Lg^B, Lg^C, Lg^D
Enzimas do soro	
Fosfatase alcalina (F):	F^A, F^O
Amilase (Am):	Am^A, Am^B, Am^C
Anidrase carbônica (Ca):	Ca^F, Ca^S

Quadro 8 Determinação da paternidade entre três touros que podem ter coberto uma mesma vaca, com a ajuda da análise do tipo sanguíneo (de Weber, 1969)

Amostra de sangue	A	B	C	F/V	J	L	M	S	Z	Tipo hemoglobina	Tipo transferrina
Touro R:	A	BO/IY_2I'	CD_1WL'	F/F	L		H'	-/-	AA	DD
Touro S*:	A	GA'/-	WL'	F/F	L		H'	Z/-	AB	DD
Touro A:	A	GA'/GA'	WL'	F/F	L		$H'U_1$	Z/-	AB	DD
Mãe do bezerro:	A	OI'/-	WL'	F/F	L		$H'U_2$	Z/-	AB	DD
Bezerro:	A	OI'/-	WL'	F/F	L		H'	Z/Z	AB	DD

*Pela coincidência no sistema B, só o touro S poderia ser o pai do bezerro.

Identificação eletrônica

Na criação moderna e racional de bovinos leiteiros, é de grande importância prática a alimentação individual proporcional à produção, tanto por motivos econômicos, como também pelos efeitos que teria uma alimentação errônea sobre a saúde e a fertilidade. A condição para se instituir esse procedimento é o controle do desempenho leiteiro e do consumo de alimentos. Além disso, é interessante o controle individual do momento, da freqüência e do volume da ingestão de alimentos, para o fornecimento automático correto poder ser viabilizado. Para tal, pode-se utilizar uma tira de pescoço no animal, dotada de um aparelho eletromagnético que emite e recebe sinais em código, o *"Responder ou Transponder"*[10] (Fig. 113), sinais estes enviados ao *aparelho controlador* (Figs. 112 e 114), que recebe e decodifica os sinais. O sistema eletrônico de reconhecimento também pode ser insta-

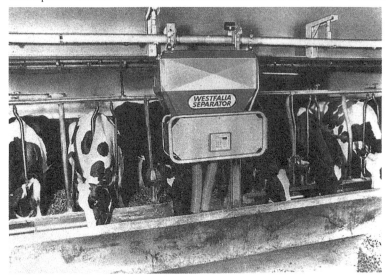

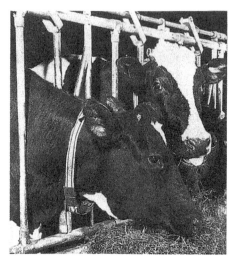

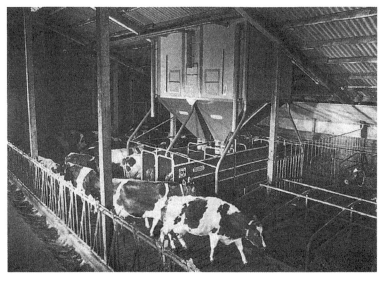

Figs. 112, 113 e 114 Alimentação de vacas leiteiras proporcional ao desempenho, controlada por computador.
Em cima: fornecedor de ração energética automático móvel, que desliza sobre os cochos das vacas presas ao canzil articulado.
No meio: vacas nos canzis, equipadas com Trans ou Responder (= identificador preso ao animal) durante a alimentação de quantidade não-controlada de volumosos.
Embaixo: vacas da mesma propriedade diante do fornecedor fixo de alimentos controlado por computador, dotado de comedouro duplo (= comedouro com canzil que se fecha automaticamente, para fornecimento de volumosos — à frente, à esquerda). Mais atrás, o piso frisado e, à direita, as baias individuais.

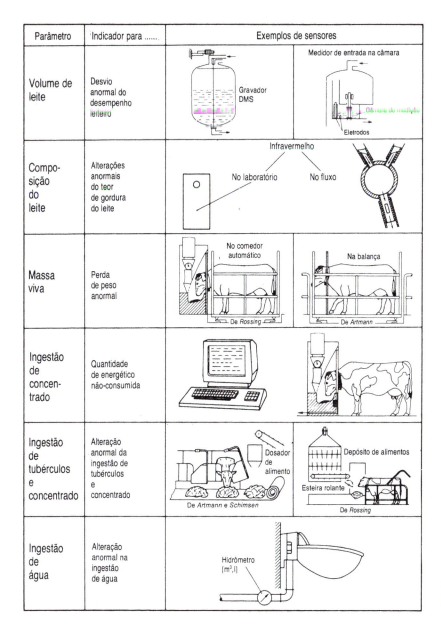

Fig. 115 Representação esquemática do processo eletrônico de controle em criação intensiva moderna de bovinos (por Schluensen *et al.*, 1987).

lado no brinco ou em forma de uma cápsula pequena à prova d'água, de perda, choque ou falsificação, para coloração no retículo ou como implante subcutâneo.[11] Através da adaptação de outros componentes e programas específicos, pode-se ainda organizar a realização de mais tarefas (Fig. 115).

2.2 Anamnese

O histórico deve fornecer ao médico veterinário os *antecedentes* sobre a natureza da doença e *circunstâncias concomitantes*. Determinará, muitas vezes, a seqüência do exame subseqüente, durante o qual se poderão adquirir mais informações sobre antecedentes. Para se obterem detalhes, podem-se fazer perguntas ao proprietário, atendente ou ordenhador, ou permitir que eles relatem por conta própria, dependendo das circunstâncias e do valor da informação recebida.

Histórico do paciente

Geralmente, é fácil obter informações sobre o *local da doença*, como ausência de ruminação, timpanismo recidivante, cólica ou diarréia (localização provável da doença no sistema digestivo); corrimento nasal, tosse ou dificuldade para respirar (localização provável no sistema respiratório); postura repetida para micção ou passagem de urina sanguinolenta (localização provável nas vias urinárias); claudicação ou paralisia (sistemas locomotor ou nervoso) etc. Deve-se sempre fazer muita distinção entre fatos *objetivos e opiniões subjetivas*. O pessoal de fazenda que tem contato diário com os pacientes deve saber mais sobre a evolução da doença que o proprietário ou administrardor que assiste o médico veterinário. Por outro lado, eles podem fornecer informação falsa, intencionalmente ou não, guardando sigilo de relacionamentos casuais ou não dando importância ao problema.

Deve-se ter cuidado especial com o histórico do bovino a ser vendido como "*saudável*" e com aqueles que *adoeceram* logo após a compra (emissão de atestados, ver seção 14.6). Em contraste com o exame clínico, não há necessidade de seguir um esquema estrito ao elaborar o histórico, pois este depende do andamento da conversação. Entretanto, nenhum ponto importante deve ser omitido. Os itens de particular importância são a *duração da doença; o tipo, a evolução e as circunstâncias que cercam as manifestações clínicas;* a *causa provável* e o *tratamento prévio*. Estes aspectos são discutidos a seguir, em detalhes. Outras informações importantes em casos particulares são mencionadas na introdução aos capítulos sobre o exame de cada sistema orgânico.

Duração da doença

Uma doença é classificada como superaguda (durando de poucas horas a dois dias), aguda (três a 14 dias), subaguda (duas a quatro semanas) ou crônica (mais de quatro semanas). Esta classificação nada tem a ver com a *gravidade da doença,* embora as doenças agudas sejam, em geral, acompanhadas de manifestações mais sérias do que as crônicas. Muitas doenças infecciosas do bovino, como carbúnculo hemático, febre aftosa e febre catarral maligna, têm uma evolução rápida (aguda) e, geralmente, com sintomas bem pronunciados, ao passo que a infestação parasitária costuma ser mais demorada e insidiosa (crônica), com piora gradual dos sintomas. Conseqüentemente, é possível usar o histórico de duração da doença, excluindo as que têm, em geral, evolução mais curta ou mais longa (Diagnóstico Diferencial: ver seção 14.1). Esta informação também é aplicável à avaliação da recuperação (Prognóstico: ver seção 14.2) Por exemplo, os distúrbios metabólicos e as deficiências do tipo da tetania do pasto, cetose e osteomalacia podem ser considerados mais favoráveis durante a fase "funcional", antes que haja tempo para instalação de danos consideráveis aos órgãos, do que na fase "anatômica", quando há lesões irreparáveis no coração, fígado ou esqueleto. Na invaginação ou torção intestinal, o prognóstico é mais favorável no caso de cirurgia, quando a doença se encontra no estágio inicial, do que em estágio mais avançado (encarceramento → ruptura → peritonite).

Não se deve ficar muito impaciente para contar ao proprietário que a ajuda do médico veterinário foi procurada tarde demais, do contrário o proprietário fará parecer que o animal acabou de ficar doente. Devem sempre ser conferidos os períodos de tempo contidos no histórico, procurando indicações da natureza e da extensão da doença. Sendo assim, em casos recentes de doença, a pelagem geralmente está macia, brilhante e lisa, e, em casos negligenciados, áspera e opaca (embora tenha que se levar em consideração a influência do manejo, dos cuidados e da estação do ano; ver seção 3.1). O estado de nutrição do gado adoecido recentemente não costuma ser afetado e deve ser o mesmo do resto da manada; será precário em pacientes com doenças crônicas e devastadoras (ver seção 2.4). A claudicação ou paralisia de longa duração é acompanhada por atrofia visível dos músculos acometidos (atrofia de desuso). Esses animais podem ter escaras em determinadas partes por decúbito prolongado (necrose por decúbito). A extensão das lesões locais conhecidas por se desenvolverem lentamente (por exemplo, abscesso ou granuloma actinomicótico) também fornece informação do tempo de sua existência.

Tipo, evolução e circunstâncias das manifestações clínicas

Inicialmente, as perguntas sobre o quadro clínico devem ser dirigidas no sentido de se estabelecerem o *local e o grau da doença.* A informação sobre *sintomas cardinais* possibilita ao investigador limitar o problema a um determinado sistema corporal (circulatório, digestivo, locomotor etc.). Entretanto, a pessoa não pode deixar-se levar pela ilusão de um diagnóstico prematuro por ocorrência simultânea de certas características que só o tempo e um tratamento falho demonstrarão ser falso. Exemplos de tais situações são: ferimento + espasmo muscular = tétano; mordida de cão + excitação = raiva; parição recente + incapacidade de se levantar = hipocalcemia pós-parto. Ao contrário, é preferível fazer um *diagnóstico provisório,* que será confirmado por um exame minucioso orientado por certos sintomas (ver seção 14.1). Com este propósito, perguntas sobre a *evolução e as circunstâncias concomitantes* da doença podem ter importância decisiva.

A doença surgiu no estábulo ou no pasto? A resposta possibilitará a exclusão de doenças características de estábulo ou de pastagem. Um exemplo é a babesiose (manifestada por hemoglobinúria), que ocorre praticamente em gado de pastagem, ao passo que a hemoglobinúria de origem alimentar afeta geralmente o gado estabulado, resultante do excesso de certas forragens (por exemplo, couve). Neste sentido, a observação da estação do ano é importante, pois há uma certa relação com a predisposição a algumas doenças (ver Quadro 9).

Quadro 9 Sinopse das variações sazonais da predisposição dos bovinos a determinadas doenças

Estações do ano	Condições de criação e alimentação que levam à predisposição	Doenças que apresentam uma incidência maior sazonal
Primavera	Fim do fornecimento de silagem	Listeriose; botulismo
	Pastoreio	Claudicação das úngulas, tetania do pasto, manifestações de toxicose por carrapato, babesiose, intoxicação por simulídeos, paresia de cauda, ânus, reto, bexiga e posteriores devida à monta
Verão	Pastagem	Ceratoconjuntivite do pasto, reações de fotossensibilização, feridas de teto, parasitas intestinais e pulmonares
	Acomodação em estábulo de solo frisado	Bovino de corte: necrose da ponta da cauda
Outono	Pastagem	Enfisema do pasto (tetania do pasto), envenenamento por nitrato e carvalho, herpes-mamilite, raiva
	Estábulo	Superalimentação com folhas de beterraba/acidose ruminal, obstrução esofágica (frutas, beterraba), problema de adaptação ao estábulo; claudicações, infecções do sistema respiratório; raiva
Inverno	Manutenção em estábulo (época de parto, alimentação intensiva no pico da lactação)	*Vacas leiteiras:* acidose ruminal, parto distócico, paresia puerperal hipocalcêmica, contusões de teto, rupturas musculares, distúrbios puerperais, cetose primária e secundária (síndrome da mobilização de lipídios), deslocamento do abomaso, reticuloperitonite traumática, dilatação e torção do ceco, infestações por piolhos, hematomas, claudicações das úngulas (posteriores)
		Bezerro recém-nascido: malformações, hérnia umbilical, onfaloflebite, enterites, broncopneumonias, mais tarde também tricofitose e papilomatose
		Bovino de corte: infestação por piolhos, sarna, problemas do aparelho locomotor devido à monta, broncopneumonia enzoótica, meningoencefalite infecciosa trombótica e septicêmica

A doença *coincidiu* com a cobertura, a inseminação, a parição (possibilidade de lesão ou de infecção do sistema reprodutor), a lactação máxima (possibilidade de distúrbios metabólicos e deficiência nutritiva), mudança na alimentação (possibilidade de haver algum ingrediente incompatível na ração) ou com o transporte (possibilidade de tensão excepcional ou lesão)? Existe *contato direto ou indireto com outras espécies animais*? (Ovino → indício de febre catarral maligna; suíno → indício de doença de Aujeszky.)

O animal demonstrou, uma ou mais vezes, os mesmos sintomas em ocasiões anteriores? Pode haver *reincidência da doença*, que deve ser levada em conta para o diagnóstico e o prognóstico. A simples ocorrência de timpanismo rápido e grave geralmente é causada pela obstrução do esôfago por um corpo estranho ou pela fermentação espumosa nos pré-estômagos (alimentação com legumes) ou pela lesão recente do retículo por um corpo estranho pontiagudo (reticulite traumática). Por outro lado, o timpanismo recidivante e moderado pode ser acompanhado de paralisia do nervo vago abdominal, causando estenose funcional do estômago (síndrome de Hoflund), da qual há pouca chance de recuperação, em contraste com outras patologias. De grande significado prático é a pergunta sobre o *número* de animais com sintomas iguais (ou semelhantes) no mesmo período (ou sucessivamente), assim como as condições em que se encontravam esses animais. Quando ocorre apenas *um caso isolado, a doença é esporádica*, sem tendência a se propagar. Por outro lado, podem-se observar *doenças enzoóticas* com aparecimentos freqüentes no rebanho, que indicam problemas ambientais, de manejo, trato ou nutrição (infecções, parasitose, alterações macro ou microclimáticas, deficiência nutricional ou envenenamentos). Nestes casos, a anamnese deve ser orientada para a problemática da propriedade (ver adiante nesta seção).

Causa provável da doença

Para se obterem informações sobre a etiologia da doença, devem ser feitas perguntas com referência à (se pertinentes) *alimentação* (quantidade, composição, qualidade, origem, mudança de ração (ver seção 7.4); ao *manejo* (condições ambientais no estábulo ou no pasto, higiene, contato com o gado ou outros animais; ver seção 6.4), ao *trato* (habilidade e integridade do pessoal; ver seção 2.4) e à aptidão do animal (leiteiro, reprodutor, de carga ou de corte; ver seção 2.1). Além disso, talvez seja importante indagar se o paciente ou os animais em contato com ele foram adquiridos recentemente (e onde?).

Tratamento prévio

Em determinadas propriedades e para certas doenças de bovinos, a questão do tratamento previamente administrado pode ser de *importância legal*. Pessoas inexperientes podem, às vezes, causar danos na tentativa de um tratamento, e o médico veterinário deve ter o cuidado de se eximir da responsabilidade pelas eventuais conseqüências. Os erros comuns na tentativa de um tratamento são a administração forçada de medicamentos, resultando em pneumonia por inalação; perfuração do esôfago de pacientes com obstrução esofágica, pelo uso de força ou instrumentos inadequados; peritonite após trocaterização falha do rúmen; claudicação agravada por desbaste incorreto do casco e lesão das vias de nascimento por extração forçada de um bezerro. Se o tratamento prévio foi realizado por um médico veterinário, então seu efeito (melhora ou não) servirá de *guia para o diagnóstico e o prognóstico*. Finalmente, o conhecimento do tratamento prévio também é importante no sentido de saber quais drogas foram ministradas e se é preciso *aguardar um período* até um eventual envio do animal ao abate (proteção ao consumidor).

Histórico do rebanho (problemática do rebanho)

Doenças enzoóticas, assim *como queda de rendimento*, têm grande importância econômica e se concentram em determinados sistemas orgânicos (aparelho genital, sistema locomotor, sistema respiratório, úbere) ou em determinadas funções (fertilidade, rendimento leiteiro, crescimento de bezerros, aumento de peso), dependendo do tipo de produção (criação de bovinos leiteiros, para reprodução, corte), do tipo de criação (extensiva, intensiva; de campo, confinamento ao ar livre, confinamento coberto, estabulação em baias, em corrente, estabulação livre, com piso frisado etc.) e da estação do ano (ver Quadro 9). Sob o ponto de vista atual de que a *sanidade do rebanho é um dos fatores mais importantes para uma administração correta e de sucesso*, estas doenças e problemas de rendimento são vistos como falha no gerenciamento da criação. É responsabilidade do médico veterinário que atende uma propriedade o esclarecimento do proprietário ou gerente, sobre a relação complexa entre a causa (doença) e a falha de manejo que possa eventualmente estar ocorrendo, assim como a orientação correta sobre as medidas a serem tomadas para a resolução dos problemas.

Tais *problemas de rebanho* oferecem sempre a *oportunidade de obter vários dados levantados através de uma anamnese meticulosa:* problemas de fertilidade (altas taxas de monta, abortos, bezerros natimortos e nascimentos precoces, distúrbios puerperais), alta porcentagem de malformações, alta mortalidade de bezerros, desempenho leiteiro insatisfatório, queda no teor de gordura no leite, mastites, mortes inexplicadas, diarréias, distúrbios respiratórios, inibição de crescimento e emagrecimento.

Devem-se, dependendo do caso, formular *perguntas específicas* (ver os capítulos sobre o exame especial de cada sistema orgânico), que devem ser respondidas ao se examinar cada paciente individualmente. As informações devem ser, então, criticamente analisadas, para se verificar se as observações realmente convergem para um mesmo "*problema*" ou se existem várias causas e várias patologias concomitantes. Após a *identificação dos animais doentes,* deve-se proceder imediatamente ao *exame clínico minucioso*. É importante estabelecer a *morbidade* (= número de animais doentes : número de animais de propriedade), a *mortalidade* (= número de animais mortos : número de animais doentes) e a *letalidade* (= número de animais mortos : número de animais mantidos sob as mesmas condições).

Sem um bom *controle de dados* por parte do proprietário, várias respostas ficam incompletas ou nem são respondidas. Tal controle é, portanto, condição essencial para um *gerenciamento racional e eficiente*. Este deve incluir não só *informações sobre eventuais doenças* (e achados de necropsia, ver seção 2.3), como também dados freqüentes sobre *certos parâmetros econômicos*, para que eventuais "problemas" possam ser identificados sem perda de tempo e a sua extensão corretamente avaliada, fornecendo subsídios para que as medidas necessárias sejam tomadas. Como parâmetros econômicos, podem-se citar: idade ao primeiro parto, número de lactações, duração do período seco, intervalo entre partos, intervalo biológico de descanso (entre o parto e a próxima monta), índice de monta ou inseminação, taxa de natimortos, taxa de morte ao parto, desempenho leiteiro (incluindo teor de gordura e proteína, assim como a curva de lactação), taxa de mastite, taxa de conversão de alimentos, desenvolvimento do peso corporal, assim como "perfil metabólico" (ver seção 14.4). É importante lembrar de considerar *influências ambientais ou climáticas* no momento do aparecimento do problema (ver seção 6 e 11.1). O *tempo e o trabalho necessários* à realização de um acompanhamento tão complexo e constante do rebanho são realmente compensados pelo *sucesso* dos resultados das informações obtidas. É aconselhável o uso de um *computador próprio*, para a organização e o processamento dos dados, ou, então, um *terminal de computador* interligado à associação de criadores ou à cooperativa de produtores de leite.

De acordo com o programa ou sistema usado, o computador pode pedir o levantamento de novos dados, calcular valores médios, verificar a viabilidade econômica das modificações planejadas e ficar "alerta" quando os parâmetros chegam a certos limites. (Naturalmente, o processamento de dados só tem sentido se o levantamento destes dados for feito de maneira correta e confiável.)

Doenças respiratórias e diarréia freqüentemente estão relacionadas ao manejo da criação, e a questão essencial e decisiva é a procedência de uma população artificialmente agrupada. A reunião de um certo número de animais semelhantes, mas de procedência diversa (com níveis e tipos de imunidade diferentes) em estábulos apertados (criação intensiva) leva a um intercâmbio de cepas patogênicas facultativas e obrigatórias, que encontram o ambiente ainda mais propício quando a população enfrenta situações de estresse, como transporte prolongado (ver seção 1.2), influências climáticas (ver seção 6.5), condições de estabulação inadequadas (ver seção 11.1) e aglomerações. Portanto, deve-se pensar nisto, ao se levantar o histórico de um rebanho.

2.3 Regras básicas da técnica de exame

"Os estudantes de medicina veterinária precisam estar bem familiarizados com a arte do exame físico completo e da observação, tanto de animais sadios como doentes."
Eric I. Williams — Stillwater (Oklahoma)

Os principais métodos de exame sensorial ou organoléptico são inspeção (se necessário, também a endoscopia), verificação olfativa, palpação (incluindo a palpação interna ou exploração), percussão para sensibilidade dolorosa e percussão acústica, auscultação, assim como coleta e análise de amostras adequadas. Além disso, é sensato seguir esta ordem de exame. Como estes métodos podem ser aplicados em todos os sistemas orgânicos durante o exame clínico, eles serão aqui abordados.

Só se alcança a *experiência* necessária *praticando minuciosamente* em pacientes com manifestações clínicas pronunciadas e, com o passar do tempo, vai-se aprimorando. A *comparação de um eventual sintoma com outra parte do corpo ou com outro animal semelhante, mas sadio, é decisiva,* ou seja, pode-se confirmar ou excluir uma suspeita ao compará-la com achados normais.

Todas as constatações feitas no paciente, de *anormalidades presentes* (= achados clínicos), devem ser tão *minuciosas e exatas* (base para o diagnóstico, o diagnóstico diferencial e o prognóstico: ver seções 14.1 e 14.2), que se possam *repeti-las,** tanto *mental* como *oralmente* (em aula ou em conversa com colegas), ou *por escrito* (no prontuário ou para laudo técnico [ver seção 14.5], *sem deixar margem a dúvidas,* e fornecer a um outro profissional um quadro exato da situação.

A capacidade de realizar levantamento de dados exatos e resumidos e expressá-los de maneira clara é uma das mais importantes tarefas de um bom clínico. O mesmo vale para o dom de *se lembrar* exatamente de um quadro clínico, presenciado no passado, como uma síndrome (= soma de todos os achados e sintomas levantados).

O exame clínico sensorial pode, sem dúvida, ser comparado com um jogo de *"pergunta e resposta"*, onde o clínico (ou inquisidor), com suas "perguntas" bem formuladas e lógicas (ou seja, o uso correto e adequado dos métodos de exame), consegue chegar às "respostas" (= achados) e avaliá-las corretamente; elas são, dependendo do caso, normais ou patologicamente alteradas e fornecem (até se chegar a um diagnóstico) indícios ou motivos para outras perguntas.

O exame clínico leva ao objetivo, quando o examinador domina e segue as *regras do jogo* (técnicas de exame e avaliação dos resultados) e também faz as perguntas com clareza e adequadas à situação, sabendo como interpretar as respostas resultantes, inclusive *sem tirar conclusões em excesso.*

Os erros mais freqüentes em um exame de um bovino doente ou de um rebanho, e que só se consegue evitar com autodisciplina e instrução, são os seguintes: anamnese incompleta ou preenchida erroneamente; exame clínico superficial ou feito às pressas; avaliação ou interpretação precipitada ou falsa dos achados; conhecimento ou domínio insuficientes dos métodos de exame disponíveis; impulso precipitado de tratar o paciente mesmo antes de estabelecer um diagóstico (e prognóstico!).

Visualização (exame visual: inspeção, endoscopia)

É um dos mais profícuos métodos de exame, pois se utiliza de um dos principais órgãos dos sentidos. Denomina-se *inspeção* o exame visual externo, incluindo a observação de cavidades naturais (narinas, cavidade oral, vagina, abdome) *a olho nu,* ao passo que a visualização com o uso de instrumentos (espéculo:[1] Figs. 116, 205, 206 e 360; endoscópio:[2] Figs. 117, 118 e 305, oftalmoscópio:[3] Figs. 485 e 486), é denominada *endoscopia.* Para observação de formas pequenas (por exemplo, ectoparasitas), o examinador tem à disposição o vantajoso uso de uma lupa. A condição essencial para todo exame visual é *uma boa iluminação que não interfira nas cores* (luz solar, iluminação de estábulo, lanterna; foco operatório sem sombras, luz fria de endoscópio). *Durante a introdução de um aparelho endoscópico em uma abertura natural do corpo ou em uma abertura corporal especialmente feita para este propósito (Fig. 269), devem-se seguir as normas de contenção mecânica e/ou medicamentosa* (ver seções 1.2 e 1.3), de analgesia (ver seção 1.3) e de assepsia (anti-sepsia do campo operatório e assepsia dos instrumentos).

O objetivo da inspeção ou endoscopia é a *constatação visual de uma situação ou processo patológico.* Procura-se, então, definir claramente *in loco* a anormalidade (deslocamento, posição ou postura patológicos, eventual aumento de volume, diminuição ou lesão de partes do corpo ou órgãos; por exemplo: rubor em pele ou membranas mucosas [ver seções 3.2 e 3.4], contusões, tumores, desvios de aprumo em membros, levando em consideração as *relações anatômicas com órgãos vizinhos, tamanho, forma e delimitações, coloração, assim como aspecto da superfície.* Deve-se, além disso, verificar, em relação ao **processo instalado**, *quais os órgãos ou partes do corpo envolvidos, quando se iniciou o processo (aparecimento das manifestações clínicas), assim como o tipo e o grau dos distúrbios (inibição ou perda de funções vitais, desenvolvimento de reações patológicas etc.),* por exemplo, observando o comportamento, avaliando as funções respiratórias e localizando a sede de uma claudicação ou paralisia (ver seções 2.4, 6.6, 11.1 e 12.7). *Ao examinar visualmente secreções corporais obtidas espontaneamente ou por meio de punção ou sondagem* (secreção nasal ou traqueobrônquica, sinovial, líquido cefalorraquidiano, transudato, exsudato), *devem-se observar o volume* (gotas, dedal, xícara de café, xícara de chá, caneca, balde), a *coloração;* o *aspecto quanto à transparência* (transparente e "brilhante"; levemente turvo, turvo, muito turvo; turvação: difusa, fina ou grosseira) e a *homogeneidade* (mistura homogênea ou não, com sedimento ou não); a verificação de viscosidade de secreções corporais é abordada mais adiante nesta seção.

Olfação (exame olfativo)

Eventuais achados olfativos anormais são percebidos automaticamente pelo médico veterinário experiente, pois, durante a abordagem clínica ao paciente e sua permanência no local, o seu nariz fica de *"prontidão".* O "principiante" pode *desenvolver sua capacidade olfativa e treiná-la* ao se aproximar de um paciente

---
*As designações criadas no próximo capítulo (incluindo esclarecimentos), para avaliar e classificar os achados de inspeção, olfativos, de palpação, percussão e auscultação, devem ser usados para subsidiar uma possível padronização dos achados, para facilitar o processamento dos dados descritos para o uso em informática.

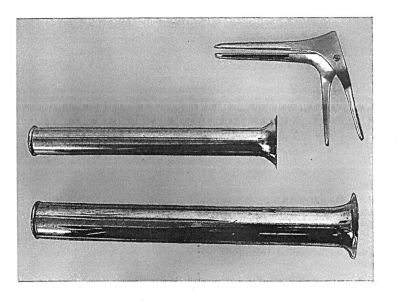

Fig. 116 Espéculo articulado para coleta de urina em fêmeas bovinas (acima, à direita) e dois espéculos tubulares de tamanhos diferentes para faringo, laringo ou vaginoscopia (no meio e embaixo).

com uma anormalidade que exale um odor pronunciado e cheirá-lo de perto repetidas vezes, até perceber a *onda de odor* e, aí, tentar reconhecer este odor o mais longe possível do animal. Odores pronunciados devem sempre ser investigados, pois podem conduzir o clínico à região corporal que está doente ou ao distúrbio metabólico responsável pelo sintoma. As seguintes instruções podem ser úteis.

Um odor lembrando secreção purulenta, necrose tecidual ou pus *na região anterior do corpo* pode indicar necrose de membranas mucosas, ou comprometimento ósseo na cavidade nasal ou oral (*foetor ex ore*), gangrena pulmonar (hálito), lesão palpebral ou ocular mal cuidadas, otite externa (mais para bolor), sinusite ou necrose interdigital em membro anterior (mais para fétida). Odor repugnante *na região posterior do corpo* e, dependendo do caso, sinal de enterite (excreção de fezes contendo produtos de inflamação da mucosa intestinal), de uma infecção grave do sistema genital feminino/vias de nascimento moles (secreções uterinas, restos de membranas fetais necrosadas, pus

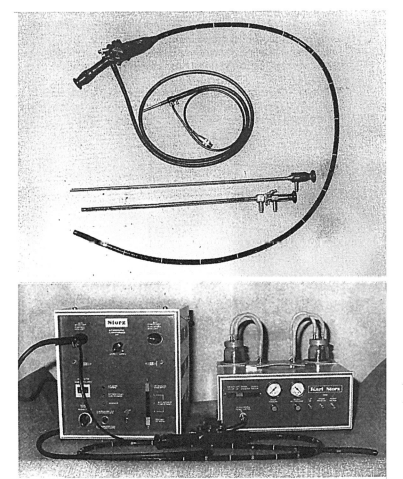

Figs. 117 e 118 Em cima: endoscópio de fibra óptica (170 cm de comprimento com dispositivo para insuflar ar, sugar e lavar); logo abaixo, dois laparoscópios rígidos (Hopkins - Optik; o inferior com dispositivo para insuflar ar e conexão de luz para tirar fotografias); embaixo, à esquerda: fonte de luz para exame e fotografia: embaixo, à direita: aparelho sugador, insuflador e de lavagem, incluindo endoscópio de fibra óptica (toda a aparelhagem: Karl Storz/D-7200 Tuttlingen).

ou urina estagnados na vagina), infecção urinária (eliminação de urina contendo sangue, fibrina, pus proveniente do rim, ureter ou bexiga), eczema entre úbere e coxa (inflamação purulenta/ necrose da pele entre a face interna da coxa e o úbere) ou sinal de uma inflamação purulenta na região das úngulas no membro posterior.

Vacas acometidas de *cetose* apresentam o ar expirado, o suor, a urina e o leite com *corpos cetônicos* (ácido beta-hidroxi-butírico, ácido acético, acetona), principalmente no tronco — como a parte mais aquecida do corpo —, assim como no ar expirado (hálito, Fig. 199); o *odor adocicado* se assemelha ao de frutas mais do que maduras.

Casos graves de *sarna sarcóptica e psoróptica* provocam um *odor penetrante de mofo* típico, que pode infestar todo um estábulo. Em casos avançados de insuficiência renal em bovinos (teor de uréia no soro maior que 30 até 50 mmol/1), nota-se um *odor amoniacal* (de urina) *no ar expirado*. As *fezes diarréicas* de pacientes acometidos por *salmonelose* freqüentemente propagam um *odor típico de ratos*, que é diferente do *odor fétido* de outros tipos de enterites. Ao contrário do que ocorre em infecções intestinais, o *odor das fezes nas diarréias secundárias*, originárias de insuficiência circulatória ou renal (ver seção 7.10, Quadro 41), em geral *não é repugnante*. A pureza (ou impureza) do *ar do estábulo* (ver seção 6.5) pode ser estimada pelo teor de *amoníaco e hidróxido de enxofre;* o primeiro é fétido e ardido e o segundo lembra ovo podre; ambos os gases irritam mucosas nasais e oculares. O exame olfativo também tem importância diagnóstica, ao se *examinarem secreções* (ver adiante nesta seção e seções 3.1, 6.9, 6.12, 7.6, 7.9, 9.6, 10.1, 10.3 e 13.3), *suco ruminal* (ver seção 7.8), assim como em *punções* (ver adiante nesta seção e seções 3.3, 4.4, 5.1, 5.7, 6.12, 6.13, 7.9, 7.12, 10.3, 11.2 e 12.9); o odor purulento indica infecção por microrganismos produtores de pus, odores pútridos indicam cepas patogênicas anaeróbicas. Os *produtos de limpeza* e *desinfecção, antiparasitários,* assim como *rações com cheiro forte* (por exemplo, silagem) podem passar aos animais seus respectivos odores.

Manipulação (exame manual e digital: palpação, palpação interna/exploração, sondagem)

O *tato* é utilizado na determinação de *características de superfície, consistência* e *delimitação,* assim como eventuais *sensibilidade à pressão, aumento de temperatura* ou *alteração interna* de um tecido, determinação esta *feita direta ou indiretamente nas diversas partes do corpo ou nos diversos sistemas orgânicos*. Para isso, se utiliza a *ponta dos dedos* ou a *mão inteira* (tatear com maior ou menor pressão, segurar, empurrar, deslizar ou puxar = palpação direta). Em caso de se verificar a *temperatura,* usar as *costas da mão,* pois são mais sensíveis. Para sondagem, no entanto, deve-se lançar mão de *instrumentos* adequados à cavidade a ser examinada (= palpação indireta). Os achados de palpação da região afetada devem ser comparados com regiões circunvizinhas sadias (ou do outro lado não-afetado do corpo) e devem ser classificados nos seguintes termos, que estão ilustrados com exemplos:

▷ *Características de superfície:*

lisa: pele depilada sadia ou mucosas e serosas sadias;
áspera: coberta com sujeira ou exsudato ressecado, ou pele com hiperceratose (Fig. 150), serosa coberta de fibrina;
rugosa: com botões (nódulo-bernes, Fig. 163; papiloma, Fig. 156; mesotelioma);
enrugada/ondulada: com sinuosidades paralelas (pele sobre hematoma reabsorvido e em cicatrização, Fig. 151);
seca: pele depilada normal;
úmida: pele e pelagem em estábulos superlotados e fechados;
pastosa, pegajosa: mucosa oral de bovino com febre alta, superfície cutânea em exsudação;
molhada: superfície coberta por saliva, urina, líquidos fetais, sangue e outros;
gordurosa: vestígios de gordura nos dedos após a palpação (ver seção 3.1).

▷ *Consistência:*

macia: pele normal, móvel sobre o tecido subcutâneo;
mole: edema de pele e tecido subcutâneo (palpação sob pressão: a impressão digital permanece por um tempo, Fig. 160);
fofa: característica semelhante a balão cheio de ar (móvel à palpação: enfisema; achados paralelos: crepitação, percussão ressonante, Fig. 162);
flutuante: hematoma antigo preenchido apenas parcialmente com líquido ("sangue aquoso" que, ao ser palpado com as duas mãos, desliza num movimento de vaivém, Figs. 119 e 120);

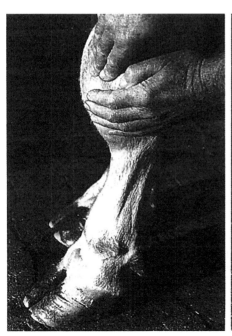
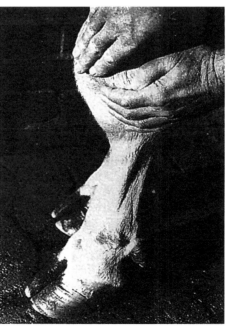

Figs. 119 e 120 Palpação de um aumento de volume para verificar a flutuação; dependendo do caso, nota-se, durante a pressão dos dedos, o vaivém do conteúdo líquido, que não é passível de compressão (aqui um higroma).

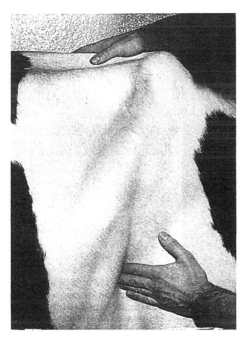

Fig. 121 Palpação para verificação da delimitação de um órgão (linfonodos pré-crurais).

*mole elástico:** músculo relaxado ou linfonodo normal;
*tenso elástico:** músculo contraído ou linfonodo inflamado;
tenso flutuante: hematoma recente, abscesso (o conteúdo só se move sob forte pressão);
tenso: "apertado" = parede abdominal em caso de processo doloroso interno (ver seção 7.12);
deformável: consistência entre pasta e argamassa, por exemplo a camada média do conteúdo ruminal (ver seção 7.8);
duro: tecido tendinoso ou cartilaginoso ou fleimão (ver seção 3.3);
sólido: osso ou dente;
flexível: cede à pressão digital forte, mas retorna à forma anterior quando cessa a pressão; crescimento ósseo actinomicótico ou estojo córneo de uma "sola dupla".

▷ *Delimitação:*

livre: todo o contorno bem delimitado dos tecidos vizinhos e móvel em relação a eles (Fig. 121);
parcialmente livre: ligado a certos tecidos vizinhos (por exemplo, pele ou osso) e imóvel em relação a eles, mas móvel em relação a outros tecidos;
não-delimitável: aderido aos tecidos vizinhos (como conseqüência de uma inflamação ou tumor maligno).

▷ *Sensibilidade à pressão* (reação de defesa à pressão digital, leve pontada, beliscamento ou percussão, ver adiante nesta seção e seção 7.8) e *prurido* (parestesia):

insensível: nenhuma reação a pressão, espetada, raspão ou estimulador elétrico;
normalmente sensível: o teste desencadeia reação normal ao "temperamento" do animal (girar a cabeça, tremor cutâneo, breve movimento da cauda ou do membro mais próximo);
sensível à pressão: reação exagerada de defesa (o animal salta para a frente ou para o lado, escoiceia, muge) quando é cutucado ou beliscado (pele sobre um flegmão [ver seção 3.3], ou por

---
*Também denominado "pseudoflutuação".

um movimento passivo (empurrar um tecido afetado, extensão ou flexão de uma articulação);
hipersensível: percebe-se prurido (e outras parestesias, ver seção 1.3) quando o bovino se esfrega, se lambe, se rói ou quando o clínico roça o animal com um objeto pontiagudo e este procura continuar o contato.

▷ *Calor* (ver também temperatura da superfície corporal, ver seção 2.4) se verifica colocando uma mão sobre o local afetado e a outra mão em região sadia, alternando-as e comparando-as (Figs. 122 e 123):

fria: orelhas e outras partes corporais; áreas de pouca ou nenhuma circulação (tecido morto);
quente: superfície corporal com temperatura normal;
muito quente: região corporal com inflamação aguda (circulação aumentada).

▷ *Movimento interno:*

movimento peristáltico: a aferição dos movimentos ruminais se faz com a colocação de uma das mãos no flanco esquerdo, para sentir o movimento de ondas (Fig. 124), geralmente acompanhadas de maior ou menor crepitação, que pode estar ausente se o conteúdo ruminal não apresentar atrito por ser excessivamente líquido ou espumoso (ver seção 7.8);
crepitação: é sentida ao se alisar uma área acometida de enfisema subcutâneo (→ movimentação das bolhas de ar contidas no tecido), ao movimentar um membro fraturado onde as pontas ósseas raspam entre si (ver seção 11.2) e uma articulação gravemente alterada (ver seção 11.2); pode-se sentir uma crepitação, mas também ouvi-la, caso necessário, com o uso de um estetoscópio;
palpitação: os movimentos cardíacos são normalmente sentidos com as pontas dos dedos no quarto espaço intercostal esquerdo, medial ao antebraço, como batidas rítmicas, palpáveis, na parede torácica (ver seção 5.1);
frêmito: a formação de turbilhão nos órgãos condutores de sangue (coração, artérias) é sentida com a colocação da ponta dos dedos (por exemplo, na área cardíaca em casos graves de endocardite estenótica da válvula da aorta [ver seção 5.1]; na artéria uterina média de vacas na segunda metade da gestação [ver seção 10:1]; o frêmito equivale ao sopro que se ausculta no coração (ver seção 5.1);
vibração: como em casos de bovinos acometidos de corpo estranho no retículo, pode-se sentir a vibração palpando-se a garganta ou a traquéia (ver "provas de sensibilidade dolorosa", ver seção 7.8, Fig. 250);
tremor de um músculo ou de uma região do corpo é mais bem avaliado pela palpação do que pela inspeção;
sucussão (balotamento): pode-se ouvir e sentir ao pressionar cavidades contendo, além de líquidos, também ar ou gás (hematoma infectado por uma cepa anaeróbica [ver seção 15.4], mastite anaeróbica).

A viscosidade de secreções corporais, obtidas espontaneamente ou por meio de punção ou sondagem (secreção nasal ou traqueobrônquica, sinovial, líquido cefalorraquidiano, transudato, exsudato) pode ser avaliada colocando-se uma gota desta secreção entre os dedos polegar e indicador, separando-os gradualmente, observando a formação de um filamento: aquosa, levemente viscosa, bem viscosa e pegajosa.

▷ *Palpação interna (endopalpação, exploração):*

Exame manual ou digital (respectivamente com a mão inteira ou apenas com os dedos) *de cavidades naturais ou cavidades abertas especialmente para este propósito* (exploração da cavidade oral, faringe ou laringe, ver seções 6.11 e 7.6; exame retal ou vaginal, ver seções 7.10 e 10.2; exploração abdominal e pré-estomacal, ver seções 7.9 e 7.12). *Como esse exame em geral é feito*

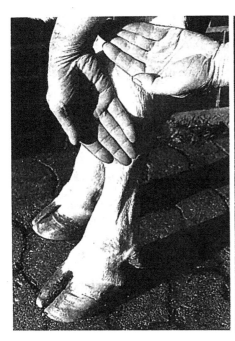
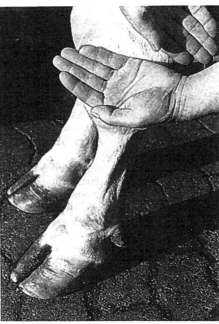

Figs. 122 e 123 Averiguação de eventual aumento de temperatura em um edema difuso num membro, através da colocação alternada de duas mãos sobre a região afetada e uma área sadia.

"às cegas", ou seja, sem controle visual, além dos métodos de palpação já mencionados, devem-se verificar as dimensões e anatomia topográfica dos órgãos internos.

Para o acesso à ampola retal, vagina/útero (obstetrícia) ou cavidade abdominal, a mão deve ser lubrificada, por exemplo, com mucilagem; para exploração retal, vaginal ou intra-ruminal, o clínico deve vestir uma luva comprida de plástico ou de borracha[4] (Fig. 125). Para exploração interna da cavidade abdominal (laparotomia exploratória, ver seção 7.12), devem-se seguir as normas de assepsia (trabalho asséptico, mãos e braços lubrificados com óleo estéril ou uma substância antibiótica oleosa). Durante a exploração, devem-se manusear os órgãos *com cuidado*, sem tracioná-los ou pressioná-los com força, para evitar lesões de tecidos e movimentos de defesa. Se necessária, por exemplo, a palpação interna da cavidade oral e faringe, é aconselhável o uso de instrumentos adequados (abre-boca, Figs. 225 e 231), para evitar acidentes.

Para *aferição do tamanho* dos órgãos palpados, deve-se fazer uso de *comparações* com a espessura, o comprimento e o ângulo de abertura dos próprios dedos, mão ou volume do pulso ("dois dedos de espessura" ou "três pulsos de tamanho"), ou se compara com o tamanho de objetos bem conhecidos (cabeça de alfinete, lentilha, ervilha, feijão, avelã, noz, tomate, ovo de galinha, ovo de ganso, maçã, cabeça de criança, bola de basquete, *medicin-ball*); a propósito, sabe-se que o clínico inexperiente em geral tem maior tendência a subestimar os achados de palpação interna do que superestimá-los. Para adquirir experiência, deve-se não só ater-se à região que se encontra alterada, mas também aproveitar para palpar todos os órgãos ao alcance, mesmo que normais, pois facilita posterior identificação de uma anormalidade. Também é aconselhável o treinamento de ambas as mãos, e não só a mão mais usada (por exemplo, em palpação retal), para, no caso de não se poder usar uma das mãos por qualquer motivo, a outra estar habituada.

▷ *Palpação por pressão:*

Pressão forte dos dedos nos espaços intercostais, à procura de uma eventual *sensibilidade* da parede torácica ou na região cardíaca (*palpação dolorosa*; ver também percussão dolorosa, ver adiante nesta seção) ou também fazer pressão com o punho cerrado na região inferior das costelas direitas (verificar se há conteúdo anormal, por exemplo *areia,* no abomaso, que, em caso positivo, provoca uma crepitação, Fig. 262). Ocasionalmente, estas medidas são de muito valor para o exame.

▷ *Balotamento:*

Pressões repetidas, com o pulso cerrado ou com a mão, sobre uma parte do corpo que contenha líquido (ou ao exame de um aumento de volume), observando se há um *choque de retorno* de um eventual conteúdo sólido. Dessa maneira, pode-se sentir o feto na parede abdominal direita de uma vaca no terço final da gestação (Fig. 373) ou localizar um centro duro "escondido" (fleimão, tumor) em um edema de grandes proporções (ver também auscultação com balotamento, ver adiante nesta seção).

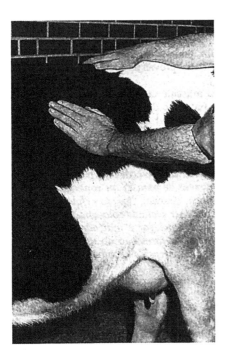

Fig. 124 Exame palpatório de "movimentos internos" pela colocação da mão no flanco esquerdo (aqui, os movimentos ruminais).

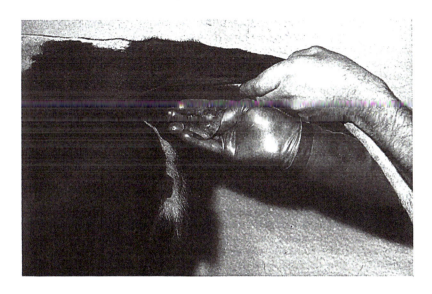

Fig. 125 Método adequado de se introduzir a mão enluvada e lubrificada para o exame retal.

▷ *Sondagem (palpação "indireta")*:

A sondagem é um método adicional, auxiliar, à palpação; no caso, as pontas dos dedos são "prolongadas" através de instrumentos adequados denominados sondas. O método possibilita a *exploração indireta de cavidades naturais ou patológicas que possuam uma entrada inacessível às mãos ou aos dedos ou de lúmen estreito e comprido* (cavidades nasais, canal nasolacrimal, esôfago, uretra, feridas, fístulas etc., Fig. 439). Dependendo do caso, utilizam-se sondas especiais, que podem ser rígidas, flexíveis, completamente elásticas, de metal (aço, zinco), borracha, plástico (duro ou macio), com comprimentos e diâmetros variáveis, assim como maciças ou ocas (sonda de botão,[5] sonda nasal,[6] sonda nasoesofágica,[7] sonda estomacal,[8] tubo esofágico,[9] sonda uretral,[10] entre outras). Após examinar, limpar e desinfetar o local de introdução, deve-se lubrificar a sonda, de acordo com a necessidade, com mucilagem, óleo, vaselina ou glicerina, e introduzi-la com muito cuidado, continuamente, até que se encontre resistência que não se possa contornar, o que indica o fundo da cavidade ou o seu conteúdo (soprar ou sugar a sonda). *Na sondagem exploratória, deve-se prestar atenção às impressões sentidas pelos dedos que seguram a sonda*: atritos, aderências, desvios da sonda; características do interior da cavidade (liso, rugoso, ondulado, duro, elástico, mole); direção e profundidade até onde se pode avançar; observar eventuais vestígios na ponta da sonda ao retirá-la (*secreções, excreções, exsudato*).

Percussão (percussão dolorosa e acústica)

O exame percutório se diferencia em *percussão dolorosa* e *percussão acústica*. A percussão dolorosa é feita diretamente sobre a superfície corporal (percussão direta) e traz resultados muito valiosos (ver anteriormente nesta seção). A percussão acústica é feita com o uso do plexímetro sobre a superfície corporal (percussão indireta) e traz, pelas ondas sonoras, informações valiosas sobre a existência de ar ou gás nos órgãos existentes no interior da superfície que se percute.

▷ *Persussão dolorosa*:

Para percussão dolorosa, usa-se um martelo de borracha (ferramenta de caminhão ou de *camping*, Figs. 126 e 252) e, caso necessário, pode-se usar o *punho* aplicando socos. Os *golpes* (*"perguntas"*) devem ser aplicados com força adequada, de preferência com golpes duplos, em ângulo reto em relação à superfície corporal, devendo esperar dois a três segundos pela "*resposta*".

Conforme o caso, pode-se começar a percussão dolorosa em uma área sadia, para que o paciente se acostume e o clínico conheça a reação normal do animal. Devem-se evitar os órgãos mais sensíveis, como por exemplo a veia mamária (hematoma!). No decorrer do exame, *devem-se manter o ritmo e a intensidade dos golpes*, mesmo ao percutir a área afetada e, provavelmente, sensível (ver teste de sensibilidade para a dor por corpo estranho; ver seção 7.8). Dos achados positivos, como *saltar para os lados, escoicear ou gemer*, o principal e de maior valor diagnóstico é o *gemido*, especialmente quando este gemido acontece sempre ao se percutir o mesmo local e com intensidades diferentes, e com a relativa nitidez se obtém, para um golpe duplo, um gemido também "duplo". A percepção e a avaliação desses gemidos, no entanto, fica dificultada se houver muitos ruídos no ambiente. Neste caso, é aconselhável que o clínico coloque uma das mãos na laringe ou na traquéia do animal, para sentir os gemidos como vibrações (ver seção 6.11).

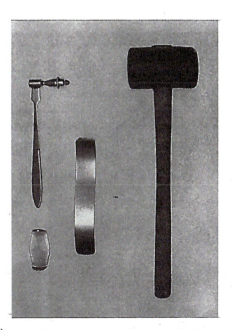

Fig. 126 À esquerda: martelo leve com amortecedor de borracha, assim como dois plexímetros para percussão acústica. À direita: martelo pesado de borracha ou plástico (ferramenta de caminhão ou *camping*) para percussão dolorosa.

▷ *Persussão reflexa:*

É a percussão feita com o martelo pequeno (Figs. 126, 468 e 469) em partes específicas do corpo (protuberâncias ósseas, pontos de inserção tendinosa, sobre o trajeto de um nervo), visando a verificação dos reflexos de defesa e desvio. Maiores detalhes serão abordados no exame do sistema nervoso central (ver seção 12.9).

▷ *Percussão acústica:*

Para a investigação da presença de diferentes níveis de gás e ar nos órgãos e tecidos próximos à parede corporal, se lança mão da *pleximetria* (golpes amortecidos por um plexímetro[11] feito de madeira, plástico ou metal, com largura não superior ao espaço intercostal, feitos por um *martelo de percussão pequeno*[12] ou com o uso de *percussão digito-digital,* onde se avalia a *ressonância da onda sonora criada* [Figs. 127 e 128]. O clínico pode obter informação em uma profundidade de até 7 cm para golpes de intensidade leve a média. Para identificar áreas com conteúdos gasosos, estas devem ser no mínimo do tamanho de um ovo de galinha a um pulso e estar no máximo a 7 cm de distância da superfície corporal.

As regras básicas para obter resultados úteis, como indícios sobre posição e tamanho do órgão afetado, assim como eventual presença de gás/ar são as seguintes: a percussão acústica deve ser feita em um ambiente calmo, sem barulho, se possível em ambiente fechado, e o animal deve estar calmo. A avaliação dos sons é facilitada se o animal mantiver a boca ligeiramente aberta. *Para percussão instrumental, o plexímetro*[11] (Fig. 126) *deve estar em pleno contato com a área a ser examinada. O cabo do martelo de percussão*[12] *pequeno (= leve!) deve ser seguro entre o dedo polegar e o indicador curvado, de tal forma que, ao menor movimento do pulso, ele já comece um movimento pendular* (Fig. 127). Devido ao fato de se segurar o martelo bem suavemente, logo ao bater com seu amortecedor de borracha no plexímetro ele vibra, permitindo a produção da onda de ressonância. Se, pelo contrário, o martelo for seguro fortemente e com toda a mão e for usado como se para pregar um prego, a vibração e a produção da onda de ressonância ficarão prejudicadas, pois a borracha de amortecimento do martelo fica em contato com o plexímetro por um tempo maior que o ideal para que se produza a vibração da parede corporal, não tendo mais valor diagnóstico.

Para percussão digito-digital (Fig. 128), em vez de martelo, *se usa o dedo médio da mão direita em forma de garra, encurvado, firme e apoiado lateralmente pelos dedos indicador e polegar. Com um movimento rápido e "quebrando o pulso", golpeia-se então o dedo médio da outra mão, que se encontra na função de plexímetro, em contato íntimo com a área a ser examinada.* Deve-se acertar a ponta do dedo médio direito, de preferência, na altura da primeira articulação. Em comparação com a pleximetria instrumental, este método oferece a vantagem de, além de se ouvir a ressonância, também se poder sentir a vibração da parede.

O ângulo reto entre os dedos deve ser mantido no momento do golpe. Um golpe muito forte, apesar de alcançar uma profundidade maior que 7 cm e desencadear uma onda sonora alta (mais audível), não tem valor diagnóstico, pois esta onda não vem de uma área de 2 a 3 cm de parede, como é desejável, mas sim de uma área tão maior quanto maior for a intensidade do golpe, inviabilizando a diferenciação de duas áreas que se quer comparar. O golpe deve, portanto, ser de intensidade moderada, mais para leve/delicado.

De preferência, devem-se aplicar três a cinco golpes em cada área a ser examinada. Os golpes devem ter a mesma suavidade, ser rítmicos e em seqüência rápida. Ao seguir estas normas, ouve-se uma ressonância homogênea e rítmica. *O clínico pode, então, mudar o dedo "plexímetro" de posição durante os golpes, mantendo a intensidade e o ritmo* e, se for detectada repentinamente uma ressonância diferente, volta-se o dedo "plexímetro" para a posição anterior, para repetir a operação e se certificar da diferença, estabelecendo assim uma delimitação percutória. Na percussão acústica, o golpe é a "*pergunta*" e a ressonância é a "*resposta*". Deve-se considerar, no entanto, que o ouvido humano tem uma "*capacidade de memória*" muito curta desses tipos de sons, o que leva a uma certa variação ao limitar zonas de ressonância. Para testar as linhas de delimitação normais mostradas nas Figs. 178, 212, 240, 257, 263 e 273, deve-se ultrapassá-las percutindo, de preferência, em ângulo reto ao que se presume ser o trajeto dessas linhas. O Quadro 10 relaciona os diferentes

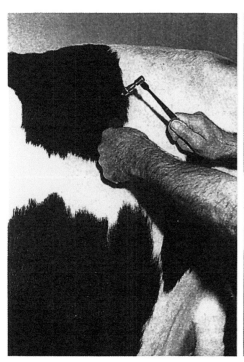
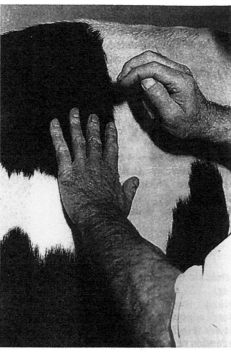

Figs. 127 e 128 À esquerda: instrumental de percussão acústica adequado. À direita: posição correta das mãos para a percussão digitodigital. Maiores detalhes no texto.

Quadro 10 Resumo dos tipos de som ouvidos durante a percussão (junto com uma explicação dos símbolos usados nos diagramas de percussão, Figs. 178, 240, 263 e 173)

Símbolo	Qualidade do som	Características dos tipos de ressonância à percussão (com exemplos de sua ocorrência em bovinos)
∩	Som timpânico:	Retumbar muito alto (sobre as partes do sistema digestivo, anormalmente cheias de gás: rúmen com timpanismo; abomaso e ceco deslocados)
○	Som subtimpânico:	Retumbar leve a alto (na parte dorsal do rúmen normalmente cheio; sobre as alças superiores do intestino contendo gás; sobre as porções enfisematosas do pulmão)
O	Som pulmonar "claro":	Ressonância boa, sem retumbar (na parede torácica: tecido pulmonar com conteúdo normal de ar)
⊙	Macicez relativa ou incompleta:	Som mais fraco que o som pulmonar, porque a estrutura percutida contém menos ar do que o pulmão sadio (uma descoberta normal na área de posição da percussão cardíaca ou sobre a porção do rúmen contendo massas sólidas de alimento)
●	Macicez ampla, mas ainda incompleta:	Similar ao som "vazio" do músculo, mas com ressonância fraca (na parte ventral do abdome — estômago e intestino —, onde o bolo alimentar é permeado por finas bolhas de gás)
●	Som muscular "vazio" ou macicez "absoluta":	Macicez completa sem ressonância (na região dos grandes músculos e no campo de percussão do fígado, também órgãos parenquimatosos isentos de ar e gás; sobre lesões pulmonares de tamanho maior do que um punho, contendo exsudato ou conteúdos similares; sobre o coração afetado por pericardite ou sobre um abomaso contendo areia)

sons que se obtêm de uma percussão acústica adequada. Se necessário, podem-se reproduzir estes sons, percutindo as áreas relacionadas.

Formas especiais de percussão acústica. Para investigação de possíveis espaços vazios em *tecido ósseo ou córneo* (ver seção 6.10 e 11.2) se utiliza a *percussão dura,* com o lado do martelo desprovido de borracha de amortecimento, como a percussão dos seios nasais, por exemplo, que produz ressonância, o que não ocorre na sola do casco (Figs. 204 e 438). Em ossos longos, pode-se simultaneamente percutir uma extremidade, ao mesmo tempo que se palpa a outra, para investigar uma possível fratura (transmissão da ressonância/vibração). No caso de uma reticulite traumática recente, não é raro se obter, à percussão da região ventral do abdome, um som timpânico chamado *"som da caixa"* (ver seção 7.8). À ausculta com percussão, que será mais bem descrita adiante nesta seção, a parede corporal é contornada pelo estetoscópio, que é percutido pelo cabo do martelo percussor.

Auscultação (exame auditivo)

Os *sons audíveis externamente* serão abordados no item *"voz" dos bovinos,* assim como nos esclarecimentos sobre *sons estenóticos das vias respiratórias superiores* (ver seções 7.7 e 6.11).

A auscultação é utilizada para a investigação de processos orgânicos internos, patológicos ou não, que desencadeiem sons ou tons (função cardíaca, respiratória, peristalse, entre outros). Pode ser feita diretamente, pela colocação do ouvido sobre a parede torácica, que, se preciso, pode estar coberta por um lenço, enquanto o outro ouvido é tapado pelo dedo indicador. Como não se pode colocar o ouvido em todas as partes do corpo e o clínico, encostado no animal, perde o controle sobre a movimentação deste, na maioria das vezes se recorre à ajuda um *estetoscópio biauricular adequado* (por exemplo, o de Götze[13] ou o de Rappaport e Sprague)[14] (Fig. 129). Em casos especiais, pode-se *auscultar e percutir simultaneamente a mesma área (auscultação com percussão)* ou com a ajuda do pulso provocando vibrações (*auscultação com balotamento*).

Para assegurar a qualidade dos achados, devem-se seguir as seguintes normas: a *auscultação deve ser feita em ambiente tranqüilo, sem ruídos e, de preferência, com o animal em estação (excepcionalmente, em animal deitado).* Ruídos externos são captados pela parede torácica e repassados ao estetoscópio, influenciando os achados de auscultação. *A cápsula ou o funil do estetoscópio deve estar em pleno contato com a pele e ser pressionado homogeneamente, não devendo deslizar sobre o local durante a auscultação.* Assim, os pêlos são *pressionados* pela membrana do diafragma do instrumento, *evitando o atrito com a pelagem,*

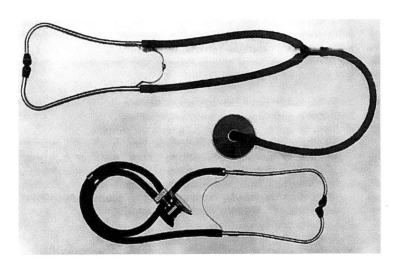

Fig. 129 Estetoscópio para auscultação em bovinos. Acima: modelo de Götze. Abaixo: modelo de Rappaport e Sprague.

que causa ruídos prejudiciais. Um aro de borracha ou plástico formando um *bocal elástico* no diafragma também ajuda a evitar interferências de ruídos estranhos ao exame. É aconselhável que a membrana esteja em íntimo contato (*aderida*) com o diafragma. A *inserção do tubo* no diafragma ou funil deve ser *lateral ou central e em ângulo reto,* para que o diafragma seja o mais fino possível, possibilitando que, ao se auscultar o coração (ver seção 5.1), o diafragma possa avançar o suficiente entre o antebraço e a parede torácica. Os tubos *não devem ser mais longos que o necessário,* pois aumentam a possibilidade de interferência ao entrar em atrito com o animal ou com o próprio clínico. De preferência, o material desses tubos deve ser de plástico siliconizado ou *outro material elástico,* pois a borracha, no frio e após longo tempo de uso, se torna rígida, o que pode prejudicar a transmissão dos sons, como também pode rachar (e posteriormente quebrar). O diâmetro do tubo deve ser de uma espessura tal que, ao torcê-lo, seu lúmen conserve o mesmo calibre e não apresente rachaduras. O estetoscópio de *tubo duplo* deve ter os *tubos unidos,* caminhando juntos, para evitar choques entre si. A forquilha do estetoscópio deve ser adequada ao tamanho da cabeça do clínico e possuir uma *pressão média e elástica.* As *olivas* devem *obstruir totalmente* a entrada do ouvido, com uma posição ligeiramente inclinada para cima e para trás. Finalmente, é importante que se use sempre o estetoscópio com o qual se treinou e adquiriu experiência.

Durante a auscultação, o clínico verifica, nos fenômenos acústicos que emanam do interior do corpo, a harmonia (harmonia = musical e desarmonia = ruído), a *altura do timbre,* a *qualidade do timbre,* a *altura* (intensidade), a *duração* e a *continuidade* (contínuo ou descontínuo), a *freqüência,* assim como seus *eventuais efeitos na função dos órgãos internos* (sístole, diástole, inspiração e expiração não-relacionadas com a respiração, a ruminação, a eructação etc.). Tons cardíacos (ver seção 5.1), ruídos respiratórios (ver seção 6.13) e movimentos ruminais (ver seção 7.8), incluindo suas alterações, serão abordados em maiores detalhes nos próximos capítulos. O Quadro 11 apresenta uma classificação dos sons audíveis para facilitar seu reconhecimento.

Na *auscultação com percussão,* a parede corporal é percutida em torno do diafragma do estetoscópio através do cabo do martelo de percussão (segurado por sua cabeça), de uma varinha de madeira ou através do dedo médio. A percussão é feita com "leveza" e em seqüência rápida (Fig. 265). Na área de projeção de órgãos ocos ou cavidades que estão em contato com a parte interna da parede corporal e contendo líquido (embaixo), bem como ar/gás comprimido (em cima), pode-se deste modo auscultar um *som metálico semelhante a um sino ou o choque de moedas,* cuja tonalidade depende da espessura e da tensão da parede (também da pressão interna do órgão/cavidade). *Se esta pressão se altera durante o exame* (devido a contração/relaxamento do órgão examinado ou outro adjacente), *altera-se também a tonalidade da ressonância metálica.* Se a pressão permanecer inalterada, a tonalidade, conseqüentemente, não se alterará.

Na *auscultação com balotamento,* coloca-se o diafragma do estetoscópio no local onde se suspeita que esteja a linha de transição entre o conteúdo líquido e o conteúdo gasoso do órgão ou cavidade; aí, através de movimento com os punhos cerrados no tórax ou abdome, um pouco abaixo da posição do diafragma, agita-se o conteúdo (Fig. 266). Em caso positivo, se ausculta o movimento dos líquidos, que, em casos de alta pressão interna, vem acompanhado ainda de um som gasoso metálico.

Escolha, coleta e envio de amostras para exame

Caso não se consiga chegar a um diagnóstico suficientemente preciso com os exames descritos neste capítulo, ou o animal já foi encontrado morto ou, por outras razões (interesse científico ou legal), *se quer assegurar a continuidade das investigações,* devem-se coletar e enviar amostras do animal vivo ou morto (sacrificado ou não) a um laboratório. Para tal, deve-se atentar para o seguinte.

O *material para exame* (saliva, suco ruminal, fezes, urina, sangue, soro, leite, punções de cavidades ou articulações, líquido cefalorraquidiano, esfregaço de pele, *swab* nasal, conjuntival ou uterino, secreção prepucial, esperma, amostras de tecido oriundas de biopsia ou necropsia, alimentos, água de bebida entre muitos outros mais; ver as referidas seções neste livro, assim como os Quadros de Componentes do Sangue e do Soro/21, 22 Punções de Cavidades Corpóreas/47, Instrumental para Punção Sinovial/67 e Achados no Líquido Cefalorraquidiano/72) precisa, dependendo do caso, ser escolhido de uma forma que seja de *real valor diagnóstico.* Não tem sentido, por exemplo, enviar uma amostra de sangue "a bel-prazer", se a sintomatologia não indica provável patologia que possa ser comprovada por este exame de sangue. A escolha de amostra precisa ser um *complemento do exame clínico* (ou *exame necroscópico,* ver adiante nesta seção) *do paciente,* que considere os dados da anamnese (ver seção 2.2) *e do ambiente* (ver seções 6.5 e 11.1); *só então se decide qual amostra deve ser coletada.*

O *material para exame deve ser coletado de maneira correta.* Por exemplo, as amostras para exame toxicológico, bacteriológico, virológico ou micológico devem ser estéreis; amostras de tecido para exame histológico não devem ser esmagadas; amostras perecíveis devem receber os devidos cuidados, e assim por diante.

As amostras para exame precisam ser identificadas, conservadas, empacotadas e despachadas de maneira adequada. De preferência, devem ser utilizados recipientes de plástico transparente (sacos, tubos com tampa), embalados à prova de acidentes. *Cada prova deve ser embalada separadamente e identificada com tinta não lavável e escrita legível* (data, procedência e conteúdo). A respeito da conservação, há que se cuidar: amostras para exame virológico ou bacteriológico devem ser enviadas a uma temperatura constante de 4°C; amostras de *swab* devem ser enviadas em meios de cultura apropriadas para o transporte; alimentos que, por experiência, sabe-se estarem sujeitos a deterioração à temperatura ambiente devem ser enviados resfriados; amostras de tecido para exame histológico devem ser enviadas em tiras de aproximadamente 5 mm de espessura, imersas em uma solução equivalente a 10 vezes o seu volume de formalina a 10%. Antes de despachar amostras de sangue, deve-se considerar se as mesmas devem seguir como *sangue, soro* ou *plasma;* portanto, se um anticoagulante é necessário (ver seção 5.6).

Em *casos legais,* é melhor que a coleta e o despacho sejam feitos na presença de uma testemunha imparcial e, em especial, em casos de amostras de alimentos, a coleta deve ser feita por um perito autorizado. Neste caso, aconselha-se também que sejam coletadas *duas amostras para segurança* e, se possível, armazenadas adequadamente em juízo.

Ao embalar amostras, deve-se ainda respeitar as normas dos correios. Segundo os correios da Alemanha, todo recipiente deve ser fechado hermeticamente e protegido contra choques, devendo-se escrever externamente "*material para exame veterinário urgente — transportar em separado*".

Todo despacho de material para exame deve conter a seguinte e legível identificação:

▷ Nome, endereço e telefone do remetente
▷ Nome e endereço do laboratório/instituto
▷ Data da coleta e, caso difira, a data da remessa
▷ Histórico: tamanho da propriedade; tipo de criação; quantos animais, de que espécie e sob qual sintomatologia e circunstância estão doentes; quantos morreram e/ou foram abatidos; alimentação, clima, condições da pastagem; problemas anteriores da propriedade; manejo sanitário; animais comprados recentemente; achados clínicos ou de necropsia
▷ Suspeita clínica
▷ Detalhes da coleta
▷ Dados dos exames pedidos (por exemplo, exame histológico

Quadro 11 Resumo dos ruídos e tipos de sons captados por auscultação e suas possíveis diferenciações

Tipo de auscultação	Classificação pela intensidade dos ruídos ou sons	Descrição aproximada	Considerar como achado em:
Fonendoscopia:	Batidas:	"buuu" (longo, profundo/abafado, alto) — "dup" (curto, muito claro, baixo)	Auscultação do coração: primeira e segunda bulhas
	Sopro:	fluxo rápido e forte de um líquido	Auscultação do coração: endocardite
	Grasnar:	rosnado de agressão do gato/ganso	
	Sibilo (apito):	saída de vapor por uma válvula (chaleira, panela de pressão)	
	Zumbido:	rotação em alta velocidade	
	Chapinhar (chapoteio):	vibração da parede interna de uma cavidade que contenha líquido ou ar/gás devido ao funcionamento do órgão	Auscultação do coração: pericardite purulenta
	"Ploc" (sucussão):	retirada de um objeto de um pântano	
	Roce:	esfregar a mão sobre uma superfície lisa ou levemente rugosa	
	Atrito (fricção):	ralar legumes ou madeira	Auscultação do coração (sincronia cardíaca): pericardite fibrinosa
	Esfregadela:	limpar os pés no capacho	Auscultação do pulmão (sincronia cardíaca): pericardite fibrinosa
	Arranhadura:	esfregar as pontas das unhas em superfícies rugosas	
	Ruído respiratório laringotraqueal:	"CH" pronunciado na expiração forte e áspera	
	Ruído respiratório traqueobrônquico:	"CH" com força média	Auscultação do pulmão e vias respiratórias; som respiratório normal
	Ruído respiratório bronquiobronquiolar:	"CH" fraco	
	Ruído respiratório anormalmente aumentado:	ruído respiratório laringotraqueal, traqueobrônquico ou bronquiobronquiolar especialmente alto (sopro tubário)	Auscultação de laringe ou traquéia estenosadas patologicamente ou de áreas pulmonares sem presença de ar (atelectasias ou tumor)
	Crepitação fina e grossa; antigamente "estertor úmido", (*crackles*):	ruído de explosão curto, não-contínuo, não-musical, sem uma intensidade reconhecível (estalido, chiado)	Auscultação pulmonar; liberação repentina de uma via respiratória antes obstruída (doença obstrutiva e restritiva, ver seção 6.13)
	Sibilo antigamente "estertor seco" ou "ronco", (*rhonchi*, "wheezes", "squeaks")	som contínuo musical de intensidade constante ou alternada	Auscultação pulmonar: dependendo do local e do momento, indício de estreitamento das vias respiratórias extratorácicas, espessamento de tecido pulmonar ou obstrução das vias respiratórias intratorácicas (ver seção 6.13)
	"Crepitação/marulhar":	mistura de crepitação, marulho, roce e leve grunhido	Auscultação ruminal: atividade normal dos pré-estômagos
	"Gorgorejo" (rosnado):	ruído de gás/bolhas de ar sob pressão em uma cavidade muito contraída	Auscultação ruminal: movimentos ruminais em estenose vagal (síndrome de Hoflund)
Auscultação com balotamento e auscultação com percussão:	Retumbar:	semelhante a tambor	Auscultação do flanco: rúmen timpânico, pneumoperitônio, reto contendo gás ou ar
	Som metálico:	semelhante a sino	Auscultação do flanco: parede abdominal tensa e órgão cavitário contendo gás (em cima) e líquido (embaixo) (por exemplo, abomaso ou ceco deslocado), com pressão interna aumentada
		— Intensidade constante:	— constante
		— Intensidade variável:	— variável
	Chapinhar:	vibração da parede de uma cavidade contendo líquido e ar/gás causada especialmente pelo exame	Auscultação do flanco: enterite, deslocamento do abomaso, peritonite purulenta, ascite; auscultação do pulmão ou do coração; pericardite ou pleurite purulenta

para pesquisa de eventual tecido neoplásico; análise química do teor de chumbo; pesquisas de micotoxinas, e assim por diante)
▷ Como se quer o resultado (ao remetente e/ou proprietário; por escrito/telefone)
▷ Custos para... (remetente, proprietário, terceiro).

Para que o material a ser examinado chegue ao laboratório em bom estado e para se receber logo o resultado, deve-se sempre escolher o meio de transporte mais rápido possível. Pela mesma razão, se aconselha que os exames urgentes (especialmente em fins de semana e feriados) sejam combinados por via telefônica. Em caso de dúvida sobre se o destinatário recebeu o material, também deve ser feito o contato telefônico sem demora.

Necropsia (exame pós-morte ou anatomopatológico)

Caso o animal tenha morrido ou sido sacrificado antes da chegada do médico veterinário, é de *grande importância, para a complementação dos achados clínicos,* o levantamento das *alterações patológicas* de todos os seus órgãos (se necessário, também exames histológicos, microbiológicos ou toxicológicos de amostras adequadas, ver anteriormente nesta seção). Isto é válido especialmente em propriedades que já tenham tido, com freqüência, problemas semelhantes e em casos legais. *Um relato completo por escrito dos achados costuma ser essencial.* Esse relato deve abordar as circunstâncias do caso (animal morreu, foi sacrificado; manifestações clínicas e evolução; quantos animais foram achados mortos, por quem, quando, onde e como?), assim como nome e endereço das testemunhas da necropsia. Para o levantamento dos achados de *um animal morto em um frigorífico,* deve-se encontrar o médico veterinário responsável pela inspeção *a tempo de presenciar e avaliar os órgãos do animal no momento de sua retirada,* do contrário a origem dos órgãos pode ser questionável. Esta *necropsia* combinada com o responsável pela inspeção deve acontecer imediatamente após a morte do animal, pois, devido ao aumento pós-morte, da temperatura corporal, bem como ao conteúdo ruminal, a instalação da autólise em ruminantes é muito rápida. Se o exame necroscópico não for possível, deve-se proceder à retirada dos órgãos e conservá-los, junto com o corpo do animal, em uma câmara fria. Caso a necropsia não ocorra em uma instituição especializada, deve-se providenciar a posterior *desinfecção do local.* O examinador e seus auxiliares devem estar equipados com *vestimentas de proteção usuais* e *instrumentos adequados* (facas de necropsia grandes e pequenas,[15] tesouras,[16] pinças,[17] serra para ossos,[18] fios para ligadura e recipientes para coleta). Após o término do exame, *deve-se dar ao cadáver um destino adequado,* ou seja, geralmente um forno crematório.

O levantamento dos achados de necropsia é uma continuação sensata do exame clínico, agora no animal morto, que consta de inspeção (ver anteriormente nesta seção), *palpação* (ver anteriormente nesta seção), *assim como exame olfativo* (ver anteriormente nesta seção), *e é realizado na seguinte ordem:*

▷ *corpo do animal:* identificação, estado de nutrição e geral, posição, postura e arredores (vestígios no ambiente: raio, marcas de escavação no solo indicando agonia etc.);
▷ *cavidades naturais do corpo:* prolapso de vísceras, saída de conteúdo, aspecto e coloração das mucosas;
▷ *cavidade abdominal:* parede abdominal, líquido peritoneal, baço, sistema pré-estômagos abomaso (após ligadura, retirar esôfago e duodeno), intestino (após ligadura de duodeno e reto, exteriorizar), fígado, pâncreas, sistema geniturinário (se fêmea gestante, também o feto);
▷ *tórax:* parede torácica, líquido pleural, retirada e exame dos pulmões, pericárdio (incluindo coração após secção da inserção mediastínica — em geral, se retira junto com esôfago e a traquéia, incluindo laringe e língua, que foram previamente liberadas);
▷ *sistema locomotor:* músculos, ossos, articulações, tendões e ligamentos;
▷ *sistema nervoso central:* cérebro e medula espinhal, incluindo seu invólucro ósseo (se necessário; Fig. 477).

Examina-se cada órgão quanto a sua localização, seu tamanho (peso), sua forma, suas relações anatomotopográficas, coloração, consistência, aspecto de superfície e odor, descrevendo-se os achados. A *avaliação subjetiva* dos achados levantados encerra o relatório de necropsia e subsidia a *formulação de um diagnóstico* (ver seção 14.1) que deve conter dados sobre sede, grau, tipo e duração das alterações constatadas, assim como sua causa, por exemplo: "reticuloperitonite subaguda de alto grau (generalizada) por corpo estranho".

Achados de especial importância para uma *avaliação legal* do caso (como, por exemplo, a determinação histológica da idade de um processo patológico) devem ser descritos no relatório de necropsia com a maior clareza, sem deixar dúvidas. Se, durante o exame, chega-se a suspeitar de uma *patologia de comunicação obrigatória em bovinos,* devem-se contactar imediatamente as autoridades cabíveis; conforme o caso, não se pode avaliar nem retirar órgãos ou o corpo do animal antes da chegada das autoridades.

2.4 Exame geral

Estado geral do paciente

Um exame geral breve, mas minucioso, indicará *até que ponto a saúde do animal está perturbada. Em relação ao histórico* da doença, este fornecerá, geralmente, uma *indicação do local* da mesma. Um exame geral deve sempre ser realizado, mesmo em animais com distúrbios facilmente reconhecíveis, como claudicação, porque fornecerá informações sobre a *gravidade* da queixa primária e pode revelar *complicações ou distúrbios secundários* que devem ser levados em consideração para o diagnóstico, o prognóstico e o tratamento. Por exemplo, claudicação acompanhada de estado febril necessitará ser tratada sistemicamente (sulfonamidas ou antibióticos), além das medidas terapêuticas locais cabíveis. Por outro lado, não adianta tratar uma lesão local como infecção purulenta do casco, normalmente de cura simples, se o exame geral revela séria doença pulmonar ou cardíaca oriunda da infecção do casco (pneumonia metastática ou endocardite) (ver seção 14.3). Os mesmos princípios aplicam-se a todas as outras condições (ver seção 14.3).

As características incluídas no exame geral são: *postura, comportamento, estado nutricional, condição física, freqüência respiratória, pulsação e temperatura do corpo.* Finalmente, é feito um resumo e avaliação dos achados.

Postura

Postura significa a *aparência geral do paciente* pelo aspecto anatômico. É avaliada pelo exame de cada região do corpo, na seguinte seqüência: *orelhas, cabeça e pescoço, membros e cauda em relação ao tronco; formato da coluna vertebral; a tensão da parede abdominal, controlada por palpação, será abordada na seção 7.12.* Nem sempre é fácil detectar anormalidades de postura em bovino em estação ou deitado. Entretanto, há diversas posturas anormais que são características de certas doenças. Por exemplo, o dorso arqueado e o abdome tenso são sinais importantes de peritonite, em particular resultante de reticulite traumática (Fig. 130); postura semelhante é observada na endometrite grave e na osteomalacia, assim como em tétano.

As lesões espinhais congênitas ou adquiridas por longo tempo em posição ereta produzem curvatura da coluna vertebral dorsalmente (cifose), ventralmente (lordose) ou lateralmente (escoliose). Uma postura totalmente rígida da coluna toracolombar não mais passível de retorno é um sintoma que indica piemia

IDENTIFICAÇÃO, ANAMMNESE, REGRAS BÁSICAS DA TÉCNICA DE EXAME CLÍNICO GERAL 69

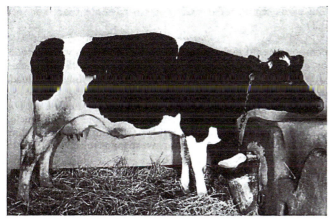

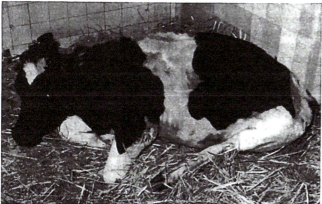

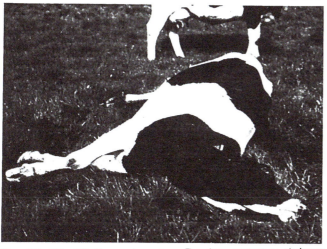

Figs. 130, 131 e 132 Exame da postura. Em cima: postura na síndrome de corpo estranho (reticulite traumática) — dorso arqueado, posição de cavalete das pernas, abdome tenso ("encolhido"). No meio: postura de um bovino jovem impossibilitado de se levantar em virtude de paralisia dos posteriores, devido a lesão na medula espinhal, causada pela larva da mosca do berne (posição de "cão sentado"). Embaixo: postura na tetania hipomagnesêmica (tetania do pasto) — o animal está em decúbito lateral, com a cabeça em opistótono; contrações tônico-clônicas dos membros (Kruse).

(ver adiante nesta seção), que não é rara em bovinos, assim como a espondiloartrose crônica observada em touros idosos. Manter as pernas dianteiras afastadas é uma postura anômala, característica de doenças do pericárdio e pulmões. A postura de cavalete dos membros traseiro e dianteiro, com pescoço esticado e a cauda afastada, é típica de tétano, condição rara em bovino. Manter a cauda elevada indica uma condição dolorosa do reto, ânus ou sistema geniturinário. Os animais com a cabeça e o pescoço esticados e abaixados, às vezes com a língua projetada para fora, também estão sofrendo distúrbios de faringe, esôfago (obstrução) ou do sistema respiratório (dispnéia). O bovino muito doente mantém a cabeça baixa ou apoiada em alguma coisa. A maioria das formas de claudicação e paralisia é acompanhada por anomalias características de postura e posição do membro acometido (ver seção 11.2). Um animal deitado, todo enroscado, com a cabeça virada para o peito, é sinal de estado comatoso, em particular com febre vitular (hipocalcemia pós-parto), ao passo que o animal deitado de lado, com os membros e a cabeça estendidos para trás, pode ter tetania hipomagnesêmica (Fig. 132) ou pressão aumentada no sistema nervoso central (necrose cerebrocortical, meningoencefalite etc.).

Comportamento

Comportamento significa *aparência geral do paciente pelos aspectos sensorial e motor, manifestada por variações normais ou patológicas em relação a várias situações de vida*. Requer longa experiência e observação perspicaz para julgar se o animal responde de maneira normal ou anormal à abordagem de seres humanos ou animais; à alimentação e à bebida; à ruminação e à eructação; à defecação e à micção; aos atos de levantar, caminhar, ficar em estação, deitar; à ordenha ou aleitamento; à parição, ao estro ou acasalamento etc. (ver seção 12.4). Se necessário, o comportamento do paciente pode ser comparado ao de um bovino saudável no mesmo alojamento. Um bovino normal reage a acontecimentos ao seu redor com movimentos apropriados de cabeça e pescoço, olhos e orelhas. As moscas são repelidas. Alguns bovinos são naturalmente mais vivos, inquietos, agressivos, ansiosos, teimosos e intolerantes que outros. Essas características são inatas ou adquiridas pelo contato com seres humanos ou com a manada (temperamento, caráter; ver seção 1.3) e não devem ser confundidas com mudanças no comportamento adquiridas pela doença. Lembrar que um animal, após um período de esforço, agirá com mais indolência que antes. A seguir, exemplos de *distúrbios patognomônicos do comportamento em bovinos*.

Estímulo sensomotor aumentado (excitabilidade): inquietação frenética, marradas, espalhar palha com os chifres, pressionar o focinho contra objetos, tensão, fraqueza dos quartos traseiros, o que leva a paresia, e vocalização rouca na hidrofobia (Fig. 455). Na tetania, há tremores musculares localizados ou generalizados, contrações tônico-clônicas e incapacidade de se levantar (Fig. 132). Nos casos de envenenamento por chumbo, há tremor, ranger de dentes, força cegamente para a frente e, às vezes, escoiceamento (Fig. 134). Na doença de Aujeszky, podem-se observar inquietação e prurido persistente, que levam a automutilação. Em estados dolorosos e agudos da cavidade abdominal (deslocamento do abomaso ou intestinos, obstrução do conduto biliar principal, torção uterina; ver Quadro 42), observam-se sinais de cólica movimentando-se para diante e para trás, elevação dos pés, coices na barriga, com o animal levantando-se em seguida.

Estímulo sensomotor diminuído (depressão, apatia, sonolência, coma, paralisia, paresia): na paresia da parturiente ou febre vitular, a vaca fica caída (impossibilitada de se levantar) e indiferente. Observa-se coma grave (inconsciência) resultante de intoxicação geral, por lesões sérias do fígado ou dos rins. No botulismo, há paralisia de músculo estriado e liso (Fig. 135). Em distúrbios do sistema nervoso central (cérebro e meninges) com dor intensa, o animal inclina-se ou apóia a cabeça e o focinho no cocho ou na parede, não demonstrando interesse pelo que ocorre à sua volta. No estado de sonolência que acompanha outras doenças, após alguns dias, com o agravamento da doença, o bovino fica desanimado, apático e deprimido. A ingestão de alimento é reduzida ou cessa totalmente; as bocadas são menores do que o normal. Esses animais passam a maior parte do tempo deitados e sem vontade de se levantar. Os insetos não são espantados e se aglomeram sobre o paciente. Os olhos ficam fundos e apresentam um brilho febril ou embotamento, resultante do

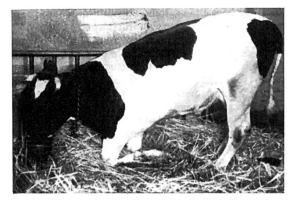
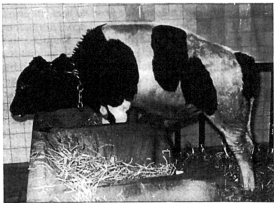
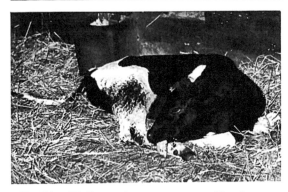

Figs. 133, 134 e 135 Exame do comportamento. Em cima: comportamento na osteomalacia. Relutância em se levantar, descansando sobre as articulações carpianas (em virtude de dor nos pés). No meio: comportamento no envenenamento agudo por chumbo. Cegueira, salivação, ranger de dentes, pressão cega para a frente. Embaixo: comportamento no botulismo. Decúbito apático, com paralisia de todos os músculos (membros — incapacidade de se levantar; cauda — afastada do corpo; músculos da mastigação — queda da mandíbula inferior; músculos da deglutição — salivação, mastigação vazia; músculo da língua — língua pendurada para fora).

piscar esporádico. O focinho é raramente lambido, formando-se uma crosta em torno das aberturas nasais.

Outros tipos de comportamento patológico são: tosse freqüente, ressonar, respiração ruidosa, arquejar dos flancos (ver seção 6.6); ruminação "vazia" e outros movimentos de mastigação anormais, permitindo que o bolo alimentar caia da boca; salivação; movimentação anormal da língua; vômitos e regurgitação (ver seção 7.5); marcha rígida ou vacilante, como nas várias formas de claudicação e paralisia (ver seção 11.2); esforço para urinar e defecar. Sintomas de dor no bovino incluem gemidos regulares e prolongados (dor na cavidade torácica) ou gemido breve e ocasional (dor na cavidade abdominal, ver Quadros 1 e 3), ranger de dentes, tremores musculares, sem tendência para se mexer; também cólica (dor visceral forte, ver Quadro 42).

Em casos raros, a dor pode fazer o paciente suar (ver seção 3.2).

Os chamados *"tiques nervosos"* do bovino são padrões de comportamento mais ou menos pronunciados, às vezes freqüentes em certas propriedades, cuja etiologia não está bem esclarecida, mas, provavelmente, têm relação com o manejo (Quadro 12).

As *variações no comportamento* reveladas durante o exame geral demonstram a necessidade de um exame mais minucioso dos sistemas orgânicos acometidos (ver Cap. 3), assim como do sistema nervoso central, para investigar as relações ambientais do rebanho (ver seções 6.5 e 11.1).

Estado nutricional

O estado nutricional é julgado por inspeção e palpação do paciente, de preferência comparando-o com animais saudáveis do mesmo grupo etário, dando-se especial atenção à barbela, às escápulas, aos processos espinhosos das vértebras torácicas e à base da cauda (a chamada pega do açougueiro). A classificação dos graus de estado nutricional é fornecida no Quadro 13 (ver também Figs. 136, 137 e 138). Na vaca leiteira, para se evitar o excesso de gordura e, com isto, a *síndrome de mobilização de lipídios,* aconselha-se que o seu estado nutricional no parto seja muito bom (valor 3,5), na cobertura ou inseminação seja regular (valor 2,0 a 2,5) e, no final da lactação, seja bom (valor 3,0 — não mais) (orientação do Ministério da Agricultura da Inglaterra, 1976). Se houver possibilidade de pesar as vacas leiteiras de uma propriedade com freqüência, deve-se seguir rigorosamente a norma de não permitir que o seu peso mínimo no momento do pico da lactação ultrapasse mais de 10% seu peso quando seca; no momento do parto, não deve ultrapassar mais de 20% (Fig. 139).

Quando um paciente está num estado de nutrição precário, é necessário descobrir se tal fato se deve a *subnutrição primária ou secundária.* Um estado de debilidade *(inanição primária)* surge quando a ração é qualitativa ou quantitativamente inadequada. A impropriedade pode ser absoluta (ou seja, inadequada para todos os animais) ou relativa (inadequada para um determinado animal, em virtude da alta produção de leite, prenhez de gêmeos etc.). Em contraste, o *emagrecimento (inanição secundária)* resulta de doenças que afetam o apetite do animal (como infecções sistêmicas febris e intoxicações) ou sua aptidão para ingerir alimentos (actinobacilose da língua, paralisia faríngea) ou a digestão e a absorção de nutrientes. As doenças debilitantes costumam envolver partes maiores do sistema digestivo ou toda sua extensão (estenose funcional do orifício retículo-omasal, infecção por helmintos gastrintestinais, tuberculose, paratuberculose, doença hepática grave) e, em geral, são crônicas. Algumas doenças agudas localizadas em outros órgãos podem causar emagrecimento rápido, como doença renal grave com diarréia sintomática contínua (e perda de proteína na urina e nas fezes) ou condições dolorosas nos pés que podem dificultar o ato de pastar.

As doenças crônicas do sistema locomotor resultam, muitas vezes, em *atrofia de inatividade dos músculos* na parte acometida do corpo, como debilidade do músculo tríceps braquial após paralisia central do nervo radial ou debilidade do quadríceps por artrite grave e crônica de articulação femorotibial.

Condições de higiene

Para se avaliar o estado higiênico do animal doente, deve-se observar a limpeza da superfície corporal (inclusive úbere, região perineal e extremidades dos membros) e do estábulo, assim como comedouros e bebedouros. Se um paciente causa má impressão, assim como a sua cama, enquanto o resto do rebanho está bem, então deve-se atribuir este achado a doença. O grau dessa má impressão, principalmente em processos crônicos, dá uma idéia da atenção que o paciente está recebendo e, se necessário, o tratador deve ser lembrado de suas obrigações em relação ao

Quadro 12 Resumo dos comportamentos padrões dos bovinos erroneamente denominados "tiques" (= "etopatias")

Comportamento padrão	Manifestação	Causa (circunstâncias)
Sugar:	*bezerros entre eles:* chupar ou sugar a ponta da própria cauda e/ou do muflo, das orelhas, do umbigo, prepúcio, escroto ou ponta da cauda de outros bezerros (→ infecção local)	manutenção de bezerros em grupos que sugam sua bebida em baldes sem bicos (ou com bicos muito grossos)
	bezerros, bovinos jovens e adultos: se posicionar e sugar o úbere de novilhas ou vacas em lactação, em parte até neles próprios	persistência do reflexo de sucção infantil, manutenção conjunta de animais jovens e adultos no estábulo ou no campo, predisposição genética, encorajamento por parte dos animais sugados (devido a desejo?)
Sugar urina:	geralmente bois (bezerros), confinados, mas também vacas adultas; durante a micção de alguns animais, outros tentam beber a urina com a língua ou com a boca diretamente	imitação do reflexo de sucção (?); motivo relacionado a sexo (?); deficiência de sal
Sugar o prepúcio:	sugar com maior ou menor vontade o prepúcio (bois confinados entre eles: → balanopostite, lesões)	imitação do reflexo infantil de sucção e/ou de beber urina
Masturbação:	touros a partir de sete meses: excitação sexual pelos movimentos de fricção do prepúcio e do pênis: → ejaculação sob a barriga ou entre os membros traseiros	impulso sexual pronunciado
Monta:	montas freqüentes e repetidas (como que para cobertura) em um parceiro do mesmo sexo (bois confinados entre si; "vacas andróginas" no estábulo ou no campo) → lesões na coluna vertebral ou nos membros	imitação do comportamento sexual na monta, na falta de uma parceira do sexo feminino (bois confinados) ou excesso de estrogênio (vaca "ninfomaníaca")
Lamber os pêlos:	lambeção freqüente da própria superfície corporal ou de outros animais (→ formação de fitobezoar no rúmen ou abomaso)	manutenção de bezerros em grupo, carência de fibra (alimentação pobre em fibra); imitação da sucção (?)
Jogo de língua:	movimentação da língua (em parte lambendo) (→ prejudicial à apreensão de alimentos)	falta de fibra, imitação da sucção (parestesia?, brincadeira e espírito de imitação?)
Engolir ar:	deglutição de ar relacionada à movimentação da língua, em parte também eructação (senão → meteorismo ruminal)	imitação da movimentação da língua (?), tendência à brincadeira ("monotonia")
Mania de lamber:	lambeção e mastigação de material não-comestível: cama, fezes, parede, roupas, madeira, ossos, areia, pedras	indicação de deficiências (alimentação pobre em sal, fosfato, cobre ou cobalto; sintoma de cetose)
Ingestão das membranas fetais:	imediatamente após o parto, a mãe come as membranas	eliminação dos vestígios de parto (despistar predadores), ingestão de estrogênio (?), indício de deficiência
Braveza, intolerância, desejo de ataque:	pressionar, escoicear (geralmente apenas contra estranhos à propriedade)	raramente congênito, em geral por contato social deficiente com os tratadores; touros velhos e vacas andróginas

animal doente. Naturalmente, essas circunstâncias pioram o prognóstico (ver seção 14.2) e alertam para a necessidade de acompanhamento do tratamento por parte do proprietário.

Condição física

Compreende a aparência externa geral do paciente pelo aspecto clínico. É uma impressão de um estado, adquirida num determinado momento, influenciada pela estrutura do corpo, pela alimentação, pelo manejo e pelos cuidados, como também pela saúde e pela doença. A natureza e a extensão das mudanças visíveis externamente, em comparação com animais saudáveis da mesma manada, fornecem ao observador informações sobre o grau e a gravidade da doença. Pelas anormalidades na postura corporal (ver anteriormente nesta seção) e no comportamento (ver anteriormente nesta seção), alterações na pelagem (ver seção 3.1) e estado nutricional (ver anteriormente nesta seção), um animal pode ser considerado um *enfermo brando, moderado* ou *grave*. Também é possível distinguir um gado com doença aguda ou crônica de um gado saudável, pelas variações na pelagem e no estado nutricional. A condição física de um animal com doença crônica grave se caracteriza por emagrecimento pronunciado e aparência de rigidez e apatia (Fig. 138), ao passo que um animal com enfermidade aguda grave se caracteriza por um bom estado nutricional, mas com o dorso arqueado, o abdome retesado, a pelagem brilhante e macia, em estação, com a cabeça baixa e gemendo (Fig. 130).

Dependendo da estação do ano e do tipo de manejo, um animal pode estar em *condição de verão ou pastagem* (pelagem firme, limpa e, possivelmente, desalinhada pelo vento; comportamento alegre; geralmente em bom estado de nutrição), *ou condição de inverno (estabulado)* (pelagem áspera de inverno; quartos traseiros sujos; comportamento indolente; estado nutricional dependente da ração).

Os termos "condição" e "constituição", usados em pecuária, não devem ser confundidos com condição física, como descrito antes. "*Condição*" é o estado de um animal num dado momento, refletindo alimentação e manejo e estados psicológicos especiais de desempenho; um bovino pode estar em condição de reprodução, trabalho ou exposição. Em contraste, *constituição* é o estado geral de um animal bem definido e, principalmente, permanente, herdado dos pais e pouco afetado por fatores de criação e ambientais. Os tipos de constituição, do ponto de vista pecuário, são ordenha (úbere grande), engorda (musculatura e tecido adiposo bem desenvolvidos) e tração (corpo forte, com musculatura bem desenvolvida). Os tipos de constituição do ponto de vista clínico

Quadro 13 Determinação e avaliação do estado nutricional em bovinos

Grau	Denominação	Achados de inspeção e palpação			Vista caudal (M.A.F.F. / 1976)
		Gerais	Região lombar/anca	Base da cauda/sacro	
0	muito ruim	atrofia muscular nítida, pele "pendurada" nos ossos (prognóstico geralmente desfavorável; tratamento inviável economicamente, Fig. 138)	nenhuma gordura aparente no subcutâneo, apófises transversas das vértebras lombares nitidamente visíveis	afundamento da região perineal (entre osso ilíaco e o períneo), pele na região sacral e na musculatura da garupa bem aderida	
1	ruim	apresentação de partes ósseas salientes, mas com a pele ainda móvel sobre elas	região lombar nitidamente afundada, ponta das apófises transversas palpáveis, assim como suas superfícies dorsais	região perineal medialmente afundada, sem gordura, mas com a pele ainda móvel	
2	regular	superfície corporal lisa, com contornos musculares; pele levemente elástica (Fig. 137)	apófises transversas arredondadas à palpação, só se sentindo suas superfícies dorsais palpando-se com pressão	região perineal normal, base da cauda um pouco gorda, osso sacro levemente palpável	
3	bom	nota-se pouca diferença entre as regiões corporais, placas de gordura médias	apófises transversas somente palpáveis com pressão, e suas superfícies dorsais nitidamente cobertas de gordura	placas de gordura nítidas, osso sacro palpável somente com pressão	
4	muito bom	formas corporais arredondadas, placas de gordura nítidas	apófises transversas não palpáveis nem sob pressão, pequeno abaulamento entre a coluna vertebral e o ísquio	placas de gordura, sacro palpável apenas sob pressão muito forte	
5	obeso	placas gordurosas anormalmente volumosas (indesejáveis; em caso de doença, prognóstico relativamente desfavorável, Fig. 136)	acúmulo de gordura nas apófises transversas das vértebras lombares, ossos não são mais palpáveis	base da cauda imersa em placas de gordura, ossos não mais palpáveis	

são: grosseira, robusta ou forte, contrária à constituição afável, delicada ou fraca. *Predisposição* é uma tendência anormal de um animal a desenvolver certa condição anormal ou doença. *Resistência* é a capacidade de um animal de suportar uma infecção ou uma doença que afeta, mais gravemente, outros animais. A resistência a infecção ou a um parasita, resultante de vacinação ou recuperação, chama-se imunidade. Entretanto, o estado de predisposição, resistência ou imunidade de um paciente é difícil ou impossível de se avaliar clinicamente. (*Maiores detalhes sobre imunidade humoral e celular serão abordados nos capítulos sobre sangue e sistema respiratório, ver seções 5.6 e 6.4.*)

Freqüência respiratória

Os movimentos respiratórios de um animal doente devem ser observados à distância, para não perturbar o animal, dando-se atenção aos movimentos do arco costal e do flanco e ao número de movimentos contados em um minuto. Para este propósito, é melhor ficar atrás do animal e um pouco para o lado. A freqüência respiratória normal (respiração) de um bovino adulto é entre 24 e 36 por minuto e a de bezerros, entre 30 e 45 por minuto (chegando a 60 em novilhas anêmicas). A freqüência está sujeita a variações individuais (efeito de exercício e excitação) e variações ambientais (particularmente temperatura do ar). No verão ou numa baia abafada, assim como os animais jovens ou em adiantado estado de gestação, a freqüência pode ser consideravelmente mais alta do que no inverno ou ao ar livre, e em bovino macho mais velho ou em fêmea não-prenhe. Em ambientes abafados, o bovino regula sua temperatura, em grande parte, pela perda de calor através da respiração, o que o deixa, conforme a temperatura atmosférica, mais exposto a doenças (ver seção 6.5). Observar se, durante a alimentação, a ruminação e o esforço, a freqüência respiratória é dificultada, devendo-se, nestes casos, recorrer à auscultação. Se houver qualquer dúvida quanto ao significado da freqüência respiratória observada, deve-se compará-la com a de um animal saudável da mesma localidade.

Observa-se *aumento patológico na freqüência respiratória (taquipnéia)* após a redução da superfície respiratória dos pulmões (devido a doença pulmonar ou tumores dentro do tórax; também no deslocamento cranial do diafragma, devido a distensão dos pré-estômagos, ascite ou excesso de líquido placentário) ou redução da capacidade sanguínea de absorver oxigênio (envenenamento por nitrato, antraz, anemia grave) ou distúrbios de regulação da temperatura (bezerros nascidos com pelagem longa). A *diminuição da freqüência respiratória (bradipnéia)* ocorre ocasionalmente durante doenças acompanhadas por paralisia do centro respiratório no cérebro (paresia da parturiente, lesão grave no fígado ou rim com intoxicação geral, acetonemia grave, necrose cerebrocortical, coma agônico). A influência metabólica sobre a função respiratória será abordada na seção 6.13.

Um *desvio acentuado na freqüência respiratória normal* implica em distúrbio na saúde geral do paciente. O sistema respiratório terá de ser examinado minuciosamente, durante o exame especial subseqüente, com o intuito de elucidar a dificuldade na respiração detectada durante o exame geral, como dispnéia (mudança anormal da intensidade, tipo ou ritmo de respiração, ver seção 6.6), sons anormais (estridores; ver seção 6.7) acompanhando a respiração ou tosse (ver seção 6.3).

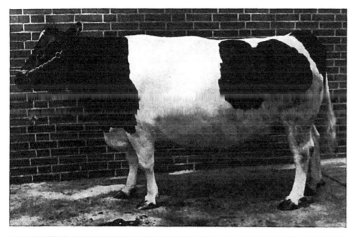

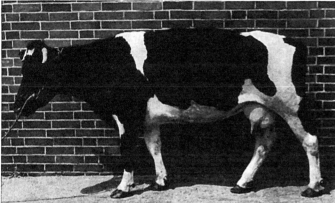

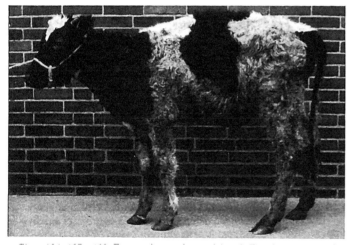

Figs. 136, 137 e 138 Exame do estado nutricional. Em cima: vaca muito gorda com camada adiposa pronunciada. No meio: vaca alimentada adequadamente, com contornos proeminentes do esqueleto (sem camadas adiposas). Embaixo: bezerro subdesenvolvido, gravemente debilitado, caquético (atrofia muscular).

Pulsação

É detectada pela palpação de uma artéria periférica adequada, como:

▷ *artéria maxilar externa*, logo após sua passagem em torno da mandíbula, lateralmente no bordo anterior do músculo masseter (Fig. 140);
▷ *artéria mediana*, no lado interno da perna, abaixo e à frente da articulação do cotovelo;

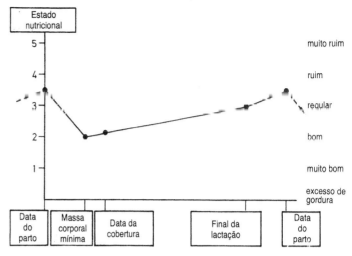

Fig. 139 Gráfico do estado nutricional de uma vaca leiteira de alta produção, alimentada corretamente (ver também Quadro 13).

▷ *artéria safena*, no meio da região tibial, por dentro da perna traseira, à frente do tendão do jarrete;
▷ *artéria coccígea*, abaixo da cauda, a um ou dois palmos da base da cauda, e
▷ *bifurcação da aorta*, detectável pela exploração retal (ver seção 7.10) na direção dorsal, abaixo da vértebra lombar.

A não ser que certas condições ditem o contrário, é melhor palpar a *artéria maxilar externa*, onde há a vantagem de se poderem palpar *os dois lados simultaneamente* (Fig. 140). Entretanto, esse local não é adequado quando o animal está comendo e ruminando. Para se medir a pulsação, deve-se abordar o animal o mais silenciosamente possível, para evitar que a excitação aumente os batimentos, e a artéria é sentida com o segundo e terceiro dedos. A *pulsação é cronometrada* por um período de, no mínimo, 15 segundos, preferivelmente 30 ou 60 segundos.

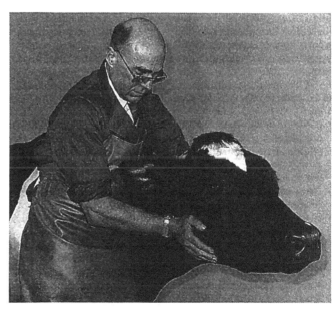

Fig. 140 Sentindo o pulso na artéria maxilar externa, que se situa abaixo dos segundo e terceiro dedos. Para contenção da cabeça, utilizam-se ambas as mãos, uma de cada lado. O mostrador do relógio está ao alcance da vista do examinador.

Em bovinos de planície, varia segundo a idade, o sexo e o peso corporal, dentro dos seguintes limites:

bezerros lactentes	90-110	
bovino jovem	70-90	batimentos
vacas secas e recém-paridas	65-80	por
vacas em gestação adiantada	70-90	minuto
touros grandes e bois	60-70	

Em bovinos de montanha, a pulsação geralmente é de 10 batimentos a menos por minuto.

A pulsação também depende do esforço físico, da excitação psíquica e das condições ambientais (temperatura e umidade relativa do ar). *Taquicardia* é um aumento da pulsação (pulso freqüente) ao passo que *bradicardia* é um decréscimo da mesma (pulso raro; Fig. 185). Considerados anormais são os valores acima de 90 em adultos, 100 em gado jovem e 120 em bezerros. Normalmente, a pulsação e a freqüência cardíaca são as mesmas. A diferença entre as duas ocorre (pulso mais lento do que o coração) quando algumas contrações ventriculares são fracas, como na insuficiência cardíaca, ou quando uma segue a outra rápido demais, como em extrasístole, porque há sangue insuficiente sendo impulsionado para a circulação, causando a onda de pulso que pode ser palpada ("pulso deficiente").

Qualquer desvio acentuado da pulsação normal implica em distúrbio da saúde geral do paciente, o que, associado a quaisquer mudanças no ritmo e na qualidade do pulso (ver seção 5.2) detectadas durante o exame geral, significa que o sistema circulatório exigirá atenção durante o exame especial subseqüente (ver Cap. 5).

Temperatura corporal

"Temperatura" aqui significa calor interno do corpo, medido no reto por um termômetro clínico[1] ou digital;[2] uma eventual exploração retal deve ser realizada somente após a tomada de temperatura. Primeiro, passa-se água, sabão ou mucilagem no bulbo de mercúrio, para torná-lo escorregadio, e depois insere-se no reto quase que totalmente, podendo ser mantido na posição por meio de um pregador de roupa fixado a uma das pregas caudais (Fig. 141). Quando é impossível ou desaconselhável tirar a temperatura retal, pode-se, em fêmeas, fazê-lo na *vagina*. A marcação obtida na escala é registrada como medição vaginal, porque a temperatura vaginal geralmente é mais baixa do que a retal. Uma inflamação retal ou vaginal fornecerá leitura alta demais. Quando há fechamento parcial do reto (por paralisia do esfíncter ou logo após o exame retal) ou da vagina (em adiantado estado de gestação e no puerpério ou após lesão), a leitura será muito baixa.

A temperatura normal do corpo varia consideravelmente em bovinos, e depende dos seguintes fatores:

▷ *idade:* o índice para bovinos de planície é de 38,5 a 39,5°C em bezerros, 38,0 a 39,5 em gado jovem e 38,0 a 39,0 em adultos. Para os bovinos de montanha, os índices baixam cerca de 0,5°. Às vezes, são encontrados índices acima destes limites em bovinos perfeitamente saudáveis.
▷ *Raça:* estes dados valem para bezerros de planície; para bezerros de montanha, há uma diminuição de 0,5°C.
▷ *Hora do dia:* geralmente, a temperatura ao anoitecer é 0,5 a 1,0° mais alta do que de manhã.
▷ *Condições atmosféricas:* quanto mais alta a umidade relativa, maior o efeito de extremos da temperatura ambiental no calor do corpo. Durante o verão, pode-se registrar febre em bovinos mantidos em construção abafada ou em pastagem sem sombra. Índices subnormais podem ser registrados no inverno, durante o tempo úmido e ventoso.
▷ *Esforço* (trabalho), *exercício violento* e *alimentação* produzem uma elevação temporária na temperatura, resultante de metabolismo aumentado. Além disso, o calor do corpo de um

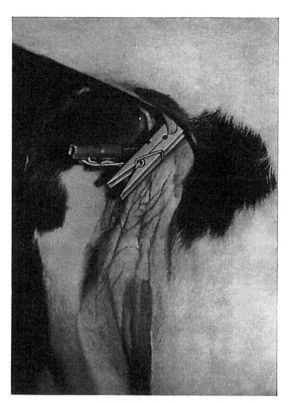

Fig. 141 Medindo a temperatura interna do corpo com um termômetro clínico inserido no reto e mantido na posição por meio de um pregador preso à prega caudal.

animal bem nutrido geralmente é mais alto do que o de um animal magro.
▷ *A função reprodutiva* afeta a temperatura da fêmea. Há uma elevação gradual e leve na temperatura, durante os dias que precedem o estro e a parição, ao passo que há uma queda (de 0,5 a 1,0°) 24 horas antes do estro ou da parição. Durante o estro em si, há uma elevação de cerca de 0,5°C.

O significado da termometria em bovinos é o mesmo de outros animais domésticos e de seres humanos, embora as *temperaturas registradas* durante doenças infecciosas possam não ter relação com outros sintomas. Por exemplo, pode haver pouca ou nenhuma febre durante a peritonite ou a pericardite. A medição da temperatura do corpo é *de ajuda valiosa* para o diagnóstico e o prognóstico e, por este motivo, está incluída no exame geral.

O *aumento patológico da temperatura do corpo* está subdividido, segundo a causa, em *hipertermia endógena (febre* no sentido restrito) e *hipertermia exógena (exaustão pelo calor e insolação).*

A febre é um estado patológico de produção aumentada de calor (aumento da intensidade do metabolismo) e de perda reduzida de calor. É um processo curativo e defensivo importante, geralmente acompanhado por retenção de água, distúrbios digestivos e freqüências respiratória e cardíaca aumentadas. Em bovinos com febre, a temperatura da pele (ver adiante nesta seção) aumenta ou se distribui irregularmente. As mucosas nasal, bucal e vaginal estão, muitas vezes, viscosas e pegajosas, o muflo fica seco e os olhos com um brilho "febril"; às vezes, o animal tem calafrios. A febre é desencadeada por produtos estranhos ao corpo, derivados de microrganismos ou do próprio metabolismo do corpo. Na *sepse* ou *septicemia*, os microrganismos que formam pus ganham acesso à circulação geral pela parte do corpo primariamente afetada (por exemplo, uma articulação do pé infectada), causando febre e distúrbios gerais graves. A colonização secundária de outros órgãos (como válvulas do coração, pulmão, rim, articulações, bainha de tendão) pode resultar em *metástase (sepse metastática ou piemia*). A invasão do corpo por outros agentes microbianos leva a *bacteremia* ou *viremia,* enquanto a difusão de toxinas formadas por microrganismos resulta em *toxemia* ou *enterotoxemia,* quando as toxinas originam-se do intestino. A *febre traumática* acompanha a absorção de tais produtos ou produtos decompostos de componentes do corpo, de uma lesão externa ou interna. Às vezes, extratos estéreis de bactéria (*pirogênio*) são injetados, a fim de estimular os processos defensivo e curativo, e produzem uma febre medicamentosa ou terapêutica. As preparações com base protéica usadas na clínica de bovinos para terapia de estímulos inespecíficos não produzem, geralmente, elevação acentuada na temperatura. Por outro lado, a administração intravenosa de xilazina, iodo ou sais de iodo provoca um aumento transitório na temperatura corporal.

Grau de febre: as temperaturas do corpo entre o limite superior do normal e 40,0°C são chamadas de *febre branda;* entre 40,0 e 41,0, febre moderada; entre 41,0 e 42,0, febre alta. Até temperaturas mais altas são encontradas ocasionalmente, sendo chamadas de hiperpirexia.

A *evolução da febre* raramente é típica no bovino. A supervisão contínua de mudanças na temperatura do corpo (tarefa que pode ser confiada ao proprietário) fornece ao médico veterinário uma base melhor para avaliação da evolução da doença do que uma única medição. As infecções viróticas são, às vezes, acompanhadas por uma curva de temperatura bifásica, na qual o primeiro pico é devido a viremia e o segundo a infecção bacteriana secundária. A peritonite, que gradualmente vai-se espalhando, pode manifestar-se por um aumento gradual na temperatura, com variações diárias notáveis, produzindo uma curva de febre em formato de serra (Fig. 142). Via de regra, a febre é alta e persistente na broncopneumonia aguda grave, na febre catarral maligna e em certas formas de mastite (infecção por *Escherichia coli*). A piemia resultante de uma comunicação aberta entre o foco purulento primário e a circulação se manifesta por um pico de febre que coincide com a entrada da bactéria na circulação. Os vários tipos de evolução febril descritos para o homem (*contínua, remitente, intermitente, recidivante* e *atípica*) não são importantes no bovino. Uma queda rápida da febre que ocorre dentro de dois dias é chamada de crise, ao passo que o retorno gradual à temperatura normal é chamado de lise.

Exaustão pelo calor (intermação): pode haver, em manadas conduzidas sob condições de transporte confinado ou alojamento superpopuloso, uma elevação primária na temperatura do corpo, através do acúmulo de calor, junto com a produção aumentada de calor (de até 42°C) através de esforço muscular ou excitação). Produz sintomas gerais profundos, seguidos de paralisia dos centros vitais no cérebro (dano indireto ao cérebro).

A *insolação* é mais rara. Aqui, há uma elevação secundária na temperatura do corpo, através de distúrbios dos centros reguladores no cérebro, devido à ação direta de forte radiação solar no crânio do animal.

O *decréscimo patológico da temperatura do corpo* para menos de 37,5°C chama-se hipotermia, sendo causado pela produção reduzida de calor (inibição do metabolismo), junto com a perda de calor constante ou aumentada (circulação sanguínea deficiente ou dilatação dos vasos sanguíneos). A superfície do corpo se encontra invariavelmente fria. Tal condição ocorre após resfriamento grave (pastagem ou transporte dos animais durante tempo ventoso, úmido ou frio), perda de sangue ou diarréia graves e durante estados comatosos (como paresia da parturiente). A hipotermia acentuada ocorre nos estágios terminais de doenças graves, devido à insuficiência circulatória, com prognóstico desfavorável. A temperatura pode cair abaixo do normal após uma queda brusca da febre, mas, nesta ocasião, o estado do paciente em geral melhora consideravelmente.

O *comportamento e a distribuição da temperatura na superfície da pele* são totalmente independentes da saúde da pele, sendo determinados pelo fluxo sanguíneo e pela temperatura dos órgãos subjacentes. Constituem exceções as lesões inflamatórias locais de pele e o enfisema subcutâneo. A temperatura superficial é verificada tocando-se o tronco (pescoço, peito, abdome) e as extremidades (cabeça, focinho, orelhas, base do chifre, membros, tetas ou escroto, cauda), de preferência usando-se as costas das mãos. A temperatura da pele do tronco normalmente é mais alta do que a das extremidades, oscilando entre 38 e 31°C em temperaturas ambientes de 30 e 5°C (respectivamente), ao passo que a dos pés vai de 37 a 11°C, segundo a temperatura ambiente. Durante a doença febril, certas partes do corpo (principalmente focinho e orelhas) são notadamente mais quentes do que as de bovinos saudáveis da mesma região, ao passo que, em alguns casos, pode haver contrastes notáveis na temperatura de superfície, com distribuição uniforme de zonas quentes e frias (como, por exemplo, em animal com calafrio). Durante o estágio final de doença grave generalizada, há um resfriamento pronunciado da superfície do corpo, em particular das extremidades, o que constitui, sempre, um sinal desfavorável (ver também Choque, ver seção 5.1).

Cada desvio anormal do calor interno do corpo e da temperatura superficial é um sintoma de distúrbio geral cuja causa deve ser investigada durante a parte especial do exame do paciente.

Resumo

Encerrado o exame geral, deve ser feito um breve resumo das conclusões relativas à postura, ao comportamento, ao estado nutricional, à condição física, à freqüência respiratória, à pulsação e à temperatura retal, junto com fatos derivados do histórico, da seguinte forma:

1. *A saúde geral do animal* está ou não leve, moderada ou gravemente alterada.
2. *O local provável da doença é* a pele, o tecido subcutâneo, o sistema linfático, o sistema respiratório, o sistema digestivo, o sistema geniturinário, o sistema locomotor ou o sistema nervoso central.

O próximo passo é o esclarecimento e a confirmação do local, da natureza, do grau, da duração e da causa da doença, assim como das alterações fisiopatológicas e possíveis compli-

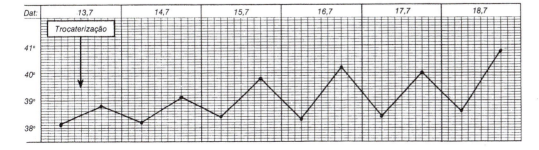

Fig. 142 Subida em formato de serra na curva da temperatura do corpo de um paciente com peritonite após trocaterização, mostrando flutuações diurnas em elevação.

cações e do prognóstico. Esses dados serão baseados nos resultados do *exame especial,* descrito nos capítulos seguintes.

Impressão geral do rebanho

Em casos de doenças freqüentes (enzoóticas) em certos tipos de criação, ou queda da produção, devem-se, primeiramente — através do *exame do estado de saúde, assim como da produção do rebanho* —, definir a extensão (*quantos animais estão afetados*) e a forma (*de que maneira estão afetados*) do *"problema"*, antes de se partir para um exame específico dos aimais acometidos (ver anteriormente nesta seção e Cap. 3), como mais uma condição para se chegar ao diagnóstico e ao prognóstico desejados para o rebanho (ver seções 14.1 e 14.3). Para isto, é necessário que o médico veterinário que atende a propriedade — principalmente em grandes propriedades leiteiras e de engorda intensivas — tenha à sua disposição *os dados relacionados aos parâmetros sanitários* (desempenho leiteiro, reprodutivo e de carne; consumo de alimentos, dados meteorológicos, clima do estábulo, manejo geral; perfil metabólico [ver seção 14.4] etc.) e o *histórico do rebanho* (ver seção 2.2). Quanto mais exatas e confiáveis forem estas informações, mais rápida e segura será a resposta quanto à causa, *que não raramente pode ser complexa.* Conforme o caso, exames laboratoriais e achados de necropsia podem indicar quais as medidas terapêuticas e profiláticas a serem adotadas.

Para se determinar o *"estado geral" do rebanho,* utilizam-se, preferencialmente, as mesmas normas usadas para o exame de um paciente. Assim, caso necessário, deve-se observar cuidadosamente, com o auxílio de um funcionário bem informado, se determinadas *anormalidades de postura* (ver anteriormente nesta seção) *ou do comportamento em geral* (ver anteriormente nesta seção) no rebanho, estão ocorrendo com freqüência. Deve-se prestar toda atenção estes *casos novos* que aparecem no dia-a-dia, assim como às circunstâncias em que ocorrem. Assim, podem-se estabelecer correlações entre a incidência de um "problema" com determinadas épocas (estação do ano, hora do dia, idade, gestação, lactação ou engorda) ou com determinadas características do rebanho (tamanho do rebanho, número de animais por grupo, taxa de monta, tipo de alimentação ou de estábulo). Em confinamentos nos EUA (grandes grupos de bovinos mantidos em campo aberto e alimentados intensivamente), provou ser de grande importância a inspeção diária do rebanho por um observador experiente montado a cavalo. Durante a inspeção metódica da área, observam-se os animais quanto a desvios de postura ou comportamento (animal não se levanta à chegada da ração, arqueamento do dorso, gemidos, tosse, diarréia etc.) e, ao menor sinal de doença, o animal é laçado, retirado do rebanho e isolado para exame e tratamento. De forma semelhante, deve-se controlar o *estado nutricional e geral do rebanho* em relação a um objetivo predeterminado ou em comparação com propriedades vizinhas em condições similares, verificando-se se as anormalidades encontradas em todos ou alguns animais têm relação com o meio ambiente ou com o manejo da propriedade. Para se obter este controle, em geral, é necessária uma supervisão adequada, assim como a anotação de todos os dados levantados.

Entende-se por *condição física de um rebanho,* além da impressão geral momentânea (= soma dos achados de postura corporal, comportamento, estado de nutrição e estado de criação), também o *desempenho e o lucro sanitário momentâneo;* isto é, a soma dos desvios do objetivo preestabelecido (duração do intervalo entre partos, consumo de alimentos/kg de ganho de massa viva, número de quartos de úbere doentes por mês etc. Sem anotações constantes e exatas dos objetivos preestabelecidos com base na orientação médico-veterinária e econômico-financeira, não é possível uma avaliação crítica de tais desvios, o que, por sua vez, dificulta, quando não impossibilita, o diagnóstico do "problema" do rebanho.

A determinação da *freqüência respiratória e do pulso,* assim como da *temperatura corporal* realizada como parte do manejo, apesar de sua grande importância, é, até hoje, uma utopia. Embora já existam condições técnicas para a determinação eletrônica constante desses parâmetros (que poderiam fornecer indícios valiosos sobre a instalação de infecções, especialmente do sistema respiratório), os custos de implantação (em parte, também cirúrgicos) ainda são muito altos (Fig. 115). Por exemplo, é perfeitamente viável o controle da temperatura corporal dos animais durante a ordenha pela temperatura do leite; porém, duas medições diárias por vaca (referentes a duas ordenhas diárias) para se ter controle e identificação de vacas em cio não seriam suficientes. Portanto, na prática, precisa-se limitar a determinação de tais dados, com base em outros critérios — conforme o tamanho da propriedade —, por amostragem (cada terceiro, quinto ou 10.° animal).

Finalmente, deve-se atentar para a importância das *condições ambientais* na investigação de problemas de rebanho. Elas incluem o tipo de estabulação (ver seção 11.1), o clima do estábulo (ver seção 6.5) e a alimentação (ver seção 7.4). Em casos específicos, deve-se ainda verificar se um ou mais desses fatores (por exemplo, "*crowding*", ver seção 2.2) tiveram alterações simultâneas ao aparecimento dos problemas.

2.5 Transição para o exame especial

Nos pacientes com *doenças internas,* os sistemas orgânicos afetados ou possivelmente envolvidos serão, com base no histórico (ver seção 2.4), examinados mais especificamente; para que nenhuma manifestação evidente passe desapercebida, deve-se proceder ao *exame* de todos os sistemas orgânicos em uma *determinada seqüência,* exames que serão abordados nos próximos capítulos:

▷ pêlos, pele, tecido subcutâneo, mucosas visíveis e cornos (ver Cap. 3),
▷ sistema linfático (ver Cap. 4),
▷ sistema circulatório (ver Cap. 5),
▷ sistema respiratório (ver Cap. 6),
▷ sistema digestivo (ver Cap. 7),
▷ sistema urinário (ver Cap. 8),
▷ sistema genital masculino, feminino e úbere (ver Caps. 9 e 10, respectivamente),
▷ sistema locomotor (ver Cap. 11) e
▷ sistema nervoso central (ver Cap. 12), assim como órgãos dos sentidos (ver Cap. 13).

Todos os métodos de exame adequados para a resolução do caso devem ser acionados. Em *moléstias exclusivamente externas* (por exemplo, uma doença de pele ou uma claudicação), pode-se limitar a investigação ao exame específico do órgão ou sistema orgânico afetado, isto se o estado geral do animal realmente estiver bom.

Ao final do exame clínico, deve-se, com base nos achados, formular um *diagnóstico* e estabelecer um *diagnóstico diferencial* da patologia com outras doenças de evolução semelhante (ver Cap. 14).

Fabricantes e Representantes

Identificação

1. Fita métrica de gado para avaliação do peso: Hauptner/D-5650 Solingen, Nr. 70 430; Aesculap/D-7200 Tuttlingen, Nr. VA 302
2. Brincos e alicate auriculares Supercrotal: Hauptner/D-5650 Solingen, Nr. 72 95 001, 72 95 002, 72 95 900; brincos de clipe e alicate auriculares Aesculap: Aesculap/D-7200 Tuttlingen, Nr. V 6 612, V 6 613, V 6 600; brincos e alicate auriculares Chiron: Chiron/D-7200 Tuttlingen, Nr. 508 300, 508 301, 508 302
3. Placas de reconhecimento ou brincos de metal: Hauptner/D-5650 Solingen, Nr. 72 870, 72 880
4. Brincos Allflex: Allflex Int. Ltd./Palmerston North — New Zealand (Vertrieb: Hauptner/D-5650 Solingen)
5. Brincos Ritchey para numeração própria: Hauptner/D-5650 Solingen, Nr. 72 812, 72 802, 72 822
6. Carimbo para queima de sinais nos cornos ou na pele: Hauptner/D-5650 Solingen, Nr. 74 116-74 178
7. Carimbo para queima a frio: Hauptner/D-5650 Solingen, Nr. 74 180
8. Alicate para tatuagem: Hauptner/D-5650 Solingen, Nr. 71 062, 71 602
9. Indicador de cio Kamar: W. Cords/D-2986, Osteel-Norden
10. Aparelhos identificadores eletrônicos: Westfalia/D-4740 Oelde
11. Sistema Euro I.D. para identificação dos animais através de microchips em transponders: Slabbaert & Usling/D-5350 Euskirchen

Regras Básicas da Técnica de Exame

1. Espéculo tubular: Aesculap/D-7200 Tuttlingen, Nr. VF 451 N, VF 452 N; Chiron/D-7200 Tuttlingen, Nr. 527 270 C, 527 271 C; Hauptner/D-5650 Solingen, N? 4295500; espéculo dilatador (tamanho para ovinos): Hauptner/D-5650 Solingen, Nr. 4 377 200
2. Endoscópios rígidos e flexíveis: K. Storz/D-7200 Tuttlingen; R. Wolf/D-7134 Knittlingen
3. Oftalmoscópio: Hauptner/D-5650 Solingen, Nr. 0 155 800, 0154 001; Albrecht/D-7960 Aulendorf, modelo Welch-Allyn
4. Luvas de plástico: L. Bertram/D-3000 Hannover; Byk Gulden/D-7750 Konstanz
5. Sondas rombas: Aesculap/D-7200 Tuttlingen, Nr. BN 95, BN 96, BN 104-150; Chiron/D-7200 Tuttlingen, Nr, 500 165 R; Hauptner/D-5650 Solingen, Nr. 0 635 100, 0 635 200, 0 637 000
6. Sondas ocas: Aesculap/D-7200 Tuttlingen, Nr. BN 3, BN 4, BN 6; Chiron/D-7200 Tuttlingen, Nr. 500 162 R; Hauptner/D-5650 Solingen, Nr. 0 647 100
7. Sonda nasoesofágica: L. Bertram/D-3000 Hannover, Nr. 401 003 016
8. Sondas gástricas: L. Bertram/D-3000 Hannover, Nr. 401 006 000, 401 601 000, 401 602 000
9. Tubos esofágicos: Aesculap/D-7200 Tuttlingen, Nr. VC 735 N; Chiron/D-7200 Tuttlingen, Nr. 513 490 N; Hauptner/D-5650 Solingen, Nr. 3 470 000, 3 492 000
10. Cateter urinário (modelo Breslau): Chiron/D-7200 Tuttlingen, Nr. 527 030 N; Hauptner/D-5650 Solingen, Nr. 4 320 000
11. Plessímetro: Chiron/D-7200 Tuttlingen, Nr. 510 025; Hauptner/D-5650 Solingen, Nr. 0 091 000
12. Martelo de percussão pequeno: Chiron/D-7200 Tuttlingen, Nr. 510 050; Hauptner/D-5650 Solingen, Nr. 0 051 000
13. Fonendoscópio (segundo Götze): Hauptner/D-5650 Solingen, Nr. 0 122 000
14. Fonendoscópio (segundo Rappaport e Sprague): Hewlett Packard/Waltham (Massachusetts), USA
15. Faca para necropsia e inspeção de carne: Aesculap/D-7200 Tuttlingen, Nr. AA 185, AA 203; Chiron/D-7200 Tuttlingen, Nr. 500 061 R, 500 065 R; Hauptner/D-5650 Solingen, Nr. 4 903 100
16. Tesouras para necropsia: Aesculap/D-7200 Tuttlingen, Nr. AA 616, AA 631, AA 632, FB 870; Chiron/D-7200 Tuttlingen, Nr. 500 095 R, 500 102 R; Hauptner/D-5650 Solingen, Nr. 4 906 000, 4 907 000
17. Pinças para necropsia: Aesculap/D-7200 Tuttlingen, Nr. BD 25, BD 27, BD 29, BD 47, BD 49-52; Chiron/D-7200 Tuttlingen, Nr. 500 109 R-500 111 R, 500 113 R-500 120 R; Hauptner/D-5650 Solingen, Nr. 0 758 000
18. Serrote para ossos (para necropsia): Aesculap/D-7200 Tuttlingen, Nr. FH 300, FH 325 C; Chiron/D-7200 Tuttlingen, Nr. 500 031 R, 500 032 C, 500 034 C, 500 035 R; Hauptner/D-5650 Solingen, Nr. 4 935 000, 4 936 000

Exame Geral

1. Termômetro de máxima de mercúrio: Aesculap/D-7200 Tuttlingen, Nr. VA 101; Chiron/D-7200 Tuttlingen, Nr. 510 010; Hauptner/D-5650 Solingen, Nr. 001 5000
2. Termômetro digital eletrônico: comércio especializado

Bibliografia

Identificação

ANONYM (1975): Zeichnen mit Gefrierbrand. Top Agrar Nr. *12*, R 24. — ARTMANN, R. (1982): Elektronische Systeme zur Tiererkennung und deren Anwendung. Wiss. Mitt. BFA Braunschweig-Völkenrode Nr. 62: Programmierte Fütterung und Herdenüberwachung in der Milchviehhaltung; S. 49–65.

BEECHING, J. G., and E. P. KELLY (1987): Errors of identification amongst cattle presented as progeny of some bulls used in the artificial insemination service in Ireland. Ir. Vet. J. *41*, 348–352. — BURKERT, A. (1970) Die Synonymik gynäkologischer, andrologischer und geburtshilflicher Begriffe beim Rind in den Mundarten der Bundesrepublik. München, Vet.-Med. Diss.

CHOMEL, B., M. FRANCK et L. JOUBERT (1980): L'identification des animaux de rente et de compagnie. Rev. Méd. Vét. *131*, 101–123.

DORN, H.-J. (1987): Vorstellung des EURO I. D.-Systems zur Kennzeichnung von Tieren mit Mikrochips in Transpondern. Tierärztl. Umsch. *42*, 978–981.

GONZALEZ PONDAL, D. (1976): Eficiencia en la detección de celos con el uso de toros marcadores. Gac. Vet. *38*, 400–404.

HABERMEHL, K.-H. (1975): Die Altersbestimmung bei Haus- und Labortieren. 2. Aufl. Parey, Berlin, Hamburg. — HANTON, J. P. (1981): Rumen-implantable electronic identification of livestock. Proc. Ann. Meet. US Anim. Health Assoc. *85*, 342–350. — HOLM, D. M., and C. T. ARAKI (1979): Status of electronic identification and temperature monitoring. Proc. Ann. Meet. US Anim. Health Assoc. *83*, 320–335.

LAMPETER, W. W., L. ERHARD, D. O. SCHMID und H. KRÄUSSLICH (1979): Sicherung der Abstammung von Kälbern aus dem Embryo-Transfer. Züchtungskunde *51*, 343–346.

NELSON, R. (1981): Present status of electronic identification. Proc. Ann. Meet. US Anim. Health Assoc. *85*, 336–341.

ORDOLFF, D. (1976): Elektronische Verfahren zur drahtlosen Identifizierung von Milchkühen. Tierzüchter *28*, 432–433.

PANDEY, S. N. (1979): Muzzle printometry in bovines. Ind. J. Anim. Sci. *49*, 1038–1042. — PIRKELMANN, H., und W. BÖHM (1982): Abruffütterung in der Milchviehhaltung. Rationalisierungskuratorium für Landwirtschaft, Kiel; S. 743–801.

REECE, R. L., and S. E. WATSON (1978): The value of »weighbands« for the estimation of bodyweight of cattle. Aust. Vet. J. *54*, 504.

SCHLUENSEN, D., H. ROTH, H. SCHOEN, W. PAUL und H. SPECKMANN (1987): Möglichkeiten einer rechnergestützten Gesundheits- und Brunstüberwachung in der Milchviehhaltung. Züchtungskunde *59*, 81–96. — SCHMID, D. O. (1967): Neuere Erkenntnisse auf dem Gebiet der Blutgruppenforschung bei Rindern. Dtsch. Tierärztl. Wschr. *74*, 101–104, 203–206. — SOLIS, J. A., and C. P. MAALA (1975): Muzzle printing. Philipp. J. Vet. Med. *14*: 1, 1–14. — SPAHR, S. L., and H. B. PUCKETT (1985): Recent progress in the development of animal electronic identification systems. Proc. Ann. Meet. US Anim. Health Assoc. *89*, 278–282. — STORMONT, C. J. (1985): The use of blood typing to detect fraudulent practices in the submission of blood samples for animal health tests. Proc. Ann. Meet. US Anim. Health Assoc. *89*, 274–277.

UNSHELM, J., and C. SCHÖNMUTH (1988): Automation of feeding and milking: production, health, behaviour, breeding. E. A. A. P. Publ. No. 40; ISBN 90-220-0945-9.

YOUDAN, P. G., and J. O. L. KING (1977): The effect of body weight changes on fertility during the post-partum period in dairy cows. Br. Vet. J. *133*, 635–641.

Anamnese

BLOOD, D. C. (1981): The clinical examination of cattle. 2. Examination of the herd. Proc. Ann. Conv. Bovine Pract. *14*, 14–21.

LINEK, J. (1986): Gegenüberstellung von veterinärmedizinischen Begriffen und ihren mundartlichen Synonymen in der Bundesrepublik Deutschland. Hannover, Tierärztl. Hochsch., Diss.

RADOSTITS, O. M. (1981): The clinical examination of cattle. 1. The examination of the individual animal. Proc. Ann. Conv. Bovine Pract. *14*, 2–12. — RADOSTITS, O. M., and D. C. BLOOD (1985): Herd health. Saunders, Philadelphia.

Regras Básicas da Técnica de Exame

ANONYM (1911): Ausführungsvorschriften des Bundesrates zum Viehseuchengesetz / Anweisung für das Zerlegungsverfahren bei Viehseuchen. In: GEISSLER, A., A. ROJAHN und H. STEIN: Sammlung tierseuchenrechtlicher Vorschriften. Schulz, Percha-Kempfenhausen. — ANONYM (1967): Using the services of a diagnostic laboratory. Mod. vet. Pract. *48*: 13, 37–39, 42–44. — ANONYM (1984): Stethoscope reduces outside noises. Vet. Med. Small Anim. Clin. *79*, 886–888.

BOHN, F. K. (1977): Bemerkungen zur Auskultation. Prakt. Tierarzt *58*, 652–655.

CARTER, G. R. (1962): Necropsy procedures and the submission of laboratory specimens. Animal Health Monogr. *4*, 1–41. — CASTEEL, ST. W., and M. BAILEY (1986): Dealing with sudden death in cattle. Vet. Med. *81*, 78–83.

FLATSCHER, J. (1983): Labordiagnostik in der Klauentierpraxis: Bakteriologische Untersuchung, Entnahme und Einsendung von Proben. Tierärztl. Umsch. *38*, 924–930. — FRÖHNER, E. (1923): Lehrbuch der klinischen Untersuchungsmethoden für Tierärzte und Studierende. 6. Aufl. Enke, Stuttgart.

GIBBONS, W. J. (1966): Clinical diagnosis of diseases of large animals. Lea & Febiger, Philadelphia.

HAJER, R., J. HENDRIKSE, L. J. E. RUTGERS, M. M. SLOET VAN OLDRUITENBORGH-OOSTERBAAN en G. C. VAN DER WEYDEN (1985): Het klinisch onderzoek bij grote huisdieren. Bunge, Utrecht.

JAKSCH, W., und E. GLAWISCHNIG (1981): Klinische Propädeutik der inneren Krankheiten und Hautkrankheiten der Haustiere. 2. Aufl. Parey, Berlin, Hamburg. — JOHNSON, D. D. (1986): Necropsy of the suckling calf. Vet. Clin. North Am.: Food Animal Pract. *2*, 85–96.

KAEMMERER, H. (1983): Die Auskultation des Herzens beim Pferd (Wertung und Beschreibung eines neuen Stethoskopes). Dtsch. Tierärztl. Wschr. *90*, 521–523. — KECK, G., G. WINDISCHBAUER, S. WEISS und J. WEISS (1983): Das Stethoskop in der Veterinärmedizin: Physikalische Eigenschaften und Verwendung. Wien. Tierärztl. Mschr. *70*, 332–338. — KELLY, W. R. (1984): Veterinary clinical diagnosis. 3rd ed. Baillière & Tindall, London.

MALKMUS, B., und TH. OPPERMANN (1949): Grundriß der klinischen Diagnostik der inneren Krankheiten der Haustiere. 15. Aufl. Jänecke, Leipzig. — MAREK, J., und J. MÓCSY (1956): Lehrbuch der klinischen Diagnostik der inneren Krankheiten der Haustiere. 5. Aufl. Fischer, Jena. — MIALOT, M., et M. MIRANDA DE ESTRADA (1984): Techniques de prélèvements destinés à l'analyse histologique. Point vét. *16*, 23–28.

RUTH, G. R. (1986): Necropsy of adult cattle. Vet. Clin. North Am.: Food Animal Pract. *2*, 119–127.

SCHUH, M., und J. FLATSCHER (1983): Labordiagnostik in der Klauentierpraxis: Mykotoxikologische und mikrobiologische Untersuchung von Futtermitteln. Tierärztl. Umsch. 38, 748–750. — SLANINA, L'. (1965): Klinická propedeutika a diagnostika vnútorných chorôb hospodárskych zvierat. Slovenské Vydavateľstvo Pôdohospodárskej Literatury, Bratislava. — SMITH, D. F., H. N. ERB, K. M. KALAHER, and W. C. REBHUN (1982): The identification of structures and conditions responsible for right side tympanitic resonance (ping) in adult cattle. Cornell Vet. 72, 180–199.
WIRTH, D. (1949): Klinische Diagnostik der inneren Erkrankungen und Hautkrankheiten der Haustiere. 3. Aufl. Urban & Schwarzenberg, Wien. — WHITENACK, D. L., and B. JOHNSON (1986): Necropsy of the feeder and stocker calf. Vet. Clin. North Am.: Food Animal Pract. 2, 37–118.

Exame Geral

ANONYM (1981): Urine drinking. Vet. Rec. 108, 177. — ANDERSON, J. F. (1982): The relationship of environment to respiratory disease in the dairy calf. Proc. Am. Ass. Bovine Pract. 15, 159–162. — ANDERSON, J. F., and D. W. BATES (1984): Clinical cold stress in calves: identification, environmental considerations, treatment and prevention. Proc. Am. Ass. Bovine Pract. 19, 22–25.
BOGNER, H. (1981): Die Problematik der »Massentierhaltung« — acht Thesen aus der Sicht der Nutztierethologie und der landwirtschaftlichen Tierhaltung. Berl. Münch. Tierärztl. Wschr. 94, 44–49. — BRAUN, R. K., G. A. DONOVAN, T. Q. TRAN, H. O. MOHAMMED, and D. W. WEBB (1987): Importance of body condition scoring in dairy cattle. Bovine Proc. 19, 122–126. — BURMESTER, F., J. TEUFFERT und H. SCHLÜTER (1981): Die Bedeutung des Milchsaugens für die Eutergesundheit. Mh. Vet. Med. 36, 407–411.
CORDUA, H., und H. H. SAMBRAUS (1974): Untersuchung von Ursachen der Bullenaggression gegen Menschen. Ber. Fachgruppe »Verhaltensforschung«/D. V. G., Freiburg; S. 87–93.
DIRKSEN, G. (1988): Gruppenhaltung von Rindern aus tierärztlicher Sicht. Prakt. Tierarzt 69: 6, 11–15. — DOUGHERTY, R. W. (1976): Effects of heat and cold on cattle disease. Progr. Biometr., Div. B; Amsterdam 1, 476–479. — DOWLING, D. F. (1958): The significance of sweating in heat tolerance of cattle. Aust. J. Agric. Res. 9, 579–586.
EIKELBOOM, J. L., en H. A. GOOSSES (1980): Het meten van de lichaamstemperatuur van mestkalveren met een elektronische thermometer. Tijdschr. Diergeneesk. 105, 71–73.
FRASER, A. F. (1984/85): The behaviour of suffering in animals. Appl. Anim. Behav. Sci. 13, 1–6. — FRENS, J. (1980): Pharmakologische Studie über die Temperaturregulation während des Fiebers. Prakt. Tierarzt 61, 227–230.
GONYOU, H. W., R. J. CHRISTOPHERSON, and B. A. YOUNG (1979): Effects of cold temperature and winter conditions on some aspects of behaviour of feedlot cattle. Appl. Anim. Ethol. 5, 113–124. — GRÜNDER, H.-D. (1977): Erkennung und Behandlung endogener Intoxikationssyndrome beim Rind. Tierärztl. Umsch. 32, 380–385.
HAFEZ, E. S. E. (1975): The behaviour of domestic animals. 3rd ed. Baillière & Tindall, London.
KAM, L. W. G., R. M. NAKAMURA, and N. L. CLARKE (1980): The use of radiotelemetry as a means of monitoring body temperatures of dairy cattle in Hawaii. Meet. Am. Soc. Anim. Sci. (Western Sect.), Honololu; p. 44. — KEENER, H. M., H. P. CONRAD, and G. L. NELSON (1977): Thermal control dynamics of a dairy cow obtained by pulse testing. Trans. Am. Soc. Anim. Eng. 20, 150–154. — KILEY-WARTHINGTON, M. (1984): Behavioural problems of cattle. Agri-Practice 5: 3, 37–44. — KLEE, W. (1979): Beobachtungen über die flache Seitenlage bei Rindern auf der Weide. Berl. Münch. Tierärztl. Wschr. 92, 135–137.
LOWMAN, B. G., N. A. SCOTT, and S. H. SOMMERVILLE (1976): Condition scoring of cattle. East Scotland Coll. Agric. Bull. No. 6. — LUTHMAN, J. (1977): Pyrogentest pa kor. Svensk Vet. Tidn. 29, 631–634.
MARSCHANG, F. (1971): Der Wärmeausgleich und seine Bedeutung für den Organismus und die tierische Produktion. Vet.-Med. Nachr. 1971, 437–463. — MARSCHANG, F. (1977): Einfluß hoher Umgebungstemperaturen auf die Laktation der Kühe. Dtsch. Tierärztl. Wschr. 84, 342–345. — MARSCHANG, F., und I. SCHLAUCH (1973): Beobachtungen über den Einfluß einer sommerlichen Hitzeperiode auf die Reproduktion von Milchkühen. Zbl. Vet. Med. A 20, 654–660. — MCMILLAN, F. D. (1965): Fever: Pathophysiology and rational therapy. Cont. Vet. Educ. 7, 845–855. — MINISTRY OF AGRICULTURE, FISHERIES AND FOOD (1978): Condition scoring of dairy cows. Leaflet No. 612.
NAU, H.-R., und L. LYHS (1981): Die Berechnung und Messung der radiativen Wärmeabgabe bei landwirtschaftlichen Nutztieren. Mh. Vet. Med. 36, 616–620. — NIEUWENHUIZEN, L., A. W. C. DECKER, J. H. TE BRAKE, K. MAATJE en W. ROSSING (1979): Het verloop van de lichaamstemperatuur van melkoien tijdens de bronst. Tijdschr. Diergeneesk. 104, 312–319.
ORFEUR, N. B. (1985): Urine drinking. Vet. Rec. 116, 527.
PETERSE, D. J., B. RUTGERS, W. SCHAFTENAAR en F. J. GROMMERS (1978): Een onderzoek naar melkzuigen bij runderen. Tijdschr. Diergeneesk. 103, 485–489. — PORZIG, E. (1969): Das Verhalten landwirtschaftlicher Haustiere. Deutscher Landwirtschaftsverlag, Berlin.
RADOSTITS, O. M., and D. C. BLOOD (1985): Herd health — a textbook of health and production management of agricultural animals. Saunders, Philadelphia, London, Toronto. — RICHARD, Y. (1979): La thermorégulation et ses troubles. Point Vét. 8: 40, 9–13. — RICHARD, Y. (1979): La fièvre. Point Vét. 9: 41, 13–19. — RILEY, J. L. (1970): Radio telemetry system for transmitting deep body temperatures. Cornell Vet. 60, 265–273. — RUCKEBUSCH, F. (1984): Les états de veille et sommeil chez les animaux domestiques: cas des ruminants. Vlaams Diergeneesk. Tijdschr. 53, 358–365.
SAMBRAUS, H. H. (1971): Masturbation bei männlichen Wiederkäuern. Zuchthyg. 6, 70–75. — SAMBRAUS, H. H. (1973): Ausweichdistanz und soziale Rangordnung bei Rindern. Tierärztl. Praxis 1, 301–305. — SAMBRAUS, H. H. (1974): Die Ausweichdistanz von Rindern gegenüber dem Menschen. Dtsch. Tierärztl. Wschr. 81, 43–45. — SAMBRAUS, H. H. (1978): Nutztierethologie. Parey, Berlin, Hamburg. — SAMBRAUS, H. H. (1980): Telemetrische Erfassung der Vaginatemperatur von Kühen. Dtsch. Tierärztl. Wschr. 87, 292–294. — SAMBRAUS, H. H. (1984): Gegenseitiges Besaugen von Kälbern bei künstlicher Aufzucht. Berl. Münch. Tierärztl. Wschr. 97, 119–123. — SAMBRAUS, H. H., und A. GOTTHARDT (1985): Präputiumsaugen und Zungenspielen bei intensiv gehaltenen Mastbullen. Dtsch. Tierärztl. Wschr. 92, 465–468. — SAVORANI, I. (1970): Casi di cannibalismo in un allevamento di vitelloni a carne. Atti Soc. Ital. Buiatria 2, 426–427. — SCHEURMANN, E.

(1973): Ursachen und Beseitigung des gegenseitigen Besaugens bei Kälbern. Ber. Fachgruppe »Verhaltensforschung«/D. V. G., Freiburg; S. 14–23. — SCHLÜNSEN, D., und W. PAUL (1980): Technische Möglichkeiten der Gesundheits- und Brunstkontrolle im Herdenmanagement beim Rind. Tierzüchter *32*, 502–503. — SCHLÜTER, H., J. TEUFFERT und F. BURMEISTER (1981): Untersuchungen zum Saugverhalten, zur Häufigkeit und zu den Ursachen des Milchsaugens. Mh. Vet. Med. *36*, 403–407. — SCHUBERT, K. H. (1981): Bösartigkeit beim Rind: Erbfehler oder Verhaltensstörung? Dtsch. Tierärztl. Wschr. *88*, 495–496. — SEABROOK, M. F. (1984): The psychological interaction between the stockman and his animals and its influence on performance of pigs and dairy cows. Vet. Rec. *115*, 84–87. — SIMONSEN, H. B. (1979): Grooming behaviour of domestic cattle. Nord. Vet. Med. *31*, 1–5. — SIMONSEN, H. B. (1983): Vurdering af maelkeran og tungerulning pa basis sporgeskemaundersogelse i 24 problembesaetninger. Dansk Vet. Tidsskr. *66*, 669–671. — SLY, J., and F. R. BELL (1979): Experimental analysis of the seeking behaviour observed in ruminants when they are sodium deficient. Physiol. Behav. *22*, 499–505. — STEWART, R. E., and E. M. BAILLY (1975): Rapid temperature-heat-index change and hypothalamic regulation of rectal temperature in heifers. Am. Soc. Anim. Eng. *18*, 969–974. — STÖBER, M., und G. DIRKSEN (1982): Das Lipomobilisationssyndrom (Verfettungssyndrom) der Milchkuh. Prakt. Tierarzt *63:* Colleg. vet. 12, 79–88.

TEUTSCH, G. M., E. VON LOEPER, G. MARTIN und J. MÜLLER (1979): Intensivhaltung von Nutztieren aus ethischer, rechtlicher und ethologischer Sicht. Birkhäuser, Basel, Boston, Stuttgart. — TIZARD, I. R., und H. G. BUSCHMANN (1981): Einführung in die veterinär-medizinische Immunologie. Parey, Berlin, Hamburg. — TRAUTWEIN, G. (1985): Immunsystem und immunpathologische Reaktionen des Rindes. Prakt. Tierarzt *66:* Colleg. vet. 15, 95–106.

UNSHELM J., and C. SCHÖNMUTH (1988): Automation of feeding and milking: production, health, behaviour, breeding. E. A. A. P. Publ. No. 40; ISBN 90-220-0945-9.

WILDMAN, E. E., G. M. JONES, and P. E. WAGNER (1982): A dairy cow body condition scoring system and its relationship to selected production characteristics. J. Dairy Sci. *65*, 495–501.

ZARTMAN, D. L., and E. DE ALBA (1982): Remote temperature sensing of oestrous cycles in cattle. Anim. Reprod. Sci. *4*, 261–267. — ZEEB, K. (1973): Koppen bei Pferd und Rind. Ber. Fachgruppe »Verhaltensforschung«/D. V. G., Freiburg; S. 7–13.

Prancha 2

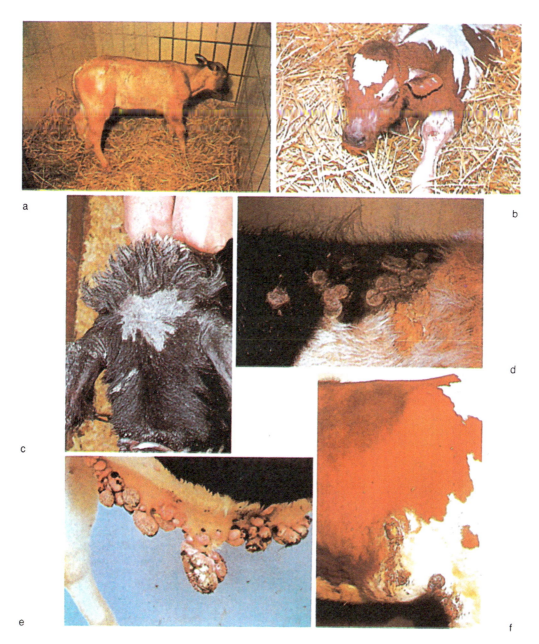

PRANCHA 2 Alterações na pelagem e na pele

a. Ausência congênita dos pêlos em bezerro (atriquia generalizada).
b. Alopecia secundária em bezerro com enterite grave.
c. Flocos farináceos nos pêlos na seborréia.
d. Perda de pêlos em áreas irregulares e formação de crostas na dermatofilose.
e. Papilomas fungiformes no ventre de bovino jovem.
f. Granulomas semelhantes a papilomas na pele na actinobacilose (veja também Fig. 173).

CAPÍTULO 3

Pêlos, Pele, Tecido Subcutâneo, Mucosas Aparentes e Cornos

H. D. Gründer

As funções de defesa da pele e dos pêlos são muito variadas e não se relacionam somente com a defesa contra a influência do meio ambiente (frio, umidade, calor, luz solar), ou com os traumatismos mecânicos (pressão, contusão). A pele forma, também, por intermédio de uma camada de ácidos, uma defesa contra a difusão de substâncias estranhas (somente poucas substâncias são absorvidas pela pele) e contra quase todos os microrganismos (vírus, bactérias, esporos de fungos), que na sua maioria só podem penetrar no organismo em locais lesados na pele ou nas mucosas. Também os endoparasitas, em seus diferentes estágios de desenvolvimento, só conseguem transpassar a pele de seu hospedeiro raramente, porém a cobertura exterior pode ser prejudicada por ectoparasitas e insetos hematófagos.

Quando se examina um paciente com problema de pele, deve-se levar em conta o histórico (ver seção 2.2) e questionar sobre doenças que já ocorreram na pele ou nos pêlos e dar importância ao local onde o animal fica preso (verificar traumatismos devido a condições de transporte), a tratamentos como tosa, banhos e uso de medicamentos cutâneos (desinfetantes, ectoparasiticidas, antimicóticos etc.).

Como já foi descrito no *exame clínico geral do paciente* (ver seção 2.4), o estado dos pêlos e da pele do animal são considerados o "espelho de saúde"; uma pelagem lisa, brilhante, com cor intensa é a melhor característica de bom manejo, boa alimentação e boa produtividade (Fig. 136). Por outro lado, a pele e os pêlos não só demonstram doenças *idiopáticas* (primárias), com lesões características, mas, também, evidenciam sintomas de doenças de caráter crônico em outros órgãos (*sintomáticas* ou *secundárias*) (Figs. 138, 143). No último caso, as características de lesões secundárias podem indicar o grau, a duração e o tipo de doença primária que, não raramente, está oculta. Como a pele do bovino tem importante papel econômico, pois o seu produto principal é o couro, tenta-se reduzir ao mínimo a ocorrência de lesões na mesma.

O exame exterior da pele é feito, principalmente, por *inspeção, palpação e olfação*, e, dependendo do caso, também por *percussão*. Para determinação etiológica da afecção, pode ser necessária a coleta de material (pêlos, raspado de pele, punção, biopsia), dependendo do caso, para exames histológicos, bacteriológicos, micológicos, parasitológicos ou químicos.

3.1 Pêlos

Aspecto. A pelagem de bovinos bem cuidados é *lisa e brilhante;* sua densidade e seu comprimento dependem da raça, assim como de influência climática. Na primavera e no outono, há troca de pêlos (nascimento e troca de pêlos de inverno). A *pelagem de verão* normalmente é mais fina e mais curta do que a mais densa, grossa e, geralmente, mais áspera *de inverno*. Como o local onde o animal é mantido (curral, piquetes) e a alimentação têm grande influência no estado dos pêlos do animal, é sempre bom compararmos o indivíduo com o resto do rebanho. *Um crescimento ralo e lento dos pêlos durante a muda, assim como o crescimento de uma pelagem arrepiada* (Fig. 138), é sinal de alteração; esse problema se deve, principalmente, a afecções crônicas, causadas muitas vezes por ecto ou endoparasitas, assim como doenças carenciais. Deve ser feito o diagnóstico diferencial dessas afecções com o *crescimento de pêlos encaracolados (pêlo de caracu)* e a *hipertricose*, ambos hereditários. No início da *manifestação de fotossensibilização,* somente os pêlos da pele branca da região dorsolateral do corpo estão arrepiados. Os pêlos sadios possuem alguma *umidade* e um *certo* grau de *oleosidade,* que ficam nos dedos quando são passados no pêlo. Na asteatose *(deficiência das glândulas sebáceas),* os pêlos tornam-se foscos e ásperos. Quando há *excesso na produção das glândulas sebáceas* (seborréia), o pêlo está cheio de flocos gordurosos, como se estivesse coberto de farelo (Prancha 2/c).

Coloração. A pelagem específica de uma raça pode estar desbotada (mais clara), devido a uma pigmentação deficiente. Isto ocorre com a "pelagem da fome" que, em bovinos pretos, aparece de cor marrom-ferruginosa e é sintoma de uma deficiência nutricional. Outro caso em que os pêlos ficam desbotados (marrom até cinza ou marrom-amarelado em bovinos pretos ou vermelhos), fato que ocorre primeiramente em torno dos olhos (Fig. 143) e depois também simetricamente nas ganachas, pescoço e flanco, é característico de *deficiência de cobre* ou *intoxicação por molibdênio.* Quando há lesões mais graves da pele (contusões ou feridas), ou no caso de marcação dos animais (ferro a quente, a frio; ver seção 2.1), encontramos, após a cicatrização da ferida, manchas cinzentas ou brancas *(leuco* ou *acromotriquia),* com pêlos sem cor, ao invés de pigmentados (que são chamados de pêlos brancos) em decorrência da perda das células de pigmentação. Também após a recuperação de *carência de zinco* (paraceratose) os primeiros pêlos surgem com escassa pigmentação, por exemplo, cinza prateada em vez de pretos *(hipocromotriquia).*

Ausência ou *diminuição de pêlos* ocorrem devido a uma *alteração genética do desenvolvimento dos pelos* (atriquia ou hipotriquia) ou a *perda dos pêlos* (alopecia). Esta ausência de pêlos, em geral, está restrita a certas regiões do corpo, mas raramente pode ocorrer em todo ele *(atricose, hipotricose* ou *alopecia areata* ou *generalizada).* Perda de pêlos em maior ou menor proporção costuma ocorrer quando há piolhos, assim como na inflamação do folículo piloso e da pele por parasitas (sarnas), micoses (tricófitos, Fig. 148), ou bactérias (estafilococose; dermatofilose, Prancha 2/d). Certas intoxicações (alopecia tóxica por iodo, cádmio, molibdênio, selênio, mercúrio, tálio), certas alterações no metabolismo (alimentação de bezerros com substituto de leite que contém gordura de baleia) e deficiências (deficiência de zinco — paraceratose; deficiência de cobre — perda de pêlos em torno dos olhos, em forma de óculos, Fig. 143) levam a uma *alopecia idiopática* de localização e intensidade variadas. Enquanto a alo-

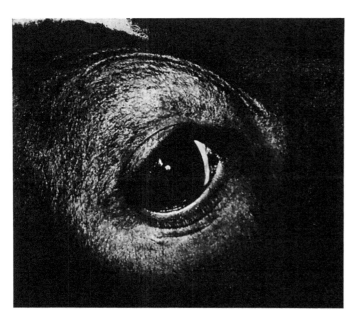

Fig. 143 Perda de pigmento em "forma de óculos" e perda de pêlos na carência de cobre.

pecia causada por medicamentos quase não é observada em bovinos, as doenças graves, infecciosas e orgânicas (p. ex., enterite neonatal, febre aftosa) muitas vezes causam *alopecia sintomática*. Nas áreas de pele branca no dorso e nas suas regiões laterais, ocorre perda de pêlos que caracteriza a *dermatite solar* (destruição das camadas superiores da pele por fotossensibilização, Fig. 152). Após destruição profunda da pele (feridas, queimaduras), podem aparecer cicatrizes sem pêlos (alopecia marginal traumática).

Parasitas. Os piolhos causam alopecia e prurido e podem ser observados examinando-se um tufo de pêlos a olho nu (contra a luz) ou com a ajuda de uma lupa. As espécies envolvidas são os *piolhos hematófagos (anoplura)* (com cabeça pequena alongada e curta, *Solenopotes capillatus*, *Linognatus vituli* e *Haematopinus eurysternus:* cinza a pretos, cabeça pontiaguda e mais estreita que o tórax, Fig. 144); *piolhos mordedores* (malófagos) (*Damalinia* s. *Bovicola bovis:* marrom-amarelados, cabeça achatada e mais larga do que o tórax), assim como suas *lêndeas* (Fig. 146). Eles vivem de preferência junto à raiz dos pêlos em torno das orelhas e chifres e nos pêlos da testa, sobre a nuca, pescoço, peito e cernelha, onde os ovos estão colados aos pêlos em grande número. Os pêlos colados que ocorrem no pescoço, nas espáduas, antebraços e embaixo do peito na presença de ácaros (da espécie *Demodex bovis*, Fig. 147) ocasionam grumos de pêlo, cujo interior pode ser espremido, misturado com parafina líquida ou hidróxido de potássio a 10%, e visualizado ao microscópio.

Infecções. Das dermatomicoses, somente é de importância nos bovinos a *tricofitose*. Seu agente etiológico, o *Trichophyton verrucosum* (Fig. 149), parasita a epiderme já cornificada, raízes de pêlos e folículos pilosos, formando, assim, áreas arredondadas sem pêlos, com superfície escamosa ou uma crosta característica, principalmente em animais jovens (Fig. 148). A comprovação do patógeno só é possível com o cultivo dos pêlos ou crostas. O lento crescimento do *Trichophyton verrucosum,* que demora quatro a seis semanas na cultura em meios específicos, pode ser acelerado pelo método de English (1970) a um crescimento rápido de dois a três dias no meio de agar-glicose-peptona. Microscopicamente, podem ser visualizadas hifas com vesículas terminais e subterminais. Uma alteração semelhante da pele é causada pelo *Dermatophilus congolense* (uma bactéria Gram-positiva), evidenciada pela coloração por hematoxilina e eosina, visualizando-se elementos alongados em forma de coroa. A *dermatofilose* ocorre em regiões mais quentes e se caracteriza por crostas grossas, em forma de mosaico, que se formam no pescoço, no dorso, nas tetas e escroto ou extremidades dos membros (Prancha 2/d).

Coleta de material. Para a pesquisa de ectoparasitas, retira-se um tufo de pêlos nas áreas mais parasitadas ou passa-se um pente fino. Para o diagnóstico de micoses ou dermatofilose, retiram-se *pêlos* e *crostas* de pele da região marginal à área afetada com uma pinça ou cureta (Fig. 155) e envia-se para laboratório em um recipiente arejado e seco (saco de papel). Na suspeita de deficiência de algum elemento ou intoxicação por molibdênio, deve-se obter uma porção maior de pêlos limpos na parte lateral do tronco. Normalmente, o pêlo de bovino contém 6,6 a 10,4 ppm de cobre, 90 a 140 ppm de zinco, 8 a 20 ppm de manganês, mais de 5 ppm de ferro, mais de 0,05 ppm de cobalto e menos de 0,3 ppm de molibdênio na matéria seca.

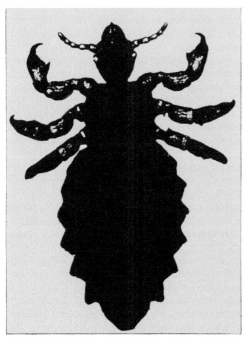
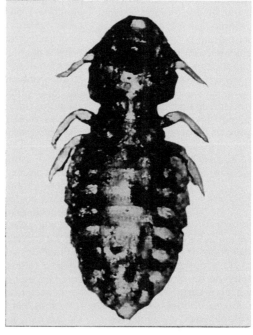

Figs. 144 e 145 À esquerda, um piolho hematófago de cabeça curta de bovinos *(Haematopinus eurysternus);* tamanho natural, 2,5 a 3,5 mm, ampliado 25 ×. À direita, um piolho mordedor *(Damalinia* s. *Bovicola bovis);* tamanho natural, 1,2 a 1,6 mm, ampliado 50 ×.

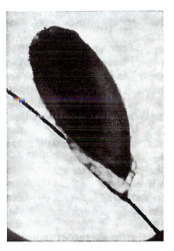 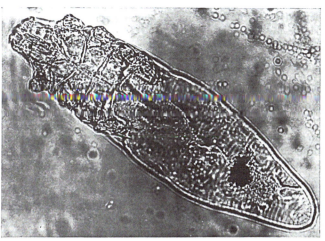

Figs. 146 e 147 À esquerda, um ovo de piolho (lêndea) preso a um fio de pêlo de bovino; tamanho natural, 1,2 mm, ampliado 35 ×. À direita, um parasita *(Demodex bovis);* tamanho natural 0,3 a 0,4 mm, ampliado 300 ×.

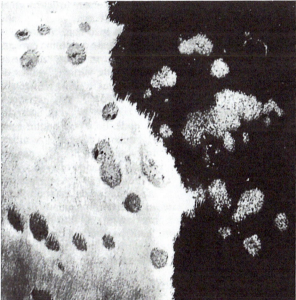 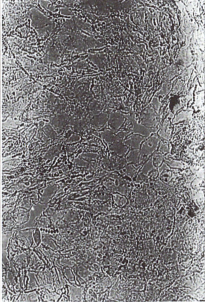

Figs. 148 e 149 À esquerda, áreas arredondadas de pêlos com cobertura similar a asbesto — tricofitose. À direita, raspado à microscopia com hifas *(Trichophyton verrucosum)*.

3.2 Pele

Aspecto. A pele do bovino possui uma certa elasticidade (*turgor*, seção 3.3) e — em decorrência da secreção das glândulas da pele — também uma certa *oleosidade.* A dermatoparexia hereditária se caracteriza por grande dilatabilidade e facilidade da pele em se lacerar. Quando o animal é acometido de doenças crônicas (ecto e endoparasitoses, infecções crônicas etc.), a pele se torna mais seca ou até dura, em decorrência de redução da função das glândulas (*asteatose*). A *seborréia*, que pode ser decorrente de falta de vitamina A e de ácidos graxos essenciais, substitutos do leite contendo gordura de baleia ou também de dermatites se caracteriza por deposição de descamações gordurosas nos pêlos. A *hiperidrose* (sudorese intermitente) raramente é observada em bovinos. Quando ocorre, observa-se suor espumando na região da base da orelha, no pescoço, nos ombros, flancos e na região inguinal. Este sintoma pode ocorrer na excitação intensa (tetania), no choque (anafilaxia), na claudicação grave e na distrofia muscular enzoótica dos bezerros e ainda no envenenamento por meniclofan (medicamento contra fasciolose).

Coloração. Devido à pelagem ser espessa e à pigmentação específica de certas raças, é difícil de se observar a cor da pele, exceto nas partes do corpo com pouco ou nenhum pêlo (orelhas, ventre, tetas, região inguinal e bolsa escrotal). Nas áreas citadas, a pele aparece rosa-acinzentada clara ou rosa-amarelada. As colorações características de certas doenças (*anemia, icterícia, cianose*) não são bem visualizadas nestas áreas, mas sim nas mucosas aparentes (ver seção 3.4). Exceções a isso são as dermatites graves, em que a pele fica *inflamada* (eritematosa), assim como nas *petéquias* e *equimoses*, onde há sangramento intracutâneo localizado. Essas ocorrem juntamente com o extravasamento de sangue das glândulas da pele (*hematidrose*) e são sintomas de distúrbios de coagulação do sangue ou alteração da permeabilidade capilar. No envenenamento por trevo-doce, cumarina, samambaia, furazolidona, assim como soja extraída por tricloroetileno, também ocorre *diátese hemorrágica* (ver seção 5.6). Após a cicatrização de feridas ou necrose de pele, podem permanecer *cicatrizes sem pigmentação.*

Temperatura. Em relação ao "calor da pele", há descrição na seção 2.4.

Odor. A pele do bovino tem odor característico da espécie; este *cheiro de curral* pode ser influenciado por alimentos estocados no curral (silagem, feno). Em bovinos com *acetonemia*, o clínico vai detectar o odor que é semelhante a frutas doces, mas somente alguns conseguem sentir o odor dos produtos metabólicos dessa afecção (corpos cetônicos, acetona, ácido butírico, acetato e isopropanol). Pacientes com doenças necrosantes ou purulentas (infecção puerperal, afecção podal) têm um *odor pútri-*

do, que pode ser diferenciado do cheiro de *ranço* na seborréia. Os produtos utilizados na limpeza de currais e medicamentos podem ter o seu odor presente no animal (ver seção 2.3).

O *prurido* caracteriza-se, no bovino, por inquietação no estábulo, roçar e esfregar os chifres e unhas em objetos e paredes do curral, assim como pelo ato de morder certas regiões do corpo. Nos casos de prurido intenso, os bovinos batem com os membros e podem estragar instalações do estábulo e cercas, ao se coçarem. Pode-se comprovar o prurido passando um pedaço de madeira no local afetado. Neste caso, o animal demonstra satisfação mexendo o rabo, pescoço ou cabeça, tentando ficar em contato com o pedaço de madeira. *Prurido localizado* caracteriza uma afecção comum, causada por ectoparasitas, principalmente a sarna, mas também ocorre em outras inflamações da pele. Coceira contínua e generalizada, que pode levar ao roçar intenso do traseiro, é um sintoma da doença de Aujeszky. Quando a coceira passa logo, pode ser caracterizada de uma reação de sensibilidade alérgica (na transfusão de sangue). O ato de lamber a pele é uma expressão inespecífica de doenças carenciais (falta de fibra em novilhos confinados sem cama de palha, minerais, sal ou fosfatos).

Aumento de volume. Um aumento na espessura da pele pode ocorrer em casos de ceratinização alterada da pele, inflamação da cútis e também em neoformações epiteliais e/ou de tecido conjuntivo. Além disso, em certos processos subcutâneos (ver seção 3.3), há hipertrofia de uma ou mais camadas de tecidos.

Alterações da ceratinização geralmente ocorrem com queda local de pêlos (ver seção 3.1). Na *hiperceratose*, a pele fica seca, quebradiça e riscada por rachaduras; na *paraceratose*, a pele aparece com crostas e fendas em forma de mosaico ou sebosa. Características histológicas de hiperceratose (ictiose congênita, envenenamento por naftalenos clorados, sarna sarcóptica etc.) consistem em ceratinização extensa da epiderme; na paraceratose (decorrente de deficiência de zinco ou distúrbios hereditários de seu metabolismo), há hipertrofia do estrato espinhoso. As *cornificações* podem ser planas, em forma de unha ou chifre, são de origem epitelial e podem apresentar o tamanho de um grão de feijão até o de uma cabeça humana. Elas têm um centro de tecido conjuntivo e ocorrem em locais onde, anteriormente, havia feridas profundas (queimaduras, traumatismos, cauterização).

As *inflamações da pele* podem atingir apenas a epiderme ou envolver todas as camadas da pele — *dermatite*. No estágio *agudo*, também ocorrem calor (ver seções 2.3 e 2.4), rubor (ver seção 3.4) e dor ou prurido, ao passo que, em inflamações *crônicas*, há endurecimento do tecido (Fig. 151). As *erupções* inflamatórias da pele variam desde pequenos nódulos *(pápulas)* e bolhas, contendo linfa e pus *(vesícula* ou *pústula)*, assim como vesículas da febre aftosa *(aftas)*, até a secreção de substâncias serosas que, ao secarem na superfície da pele, se transformam em *caspas*, *crostas* e *escamas*. A inflamação da pele superficial e secundária denomina-se *exantema* (de causas tóxicas, alimentares ou infecciosas; exantema por mercúrio ou iodo [Fig. 150], dietas com o uso de batata, ingestão excessiva de derivados de destilaria, forma cutânea da febre catarral maligna e fotossensibilização, também denominado *exantema solar*); estas alterações aparentes da pele podem ser denominadas *eczema* ou *exantema crostoso, escamoso, vesiculoso, úmido* etc. O *exantema alérgico* se caracteriza pelo aparecimento rápido de numerosas lesões urticariformes no tronco e em torno das aberturas naturais, variando de tamanho desde o de uma moeda até o da palma da mão com consistência pastosa (ver seções 2.3 e 3.3). Estas pápulas são o sintoma característico da sensibilização a alimentos, medicamentos, transfusão de sangue ou de *urticária*. A inflamação de várias camadas da pele chama-se *dermatite*, em que o espessamento e a consistência dura (ver seção 2.3) do tecido subcutâneo são bem característicos. Nos casos mais graves, a dermatite é acompanhada de secreção serosa, sanguinolenta ou purulenta, podendo a pele adquirir um aspecto enrugado e caloso (Fig. 151), quando não ocorre a morte (*necrose*: em forma de *mumificação* [= seca, Fig. 152] ou *gangrena* [= úmida]) e, com isso, a expulsão do tecido alterado, com perda de substâncias), (ver adiante nesta seção). As dermatites de pressão devido a condições inadequadas de estabulação e manejo ocorrem principalmente no pescoço, nos membros anteriores (parte anterior) e posteriores (lateral). O fato de o úbere cheio de leite durante a primeira lactação roçar na parte interna das pernas pode, não raramente, levar à inflamação de grandes áreas, com infecções secundárias (dermatite de úbere e virilha

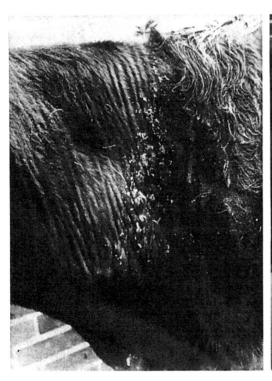
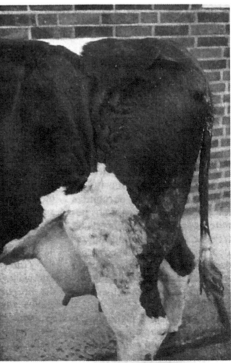

Figs. 150 e 151 À esquerda, suor em forma de flocos secos no pescoço de uma vaca tratada com sais de iodo IV (exantema por medicamentos). À direita, endurecimento da pele e presença de dobras na pele e no tecido subcutâneo da coxa, em conseqüência da absorção de um hematoma (ver também Fig. 161).

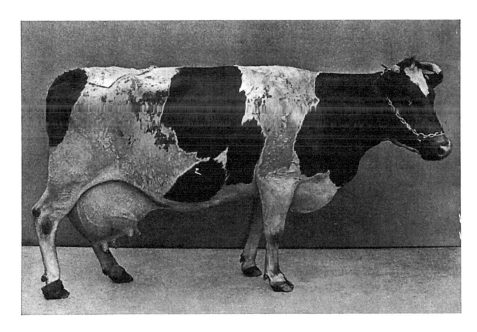

Fig. 152 Mumificação das camadas superficiais da pele limitada às partes brancas e dorsais; desprendimento da pele nas margens da mumificação (demarcação), como conseqüência tardia de uma fotossensibilização (dermatite solar mumificante, também conhecida como "queimadura pelo sol").

ou intertrigo). Como inflamação específica da pele, temos a *actinobacilose,* que forma tumoração e fístulas purulentas (Prancha 2/e) ou a *dermatite nodosa,* em que há a formação de nódulos.

Neoplasias podem ser encontradas mais freqüentemente na forma de papilomas *(verrugas),* causadas por vírus; os papilomas são encontrados, principalmente, na cabeça, no pescoço, no ventre ou nas tetas de bovinos jovens, podendo atingir o tamanho de uma cabeça humana. Outro tipo de *papiloma,* também causado por vírus, ocorre na pele do úbere e das tetas de novilhas e vacas jovens. Os tumores malignos e benignos (fibromas, sarcomas, carcinomas, mastocitomas, leucose cutânea linfática) ocorrem raramente em bovinos e só podem ser diagnosticados por biópsia (ver adiante nesta seção).

Perda de substância. Defeitos da pele, em que só a epiderme se desprendeu, chamam-se *escoriações,* sendo causadas, geralmente, por traumatismos, que, de início, se apresentam avermelhados e, depois, crostosos, sob a forma de um corpo papilar solto. Quando a lesão atinge várias camadas da pele, é chamada de *ferida* e pode consistir em laceração, esmagamento, corte ou perfuração, que, conforme os tecidos envolvidos, abrangem a pele, a musculatura, os tendões e ossos. A *morte* de tecidos em pequena ou grande proporção ocorre em decorrência de lesão mecânica, química, térmica ou solar. Os exemplos mais comuns são os animais que permanecem longo tempo em decúbito (escaras de decúbito nas protuberâncias ósseas), presos por correntes de contenção no estábulo (garroteamento dos membros), com o uso epicutâneo ou subcutâneo de substâncias irritantes (ungüentos vesicantes, injeção paravenosa de cloreto de cálcio por engano etc.), na fotossensibilização e na necrose de extremidades (ponta de cauda, dígitos dos posteriores, ponta da orelha), além de micotoxinas (ergotismo cutâneo). Nestes casos, após a morte tecidual, a área fica insensível, com aspecto de couro, enrugada e seca, e se separa do tecido saudável por *mumificação* (Fig. 152) ou *gangrena* (liquefação). O conseqüente defeito na pele, com presença de secreção e sangue, chama-se *úlcera de pele.* Ulcerações duras, variando do tamanho de uma ervilha ao de uma moeda, no úbere, no ventre, nas axilas ou, ainda, nas pálpebras, são causadas pela estefanofilariose *("feridas de verão").*

Ectoparasitas. Entre os ectoparasitas de bovinos, têm importância os *carrapatos* (na Europa, sobretudo o *Ixodes ricinus,* Fig. 153), que se fixam para sugar o sangue, preferencialmente

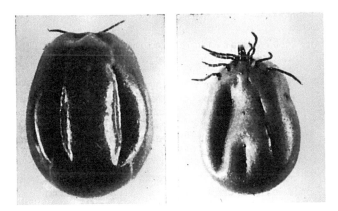

Fig. 153 Duas fêmeas de carrapato *(Ixodes ricinus):* à esquerda, vista dorsal; à direita, vista ventral. Tamanho natural, 3 a 11 mm, ampliada cinco ×.

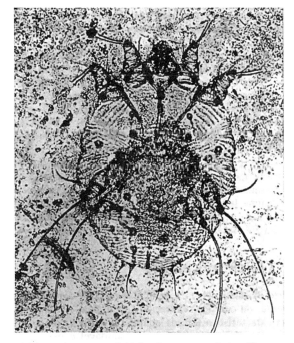

Fig. 154 Fêmea do agente etiológico da sarna sarcóptica *(Sarcoptes bovis);* tamanho natural, 0,2 a 0,5 mm, ampliada 100 ×.

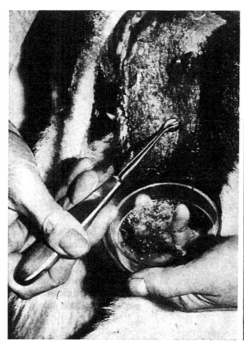
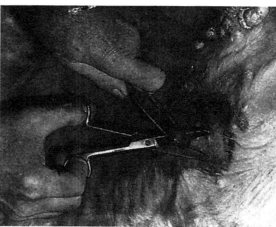

Figs. 155 e 156 À esquerda, retirada de um raspado de pele com ajuda de uma cureta afiada e uma placa de Petri, para exame parasitológico e micológico, em uma afecção grave da pele onde há muita descamação; abaixo, obtenção de biopsia de tecido cutâneo (formações nodulares) no pescoço, por intermédio de uma tesoura.

em áreas com poucos pêlos e pele fina (pálpebras, orelhas, parte inferior do pescoço, peito e ventre, axilas, região inguinal, tetas ou testículos). Após a queda do carrapato, a pele apresenta pequenos nódulos firmes, sensíveis ao toque e crostosos nos locais de fixação. Os agentes causadores de sarna sarcóptica (*Sarcoptes bovis*, Fig. 154) acometem, principalmente, a cabeça e o pescoço, enquanto a sarna *corióptica* ataca, principalmente, o local de inserção da cauda e a região inguinal; a *psoróptica (Psoroptes ovis)*, que acomete mais os novilhos, localiza-se na base do chifre, no peito e no tronco. Nos locais parasitados, causam prurido e, em conseqüência, há perda de pêlos e a pele fica com crostas hiperceratóticas. Os carrapatos podem ser visualizados a olho nu e retirados com uma pinça, enquanto os agentes da sarna, de 0,2 a 0,6 mm, só podem ser visualizados no raspado da pele, com lupas, após aquecimento do material, ou em hidróxido de potássio a 10% e visualização ao microscópio óptico. As *estefanofilárias* ("feridas de verão") são encontradas nas secreções de ulcerações recém-rompidas no seu estágio juvenil de evolução (microfilárias).

Coleta de material. Para exame parasitológico, é feito um *raspado profundo*, até sangrar, na periferia da lesão, com uma cureta afiada ou rineta (Fig. 155). O material deve ser colocado num recipiente fechado. Para exame histológico, deve-se sedar o animal com xilazina ou sob anestesia local, para retirar um *fragmento de pele*, do tamanho de uma cereja, na borda da lesão, para que se examinem todas as camadas de pele, principalmente a zona de transição entre a pele saudável e a lesada (Fig. 156). No caso de repetição da biopsia ou quando se deseja obter uma amostra de melhor qualidade, deve ser utilizada cânula perfuradora ou uma pequena furadeira elétrica especial para pele, acoplada a uma furadeira de madeira com diâmetro de 4 mm. O material deve ser colocado imediatamente num frasco contendo formol a 5%, lacrado e enviado ao laboratório.

3.3 Tecido subcutâneo

Aspecto. A elasticidade e a mobilidade da pele dependem, principalmente, da condição do tecido subcutâneo. O *turgor* da pele é uma característica testada quando se puxa a pele no pescoço ou sobre a última costela; a pele saudável é macia e móvel, de maneira que, uma vez puxada, retorna à posição natural quando solta. Em doenças nas quais há perda de água (*desidratação*, ver seção 5.6), como, por exemplo, uma diarréia intensa, a elasticidade da pele e do tecido subcutâneo se reduz muito com a desidratação e a prega formada na pele demora a retornar à posição normal (Figs. 157 a 159). A perda das reservas de gordura e a grande perda de peso (Fig. 138) fazem com que a pele fique dura e com *"aspecto de couro"* nas partes ósseas mais proeminentes, como as apófises das vértebras, espinha da escápula ou costelas.

Aumento de volume. Os processos patológicos que afetam o tecido subcutâneo fazem com que haja aumento local variável e, com isso, os contornos naturais do corpo desaparecem. A impregnação subcutânea e cutânea com líquido intercelular denomina-se *edema*. A palpação revela uma consistência pastosa e, quando se faz pressão com os dedos por 30 segundos, o líquido é afastado do local, ficando um sulco por algum tempo após se retirar os dedos (Fig. 160). Nas vacas antes de parir, encontramos um *edema fisiológico* no úbere e na região púbica (relaxamento do canal do parto); quando esse edema permanece muito tempo após o parto, ele é considerado patológico. *Edemas patológicos* podem afetar diferentes partes do corpo e ser classificados de acordo com a etiologia. Os *edemas não-inflamatórios* (congestivo e hidrêmico) não são quentes, nem vermelhos ou dolorosos e se desenvolvem lentamente. *Edemas congestivos locais* ocorrem quando há alguma barreira no retorno linfático ou venoso (p. ex., garroteamento pela corrente de contenção no estábulo, ou por uma atadura apertada em algum membro). Ocorre *edema congestivo generalizado* quando há alguma grande alteração no retorno venoso para o coração (p. ex., na constrição do miocárdio por pericardite traumática, leucose ou na estenose da tricúspide); este tipo de edema *cardíaco* afeta principalmente o peito e a barbela (Fig. 176), mas, em casos avançados, pode afetar o corpo todo. Os edemas causados por deficiência de albumina (hipoproteinemia, verminose muito acentuada ou nefrose amilóide muito avançada) são chamados de *caquéticos* ou *hidrêmicos* (renais) e estão situados, principalmente, na barbela e na região submandibular. Os *edemas inflamatórios* ocorrem na periferia de processos inflamatórios da pele e do tecido subcutâneo (edema colateral), quando a circulação é impedida pela pressão dos tecidos inflamados; eles se desenvolvem, via de regra, de maneira aguda e, ao toque, são quentes e sensíveis. No bovino, observam-se esses edemas principalmente na vizinhança dos flegmões (principalmente de membros, mas também na cabeça e no pescoço). *Flegmão* denomina-se a infiltração celular maciça do tecido con-

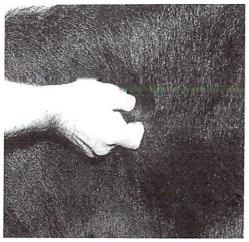
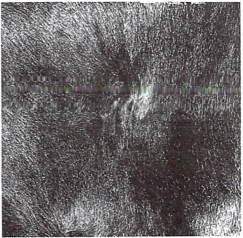
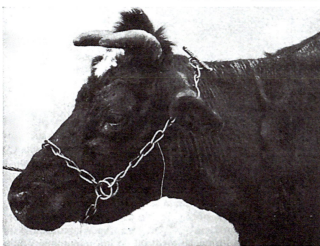

Figs. 157 a 159 Teste de turgor da pele. Dobra da pele feita por beliscamento torcido lateralmente no pescoço (acima, à esquerda) e a pele solta (acima, à direita); no caso da redução do turgor da pele (desidratação), a dobra permanece por mais tempo (à esquerda).

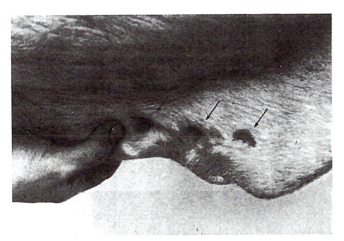

Fig. 160 Prova de consistência de aumento de volume da pele; após pressão com as pontas dos dedos na região pré-mamária, que está edemaciada, permanecem as marcas de pressão dos dedos por algum tempo; consistência pastosa da pele como característica do edema.

juntivo cutâneo e subcutâneo, acompanhada de inflamação aguda, purulenta, necrótica e fétida (muitas vezes, se estendendo à musculatura adjacente). Sua consistência é um tanto firme a levemente elástica, bem quente e muito sensível; sua cor pode ser vermelho-azulada na pele não-pigmentada. Na evolução do *flegmão,* pode haver demarcação e liquefação dos tecidos acometidos, apresentando uma certa flutuação *(flegmões abscedados).* *Abscesso* é uma coleção delimitada de pus, mais ou menos líquido, devido a uma reação inflamatória do tecido conjuntivo (Fig. 165); no seu início, há, além do calor e da dor, uma flutuação bem tensa, que se torna mais frouxa em determinado ponto, onde o abscesso, depois, se rompe e libera seu conteúdo. Abscessos profundos podem tornar-se encapsulados por exacerbações de tecido conjuntivo à sua volta; estes são bastante duros e só podem ser identificados por punção (ver adiante nesta seção). O acúmulo de sangue no espaço subcutâneo por ruptura de vasos ocorre rapidamente, sendo denominado *hematoma*. À palpação, também se observa uma área flutuante e aumentada, mas esta é mais macia, o líquido fica mais solto, há menos dor e a cápsula é mais fina do que no abscesso. A causa do hematoma no bovino em geral consiste em chifradas ou outras contusões por brigas, atingindo geralmente o peito e os flancos (Fig. 161) ou a coxa. Uma punção para evidenciar o diagnóstico (ver adiante nesta seção) só é necessária quando o histórico não for indicativo de hematoma. A punção tem de ser a mais estéril possível e deve obedecer a certas regras (ver seção 15.4). Quando há acúmulo de ar ou gás subcutâneo, a pele fica elevada (Fig. 162). Este *efisema subcutâneo* pode ser delimitado com os dedos e crepita

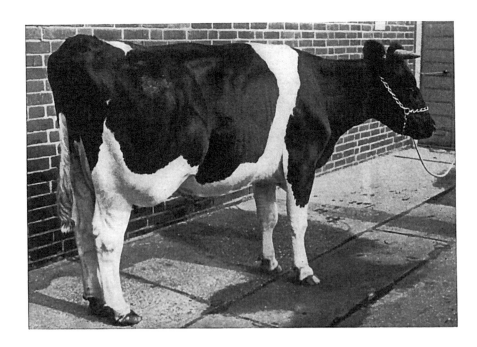

Fig. 161 Tumoração na região do flanco direito, de aparecimento súbito após uma chifrada (estabulação livre), com flutuação moderadamente tensa e pouca sensibilidade — hematoma agudo (ver também Fig. 151).

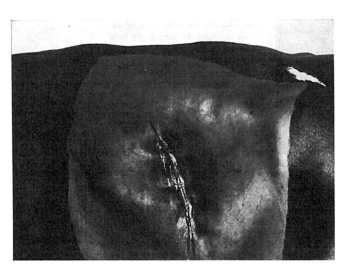

Fig. 162 Aumento de volume em torno do ângulo superior de uma ferida cirúrgica devida a uma ruminotomia, deslocável como uma almofada pneumática e com crepitação à palpação: enfisema subcutâneo pós-operatório.

ao toque; à percussão, origina um som alto, subtimpânico (Quadro 10). O ar que se acumula no espaço subcutâneo é proveniente de feridas externas, em locais onde há muita mobilidade (enfisema por aspiração) ou no interior do organismo, por exemplo, no enfisema pulmonar intersticial grave, onde o ar segue pelo mediastino até o tecido subcutâneo. Após a trocaterização do rúmen, também se pode formar um enfisema, devido ao fechamento prematuro do canal feito pelo trocater, sendo que o gás é proveniente do rúmen. Após laparotomia ou ruminotomia ou na formação artificial de um pneumoperitônio, pode-se formar enfisema subcutâneo; este contém o ar que penetrou na cavidade abdominal durante a cirurgia. Este ar pode chegar até o tecido subcutâneo por pressão, quando não houve um fechamento perfeito do peritônio durante a sutura. Quando há bactérias anaeróbicas no tecido subcutâneo, pode haver o desenvolvimento de *flegmões gasosos* que, além das características do flegmão (ver anteriormente nesta seção), vão apresentar crepitação e som alto à percussão. Dependendo do agente infeccioso, podemos diferenciar entre o enfisema benigno (bactérias que originam a formação de pus ou putrefação) ou maligno (*Clostridium septicum* — edema maligno, ou *Cl. chauvoei* [*feseri*] — carbúnculo sintomático).

Endoparasitas. As larvas do berne no terceiro estágio *(Hipo-*

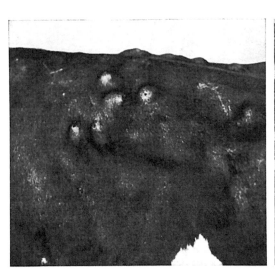 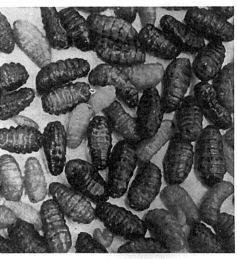

Figs. 163 e 164 À esquerda, nodulações subcutâneas do tamanho de uma cereja na região do lombo de um bovino jovem, com perfuração central em cada nódulo — bernes (com seus orifícios respiratórios); à direita, larvas de berne *(Hypoderma bovis)* retiradas das nodulações. Tamanho natural, 20 a 30 mm, redução 2:1.

Prancha 3

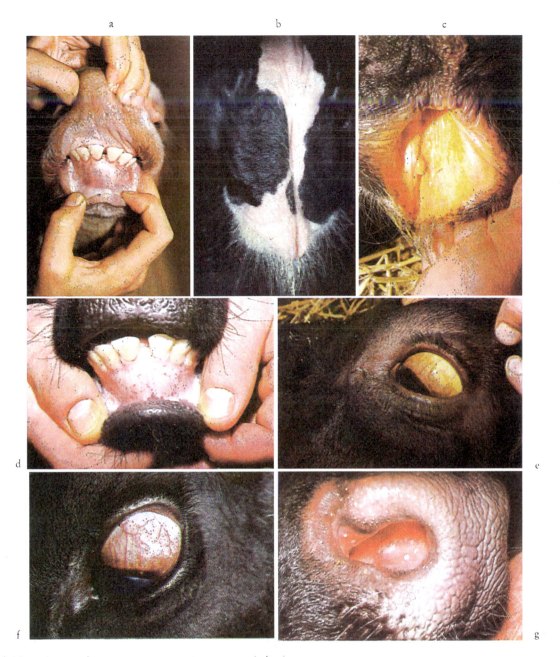

PRANCHA 3 Alterações na pele, nas mucosas aparentes e vasos episclerais

a. Mucosa oral cianótica de um bezerro com dispnéia grave devido a broncopneumonia purulenta.
b. Palidez anêmica da vulva de uma vaca com perda sanguínea grave causada por uma úlcera do abomaso devido a leucose (dois milhões e meio de eritrócitos/mm^3 de sangue, anemia hemorrágica; ver seções 3.4 e 5.6).
c. Coloração amarela pronunciada da mucosa vaginal de uma vaca com degeneração hepática fatal no puerpério (bilirrubina total do soro, 238 μmol/l; icterícia hepática, ver seção 3.4).
d. Hemorragias petequiais nas gengivas de um bezerro com diátese hemorrágica (ver seção 5.6), devido a envenenamento crônico por furazolidina.
e. Aspecto normal dos vasos episclerais (ver seção 5.3), em uma vaca ictérica (mesma vaca da letra c).
f. Vasos conjuntivais do globo ocular congestionados (injetados) (ver seção 5.3).
g. Focos de necrose brancos na mucosa nasal em um caso de rinotraqueíte infecciosa bovina (ver seção 6.15).

PÊLOS, PELE, TECIDO SUBCUTÂNEO, MUCOSAS APARENTES E CORNOS   89

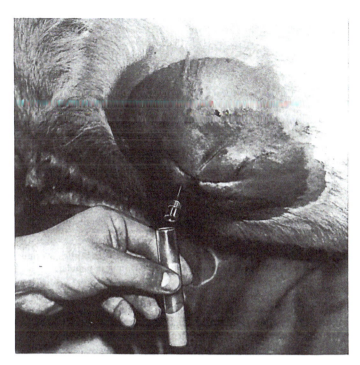

Coleta de material. Para determinar a natureza do conteúdo de um aumento de volume subcutâneo com flutuações, devem-se efetuar, primeiramente, tricotomia, limpeza e desinfecção. O local exato da *punção* deve ser na região com maior flutuação. A agulha estéril deve ser introduzida até o espaço subcutâneo, pressionando-se levemente a pele. O *líquido puncionado* pode ser recolhido num recipiente, enquanto emerge, ou ser aspirado usando-se uma seringa (Fig. 165). Deve ser analisado quanto ao seu aspecto macroscópico (cor, consistência, odor, substâncias sólidas presentes), microscópico (esfregaço corado) ou para cultura de bactérias. Quando há risco de infecção, deve-se injetar antibiótico antes da retirada da agulha, e aplicar um pedaço de esparadrapo à abertura.

3.4 Mucosas aparentes

Aspecto. À inspeção, as mucosas do *plano nasolabial* (focinho), *nasal* e *oral* (incluindo a superfície ventral da língua e o palato duro), dos *olhos* e *pálpebras* (conjuntivas), assim como da *vulva* e do *prepúcio* de um animal saudável, devem-se apresentar sempre úmidas, brilhantes, lisas, de cor rosa-pálido, caso não haja pigmentação específica da raça (Figs. 166 e 167). Como as mucosas são desprovidas de pêlos e têm um epitélio fino, a visualização de qualquer alteração na cor é mais facilmente observada do que na pele. A *coloração amarelada* pela impregnação de pigmentos biliares (icterícia, Prancha 3/c e e) em geral resulta da obstrução do fluxo biliar (mecânica, icterícia congestiva ou obstrutiva; normalmente por obstrução do ducto colédoco) ou pela hemólise súbita de grande quantidade de sangue (*hemolítica* ou icterícia hiperfuncional pela hemoglobinúria, ver seções 7.11 e 8.8). A icterícia obstrutiva e a rara icterícia parenquimatosa (ou hepatocelular), causada pela insuficiência hepática, se caracterizam por uma coloração amarelo-alaranjado que, na maioria das vezes, apresentam as mucosas bem perfundidas por sangue, enquanto na icterícia hemolítica as mucosas apresentam-se com pouco sangue (anemia hemolítica, ver seção 5.6), coloração amarela-pálido ao amarelo-acinzentado (amarelo-limão) (ver Quadro 20). (Pelo local no qual a alteração se origina, pode-se diferenciar entre

Fig. 165 Punção diagnóstica de uma tumoração subcutânea, flutuante e tensa do tamanho de uma mão, na região ventral de uma vaca, com liberação do líquido cinzento, purulento e mal-cheiroso, abscesso subcutâneo.

derma bovis* ocorrem no tecido subcutâneo, principalmente na primavera e no verão, formando nodulações do tamanho de uma avelã ou de uma noz, ao longo do dorso, do lombo e da região sacra. Quando ocorre a maturação da nodulação onde se encontra a larva, observa-se um orifício do tamanho de uma cabeça de alfinete, através do qual o parasita respira e dele se utiliza para, mais tarde, deixar o hospedeiro (Figs. 163 e 164).

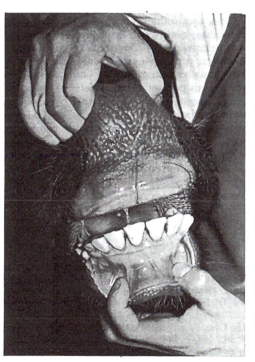
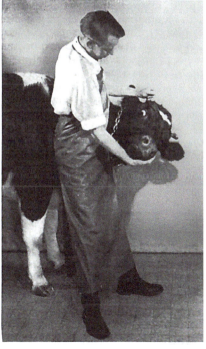

Figs. 166 e 167 À esquerda, contenção do focinho e do lábio inferior para inspeção da mucosa oral; à direita, torção do pescoço no eixo longitudinal, para inspeção da conjuntiva e dos vasos episclerais.

---
*No Brasil, a causadora do berne é a larva da mosca *Dermatobia hominis*. (N.T.)

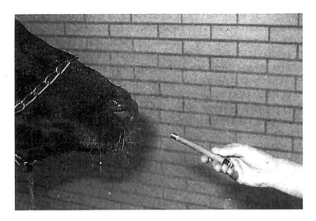

Fig. 168 Inspeção da mucosa nasal com ajuda de uma lanterna.

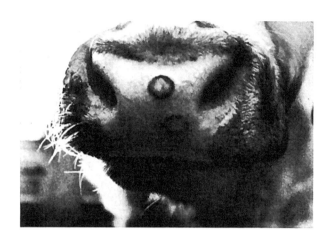

Fig. 169 Duas pápulas, levemente protuberantes, com bordas avermelhadas no focinho de um bovino jovem com estomatite papular.

icterícia pré, intra e pós-hepática, respectivamente, icterícia hemolítica, hepática e obstrutiva, ver seção 7.11.) As *anemias não-hemolíticas* (ver seção 5.6) são causadas por grandes perdas de sangue para fora ou dentro do organismo (anemia hemorrágica) ou por produção insuficiente de eritrócitos *(anemia hipoplásica ou depressiva)* e se caracterizam por uma *palidez* acentuada das mucosas, podendo assemelhar-se ao branco-porcelana nos casos graves (Prancha 3/b). Uma *coloração azul-violácea (cianose)* das mucosas é observada nos distúrbios circulatórios, em decorrência de insuficiência cardíaca ou vascular (estase venosa, ver seção 5.4; colapso e choque, ver seção 5.6), afecção grave do aparelho respiratório (Prancha 3/a) e certos envenenamentos que impedem a troca gasosa (deficiência de oxigênio). *Mucosas avermelhadas* são ocasionadas por uma inflamação local ou generalizada (vasodilatação, aumento da perfusão). Neste caso, conforme a causa, há aumento de volume local ou perda de substância. No primeiro caso, ocorrem *pápulas* (estomatite papular, Fig. 169), *vesículas* (estomatite vesicular, vulvovaginite infecciosa), *aftas* (febre aftosa) e, no último caso, há descolamento circunscrito do epitélio com base muito avermelhada *(erosões,* como por exemplo na rinotraqueíte infecciosa), descamação epitelial de extensão variável acompanhada por odor fétido, necroses (p. ex., febre catarral maligna e doença das mucosas) ou deformações ulcerativas profundas, delineadas por extremidade elevada *(úlcera).* Em casos graves de infecção sistêmica ou intoxicação, as mucosas demonstram uma coloração desbotada e vermelho-sujo, principalmente quando há desidratação (ver seções 3.3 e 5.6). Na diátese hemorrágica (ver seção 5.6), os pequenos pontos de hemorragia (petéquias, Prancha 3/d) são aparentes na pele e em diferentes mucosas do organismo. A discussão sobre a temperatura do focinho foi descrita na seção 2.4, bem como a do odor da cavidade oral, ver seção 2.3.

Coleta de material. Para determinar o agente etiológico de uma série de doenças bacterianas e virais que causam lesões nas mucosas, devem-se utilizar *swabs* estéreis específicos (para conjuntiva, ver seção 133; nariz, ver seção 6.10; traquéia, ver seção 6.12; cérvix, ver seção 10.1; e prepúcio, ver seção 9.6), para coleta e remessa ao laboratório apropriado.

3.5 Cornos

Dentre os apêndices cutâneos, as unhas serão tratadas no capítulo sobre o aparelho locomotor (ver seção 11.1).

Em contraste com o valor atribuído aos chifres dos ruminantes selvagens, como troféus ou ornamentos, os chifres dos bovinos domésticos são de pouca importância prática (com a possível exceção dos bois de carga, unidos pelos chifres por cangas). Conseqüentemente, a prática da descorna é crescente, principalmente para impedir lesões causadas por chifradas e aumentar a densidade do gado criado em estabulação livre. Nos bovinos que possuem chifres, seu exame se restringe (com exceção da determinação da idade através da contagem dos anéis do chifre, ver seção 2.1) a *inspeção* (forma: normal, "mutilado", "de banana", "quebrado", "em saca-rolha", crescimento da ponta do chifre em direção à testa, olho ou da ganacha; aparência da superfície: lisa, áspera e enrugada [= após perda do revestimento córneo original do chifre, com novo crescimento]; aumento de volume [principalmente na base do chifre], ou perda de substância, saída de sangue ou pus por um eventual defeito), *palpação* e *percussão leve* com a ponta romba do martelo pleximétrico (sensibilidade e/ou movimentos passivos anormais, com ou sem crepitação: cornos soltos presos apenas pelo tecido conjuntivo ou fratura do processo cornual), lesões que se comunicam com a luz do processo cornual ou do seio frontal podem ser exploradas por meio de sonda, após minuciosa limpeza e desinfecção. Nos casos suspeitos de envolvimento dos seios frontais, estes devem ser examinados (ver seção 6.10).

Bibliografia

ABELS-GERLACH, I. (1983): Untersuchungen über die Beziehung zwischen der technischen Ausführung von Gefrierbränden und der Entstehung von Lederschäden bei Rindern. Gießen, Vet. Med. Diss. — ANKE, M., und M. RISCH (1979): Haaranalyse und Spurenelementstatus. Tierärztl. Praxis, Fischer, Jena. — AURSJO, J., and C. BERG (1981): A rapid method for the diagnosis of Trichophyton verrucosum. Nord. Vet. Med. *33*, 377–381.

BAKER, K. P., und H. OORMAZDI (1978): Die wahrscheinliche Ursache ausgedehnter linearer Narbenschäden an Rinderhäuten (Irland). J. Soc. Leather Techno. Chem. *62*, 103–107. — BIANCA, W., und H. WEGMANN (1974): Die Durchlässigkeit von Rinderhaar für ultraviolette Strahlung. Schweiz. Arch. Tierheilk. *116*, 141–146. — BIANCA, W., H. WEGMANN-BOSSHARDT und F. NÄF (1974): Untersuchungen an Rinderhaaren. Z. Tierzüchtung Züchtungsbiol. *91*, 217–231. — BRAUN, U., H. A. ANSARI, R. HEDIGER, U. SÜSS und F. EHRENSPERGER (1988): Hypotrichose und Oligodontie verbunden mit einer Xp-Deletion bei einem Kalb der schweizerischen Fleckviehrasse. Tierärztl. Praxis *16*, 39–44.

CHERKASHHENKO, I. I., G. V. CHUKASHEV und G. I. GOGOLI (1977): Der Einfluß der Futterration auf die Qualität der Häute von Bullen (russisch). Zivotnovodstovo (Moskva) 7, 68–70.

DIRKSEN, G., und W. HOFMANN (1974): Neuere Gesundheitsprobleme bei Aufzucht und Mast von Kälbern. Vet.-Med. Nachr. *1974*, 3–21.

ENGLISH, M. P. (1970): A rapid and simple method for the laboratory diagnosis of Trichophyton verrucosum. J. Med. Microbiol. *3*, 557–561. — EVERETT, A. L., R. W. MILLER, W. J. GLADNEX, and M. V. HANNIGAN (1977): Effects of some important ectoparasites on the grain quality of cattlehide leather. J. Am. Leather Chem. Ass. *72*, 6–24.

GERISCH, M.-L. (1977): Morphologie und Funktion der schlauchförmigen Drüsen in der behaarten Haut des Rindes unter Berücksichtigung ihrer Bedeutung für die Thermoregulation. Hannover, Tierärztl. Hochsch., Diss. — GRADL, K. (1987): Untersuchungen über Vorkommen, Häufigkeit und Ursachen von Hautkrankheiten bei Schlachtrindern und die dadurch bedingten Häute- und Lederschäden am Schlachthof Bamberg. Gießen, Vet. Med. Diss. — GRÄNZER, W. (1980): Ektoparasiten bei Mastrindern. Prakt. Tierarzt *61*, 395–396. — GRÜNDER, H.-D., (1976): Alopezie beim Kalb — Ursachen und Behandlung. Prakt. Tierarzt *57:* Colleg. vet. 84–86. — GRÜNDER, H.-D. (1984): Hautkrankheiten bei Kälbern und Rindern, insbesondere neue Verfahren zur Bekämpfung von Räude und Trichophytie. Prakt. Tierarzt *65:* Colleg. vet. 14, 77–82. — GRÜNDER, H.-D., G. DROTHLER und I. ABELS-GERLACH (1983): Vergleichende Untersuchungen verschiedener Kennzeichnungsverfahren bei Rindern unter besonderer Berücksichtigung des Gefrierbrandes und der dadurch bedingten Lederschäden. Berl. Münch. Tierärztl. Wschr. *96*, 438–444. — GRÜNDER, H.-D., H.-P. HECKERT und R. PLATZEN (1985): Untersuchungen über Vorkommen und Ursachen von Häuteschäden bei Schlachtrindern. Leder-Häute-Markt *37*, 1–4. — GRÜNDER, H.-D., und J. LANGE (1982): Lederschäden durch Psoroptesräude bei Schlachtrindern. Tierärztl. Umsch. *37*, 290–292.

HÄMMERLING, G. (1985): Einfache Hilfsuntersuchungen für die Diagnose von Hautkrankheiten. Prakt. Tierarzt *66*, 917–925. — HAGENS, F. M. (1976): Dermatophyle infections in animals. Tijdschr. Diergeneesk. *101*, 885–889. — HAMMERSCHMIDT, W., und E. HELLMANN (1985): Ätiologie und Immuntherapie bakterieller Dermatitiden — ein Experiment. Berl. Münch. Tierärztl. Wschr. *98*, 373–379. — HECKERT, H.-P. (1986): Untersuchungen über Vorkommen, Häufigkeit und Ursachen von Hautkrankheiten bei Schlachtrindern und die dadurch bedingten Häute- und Lederschäden an sechs hessischen Schlachthöfen. Gießen, Vet. Med. Diss.

JAYASEKARA, M. U., H. W. LEIPOLD, and J. E. COOK (1979): Pathological changes in congenital hypotrichosis in Hereford cattle. Zbl. Vet. Med. A *26*, 744–753. — JENKINSON-MCEVAN, D., and R. M. MABON (1973): The effect of temperature and humidity on skin surface pH and the ionic composition of skin secretions in Ayrshire cattle. Br. Vet. J. *129*, 282–295.

KALBE, P., G. KLÜNDER, M. FRANK und K. FRIEDRICHS (1986): Zur Euter-Innenschenkel-Dermatitis des Rindes in einer industriemäßigen Milchproduktionsanlage. Mh. Vet. Med. *41*, 588–590. — KARLSON, R. (1975): Stacheldrahtschäden. Svensk Vet. Tidn. *27*, 255–258. — KEINDORF, H.-J. (1978): Haltungsbedingte Alopezien bei Kälbern. Mh. Vet. Med. *33*, 687–689. — KLOBUSICKY, M., und J. BUCHVALD (1970): Beitrag zur Methodik der Abnahme von pathologischem Material von der Haut der Tiere zur mykologischen Untersuchung. Mykosen *13*, 131–138. — KOROLEVA, V. P. (1976): Labordiagnostik des Erregers der Rindertrichophytie (russisch). Bull. vses. Inst. eksper. (Moskva) *25*, 39–42. — KUNZ, W. (1981): Verschiedene Krankheiten des Schwanzes beim Rind. Prakt. Tierarzt *62*, 34–36. — KUNZ, W., und O. VOGEL (1978): Schwanzspitzenentzündung — ein neues Gesundheitsproblem in der Rindermast. Tierärztl. Umsch. *33*, 344–346.

LEPPER, A. W. D., and H. S. ANGER (1976): Experimental bovine Trichophyton verrucosum infection. Comparison of the rate of epidermal cell proliferation and keratinisation on non-infected and reinoculated cattle. Res. Vet. Sci. *20*, 117–121. — LIEBISCH, A., und J. PETRICH (1977): Zur gegenwärtigen Verbreitung und Bekämpfung der Rinderräude in Norddeutschland. Dtsch. Tierärztl. Wschr. *84*, 424–427. — LINDEMANN, M. (1978): Untersuchungen zur Syndromatologie, Ätiologie und Vorkommen der Hypotrichie, Hypertrichie und Epitheliogenesis inperfecta in der hessischen Rinderpopulation. Gießen, Vet. Med. Diss. — LLOYD, D. H., W. D. B. DICK, and D. MCEVAN JENKINSON (1979): Location of the microflora in the skin of cattle. Br. Vet. J. *135*, 519–526.

MEYER, W., K. NEURAND und R. SCHWARZ (1980): Der Haarwechsel der Haussäugetiere. Dtsch. Tierärztl. Wschr. *87*, 96–102. — MEYER, W., R. SCHWARZ und K. NEURAND (1978): Die Haut der Haussäugetiere (1). Tierärztl. Praxis *6*, 153–162. — MURKHTAR TAHA ABU-SAMRA (1980): A new skin biopsy technique in domestic animals. Zbl. Vet. Med. A *27*, 600–603.

NIEDERHEISER, B. (1975): Untersuchungen zum Ektoparasitenbefall beim Rind, Schaf und Schwein. München, Vet. Med. Diss.

OLSON, T. A., D. D. HARGROVE, and H. W. LEIPOLD (1985): Occurrence of hypotrichosis in polled Hereford cattle. Bov. Pract. *20*, 4–8.

PALMER, J. E. (1979): Viral skin diseases in cattle. Bovine Pract. *14*, 133–136. — PLATZEN, R. (1988): Untersuchungen über Vorkommen, Häufigkeit und Ursachen von Hautkrankheiten bei Schlachtrindern und die dadurch bedingten Häute- und Lederschäden am Stuttgarter Schlachthof. Gießen, Vet. Med. Diss. — POSCHINGER-BRAY, V. C. (1979): Ein Beitrag zur Diagnostik von Dermatomykosen mittels Nachweis humoraler Antikörper. München, Vet. Med. Diss. — PRITCHARD, G. C., M. R. HILL, and A. J. SLATER (1983): Alopecia in calves associated with milk substitute feeding. Vet. Rec. *112*, 435–436.

REDECHER, R. (1972): Hautdurchblutungs- und Hauttemperaturmessungen unter Wärmebelastung beim Deutschen Schwarzbunten Rind. Hannover, Tierärztl. Hochsch., Diss. — ROTZ, A. v., Y. MUMCUOGLU, J. F. L. POHLENZ, M. SUTER, M. BROSSARD und D. BARTH (1983): Experimentelle Infestation von Rindern mit Ektoparasiten und deren Einfluß auf die Lederqualität. Zbl. Vet. Med. B *30*, 397–407.

SIGMUND, H. M., W. KLEE und H. SCHELS (1982): »Euter-Schenkel-Dermatitis« des Rindes: Epidemiologische, klinische und bakteriologische Untersuchungen. Tierärztl. Umsch. *37*, 618–624. — STEWART, G. H. (1972): Dermatophilosis: A skin disease of animals and men. Vet. Rec. *91*, 537–544 u. 555–561. — STÖBER, M. (1987): Mumifikation der Enden beider Hintergliedmaßen sowie der Ohrspitzen eines Fleckviehkalbes (Ergotismus gangraenosus). Wien. Tierärztl. Mschr. *74*, 81–83. — STÖBER, M., D. PITTERMANN und E. KLUG (1974): Beitrag zur erblich bedingten Parakeratose des schwarzbunten Niederungskalbes. Fortschr. Vet. Med. *20*, 165–171. — STÖBER, M., G. TRAUTWEIN, H. SCHOLZ und W. MÜNZENMAYER (1982): Übermäßige Dehnbarkeit und Verletzlichkeit der Haut beim schwarzbunten Niederungsrind. Prakt. Tierarzt *63*, 139–148.

THOMSEN, G. (1986): Untersuchungen zum Befall mit Ektoparasiten und deren Bekämpfung bei Rindern in Schleswig-Holstein. Hannover, Tierärztl. Hochsch., Diss.

WEBER, A., W. HOFMANN, and K. FRESE (1977): Dermatophilosis of cattle. Diagnosis and differential diagnosis with special reference to bovine trichophytosis. Mykosen 20, 75–82. — WEISS, R., und K. H. BÖHM (1978): Die wichtigsten Dermatophyten und Dermatomykosen bei Haustieren. Tierärztl. Praxis. 6, 421–433.

ZIELASKO, B. (1979): Untersuchungen zur Epizootologie der Psoroptesräude (Psoroptes ovis) bei Schaf und Rind. Hannover, Tierärztl. Hochsch., Diss.

CAPÍTULO 4
Sistema Linfático

M. STÖBER

O exame do sistema linfático incluindo o baço (ver seção 5.6), por seu significado imunológico e outras razões, tem grande importância prática. Por um lado, os *nódulos* e *vasos linfáticos* podem sofrer alterações características em várias doenças infecciosas, tais como actinobacilose, tuberculose, paratuberculose, nocardiose, infecções purulentas ou linfadenite micótica, mas, principalmente, na leucose. Por outro lado, eles participam de processos patológicos dentro da sua área de drenagem, manifestando-se através de *aumento de volume reativo ou metastático, sensibilidade à palpação* ou *endurecimento,* podendo, com isso, ser avaliado qual local do corpo está afetado, mesmo que tenha localização profunda ou de difícil acesso. Finalmente, o aumento patológico de um linfonodo pode *afetar a função de órgãos vizinhos* (através de compressão ou infiltração). O baço, por ser um órgão linfático situado no sistema circulatório, participa de inúmeras doenças do *sangue* e, por estar localizado próximo ao retículo, pode ser atingido na *reticuloperitonite traumática.*

Com base nisso, durante a *anamnese* (ver seção 2.1), deve-se questionar sobre possíveis perdas por doenças nas "glândulas" (isto é, leucose bovina tumoral) e sobre os resultados de exames sorológicos para o controle de leucose, assim como investigar a origem dos animais adquiridos recentemente (de propriedades oficialmente suspeitas de apresentarem leucose ou isentas). Não é raro encontrar linfonodos aumentados já no *exame clínico geral do paciente* (ver seção 2.4).

O *exame clínico* dos linfonodos é realizado por meio de *inspeção e palpação dos linfonodos acessíveis;* em certos casos, podem-se palpar e observar os *vasos linfáticos alterados,* assim como *palpar e percutir o baço.* Se houver suspeita de leucose, faz-se a *leucometria global e específica,* que só vai estar alterada em uma parte dos casos, com grande aumento do número de células linfáticas (leucemia); se a suspeita for de leucose enzoótica (transmissível, causada por vírus), deve-se fazer um *teste sorológico.* Em outros casos de alteração nos linfonodos, faz-se *coleta de material* para exame bacteriológico e histológico.

4.1 Linfonodos

Durante *inspeção* e *palpação,* os linfonodos são de macios a firmes, elásticos, móveis e uniformes. Deve-se observar se há *aumento de volume, sensibilidade dolorosa à palpação, consistência dura* ou *formação de áreas nodulares, aderência a outros órgãos,* assim como *formação de nódulos excedentes.* Para o exame dos linfonodos da cabeça e da omoplata, o clínico aproxima-se do animal passando um braço em torno do pescoço e palpa simultaneamente os quatro pares de linfonodos em ambos os lados, comparando-os. Os linfonodos restantes são examinados individualmente.

Os *linfonodos mandibulares* situam-se lateralmente à faringe, entre o bordo anterior da glândula salivar mandibular e a mandíbula; seu tamanho varia de uma avelã até quase uma noz e sua área de drenagem é a metade inferior da cabeça. A palpação é feita com os dedos em forma de garra (Fig. 170/1), tendo o cuidado de distingui-los da glândula salivar multilobulada! No estado normal, os linfonodos não são palpáveis, isto é, não podem ser diferenciados da gordura local.

Os *linfonodos parotídeos* situam-se um pouco abaixo da articulação mandibular, mediais à parte da glândula salivar parótida, próximos à orelha e, às vezes, sobrepondo-se a esta em sua extremidade anterior. Apresentam aproximadamente o tamanho do linfonodo mandibular; drenam a linfa da parte superior da cabeça. A palpação é feita com os dedos em forma de garra em torno da glândula parótida, logo abaixo da orelha (Fig. 170/2); esses linfonodos só são identificados vagamente.

Os *linfonodos retrofaríngeos mediais* se encontram posicionados em sentido caudodorsal ao teto da faringe; normalmente, não são palpáveis; drenam a linfa da parte interior da cabeça, incluindo a laringe e a faringe. Para sua palpação, introduzem-se os dedos esticados de ambas as mãos, direita e esquerda, entre o ramo da mandíbula, a laringe e a coluna cervical (Fig. 170/3), pressiona-se, tentando-se fazer com que os dedos de ambos os lados se encontrem; não deve haver falta de ar ou a palpação de qualquer neoformação, quando se movimentam os dedos para a frente e para trás, no caso de não haver aumento destes linfonodos, ou aumento de volume no teto da faringe (abscessos, flegmões, corpos estranhos, neoplasias) ou ainda acúmulo de alimentos por paralisia do palato mole. Os linfonodos retrofaríngeos laterais se situam medialmente à parte rostral, estando recobertos pela parte dorsal da glândula mandibular, e drenam todos os linfonodos da cabeça; normalmente, não são palpáveis, mas, quando o animal está doente, podem aumentar muito de volume.

Os *linfonodos cervicais superficiais (pré-escapulares)* estão situados um pouco mais altos e cranialmente à articulação do ombro, sendo revestidos por músculo e apresentando comprimento e espessura de um dedo. São o centro linfático regional da orelha, do pescoço, do peito e da espádua. Palpam-se esses linfonodos pressionando-se com certa força com a ponta dos dedos a borda anterior da espádua e empurrando-os cranialmente, quando eles se deslocarão facilmente sob a mão (Fig. 170/4).

Os *linfonodos subilíacos* (pré-crurais) localizam-se na parte superior do terço inferior de uma linha imaginária entre o íleo e a patela; apresentam o mesmo tamanho ou são um pouco maior do que os linfonodos cervicais superficiais. Drenam a parte posterior do tronco e do segmento craniolateral da coxa. Sua palpação é semelhante à dos linfonodos pré-escapulares, pressionando-se as pontas dos dedos cranialmente e para dentro, dois palmos acima da soldra (Figs. 170/5 e 171).

Os *linfonodos mamários,* encontrados nas fêmeas, são representados, na maioria das vezes, por dois nódulos de cada lado, entre o assoalho ósseo da pelve e a parte caudal do úbere; um é do tamanho de uma noz ou uma avelã e o outro do tamanho de um relógio de bolso. Drenam o úbere e as partes interna

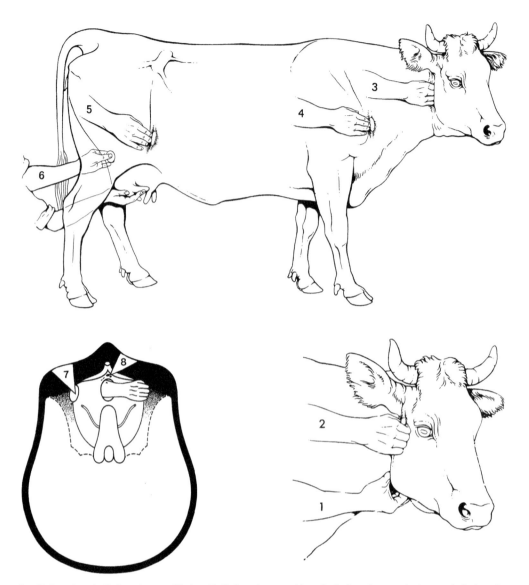

Fig. 170 Palpação dos linfonodos: 1, linfonodo mandibular; 2, linfonodo parotídeo; 3, linfonodo retrofaríngeo; 4, linfonodo cervical superficial (pré-escapular); 5, linfonodo subilíaco (pré-crural); 6, linfonodo mamário; 7, linfonodos ileofemurais (palpação retal; vista cranial da cavidade pélvica); 8, linfonodos da bifurcação aórtica (palpação retal).

e posterior da coxa. Para examinar o linfonodo esquerdo do úbere, deve-se elevar a parte esquerda do úbere por trás do animal com a mão esquerda, enquanto a mão direita examina a inserção caudal do úbere, a partir do septo intermamário (obviamente que a vaca deve ser ordenhada antes). Palpa-se a borda caudal do linfonodo posterior do úbere (= maior), que apresenta a superfície lisa, em comparação com o parênquima mamário (granulado). Os linfonodos do lado direito são palpados do mesmo modo (Fig. 170/6).

Os *linfonodos escrotais* são encontrados no macho, em ambos os lados, caudalmente ao cordão espermático, no colo do escroto, sob a parede abdominal. Apresentam o tamanho de uma avelã ao de uma noz. Servem de centro linfático dos órgãos genitais externos (testículo, epidídimo, cordão espermático, pênis e prepúcio — Quadro 320). A palpação é realizada por trás do animal (correspondente à palpação do linfonodo mamário), devendo-se elevar a bolsa escrotal. Os linfonodos localizam-se dentro da gordura escrotal, à direita e à esquerda do S peniano, sendo levemente palpáveis.

Quando há um aumento de *linfonodos cervicais profundos*, localizados ao lado da traquéia, *linfonodos da fossa paralombar* e de outros linfonodos cutâneos, do tamanho de um grão de feijão a uma avelã, que normalmente não podem ser vistos nem palpáveis, isto nem sempre indica um estado patológico, ao contrário do aumento dos *linfonodos esternais craniais, axilares ou poplíteos*, que sempre indicam a presença de uma patologia.

Entre os *linfonodos internos*, os seguintes são acessíveis ao exame retal (ver seções 2.3 e 7.10):

Linfonodos ileofemurais localizados no lado retroperitoneal do íleo e craniomedialmente são do tamanho de uma noz ao de um ovo de galinha. Drenam os linfonodos pré-crurais, poplíteos e escrotais ou mamários, assim como os da parte superior da coxa, do lombo e da área da bacia, incluindo o testículo. São palpáveis com a mão plana a cada lado da entrada da bacia, craniomedialmente na parte superior do íleo (Fig. 170/7).

Os *linfonodos da bifurcação da aorta (linf. ilíaco medial e lateral,* Fig. 170/8), assim como os *linfonodos do rúmen (linf. ruminal direito caudal),* localizados no final do sulco longitudinal medial do rúmen, nem sempre são palpáveis; em animais saudáveis podem ser palpáveis, tendo o tamanho de um grão de feijão. Se o linfonodo do rúmen palpado for do tamanho de uma avelã ou maior, deve-se pensar em *afecções reticuloperitoneais* (não-palpáveis pelo reto). Os *linfonodos renais* no hilo renal e os *linfonodos mesentéricos* só são palpáveis se estiverem com alguma patologia.

SISTEMA LINFÁTICO 95

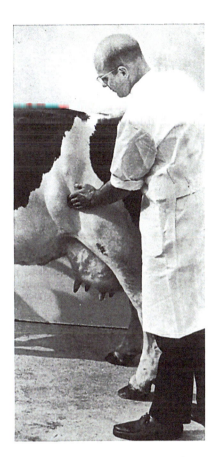

Fig. 171 Palpação do linfonodo pré-crural esquerdo, que apresentou o dobro do tamanho de um punho (tumoração), devido a leucose linfática.

4.2 Vasos linfáticos

Os *vasos linfáticos subcutâneos e intracutâneos* só são palpáveis ou visíveis quando estão distendidos ou há alterações patológicas em sua parede. Neste caso, os vasos têm a forma de cordão sinuoso (Fig. 172), correndo na direção dos linfonodos regionais; em doenças graves (actinobacilose, nocardiose), podem aparecer nódulos ou granulomas fistulados e sua conformação de "colar de pérolas" indica a localização do vaso linfático.

4.3 Baço

No animal adulto, ele tem o comprimento de dois palmos, a largura de uma mão e a espessura de dois dedos. O órgão tem forma achatada e linguiforme, se posicionando no lado esquerdo, com sua superfície parietal na área caudal do pilar do diafragma, e sua face visceral dorsolateralmente sobre o retículo e o rúmen. Estende-se da extremidade dorsal das duas últimas costelas até a junção costocondral das sétima e oitava costelas (Fig. 174); no caso de aumento do baço, sua parte ventral livre pode estender-se até o esterno (principalmente em touros).

Palpação. O baço saudável não é palpável, nem internamente nem externamente, devido à sua posição intratorácica. Em afecções dolorosas do baço, quando se palpa o espaço intercostal na sua área de projeção, o animal geme ou se defende. Somente nos casos de esplenomegalia extrema, pode-se palpar o baço com a mão em forma de "garra" e profundamente o bordo dorsocaudal no ângulo da última costela com as apófises das vértebras lombares. Na *ruminotomia ou laparotomia exploradora* (ver seções 7.8 e 7.12), pode-se palpar o baço na cavidade abdominal ou através das paredes dos pré-estômagos. Devem-se observar tamanho, posição e mobilidade (possibilidade de retroflexão em situações patológicas); superfície (lisa, sem aderências peritoneais); consistência (esponjosa-elástica, não-nodular ou flutuante). No caso de palpação pelo retículo, pode-se observar a presença de corpos estranhos na direção do baço; em outros casos, pode-se pesquisar se a cápsula está envolvida em alterações peritoneais (periesplenite traumática) ou se o parênquima foi infectado, encontrando-se nódulos do tamanho de uma noz ao de um ovo de galinha e/ou área flutuante (lienite apostematosa).

Endoscopia. Para a visualização do baço, deve-se provocar primeiramente um pneumoperitônio artificial (ver seção 15.5), depois introduz-se o endoscópio ou laparoscópio (Fig. 117), direcionando para a visualização cranioventral no flanco esquerdo; neste caso, visualiza-se o terço dorsal do baço, que, com sua

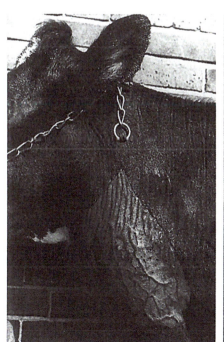
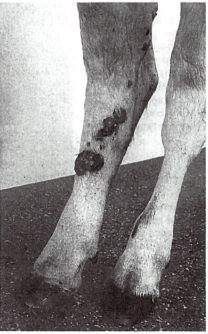

Figs. 172 e 173 À esquerda, aumento inflamatório, característico dos vasos linfáticos (que, normalmente, não são visíveis) em flegmão grave no pescoço. À direita, granulomas purulentos fistulados, em forma de "colar de pérolas", no trajeto de um vaso linfático do membro posterior direito, em um caso de linfangite actinobacilosa (Prancha 2/f).

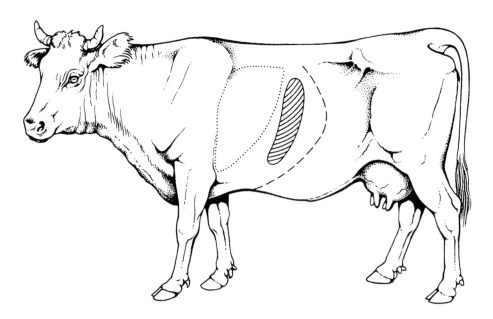

Fig. 174 Campo de projeção do baço na parede corporal esquerda: a percussão sonora com presença de macicez só pode ser observada na esplenomegalia, na região dorsal da área listrada (entre o bordo caudal do campo pulmonar e a área dorsal do rúmen); área pontilhada (...), delimitação do campo torácico de percussão pulmonar; linha tracejada (- - -), arco costal.

cor característica, se diferencia dos pré-estômagos (medial) rosados e da parede corporal (lateral) (Prancha 11a).

Percussão sonora e dolorosa. O baço saudável do bovino é muito fino para que apresente macicez à percussão sonora horizontal, entre a borda caudal do campo pulmonar (ver seção 6.13) e a parte dorsal dos pré-estômagos (ver seção 7.8, Fig. 240). Normalmente, há uma transição progressiva entre o som pulmonar claro (cranial) e o som subtimpânico das vísceras (caudal). A experiência demonstrou que só há presença de macicez esplênica quando o baço está aumentado pelo menos três vezes o seu tamanho normal; uma esplenomegalia destas em geral ocorre por neoplasia leucótica, esplenite traumática por corpo estranho; esplenite purulenta metastática e, raramente, por carbúnculo hemático. Quando isso ocorre, aconselha-se não fazer a percussão dolorosa muito bruscamente, já que a cápsula do baço pode romper-se (perigo de hemorragia interna). Sua área de projeção (Fig. 174) é evidenciada não só em pacientes com o baço patologicamente aumentado, mas também em animais com retroflexão da borda livre do baço, sendo que o baço fica bastante sensível à percussão.

Alterações hemáticas atribuídas ao baço. A leucometria (ver seção 5.6) apresenta, nos casos de leucose do baço, quase sempre uma linfocitose grave, com mais de 20.000 leucócitos/mm³ de sangue e, muitas vezes, mais de 80% de células linfáticas, principalmente elementos imaturos (Prancha 4/f). A infecção purulenta e abscedativa do baço se caracteriza por desvio mais ou menos grave de neutrófilos para a esquerda e granulocitose neutrofílica. No esfregaço de sangue venoso periférico (ponta da orelha) de bovinos com carbúnculo hemático, podem-se visualizar os agentes etiológicos do antraz, Gram-positivos com 5 a 6 μ de comprimento, arrumados em cadeias curtas em forma de bastão retangulares e com extremidades "rombas".

4.4 Coleta de material

Leucometria. Na avaliação clínica do aparelho linfático, interessa, no paciente suspeito de leucose, a leucometria global por milímetro cúbico de sangue; esta é calculada pelo número de leucócitos e a percentagem de elementos linfáticos. Número, morfologia e citoquímica dos leucócitos não são importantes na comprovação da leucose enzoótica, em comparação com a avaliação sorológica de anticorpos contra leucose bovina a vírus; mesmo assim, sempre que se encontram células imaturas ou excessivamente divididas (linfoblastos, figuras de mitoses), há forte indicação para a existência desta afecção. (Detalhes sobre a coleta de sangue, a efetuação de esfregaços e seu exame são fornecidos na seção 5.6.)

Exames sorológicos. Desde que se isolou o agente etiológico da leucose bovina enzoótica (oncornavírus bovino), se faz o teste sorológico *(teste de imunodifusão em gel de ágar/ID; ensaio imunoenzimático/EIE);* estes testes têm a vantagem de indicar não apenas os casos em que há leucose leucêmica, mas também casos de leucose tumoral em seu estágio terminal, que já passaram pela fase inaparente da leucose enzoótica. Os governos baseiam-se, desde 1978, na Alemanha, na Dinamarca e na Holanda, no resultado dos ID para combater a doença (Fig. 175). Planejam-se efetuar testes em latões de leite, utilizando-se o método EIE. As formas esporádicas de leucose (leucose do bezerro, leucose tímica e leucose cutânea), que não são causadas pelo vírus da leucose bovina, até hoje não são comprovadas sorologicamente.

Biopsia de linfonodos. No caso do linfonodo apresentar áreas de flutuação mais ou menos delimitadas, pode-se puncionar uma amostra de pus para *exame bacteriológico* (ver seção 3.3). Para os *exames histológicos*, deve-se retirar um pedaço de tecido de, no mínimo, 5 a 10 mm de diâmetro e colocar em formalina a 10%. Tal fragmento pode ser obtido após preparação da pele

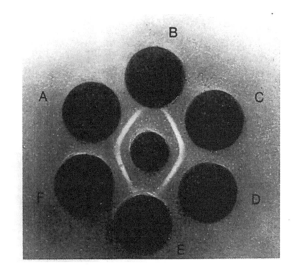

Fig. 175 Teste de imunodifusão no gel de ágar na leucose viral bovina (antígeno no centro; soros de controles positivos A e D; soros a serem testados em posições B, C, E e F); reação positiva (banda de precipitação) entre antígeno e soros das posições A, C, D e F.

(ver seções 3.3 e 15.4), pelo uso de um trocater de biopsia ou ressecção parcial ou total de linfonodos (cuidado com hemorragias). Logo após a retirada do tecido, pode-se fazer impressão em lâmina para citologia.

Linfa. Os grandes vasos linfáticos do bovino (ducto torácico, ducto intestinal, vasos linfáticos do úbere) podem ser cateterizados para pesquisa imunológica ou metabólica. A *linfa,* que não coagula por heparinização, é um líquido de cor levemente opaca, com pH entre 7,2 e 7,8 e conteúdo de albumina de 21 a 25 g/l. Na linfa de bovinos, encontram-se 200 a 4.000 (linfa de úbere) até 20.000 (ducto torácico) células/mm^3 (principalmente linfócitos, além de granulócitos, neutrófilos e monócitos).

Fabricantes e representantes

1. Reagentes para a imunodifusão da leucose bovina: Behringwerke AG/D-3550 Marburg

Bibliografia

ABRAMOVA, E. N., V. S. KONDRATEV, and I. A. SYTINSKI (1974): The biochemistry of leucosis in cattle. Vet. Bull. *44,* 689–711.
BROWN, B. G., and P. H. KLESIUS (1980): Method for intermittent collection of large volumes of lymph by means of an exteriorized visceral lymphatic trunk shunt. Am. J. Vet. Res. *41,* 620–622.
DION, W. M., and TH. W. DUKES (1987): Mycotic lymphangitis in cattle and swine. Can. Vet. J. *28,* 57–60.
FERRER, J. F. (1980): Bovine lymphosarcoma. Adv. Vet. Sci. Comp. Med. 24, 1–68. — FORSCHNER, E. (1980): Erfahrungen bei der Anwendung des Immunodiffusionstests in der Diagnostik der Rinderleukose. Fortschr. Vet. Med. *30,* 190–193. — FORSCHNER, E., P. EWALD, M. v. KEYSERLINGK-EBERIUS und M. J. SEIDLER (1979): Enzootische Rinderleukose: Der ID-Test und seine Standardisierung. Dtsch. Tierärztl. Wschr. *86,* 430–433. — FORSCHNER, E., und M. v. KEYSERLINGK-EBERIUS (1980): Enzootische Rinderleukose: Aktuelle Verlaufskontrolle und Sicherung der Beurteilungskontinuität des ID-Tests durch routinemäßigen Einsatz eines Prüftests. Dtsch. Tierärztl. Wschr. *87,* 338–342.
MAATEN, M. J. VAN DER, and J. M. MILLER (1985): Bovine leukemia virus infection — a continuing cause for concern. Proc. Am. Ass. Bovine Pract. *17,* 70–72. — MCKENZIE, R. A., and B. A. DONALD (1979): Lymphadenitis in cattle associated with Corynebacterium equi: A problem in bovine tuberculosis diagnosis. J. Comp. Pathol. *89,* 31–38. — MILLER, J. M. (1982): A review of bovine leukosis. Proc. Am. Ass. Bovine Pract. *15,* 30–32.
PALLESEN, U. (1986): Konzentrierung von Leukoseantikörpern in Hoftankmilchen (mittels eines Dialysesystems) zur Untersuchung im ELISA-System. Dtsch. Tierärztl. Wschr. *93,* 319–320.
REED, V. I. (1981): Enzootic bovine leukosis. Can. Vet. J. *22,* 95–102.
SCHAUMBURG, B. (1966): Erkrankungen der Milz bei Haustieren. Gießen, Vet. Med. Diss. — STÖBER, M. (1980): Abszedierende und granulomatös-fistelnde aktinobazilläre Lymphgefäß- und Lymphknotenentzündung beim Rind. Dtsch. Tierärztl. Wschr. *87,* 385–386. — STÖBER, M. (1980): Die klinische Diagnostik der Leukosen des Rindes. Tijdschr. Diergeneesk. *105,* 1006–1018. — STÖBER, M., J.-M. MEYER und H. FIEDLER (1978): Bietet die Betastung des »Pansenlymphknotens« (Ln. ruminalis dexter caudalis) beim Rind diagnostische Hinweise auf peritonitische Veränderungen im vorderen Bereich der Bauchhöhle? Tierärztl. Umsch. *33,* 315–318.
TOMA, B., M. ELOIT et A.-L. PARODI (1984): Epidémiologie, diagnostic et prophylaxie de la leucose bovine enzootique. Point vét. *16:* 79, 13–27.
VALDER, W.-A. (1985): Ergebnis der staatlichen Sanierung der Rinderleukose. Ber. Kongr. Dtsch. Vet. Med. Ges. *16,* 316–323.

CAPÍTULO 5
Sistema Circulatório

M. STÖBER E H.-D. GRÜNDER

O exame do aparelho circulatório revelará *seu possível envolvimento no processo patológico.* Neste caso, também, deve-se esclarecer se tal envolvimento é *primário (idiopático)* ou *secundário (sintomático).* Isto é, se os órgãos do sistema circulatório foram afetados diretamente (por exemplo, na pericardite traumática por corpo estranho perfurante no retículo), ou indiretamente (por exemplo, insuficiência circulatória ou cardíaca, na evolução de uma doença infecciosa ou tóxica grave, com localização em outra parte do organismo). O resultado desse exame muitas vezes é determinante para a *avaliação do prognóstico* (ver Seção 14.2), que é grave quando a função dos órgãos da circulação está afetada. Por isso, a decisão se um animal deve ser abatido de emergência ou não depende, muitas vezes, do resultado do exame do sistema circulatório, que o veterinário deve fazer minuciosamente para descartar um animal na ocasião adequada, salvando pelo menos o seu valor de abate.

Indicações na *anamnese* (ver Seção 2.2) que levam a pensar numa *afecção do coração,* dos *vasos* ou *do sangue* são, entre outras: edema do peito ou pescoço, hematoma com grande região afetada ou feridas com grandes perdas de sangue, perda de sangue (secreção/excreção de sangue) pela boca, pelo nariz, pelas pálpebras, ânus ou vagina; hemoidrose, taquipnéia ou respiração ofegante, cansaço rápido após exercício, processos infecciosos purulentos e crônicos de localização variada, rigidez corporal generalizada, edemas de articulações e tendovaginas; emagrecimento progressivo (em bezerros desenvolvimento retardado) relacionado com febres recidivantes, sem origem aparente, e orelhas frias. *Acontecimentos* que na *anamnese* demonstram uma *sobrecarga circulatória:* animal caído, acidentes com as correntes de contenção, acidentes de trânsito, transporte prolongado, parto distócico, metrite crônica e outros. *Outros achados no exame clínico geral* indicam a presença de problemas circulatórios (ver Seção 2.4): fraqueza generalizada, abdução dos codilhos, estase ou endurecimento das veias jugular e mamária, edemas na região da barbela, excreções com sangue, anomalias do pulso, febre ou distribuição irregular do calor corpóreo. O mesmo deve ser observado no exame das mucosas aparentes (ver Seção 3.4): palidez, cianose ou petéquias.

O *exame clínico* do sistema circulatório deve ser iniciado pelo *coração* e prosseguir — de acordo com a circulação — pelas *artérias (pulso)* e *capilares (vasos espisclerais, mucosas aparentes),* depois com as *grandes veias (jugular, subcutânea abdominal).* Outras informações podem ser obtidas pelos *exame de sangue, plasma ou soro,* observando-se certos aspectos. O exame citológico da *medula óssea* no bovino raramente apresenta resultados relevantes.

5.1 Coração

No bovino, o coração se localiza ventralmente na cavidade torácica, se estendendo do terceiro ao sexto pares de costelas, com sua base dorsal alcançando a metade da altura vertical do tórax (Prancha 8a); o ápice cardíaco se localiza a alguns centímetros acima do esterno. Ele é direcionado levemente à esquerda, caudalmente, e com isso cinco sétimos do músculo cardíaco ficam do lado esquerdo (dois sétimos do lado direito) do plano mediano. Por isso, examina-se o coração primeiro do lado *esquerdo,* mas, em todos os casos suspeitos (anemia, febre recorrente, aumento da área de macicez, aumento da freqüência cardíaca, achados auscultatórios não muito claros, doença sem apresentar melhora etc.), deve-se efetuar, além disso, o exame do lado direito. *O exame do coração é feito por inspeção, palpação, percussão sonora e dolorosa, assim como auscultação;* em certos casos, deve-se efetuar uma *punção do pericárdio.* Ao contrário, os exames de fono, eletro e ecocardiografia, assim como raios X, não têm grande significado prático no bovino.

Inspeção. Ao contrário do ser humano, a parede do peito do bovino não é levada a vibrar pelo choque de ponta, mas sim (na Fig. 180 o local é demonstrado) pela parede do ventrículo (no momento da primeira bulha cardíaca), por isso fala-se de "choque cardíaco" (ou "choque lateral do coração" e não "choque de ponta"). *Para a visualização da região cardíaca,* deve-se observar a parede peitoral medialmente ao codilho esquerdo. Normalmente, não se observa a função cardíaca, já que o *choque cardíaco* só faz vibrar a parede torácica, no caso de palpitação e batimentos com aumento de intensidade ou quando o coração se desloca em direção caudal. Além disso, o clínico observa, na *região peitoral anterior* (barbela), nos casos de insuficiência cardíaca direita grave (ver Seção 5.6 adiante), o desenvolvimento de um edema congestivo na pele e no tecido subcutâneo (ver Seção 3.3, Fig. 176). Por outro lado, pode haver também o aumento do peito e da barbela, causado por afecções locais (flegmões gasosos, tumores), que podem comprimir a jugular e, com isso, impedir o retorno venoso para o coração.

Palpação. Os batimentos cardíacos podem ser sentidos com as pontas dos dedos, colocando-se a mão esquerda no tórax, na parte interna do codilho (ao longo da linha de auxílio descrita na Fig. 180) e localizando-se o quarto espaço intercostal (se necessário, o terceiro e o quinto), com a mão bem acoplada (com uma certa pressão) ao corpo do animal e a mão direita do examinador devendo repousar sobre o dorso do animal (Fig. 177). Deve-se observar o *choque do coração* (ictus cordis) *(ou choque lateral do coração)* e outras vibrações na parede do tórax, assim como *sensibilidade dolorosa na região cardíaca. O choque cardíaco* é devido à contração do miocárdio, acompanhada de uma torção para a esquerda, sendo transmitido à parede torácica em menor ou maior grau. *A intensidade e local do choque cardíaco* dependem do tamanho e da força do músculo cardíaco, do conteúdo líquido do pericárdio, da quantidade de ar contida nos lobos pulmonares na área pericárdica, da espessura da parede torácica, assim como de alterações que causem modificações de espaço (p. ex., tumores) nas regiões próximas ao coração; normalmente, não se sente o choque cardíaco em animais obesos, mas sente-se bem em animais magros, sabretudo após esforço físico e excitação psíquica *(palpitação).* Qualquer evidência de *deslocamento, enfraquecimento, arritmia ou aumento do choque cardíaco* deve ser acompanhada: em inflamação restrita ao lado esquerdo da

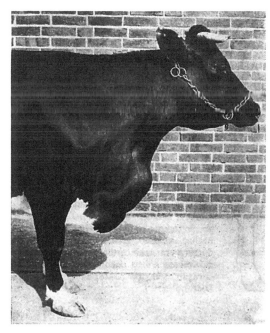
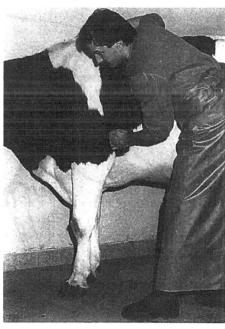

Fig. 176/177 À esquerda: estase venosa da veia jugular direita e edema suave de barbela e peito; inspeção em uma vaca com pericardite traumática. À direita: palpação do choque lateral do coração (ver também Fig. 180).

pleura ou do pericárdio e no pneumotórax esquerdo, é necessário sentir o coração do lado direito. O deslocamento cranial do choque cardíaco pode ser conseqüência de um deslocamento cranial do diafragma (por sobrecarga dos pré-estômagos, ascite ou hidrâmnio, gestação gemelar), de algum processo patológico que ocupe espaço no mediastino ou de uma eventração de porções dos pré-estômagos para a cavidade torácica (hérnia diafragmática). Por outro lado, pode haver tumores ou alterações inflamatórias localizadas na fissura mediastínica anterior ou subcardial, assim como aumento cardíaco que leve a um deslocamento caudal ou dorsal do choque cardíaco. Choque cardíaco enfraquecido ou ausente são alterações que acompanham processos que dificultam a palpação, por aumento de espaço entre o coração e a parede torácica, ou que impeçam a função normal do coração: acúmulo de gordura, edema ou aumento de espessura da pleura, enfisema pulmonar, acúmulo de líquido no pericárdio (hidro, icoro, fibrino, pio ou hemopericárdio), leucose pericárdica, pneumo, pio, icoro ou hidrotórax. Animais magros também apresentam as mesmas alterações na insuficiência cardíaca grave; bovinos mal nutridos têm geralmente um batimento cardíaco forte. Por outro lado, um batimento mais intenso e palpitante pode significar o início de doença cardíaca ou perfusão inadequada dos vasos (perda de sangue, colapso vascular), casos em que o coração trabalha mais para manter a homeostasia *(compensação)*. Arritmias cardíacas são decorrentes de uma irregularidade no ritmo do choque cardíaco. Além do batimento cardíaco, outros tremores de intensidade variável podem ser detectados na área cardíaca, podendo ser devidos à fricção mecânica no roce pericárdico (ver Seção 2.3), quando "próximo", e frêmito rítmico no caso de turbilhonamento endocárdico (ver Seção 2.3), quando "distante". Além disso, pode-se testar a *sensibilidade* por palpação profunda com um ou dois dedos no terceiro ao quinto espaços intercostais de ambos os lados do costado. Animais com pericardite traumática recente e com pleurite aguda podem gemer.

Percussão. A *percussão sonora* (ver Seção 2.3) da região cardíaca é realizada, juntamente com a da área pulmonar (ver Seção 6.13), com um martelo plessimétrico, pequeno, com ponta macia, e um plessímetro (Fig. 126) ou digitodigital. Para esse procedimento, faz-se o animal avançar com o membro anterior do lado que vai ser examinado ou um auxiliar mantém o membro para a frente.

Deve-se percurtir de acordo com a Fig. 178, observando-se as linhas 1 a 5, isto é, primeiramente na borda caudal do ancôneo de cima para baixo; a partir do som maciço do coração, a percussão é feita ventralmente, caudoventralmente, caudalmente e caudodorsal para contornar toda a área de macicez cardíaca. Deve-se dispensar atenção especial ao "ângulo contendo ar" localizado na área pulmonar torácica inferior (Diernhofer, 1946), que origina um som claro pulmonar característico (Fig. 178/4); no bovino, menos da metade da massa cardíaca (somente a ponta) está caudal aos músculos da espádua (sob os quais se localiza a base cardíaca). Como o coração está afastado da parede torácica pela parte ventral dos pulmões, que neste local já é mais delgada, o som percutido próximo ao esterno na área torácica do campo de percussão pulmonar apresenta-se *relativamente maciço e, não, absolutamente* (Figs. 178, 212). No animal adulto e saudável, a área cardíaca do lado esquerdo tem o tamanho da palma de uma das mãos e a direita é um pouco menor ou só levemente observada. A delimitação superior da área de macicez cardíaca forma um arco na direção caudoventral e um ângulo de 45° com a linha horizontal. Em pacientes com enfisema pulmonar, a área de macicez cardíaca é menor dos dois lados ou está ausente; nos animais com pneumotórax, ocorre o mesmo do lado acometido. Acúmulo de líquido no pericárdio (hidro, icoro, pio, fibrino ou hemopericárdio) leva a um aumento da área e som mais caracteristicamente maciço (até macicez absoluta) da região cardíaca. A delimitação dorsal da área de macicez fica mais côncava, menos íngreme ou até horizontal, de maneira que a área dorsocaudal ao coração, que normalmente contem o "ângulo contendo ar" (som pulmonar claro) diminui muito ou desaparece, isto é, há o aparecimento de macicez absoluta ou relativa. O som maciço pode aparecer não só pós, mas também pré-escapular, quando há pericardite; quando há acúmulo de gases originados da putrefação bacteriana (icoro ou pneumopericárdio), o som percutido passa de maciço a subtimpânico ou timpânico. Tais pacientes em geral apresentam outros sinais patológicos de lesão cardíaca (estase venosa, edema de barbela, ausculta de sons de roce ou de líquido). Por outro lado, quando há alterações patológicas na parte ventral do tórax (hidrotórax) ou pulmões (acúmulo de exsudato pneumônico nas áreas que depois apresentarem ausência de ar), há também um aumento da área de som maciço; nesses animais, também há alterações respiratórias (dispnéia, sons adventícios, sincrônicos como a respiração). Se uma área do retículo repousar na cavidade torácica, à percussão, dependendo da distância para a parede torácica, apresentará som maciço, pois conterá líquido e não gás. Quando se percute a área

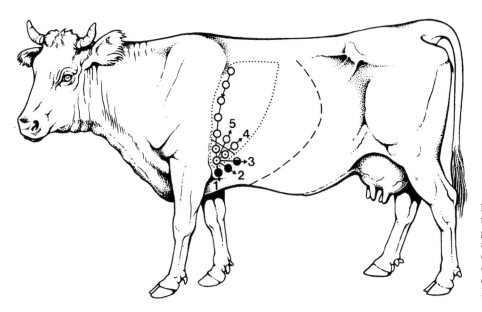

Fig. 178 Percussão sonora do coração (ver também Quadro 10); o clínico percute progressivamente ao longo das linhas 1 a 5, para avaliar extensão, grau e delimitação caudo-dorsal da macicez cardíaca; ele observa principalmente a área imediatamente caudal ao coração, "ângulo contendo ar" (segundo Diernhofer).

cardíaca, deve-se observar uma eventual sensibilidade. Para a *percussão dolorosa* (ver Seção 2.3), usa-se um martelo mais pesado (Fig. 126). Uma reação positiva do animal (defesa, gemido ou medo) pode indicar alteração inflamatória e/ou traumática na área ventral da cavidade torácica (inclusive pericárdio).

Auscultação. Um método bem conclusivo de se examinar o coração é a auscultação da região cardíaca (ver Seção 2.3); para isso, usa-se um *estetoscópio com tubos de borracha,* com inserção de diafragma em ângulo reto, podendo-se introduzi-lo profundamente na área entre o membro e a parede torácica (modelo segundo Götze[3] ou Rappaport e Sprague[4]; Fig. 129). A auscultação deve ser feita em um ambiente bem tranqüilo. O local mais propício para se auscultar a atividade cardíaca é à esquerda, do terceiro ao quarto espaço intercostal, na altura média entre o codilho e a linha horizontal da articulação do ombro, sempre exercendo certa pressão sobre o diafragma do estetoscópio (Figs. 179, 180); o exame cardíaco bem conduzido engloba a auscultação do lado esquerdo e do lado direito, principalmente nos casos em que a inspeção, a palpação e/ou a percussão do coração indicam suspeita ou presença de doença. O *primeiro ruído cardíaco* (sistólico) coincide com o início da sístole ventricular, e ocorre pela vibração do miocárdio durante a contração e pelo fechamento das válvulas atrioventriculares *(ruídos muscular e valvular).* É mais *longo, grave e alto* do que o segundo ruído, e coincide com o choque cardíaco. O *segundo ruído cardíaco* é mais *curto, agudo* e *baixo,* sendo originado pelo fechamento das válvulas semilunares (ruído valvular), coincidindo com o início da diástole (ruído cardíaco diastólico); e precedendo o silêncio cardíaco. O ruído destes dois sons cardíacos é representado pelas sílabas "buh-dup"* (Fig. 181). Em geral, o intervalo de tempo entre o primeiro e o segundo ruídos cardíacos é mais curto (pequeno silêncio) do que o último e a próxima sístole (grande silêncio). O primeiro ruído é mais bem auscultado sobre o ventrículo, enquanto o segundo o é sobre a base do coração.

No caso de alteração da função ventricular (insuficiência cardíaca), pode-se auscultar, ocasionalmente, o ruído de baixa freqüência do enchimento ventricular, devendo ser diferenciado, de acordo com o momento do ciclo, do terceiro ruído cardíaco oriundo do rápido enchimento passivo do ventrículo e do quarto ruído cardíaco originado do rapidíssimo enchimento ativo do ventrículo (também durante a sístole atrial). Esses pacientes,

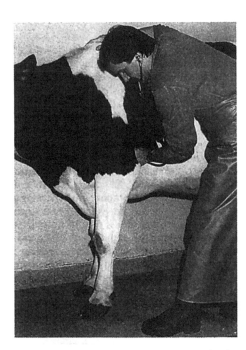

Fig. 179 Auscultação do coração com estetoscópio de Götze; atentar para a posição do examinador, bem como para a introdução do diafragma do estetoscópio (ver também Fig. 180).

em geral, apresentam um aumento de freqüência cardíaca, originando um ritmo de galope (bu-bu-dup), já que ambos os ruídos extras se somam a um ruído que segue o primeiro ruído cardíaco (Fig. 181/g).

Para auscultar as válvulas cardíacas, devem-se procurar os focos de auscultação máxima *(puncta máxima)* (Wagenaar, 1964; Fig. 180):

▷ *Válvula pulmonar.* Do lado esquerdo, com o membro dianteiro deslocado cranialmente, em meia altura entre o codilho e a articulação do ombro, deve-se colocar o diafragma do estetoscópio o mais cranialmente possível.

▷ *Válvula aórtica.* Do lado esquerdo, pouco abaixo da linha horizontal da articulação do ombro, posicionar o diafragma do estetoscópio não tão cranial quanto o ponto anterior.

---

*N.T.: O "h" no final do "buh" no idioma alemão alonga a sílaba, correspondendo, em português, ao som "buuu".

SISTEMA CIRCULATÓRIO 101

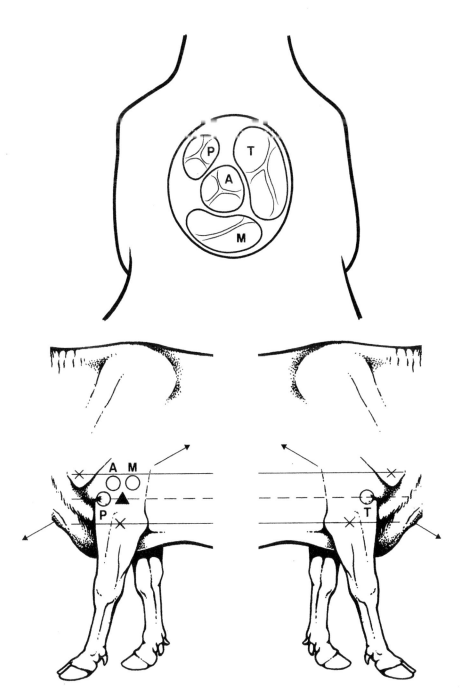

Fig. 180 Posições dos pontos de máxima audibilidade para as válvulas cardíacas do bovino (diagrama de Wagenaar, 1963). Acima: vista dorsal de uma secção na base do coração (nas figuras de baixo, indicadas por setas). Embaixo, à esquerda, vista da esquerda. Embaixo, à direita, vista da direita. A = válvula aórtica, M = válvula bicúspide (mitral), P = válvula pulmonar, T = válvula tricúspide, ▲ = local onde, normalmente, o choque cardíaco é palpado (ver também Fig. 177); linhas orientadoras são traçadas, horizontalmente, através das articulações do ombro e do cotovelo.

▷ *Válvula bicúspide (mitral)*. Do lado esquerdo, pouco abaixo da linha horizontal da articulação do ombro, com o diafragma em posição mais caudal (quinto espaço intercostal).
▷ *Válvula tricúspide*. Do lado direito, na altura média entre o cotovelo e a articulação do ombro, empurrar o diafragma do estetoscópio o mais cranialmente possível.

À auscultação da função cardíaca, devem-se observar: *freqüência, intensidade, ritmo, delimitação entre os ruídos cardíacos* e a *presença de sons adventícios* (auxílio mnemônico: F-I-R-D-A).

A *freqüência cardíaca* geralmente corresponde ao pulso (ver Seção 2.4), embora possa ser mais rápida do que este na insuficiência cardíaca grave e em alterações do ritmo ("pulso deficiente"). Freqüência cardíaca acima de 90 batimentos por minuto (bpm) no bovino adulto em repouso, acima de 100 bpm em bovinos jovens e acima de 120 bpm no bezerro é sinal de disfunção cardíaca (*taquicardia*).*

Quando ocorrem casos de taquicardia com exame normal do aparelho circulatório, é provável que a causa esteja em outro órgão. Nos casos com freqüência cardíaca acima de 120 a 140 bpm, o segundo ruído é quase inaudível: "bu-bu-bu" (Fig. 181/i). No caso de animais medrosos que ficam inquietos com o exame, é recomendável que se espere o tempo necessário para que a freqüência cardíaca volte ao normal do estado de repouso. Redução da freqüência cardíaca para menos que 60 bpm (*bradicardia*)

---

*Na avaliação da freqüência cardíaca de bovinos criados em montanha, deve-se ter em mente que seus valores normais e o limite para o aparecimento da taquicardia são 10 bpm menores. Bezerros podem apresentar, durante e após a mamada, até 150 bpm, sendo mais característicos em vitelos de corte submetidos a dietas pobres em ferro do que em bezerros criados para serem reprodutores, com alimentação suplementar de feno.

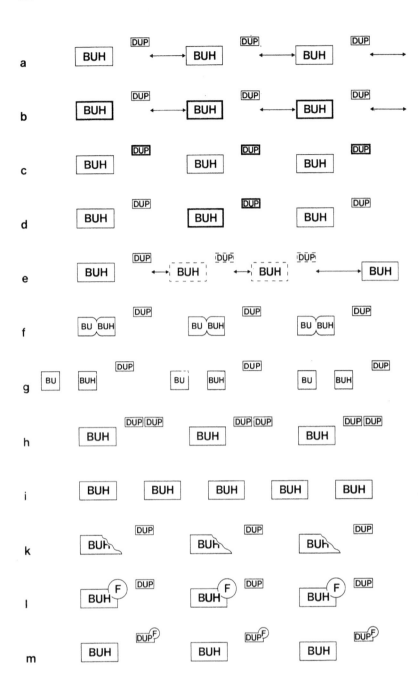

Fig. 181 Representação diagramática dos principais achados auscultatórios: retângulo grande = primeiro ruído sistólico (longo, grave e alto: "buh"); retângulo pequeno = segundo ruído diastólico (curto, agudo e mais baixo: "dup"); seta = pausa cardíaca; círculo = ruído adventício ("F"); a = coração normal, medianamente forte, intensidade uniforme, rítmico, ruídos bem delimitados, sem ruídos adventícios; b = ruídos rítmicos e uniformes, com o primeiro sendo mais forte (palpitante) (aumento do trabalho cardíaco); c = ruídos rítmicos e uniformes, com o segundo sendo mais forte (palpitante; aumento de resistência ao fluxo na pequena ou grande circulação); d = ruídos que não são de intensidade uniforme, mas rítmicos (no exemplo, o segundo é mais forte, mas o primeiro e o terceiro têm intensidade normal); e = batimentos desuniformes e arrítmicos (segundo e terceiro ruídos mais fracos que o primeiro e o quarto, com pausa cardíaca de duração variável); f = desdobramento do primeiro ruído (contração assincrônica dos dois ventrículos); g = ritmo de galope (auscultação do terceiro e do quarto ruídos, sons de injeção, que são somados antes do primeiro ruído na insuficiência cardíaca); h = duplicação do segundo ruído (fechamento em momentos diferentes das válvulas aórticas e pulmonar); i = coração com taquicardia, onde o segundo ruído fica imperceptível; k = ruídos cardíacos não bem delimitados, principalmente o primeiro ruído (rolando); l = sopro sistólico endocárdico; m = sopro endocárdico diastólico.

também é considerada patológica, podendo ser ocasionada por vagotonia, distúrbio de condução do coração ou distúrbios metabólicos (cetose, uremia e colemia).* A bradicardia vagal é muitas vezes um sinal acompanhado de alteração no transporte de alimentos pelos pré-estômagos e abomaso (síndrome de Hoflund; ver Seção 7.10). No diagnóstico diferencial, Dirksen e Rantze (1968) indicam a injeção subcutânea de 30 mg de sulfato de atropina por 500 kg de peso corporal; com isso, a freqüência cardíaca de animais que têm lesões no vago aumenta, em 15 minutos, no mínimo 16% da freqüência inicial, enquanto em animais com bradicardia de outra origem a freqüência permanece inalterada, ou aumenta muito pouco.

Normalmente, a *intensidade dos ruídos é forte e uniforme*, isto é, à auscultação, os ruídos são nítidos e têm a mesma força. Um *aumento maior ou menor da força do primeiro ruído* (*palpitação, batimento mais forte:* Fig. 181/b) é observado no aumento do trabalho cardíaco por motivos fisiológicos ou patológicos (esforço físico, excitação psíquica, anemia ou insuficiência cardíaca). *Um aumento da força do segundo ruído,* que com isso soa mais curto (mais "agudo") e mais alto (Fig. 181/c) é devido a algum aumento da resistência do fluxo na pequena ou grande circulação (enfisema pulmonar, broncopneumonia generalizada: *aumento do som da válvula pulmonar;* estenose aórtica: *aumento do som da válvula aórtica*). As alterações que reduzem ambos os ruídos cardíacos, de modo que mal possam ser auscultados ou sejam inaudíveis de um ou de ambos os lados, são as mesmas que diminuem a intensidade do choque do coração na parede torácica ou aumentam a área de macicez cardíaca (ver anteriormente nesta seção). *Ruídos de intensidade diferente, sucessivamente, geralmente estão correlacionados com uma seqüência de ritmo irregular* (Fig. 181/e).

O *ritmo cardíaco normal é regular,* sem alteração da duração do primeiro e do segundo ruídos, assim como da sístole e da diástole, numa mesma freqüência cardíaca (Fig. 181/a).† Um

---

*N.T.: Colemia = aumento dos sais biliares no sangue.

†Ao exame eletrocardiográfico de 210 bovinos de montanha, Spörri (1954) encontrou freqüência cardíaca média de 67 bpm, duração da sístole de 0,397 segundo e da diástole de 0,498 segundo.

desdobramento do primeiro ou do segundo ruído (Fig. 181/f e h) pode ser encontrado ocasionalmente em bovinos saudáveis. O *desdobramento do ruído sistólico* pode ser causado por: pressão alta, provocando um intervalo entre o ruído de contração do ventrículo e o de tensão da aorta e/ou da artéria pulmonar (geralmente são sincrônicos), ou a contração de ambos os ventrículos em momentos diferentes; havendo insuficiência cardíaca, o surgimento do terceiro e do quarto ruídos (ver anteriormente nesta seção) pode simular uma duplicação do primeiro ruído, causando, nos casos mais graves, o ritmo de "galope" ("bu bu-dup"). A *duplicação do segundo ruído* ocorre devido ao fechamento assincrônico das válvulas semilunares, aórtica e pulmonar (como conseqüência do aumento da pressão sanguínea intrapulmonar, ou sístole assincrônica dos ventrículos direito e esquerdo). *Arritmias cardíacas características* (batimento cardíaco tumultuado ou interrompido) indicam distúrbios na excitação ou condução dos batimentos cardíacos. O tipo e a origem da alteração rítmica só são detectados pelo eletrocardiograma (ver adiante nesta seção).

A *delimitação dos ruídos* se entende pela auscultação bem nítida de seu começo e fim, encontrando-se os mesmos bem separados. A alteração da delimitação descrita na Fig. 181, com a beira do retângulo rasgada, pode ser mais bem avaliada pela fonocardiografia do que pela auscultação (Fig. 182). À auscultação, só se pode determinar um fenômeno sonoro de cada vez, devendo, por isso, concentrar-se primeiramente em determinar o primeiro e o segundo ruídos e, depois, eventuais ruídos extras (terceiro e quarto ruídos, ver anteriormente nesta seção), antes de analisar sons adventícios sistólicos ou diastólicos (ver adiante). Quando não se delimitam com clareza os ruídos, ou seja, eles ficam confusos e ininterruptos (Fig. 181/k), pode-se desconfiar do início de uma endocardite valvular (Fig. 181/l); quando, além disso, há taquicardia, pode ser indício de maior deterioração na função cardíaca.

Tudo que for auscultado além dos ruídos e tiver relação com a função cardíaca denomina-se ruído adventício, independente de seu caráter sonoro. De acordo com a origem, esses ruídos, quase sempre patológicos, se diferenciam em ruídos adventícios endocárdicos, exocárdicos ou pericárdicos.

▷ *Ruídos adventícios endocárdicos* (sopros) surgem no interior do coração, geralmente em conseqüência de um defeito valvular *(vitium cordis). A insuficiência ou estenose da válvula atrioventricular ou das semilunares* provoca turbulência intracardíaca do fluxo sanguíneo. As alterações que as originam costumam ser de natureza inflamatória e trombótica (endocardite valvular), resultante da metástase de um foco infeccioso (infecção podal, abscesso hepático, metrite, mastite) e, raramente, uma perfuração do endocárdio por corpo estranho. Além desses ruídos causados por endocardites, há "sopros" causados por anomalias genéticas (persistência do forame interventricular), que se denominam *ruídos adventícios orgânicos*. O mesmo vale para a dilatação acentuada do ventrículo direito, ocasionando sopro por insuficiência da válvula tricúspide. Sopros endocardiais, sem origem orgânica, são chamados de *sopros funcionais (ou inocentes)*, podendo desaparecer com o tempo. Por surgirem após perda de sangue por hemólise ou hemorragia e na inanição grave, também são conhecidos como *sopros anêmicos*. Outro exemplo de ruído adventício funcional encontrado em alguns bovinos sadios ou em casos de taquicardia, à auscultação sobre a artéria pulmonar, é o leve borbulhar ou murmúrio sistólico. Ao contrário dos ruídos pericárdicos, os ruídos adventícios endocárdicos (som da vogal "F") sempre têm sincronia com uma fase de ciclo cardíaco (Fig. 181/l e m): "buhf-dup" (sopro protossistólico), "buh-f-dup" (sopro sistólico), buh-fdup" (sopro pré-diastólico), "buh-dupf" (sopro diastólico), "fbuh-dup" (sopro pré-sistólico).

Nos pacientes com freqüência cardíaca alta, há certa dificuldade em identificar se o ruído endocárdico ocorre durante o primeiro ou o segundo ruídos, sendo recomendável a utilização da eletrocardiografia, simultaneamente com a fonocardiografia (ver adiante nesta seção). Os ruídos adventícios endocárdicos variam conforme o caso (Quadro 14). Eles parecem vir "de longe" (do interior do coração) e são mais bem descritos como *sopros, murmúrios, frêmitos, bramidos, zumbidos, sibilos, chiados* e *ronronares*. Ao contrário dos ruídos pericárdicos, ele não são só regulares, mas são também *uniformes* em *tom, intensidade e localização (punctum maximum). Sopros sistólicos endocárdicos* são próprios de insuficiência das válvulas atrioventriculares ou estenose de grandes troncos arteriais (orifícios aórticos e pulmonares) na altura das válvulas semilunares; via de regra, os sopros funcionais que são auscultados fracamente são sempre de natureza sistólica. Ao contrário, os *sopros diastólicos endocárdicos* indicam insuficiência das válvulas semilunares, assim como (pré-sistólico) estenose das válvulas atrioventriculares (Quadro 15). Para *localizar* o defeito valvular, ausculta-se cada válvula individualmente, comparando os focos de maior intensidade; não raro, há o envolvimento de mais de uma válvula (ver anteriormente nesta seção Fig. 180), e testa-se o comportamento dos grandes vasos (palpação do pulso; ver Seção 2.4), prova da estase venosa (ver Seção 5.4, adiante). O defeito valvular invariavelmente diminui o rendimento do ventrículo correspondente, reduzindo o volume de sangue descarregado nas artérias e o retorno de sangue das grandes veias. Em casos avançados, a estase venosa pulmonar causará refluxo para a pequena circulação, afetando o ventrículo direito e, depois, as veias jugular e mamária. A ausência de sopros endocárdicos não é uma prova segura de que o animal não tenha

Quadro 14 Características de diferenciação entre ruídos adventícios pericardíacos e endocardíacos

Características auscultatórias	Origem do ruído adventício	
	Endocárdico (sopro)	Pericárdico
Audibilidade do ruído cardíaco	Geralmente claro e "próximo" (freqüentemente palpitante)	"De longe" e indistinto (freqüentemente baixo e "embrulhado")
Característica do ruído adventício	Sopro, rugido, chiado, murmúrio, crepitação, sibilo, ronronar	Roce, fricção, arranhadura, esfregadela, chapinhar, gargarejo, estalo
Associação do ruído adventício a um ponto de auscultação máxima	+	−
Associação do ruído adventício a uma determinada fase do ciclo cardíaco	+	−
Audibilidade do ruído adventício	"De longe"	"De perto"
Causa do ruído adventício	Geralmente de origem funcional; em outros casos, por causa de endocardite trombótica (procurar metástases em outros órgãos); mais raramente, por defeitos congênitos* do coração ou vasos	Geralmente pericardite traumática

*Bezerros com desenvolvimento retardado, apresentando um sopro endocárdico sistólico "contínuo" (pan-sistólico, começando com o primeiro ruído e terminando com o segundo), de qualidade sonora uniforme, indica um defeito septal subaórtico. Um sopro num "crescendo-decrescendo" durante a sístole é característico de estenose aórtica; um ruído de "máquina" aumentando e, depois, diminuindo levemente, que ocorre após a primeira bulha e também persiste durante todo o ciclo cardíaco, é indício de persistência do canal arterial (ducto arterial de Botalli) (Christl, 1975).

Quadro 15 Determinação da alteração do funcionamento das válvulas cardíacas responsáveis pelos ruídos adventícios endocárdicos

Local de melhor ausculta do sopro (*Punctum maximum*)	Momento do ruído adventício (fase cardíaca)	
Válvulas atrioventriculares Válvula semilunar	Sistólico Diastólico	Pré-sistólico Sistólico
Distúrbio funcional responsável	*Insuficiência*	*Estenose*

lesões valvulares, já que eles são audíveis em apenas 70% dos casos.

▷ Os *ruídos adventícios pericárdicos ou exocárdicos* têm origem externa, mas estão intimamente ligados ao coração. Estão correlacionados com a função cardíaca e, ao contrário dos ruídos adventícios endocárdicos, não estão diretamente ligados a uma fase do ciclo cardíaco (Quadro 14). Os ruídos adventícios pericárdicos ressoam "de perto" (mais próximos ao diafragma do estetoscópio), e o ruídos cardíacos são mais ou menos abafados por sons de *roce, fricção, esfregar, raspagem, arranhadura, coçar, chapinhar, gargarejar, borbulhar,* variando em *timbre, força, duração e ponto máximo de auscultação.* Para sua identificação, exige-se uma auscultação prolongada e repetida em vários locais. A origem mais comum desse ruído exocárdico é a pericardite traumática, na qual não há só acúmulo de líquido, como também de fibrina (ruído de roce) e, às vezes, de gases originados da putrefação (chapinhar); achados auscultatórios semelhantes são encontrados na cadiomiopatia e na pericardite tuberculosa, bem como raramente na leucose do pericárdio. Estas lesões, que ocupam espaço dentro do pericárdio, impedem a dilatação diastólica do músculo cardíaco, fazendo com que a dilatação sistólica seja menos produtiva do que o normal, provocando o enfraquecimento do ruído cardíaco que já está encoberto pelo ruído adventício ("de perto"), assim como estase venosa na grande circulação. Pacientes com hérnia no diafragma podem apresentar ruído exocárdico pelo batimento do coração contra parte do retículo prolapsado para a cavidade torácica, produzindo um ruído semelhante ao de uma toalha molhada batendo contra algum obstáculo; pode-se auscultar também o murmúrio de chapinhar da contração do retículo (ver Seção 7.8) que se encontra perto do coração.

▷ *Ruídos adventícios endocárdicos e pericárdicos* tornam-se mais claros e definidos após esforço físico (movimentação rápida do animal, ou impedimento breve de sua respiração). Para acentuar os ruídos pericárdicos, pode-se realizar o teste da compressão: após interromper a respiração durante 30 segundos (fechar as narinas ou colocar um saco plástico — Fig. 213), libera-se para uma inspiração e logo interrompe-se novamente; os pulmões preenchidos com ar pressionam o pericárdio, determinando que o ruído de roce se torne mais nítido. A utilização de um "saco para obstruir a respiração" é recomendada quando ruídos respiratórios anormais interferem na auscultação cardíaca.

▷ *Ruídos adventícios provenientes do pulmão, mas originados pela atividade cardíaca* não podem ser confundidos com ruídos adventícios pericárdicos ou endocárdicos. Esse tipo de ruído é comum em bovinos saudáveis, sendo, na maioria das vezes, um *ruído cardiorrespiratório protossistólico,* ocasionado pela contração do músculo cardíaco (entrada de ar em áreas pulmonares próximas ao coração). Ele é auscultado mais claramente durante a inspiração e ao obliterar as fossas nasais do animal. Em pacientes com alterações broncopneumônicas, às vezes se detecta um *ruído cardiopneumônico* análogo, traduzido pela auscultação de um sibilo (apito, ver Seção 6.13) sincrônico com o batimento cardíaco (em especial a sístole).

▷ *Punção do pericárdio.* Em bovinos saudáveis, geralmente não se obtém líquido à punção pericárdica. Nos pacientes com grande aumento da área de macicez cardíaca (ver anteriormente nesta seção), pode ser necessário analisar o líquido pericárdico para se saber a origem da afecção, mesmo que, independente do tipo de líquido encontrado, já não se tenha mais esperanças de curar o animal. Para essa pericardiocentese, introduz-se, após os preparativos habituais (tricotomia, anti-sepsia e anestesia local), no espaço intercostal na borda caudal da área de macicez cardíaca, uma agulha hipodérmica de grosso calibre (com mandril), uma agulha de ponta romba, com orifício lateral (acoplada a uma seringa mantida sob leve vácuo) ou um trocater fino com 12 a 15 cm de comprimento, até que se obtenha o líquido pericárdico. Outra possibilidade seria introduzir uma agulha com 15 a 20 cm de comprimento através da pele e do músculo, no ângulo formado entre a cartilagem xifóide e o arco costal esquerdo, em direção craniodorsal. O líquido puncionado é analisado de acordo com critérios utilizados para o líquido peritoneal (ver Seção 7.12), observando-se sobretudo sua cor, seu odor, a presença de substância sólidas, a prova de Rivalta e os níveis de proteína (albumina e globulina), assim como a contagem total de células. Se o líquido puncionado for purulento ou pútrido, há perigo de contaminação da cavidade torácica, durante a retirada da agulha.

Fonocardiograma. O *registro gráfico dos ruídos cardíacos* (ver anteriormente nesta seção), bem como o de ruídos endocárdicos e pericárdicos (ver anteriormente nesta seção Fig. 182) com a ajuda de um microfone, um filtro que seleciona certas freqüências sonoras, um amplificador e uma impressora (também registra o eletrocardiograma simultaneamente), apresenta certas vantagens no diagnóstico de anomalias congênitas, lesões valvulares adquiridas, alterações no ritmo cardíaco e problemas no miocárdio. Os aparelhos necessários são bem caros e sensíveis e, por isso, difíceis de serem transportados, razão pela qual tal procedimento é pouco utilizado em buiatria.

Eletrocardiograma. Também a representação gráfica da corrente elétrica do coração (Fig. 182) dos bovinos ficou até hoje restrita a clínicas e institutos bem aparelhados, porque os custos com os aparelhos são muito altos em relação aos benefícios esperados. Ao contrário do que ocorre com o cão e o gato, os grandes ruminantes raramente necessitam do uso do ECG, porque este complementa mas não substitui na prática o exame clínico do coração. A interpretação do eletrocardiograma necessita de um técnico com certa experiência, já que a maneira como a excitação cardíaca se difunde no coração bovino não pode ser comparada com o que ocorre em outros animais ou com o homem. Para realizar o eletrocardiograma,[*] deve-se manter o bovino em local calmo, sobre um tapete isolante. Os três eletrodos são aplicados à pele tricotomizada, tornando-a condutora, e mantidos no local com tiras largas de borracha, clipes ou são inseridos eletrodos agulhados na pele. Entre as várias derivações experimentadas em bovinos, as melhores são as recomendadas por Spörri e Sander (Quadro 16). As *principais características do ECG* estão contidas no Quadro 17. Doenças que podem apresentar alterações eletrocardiográficas, mas que não demonstram distúrbios específicos das funções do miocárdio (alterações do ritmo, modificação na

---

[*]Com aparelhagem especial, o ECG também pode ser registrado telemetricamente.

Quadro 16 As principais derivações do eletrocardiograma usadas no bovino

Derivações	I	II	III
Bipolar, segundo Junge (1965)	Ponto mais cranial do manúbrio esternal* (−): processo espinhoso da quarta vértebra torácica (+)	Ponto mais cranial do manúbrio esternal (−): um palmo cranial ao umbigo na linha mediana (+)	Processo espinhoso da quarta vértebra torácica (−): um palmo cranial ao umbigo na linha mediana (+)
Bipolar, segundo Spörri (1954) e Sander (1965)	Um palmo antes do ângulo dorsocranial da escápula direita (−): quinto espaço intercostal esquerdo, na altura da Aponta do cotovelo (+)	Um palmo à frente do ângulo dorsocranial da escápula direita (−): à esquerda ao lado do processo espinhoso da última vértebra torácica (+)	Quinto espaço intercostal à esquerda na altura da ponta do cotovelo (−): à esquerda ao lado do processo espinhoso da última vértebra torácica (+)

N.T.: O manúbrio esternal é a parte mais cranial do esterno, correspondendo à projeção da primeira costela.

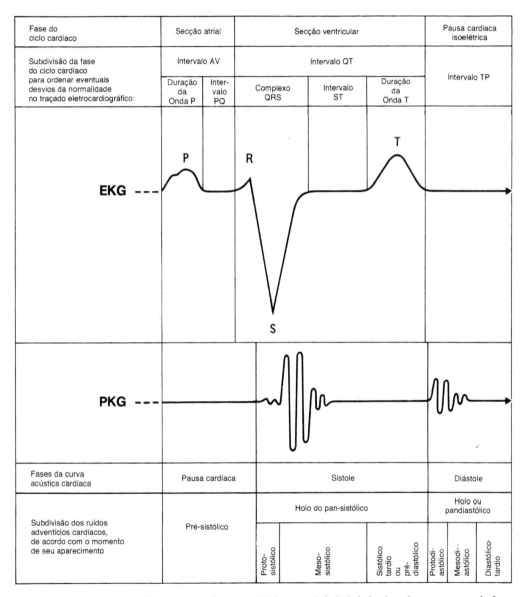

Fig. 182 Eletrocardiograma (EKG, curva superior) e fonocardiograma (PKG, curva inferior) de bovinos (esquema segundo Junge, 1967, e Börnert e Börnet, 1971). Parte atrial = eletroatriograma (onda P e intervalo PQ; corresponde à extensão do estímulo do nódulo sinusal ao átrio e ao nódulo atrioventricular, como também dentro do mesmo sistema de condução atrial até o primeiro estímulo atrial). Parte ventricular = eletroventriculograma (complexo QRS, intervalo ST e onda T; corresponde à duração do estímulo do ventrículo). Intervalo TP = secção isoelétrica (i.é livre de estímuo) da curva da corrente cardíaca. As características de um fonocardiograma são: ruído crescendo, decrescendo, losangular e de faixa).

forma, no volume e na integridade do tecido do músculo cardíaco), são: paresia puerperal hipocalcêmica, tetania hipomagnesêmica, calcinose, miodistrofia enzoótica dos bezerros, lesão do nervo vago, pericardite e miocardite traumática, cardiomiopatia e lesões do músculo cardíaco causadas por leucose, tuberculose, febre aftosa ou parasitas. Em vacas gestantes, o ECG fetal (tococardiografia) fornece informação sobre a vida ou a morte (mumificação) do feto e sobre a presença de gestação múltipla.

Ecocardiografia. Exames do coração mediante o uso de *ultrasom* são pouco usados no bovino, porque os aparelhos necessários são caros e seu uso só é possível com certo conhecimento técnico; esta técnica, porém, traz certas vantagens para o diagnóstico de algumas doenças, que com outros métodos não seria tão seguro, além de não apresentar perigo para o paciente e para o examinador, pois até hoje a energia sonora não demonstrou lesar os tecidos. O princípio da técnica é o sistema de "ecotécnica" ou endotécnica; a distância entre o objeto e a fonte de ultra-som é medida de acordo com o tempo que a onda sonora leva para sair e retornar à fonte.

No corpo do animal, as ondas sonoras são refletidas em tecidos cuja resistência acústica (densidade do tecido) difere. No caso de uma grande diferença na impedância de camadas de tecidos próximos, o eco é tão forte que órgãos (tecidos) mais profundos no organismo quase não são atingidos pela fonte sonora (não formam eco). Como os ossos, em comparação com outros tecidos, têm uma impedância alta, os órgãos que contêm ar (por exemplo, pulmões), em contrapartida, têm uma impedância baixa. Só é possível usar como ponto de contato os espaços intercostais, nos quais não há tecido pulmonar entre pericárdio e pleura para se fazer ultra-sonografia do coração. Por outro lado, pode-se usar esta característica de baixa resistência sonora do ar para fazer *ecocardiografia de contraste* após injeção intravenosa de soluções inócuas com pequenas bolhas de ar. Além do *ecocardiograma unidimensional,* que é mais indicado para órgãos de movimentação rápida (por exemplo, as válvulas cardíacas), pode-se obter a bidimensional por intermédio de *ondas sonoras de duas fontes* de direções diferentes, que demonstram a área de tecido, como uma tomografia. No bovino, a ultra-sonografia é usada para detectar defeitos cardíacos congênitos (Fig. 183, ecocardiografia de contraste), pericardites e inflamação das válvulas.

Exame radiológico. A radiografia e radioscopia do coração no bovino é muito difícil, porque a massa corporal é muito grande. Conforme os achados cardiológicos, estes procedimentos podem, em certas clínicas bem aparelhadas, ser utilizados como auxílio diagnóstico, podendo ser substituídos pela ultra-sonografia, que é mais fácil e não apresenta riscos.

No animal em estação, o exame radiológico não atinge a área caudal do coração, coberta pelo membro anterior, e a área do pré-estômago, coberta pelo triângulo pulmonar cardiofrênico. No animal em decúbito dorsal (com os membros anteriores para a frente), todo o coração mais as áreas mediastínicas pré- e pós-cardial podem ser examinadas. O *exame radioscópico* (fluoroscópico) dos movimentos em decurso (batimento cardíaco, respiração diafragmática, atividade do pré-estômago, formação de ondas ou movimentos de gases dentro do pericárdio infectado, diferenciação de corpos estranhos soltos e espetados) traz vantagens sobre a radiografia, que nem sempre é fácil de ser interpretada. A principal indicação para o exame radiológico é a pericardite traumática. Nesses pacientes, o pericárdio perde a forma oval vertical, apresentando cranialmente e caudalmente ao coração uma formação amplamente ou totalmente cheia, dentro da fenda mediastínica, com pulso fraco ou ausente, na qual o contorno do coração só é observado na parte superior, onde se encontra uma cúpula cheia de gás no pericárdio. Muitas vezes, mas não sempre, o corpo estranho espetado pode ser identificado (Fig. 184). A *radiografia seriada* consiste numa série de chapas tiradas em intervalos mais curtos, após cateterismo e injeção de contraste radiopaco, sendo indicada no diagnóstico de defeitos congênitos

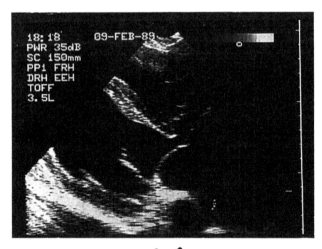

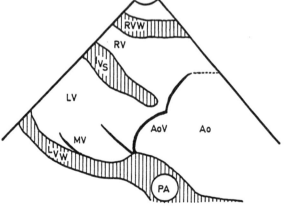

Fig. 183 Ecocardiograma (com esquema de esclarecimento) do coração de um bezerro com dilatação e dextroposição da aorta na tetralogia de Fallot: Ao = aorta; AoV = válvula aórtica; PA = artéria pulmonar; LV = ventrículo esquerdo; RV = ventrículo direito; MV = válvula mitral; LVW = parede ventricular esquerda; RVW = parede ventricular direita; IVS = septo ventricular; 3,5 MHZ *scanner* de setor, feito do quarto espaço intercostal, com largura de meio palmo acima do cotovelo; (eixo longitudinal).

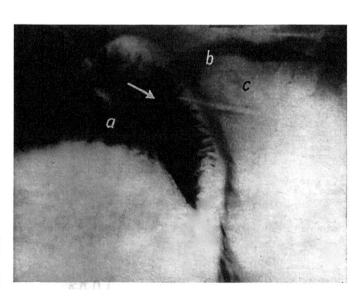

Fig. 184 Radiografia de vaca (decúbito dorsal) com pericardite (de acordo com Rapic): a = retículo; b = pericárdio (bolha de ar); c = ápice do coração; a seta indica o arame espetado no pericárdio).

Quadro 17 Características do eletrocardiograma em bovinos saudáveis (Sander, 1968; ver também Fig. 182)

Seção do ECG	Ocorrência (n = 102)	Forma e polaridade	Amplitude (mV)	Duração (s)
Onda P	100%	Onda positiva, eventualmente invertida	0,20-0,30	0,10-0,12
Intervalo PQ	%	%	%	0,19-0,23
Grupo QRS			Variável	0,08-0,11
Onda Q	Às vezes ausente	Negativa, nem sempre claro		
Onda R		Positiva, geralmente pequena		
Onda S		Negativa, grande, em curva ascendente em forma de abóboda		
Intervalo ST	%	%	%	0,15-0,25
Onda T	100% { 34% / 64% }	Difásica positiva	Variável / 0,30-0,50	0,10-0,12
Intervalo QT	%	%	%	k · √Intervalo-RR*

*k = 0,37; 0,38 e 0,42 correspondentes, respectivamente, para bezerros, bovinos jovens e adultos (Spörri, 1944).

do coração e dos vasos sanguíneos em bezerros (angiocardiografia e ventriculografia)

5.2 Artérias

O exame dos "batimentos" das artérias consiste na *palpação do pulso*, que — como já foi discutido — em geral é feita na *artéria facial*, com as duas mãos, ou seja, a direita e a esquerda, simultaneamente (ver Seção 2.4). Neste exame, devem-se observar, além da *freqüência* já verificada do exame geral, o *ritmo* e a *qualidade* do pulso. O esfigmograma demonstra que de fato a onda do pulso é assimétrica, isto por ser muito sutil, não podendo ser percebida com os dedos. A representação esquemática da Fig. 185 esclarece os achados durante a palpação arterial.

O *ritmo do pulso* geralmente é regular, isto é, os intervalos de tempo entre as ondas do pulso do animal em estação e em repouso não se alteram (*pulsus regularis* — Fig. 185 *a* até *h; k* até *n*). O pulso irregular *(pulsus irregularis)* é influenciado pela respiração quando há dispnéia e quando a freqüência do pulso aumenta durante a inspiração e diminui durante a expiração. Arritmias do pulso causadas pelo coração são originadas por distúrbios de excitação e condução (extra-sístole, fibrilação, bloqueio atrioventricular); nesses casos, pode haver, também, uma irregularidade na força do pulso (Fig. 185/i), ou, em certas circunstâncias, até um "pulso deficiente" ou seja, uma freqüência de pulso menor que a freqüência cardíaca. Enquanto irregularidades pequenas do pulso em animais saudáveis não têm grande importância, as arritmias que ocorrem depois de doenças graves (paresia puerperal, tetania dos pastos, calcinose, miodistrofia ou febre aftosa) devem ser consideradas como sinal diagnóstico e prognóstico de uma lesão do miocárdio.

Quando se fala em *qualidade do pulso*, devem-se considerar *amplitude, tensão e duração da onda do pulso*, assim como *grau de repleção da artéria*. Tais características dependem do rendimento cardíaco (força de contração, volume por batimento e funcionalidade das válvulas) e da pressão sanguínea (volume sanguíneo disponível e diâmetro e tensão do vaso), e as anormalidades são um reflexo dessas funções. Para analisar a qualidade do pulso, primeiramente pega-se o vaso entre os dedos, de maneira que ele "role", na ponta dos dedos, para a frente e para trás; depois, pressiona-se o vaso com o dedo anular e se testa com o dedo médio um pouco mais perifericamente (i. é, longe do coração), até que a força da onda desapareça. A amplitude, a tensão e a duração do pulso geralmente são uniformes (*p. aequalis;* Fig. 185*a* até *g* e *k* até *n*). A *desigualdade do pulso* (*p. inaequalis;* Fig. 185*h* até *i*) é considerada patologia circulatória, sendo um dos sinais de insuficiência cardíaca grave.

A *amplitude do pulso* compreende o aumento de circunferência da artéria durante a pulsação. Na Fig. 185, a amplitude está representada por uma linha perpendicular na parte esquerda do gráfico, que, ao mesmo tempo, representa a altura que o dedo que palpa é elevado na onda do pulso. Dessa maneira, pode-se diferenciar o *pulso grande e pequeno do pulso de amplitude normal* (*p. magnus, p. parvus* e *p. normalis*, respectivamente — Fig. 185 *d* e *k;* e *m* e *n;* e respectivamente *a* até *c, f, g* e *l*).

A *tensão do pulso* é avaliada pela força necessária para se pressionar o vaso. Pode servir como medida da funcionalidade cardíaca (*pulso forte ou fraco*) e do tônus do vaso (*pulso duro e mole*). Na Fig. 185, o primeiro é retratado pela espessura da seta no centro da onda do pulso (não por sua altura); e o segundo, pela espessura da onda do pulso neste local da seta (*p. fortis ou durus; debilis ou mollis; normalis*): Fig. 185 *f* e *m; g* e *n* e, respectivamente, até *e, k* e *l*.

A *duração da onda do pulso* é reproduzida na Fig. 185 pela linha horizontal debaixo de cada onda pulsátil, distinguindo-se os seguintes tipos: pulso tardio, saltitante (*p. tardus, p. celer*) e *normais*, respectivamente (Fig. 185 *l* e *n; k* e *m;* e respectivamente *a* até *h*).

A avaliação conjunta da *amplitude e da duração da onda do pulso* indica a *repleção do vaso: cheio, vazio, normal* (*p. plenus, vacuus e normalis*, respectivamente Fig. 185 *d; e; a* até *c*). O pulso com mau prognóstico é pequeno, curto e duro — "pulso de arame" (*p. contractus* Fig. 185 *m*), assim como pequeno, tardio e mole — pulso "filiforme" (*p. filiformis* — Fig. 185/ *n*)

5.3 Capilares

O exame dos menores vasos visíveis a olho nu é realizado pela *inspeção dos vasos episclerais*. Apesar de serem, na sua maioria, arteríolas pré-capilares ou vênulas pós-capilares (enquanto capilares verdadeiros só são visualizados ao microscópio), os vasos da conjuntiva são denominados, na literatura médica, de *"capilares"*. Para sua observação, deve-se girar a cabeça do animal da maneira descrita na Fig. 167 e, com isso, a esclera passa a ser visualizada. Os vasos são analisados quanto à *repleção, à coloração* e à *delimitação*, assim como uma *eventual pulsação*. No bovino, essas arteríolas, normalmente, são moderadamente cheias e bem delimitadas, isto é, bem destacadas do fundo (Prancha 3/e). As finas artérias são vermelhas-claras, e as vênulas, que correm paralelamente, são mais violáceas. Um preenchimento exacerbado das arteríolas, no qual os vasos se tornam "congestos", é característico de inflamação do olho, sendo bem evidenciada na febre catarral maligna (Prancha 3/f). Em bovinos com pressão alta, pode-se encontrar, além de sinuosidades vermiformes rítmicas, o alongamento das artérias episclerais. O preen-

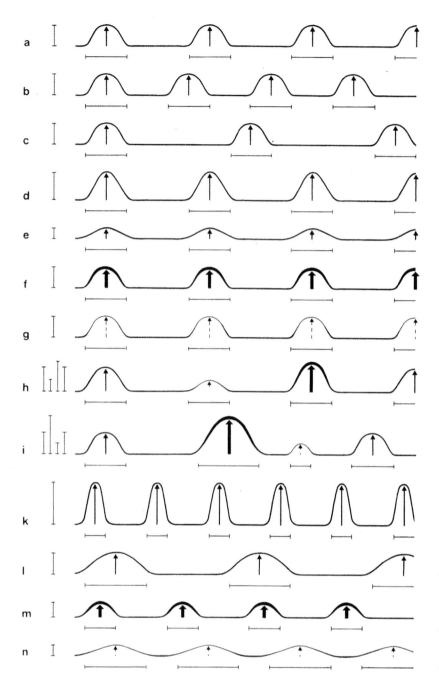

Fig. 185 Esquema gráfico dos achados do pulso: a = pulso normal, uniforme, regular e de tensão média; b = pulso com freqüência aumentada *(p. frequens)*; c = pulso com freqüência diminuída *(p. rarus)*; d = pulso com grande repleção dos vasos *(p. magnus s. plenus)*; e = pulso com pequena repleção dos vasos *(p. parvus s. vacuus)*; f = pulso excepcionalmente forte (palpitante) *(p. fortis s. durus)*; g = pulso excepcionalmente fraco *(p. debilis s. mollis)*; h = pulso com ritmo normal, mas desigual *(p. inaequalis;* i = pulso de ritmo irregular e desigual *(p. irregularis et inaequalis)*; k = pulso saltitante (pulso saltão) *(p. celer)*; l = pulso tardio *(p. tardus)*; m = pulso de "arame" *(p. contractus)*; n = pulso "filiforme" *(p. filiformis)*.

chimento exacerbado das vênulas pode indicar diminuição do retorno venoso ao coração (estase venosa, ver abaixo). Arteríolas com pouco sangue ("vazias") e contorno indefinido são sinais de anemia grave. Para melhor avaliação da circulação periférica, deve-se fazer análise dos "capilares" e das mucosas aparentes do animal (ver Seção 3.4). Quando os vasos episclerais aparecem *"desbotados"*, sem contorno definido, de cor vermelho-ferrugem, indicam aumento da permeabilidade capilar em conseqüência de intoxicação *("capilares tóxicos")*; na diátese hemorrágica, podem-se identificar hemorragias na mucosa e em aberturas naturais do corpo (petéquias).

O *tempo de perfusão capilar* é medido pelo tempo no qual a mucosa e a pele (tetas, lábios etc.) não-pigmentadas levam para readquirirem sua cor rosada e sua perfusão sanguínea normal, após palidez temporária provocada por pressão local e temporária com o dedo. O tempo de perfusão sanguínea se encontra aumentado nos casos de distúrbio na circulação periférica (colapso, choque — ver Seção 5.6, adiante). Na prática, a análise da perfusão capilar é difícil, já que o procedimento não pode ser estandardizado e, mesmo comparando-se com um animal sadio, não se pode fazer uma avaliação precisa.

A *permeabilidade capilar* pode ser avaliada ao se colocar um garrote na base da orelha ou na extremidade de um membro. Em animais com tempo de sangramento aumentado, após pouco tempo, se produz um "suor sanguíneo" na pele, na parte garroteada. Nesses casos, deve-se avaliar, também, a coagulação do sangue (ver Seção 5.6).

5.4 Veias

Para examinar as grandes veias, como a *veia jugular (v. jugularis externa)* e a *veia mamária (v. subcutanea abdominis s. epigastrica cranialis superficialis)*, devem-se inspecioná-las e palpá-las com o animal em estação, num local plano. O clínico deve certificar-se do livre fluxo de sangue na veia jugular, se não estiver sendo

Quadro 18 Diferenciação dos achados revelados por inspeção e palpação da veia jugular

Achado	Causa	Ritmo	Prova de estase venosa
Ondulação*	Variação na pressão intratorácica, durante a respiração (sobretudo em pacientes com dispnéia)	Síncrono com o movimento respiratório (diminui durante a inspiração e aumenta durante a expiração)	–
Pulso pseudovenoso*	Vibração da parede da veia jugular externa pelo pulso da a. carótida comum que corre paralelamente	Síncrono com o pulso arterial, também visível durante a prova de estase venosa e palpável através da veia jugular vazia	–
Pulso venoso negativo	Breve interrupção do fluxo venoso da periferia durante a sístole atrial ("pulso volume")	Síncrono com a sístole atrial, a pulsação desaparece durante a prova de estase venosa	–
Pulso venoso positivo	Insuficiência da válvula tricúspide (verdadeiro retorno de sangue, com pulsação do ventrículo direito para as grandes veias e "ventricularização do pulso venoso")	Síncrono com a sístole ventricular,** a pulsação permanece durante a prova de estase venosa	+
Estase venosa (na maioria dos casos com edema de barbela)	Insuficiência direita do coração em decorrência de pericardite traumática, leucose ou tuberculose do pericárdio, estenose da tricúspide, ou cardiomiopatia; aumento de volume flegmonoso ou tumoral na entrada do peito	A veia permanece continuamente ingurgitada***	+

*Só ocorre cranialmente à entrada do peito.
**Auscultação: som forte de injeção sobre a parte da jugular próxima ao coração.
***Na estenose da tricúspide e cardiomiopatia, assim como na hipertonia ventricular direita ou pulmonar, ocorre que, durante a sístole atrial, há um bloqueio do refluxo do sangue venoso maior do que no pulso venoso negativo; por fim, há falta de ação de sucção da sístole ventricular, em conseqüência de uma descompensação progressiva na insuficiência cardíaca, causando um colapso diastólico incompleto da veia jugular durante a prova de estase, palpando-se um pulso venoso positivo; à auscultação, porém, não há barulho de injeção.

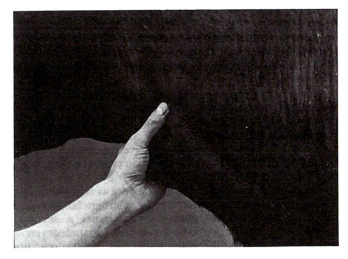

Fig. 186 Prova de estase venosa: neste animal, na porção inferior do local de pressão da veia jugular, o sangue não flui, indicando dilatação diastólica insuficiente do coração (pericardite traumática, leucose ou tuberculose de pericárdio) ou endocardite estenosante da válvula tricúspide.

impedido pelo dispositivo de contenção do animal; depois, analisam-se os vasos citados através da *prova de estase venosa* (Fig. 186), determinando o *grau de plenitude das veias* e eventuais ondulações dentro do vaso (Quadro 18), assim como a *consistência de sua parede*, por palpação.

Grau de plenitude. No ventre de vacas leiteiras, pode-se identificar a *veia mamária,* que tem a espessura de um dedo e é levemente sinuosa. Estando abaixo do coração, em geral está bem cheia, devido à pressão hidrostática. Pelo mesmo motivo, quando é comprimida, a porção do lado do coração não se esvazia. A *veia jugular* que está acima do coração é muito pouco visualizada e palpável em animais saudáveis. Se a veia for pressionada no meio do pescoço, torna-se mais cheia, acima do ponto de pressão, devido ao acúmulo de sangue, ao passo que a porção abaixo do ponto de pressão se esvazia no próximo batimento cardíaco, caracterizando a *prova de estase venosa negativa.*

A veia, apresentando o diâmetro normal e até o de um braço, fica tensa e flutuante, demonstrando maior grau de plenitude. No bovino, uma estase venosa desse tipo em geral é causada por impedimento do trabalho cardíaco em conseqüência de alterações no pericárdio, devido a tuberculose, leucose ou corpo estranho (de modo que, durante a diástole, o coração não se expande suficientemente).* A estase também pode ser causada por estreitamento na entrada do peito, causado por processos flegmonosos ou tumorais (de maneira que a jugular fique constantemente comprimida), e raramente ocorre por estenose da tricúspide (a qual impede o fluxo de sangue venoso no ventrículo direito), insuficiência cardíaca idiopática (cardiomiopatia), hidrotórax ou piotórax. Em casos bem característicos de estase venosa, o segmento abaixo da compressão não se esvazia, ficando cheio de sangue: *prova de estase venosa positiva* (Fig. 186). Este achado é sinal de insuficiência cardíaca ou circulatória.

A parte cranial ao dedo que comprime a veia jugular fica *preenchida imediatamente com sangue,* ou seja, fica tensa e flutuante. Em pacientes com desidratação, pode-se avaliar a porcentagem de líquido extracelular pela *compressibilidade da jugular* (juntamente com a presença de enoftalmia e do valor do hematócrito) [ver Seção 5.6, 13.3].

Mecanismos de ondulação. As *oscilações da pressão intratorácica de origem respiratória* aumentam e diminuem o ritmo do perímetro da veia jugular imediatamente anterior à entrada do peito durante a expiração e a inspiração. Esta *ondulação* é bem característica em pacientes com dispnéia e indica patologia do aparelho respiratório. Em bovinos magros e de pele fina, a *pulsação da artéria carótida comum que corre no lado mediano da jugular* pode ocasionar vibrações da parede venosa (*pulso pseudovenoso*), que só são observadas próximas à entrada do peito e continuam durante a realização da prova de estase venosa; ao mesmo tempo, pode-se palpar, mais profundamente, a pulsa-

*Apesar da pericardite manifestada clinicamente, há casos que não apresentam estase venosa, quando o canal aberto pelo corpo estranho entre o pericárdio e o retículo for permeável e o coração bombear o exsudato em direção ao pré-estômago; o mesmo ocorre nos casos em que o pericárdio está cheio de gases devido à pericardite icorosa (purulenta), já que o trabalho cardíaco não é impedido pelos gases, auscultando-se somente um som de "chapinhar" (os gases, ao contrário dos líquidos, são compressíveis).

ção por trás da veia jugular *vazia*. Na maioria dos bovinos não excessivamente musculosos ou com pele grossa, ocorre, no momento da sístole atrial, uma breve interrupção do fluxo contínuo da circulação venosa, observando-se uma dilatação leve a moderada da parte da veia jugular junto ao tórax, dando a impressão de se dirigir para a cabeça, mas que na verdade é uma dilatação retrógrada do vaso (sem mudança de direção do fluxo). Esse sinal característico de *pulso venoso negativo ou atrial* deve desaparecer com o próximo batimento cardíaco, no caso de se realizar a prova de estase venosa, porque a porção da veia entre o dedo que a comprime e a entrada do tórax se tornará vazia: *prova de estase venosa negativa* (na veia mamária, devido à sua posição, não é possível realizar esta prova). Na *insuficiência da válvula tricúspide*, durante a sístole ventricular, parte do sangue da metade direita do coração reflui ativamente nos grandes troncos venosos (em vez de ser bombeado para a artéria pulmonar: "ventricularização" do pulso venoso). Nesses casos, permanece na veia jugular uma verdadeira pulsação de significado patológico, persistindo o sangue na porção inferior do vaso durante a prova de estase venosa: *"pulso venoso positivo ou sistólico"*, também observado na veia mamária; um *ruído de injeção* pode ser auscultado na veia jugular. À *palpação*, pode-se observar uma *pulsação* mais ou menos acentuada das veias jugular e mamária, durante a prova de estase venosa, em pacientes com *estenose tricúspide, hipertonia ventricular direita ou pulmonar* (associada a doença pulmonar grave) e insuficiência cardíaca esquerda (diminuição da ação de sucção na diástole ventricular). A amplitude dessa pulsação não é acompanhada de um "ruído de injeção" e a "onda de insuficiência" é bem menor do que na insuficiência tricúspide; além disso, desaparece com o agravamento dos sintomas, isto é, a pronunciada repleção da veia jugular é quase total.

Consistência da parede. As grandes veias são examinadas através de *palpação "rolante"* de seu eixo transversal em trajetos acessíveis, observando-se eventuais *aumentos de espessura* em suas paredes, que normalmente quase não são palpáveis, semelhante ao que ocorre com o esôfago (Fig. 230). Deve-se observar também a *mobilidade da parede do vaso em relação aos tecidos vizinhos*. O endurecimento de origem inflamatória restrito à parede do vaso denomina-se flebite; quando se estende para o lúmen, bloqueando-o parcial ou totalmente, usa-se o termo tromboflebite; se o tecido vizinho também estiver envolvido, chama-se para ou peri(trombo)-flebite. Estas lesões são, muitas vezes, embora não invariavelmente, causadas por injeção intravenosa (injeção paravenosa em vez de intravenosa) mal aplicada de medicamentos irritantes (ver infusão intravenosa — Seção 15.4).

5.5 Verificação da função circulatória

Prova de esforço. Nos pacientes com sinais de doença cardíaca ou circulatória, recomenda-se o exame não só em repouso, como também após breve *esforço físico,* como fazê-lo andar rápido (passo acelerado) 50 a 100 metros, impedir momentaneamente a respiração colocando um saco plástico sobre as fossas nasais (ver Seção 6.13) ou fazendo-o trabalhar atrelado. Se, após o esforço, os sinais clínicos se tornarem mais pronunciados, devem ser considerados indícios de insuficiência circulatória. Neste caso, deve-se observar com mais atenção os seguintes sinais: aumento exagerado da freqüência cardíaca e da pulsação (aumento de um terço a metade da freqüência inicial), retorno tardio (mais de cinco minutos) à freqüência de repouso, aparecimento ou aumento de intensidade de ruídos adventícios endocárdicos ou pericárdicos, arritmias cardíacas, pulso venoso positivo, estase venosa ou cianose das mucosas; e fadiga excessiva do paciente (marcha arrastada ou lenta, deita-se freqüentemente).

Aferição da pressão sanguínea. Na buiatria, o controle da pressão sanguínea, em razão dos custos, ainda não tem grande importância prática. Com a aparelhagem adequada, é possível medir a pressão sanguínea principalmente para fins experimentais, indiretamente (técnica não invasiva: manguito em torno da artéria coccígea ou digital) ou diretamente (técnica invasiva: introdução de cateter plástico em uma artéria ou veia grande), caso em que os equipamentos eletromonométricos para registrar os resultados são os mais indicados. A técnica intravascular permite medir a *pressão intracardíaca* quando o cateter é introduzido na veia jugular externa ou na artéria carótida, até alcançar, respectivamente, os ventrículos direito e esquerdo, facilitando o diagnóstico de malformações congênitas do coração. A pressão sistólica média no coração do bovino, calculada pelos valores obtidos na artéria carótida, é de 145 mm Hg (variando entre 120 e 190) e a pressão diastólica média é de 90 mm Hg (variando entre 70 e 130); ambos os valores estão reduzidos na insuficiência cardíaca (endocardite e pericardite). Na veia jugular, a pressão sanguínea (pressão venosa periférica) é normalmente alguns mm Hg abaixo ou acima da pressão atmosférica, podendo atingir até mais de 25 mm Hg em casos de pericardite traumática ou de estenose da tricúspide.

Determinação do volume/minuto sanguíneo e cardíaco. A quantidade total de sangue circulante, assim como o volume sanguíneo por batimento cardíaco ou por minuto, pode ser medida pela diluição sucessiva de um corante administrado por via intravenosa (ver Seção 5.6, adiante) ou pelo método de termodiluição. Os valores normais de bovinos citados na literatura são: volume sanguíneo = 50-85 ml/kg de peso corporal; volume sanguíneo por batimento cardíaco = 743 ± 74 ml; volume cardíaco por minuto = 35 a 46 l/min ou 100 a 130 ml/kg de peso corporal e minuto. Quando a função cardíaca está alterada (por exemplo, na pericardite traumática), os volumes por batimento cardíaco e por minuto estão reduzidos. A distribuição lenta ou irregular do corante, administrado via cateter, em determinados locais da circulação (sobretudo no coração) indica anomalias congênitas ou adquiridas.

Esses procedimentos permitem detectar e diferenciar as principais alterações na função do aparelho circulatório, principalmente na *insuficiência cardíaca* e na *falência circulatória*. Na insuficiência cardíaca leve, os sinais clínicos só se manifestam após estresse, enquanto nos casos graves ocorrem mesmo em repouso (insuficiência cardíaca latente ou relativa e clinicamente manifesta ou absoluta, respectivamente); em ambos os casos, o coração não é mais capaz de bombear para as artérias o volume de sangue necessário (= insuficiência anterógrada: diminuição do volume por batimento, pulso fraco e desigual [*p. alternans*], palidez das mucosas) e/ou não pode succionar dos troncos venosos sangue suficiente (= insuficiência retrógrada: pulso venoso positivo e/ou estase de veia jugular, cianose das mucosas). A insuficiência circulatória é a desproporção patológica entre a exigência de sangue pelos tecidos e a quantidade reduzida de sangue fornecida pelo coração (colapso, choque: descontrole circulatório). O organismo tenta, inicialmente, concentrar o sangue nos órgãos vitais (= centralização da circulação), através da contra-regulação simpática tônica (vasoconstrição de órgãos menos importantes): *colapso ou choque compensado* (mucosas anêmicas, extremidades e superfície corporal frias, o pulso em forma de "arame" é freqüente, a pressão sanguínea está ligeiramente diminuída). Quando não há normalização, inicia-se a segunda fase, com paralisia dos vasoconstritores até ocorrer descompensação (isto é, suprimento insuficiente de oxigênio para o coração e o cérebro) e estagnação do fluxo sanguíneo nas veias periféricas:* *choque de "relaxamento"* (aumento adicional da freqüência, queda na pressão sanguínea com obnubilação e excitação motora). Após lesões dos grandes parênquimas, o distúrbio se torna irreversível: *choque paralítico* (mucosas cianóticas, pulso quase imperceptível e pressão sanguínea muito diminuída, respiração rápida e superficial e coma). De acordo com a causa, deve-se diferenciar o

---
*No bovino, este descontrole circulatório pode ser causado pelo aumento da pressão intra-abdominal resultante de timpanismo ruminal.

tipo de choque em: anafilático, hipovolêmico, anêmico (hemorrágico), septicêmico (bacteriotóxico), elétrico, hipotérmico, cardiogênico, neurogênico e traumático.

5.6 Sangue

O exame laboratorial das várias características do sangue *(parâmetros hematológicos)* é de grande valor na complementação do exame clínico da circulação, sendo muitas vezes até de importância diagnóstica decisiva. As alterações, dentro de uma faixa de normalidade, dos valores dos *constituintes celulares e bioquímicos* (a homeostasia sanguínea está sob controle neuroendócrino) podem indicar precocemente a presença de uma patologia. Técnicas mais apuradas e métodos de diagnóstico simplificados (*kits* de reagentes apropriados, "química seca") permitiram também ao clínico de bovinos ampliar suas *possibilidades de diagnóstico*. Um pré-requisito importante para a avaliação correta dos resultados obtidos não é só o conhecimento dos *valores normais*, mas também o conhecimento da influência de fatores fisiológicos e patológicos, assim como os erros técnicos passíveis de serem cometidos. No diagnóstico hematológico, deve-se observar se o quadro laboratorial está de acordo com o quadro clínico observado e, com base nisso, confirmar ou não o diagnóstico.

As variações "normais" na *composição qualitativa e quantitativa do sangue bovino* (Quadros 21 e 22, distribuição) são determinadas, principalmente, por *fatores intrínsecos*, como raça, idade e sexo de cada animal e, nas fêmeas, o estado gestacional, desmame e lactação. As concentrações de certos elementos sanguíneos (valores de hemoglobina, albumina, globulina) não se correlacionam só com a idade, mas também com a produção diária de leite; diferenças individuais relativamente grandes de composição sanguínea ocorrem em animais jovens. Os *fatores extrínsecos* que influenciam, em menor ou maior grau, os parâmetros sanguíneos são: alimentação e manejo (incluindo clima, época do ano e altitude), assim como as condições de colheita (data, local e técnica). As alterações relacionadas com a hora do dia e a alimentação influenciam menos de 5% os valores médios; pela manhã, os valores de hemoglobina, proteína total, ácido láctico, fosfato inorgânico, sódio, cobre e ferro estão no seu máximo, enquanto uréia, glicose, cálcio, magnésio e potássio, assim como a maior parte das atividade enzimáticas do soro, apresentam-se no seu valor mínimo diário. De importância mais significativa são as alterações pelo estresse da colheita sanguínea: marcha prolongada, captura e contenção, assim como a dor da picada da agulha (principalmente em tentativas sucessivas de punção) causam reações neuro-hormonais que fazem com que certos valores hematológicos se alterem em 5 a 15% ou mais. Além disso, há alteração dos valores hematológicos por garroteamento prolongado da veia puncionada; sendo assim, durante a obtenção do sangue, há aumento do hematócrito e da hemoglobina; 20 a 30 minutos após, o valor de eosinófilos cai, a glicose sobe, enquanto a atividade da fosfatase alcalina e da desidrogenase láctica, assim como o valor de 11-hidroxicorticosteróides oscilam. Por isso, deve-se evitar ao máximo excitar os animais; para colheitas de sangue sucessivas, livres de *estresse* (com horas de intervalos), pode-se deixar uma cânula com mandril bem ajustado na veia jugular, enquanto o animal fica contido pelo pescoço com um cabresto (não com uma corrente!). Para investigação que se estenda por vários dias ou semanas consecutivas, deve-se introduzir um cateter de cloreto de polivinil ou Teflon (50 a 100 cm de comprimento de 1 a 2 mm de espessura),[6] com prévia anti-sepsia e preso ao corpo do paciente, semelhante à infusão sanguínea padronizada (ver Seção 15.4). Para se evitar a coagulação do sangue no cateter entre os intervalos de punção venosa, deve-se tratá-lo com solução salina heparinizada (50 a 5.000 U.I./ml). A permanência prolongada de um cateter desse tipo acarreta risco de irritação mecânica da parede venosa, com conseqüente infecção bacteriana (endo ou tromboflebite), assim como metástase e embolias piogênicas, motivo pelo qual a administração de antibióticos está indicada.

A soma dos fatores intrínsecos e extrínsecos que influenciam os parâmetros sanguíneos, apesar de se manifestarem de maneiras diferentes de caso para caso, tem pequena influência na avaliação prática dos resultados, já que a *faixa de normalidade* dos elementos sanguíneos é bem ampla, situando-se na média ± duas vezes o desvio padrão ($x \pm 2s$). Quando se fazem exames repetidos de um rebanho (perfil metabólico), experiências científicas demonstram que a faixa entre o animal "saudável" e o "doente" fica mais estreita, após os exames de controle necessários. (Os pré-requisitos, neste caso, seriam o estabelecimento de valores de referência de uma população ou de um grupo de animais com o estado de saúde bem definido, determinar a distribuição de referência aos valores assim determinados, bem como estabelecer os limites e o intervalo de referência.)

Mecanismo de defesa do sangue e do sistema retículo-histiocitário

O *sistema de defesa do sangue* envolve a *imunidade celular* formada pelos linfócitos T e a *imunidade humoral*, constituída pelos anticorpos circulantes. As populações linfocíticas específicas *(linfócitos B e T)*, originárias dos órgãos linfáticos periféricos, reagem com o antígeno por meio de uma reação antígeno-anticorpo clinicamente inaparente, com exceção das reações de hipersensibilidade. Os linfócitos do sangue de bovinos saudáveis são compostos de *63% de linfócitos T e 11% de linfócitos B* e o resto de *linfócitos nulos;*[*] fora isto, no bovino encontram-se 5 imunoglobulinas (IgG_1, IgG_2, IgM, IgA e IgE). Na defesa das mucosas dos sistemas respiratório e digestivo, são de grande importância as secreções de IgG e IgA. No colostro bovino, prevalece a IgG, enquanto a IgA e a IgM estão presentes em menor proporção.

A *imunocompetência* do feto bovino já se inicia após os primeiros meses de gestação, com o desenvolvimento de células linfóides primordiais e linfócitos, de maneira que, do 90º ao 100º dia de gestação, já podem ser formados anticorpos contra certos vírus (diarréia viral bovina, rinotraqueíte infecciosa bovina, parainfluenza-3). Se houver contato com esses vírus antes dessa época de gestação, ocorre aborto devido a incompetência imunológica, anomalias congênitas ou imunotolerância com a persistência de vírus. Em neonatos, 20 a 25 dias mais tarde, há o desenvolvimento de imunocompetência contra bactérias e reações imunológicas celulares específicas.

Apesar disso, o bezerro recém-nascido ainda é imunologicamente imaturo e não apresenta imunoglobulinas, devido à impermeabilidade da placenta materna. Os *anticorpos maternos* são adquiridos pelo neonato através do colostro; eles determinam uma supressão temporária do sistema imunológico do bezerro. A síntese própria nos órgãos linforreticulares ocorre somente com uma a quatro semanas de idade e eles só são funcionalmente ativos aos quatro meses de idade. Em conseqüência do estresse do parto (aumento de glicocorticóides no sangue) no bezerro neonato, sua imunidade celular também é inibida temporariamente, enquanto os mecanismos de defesa não-imunológicos celulares e humorais (capacidade de fagocitose, bactericida) funcionam bem.

Ao contrário das *reações inaparentes de defesa do organismo*, *as reações de hipersensibilidade ou alérgicas* são consideradas patológicas e podem ocasionar sinais clínicos de doença e alterações teciduais. As reações de hipersensibilidade imediata (após minutos) ou tardia (após 24 a 48 horas) ocorrem no bovino, principalmente com relação à administração repetida de certos medicamentos (antibióticos), a vacinações (febre aftosa), parasi-

---
[*]N.T.: Linfócitos nulos são linfócitos que não apresentam marcadores de superfície para células T ou B.

tismo (anafilaxia contra hipodermose) ou absorção de certos componentes do alimento (leite, micotoxinas).

Técnicas de colheita de sangue

No bovino, a colheita de sangue em geral é efetuada por punção, com agulha hipodérmica, de uma veia de grosso calibre e fácil acesso, como as *veias jugular externa e a mamária* (v. subcutânea abdominal, s. v. epigástrica cranial superficial). Nos exames em série, a colheita costuma ser feita na *veia coccígea (v. coccygica, s. v. caudalis mediana)*. Para a pesquisa de parasitas sanguíneos, retira-se uma gota de sangue para esfregaço da veia da orelha *(v. auricularis oralis* ou *aboralis)*. Antes da colheita de sangue, o animal deve ser *contido* (ver Seção 1.2) e a pele deve ser *limpa e desinfetada* com solução de álcool (ver Seção 15.4). Para se evitar a transmissão de eventuais agentes de um animal para o outro ao colher sangue de um rebanho, é preciso *esterilizar a agulha* ou usar *agulhas descartáveis*. A ponta da agulha deve ser afiada, para facilitar a introdução na pele. Vasos que estejam com tromboflebite não devem ser puncionados (retirar sangue de outra veia). Ao invés de utilizar agulhas especiais desenvolvidas para a colheita de sangue,[7] nas veias jugular e mamária também se pode utilizar agulhas para infusão intravenosa.[8] Para facilitar o veterinário na colheita de sangue para exames de sangue de todo o rebanho para controle de leucose e brucelose, para evitar que ele se suje sempre com sangue ao colher grande número de amostras, foram desenvolvidos instrumentos especiais com cartuchos que levam o sangue ao frasco de colheita, com o outro lado conectado a um porta-agulhas.[9] Em bezerros, a colheita deve ser feita com uma agulha de tamanho equivalente.

Para colher sangue da veia jugular, no local inferior à punção, deve-se colocar um garrote de corda (corda de sangria),[10] corrente[11] ou uma tenaz especial,[12] até que a veia se destaque bem (Figs. 187, 188); em bezerros, a veia jugular pode ser desta-

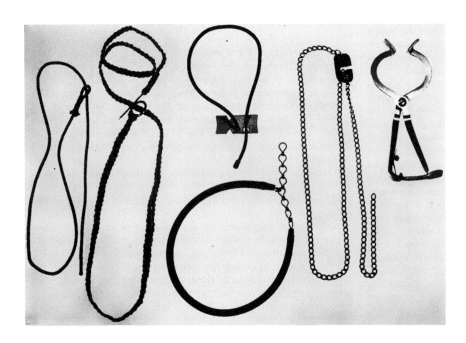

Fig. 187 Instrumentos para o garroteamento da veia jugular para a colheita de sangue ou injeção intravenosa/infusão no bovino; da esquerda para a direita, corda de sangria com laço; corda de sangria trançada com argola e espinho; tira de borracha com placa prendedora; tubo de borracha de compressão com corrente e gancho; corrente de garrote segundo Witte e tenaz de garrote, segundo Schecker.

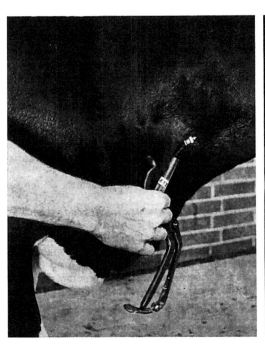 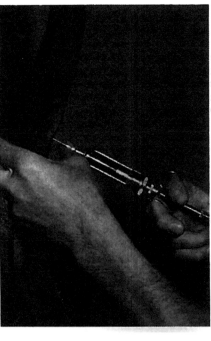

Figs. 188, 189 Colheita de amostra de sangue da veia jugular com a ajuda da tenaz de garroteamento de Schecker (à esquerda) e da veia coccígea (à direita).

cada por pressão manual. A agulha, segura pela parte do encaixe, é introduzida através de um golpe, apertando-a em direção à orelha do outro lado e fixando-se a veia com dois dedos da outra mão para que ela não "escape" no tecido subcutâneo, que é frouxo. Normalmente, utiliza-se a região do terço superior do pescoço para se fazer a punção. Pode ser difícil encontrar a veia em touros idosos, bois com a pele grossa ou com pregas de gordura, animais em estado de choque ou bezerros desidratados; nestes casos, a tentativa de punção deve ser efetuada em outros vasos, ou deve-se elevar a parte traseira do animal (no caso de bezerro). Após a colheita de sangue, deve-se primeiramente afrouxar o garrote e, depois, retirar a agulha do vaso. Para evitar a formação de hematoma ou sangramento, deve-se comprimir por poucos segundos com o dedo o local puncionado, ou esfregá-lo com um chumaço de algodão.

Em vacas, a veia mamária é fácil de se puncionar, devido ao seu estado de repleção, sua fácil visualização e palpação (sem necessidade de garroteamento). Para isso, o animal precisa ser bem contido (por torção da cauda e pela dobra do joelho; ver Seção 1.2), para evitar que escoiceie o veterinário ou a agulha inserida. Uma desvantagem da punção da veia mamária é o risco de sujeira no local, por estar mais próximo ao solo, possibilitando a ocorrência de infecção; além disso, há tendência, maior do que no caso da veia jugular, ao extravasamento e à formação de trombos; há também relatos de vacas gestantes, nas quais o útero foi atingido acidentalmente pela agulha, que abortaram.

A punção de veia coccígea é útil sobretudo quando se desejam coletar amostras em série em grandes rebanhos de gado leiteiro ou confinado (vacas presas no canzil ou em correntes, sala de ordenha ou em bretes — ver Seção 1.2), devido à economia de tempo e de trabalho. Para se efetuar a punção desta veia, um ajudante deve elevar a cauda do animal, contendo-o pelo método de "freio da cauda" (ver Seção 1.2), e a agulha deve ser introduzida quase perpendicularmente, na cauda elevada, entre a quinta e a sexta vértebras coccígeas, de onde sai a prega anocaudal. Deve-se introduzir uma agulha de 15 a 29 mm de comprimento e 0,8 a 1,2 mm de diâmetro, acoplada a uma seringa, profundamente, até atingir o osso, com 8 a 12 mm de profundidade e perpendicular à cauda; após isso, faz-se leve aspiração de sangue com a seringa (Fig. 189). Nesse tipo de colheita de sangue, podem-se formar hematomas do tamanho de até um ovo de galinha (Fig. 190), que são reabsorvidos em poucos dias.

A eventual punção da artéria coccígea, que ocorre ao lado da v. coccígea mediana, não traz qualquer desvantagem, já que a composição do sangue arterial equivale à do sangue venoso na cauda. Porém, este apresenta uma concentração mais alta de fosfato inorgânico e potássio do que o da veia jugular. Após punção da veia coccígea no local descrito antes — mas com direção cranial da agulha —, pode-se introduzir um tubo de 60 cm de comprimento de polietileno ou Teflon até a veia ilíaca. Após retirada da agulha, fixação e fechamento do tubo, pode-se usá-lo por semanas para colheitas de sangue sucessivas, devendo-se "lavá-lo" com um anticoagulante a cada exame.

Para o diagnóstico de hemoparasitas (babésia, anaplasma, teiléria, tripanosoma), deve-se puncionar a ramificação de uma veia na superfície externa da concha da orelha com agulha ou lanceta. Quando as veias não são bem visíveis, deve-se massagear a orelha com algodão embebido em álcool ou garrotear a base da orelha com um elástico. Uma gota do sangue é colhida e faz-se esfregaço (Fig. 191).

Para exames específicos, em que se precisa de sangue arterial, a punção é feita na artéria coccígea ou, melhor ainda, no ramo lateral da artéria auricular caudal.

Obtenção e conservação de amostras de sangue, plasma ou soro

O sangue que flui pela agulha é colhido de acordo com o uso na quantidade de 10 a 50 ml em um tubo de vidro ou plástico, previamente limpo e seco com álcool a 95° ou éter, podendo conter, caso seja necessário, uma substância anticoagulante ou conservante (Quadro 19), de maneira que o sangue desça pela parede de vidro sem turbilhonamento ou fazer espuma, evitando a hemólise (Fig. 188). Na obtenção de *sangue sem contaminação* para exames microbiológicos, deve-se utilizar um sistema de colheita fechado e estéril (agulha de punção acoplada a seringa[14] ou agulha com tubo que se liga ao vidro a vácuo[15]).

O tratamento adicional do sangue colhido varia de acordo com o tipo de exame:

▷ *Esfregaço sanguíneo* (sobre uma lâmina, Fig. 191): para hemograma e pesquisas de hemoparasitas;

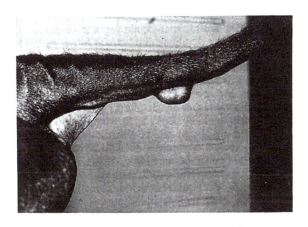

Fig. 190 Um hematoma do tamanho de uma bola de pingue pongue após punção sanguínea da veia coccígea.

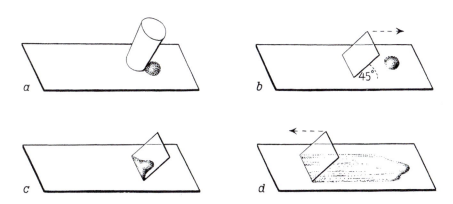

Fig. 191 Preparação de um esfregaço sanguíneo: colocação de uma gota de sangue (com auxílio da rolha do tubo de colheita) na extremidade de uma lâmina (a); aproximação de uma lamínula do meio da lâmina para a extremidade com a gota num ângulo de 45° (b); distribuição da gota de sangue no ângulo entre a lâmina e a lamínula (c); a lamínula mantida ainda num ângulo de 45° é cuidadosamente deslizada ao longo da lâmina, deixando para trás uma fina película de sangue (d).

Quadro 19 Aditivos anticoagulantes para preservação do sangue total do bovino

Aditivo (anticoagulante)	Quantidade exigida para 10 ml de sangue	Adequada para	Tempo de estocagem das amostras
Heparina[16]	200-400 U. I.	Hemocitologia, obtenção do plasma sanguíneo	16 horas
Edetato dissódico (EDTA; Titriplex III)[17]	10-20 mg	Hemocitologia, obtenção do plasma sanguíneo	10 horas
Solução de EDTA e formalina (50 g Titriplex III[17], 10 ml de formaldeído a 35% e 150 ml de água destilada)	4 gotas (deixar secar no tubo)	Hemocitologia	3 dias
Citrato de sódio[18] (pó ou solução a 3,8%)	20-40 mg	Hemocitologia, testes de coagulação do sangue	10 horas
Oxalato de sódio[19]	20-40 mg	Hemocitologia, testes de coagulação de sangue	10 horas

▷ *Sangue total* (= com substância anticoagulante [Quadro 19], sangue natural estabilizado) para hemocitologia (hematócrito, hematimetria e leucometria, dosagem de hemoglobina), equilíbrio ácido-básico (determinação do pH, bicarbonato padrão), determinação de metabólitos sanguíneos (glicose, corpos cetônicos, ácido láctico, amônia, ácido piruvínico), determinação de atividade de enzimas eritrocitárias (ácido γ-aminolevulínico-desidratase, colinesterase, glutatião peroxidase, transcetolase), exames virológicos e presença quantitativa de algum metal pesado (chumbo, zinco, manganês, molibidênio e cádmio, casos em que devem ser usados recipientes livres de metais);

▷ *Plasma sanguíneo* (= o sobrenadante do sangue total com anticoagulante após a centrifugação das células do sangue), determinação de fatores da coagulação (fibrinogênio, tromboplastina e outros), assim como elementos presentes no soro (ver adiante);

▷ *Soro sanguíneo* (= a porção do sangue que pode ser separada do coágulo por decantação ou centrifugação após o sangue natural ter coagulado), utilizado para os seguintes exames: proteína do soro (proteína total, albumina e globulina); eletrólitos (concentração de sódio, cálcio, potássio, magnésio, fosfato inorgânico e cloro); microelementos (concentração de ferro, cobre e zinco; frasco de colheita livre de metais); metabólitos (glicose, nitrogênio residual, uréia, creatinina, bilirrubina e outros); lipidograma (lipídios totais, triglicerídios, ácidos graxos saturados, betalipoproteína, fosfatídios, colesterol); atividade enzimática sorológica (colinesterases, fosfatases, desidrogenases, transferases e outras) e imunossorologia (pesquisa de anticorpos).

Para cada exame, deve-se proceder de maneira diferente.

Para o *esfregaço sanguíneo*, coloca-se uma gota de sangue fresco com o auxílio da rolha de tubo de colheita numa lâmina seca e isenta de gordura, fazendo-se o esfregaço com uma lamínula ou outra lâmina, da maneira mais uniforme e fina possível (Fig. 191). Para a identificação do material, o número ou nome do animal é escrito com lápis sobre o esfregaço seco ou na área áspera da lâmina. (Um esfregaço de sangue total é feito da mesma forma, dentro do tempo de estocagem indicado no Quadro 19, mas o esfregaço deve ser feito com sangue o mais fresco possível, para melhor diferenciação das células.) A coloração do esfregaço é feita sobre a lâmina (método de inundação) ou imersão da lâmina no corante (método de imersão).

O método de coloração de Pappenheim (= May-Grünwald/Giemsa) necessita, primeiramente, que o esfregaço seja fixado em solução alcoólica de eosina e azul-de-metileno durante dois a três minutos; depois, a solução é diluída com a mesma quantidade de água destilada neutra (ou solução tampão de Weise com pH 7,2), por um a dois minutos. Após isso, a solução é dispensada e a lâmina é corada, por 15 a 20 minutos, com uma solução de Giemsa recém-preparada (10 gotas de solução concentrada de Giemsa em 10 ml de água destilada neutra ou solução tampão e Weise) e, depois, a lâmina é lavada com água neutra e colocada verticalmente para secar. Após essa coloração panótica (Prancha 4), os eritrócitos oxifílicos (= maduros ou contendo hemoglobina) se tornam laranja-avermelhados; o núcleo das células leucocitárias (assim como das células hemáticas imaturas e seus precursores), azul-violeta; a parte basofílica dos citoplasmas dos leucócitos, azul-acinzentada a azul; os grânulos dos granulócitos basófilos, violeta-escuro (ao contrário dos grânulos resistentes à água dos basófilos e mastócitos teciduais, que são desbotados); os granulócidos eosinófulos, laranja-brilhante, e os granulócitos neutrófilos dos bovinos, cinza a enegrecidos (pontilhados). O "pontilhado" azurófilo do citoplasma do monócito só pode ser visualizado em esfregaços bem feitos, tratados com água destilada neutra, aparecendo vermelho-carmim, como os grânulos azurófilos de alguns linfócitos. Outros métodos de coloração panóptica (de Wright, Romanovski ou Giemsa) apresentam resultados semelhantes.

As amostras de *sangue total* são obtidas colhendo-se sangue fresco em tubos que contêm anticoagulantes em pó ou solução evaporada (têm a vantagem de não alterar o volume do sangue). A escolha do anticoagulante depende do exame exigido (Quadros 19, 21, 22). Para dissolução rápida e distribuição uniforme do anticoagulante, apenas dois terços do tubo devem estar cheios de sangue para que possa ser tampado e, depois, cuidadosamente invertido diversas vezes (não sacudir para não causar hemólise). Para determinação do equilíbrio ácido-básico, a amostra não deve ser exposta ao ar (colher em seringa plástica descartável de 2 ml, tubo capilar ou seringa especial [Monovette para gasometria[6]]). Para determinação de vários metabólitos, é necessário inibir processos metabólicos adicionais por fluoretação (2 ml de solução de fluoreto de sódio a 1% por tubo) ou bloqueando-se o desdobramento protéico (por exemplo, com ácido perclórico); o líquido centrifugado permanece estável por alguns dias.

O *plasma sanguíneo* é preparado centrifugando-se uma amostra de sangue total com anticoagulante por cerca de 10 minutos, à velocidade de 3.000 a 5.000 rpm. O plasma é o líquido sobrenadante, sendo esbranquiçado no bezerro e amarelado no adulto, além de muitas vezes apresentar-se de leve a fortemente opaco. Uma coloração avermelhada indica a presença de pigmento sanguíneo do eritrócito (hemólise). O plasma geralmente é utilizado para a determinação dos fatores da coagulação e de certos metabólitos (Quadros 21, 22). Nos países anglo-americanos, os constituintes do soro são analisados no plasma, apresentando valores semelhantes aos obtidos no soro. A vantagem sobre o uso do soro é a obtenção do plasma logo após a colheita, isto é, pode ser separado em seguida, impedindo que se misture mais tempo com os produtos eritrocitários.

Na Alemanha, o *soro sanguíneo* é a base para a maioria dos testes bioquímicos. Como a concentração de vários componentes pode ser influenciada pelo tempo e pela técnica de separar o soro do coágulo, a preparação do soro deve ser realizada com cuidado e sempre com a mesma técnica, a fim de se obterem resultados que possam ser comparados uns com os outros. Deve-se deixar repousar 10 a 25 ml de sangue natural em tubos plásticos até a coagulação total, no mínimo por uma hora, não podendo ser sacudido (não deve ser transportado por automóvel). A coagulação é acelerada colocando-se a amostra numa estufa (37°C) ou mantendo-se a temperatura ambiente (no inverno, próximo ao aquecedor). Após este procedimento, envia-se a amostra ao laboratório. Logo após o recebimento da amostra, o coágulo é destacado da parede do tubo, usando-se a extremidade romba de um tubo de vidro fino e comprido. A separação do soro do coágulo deve ser realizada, se possível, em uma hora, por centrifugação durante 10 a 30 minutos, à velocidade de 3.000 a 5.000 rpm, mas resultados de valor diagnóstico (variação de 5 a 10%) ainda podem ser obtidos de amostras de soro deixadas em repouso 12 a 24 horas (retirada de coágulo). O soro bovino, decantado cuidadosamente, é quase sempre claro e incolor até amarelado (adulto) ou esbranquiçado (bezerro); cor avermelhada demonstra a presença de hemólise intravascular ou após a retirada da amostra. Quando a coloração avermelhada não pode ser removida, mesmo repetindo-se a centrifugação, ou a amostra do soro está coagulada, gelatinosa ou solidificada, deve-se então rejeitá-la, porque testes realizados com amostras desse tipo darão resultados falsos na maioria dos casos. (Isto é válido principalmente para componentes que apresentam concentrações maiores nos eritrócitos do que no soro ou plasma, como, por exemplo, o potássio e a desidrogenase láctica). *Por esse motivo, amostras de sangue natural de bovino não devem ser enviadas pelos correios para se realizar a maioria dos exames bioquímicos.* Por outro lado, o soro separado do coágulo pode ser utilizado, contanto que a amostra seja recebida no laboratório dentro de dois a três dias. O tipo de preservação utilizado para amostras de soro depende dos testes exigidos (Quadro 22). Se o teste é realizado no dia da colheita, a amostra pode ser mantida à temperatura ambiente. O soro sanguíneo do bovino pode ser guardado na geladeira (a 4°C) por quatro a cinco dias ou por diversos meses sob congelamento (a −10°C), sem que os testes de laboratório se alterem. O congelamento e o degelo repetidos da amostra não alteram significativamente a maioria dos componentes.

Exames do sangue

O diagnóstico de várias alterações patológicas na composição e na função do sangue requer diversos tipos de exames, entre eles o aspecto geral e as propriedades físicas do sangue, e principalmente a hemocitologia (exames quantitativos e morfológicos dos eritrócitos e leucócitos); a bioquímica (determinação dos metabólitos do sangue, das proteínas séricas, dos eletrólitos e outros mais), assim como os exames microbiológicos (pesquisa de agentes infecciosos e anticorpos).

Aspecto geral e propriedades físicas do sangue

Alterações do aspecto do sangue (cor e viscosidade), que são observadas à inspeção e à palpação, só ocorrem em doenças graves e já são detectáveis durante a colheita do sangue ou a aplicação de injeções intravenosas: normalmente, o sangue bovino apresenta-se bem vermelho, moderadamente viscoso e grudento. Na anemia grave, o sangue é perceptivelmente de cor mais clara e menos viscoso. Na hemoglobinemia grave, é cor marrom-café e bem aguado. Na metemoglobinemia (por exemplo, após envenenamento com nitratos), marrom-achocolatado. Após grande perda de líquidos (desidratação), na doença sistêmica grave de origem tóxica infecciosa ou na agonia, o sangue adquire coloração vermelho-escura a vermelho-enegrecida e é extremamente viscoso.

A *quantidade de sangue* no bovino corresponde a cerca de 1/15 (ou 7%) do peso vivo. A determinação exata do volume sanguíneo é feita por injeção intravenosa de substâncias radioativamente marcadas ou de corantes (bromossulfaleína[22] ou azul de Evans;[23] 0,1 a 0,2 ml da solução de 1 a 2% por quilograma de peso vivo) e a determinação da concentração da substância injetada é feita retirando-se uma amostra sanguínea 10 minutos após. Para o cálculo, usam-se as seguintes fórmulas:

$$\text{Volume plasmático (ml)} = \frac{\text{Quantidade de corante injetado (mg)}}{\text{Concentração de corante encontrada (mg/ml) de sangue venoso)}}$$

$$\text{Volume sanguíneo (ml)} = \frac{\text{Volume plasmático (ml)} \times 100}{[100 - \text{valor do hematócrito do sangue venoso (%)}]}$$

O volume relativo de sangue é mais alto no bovino recém-nascido (cerca de 115 ml/kg PV); mais tarde, esta correlação diminui com o avanço da idade e do peso, atingindo 50 a 85 ml/kg peso vivo no bovino adulto, com um volume plasmático de 35 a 45 ml/kg de PV. Após perda de sangue, alterações hídricas, transfusão de quantidades grandes de sangue ou infusão excessiva de líquidos, o volume se altera somente por pouco tempo, já que, na *hipovolemia*, há a liberação de reservas de hemácias do baço e/ou líquido intersticial; no caso de uma hipervolemia, dependendo do líquido, há uma normalização mais ou menos rápida, pelo desvio do líquido para outros espaços teciduais.

A determinação da velocidade de hemossedimentação é de pequeno interesse na buiatria, já que a "sedimentação" ocorre lentamente nos bovinos e é pouco influenciada por doenças. Modificações nas técnicas de exame, como diluição do sangue com solução de citrato de sódio ou colocação do tubo de sedimentação em posição inclinada, não melhorariam sua utilização. (Com uma inclinação no tubo de 45° e um hematócrito de 30%, a velocidade de hemossedimentação no bovino é de 36 mm em 24 horas.) A determinação do hematócrito (percentual de eritrócitos no volume sanguíneo) é de grande significado clínico. Outros métodos de exame físico, como a determinação do peso específico, da viscosidade do sangue total, plasma ou soro e resistência osmótica dos eritrócitos apresentam indicações inespecíficas, assim como as provas de labilidade protéica (ver adiante nesta seção).

Hemograma (hemocitologia)

Muitas doenças de bovinos envolvem, em menor ou maior grau, modificações patognomônicas de características quantitativas e/ou morfológicas *dos glóbulos vermelhos e/ou brancos*, de maneira que o exame de sangue tem valor diagnóstico. Os *trombócitos* (plaquetas) são descritos na parte que fala sobre exames da coagulação sanguínea (ver adiante nesta seção).

Eritrograma

O eritrograma envolve, além do valor do hematócrito e da concentração de hemoglobina, dados sobre o número, o tamanho, a morfologia, o grau de maturidade, o conteúdo de hemoglobina dos glóbulos vermelhos (Quadro 21).

A determinação do *hematócrito* é realizada por métodos simples e pode ser conduzida facilmente em laboratórios. A proporção dos glóbulos vermelhos no volume sanguíneo é determinada por centrifugação de sangue total, na quantidade de 2.300 g (Hedin ou van Allen). No macro ematócrito, a amostra de sangue é centrifugada num tubo de Wintrobe[6] durante uma hora

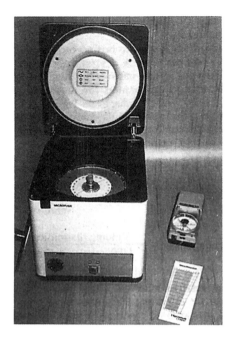

Fig. 192 Centrífuga de microematócrito (à esquerda), com a colocação de tubos capilares para hematócrito; à sua direita, minicentrífuga portátil.

a 4.000 rpm; no microematócrito, centrifuga-se o sangue num tubo capilar por cinco a sete minutos e meio, à velocidade de 5.000 a 10.000 rpm (Fig. 192). Após a centrifugação, pode-se determinar a porcentagem do tubo correspondente à massa vermelha de eritrócitos, abaixo da camada leucocitária vermelho-acinzentado. O hematócrito (volume globular, VG) também se correlaciona positivamente com o número de eritrócitos e com o valor da hemoglobina do sangue examinado. No sangue periférico, o valor do hematócrito está um pouco acima do valor do sangue da jugular ou da veia mamária. Nos pacientes anêmicos, o valor do hematócrito cai para valores abaixo de 25%, enquanto na desidratação grave (exicose, ver adiante nesta seção) o hematócrito chega a 40, 45% ou mais (hemoconcentração). Na leitura do hematócrito, pode-se analisar, ao mesmo tempo, acima da camada de leucócitos, o plasma em relação à cor (vermelho na hemoglobinemia) e à transparência. A camada de leucócitos somente se observa quando há um aumento excessivo, podendo-se fazer uma análise semiquantitativa do seu número.

O *conteúdo de hemoglobina* do sangue está, assim como o valor do hematócrito, em estreita associação com o número de eritrócitos, de maneira que, na prática, não é preciso fazer os três exames. (Exceção: pacientes com alterações no quadro hemático!) A determinação da hemoglobina é feita após a hemólise de uma certa quantidade de sangue e adição de ácido cianídrico, através da medição, pelo fotocolorímetro, da concentração do composto formado de cianomethemoglobina (método da cianomethemoglobina). Este método é realizado com combinações de reagentes simples,[24] apresentando resultados confiáveis, e também pode ser efetuado na prática em poucos minutos, com um minifotômetro[25] portátil, a bateria, onde as amostras sanguíneas são colocadas em tubos pré-confeccionados. O valor de hemoglobina no feto bovino na segunda metade de seu desenvolvimento intra-uterino atinge 80 a 100 g por litro. Ao nascimento a hemoglobina constitui 80% do pigmento sanguíneo fetal total, conforme determinada pela eletroforose, sendo inteiramente substituída pela hemoglobina adulta nos primeiros dois meses de vida. Os bezerros têm um conteúdo de hemoglobina mais elevado do que os bovinos adultos (Quadro 21), nos quais valores abaixo de 7 g/100 ml são considerados anemia discreta, e valores abaixo de 4 g/100 ml são considerados anemia grave. Em vitelos mantidos e alimentados de maneira adequada, o valor da hemoglobina não deve ser inferior a 6 g/100 ml de sangue (Resolução de 1973)*.

O *número de eritrócitos por mm³ de sangue* pode ser contado através de uma câmara de contagem (± 10-20%) ou de um contador de células sanguíneas[26] (± 5%), sendo este último usado em exames de sangue em série. Para a contagem por câmara usa-se primeiramente uma pipeta de mistura para eritrócitos, que é preenchida com sangue (até a marca 0,5) e solução de HAYEM[27] (até a marca 101) (= diluição 1:200). Após misturar bem o conteúdo da pipeta e eliminar a parte estreita da pipeta que ficou sem células, a câmara de contagem sanguínea[6] já provida com lamínula é cuidadosamente preenchida com esta mistura. Após contar os eritrócitos em cinco quadrantes quadriculados de segunda ordem, multiplica-se este número com o fator 10.000 e obtém-se assim o número de eritrócitos por mm³. No feto bovino, o número de glóbulos vermelhos aumenta gradualmente durante a segunda metade da gestação para valores de 6 a 7 milhões/mm³. Durante as primeiras duas a três semanas de idade, a eritropoiese na medula óssea torna-se progressivamente ativa, ao passo que os eritrócitos envelhecidos são destruídos em uma proporção crescente (substituição do sangue). Durante as semanas subseqüentes, a formação de novos eritrócitos em bezerros alimentados apenas com leite é limitada pela baixa disponibilidade de ferro dietético (resultando na carne branca). Conseqüentemente, os vitelos estão muitas vezes num estado de anemia mais ou menos grave por deficiência de ferro. A despeito disso, a contagem de glóbulos vermelhos em bezerros e gado jovem geralmente é mais alta do que no gado adulto (Quadro 21). Os outros sexualmente maduros costumam apresentar uma contagem de eritrócitos mais alta do que as fêmeas da mesma idade. Há uma queda leve na contagem durante a gestação, seguida de um aumento pronunciado após a parição e que se equilibra nos próximos 10 dias. As vacas leiteiras de alta produtividade também podem demonstrar valores levemente anêmicos de origem nutricional (devido à deficiência de proteínas, Fe, Cu ou Co). A *anemia* em bovinos é classificada pela contagem de eritrócitos como se segue: branda, 3,5 a 5 milhões/mm³; moderada, 2,5 a 3,5 milhões/mm³; e grave, abaixo de 2,5 milhões/mm³. Qualquer queda na contagem de eritrócitos abaixo de 1,5 milhão mm³ é indicativa de doença grave, provavelmente fatal. A classificação de anemia segundo a patogenia distingue entre a *hemorrágica* (devido à perda sanguínea aguda ou crônica), *hemolítica* (devido à destruição de eritrócitos dentro dos vasos sanguíneos) e a *hipoplásica* (formação inadequada de eritrócitos na medula óssea, ver Quadro 20); cada forma tem uma variedade de causas não consideradas aqui.

O *volume corpuscular médio (VCM) dos eritrócitos* é calculado pela seguinte fórmula:

$$\text{VCM} = \frac{\text{Hematócrito} \times 100}{\text{Número de eritrócitos/mm}^3 \text{ de sangue}}$$

Em bovinos, o VCM é de 40 a 60 μm³ (fl). Segundo este parâmetro, pode-se diferenciar a anemia, conforme o tamanho dos eritrócitos, em: normocítica, microcítica e macrocítica.

A *hemoglobina corpuscular média (HCM ou Hbe)* é determinada por divisão do conteúdo de hemoglobina pelo número de eritrócitos por mm³; no bovino, esse valor varia de 14 a 24 pg. De maneira semelhante, determina-se a concentração de hemoglobina corpuscular média (CHCM) quando se divide o conteúdo de hemoglobina pelo hematócrito; ele varia de 26 a 34% e diferencia, assim como o valor de HCM, as *anemias normocrômicas das hipocrômicas*.

---

*N.T.: A criação de vitelos na Alemanha era realizada com animais anêmicos, que apresentavam a carne clara, por ter maior aceitação comercial; essa Resolução de 1973 proibiu que os vitelos apresentassem conteúdo de hemoglobina abaixo de 6 g/100 ml de sangue.

Quadro 20 Características de diferenciação das anemias

Anemia	Mucosas aparentes	Urina		Soro hemolítico	Esfregaço sanguíneo com precursores imaturos de eritrócitos	Achados específicos
		Hemoglobina	Urobilinogênio			
Pós-hemorrágica	Pálida a branco-porcelana	−	−		+	Indícios de perda de sangue, aguda ou crônica, externa ou interna (traumatismo, úlcera, tumor, cirurgia)
Hemolítica	Pálida, amarelada (anêmica e ictérica)	+	+	+	+	Indícios de doença que resulte em hemólise (tóxica, alimentar, parasitária ou infecciosa)
Hipoplática	Pálida	−	−	−	−*	Indício de doença que afeta a medula óssea (neoplasia, infecção, parasitose, doença cerebral ou tóxica)

*Muitas vezes, também há leucopenia e trombocitopenia.

As anormalidades de tamanho, formato e propriedades corantes dos eritrócitos são identificadas por exame microscópico dos esfregaços sanguíneos, corados por métodos panópticos (Prancha 4/g). A morfologia de eritrócitos, individualmente, pode ser comparada (normo, micro, iso, aniso e pouquilocitose), como também suas estruturas internas, que revelam eritrócitos imaturos e seus precursores (policromasia, pontilhados basófilos, reticulócitos, corpúsculos de Heinz, eritroblastos). A estrutura reticular característica (substância filamentosa) dos reticulócitos só pode se tornar visível pela coloração supravital com azul-de-cresil-brilhante (método de Vacha), o que permite a contagem da percentagem de reticulócitos por mil eritrócitos (em %). Não deve haver reticulócitos no sangue periférico do bovino de mais de dois anos. Em animais jovens eles podem surgir ocasionalmente, ao passo que, em bezerros com até dois dias, ocorrem irregularmente e em número baixo (1 a 10 por mil). Em bovinos anêmicos, a reação eritropoiética compensatória na medula óssea pode aumentar a proporção de reticulócitos para 1 a 50 por mil. Durante os primeiros três meses de vida, o sangue dos bezerros contém, normalmente, mais corpúsculos de inclusão (média 20 por mil) do que em bovinos mais velhos e a proporção de tais células pode aumentar durante doenças infecciosas ou tóxicas acompanhadas de anemia. Entretanto, em virtude da inconsistência de tais descobertas, é difícil atribuir significado diagnóstico ou prognóstico aos números de reticulócitos ou eritrócitos contendo corpúsculos de Heinz.

Leucograma

O *leucograma* (Quadro 21) é composto do número total de leucócitos e do esfregaço corados panopticamente, através do qual se efetua a leucometria específica, por observação ao microscópio de 100 (ou 200) leucócitos e determinação da quantidade percentual (ou absoluta) de cada tipo de leucócito (granulócitos neutrófilos, eosinófilos e basófilos, linfócitos e monócitos); neste caso, também se deve determinar a presença eventual de precursores imaturos de leucócitos, granulócitos neutrófilos jovens e bastões, pró-linfócitos e linfoblastos.

A *contagem de leucócitos por mm³* é determinada numa câmara de contagem ou por meio de um contador eletrônico de células (exame em série). Para a contagem em uma câmara, enche-se uma pipeta especial[6] para leucócitos com sangue total até a marca 0,5 e com solução de Turk até a marca 11 (3 ml de ácido acético concentrado, 2 ml de uma solução de violeta de genciana a 1% e água destilada para completar 100 ml) (diluição 1:20). A mistura cuidadosa dos conteúdos da pipeta resulta na destruição de eritrócitos e na coloração do núcleo dos leucócitos. Após a expulsão do líquido isento de células do capilar da pipeta, a solução é introduzida na câmara de contagem, com uma lamínula já no lugar. Após contar as células brancas dentro dos quatro quadrados grandes na primeira seleção, a multiplicação da contagem por 50 fornece a contagem total de leucócitos por mm³ de sangue (quando estão presentes os precursores nucleados dos eritrócitos, a contagem deve ser, conseqüentemente, reduzida). As técnicas semiquantitativas para determinar a contagem de leucócitos (hematócrito, ver anteriormente nesta seção; teste de Schalm, ver Seção 10.3) são inadequadas para uso em bovinos, em virtude de sua imprecisão e da rara ocorrência de leucocitose pronunciada nessas espécies. A contagem eletiva de leucócitos eosinófilos é feita da mesma forma que a contagem total de leucócitos, exceto que o sangue é diluído a 1:10 com a solução de Dunger (10 ml de uma solução de eosina aquosa a 2%, 10 ml de acetona e água destilada para completar 100 ml — diluição 1:10); são contados todos os nove quadrados grandes da câmara e o resultado é multiplicado pelo fator de correção, 11,1.

A contagem de leucócitos do sangue fetal bovino aumenta quase continuamente durante a segunda metade da gestação, atingindo 6 a 12 mil/mm³ de sangue ao nascer. Após o nascimento, o número diminui, até sete a oito semanas de idade, para 5 a 6 mil/mm³ e permanece neste baixo nível em novilhos até o abate. Em outros bezerros, alimentados com forragem em idade prematura, a contagem retorna à cifra do nascimento mais ou menos por volta da 15.ª semana. O bovino jovem tem, até os três anos, uma contagem mais alta do que o bovino adulto. Em um determinado animal, a contagem total de leucócitos varia consideravelmente de dia para dia, havendo também variações atribuíveis à estação e ao manejo (com cifras mínimas no inverno).

Leucocitopenia (ou leucopenia) é uma queda na contagem de leucócitos para menos de 5.000/mm³ de sangue, que ocorre comumente em bovinos em resposta a vários fatores de estresse, mas em geral dura apenas algumas horas ou dias e é seguida de leucocitose reativa. A leucocitopenia transitória ocorre nos estágios iniciais de doenças infecciosas e intoxicações graves (particularmente doenças viróticas). O prognóstico é desfavorável se a subseqüente proliferação reativa das células brancas for retardada ou estiver ausente, uma vez que indica um distúrbio do mecanismo de defesa celular.

A *leucocitose* pode ocorrer após grandes esforços físicos (caminhada forçada ou contenção; durante o estro ou a parição), porém, com mais freqüência, é uma conseqüência reativa a uma doença virótica ou bacteriana aguda, localizada ou generalizada. Via de regra, a contagem de leucócitos não aumenta além de 20 mil células/mm³. Um processo purulento grave (peritonite purulenta ou necrótica ou pneumonia abscedativa) pode ser

Quadro 21 Valores normais para células e componentes do sangue total e do plasma sanguíneo de bovino, com a importância diagnóstica das alterações (ver também nota no rodapé no final deste Quadro)

Componente		Parâmetro	Amostra sanguínea Estabilização (ver Quadro 19)	Tempo de estocagem a 20°C* (ou 4°C**)	Valores médios (variação) de animais saudáveis Bezerros	Adultos	Significado de um valor mais alto (↑) ou mais baixo (↓)
Eritrograma		Proporção dos eritrócitos no volume sanguíneo (hematócito, VG)	Anticoagulante	1 dia*	0,36 (0,3-0,40) 1/1		
		Conteúdo de hemoglobina (Hb)	Anticoagulante	5 dias*	110 (80-140)g/l	100 (80-120)g/l	↑ Hemoconcentração ou policitemia ↓ Hidremia ou anemia
		Número de eritrócitos	Solução de EDTA-formalina	3 dias*	8,0 (5,0-10,0) $10^6/mm^3$	7,0 (5,0-8,0) $10^6/mm^3$	
		Volume corpuscular médio (VCM)	Solução de EDTA-formalina	5 dias*	50 (40-60) μm^3 (fl)		↑ Macrocitose ↓ Microcitose
		Hemoglobina corpuscular média (Hbe, HCM)	Solução de EDTA-formalina	3 dias*	19 (14-24) pg		↓ Hipocromasia
		Concentração de hemoglobina corpuscular média (CHCM)	Solução de EDTA-formalina	3 dias*	30 (26-34)%		↓ Hipocromasia
Leucometria	Número de Leucócitos	Leucócitos (total)	Solução EDTA-formalina	3 dias*	8,0 (5,0-12,0)G/l	7,5 (5,0-10)G/l	↑ Leucocitose (reação de defesa) ↓ Leucocitopenia (passageira = estresse permanente = queda de resistência)
		Linfócitos (total)	Solução EDTA-formalina	3 dias*	6,0 (4,0-10) G/l	4,0 (2,5-5,5) G/l	↑ Linfocitose absoluta (processos inflamatórios, leucose linfática) ↓ Linfocitopenia absoluta
		Eosinófilos (total)	Solução EDTA-formalina	3 dias*	0,6 (3,0-9,0) G/l		↑ Eosinofilia absoluta parasitose, reação alérgica) ↓ Eosinopenia absoluta
	Leucometria Específica	Porcentagem de eosinófilos	Esfregaço sanguíneo	Ilimitado*	5 (1-10)%		↑ Eosinofilia relativa ↓ Eosinopenia relativa
		Porcentagem dos basófilos	Esfregaço sanguíneo	Ilimitado*	0,5 (0-2)%		↑ Basofilia relativa
		Porcentagem de neutrófilos não-segmentados (bastões)	Esfregaço sanguíneo	Ilimitado*	0-3%		↑ Desvio de neutrófilos nucleados para a esquerda (fase de defesa aguda)
		Porcentagem de neutrófilos segmentos	Esfregaço sanguíneo	Ilimitado*	33 (25-45)%		↑ Neutrofilia relativa ↓ Neutropenia relativa
		Porcentagem de linfócitos	Esfregaço sanguíneo	Ilimitado*	55 (45-65)%		↑ Linfocitose relativa ↓ Linfopenia relativa
		Porcentagem de monócitos	Esfregaço sanguíneo	Ilimitado*	5 (2-8)%		↑ Monocitose relativa
Fatores de Coagulação Sanguínea		Plaquetas	EDTA	1 hora*	500 (200-800) $\times 10^3/\mu L$		↓ Trombocitopenia, diátese hemorrágica, coagulopatia de consumo
		Tempo de recalcificação:	Citrato de sódio	2 horas*	110 (50-160) segundos		↑ Distúrbios na coagulação sanguínea, diátese hemorrágica, coagulopatia de consumo
		Tempo parcial de tromboplastina plasmática	Citrato de sódio	2 horas*	45 (20-70) segundos		↑ Coagulopatia: testes de grupo: fatores XII, XI, IX, VIII, X, II, V) independente das plaquetas
		Tempo de protrombina plasmática	Citrato de sódio	2 horas*	14 (10-18) segundos		↑ Coagulopatia: (testes de grupo: fatores IV, V, VII, X) sistema extrínseco, lesão hepática
		Tempo de trombina plasmática	Citrato de sódio	2 horas*	11 (9-13) segundos		↑ Coagulopatia: (testes de grupo: deficiência de fibrinogênio), supervisão da terapia com heparina

SISTEMA CIRCULATÓRIO 119

Quadro 21 Valores normais para células e componentes do sangue total e do plasma sanguíneo de bovino, com a importância diagnóstica das alterações (ver também nota no rodapé no final deste Quadro) (cont.)

Componente	Parâmetro	Amostra sanguínea Estabilização (ver Quadro 19)	Tempo de estocagem a 20°C* (ou 4°C**)	Valores médios (variação) de animais saudáveis Bezerros	Adultos	Significado de um valor mais alto (↑) ou mais baixo (↓)
Fatores de Coagulação Sanguínea (cont.)	Fibrinogênio plasmático	Citrato de sódio	2 horas*	6 (5-7) g/l		↑ Hiperfibrinogenemia ↓ Fibrinogenopenia
				12 (8-16) segundos		↑ Fibrinogenopenia ↓ Hiperfibrinogenemia
	Tempo de reação do tromboelastograma (r)	Citrato de sódio	1/2 hora*	10 (5-15) min		↑ Coagulopatia, coagulopatia de consumo
	Tempo de formação de coágulo (k_t)	Citrato de sódio	1/2 hora*	4,5 (2-7) min		↑ Trombocitopenia, fibrinogenopenia, hiperfibrinólise
	Amplitude máxima (m_a)	Citrato de sódio	1/2 hora*	73 (62-84) mm		↓ Trombocitopenia, fibrinogenopenia, elasticidade do trombo diminuída (também hiperfibrinólise)
Equilíbrio Ácido-Básico (Sangue Venoso)[00]	pH sanguíneo	Heparina (a vácuo)	6 horas*	7,35 (7,33-7,37)	7,43 (7,40-7,46)	↑ Alcalose ↓ Acidose
	Pressão parcial de CO_2	Heparina (a vácuo)	2 horas*	6,50 (5,80-7,20) kPa	5,80 (4,60-7,05)kPa	↑ Acidose respiratória ou alcalose metabólica compensada
	Pressão parcial de O_2	Heparina (a vácuo)	2 horas*	5,50 (4,80-6,20)k Pa		↓ Alcalose respiratória ou acidose metabólica compensada
	Bicarbonato padrão (HCO_3^-)	Heparina (a vácuo)	2 horas*	26 (23-29) mmol/l	25 (20-30) mmol/l	
Metabólitos do Sangue	Glicose (no sangue total)	Desproteinização	1 dia**	5,5 (4,4-6,0) mmol/l	2,8 (2,4-3,3) mmol/l	↑ Hiperglicemia ↓ Hipoglicemia (cetose)
	Corpos cetônicos (como acetona no sangue total)	Desproteinização	2 horas**	0,85 (0,17-1,70) mmol/l		↑ Acetonemia (cetose)
	Lactato (no sangue total ou no plasma)	Desproteinização	1 hora**	1,3 (0,4-2,2) mmol/l	0,9 (0,4-1,3) mmol/l	↑ Hiperlactacidemia (estresse, acidose de rúmen, lesão hepática, necrose cerebrocortical)
	Amoníaco (como NH_3 uréico no sangue total)	Heparina (banho de gelo)	1/2 hora**	30 (20-40) μmol/l		↑ Hiperamoniemia (envenenamento por uréia)
	Ácido pirúvico (no sangue total)	Desproteinização	1 hora*	57 (23-91) μmol/l		↑ Acetonemia, degeneração gordurosa do fígado, necrose cerebrocortical

[0]No texto (início desta seção e adiante), as variações fisiológicas, assim como as variações devidas à colheita de sangue e à técnica de exame estão descritas. [00]Valores de gasometria do sangue arterial: pH = 7,45 (7,30-7,51); pCO_2 = 5,33 (4,45-6,27)kPa; pO_2 = 13,2 (11,5-14,8)kPa; bicarbonato padrão = 27,2 (21,8-32,6) mmol/l. *= Mantido a 20°C; **= Mantido a 4°C.

acompanhado por uma reação leucocitária discreta (com ou sem desvio de neutrófilos nucleados para a esquerda). Em contraste, a entrada de bactérias na corrente sanguínea (septicemia) costuma ser acompanhada por pronunciada reação leucocitária.

O *quadro sanguíneo diferencial* (ver Quadro 21) é estabelecido contando-se 100 a 200 células brancas num esfregaço sanguíneo adequadamente preparado (ver anteriormente nesta seção) e corado panopticamente, usando-se objetiva de imersão em óleo. As células são distinguidas por suas características morfológicas e corantes (ver Prancha 4) e a percentagem de cada tipo de célula é calculada (= valor relativo). Os valores absolutos para granulócitos neutrófilos, eosinófilos e basófilos e para linfócitos e monócitos podem, então, ser calculados pela contagem total de células brancas. O último é mais significativo para a interpretação das alterações sanguíneas do que o valor relativo. Em uma contagem diferencial, deve ser selecionada uma fina parte do esfregaço, porque aí as células são mais claramente bem separadas e não repousam umas sobre a outra. Os monócitos são facilmente reconhecíveis pelo seu núcleo lobulado e profundo, estrutura cromatínica filamentosa e faixa citoplasmática relativamente larga. Além dos granulócitos neutrófilos segmentados, o sangue de um bovino normal contém uma pequena proporção (não mais do que 3%) de granulócitos neutrófilos jovens, cujo núcleo não é segmentado ou o é apenas levemente (menos do que a metade de sua largura).

A ocorrência aumentada desses neutrófilos jovens não-segmentados (bastões) e outros ainda mais imaturos (encontrados normalmente apenas na medula óssea, incluindo metamielócitos, ou até mielócitos com núcleo alongado ou oval) é designada como "desvio de neutrófilos nucleares para a esquerda". Isso geralmente acompanha uma leucocitose pronunciada e se deve a uma liberação aumentada de células brancas a partir de seu local de formação. O aumento da proporção de neutrófilos granulócitos segmentados é chamado de "desvio de neutrófilos nucleados para a direita". A extensão de tal mudança é expressa num índice de desvio nuclear (ou o número de neutrófilos não-segmentados e segmentados). Comparado com outros animais domésticos, o quadro sanguíneo diferencial do bovino se caracteriza por uma alta proporção de elementos linfocitários (o chamado "quadro sanguíneo linfático"), chegando a até 70 a 80% em fetos com quatro a seis meses de gestação e caindo mais ou menos para 50% ao nascer. Em contraste, a proporção de granulócitos neutrófilos segmentados fetais aumenta de 10 para 40% durante a segunda metade da gestação, ao passo que há pouca mudança nos outros tipos de leucócitos durante a vida fetal. Após o nascimento, a proporção de linfócitos e monócitos aumenta com o aumento do peso corporal, embora a contagem absoluta de linfócitos caia continuamente até o quinto ano de vida. Um adiantado estado de gestação não tem efeito sobre o quadro sanguíneo diferencial da vaca; há, apenas, um ligeiro aumento na contagem de eosinófilos poucos dias antes da parição. O esforço da parição é expresso em um aumento na contagem total de leucócitos, tanto na vaca como no bezerro, devido à liberação de glicocorticóides, junto com um aumento na proporção de neutrófilos e eosinopenia pronunciada, retornando ao normal em uma semana. O mesmo efeito é obtido pela administração de glicocorticóides.

A diminuição patológica do número de leucócitos por mm^3 (leucocitopenia) diferencia-se principalmente por *neutropenia* ou *linfocitopenia* (pode ser também acompanhada por *eosinopenia*). Um decréscimo uniforme em todos os tipos de granulócitos, inclusive os precursores imaturos, é chamado *granulocitopenia* (ou agranulocitose), e indica um bloqueio na defesa celular por infecção, ou uma toxina ou dano à função mielopoiética da medula óssea (como no envenenamento crônico por furazolidona). A leucocitose, que se segue uma queda inicial nas células brancas em doenças infecciosas agudas e estados inflamatórios, geralmente se caracteriza pela ocorrência aumentada de neutrófilos não-segmentados jovens. Em estágios posteriores da doença, os neutrófilos maduros (segmentares) são dominantes, ao passo que as condições crônicas provavelmente devem ser acompanhadas por persistente *linfocitose* ou *monocitose*. Entretanto, raramente se encontram, em um bovino, mudanças no quadro de glóbulos brancos limitadas estritamente a certas fases de uma doença. Uma *linfocitose* benigna persistente é vista, às vezes, como resultado de condições purulentas crônicas (abscesso hepático, peritonite, pericardite traumática, pneumonia com formação de abscesso), na parasitose crônica (babesiose) e após considerável perda sanguínea. Tal aumento, em linfócitos, deve ser diferenciado da linfocitose persistente maligna da leucose bovina (ver Palpação do Sistema Linfático, ver Seção 4.1). Nesses casos, as características morfológicas e citoquímicas das células sanguíneas linfáticas são de pouca ajuda diagnóstica, motivo pelo qual devem ser utilizados os testes sorológicos (AGIDT e ELISA, ver Seção 4.4). Uma ocorrência aumentada de leucócitos eosinófilos no sangue (eosinofilia) indica reação alérgica ou parasitose. Outros testes em células brancas, como sua habilidade fagocitária, não são de valor diagnóstico prático em bovinos.

Testes de coagulação do sangue

Raramente, se exige um teste de laboratório para coagulação do sangue em bovinos, sendo empregado apenas para esclarecer a etiologia de uma tendência patológica à hemorragia *(diátese hemorrágica)*. As doenças de bovinos que são acompanhadas por distúrbios da coagulação do sangue devidos, em grande parte, a danos na medula óssea são: envenenamento por furazolidona, samambaia, cumarina, indandiona, tricloroetileno extraído da soja, trevo-doce e trevo-de-cheiro, certas micotoxicoses (envenenamento por milho mofado, estaquibotriotoxicose, fusariotoxicose); leucose do bezerro; picada de cobra; síndrome de radiação. Ainda não foi completada a pesquisa sobre o significado clínico de mais de dez fatores de coagulação sanguínea do bovino. Anomalias da coagulação podem originar-se de distúrbios na permeabilidade capilar (angiolopatia), decréscimo em número ou inibição da função das plaquetas sanguíneas (trombocitopenia ou trombopatia) ou distúrbios no processo de coagulação (coagulopatia). O diagnóstico diferencial dessas três formas é feito determinando-se a contagem de trombócitos (plaquetas), o tempo de sangramento e coagulação e, se necessário, o conteúdo de fibrinogênio do plasma.

As *plaquetas sanguíneas* são contadas numa câmara de contagem sob microscopia de contraste de fase (dentro de 30 minutos após a retirada da amostra) ou com a ajuda de um contador eletrônico de células, mas esses métodos diretos são relativamente laboriosos e, na prática, dá-se preferência ao método indireto de Fonio, embora ele não seja tão preciso. A preparação para esse teste consiste na raspagem e desinfecção de uma pequena área de pele, no lado externo da orelha, em torno de uma veia. Após a evaporação do desinfetante (éter, álcool metílico), uma gota de solução de sulfato de magnésio a 14% é colocada na pele, acima da veia, que foi elevada por pressão digital. A veia é perfurada com a ponta da agulha ou bisturi, de modo que a gota de sangue que emerge misture-se imediatamente com a solução de sulfato de magnésio, o que impede a aglutinação das plaquetas. Essa gota misturada é recolhida na extremidade de uma lâmina e, com ela, se faz um esfragaço corado panopticamente (ver anteriormente nesta seção). O número de plaquetas associado a 1.000 eritrócitos é contado usando-se uma peça ocular provida de um diafragma de íris. A contagem absoluta de plaquetas é calculada multiplicando-se o número obtido pela contagem de eritrócitos e dividindo-se o produto por 1.000. Em bovinos saudáveis, esse número está sujeito a consideráveis variações fisiológicas (Quadro 21). Qualquer valor menor do que 100.000/mm^3 de sangue pode ser considerado anormal: esta trombocitopenia indica lesão radiomimética da medula óssea vermelha.

O *tempo de sangramento* é estabelecido fazendo-se uma pequena perfuração no focinho ou no pavilhão da orelha com uma agulha, um bisturi ou uma lanceta e, depois, limpando-se cuidadosamente o sangue que emerge com um chumaço de algodão em intervalos de 15 a 20 segundos, até cessar o sangramento (método de Duke), tendo o cuidado de não danificar o local do ferimento. A coagulação do sangue leva, normalmente, de três a cinco minutos, enquanto na diátese hemorrágica pode demorar cerca de 10 a 20 minutos ou mais. Esse estado já pode ter sido notado, em virtude de prolongado sangramento após lesões superficiais (incluindo injeções, marcação de orelhas ou mesmo contenção da cabeça com os dedos inseridos nas narinas); esses pacientes podem mesmo sangrar até morrer após operações cirúrgicas (incluindo descorna e castração) e, portanto, todas as operações devem ser evitadas, se possível até que a coagulação do sangue tenha voltado ao normal.

A determinação do *tempo de coagulação* fornece um indício aproximado da coagulabilidade do sangue. Uma gota de sangue recém-colhida (não-tratada) é colocada numa base transparente (lâmina de microscopia ou vidro de relógio) e uma agulha fina ou um cabelo é inserido na gota, a cada 30 segundos, até que os fios de fibrina comecem a aderir. O resultado desse teste depende muito da temperatura, mas pode-se suspeitar de um distúrbio da coagulação se o tempo de coagulação for maior do que dois a cinco minutos.

Testes mais precisos de coagulação de sangue exigem um laboratório bem equipado (centrífuga, termostato etc.). Um teste particularmente aplicável no sangue total ou no plasma bovino é o *tempo de protrombina* (método de Quick), utilizando-se um coagulômetro; este tempo é de 10 a 15 segundos em bovinos saudáveis. Aqui, deve-se ter em mente que o soro bovino ainda contém um resíduo de 10 a 15% de protrombina após completada a coagulação. A alimentação, o manejo, a estação do ano e a idade têm pouco efeito nos valores de protrombina, mas lesões hepáticas resultam numa queda do conteúdo de protrombina do sangue cuja extensão depende da gravidade da doença (ver Seção 7.11). Os distúrbios na coagulação do sangue em bovinos

Prancha 4

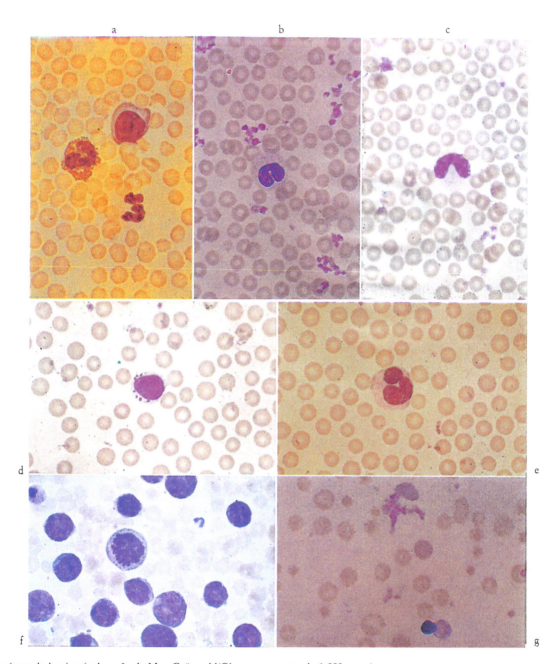

Células sanguíneas do bovino (coloração de May-Grünwald/Giemsa, aumento de 1.000 vezes).
a. granulócitos neutrófilos segmentados (embaixo); linfócito grande, com citoplasma grande (em cima), granulócito eosinófilo (à esquerda);
b. granulócito neutrófilo não-segmentado (bastão) com granulação tóxica (vaca com mastite por *E. coli*);
c. granulócito neutrófilo "jovem" (metamielócito) em um animal com septicemia ("piemia");
d. linfócito com grânulos azurófilos;
e. monócito com potilhados azurófilos no citoplasma;
f. esfregaço de uma vaca com leucose com lesão do baço (34.000 leucócitos/mm^3 de sangue, dos quais 87% são células linfáticas); linfócitos imaturos em grande quantidade (linfoblastos) e em parte ainda se encontram em mitose (meio da figura);
g. Quadro hemático anêmico de uma vaca com hemoglobinúria puerperal (2,3 milhões de eritrócitos/mm^3 de sangue); tamanho, forma e coloração diferentes dos eritrócitos (anisocitose, poiquilocitose, policromasia); pontilhados basófilos, perda do núcleo de um eritroblasto (meio, da borda inferior da figura).

geralmente são devidos à inibição da síntese de protrombina ou de deficiência de vitamina K (ingestão de silagem mofada contendo micotoxinas, envenenamento por cumarina ou indandiona, envenenamento por trevo-doce ou rodenticida). A coagulação do sangue pode ser praticamente normal em certos tipos de diátese hemorrágica causada por lesões nas paredes dos vasos sanguíneos ou por trombocitopenia. Os distúrbios de coagulação devidos à deficiência de fibrinogênio são desconhecidos em bovinos, já que seu conteúdo de fibrinogênio do plasma é maior que o de outros animais e do homem. Entretanto, a determinação de fibrinogênio é útil na clínica de bovinos para diagnóstico e prognóstico de processos inflamatórios agudos ou crônicos, pois esses processos são acompanhados por um aumento considerável no conteúdo de fibrinogênio do sangue (ver Prova do Glutaldeído, anteriormente nesta seção).

Os *testes para permeabilidade capilar* foram descritos na Seção 5.4.

Testes bioquímicos no sangue

Na última década, houve um considerável progresso na bioquímica e na medicina laboratorial clínica, o que estendeu possibilidades diagnósticas tanto para a prática de campo como também para clínicas (Prancha 5). Os testes recaem em quatro categorias, segundo as técnicas empregadas:

▷ *Testes rápidos,* que podem ser realizados poucos minutos após a colheita do sangue, ao lado do paciente ou na sala de exames, mergulhando uma tira de teste no sangue não-tratado. São exemplos a determinação semiquantitativa de açúcar[32] e uréia no sangue.[33]
▷ *Testes rápidos* realizados no soro (ver anteriormente nesta seção) que exigem um certo *tempo de reação* mas podem ser realizados em qualquer laboratório veterinário sem equipamento especial de medição. Um exemplo é a determinação semiquantitativa da uréia sérica.[34]
▷ *Métodos fotométricos rápidos* na forma de combinações de testes comercialmente disponíveis (embalagens prontas para uso), como reagentes secos (tiras reagentes)[35] ou líquidos,[36] que permitem a determinação quantitativa de vários componentes do sangue em tempo mínimo, mas com precisão adequada. Nos aparelhos que trabalham com bioquímica seca, o procedimento do exame se limita à colocação de uma gota de sangue total, plasma ou soro sobre uma tira reativa, posteriormente medindo-se por fotometria. O teste com reagentes líquidos necessita, apenas, da preparação do soro, da medição de um certo volume de soro e da adição de um ou dois reagentes por pipeta. Para a medição fotométrica final da intensidade da reação da cor, o resultado pode ser lido diretamente contra uma escala de cor. (Há equipamento automático disponível para teste em grande escala, mas é caro demais para o laboratório clínico comum.)
▷ Testes que exigem *equipamento especial de medição,* como um fotômetro de chama, espectrofotômetro ou espectrofotômetro de absorção atômica. Tais métodos analíticos são, em princípio, simples, rápidos e seguros, mas seu uso está restrito a laboratórios que lidam com grandes quantidades de testes.

Como há possibilidade da própria pessoa fazer o teste ou enviar a amostra a um laboratório, as técnicas analíticas não estão especificadas nas seções a seguir. As informações sobre técnicas estão contidas nos panfletos[41] de instruções fornecidos com os vários *kits* de testes.

Metabolismo hídrico, equilíbrio ácido-básico, de eletrólitos e minerais do soro

Os distúrbios no metabolismo hídrico não afetam os bovinos, em virtude do reservatório de líquido nos pré-estômagos, na mesma extensão que afetam os monogástricos. Suprimento inadequado de água de beber, fluxo salivar persistente, diarréia e poliúria podem, mesmo nos grandes ruminantes domésticos, causar uma deficiência de água (= desidratação), que se manifesta inicialmente nos espaços intravasculares e intersticiais, estendendo-se, nos casos mais graves, ao reservatório de água intracelular e resultando em alterações na concentração dos eletrólitos, que constituem a principal parte dos íons de cada compartimento (Quadro 23). Com base nisso, o corpo tenta manter as concentrações iônicas normais e o pH normal nos vários líquidos do corpo. Os sintomas clínicos de perda de água intravascular e intersticial incluem *engrossamento do sangue* (aumento no valor do hematócrito e na concentração protéica do soro, ver antes e adiante nesta seção) e *desidratação* (exicose) do paciente (perda de peso, turgor da pele reduzido, olhos fundos e mucosas ressecadas). A perda de água intracelular também é acompanhada por fraqueza muscular acentuada (Quadro 24). Um déficit de líquido que chega a mais de 12 a 15% da água do corpo é quase invariavelmente fatal. É difícil medir a desidratação pelo tamanho dos compartimentos de líquido do corpo; portanto, o teste de laboratório clínico está restrito às alterações no plasma sanguíneo e na água intravascular (hematócrito, conteúdo protéico do soro); outra possibilidade é a densidade específica da urina (ver Seção 8.8).

De acordo com a formação de uma desidratação (ou hiperidratação), é preciso distinguir os distúrbios do *volume extracelular* (= alterações na composição de sódio em solução isotônica) dos *distúrbios da composição de água livre* (= alterações na osmolaridade); os primeiros se refletem no volume extracelular; e os últimos, nos compartimentos extracelular e intracelular.

▷ *Redução do volume extracelular* (VEC ↓) forma-se devido à perda de sódio para "fora" do organismo (como na diarréia), ou na perda para "dentro" do organismo (em conseqüência de seqüestro de líquido em um "terceiro compartimento", por exemplo, no trato digestivo anterior em casos de íleo paralítico); um quadro desses se caracteriza por fraqueza, facilidade em cair, aumento na densidade urinária, redução do nível de sódio na urina, turgor da pele e globos oculares reduzidos, assim como conteúdo ruminal "endurecido" (para tratamento, deve-se fornecer solução isotônica salina).
▷ *Excesso de volume extracelular* (VEC ↑) pode ser conseqüência de administração parenteral excessiva ou redução na eliminação de sódio (hipoalbuminemia, insuficiência renal ou cardíaca, administração de hormônios ou medicamentos com sódio). Os sintomas clínicos compatíveis com tais casos são de edemas subcutâneos (submaxilar, barbela e ventre), ascite e edema pulmonar (a terapia consiste em se evitar a administração de sal e administrar saluréticos).
▷ *Déficit de água ou hiperosmolaridade* (VEC ↓, VIC ↓) no bovino é conseqüência de restrição parcial ou total de água (dificuldade de engolir, falta de água) ou acesso à água hipertônica, mais raramente por perda anormal de água (suor, insuficiência renal com poliúria, secreção intestinal de solução hipotônica). O quadro clínico se caracteriza por sede, hipernatremia e azotemia (no tratamento, deve-se administrar água até que o nível de sódio sérico fique normalizado; na reidratação muito rápida, há o risco de edema cerebral).
▷ *Excesso de água ou hiperosmolaridade* (VEC ↑, VIC ↑) pode ocorrer devido à infusão excessiva ou eliminação reduzida de água (infusão de solução glicosada, insuficiência renal crônica ou aguda, insuficiência cardíaca). Nos casos bem característicos, em geral ocorrem edema cerebral e hemólise (terapeuticamente, deve-se impedir a ingestão de água; só se deve fazer a administração parenteral de solução salina hipertônica — 10 ml de solução a 2% por kg de peso vivo — nos casos com risco de vida).
▷ Alterações *"mistas"* também ocorrem, podendo alterar tanto o sódio como a água.

Quadro 22 Valores normais de componentes do soro bovino e o significado de suas alterações (ver também nota no rodapé no final deste Quadro)

Grupo de componentes	Componentes	Limite para estocagem do soro (ou hemolisado) na geladeira (4°C)**	Valores médios (variação) para animais saudáveis — Bezerros	Valores médios (variação) para animais saudáveis — Adultos	Desvios com valores aumentados ↑ ou diminuídos ↓ deste componente (ocorre em ... ou indicação para diagnóstico de ...)
Equilíbrio Eletrolítico	Sódio	5 dias	130 (115-145) mmol/l	145 (135-155) mmol/l	↑ Hipernatremia (falta de oferta de água) ↓ Hiponatremia (em conseqüência de diarréia grave; para avaliação da oferta de sódio, aconselha-se o exame de saliva ou de urina
	Potássio	5 dias	4,2 (3,5-5,0) mmol/l	4,4 (4,0-5,0) mmol/l	↑ Hipercalemia (por exemplo, na acidose metabólica) ↓ Hipocalemia (por exemplo, em bezerros com diarréia grave, assim como em bovinos já ruminando com ingestão de alimentos reduzida)
	Cálcio[0]	5 dias	2,2 (1,8-2,5) mmol/l	2,5 (2,0-3,0) mmol/l	↓ Hipocalcemia (paresia do parto, tetania)
	Magnésio	5 dias	0,8 (0,5-1,2) mmol/l	1,0 (0,8-1,1) mmol/l	↓ Hipomagnesemia (tetania)
	Fosfato inorgânico	5 dias	3,0 (2,0-3,5) mmol/l	2,0 (1,6-2,3) mmol/l	↑ Hiperfosfatemia (soro hemolisado?, hemoconcentração, calcinose) ↓ Hipofosforose (raquitismo; osteomalacia; osteodistrofia fibrosa)
	Cloreto	5 dias	95 (75-115) mmol/l	100 (90-110) mmol/l	↓ Hipocloremia (seqüestro de ácido clorídrico no abomaso e no pré-estômago, alcalose)
Metabólitos do Soro — Função Hepática	Glicose no soro	1 1/2 dia	7,0 (5,5-8,3) mmol/l	3,9 (3,3-4,4) mmol/l	↑ Hiperglicemia (por exemplo, no estresse, acidose do rúmen, após infusão de glicose ou administração de glicocorticóides) ↓ Hipoglicemia (deficiência no suprimento energético, cetose)
	Bilirrubina total	1/2 dia (no escuro, até 4 dias)	2,7 (0,9-4,5) µmol/l neonatos: 10,0 (5,0-15,0) µmol/l	3,4 (0,9-7,0) µmol/l	↑ Hiperbilirrubinemia (icterícia)
Metabólitos do Soro — Função Renal	Uréia	1 1/2 dia	3,5 (2,0-5,5) mmol/l	4,5 (1,7-7,5) mmol/l	↑ Uremia pré-renal (desidratação/hemoconcentração; fazer hematócrito!) ou uremia (indicação de intoxicação por amônia, estado metabólico de catabolismo, déficit energético ou insuficiência renal) ↓ Indica ingestão diminuída de alimento ou dieta pobre em proteínas
	Creatinina	1 1/2 dia	130 (110-180) µmol/l	105 (88-133) µmol/l (touros: ≥ 250 µmol/l)	↑ Hipercreatinemia (insuficiência renal, uremia)
Metabólitos do Soro — Lipidograma	Lipídios totais	3 dias		3,0 (1,5-4,5) g/l	↓ Degeneração gordurosa do fígado
	Triglicerídios	2 dias		0,35 (0,17-0,51) mmol/l	↑ Fígado gorduroso
	Ácidos graxos	2 dias	0,05 (0,02-0,1) mmol/l	0,36 (0,1-0,5) mmol/l	↑ Cetose/mobilização de gordura, degeneração gordurosa do fígado
	Beta-lipoproteínas	2 dias		0,8 (0,3-1,5) g/l	
	Fosfatídios	5 dias		2,0 (0,6-3,2) mmol/l	
	Colesterol total	5 dias		2,5 (1,3-3,9) mmol/l	↑ Hipercolesteronemia (alimentação com verde)
Proteínas Séricas	Proteína total	5 dias	60 (59-70) g/l	70 (60-80) g/l	↑ Hiperproteinemia (hemoconcentração, inflamação grave) ↓ Hipoproteinemia (hidremia, perda de proteína pelos rins ou intestinos ou em conseqüência de hemorragias graves, deficiência alimentar de proteínas)
	Albumina	1/2 dia	36 g/l (~60 rel%)	35 (30-40) g/l (~ 50 [45-55] rel%)	↓ Hipoalbuminemia (perda de proteína pelos rins ou intestino, ou em conseqüência de hemorragia grave, infecções bacterianas, insuficiência hepática)
	Globulina total	1/2 dia		35 (30-40) g/l (~ 50 [45-55] rel%)	↑ Hiperglobulinemia (processos inflamatórios purulentos/sépticos graves) ↓ Hipoglobulinemia (bezerros fracos)

Quadro 22 Valores normais de componentes do soro bovino e o significado de suas alterações
(ver também nota no rodapé no final deste Quadro) (cont.)

Grupo de componentes	Componentes	Limite para estocagem do soro (ou hemolisado) na geladeira (4°C)**	Valores médios (variação) para animais saudáveis — Bezerros	Valores médios (variação) para animais saudáveis — Adultos	Desvios com valores aumentados ↑ ou diminuídos ↓ deste componente (ocorre em ... ou indicação para diagnóstico de ...)
Proteínas Séricas (cont.)	Alfa-globulina	1/2 dia		10 (7-13) g/l (~ 15 [10-20] rel%)	
	Beta-globulina	1/2 dia		6 (5-10) g/l (~ 10 [5-20] rel%)	
	Gama-globulina	1/2 dia	14 g/l	20 (19-25) g/l (~ 25 [20-50] rel%)	↑ Hipergamaglobulinemia (processos inflamatórios purulentos/sépticos graves) ↓ Agamaglobulinemia (bezerros neonatos suscetíveis a infecção, colissepticemia)
Microelementos	Ferro	2 horas		150 (70-250) µg/100 ml	↓ Hipossideremia (anemia ferropriva dos bezerros lactentes, sintoma que acompanha várias doenças sistêmicas
	Cobre	2 horas		150 (50-250) µg/100 ml	↑ Hipercupremia (sintoma que acompanha muitas doenças infecciosas)
	Zinco	5 dias		1,0 (0,7-1,3) ppm	↓ Hipozincemia (diminuição do suprimento de zinco, paraqueratose hereditária)
	Manganês	5 dias		(0,25-0,4) ppm***	↓ Hipomanganemia (deficiência de manganês)
	Selênio	5 dias	bezerros neonatos: > 0,03	0,07 (0,05-0,1) ppm***	↑ Hiperselenemia (acima de 1 ppm = intoxicação) ↓ Hiposelenemia (deficiência de selênio, miodistrofia enzoótica)
	Iodo	14 dias		3,5 (2,5-5,5) µg/100 mol⁰⁰	↓ Hipoiodemia (deficiência de iodo)
Metais Pesados	Chumbo	5 dias		(0,05-0,25) ppm***	↑ Hiperplumbemia (acima de 1,5 ppm = envenenamento por chumbo)
	Molibdênio	5 dias		< 0,1 ppm***	↑ Hipermolibdenemia (acima de 0,7 ppm = envenenamento por molibdênio)
Enzimas Séricas	Alfa-amilase	5 dias		1.000 (800-1.200) U/l	Aumento de atividade (cetose; de pouco valor diagnóstico)
	Aldolase (FDP/SALD)	1 dia		20 (10-30) U/l	Aumento de atividade (degeneração e necrose do parênquima hepático; de pouco valor diagnóstico)
	Aspartato-aminotransferase (AST)[1]	5 dias	30 (10-50) U/l		Aumento de atividade (gestação avançada, puerpério; degeneração e necrose hepática aguda, lesões agudas de músculo cardíaco e esquelético)
	Alanina aminotransferase (ALT)[2]	5 dias		10 (7-14) U/l	Aumento de atividade (lesões do músculo cardíaco e esquelético, necrose grave de hepatócitos; de pouco valor diagnóstico
	Colinesterase não específica: (ChE)	7 dias		250 (120-280) U/l	Diminuição da atividade (envenenamento por organofosforados, cetose)
	Creatinoquinase (CK)	5 dias		60 (20-100) U/l	Aumento de atividade (lesões musculares em conseqüência de estresse, decúbito prolongado, convulsão, ruptura de fibras ou na miodistrofia enzoótica [doença do músculo branco])
	Desidrogenase glutâmica (GLDH)	1 dia		3,0 (1,0-8,0) U/l	Aumento de atividade (lesões degenerativas ou necrotizantes do parênquima hepático)
	Gamaglutamil-transpeptidase (GGT)	5 dias		10 (7-14) U/l	Aumento de atividade (doenças hepatobiliares, principalmente estase biliar; fasciolose crônica)
	Desidrogenase isocítrica (DIC)	12 dias		8 (2-14) U/l	Aumento da atividade (lesões hepáticas hiperagudas; pouco valor diagnóstico)
	Desidrogenase lática (LDH)	5 dias		1.000 (500-1500) U/l	Aumento de atividade (gestação, lesões dos músculos esqueléticos e hepática, leucose tumoral; de pouco valor diagnóstico

Quadro 22 Valores normais de componentes do soro bovino e o significado de suas alterações (ver também nota no rodapé no final deste Quadro) (cont.)

Grupo de componentes	Componentes	Limite para estocagem do soro (ou hemolisado) na geladeira (4°C)**	Valores médios (variação) para animais saudáveis Bezerros	Adultos	Desvios com valores aumentados ↑ ou diminuídos ↓ deste componente (ocorre em ... ou indicação para diagnóstico de ...)
Enzimas Séricas (cont.)	Lipase	1 dia	2 U/l	5(2-8) U/l	Aumento de atividade (distúrbio da função renal e hepática; pouco valor diagnóstico)
	Desidrogenase málica (MDH)	1 dia		350 (200-500) U/l	Aumento de atividade (lesões dos músculos esqueléticos e hepáticas; pouco valor diagnóstico)
	Ornitino-carbamil-transferase (OCT)	5 dias		8 (1-20) U/l	Aumento de atividade (lesão hepática aguda)
	Fosfatase-ácida (FAc)	1 dia		2,5 (1,0-5,0) U/l	Aumento de atividade (em muitas doenças sistêmicas; sem valor diagnóstico)
	Fosfatase alcalina (FA)	5 dias	70 (30-120) U/l	20 (10-30) U/l	Aumento de atividade (crescimento ósseo aumentado, doença do esqueleto, gestação; com pouco valor diagnóstico devido às grandes variações individuais, de origem genética)
Enzima Eritrocitária (Hemolisado)	Ácido delta-amino-levulínico desidratase (ALA-D)	7 dias	Quociente de ativação < 3 ou inibição da ativação < 40%		↑ Quociente de ativação aumentado ou inibição da ativação aumentada (exposição e envenenamento por chumbo)
	Colinesterase eritrocitária (eriChE)	3 dias	Para comparação, colher sangue de outro animal sadio		Inibição de ativação (envenenamento por organofosforados)
	Glutationperoxidase (GSH-Px)	7 dias	150 (100-200) U/g Hb***		↓ Miodistrofia (deficiência de vitamina E e selênio)
	Transcetolase (Te)	3 dias	20 (10-40)% efeito TPP⁰⁰⁰		↑ Deficiência de vitamina B_1 (necrose cerebrocortical, acidose ruminal)

*Ver texto (início desta seção e adiante) para informação sobre a extensão das variações fisiológicas, assim como a influência das técnicas de colheita e exame; outros dados sobre enzimas hepáticas específicas estão no Quadro 46.
**Com congelamento abaixo de −10°C, o soro é válido por semanas; ***no sangue total; ⁰do valor de cálcio total só é biologicamente ativa a parte ionizada; ⁰⁰iodo ligado às proteínas do plasma; ⁰⁰⁰efeito taminopirofosfato = aumento de atividade de transcetolase após adição de tiaminopirosfato (em porcentagem do valor inicial).
¹N.T.: Também denominado transaminase glutâmico oxaloacética (GOT).
²N.T.: Também denominado transaminase glutâmico pirúvica (GPT).

Quadro 23 Distribuição quantitativa total de água nos compartimentos corpóreos do bovino adulto, além dos ânions e cátions mais importantes

Compartimento de líquido	Proporção aproximada de massa corporal	Principais cátions	Principais ânions
Água total	60%	%	%
Água intercelular	35%	K^+, Mg^{++}	HPO_4^{--}, proteína
Água extracelular — Água intersticial: (incluindo linfa)	3%	Na^+	Cl^-, HCO_3^-
Água intravascular: (= água de plasma sanguíneo)	5%	Na^+, Ca^{++}	Cl^-, HCO_3^-, proteína
Água transcelular — Conteúdo gastrintestinal	15%	Na^+, K^+	HCO_3^-
Demais compartimentos ocos (líquidos das cavidades do tórax e abdome, sinóvia, líquor, pulmões etc.)	1-2%	%	%

O *pH do sangue normal** (concentração de íon hidrogênio) é mantido pelo sistema de ácido carbônico-bicarbonato**, cujos dois componentes estão normalmente presentes na proporção de 25 mmol por litro de HCO_2^- a 0,62 mmol por litro de H_2CO_3 (Fig. 193).

Segundo a equação de Henderson-Hasselbalch, $pH = 6,1^{***} + \log(HCO_3^-)/(H_2CO_3)$, o pH do sangue normal é um pouco superior a 7,4. Dos dois fatores do quociente de equação, o ácido carbônico é regulado pela respiração e o bicarbonato pelos rins, desde que o pulmão e os rins estejam funcionando normalmente. Sendo assim, um aumento no H_2CO_3 resulta numa freqüência respiratória elevada, que aumenta a excreção de dió-

---
*O pH do sangue arterial é um pouco mais alto do que o do sangue venoso.
**Dentro desse sistema, a adição de um ácido forte resulta na formação de ácido carbônico ($H^+ + HCO_3^- \to H_2CO_3$), ao passo que a adição de uma base resulta na formação de bicarbonato e água ($OH^- + H_2CO_3 \to H_2O + HCO_3^-$), minimizando os efeitos das alterações no pH.

***6,1 = pK = logaritmo negativo da constante de dissociação do ácido carbônico.

Quadro 24 Avaliação do estado de desidratação corpórea mediante observação dos sinais clínicos

Perda de água (em % do peso corpóreo)	Sinais clínicos
≤5%	Discretos, animal esperto
6%	Turgor da pele* levemente reduzido, mucosa** oral pastosa e colando, vasos episclerais "injetados"***
8%	Olhos levemente afundados, diminuição nítida do turgor da pele, mucosa oral seca, ainda fica em estação
10%	Olhos bem fundos, diminuição acentuada do turgor da pele, focinho e cavidade oral frios, levanta-se com dificuldade ou não se levanta (decúbito esternal)
12%	Decúbito lateral e em choque (todo o corpo frio, só consegue ficar em decúbito esternal com ajuda), mucosas cianóticas, dificilmente ou não se consegue garrotear a jugular
15%	Morte

*Ver Seção 3.3; **ver Seção 3.4; ***ver Seção 5.3.

xido de carbono ($H_2CO_3 \rightarrow H_2O + CO_2 \uparrow$) e, quando o H_2CO_3 do plasma diminui, dá-se o inverso (acúmulo da CO_2). Nos rins, os íons bicarbonato do sangue induzem a uma taxa adequada de secreção tubular de íons hidrogênio, contribuindo para um pH constante do sangue.

O ácido carbônico e o bicarbonato contêm todos os dióxidos de carbono do plasma. A *tensão parcial do dióxido de carbono* (pCO_2) é aquela parte de pressão de gases sanguíneos formada pelo CO_2 no plasma. Os valores obtidos por um analisador de gás sanguíneo possibilitam o cálculo do conteúdo de dióxido de carbono do plasma pela fórmula: $[H_2CO_3] = 0,03 \cdot pCO_2$.

A *acidose e a alcalose metabólicas* diminuem e aumentam o bicarbonato padrão (i. é., o conteúdo de HCO_3^- ajustado a uma pressão de CO_2 de 5.300 Pa), respectivamente, enquanto a acidose e a alcalose respiratórias são acompanhadas por um aumento ou uma diminuição (respectivamente) na pCO_2 (ver Quadro 25). Desde que o pH do sangue permaneça dentro do limite normal, a despeito dessas alterações, a acidose ou a alcalose é chamada de compensada; do contrário, é descompensada. As doenças bovinas mais importantes que alteram a composição iônica normal e o pH do sangue são mostradas no Quadro 26. Desde que os rins estejam funcionando normalmente, a acidose é acompanhada pela excreção de urina ácida e a alcalose pela de urina alcalina, mas a alcalose metabólica do bovino constitui uma exceção a essa regra (acidúria paradoxal).

Nas alterações no equilíbrio ácido-básico (principalmente na acidose ou alcalose metabólica), pode-se calcular a *quantidade de substâncias necessárias* ($NaHCO_3$ e NH_4Cl) para a *regulação do pH* através do excesso (ou déficit) de base. Denomina-se *excesso ou déficit de base* (excesso de base positivo ou negativo, BE) a quantidade de um ácido forte ou base (em mmol/l), a uma pCO_2 e 40 mm Hg e uma temperatura de 37°C, necessária para a titulação do sangue total até atingir um pH 7,40. Este valor normalmente está próximo de zero. Em alteração considerável, a seguinte fórmula é válida para a avaliação do consumo para correção do pH: massa corporal (em kg) × excesso de base (em mmol/l) × fator de distribuição (l/kg) = consumo para correção (mmol).

Em bovinos adultos, o fator de distribuição é 0,3, sendo 0,6 para bezerros. Em um bezerro de 40 kg com déficit de base de 10 mmol/l, calcula-se um consumo para correção momentânea de 40 × 10 × 0,6 = 240 mmol; com peso molecular de 84, obtém-se 0,24 × 84 = 20,16 g de bicarbonato de sódio.

O *equilíbrio eletrolítico* completo do sangue envolve a determinação quantitativa de todos os ânions e cátions presentes no plasma (Quadro 22, Fig. 193), o que exige teste fotométrico preciso (para Ca, Mg, K, Na, P inorgânico, Cl), fotometria de chama (para Na, K, Ca) ou espectrofotometria de absorção atômica (para Ca e Mg). Entretanto, para fins clínicos é suficiente determinar apenas Cl^-, HCO_3^- e Na (eventualmente também, K^+, Ca^{++} e Mg^{++}), e, por fim, o comportamento conjunto dos ânions restantes HPO_4^{--}, SO_4^{--}, ácidos orgânicos, proteína). As aplicações do ionograma devem ser consideradas em conjunto com o metabolismo da água e o equilíbrio ácido-básico, como se segue.

Bezerros recém-nascidos apresentam *acidose devido à hipoxia*, com o pH do sangue abaixo de 7,2 (ver Seção 10.2), concentrações plasmáticas de K, Cl e P inorgânico relativamente baixas e concentrações mais altas de Ca e Mg do que em gado adulto. Os valores baixos são corrigidos durante os primeiros dias de

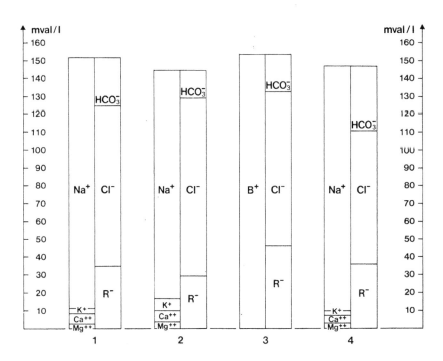

Fig. 193 Ionogramas de soro sanguíneo: 1, animal saudável (normoionia); 2, Bezerro com diarréia (acidose metabólica com diminuição no conteúdo de Na^+ e aumento no conteúdo de K^+); 3, pacientes com sobrecarga nos pré-estômagos por carboidratos facilmente digeríveis, isto é, "acidose de rúmen" (acidose metabólica com aumento dos ácidos orgânicos, principalmente do ácido láctico); 4, vaca com deslocamento e torção do abomaso à direita (alcalose metabólica hipoclorêmica); B^+ = cátions totais (Na^+, K^+, Ca^{++}, Mg^{++}); R^- = ânions, exceto HCO_3^- e Cl^- (principalmente HPO_4^{--}, SO_4^{--}, ácidos orgânicos e proteínas).

Quadro 25 Sumário das alterações características no sangue venoso na *acidose e na alcalose metabólicas e respiratórias* descompensadas e compensadas (ver também Fig. 193)

Propriedades do sangue	Normal	Acidose		Alcalose	
		Metabólica	Respiratória	Metabólica	Respiratória
pH do sangue	7,43 (7,40-7,46)	↓ (n)	↓ (n)	↑ (n)	↑ (n)
Bicarbonato padrão* (HCO₃ [mmol/l])	25 (20-30)	↓	**n** (↑)	↑	**n** (↓)
Tensão parcial de dióxido de carbono (pCO₂ [kPa])	5,80 (4,60-7,05)	**n** (↓)	↑	**n** (↑)	↓

↑ = mais alto que o normal; ↓ = mais baixo que o normal; n = normal; símbolo em negrito = forma descompensada; símbolo entre parênteses = forma compensada; *também conhecido como reserva alcalina ou capacidade de ligação com CO₂.

Quadro 26 Doenças dos bovinos que podem causar acidose ou alcalose, respiratórias ou metabólicas

Acidose metabólica Fome e desidratação (ganho de ácidos); cetose (ganho de ácidos); persistência de fluxo de saliva (perda de bicarbonato); sobrecarga dos pré-estômagos com carboidratos facilmente digeríveis (fermentação por ácido láctico, acidose ruminal [ganho de ácidos]; diarréia persistente (perda de bicarbonato)	*Acidose respiratória* Hipoventilação (aumento de pCO₂); "asfixia" de bezerros neonatos, broncopneumonia e enfisema pulmonar grave
Alcalose metabólica Estenose da passagem do abomaso para o intestino, com seqüestro do suco abomasal (ganho de bicarbonato; perda de ácido [estenose pilórica anatômica ou funcional/síndrome de refluxo, torção do abomaso, íleo paralítico])	*Acidose metabólica* Hiperventilação (perda de pCO₂) (sem importância no bovino)

vida, ao passo que os valores altos caem vagarosamente até os três meses de idade. Após o bovino ter ficado sem comer por vários dias, o Na e o Cl do soro se elevam, enquanto o Ca, o Mg e o K caem. Durante o estado adiantado de gestação, o Ca e o Mg do soro elevam-se, ao passo que, na parição, o Ca e o P em geral caem para 2 e 1,6 mmol/l, respectivamente (hipocalcemia e hipofosfatemia fisiológicas), voltando ao normal duas a quatro semanas após a parição. Qualquer queda no valor de cálcio abaixo de 2 mmol resulta na paralisia da musculatura lisa e estriada (a vaca fica impossibilitada de se levantar e se deita em decúbito esternal com a cabeça voltada para o flanco ["postura de febre vitular"]), com perda da consciência por coma. A forma dessa *hipocalcemia* mais característica é a paresia da parturiente na vaca leiteira (febre vitular), mas uma hipocalcemia menos pronunciada também ocorre após longo período de inanição, acidose e alcalose ruminal grave e insuficiência renal crônica. Uma queda do magnésio sérico para menos de 0,8 mmol/l resulta em medo e excitabilidade (= tetania latente). Uma queda grave de Mg, acompanhada de hipocalcemia, resulta em convulsões tônico-clônicas e incapacidade de se levantar, com o animal ficando em decúbito lateral (tetania clínica, Fig. 132). Essa síndrome denomina-se *tetania do pasto, do estábulo, do transporte ou do bezerro*, segundo as circunstâncias, e a causa subjacente é um distúrbio do suprimento de magnésio de origem nutricional. Os inter-relacionamentos metabólicos entre Ca, Mg e P significam que a hipocalcemia e a hipomagnesemia graves em geral são acompanhadas por uma queda na concentração de fósforo inorgânico. A *hipofosforose* prolongada de origem nutricional resulta em alterações no esqueleto, que se manifestam em animais jovens, como *raquitismo* e, em gado adulto, como *osteomalácia*. Durante essas alterações, o P inorgânico do soro cai para menos de 2,26 mmol/l (animais jovens) ou 1,6 mmol/l (animais adultos). Por outro lado, a ingestão excessiva de vitamina D ou prolongada de aveia silvestre *(Trisetum flavescens)* é acompanhada de calcificação dos vasos sanguíneos e de outros tecidos, assim como de uma hiperfosfatemia característica.

Metabólitos no sangue e no soro

Os *produtos do metabolismo intermediário,* circulando no sangue nas suas formas de transporte ou excreção, são de grande importância clínica na detecção e na diferenciação de distúrbios metabólicos, lesões hepáticas e renais. Sua determinação quantitativa, no sangue total ou no plasma, tem a grande desvantagem, no que se refere ao aspecto da clínica veterinária, de que as amostras sanguíneas devem ser desproteinizadas imediatamente após a colheita, a fim de bloquear processos adicionais de conversão que ainda podem ocorrer *in vitro* (Quadro 21). Conseqüentemente, dá-se preferência àqueles metabólitos que podem ser determinados no soro sanguíneo (Quadro 22).

O *metabolismo de carboidratos* no bovino é investigado por meio do açúcar no sangue (conteúdo de glicose do sangue total ou do soro), corpos cetônicos (acetoacetato, beta-hidroxibutirato e acetona, medidos como acetona no sangue total), L-ácido láctico (lactato no sangue total ou no plasma) e ácido pirúvico (piruvato no sangue total). O açúcar do sangue é determinado de maneira semiquantitativa no sangue total por tiras especiais de teste,[32] no sangue total ou no soro pelo método de orototoluidina[37] ou fotometricamente pelo método enzimático da glicose-oxidase.[23] Como as células sanguíneas praticamente não contêm glicose, é aconselhável medi-la no soro, embora tal medida forneça valores cerca de 30% mais altos do que os do sangue total.

O *conteúdo de glicose* do sangue e do soro do bovino adulto, com os pró-ventrículos funcionando plenamente, é mais baixo que em outras espécies e no homem, e mais baixo que em bezerros alimentados exclusivamente com leite integral ou substituto do leite (ver Quadros 21 e 22). Em bezerros recém-nascidos, o açúcar do sangue flutua consideravelmente durante as primeiras 24 horas, dependendo da quantidade de leite ingerido. Está também sujeito a variações diurnas irregulares no bovino adulto e é influenciado pela alimentação, pelo estágio de gestação e de lactação. Um nível anormalmente baixo de açúcar no sangue *(hipoglicemia)* é encontrado em bezerros com diarréia grave e em vacas leiteiras de alta produtividade com cetose (deficiência de energia). A *hiperglicemia* ocorre quase sempre como conseqüência de esforço excessivo (parição, transporte, contenção), seguido de infusão de uma solução de glicose ou administração de glicocorticóide, durante acidose láctica grave do rúmen. Como todos esses fatores podem coincidir, o valor diagnóstico da determinação do açúcar do sangue é limitado em bovinos.

Os *corpos cetônicos* no sangue total (Quadro 21) raramente são determinados em bovinos para fins clínicos, porque é mais fácil analisar cetonas na urina ou no leite (ver Seção 8.8).

O *ácido láctico* no sangue é de valor diagnóstico muito limitado, em virtude de sua relação com o estresse. O sangue de animais jovens contém quantidades de ácido láctico relativamente grandes e que aumentam ainda mais devido à alimentação e ao esforço físico (tração, contenção ou transporte). A análise do *metabolismo da gordura* em bovinos não tem importância clínica, e a determinação dos lipídios do soro e suas frações está restrita aos projetos de pesquisa (Quadro 22: Lipidograma). A utilização do *colesterol* do soro como uma análise para a função hepática em bovinos está seriamente prejudicada pelas consideráveis variações devidas à idade, à alimentação, à gestação e à lactação.

O *metabolismo protéico* pode ser investigado determinando-se o conteúdo de nitrogênio residual (N-Res), uréia e/ou conteúdo de creatinina do soro sanguíneo. Os dois primeiros parâmetros dependem, até certo ponto, do conteúdo de proteína crua da dieta e da concentração de amônia no rúmen (particularmente quando o animal é alimentado com uréia). Em bovinos saudáveis, cerca de metade do nitrogênio residual no soro está presente como nitrogênio uréico. No controle clínico e diagnóstico da função renal (ver Seção 8.4), excluindo-se os casos de hemoconcentração (→ uremia pré-renal), é indicada a dosagem do conteúdo de uréia no soro, por meio de um teste,[33] simples e rápido como o teste fotométrico. A concentração de creatinina sérica não está relacionada com a alimentação, aumentando na segunda metade da gestação e apresentando uma correlação negativa com a produção de leite. Nos bezerros neonatos, se apresenta temporariamente aumentado. As elevações patológicas dos níveis de creatinina estão relacionadas principalmente com doença renal grave (ver Seção 8.4) e enterite.

Outros metabólitos (amônia e bilirrubina) estão relacionados com o metabolismo hepático. Nas provas excretoras de função hepática (ver Seção 7.11), sobretudo a bilirrubina total apresenta significado importante (Quadro 22); ela pode atingir, em animais com o fígado normal, durante o jejum e o puerpério, 7,5 μmol/l ou mais. Os demais métodos de diagnóstico laboratorial do fígado encontram-se descritos em outro capítulo (ver Seção 7.11).

Proteinograma

O equilíbrio protéico do soro, no sentido restrito, compreende o *conteúdo protéico total* do soro sanguíneo e as *funções protéicas* individuais (albumina: alfa, beta e gamaglobulinas) expressas em termos relativos ou absolutos (Quadro 22). Em sentido mais amplo, também inclui os resultados de *testes de labilidade protéica*.

O conteúdo protéico total do soro é determinado pelo método de Kjeldahl, ou pelo método do biureto. Os valores obtidos dependem do equilíbrio de metabolismo da água, de modo que, na desidratação, as proteínas do soro aparentemente aumentam (ver anteriormente nesta seção), enquanto na hidremia elas diminuem; esta interpretação errônea pode ser evitada comparando-se os resultados com o valor do hematócrito (ver anteriormente nesta seção). Com a idade, há um aumento normal nas concentrações de proteína total e gamaglobulina (Quadro 22). Em vacas leiteiras na época do parto, o conteúdo de albumina do soro diminui e só é restaurado após três meses, período em que os valores estão linearmente correlacionados com a lactação. Em contraste, o manejo e a alimentação têm pouco efeito sobre o quadro protéico do soro do bovino.

Os *aumentos ou descréscimos patológicos no conteúdo protéico* total geralmente estão ligados às alterações das frações protéicas do soro. A *hipoproteinemia*, muitas vezes acoplada ao conteúdo baixo de albumina, é presenciada em bezerros e bovinos jovens com diarréia grave ou parasitismo gastrintestinal (infecções por helmintos), pois esses pacientes perdem grande quantidade de proteínas pelo trato gastrintestinal. Em vacas leiteiras, costuma acompanhar anemia pronunciada, independente de sua patogenia (ver anteriormente nesta seção) ou doença hepática (→ distúrbio da síntese protéica hepatogênica) ou como uma conseqüência de doença renal (→ proteinúria). A hipoproteinemia desenvolve-se rápida e extensamente durante a nefrose amilóide, em virtude de perda protéica simultânea através dos rins (urina) e dos intestinos (fezes). Um aumento na proteína total do soro, ou *hiperproteinemia*, em geral está ligado a um aumento no conteúdo de gamaglobulina em bovinos e constitui indício de processos inflamatórios, purulentos ou piêmicos (metastáticos), agudos ou crônicos, ocultos em algum local do corpo que terá de ser determinado por outros exames. Além das doenças mencionadas, não se encontrou, até agora, muita utilidade na detecção de padrões protéicos anormais (disproteinemia) em bovinos pela separação eletroforética de albumina e alfa, beta e gamaglobulinas. Em parte, porque é mais difícil distinguir, em ruminantes de grande porte, as frações protéicas individuais pelas técnicas habituais (microeletroforese, eletroforese de papel e de membrana fina), do que em outros animais e no homem (Fig. 194). Outros motivos são a uniformidade de alterações nas frações protéicas do soro, numa ampla variedade de doenças, e a falta de resultados precisos.

A reação de *labilidade protéica*, que é equivalente ao percentual de gamaglobulina do soro, também tem utilidade restrita no bovino, pela ocorrência freqüente de processos inflamatórios crônicos ou subclínicos de origem traumática, infecciosa ou parasitária; a maioria dos testes de labilidade de proteína (testes rápidos) pode ser realizada na prática e permite, caso o resultado seja negativo, descartar com grande margem de acerto a presença

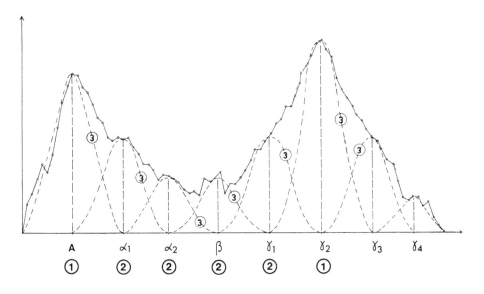

Fig. 194 *Interpretação do padrão eletroforético de proteína do soro de uma vaca com artrite digital purulenta,* acompanhada por flegmão digital grave. 1 = picos para albumina e gama-2-globulina. 2 = subdivisões das frações protéicas entre albumina e gama-2-globulina. 3 = curva de Gauss da distribuição para frações individuais (linhas pontilhadas); os pontos de interseção ocorrem na metade, entre a linha-base e a curva de eletroforese (linha contínua). Conteúdo total de proteína = 8,53 g/100 ml; albumina, 23,7%; alfaglobulina, 18%; betaglobulina, 7%; gamaglobulina, 51,3%.

dos processos citados anteriormente (exame inespecífico, mas bem sensível; ver Seção 14.1). Os testes mais indicados são a prova do *gel formol,* segundo Gaté e Papcostas,[42] *a prova do lugol,* de acordo com Mallen,[43] e a prova do glutaraldeído, segundo Liberg e colaboradores (1975).[44] Tais testes quase sempre apresentam resultados negativos em bezerros, e bovinos jovens saudáveis, pois estes apresentam os níveis de gamaglobulina baixos; ao contrário, nos bovinos adultos com idade em progressão, há uma proporção crescente de reações positivas.

Microelementos

Quando os sinais que afetam todo um rebanho levantam a suspeita de deficiência de microelementos, seu equilíbrio com relação a certos elementos (Fe, Cu, Zn, Mn, Se) pode ser investigado pela análise do soro ou do sangue total. Como apenas quantidades muito pequenas desses elementos normalmente estão presentes (Quadro 22), deve-se ter o cuidado de impedir a contaminação externa da amostra.

Metais pesados

A verificação de suspeita de envenenamento se baseia em amostras de órgãos (fígado, rim) e conteúdo dos pró-ventrículos (abomaso ou intestinos) obtidos de animais mortos ou abatidos. Se necessário, o soro (envenenamento por cobre, crise hemolítica) ou o sangue total (envenenamento por chumbo e molibdênio) de pacientes com sinais característicos pode ser enviado para análise (ver Quadro 22).

Enzimas séricas

Os testes enzimáticos ou de fermentação também estão sendo amplamente utilizados na buiatria. As enzimas do soro são proteínas de alto peso molecular que agem como catalisadores biológicos para reações bioquímicas específicas. Existem seis classes principais: oxirredutases, transferases, hidrolases, liases, isomerases e sintetases. Segundo sua origem e função são classificadas como excretoras (alfa-amilase, lipase, fosfatase alcalina), fixadas à célula (transferases, desidrogenase láctica, sorbitol desidrogenase, glutamato desidrogenase) e específicas do plasma (colinesterase sérica e enzimas da coagulação do sangue). Cada órgão tem seu próprio conjunto de enzimas, geralmente específico para uma dada espécie, chamados de "padrão de enzima", mas existem poucas enzimas que são ampla ou inteiramente restritas a um determinado órgão. Quando o parênquima de um órgão é lesado, suas enzimas celulares penetram no sangue em quantidades aumentadas e podem ser detectadas à fotometria por sua atividade específica. Há disponibilidade, no comércio, de embalagens de teste prontas para uso, padronizadas, para todas as enzimas de soro[38] de importância diagnóstica. A atividade enzimática é expressa em unidades por litro, o que reflete a quantidade de enzimas exigida para converter um mol do substrato específico sob condições ótimas. Um aumento anormal da atividade de uma enzima no soro pode ser devido à permeabilidade alterada da parede da célula (como na necrose celular das doenças hepáticas, miocardite ou degeneração do músculo esquelético); ou formação aumentada de enzimas (como fosfatase alcalina durante atividade osteoblástica aumentada); ou no caso de enzimas excretoras por prejuízo do fluxo normal (i.é, amilase pancreática). Como na prática veterinária a determinação de uma série inteira de "enzimas-padrão" é dispendiosa demais, os testes estão restritos a poucas *enzimas dominantes,* úteis no diagnóstico e para acompanhar a evolução de lesões nos órgãos. A seleção de uma determinada enzima para esse fim depende de sua especificidade orgânica, de sua atividade no soro responder em poucas horas a danos leves ou localizados a um órgão (sensibilidade enzimática) e se permanece detectável por alguns dias (persistência do aumento na atividade). O critério clínico da atividade enzimática do soro exige um conhecimento dos valores normais. É útil saber, a esse respeito, que a atividade das enzimas do soro de importância diagnóstica é pouco influenciada pela raça, pelo sexo, pela alimentação e pelas condições zootécnicas do bovino. Por outro lado, variações consideráveis da série normal podem ser encontradas em bezerros e gado jovem, assim como em vacas durante a gestação, no período puerperal e no auge da lactação. Entre dez dias antes e dez dias após a parição normal, há um desvio mais ou menos pronunciado no perfil enzimático do soro, particularmente em vacas. Bezerros recém-nascidos têm, geralmente, uma atividade enzimática muito baixa e que demora alguns dias ou semanas para se aproximar dos níveis dos adultos, após a ingestão do colostro. As fosfatases do soro formam uma exceção a essa regra, uma vez que sua atividade diminui com o crescimento dos animais jovens, dependendo da taxa de crescimento e da intensidade da alimentação. Por outro lado, os bezerros recém-natos apresentam um aumento drástico na atividade de gamaglutamiltranspeptidase após a absorção de colostro, que só se normaliza após sete a dez dias. Um aumento temporário, discreto a moderado, da atividade sorológica de certas enzimas é observado principalmente após estresse (transporte, uso de meios de contenção e incisões cirúrgicas), administração intramuscular de medicamentos e o uso de neurolépticos.

O Quadro 22 sintetiza as séries normais de 18 enzimas séricas e eritrocitárias, comumente testadas em bovino, com informações sobre seu valor diagnóstico. A maioria delas ocorre por todo o corpo (aldolase, isocitrato desidrogenase, lactato desidrogenase, malato desidrogenase, transaminases); somente poucas podem ser consideradas como específicas do fígado e do músculo (sorbitol desidrogenase, glutamato desidrogenase e ornitina carbamoiltransferase para o fígado; creatinina fosfocinase para o músculo). Na buiatria, o diagnóstico enzimático é usado principalmente para detectar e avaliar (para prognóstico) um dano recidivante agudo ou crônico ao fígado e aos músculos esqueléticos, independente da doença durante a qual ocorre. Para distinguir a doença hepática (ver Seção 7.11) da doença do músculo esquelético, é necessário determinar diversas enzimas simultaneamente, usando-se os seguintes perfis enzimáticos:

▷ Aspartato aminotransferase sérica, gamaglutamiltranspeptidase sérica e também bilirrubina total;
▷ Aspartato aminotransferase sérica, creatinoquinase sérica, e sorbitol desidrogenase sérica (ou glutamato desidrogenase sérica);
▷ Aspartato aminotransferase sérica e gamaglutamiltranspeptidase sérica.

Ao interpretar os resultados, o aumento discordante na atividade dos parâmetros específicos do fígado e do músculo indica que um desses dois órgãos foi afetado. Um aumento na atividade muscular específica fornece indícios da extensão da destruição da célula, mas não do tipo de miopatia (se é devida a esforço excessivo de músculos individuais ou de grupos de músculos durante espasmo, paresia ou incapacidade de se levantar; se há ruptura parcial ou completa de certos músculos). Sua distinção exige investigações clínicas adicionais (ver Seção 11.2). Uma característica específica é a de que um aumento considerável na atividade da creatinoquinase sérica (acima de 1.000 U/l) indica miorrexia extensa.

O diagnóstico enzimático em doenças em *outros órgãos* (coração, rim, cérebro, pâncreas) não tem encontrado, até agora, muita aplicação em bovinos, porque esses órgãos são de volume relativamente pequeno e, mesmo quando seriamente danificados, produziriam apenas uma elevação leve e, talvez, imperceptível de enzimas associadas a eles. A *colinesterase* é de importância diagnóstica, já que sua atividade pode cair mais de 50% no envenenamento por compostos organofosforados.

Prancha 5

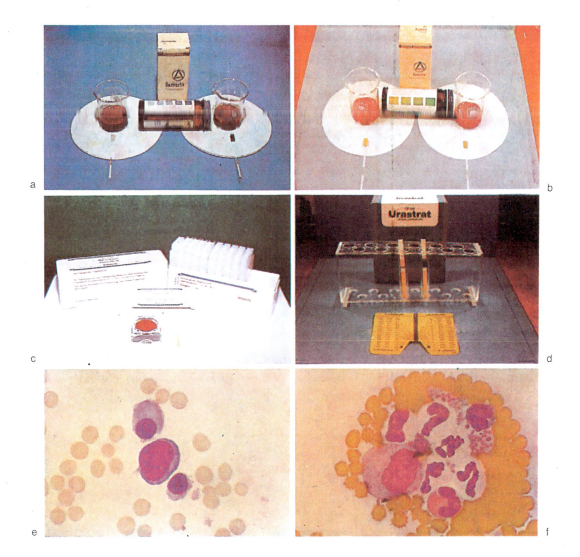

Exame de sangue e medula óssea

a. determinação semiquantitativa da glicose sanguínea com ajuda do teste Dextrostix (avaliação por comparação da reação com escala de cores).
b. determinação semiquantitativa da uréia sanguínea por tira reativa (Azostix) (avaliação de acordo com a comparação com escala de cores).
c. determinação semiquantitativa da uréia sanguínea pelo teste de Merckognost.
d. determinação semiquantitativa de uréia do soro com tira reativa de Urastrat.
e, f. esfregaços de medula óssea (coloração Lepehne/May Grünwald/Giemsa, aumento de 1.000 vezes); figura da esquerda: célula plasmática (em cima), eritroblasto basófilo (no meio), eritroblasto policromático (embaixo); figura da direita: "ninho mielopoiético" com pré-mielócito (embaixo, à esquerda), metamielócito neutrófilo e granulócito neutrófilo não-segmentado (bastão) (em cima), três granulócitos neutrófilos segmentados (à direita deste); eosinófilo não-segmentado (à direita, embaixo) e um monócito (à direita, em cima).

Testes microbiológicos e imunológicos no sangue

Apesar da importância do envio de amostras de sangue colhidas sob condições estéreis (ver anteriormente nesta seção) para a detecção de culturas de vírus, bactérias ou fungos na buiatria, isto não é feito em grande escala, em parte devido aos custos e, em parte, à demora de alguns dias para a obtenção dos resultados — tarde demais para influenciar na escolha da terapia para um determinado animal. Entretanto, em grandes rebanhos, tais testes são úteis para esclarecer a etiologia das doenças que afetam um certo número de bezerros, desde que sejam tiradas amostras sanguíneas antes do tratamento e no estágio de viremia e bacteremia da infecção. Outra aplicação é identificar os microrganismos responsáveis pelas doenças septicêmicas ou piêmicas em animais valiosos (i.é, endocardite bacteriana, trombose piogênica da veia cava posterior ou em qualquer outra parte; um foco de infecção de localização obscura). Para esse fim, a melhor hora para tirar uma amostra sanguínea (ver anteriormente nesta seção) é durante a fase febril. A *resistência do microrganismo* a antibióticos e a outros agentes quimioterápicos pode ser determinada ao mesmo tempo.

A análise do sangue quanto à presença de *protozoários parasitas* é feita pelo exame microscópico cuidadoso de um esfregaço com sangue retirado de uma veia da orelha (ver anteriormente nesta seção), corado panopticamente. Para informação adicional sobre a morfologia e a biologia desses parasitas, consultar um livro apropriado.

Para que o *teste imunológico do soro* estabeleça a causa de um surto de enterite ou broncopneumonia suspeita de origem virótica, as amostras de soro devem ser obtidas de diversos animais afetados no início de ambas as doenças e três a cinco semanas depois ("pareamento de amostras"). Se a maioria dos pareamentos de amostras demonstra um aumento no título de anticorpos para o agente suspeito, tal fato constitui prova de infecção, desde que o título inicial tenha pelo menos quadruplicado (ver Seção 6.13).

5.7 Medula óssea

O exame do esfregaço da medula óssea de bovinos até agora tem sido restrito à pesquisa, em parte porque exige tempo e experiência para diferenciar células da medula óssea (hemomielograma) e também porque não há doença de bovinos (incluindo leucose) que seja regularmente acompanhada por alterações específicas na citologia da medula óssea e que não possa ser diagnosticada com mais facilidade e segurança por outros métodos. Entretanto, muito se conhece a respeito do quadro normal de células da medula óssea bovina, e algumas tentativas de planejar testes de suas funções têm sido feitas (em particular a estimativa da reserva granulocitopoética da medula óssea, com a ajuda de pirogênio administrado por via parenteral).

Colheita da amostra. O local da medula óssea do bovino para biópsia por aspiração é geralmente o esterno, embora tenham sido utilizadas as costelas, a tuberosidade da coxa e os processos vertebrais (em bezerros). A agulha para punção esternal tem 8 a 12 cm de comprimento, 2,5 mm de diâmetro externo, 1,7 mm de lúmen e é provida de um mandril em bisel. Com o animal contido em estação, a agulha é inserida sob condições estéreis, através da pele, em direção cranioventral, até alcançar o osso (em cujo ponto o periósteo pode ser anestesiado). Depois, a agulha é inserida para penetração na medula óssea esternal através de um golpe brusco, com a beirada da mão ou com um pequeno martelo. A penetração na cavidade medular geralmente é acompanhada por um som característico de "ruptura". O sangue é removido e se encaixa uma seringa de 5 ml, cujo interior foi umedecido com algumas gotas de solução anticoagulante (ver anteriormente nesta seção). A aspiração é realizada com um puxão rápido e forte do êmbolo (o que pode causar uma repentina reação de dor por parte do animal). O volume do líquido medular desejado não é mais de 0,1 a 0,5 ml, sendo imediatamente despejado em um vidro de relógio. Consiste em sangue e um número variável de grânulos da medula óssea, mais ou menos do tamanho da semente de papoula, separados o me-

Quadro 27 Composição celular do esfregaço da medula óssea (hemomielograma) de bovino adulto saudável

Tipo de células	Winquist (1954)		Wilde (1964)	
Células primordiais	4,3	(2-8)	%	
Pró-eritroblastos	12,3	(6-17)	23	(8-72)
Eritroblastos basófilos			90	(34-122)
Eritroblastos policromáticos	257,3	(163-308)	403	(246-552)
Eritroblastos ortocromáticos	232,8	(104-353)		
Mieloblastos	%		23	(6-74)
Promielócitos	7,9	(2-14)	15	(2-40)
Mielócitos neutrófilos	29,0	(10-50)	65	(28-124)
Metamielócitos neutrófilos	41,4	(13-74)		
Neutrófilos não-segmentados (bastões)	82,0	(50-128)	97	(44-216)
Neutrófilos segmentados	114,6	(49-190)	62	(12-140)
Mielócitos eosinófilos	7,3	(1-14)	49	(6-122)
Metamielócitos eosinófilos	20,9	(7-34)		
Eosinófilos não-segmentados	56,7	(24-108)	30	(6-74)
Eosinófilos segmentados			4	(0-10)
Granulócitos basófilos	1,9	(0-8)	3	(0-10)
Linfócitos	106,9	(56-163)	72	(24-174)
Monócitos	1,6	(0-4)	4	(0-20)
Células reticulares	12,7	(2-29)	9	(0-24)
Células plasmáticas	9,9	(4-23)	2	(0-10)
Megacariócitos	0,5	(0-2)	1	(0-8)
Células não-diferenciadas	%		4	(0-12)
Células destruídas	%		42	(1-132)
Mitoses eritropoiéticas	18,7		2	(0-8)
Mitoses mielopoiéticas	2,4			
Relação mieloeritropoiética	0,79		0,71	(0,31-1,85)

lhor possível do sangue por meio de uma pipeta fina ou um palito e transferidos para uma lâmina de microscopia, onde pode ser preparado um esfregaço usando-se uma lamínula ou rolando-se cuidadosamente os grânulos por meio de um palito de madeira. Uma boa preparação contém esfregaços de numerosos grânulos. Para *biópsia* da medula óssea *por punção,* utiliza-se uma agulha reforçada, como a de Heitmann, que tem 7 cm de comprimento, 4 mm de diâmetro externo e 3 mm de diâmetro interno. É forçada para dentro do osso por um golpe de martelo. Ao retirá-la, o lúmen está cheio com uma cunha da medula, que pode ser transferida para a lâmina ou transformada em um esfregaço com a ajuda do soro homólogo. Uma amostra maior pode ser obtida com um *trepanador* (trépano), obtendo-se uma amostra cilíndrica de até 5 mm de espessura e 2 a 4 cm de comprimento, apropriada para a preparação de esfregaços de impressão isentos de sangue ou para exame histológico.

A *coloração* dos esfregaços da medula óssea é feita imergindo-se a lâmina numa solução de azul-de-metileno-eosina de May-Grünwald[39] (três minutos), acompanhada por uma lavagem rápida com tampão de Weise (ph 7,2), depois mergulhando-se numa solução de azul-de-metileno e eosina-azur de Giemsa[35] (25 a 35 minutos) para uma lavagem final com tampão de Weise e secagem ao ar.

A *diferenciação celular* (sob objetiva de imersão em óleo) exige considerável experiência, quando se desejam obter resultados reproduzíveis na contagem e na classificação das células. Devem ser examinadas no mínimo 500 células em cada esfregaço (preferivelmente, 1.000). Os parâmetros da composição numérica do hemomielograma de bovinos adultos estão contidos no Quadro 27 (ver também a Prancha 5/e, f).

Fabricantes e Representantes

1. Martelo de percussão sonora: Chiron/D-7200 Tuttlingen, Nr. 510050; Hauptner/D-5650 Solingen, Nr. 0051000
2. Plessímetro: Chiron/D-7200 Tuttlingen, Nr. 510025; Hauptner/D-5650 Solingen, Nr. 0071000, 0081000, 0091000
3. Fonendoscópio (segundo GÖTZE): Hauptner/D-5650 Solingen, Nr. 0122000
4. Fonendoscópio (segundo RAPPAPORT E SPRAGUE): Hewlett Packard/Waltham (Massachusetts), EUA, ou comércio especializado em veterinária
5. Eletrocardiógrafo de um canal portátil (modelo Simpliscriptor EK 31): Hellige/D-7800 Freiburg, Nr. 10103715
6. Comércio de laboratório
7. Chiron/D-7200 Tuttlingen, Nr. 507011-507021 R; Hauptner/D-5650 Solingen, Nr. 18051, 18060
8. Aesculap/D-7200 Tuttlingen, Nr. SR 730, SR 731; Chiron/D-7200 Tuttlingen, Nr. 525021/8 oder 525021/9; Hauptner/D-5650 Solingen, Nr. 17110
9. Chiron/D-7200 Tuttlingen, Nr. 507022-507025 N, 507030 N; Hauptner/D-5650 Solingen, Nr. 18400
10. Chiron/D-7200 Tuttlingen, Nr. 507300; Hauptner/D-5650 Solingen, Nr. 18290
11. Hauptner/D-5650 Solingen, Nr. 18580
12. Aesculap/D-7200 Tuttlingen, Nr. VB 280 N; Hauptner/D-5650 Solingen, Nr. 18329; Chiron/D-7200 Tuttlingen, Nr. 507310 N, 507315 N
13. Hauptner/D-5650 Solingen, Nr. 16951/22
14. Sistema de colheita de sangue Venoject: Hauptner/D-5650 Solingen, Nr. 18400
15. Instituto para soro Biotest/D-6000 Frankfurt-Niederrad
16. Vetren-Promonta/D-2000 Hamburg
17. Merck/D-6100 Darmstadt, Nr. 8418
18. Merck/D-6100 Darmstadt, Nr. 6447
19. Merck/D-6100 Darmstadt, Nr. 6556
20. Merck/D-6100 Darmstadt, Nr. 1352 oder 1424
21. Merck/D-6100 Darmstadt, Nr. 9203 oder 9204
22. Bromotaleína — Merck/D-6100 Darmstadt, Nr. 47045
23. Merck/D-6100 Darmstadt, Nr. 3169
24. Boehringer/D-6800 Mannheim, Nr. 15927
25. Compur M 1000 D3 — Compur/D-8000 München
26. Por exemplo: Blood Cell Counter Becton-Dickinson CCVI: Becton-Dickinson/D-6900 Heidelberg
27. Merck/D-6100 Darmstadt, Nr. 9260
28. Merck/D-6100 Darmstadt, Nr. 1280
29. Merck/D-6100 Darmstadt, Nr. 9277
30. Merck/D-6100 Darmstadt, Nr. 1342, 1343
31. Por exemplo: Koagulometer KC4 A — Amelung/D-4920 Lemgo
32. Hemoglicoteste — Boehringer/D-6800 Mannheim; Dextrostix — Ames
33. Azostix — Ames; Merckognost: uréia —Merck/D-6100 Darmstadt
34. Urastrat — Warner & Chilcott, Gödecke/D-7800 Freiburg; Merckognost: uréia — Merck/D-6100 Darmstadt
35. Por exemplo Reflotest — Boehringer/D-6800 Mannheim; Ektachem DT 60 — Kodak/D-7000 Stuttgart
36. Minifotômetro Compur M 1001 — Compur/D-8000 München; teste de proveta — Dr. Lange/D-1000 Berlin
37. Merckotest: glicose sanguínea — Merck/D-6100 Darmstadt
38. Unitest-Biodynamics/D-2000 Hamburg; Monotest — Boehringer/D-6800 Mannhein
39. Merck/D-6100 Darmstadt, Nr. 1352 oder 1424
40. Merck/D-6100 Darmstadt, Nr. 9023 oder 9204
41. Livro teste Biochemica — Boehringer/D-6800 Mannheim; laboratório clínico — Merck/D-6100 Darmstadt
42. Adicionam-se, a 1 ml de soro, duas gotas de formaldeído neutralizado a 40%; em caso positivo, ocorre mais ou menos rapidamente (poucos minutos a várias horas) a formação de gel.
43. Em uma lâmina, mistura-se uma gota de soro com uma gota de solução de LUGOL, após o que ocorre formação de flocos em caso de reação positiva.
44. Prova de glutaraldeído: adiciona-se, a 2,5 ml do reagente, composto de 50 ml de glutaraldeído a 25% (Sigma/München), 2 g de Titriplex (Merck/Darmstadt), 9 g de cloreto de sódio e água bidestilada ad

1.000 ml, 1,5 ml de sangue recém-colhido; o tubo de ensaio fechado com uma rolha é tombado a cada 30 segundos (não agitar!) e, assim, determinar o período de tempo em que ocorre formação de gel. Avaliação: coagulação em uma a dois minutos, + + + +; em cinco a seis munutos, + + − −; somente após mais de 15 minutos, − − − −

Bibliografia

Órgãos da Circulação

ALLEN, D. G. (1982): Echocardiography as a research and clinical tool in veterinary medicine. Can. Vet. J. 23, 313–316. — ANDREAE, U. (1977): Erfahrungen in der Herzfrequenz-Telemetrie beim Rind. Züchtungskunde 49, 354–361.
BONAGURA, J. D., and F. S. PIPERS (1983): Diagnosis of cardiac lesions by contrast echocardiography. J. Am. Vet. Med. Ass. 182, 396–402. — BONAGURA, J. D., and F. S. PIPERS (1983): Echocardiographic features of aortic valve endocarditis in a dog, a cow, and a horse. J. Am. Vet. Med. Ass. 182, 595–599. — BÖRNER, G., und D. BÖRNER (1971): Untersuchungen zur Phonokardiographie in der Veterinärmedizin. 4. Das Elektrophonokardiogramm des Rindes. Arch. exp. Vet. Med. 25, 635–650. — BREUKINK, H. J. (1967): Bloedvolume- en haartminuutvolume-bepaling bij runderen met behulp van bromsulfaleine. Utrecht, Proefschr.
CĄKAŁA, S., und J. LUBIARZ (1987): Ein Beitrag zur elektrokardiographischen Befunderhebung beim Rind. Dtsch. Tierärztl. Wschr. 94, 268–271. — CHRISTL, H. jun. (1975): Klinische und pathologisch-anatomische Beobachtungen an Kälbern mit konnatalen Herz- und Gefäßmißbildungen. Tierärztl. Praxis 3, 293–302.
DANIEL, R. C. W., A. A. HASSAN, and M. S. MAREK (1983): Further observations on the relationship between QT_c of an electrocardiogram and plasma calcium levels in cows. Br. Vet. J. 139, 23–28. — DIRKSEN, G., und H. RANTZE (1968): Untersuchungen über die Brauchbarkeit der Atropinprobe für die Differentialdiagnose der Bradykardie beim Rind. Berl. Münch. Tierärztl. Wschr. 81, 171–174.
FISHER, E. W. (1966): Specialised techniques in the investigation of cardiomuscular disease in cattle. Ber. Int. Tagung Rinderkrankheiten, Zürich 4, 384–394. — FISHER, E. W., and R. G. DALTON (1959): Cardiac output in cattle. Nature 183, 829.
GOETZE, L. (1984): Kardiologie des Rindes: Grundlagen und Ausblick. Dtsch. Tierärztl. Wschr. 91, 69–76. — GOETZE, L. (1984): Elektrokardiographische Untersuchungen mit an Labmagenverlagerung erkrankten Rindern. Dtsch. Tierärztl. Wschr. 91, 347–354. — GRÜNDER, H.-D. (1978): Nutzen und Gefahren der Kreislauf- und Leberschutztherapie beim Rind. Prakt. Tierarzt 59: Colleg. vet., 39–42.
HAGIO, M. (1984): M-mode and two-dimensional echocardiographic diagnosis of bovine heart diseases. J. Jap. Vet. Med. Ass. 37, 560–568. — HAPKE, H. J. (1971): Schock und Kollaps in neuer Sicht. Dtsch. Tierärztl. Wschr. 78, 663–666.
JOUGLAR, J.-Y., J.-P. ALZIEN et P. NAVARRE (1984): Cas cliniques: Les péricardites traumatiques des bovins, éléments de diagnostic, apport de l'échocardiographie TM. Point vét. 16, 165–175. — JUNGE, G. (1967): Über die Elektrokardiographie in der Veterinärmedizin unter besonderer Berücksichtigung der allgemeinen Elektrophysiologie und der Ableitung des Rinderelektrokardiogrammes. Arch. exp. Vet. Med. 21, 835–866.
LACUATA, A. Q., H. YAMADA, T. HIROSE, and G. YANAGIYA (1981): Tetralogy of FALLOT in a heifer. J. Am. Vet. Med. Ass. 178, 830–836. — LACUATA, A. Q., H. YAMADA, Y. NAKAMURA, and T. HIROSE (1980): Electrocardiographic and echocardiographic findings in four cases of bovine endocarditis. J. Am. Vet. Med. Ass. 176, 1355–1365.
MARTIG, J., und P. TSCHUDI (1985): Weitere Fälle von Kardiomyopathie beim Rind. Dtsch. Tierärztl. Wschr. 92, 363–366. — MARTIG, J., P. TSCHUDI, C. PERRITAZ, A. TONTIS und H. LUGINBÜHL (1982): Gehäufte Fälle von Herzinsuffizienz beim Rind. World Congr. Diseases of Cattle, Amsterdam 12, 1172–1176. — McGUIRK, S. M., F. H. WELKER, W. W. MUIR, and B. L. HULL (1984): Thermodilution curves for diagnosis of ventricular septal defect in cattle. J. Am. Vet. Med. Ass. 184, 1141–1145. — MEERMANN, A. (1983): Zur Verwendung sogenannter »Automatik-Spritzen« bei der Reihen-Blutprobenentnahme aus der Schwanzvene (V. caudalis mediana) des Rindes. Dtsch. Tierärztl. Wschr. 90, 503–509. — MIKLAUŠIĆ, B., und M. VULINEC (1970): Ein neuer topographischer Orientierungspunkt zur Grenzbestimmung der Herzdämpfung bei Pferd und Rind. Zbl. Vet. Med. A 17, 592–597. — MITANI, S., T. UCHINO, S. MOTOYOSHI, and T. HIROSE (1979): A case of aortic insufficiency in cattle. 1. Studies of phonocardiogram, electrocardiogram, mechanocardiogram and cardiac catheterization. Bull. Nippon Vet. Zootech. Coll. 28, 20–27. — MÜLLER, M., und L. GOETZE (1987): Beitrag zur Methodik der intraarteriellen Blutdruckmessung beim Rind. Dtsch. Tierärztl. Wschr. 94, 517–518.
OLSEN, J. D., and G. D. BOOTH (1972): Normal values for aortic blood pressures and heart rates of cattle in a controlled environment. Cornell Vet. 62, 85–100.
PIPERS, F. S., V. REEF, R. L. HAMLIN, and D. M. RINGS (1978): Electrocardiography in the bovine animal. Bovine Pract. 13, 114–118. — PIPERS, F. S., V. REEF, and J. WILSON (1985): Electrocardiographic detection of ventricular septal defects in large animals. J. Am. Vet. Med. Ass. 187, 810–816. — PIPERS, F. S., D. M. RINGS, B. L. HULL, G. F. HOFFSIS, V. REEF, and R. L. HAMLIN (1978): Electrocardiographic diagnosis of endocarditis in a bull. J. Am. Vet. Med. Ass. 172, 1313–1316. — POWER, H. T., and W. C. REBHUN (1983): Bacterial endocarditis in adult dairy cattle. J. Am. Vet. Med. Ass. 182, 806–808.
RAMAKRISHNA, O., J. M. NIGAM, and D. KRISHNAMURTHY (1980): Roentgenological observations on cows with traumatic pericarditis. Indian Vet. J. 57, 254–255. — RAPIĆ, S., und V. GEREŠ (1961): Die Röntgendiagnostik der traumatischen Perikarditis des Rindes. Mh. Vet. Med. 16, 799–804. — REEF, V. B., and A. L. HATTEL (1984): Echocardiographic detection of tetralogy of FALLOT and myocardial abscesses in a calf. Cornell Vet. 74, 81–96.
SANDER, W. (1968): Das Elektrokardiogramm des Rindes. Zbl. Vet. Med. A 15, 587–643. — SCHIELE, R., G. AMTSBERG und C. MEIER (1984): Zur Diagnostik der bakteriellen Endokarditis des Rindes mit Hilfe von intra vitam angelegten Blutkulturen. Dtsch. Tierärztl. Wschr. 91, 15–18. — SCHRAUWEN, E. (1984): Shock: een overzicht. Tijdschr. Diergeneesk. 109, 957–977. — SONODA, M., K. TAKAHASHI, T. KUROSAWA, K. MATSUKAWA, and Y. CHIHAYA (1982): Clinical and clinico-pathological studies on idiopathic congestive cardiomyopathy in cattle. World. Congr. Diseases of Cattle, Amsterdam 12, 1187–1191. — SPÖRRI, H. (1954): Untersuchungen

über die Systolen- und Diastolendauer des Herzens bei den verschiedenen Haustierarten und ihre Bedeutung für die Klinik und Beurteilungslehre. Schweizer Arch. Tierheilk. 96, 593–604. — STÖBER, M. (1977): Praktisch bedeutsame Erkrankungen des Herzens und der großen Gefäße beim Rind. Prakt. Tierarzt 58: Colleg. vet., 92–95. — STÖBER, M. (1977): Fehlen von Venenstauung und Trielödem trotz manifester traumatischer Herzbeutelentzündung beim Rind. Dtsch. Tierärztl. Wschr. 84, 132. — SURBORG, H. (1979): Elektrokardiographischer Beitrag zu den Herzrhythmusstörungen des Rindes. Dtsch. Tierärztl. Wschr. 86, 343–348.

TABOSA, J. H. C. (1980): Untersuchungen der Herzbeutelflüssigkeit bei klinisch gesunden und bei perikarditiskranken Rindern. Hannover, Tierärztl. Hochsch., Diss. — THIELSCHER, H.-H., U. ANDREAE, J. UNSHELM und D. SMIDT (1980): Die Blutdrucktelemetrie beim Rind — Ein Beitrag zum Einsatz physiologischer Parameter in der Verhaltensforschung sowie zur Erarbeitung tierschutzrelevanter Indikatoren. Dtsch. Tierärztl. Wschr. 87, 214–220.

YAMADA, H., and Y. YONEDA (1975): Studies on ultrasonic diagnosis in veterinary practice. 1. Traumatic pericarditis and endocarditis in cows. J. Jap. Vet. Med. Ass. 28, 6–12. — YAMAGA, Y., and K. TOO (1986): Echocardiographic detection of bovine cardiac diseases. Jap. J. Vet. Res. 34, 251–267.

Sangue (Generalidades)

ANONYM (1975): Preliminary observations on the influence of different feed protein levels on the blood profile of dairy cows. Acta Vet. Scand. 16, 471–473. — AMER, A. A., A. A. ISMAIL, and T. H. MOUSTAFA (1977): Biochemical changes of whole blood and blood serum of lactating cows, bovine and buffalo calves, in relation to various environmental temperatures and relative humidity. Assiut Vet. Med. J. 4, 253–257. — AVIDAR, Y., M. DAVIDSON, B. ISRAELLI, and E. BOGIN (1981): Factors affecting the levels of blood constituents of Israeli dairy cows. Zbl. Vet. Med. A 28, 373–380.

BAETZ, A. L. (1976): The effect of fasting on blood constituents in domestic animals. Ann. Rech. Vét. 7, 105–108. — BAUMGARTNER, W. (1977): Zur Aussagekraft klinisch-chemischer Laborbefunde in der Krankheitsdiagnostik beim Rind. Wien, Vet. Med. Univ., Habil.-Schrift. — BAUMGARTNER W. (1978): Influence of mountain grazing on various blood and rumen fluid values in cows. Wien. Tierärztl. Mschr. 65, 172–175. — BERGLUND, B., and R. OLTNER (1983): Blood levels of leukocytes, glucose, urea, creatinine, calcium, inorganic phosphorus and magnesium in dairy heifers from three months of age to calving. Zbl. Vet. Med. A 30, 59–71.

FURTMAYR, L., K. OSTERKORN und F. GRAF (1978): Ein Beitrag zur Anwendung der Faktorenanalyse in der Herdendiagnostik. Zbl. Vet. Med. A 25, 84–88.

GOUVERNEUR, M. (1988): Die diagnostische und prognostische Bedeutung von Veränderungen der Blutzusammensetzung bei klinisch kranken Rindern. Gießen, Diss. — GRÄSBECK, R., and T. ALLSTRÖM (1981): Reference values in laboratory medicine — the current state of the art. Wiley & Sons, Chichester, New York, Brisbane. — GROTH, W., und W. GRÄNZER (1977): Transportbedingte Veränderungen von Blutparametern bei Mastkälbern im Vergleich mit frühentwöhnten Kälbern. Dtsch. Tierärztl. Wschr. 84, 89–93. — GROTH, W., M. SCHWAB, W. GRÄNZER und F. PIRCHNER (1983): Die Wirkung des Nahrungsentzugs auf das Körpergewicht und stoffwechselrelevante Blutbestandteile von Kälbern und Besamungsbullen. Dtsch. Tierärztl. Wschr. 90, 370–374. — GRÜNDER, H.-D. (1979): Labordiagnostik in der Rinderpraxis. Tierärztl. Praxis 7, 101–114.

HANSCHKE, G., und C. SCHULZ (1982): Blutuntersuchungen bei klinisch gesunden Kälbern im subtropischen Klima (Marokko). Tierärztl. Umsch. 37, 554–563. — HAYS, F. L., und W. BIANCA (1976): Physiologische Einwirkungen der Alpung auf das Rind. Schweiz. Arch. Tierheilk. 118, 151–166. — HEWETT, C. (1975): Om betydelsen av blodprofilsvariationer i mjölkkobeståttningar. Svensk Vet. Tidn. 27, 663–670.

KALCHREUTER, S. (1985): Blutuntersuchung beim Rind — ein Beitrag zur ätiologischen Diagnosestellung in Problembeständen. Tierärztl. Umsch. 40, 382–386. — KITCHENHAM, B. A., G. J. ROWLANDS, R. MANSTON, and A. F. BALDRY (1977): Individuality and relationships with growth rate observed in the concentrations of certain blood constituents of bulls and steers reared on three systems of beef production. Br. Vet. J. 133, 175–183. — KITCHENHAM, B. A., G. J. ROWLANDS, R. MANSTON, and S. M. DEW (1975): The blood composition of dairy calves reared under conventional and rapid-growth system. Br. Vet. J. 131, 436–446. — KRIESTEN, K., W. SCHMIDTMANN, W. FISCHER und H. SOMMER (1976): Einfluß von Transport- und Auktionsbelastung auf die Konzentration der Gesamt-Proteine, der Gesamt-Lipide, der Glukose, des Kreatinins und der Elektrolyte im Serum von Zuchtbullen. Zbl. Vet. Med. A 23, 804–810.

LITTLE, W., R. M. KAY, R. MANSTON, G. J. ROWLANDS, and A. J. STARK (1977): The effects of age, liveweight gain and feed intake on the blood composition of young calves. J. Agric. Sci. 89, 291–296. — LOTTHAMMER, K.-H. (1981): Gesundheits- und Fruchtbarkeitsstörungen beim Milchrind. Klinisch-chemische Untersuchungen als Hilfsmittel zur Herdendiagnostik (Klärung der Ursachen). Tierärztl. Praxis 9, 541–551. — LUCKINGER, W. (1981): Verlaufsuntersuchungen verschiedener Blutparameter bei Kälbern während der Mastperiode. Wien, Vet. Med. Univ., Diss. — LUMSDEN, J. H., K. MULLEN, and R. ROWE (1980): Hematology and biochemistry reference values for female Holstein cattle. Canad. J. Comp. Med. 44, 24–31.

MANSTON, R., and W. M. ALLEN (1981): The use of blood chemistry in monitoring the health of farm livestock. Br. Vet. J. 137, 241–247. — MANSTON, R., B. A. KITCHENHAM, and A. F. BALDRY (1977): The influence of system of husbandry upon the blood composition of bulls and steers reared for beef production. Br. Vet. J. 133, 37–45. — MANSTON, R., G. J. ROWLANDS, W. LITTLE, and K. A. COLLIS (1981): Variability of the blood composition of dairy cows in relation to time of day. J. Agric. Sci. 96, 593–598. — MANSTON, R., A. M. RUSSELL, S. M. DEW, and J. M. PAYNE (1975): The influence of dietary protein upon blood composition in dairy cows. Vet. Rec. 96, 497–502. — MCMURRAY, C. H., E. F. LOGAN, P. J. MCPARLAND, F. J. MCRORY, and D. G. O. NEILL (1978): Sequential changes in some blood components in the normal neonatal calf. Br. Vet. J. 134, 590–597. — MOUTHON, G., J.-L. BESSOT, J.-C. BAUDRY, et . MAGAT (1975): Variations de certains constituants sanguins du boeuf cliniquement normal. Bull. Soc. Sci. Vét. Méd. Comp. 77, 163–169. — MOUTHON, G., J. BOST, A. MAGAT, et A. PIN (1975): Variations de quelques normes sanguines du veau de boucherie de la naissance à l'age de trois mois. Bull. Soc. Sci. Vét. Méd. Comp. 77, 153–159.

OLINER, R., and B. BERGLUND (1982): Blood levels of haemoglobin, leukocytes, glucose, urea, creatinine, calcium, magnesium and inorganic phosphorus in dairy calves from birth to 12 weeks of age. Swedish J. Agric. Res. 12, 23–28.

PETER, B. (1977): Das weiße und rote Blutbild und einige klinisch-chemische Blutparameter beim Schweizerischen Braunvieh. Zürich, Diss. — POSCH, H. (1983): Verlaufsuntersuchungen von Blutparametern bei Kälbern während der Aufzuchtphase. München, Diss.

Ross, J. G., and W. G. Halliday (1976): Surveys of bovine blood chemistry in Scotland. II. Serum proteins, cholesterol, calcium, sodium, potassium and magnesium. Br. Vet. J. *132*, 401–404. — Rowlands, G. J., W. Little, A. J. Stark, and R. Manston (1979): The blood composition of cows in commercial dairy herds and its relationships with season and lactation. Br. Vet. J. *132*, 64–74.

Schiessler, A., H.-J. Jaster, C. Grosse-Siestrup, V. Unger und E. S. Bücherl (1977): Normalwerte beim Kalb. Biochemische, hämatologische und gerinnungsphysiologische Werte und Bestimmungen der Flüssigkeitskompartimente. Zbl. Vet. Med. A *24*, 298–310. — Schillinger, D. (1982): Praxisnahe Laboruntersuchungen zur Diagnostik von Entzündungszuständen beim Rind. Prakt. Tierarzt *63*: Coll. vet., 101–104. — Schlerka, G., und W. Baumgartner (1983). Labordiagnostik in der Klauentierpraxis. Tierärztl. Umsch. *38*, 273–285. — Schlerka, G., und W. Luckinger (1984): Verlaufsuntersuchungen verschiedener Blutparameter bei Kälbern während der Milchaustauschermast. Dtsch. Tierärztl. Wschr. *91*, 87–92. — Schlerka, G., W. Petschenig und J. Jahn (1979): Untersuchungen über die Blutgase, den Säure-Basen-Haushalt, Elektrolytgehalt, einige Enzyme und Inhaltsstoffe im Blut neugeborener Kälber. Dtsch. Tierärztl. Wschr. *86*, 95–100. — Seidel, H., I. Müller und G. Furcht (1982): Das Verhalten einiger Parameter des Mineral- und Kohlenhydratstoffwechsels im geburtsnahen Zeitraum der Hochleistungsmilchkuh aus biokybernetischer Sicht. Arch. Exp. Vet. Med. *36*, 335–343. — Shaffer, L., J. D. Roussel, and K. I. Koonce (1981): Effects of age, temperature-season, and breed on blood characteristics of dairy cattle. J. Dairy Sci. *64*, 62–70. — Singh, S. P., and W. M. Newton (1978): Acclimation of young calves to high temperatures: Composition of blood and skin secretions. Am. J. Vet. Res. *39*, 799–801. — Slanina, L., A. Bomba, S. Paulik, G. Batta und J. Lehocky (1985): Korrektur der aktuellen Werte des metabolischen Profils bei Kälbern mit Hämokonzentration. Dtsch. Tierärztl. Wschr. *92*, 367–369. — Stämpfli, G., J. Anetzhofer und J. Stirnmann (1980): Der Einfluß der Tageszeit auf hämatologische und klinisch-chemische Parameter bei der Milchkuh. Schweiz. Arch. Tierheilk. *122*, 327–340. — Stämpfli, G., J. L. Bühler und P. Tschudi (1980): Hämatologische und klinisch-chemische Blutwerte bei Aufzuchtrindern. Schweiz. Arch. Tierheilk. *122*, 363–374. — Stämpfli, G., und H. P. Ittig (1982): Einfluß der Rasse auf hämatologische und klinisch-chemische Parameter. Schweiz. Arch. Tierheilk. *124*, 323–347. — Stämpfli, G., J. Stirnmann und U. Küpfer (1981): Einfluß des Laktationsstadiums und der Trächtigkeit auf hämatologische und klinisch-chemische Werte bei der Milchkuh. Schweiz. Arch. Tierheilk. *123*, 189–205. — Stark, A. J., G. J. Rowlands, R. Manston, and A. E. McClintock (1978): The blood composition of Friesian bulls; variations with age and relationships with results of progeny tests. J. Agr. Sci. *91*, 579–585. — Suzuki, and Kiitiro (1976): Studies on normal values of electrolytes and protein components in the serum of domestic animals. I. Cattle and pigs. Bull. Fac. Agric. *28*, 33–43.

Tomicki, Z. (1982): The metabolic profile test in health evaluation of dairy cattle. Kongr. Ber. XII. Weltkongr. Rinderkrankheiten, Amsterdam/Niederlande, Vol. 2, 1249–1251. — Tschudi, P. (1978): Die Eignung der Minizentrifuge Compur M 1100 und des Miniphotometers Compur M 1000 für die Untersuchung von Pferde- und Rinderblutproben. Schweiz. Arch. Tierheilk. *120*, 319–321. — Tschudi, P. (1985): Das Trockenchemie-System Seralyzer® und seine Verwendbarkeit in der tierärztlichen Praxis. Tierärztl. Praxis *13*, 385–393.

Obtenção e Conservação de Amostra de Sangue

Becker, M. (1977): Eine Methode des arteriellen Zugangs beim Rind. Schweiz. Arch. Tierheilk. *119*, 193–195.

Delorme, H. (1982): Die Blutentnahme aus der Vena coccygica beim Rind. Hannover, Tierärztl. Hochsch., Diss.

Eichner, G., und K.-H. Postel (1977): Ein neues Blutsaugerät für Rinder. Mh. Vet. Med. *32*, 875–876. — El-Sebaie, A., und W. Hofmann (1981): Der Einfluß der Hämolyse auf die Meßgenauigkeit verschiedener Blutparameter beim Rind. Dtsch. Tierärztl. Wschr. *88*, 364–368.

Grün, E., und C. Weber (1977): Zur Stabilität von Enzymaktivitäten im Blutserum landwirtschaftlicher Nutztiere. Mh. Vet. Med. *32*, 184–190.

Hunter, A. G., and K. P. Matthews (1982): Influence of storage at different temperatures on anorganic phosphorus levels of cattle blood samples. Vet. Rec. *111*, 441.

Meermann, W. (1983): Zur Verwendung sogenannter »Automatik-Spritzen« bei der Reihen-Blutproben-Entnahme aus der Schwanzvene (V. caudalis mediana) des Rindes. Dtsch. Tierärztl. Wschr. *90*, 503–509.

Rietschel, W., B. Senft, F. Meyer und U. v. Manteuffel (1975): Der Einfluß der Blutentnahme durch Punktion auf Merkmale des Blutes beim Rind. Züchtungsk. *47*, 1–7. — Rietschel, W., B. Senft, F. Meyer und U. v. Manteuffel (1975): Die Blutentnahme bei Rindern mit Hilfe von Langschlauchkathetern. Berl. Münch. Tierärztl. Wschr. *88*, 161–163. — Riley, J. H., and J. R. Thompson (1978): Anerobic arterial sampling technique in the bovine species. Am. J. Vet. Med. *39*, 1229–1231. — Rommel, P., B. Riedel und B. Idzior (1978): Venenverweilkatheter zur permanenten Blutgewinnung beim Rind. Mh. Vet. Med. *33*, 870–871.

Sears, P. M. (1983): Coccygeal vein catheterization in cattle. Mod. Vet. Pract. *64*, 801–803. — Sears, P. M., J. J. Paape, R. E. Pearson, and F. C. Gwazdauskas (1978): Comparison between tail vein and jugular vein cannulation in cattle. J. Dairy Sci. *61*, 947–979.

Exame Físico do Sangue

Gränzer, W. (1977): Die Messung des Blutvolumens beim Rind. Wien. Tierärztl. Mschr. *64*, 117–121.

Saalfeld, K., A. Memmel und P. Hollmann (1975): Untersuchungen zur Blutplasmaviskosimetrie beim Rind. Prakt. Tierarzt *56*, 593–594.

Hemocitologia

Agnes, F., T. Baglioni, A. Locatelli, T. Simonic e G. Traldi (1981): Aspetti di fisiopathologia dell eritrocita bovino: Nota IX — Rilievi nelle razze Reggiana ed Albese. Clin. Vet. *104*, 1–5. — Agnes, F., P. Sartorelli e M. Cornelli (1981): Attività della glucosio-6-fosfato deidrogenasi eritrocitaria in varie razze bovine. Clin. Vet. *104*, 52–57. — Anosa, V. O., and T. U. Obi (1980): Haematological studies on domestic animals in Nigeria. III. The effects of age, breed and haemoglobin type on bovine haematology and anaemia. Zbl. Vet. Med. B *27*, 773–788.

BAGLIONI, T., A. LOCATELLI, F. AGNES, C. GENCHI e T. SIMONIC (1978): Aspetti di fisiopatologia dell'eritrocita bovino: Nota I. Emoglobina, Ematocrito, Metaemoglobina-reduttasi, Glutatione-reduttase, Porfobilinogeno-sintetasi nella razza Rendena. Clin. Vet. *101,* 367–370. — BAGLIONI, T., A. LOCATELLI, F. AGNES, C. GENCHI e T. SIMONIC (1980): Aspetti di fisiopatologia dell'eritrocita bovino: Nota VII. Emoglobina, Ematocrito, Metaemoglobina-reduttasi, Porfobilinogeno-sintetasi nelle razze Pinzgauer e Grigia Alpina. Clin. Vet. *103,* 508–512. — BEGOVIC, S., A. SACIRBEGOVIC, and A. TAFRO (1977): Changes in leukocyte count and differential blood picture during the storage of citrated and heparinized blood of cow at room temperature. Veterinaria, Saraj., *26,* 243–251. — BILLARDON, G., et C. BORDAS (1977): Variation de la numération leucocytaire des bovins charolais de la Nièvre selon la saison. Rev. Méd. Vét. *128,* 1019–1020. — BLACKSHOW, C. (1979): The measurement of serum haemoglobin reactive protein selected groups of cattle and its use in clinical practice. Vet. J. *27,* 103–105. — BÖHME-SCHMÖKEL, D., E. S. BÜCHERL and M. MÜLLING (1982): Serumeisen und andere hämatologische Werte bei Aufzuchtkälbern. Tierärztl. Praxis *10,* 137–140. — BOZZOLO, G., and R. MONVOU-LON (1978): Postnatal changes in the haematocrit of the calf. Séanc. Soc. Biol. *172,* 945–953. — BÜNGER, U., T. MOTSCH, P. KAPHENGST, J. PONGE, U. FIEBIG, W. KLEINER, P. SCHMOLDT, G. FURCHT und M. STEINHARDT (1980): Normwerte des Hämoglobingehaltes, des Hämatokrits und der mittleren korpuskulären Hämoglobinkonzentration bei Aufzuchtkälbern. Herbststudie 1976. Arch. Exp. Vet. Med. *34,* 205–219.

CARLSON, G. P., and J. J. KANEKO (1975): Intravascular granulocyte kinetics in developing calves. Am. J. Vet. Res. *36,* 421–425. — CARLSON, G. P., and J. J. KANEKO (1976): Influence of prednisolone on intravascular granulocyte kinetics of calves under nonsteady state conditions. Am. J. Vet. Res. *37,* 149–151.

DOBSINSKA, E., O. DOBSINSKY, L. HURT, V. SKRÍVANOVA, and M. SAMEK (1977): Blood picture of calves kept under large-scale production conditions in the early postnatal period. Vet. Med. *22,* 183–191.

ESIEVO, K. A. N., and W. E. MOORE (1979): Effects of dietary protein and stage of lactation on the haematology and erythrocyte enzymes activities of high-producing dairy cattle. Res. Vet. Sci. *26,* 53–58.

FISHER, D. D., L. L. WILSON, and R. W. SCHOLZ (1980): Environmental and genetic effects on hematologic characteristics of beef cows. Am. J. Vet. Res. *41,* 1533–1536. — FLENSBURG, J., and P. WILLEBERG (1976): Studies on age specific leukocyte and lymphocyte counts in normal Friesian, Red Danish and Jersey cattle in Denmark. Nord. Vet. Med. *28,* 150–159. — FRERKING, H. (1975): Entwicklung des Blutbildes beim Rinderfetus während der zweiten Hälfte der Tragzeit. Berl. Münch. Tierärztl. Wschr. *88,* 264–269. — FRERKING, H. (1979): Volumen (MCV), Hämoglobingehalt (MCH) und Hämoglobinkonzentration (MCHC) fötaler Erythrozyten beim Rind der Rasse »Deutsche Schwarzbunte« während der zweiten Hälfte der Tragzeit. Dtsch. Tierärztl. Wschr. *86,* 139–140.

GERBER, H., J. MARTIG, P. TSCHUDI und H. J. SCHATZMANN (1975): Hochgradige Erythrocytendeformation bei Kälbern. Schweiz. Arch. Tierheilk. *117,* 341–347. — GRÜNDER, H.-D., H.-P. HECKERT und E. LOHNER (1988): Die Bestimmung des Hämoglobingehaltes und der Erythrozytenzahl im Blut von Rindern mit dem Miniphotometer Compur M 1000 D2 und Compur M 1000 D3 im Vergleich zu Standardverfahren. Vet. *3,* 6–9. — GUIDRY, A. J., M. J. PAAPE, and R. E. PEARSON (1976): Effects of parturition and lactation on blood and milk cell concentrations, corticosteroids and neutrophil phagocytosis in the cow. Am. J. Vet. Res. *37,* 1195–1201.

HELLEMOND VAN, K. K., en J. E. SPRIETSMA (1979): Het verloop van het hemoglobinegehalte en de hematocrietwaarde van het bloed van mestkalveren. Tijdschr. Diergeneesk. *104,* 501–510.

LAMOTEE, G. B., and R. J. EBERHART (1976): Blood leukocytes, neutrophil phagocytosis, and plasma corticosteroids in colostrum-fed and colostrum-deprived calves. Am. J. Vet. Res. *27,* 1189–1193. — LARSSON, M. (1981): Snabbdiagnostika metoder. Bestämming av hemoglobin och hematokrit med Compur miniforometer och minicentrifug. Svensk Vet. Tidn. *33,* 289–291. — LORENZ, R. J., O. C. STRAUB, W. J. C. DONNELLY, J. C. FLENSBURG, G. GENTILE, M. MAMMERICKX, L. M. MARKOSEN, A. A. RESSANG, and S. M. TAYLOR (1978): Bovine hematology. II. Comparative breed studies on the leukocyte parameters of several European cattle breeds as determined in national laboratories. Zbl. Vet. Med. B *25,* 245–256.

MAMMERICKX, M., R. J. LORENZ, O. C. STRAUB, W. J. C. DONNELLY, J. C. FLENSBURG, G. GENTILE, L. M. MARKSON, A. A. RESSANG, and S. M. TAYLOR (1978): Bovine hematology. III. Comparative breed studies on the leukocyte parameters of several European cattle breeds as determined in the common reference laboratory. Zbl. Vet. Med. B *25,* 257–267. — MAMMERICKX, M., R. J. LORENZ, O. C. STRAUB, W. J. C. DONNELLY, J. C. FLENSBURG, G. GENTILE, L. M. MARKSON, A. A. RESSANG, and S. M. TAYLOR (1978): Bovine hematology. IV. Comparative breed studies on the erythrocyte parameters of 16 European cattle breeds as determined in the common reference laboratory. Zbl. Vet. Med. B *25,* 484–498. — MAXIE, M. G. (1977): Evaluation of techniques for counting bovine platelets. Canad. J. Comp. Med. *41,* 409–415. — MAYR, B., und I. VOGEL (1980): Lymphozytenpopulation bei Rind, Schwein und Pferd — eine Übersicht. Wien. Tierärztl. Mschr. *67,* 106–110. — MOUSTAFA, T. H., A. A. AMER, and A. A. ISMAIL (1978): The effect of climatic changes on haemoglobin content and corpuscular constituents of blood in cattle and buffaloes. Assiut Vet. Med. J. *4,* 229–242.

NOOMAN, T. R., F. H. CORSS, R. A. REYNOLDS, and R. L. MURPHREE (1978): Effects of age, season, and reproductive activity on hemograms of female Hereford cattle. Am. J. Vet. Res. *39,* 433–440.

OLSON, D. P. (1983): Hematologic values in hypothermic and rewarmed young calves. Am. J. Vet. Res. *44,* 572–576.

POMSEL, T. (1980): Hämatologische Normalwerte beim Rind in Abhängigkeit von Alter und Trächtigkeit. Eine Auswertung der Literatur. Berlin, Diss.

RUPPANNER, R., B. B. NORMAN, C. J. ADAMS, D. G. ADDIS, G. P. LOFGREEN, J. G. CLARK, and J. R. DUNBAR (1978): Metabolic and cellular profile testing in calves under feedlot conditions: Blood cellular components — reference values and changes over time in feedlot. Am. J. Vet. Res. *39,* 851–854. — RUSOV, C., R. ZIVKOVIC, S. JEVTIC und L. JOJIC (1981): Hemogram klinicki normalnih bikova. Vet. Glasn. *35,* 199–208.

SAROR, D. I., R. R. ENGEL, V. PERMAN, and J. B. STEVENS (1975): Carboxyhemoglobin concentrations in normal cattle. Am. J. Vet. Res. *36,* 463–464. — SCHALM, O. W. (1975): Interpretation of total and differential leukocyte counts. Calif. Vet. *29,* 25–28. — SCHALM, O. W. (1976): Hemograms in inflammatory diseases of cattle. Mod. Vet. Pract. *57,* 825–827. — SCHALM, O. W. (1980): The bovine leukocytes. Bov. Pract., No. 1, 8–10, 32–34. — SCHALM, O. W. (1980): Differential diagnosis of anemias in cattle. Bov. Pract., No. 1, 16–18, 38–40. — SCHILLINGER, D. (1981): Bestimmung der Hämoglobin-Konzentration und der Erythrozytenzahl mit dem Miniphotometer Compur M 1000 in der tierärztlichen Praxis. Albrecht Fachpraxis, Nr. 13, 361–363. — SCHILLINGER, D., und W. BUCHER (1980): Untersuchungen über den Einfluß von Glukokortikoiden und von ACTH auf das Blutbild des Rindes. Tierärztl. Umsch. *35,* 651–656. — STRAUB, O. C., R. J. LORENZ,

L. CHEVRIER, W. J. C. DONNELLY, J. C. FLENSBURG, G. GENTILE, M. MAMMERICKX, L. M. MARKSON, and A. A. RESSANG (1978): Bovine hematology. I. Technical problems in the counting of leukocytes. Zbl. Vet. Med. B 25, 14–28. — SUTTON, R. H., and B. HOBMAN (1975): The value of plasma fibrinogen estimation in cattle: a comparison with total leucocyte and neutrophil counts. N. Z. Vet. J. 23, 21–27.

VEIRUP, N. H. (1977): Macrocytose hos kvag. Fortsatte undersøgelser. Dansk Vet. Tidskr. 60, 833–845.

WEISER, M. G. (1982): Erythrocyte volume distribution analysis in healthy dogs, cats, horses and dairy cows. Am. J. Vet. Res. 43, 163–166.

Coagulação do Sangue

BIESEL, M. (1988): Untersuchungen zum physiologischen Gerinnungsstatus des Rindes unter Berücksichtigung des peripartalen Zeitraumes. Hannover, Tierärztl. Hochsch., Diss. — BLAISDELL, F. S., and W. J. DODDS (1977): Evaluation of two microhematocrit methods for quantitating plasma fibrinogen. J. Am. Vet. Med. Ass. 171, 340–342. — BORDER, M. (1976): Values of three coagulation screening test of precolostral calves. Can. J. Comp. Med. 40, 265–269.

CULBERTSON, R., C. F. ABILDGAARD, J. HARRISON, K. JEFCOAT, and B. I. OSBURN (1979): Ontogeny of bovine hemostasis. Am. J. Vet. Res. 40, 1402–1405.

EICHNER, P. (1976): Untersuchungen über den diagnostischen und prognostischen Wert der Fibrinogen-Bestimmung im Blutplasma des Rindes. Hannover, Tierärztl. Hochsch., Diss.

GENTRY, P. A., R. M. KIPTRAP, and W. D. BLACK (1979): Changes in blood coagulation profiles of dairy cows during pregnancy and in heifer calves after hormone treatment. Can. J. Anim. Sci. 59, 503–510.

NOCKELS, C. F., J. W. YOKEL, and D. W. JACKSON (1978): Factors affecting blood clotting in immature sheep and cattle. Br. Vet. J. 134, 296–298.

Equilíbrio Hidreletrolítico e Ácido-Básico

BAUMGARTNER, W. (1979): Arbeitswerte in der Laboratoriumsdiagnostik beim Rind. II. Mitteilung: Mineralstoffe im Serum und Blutstatus. Zbl. Vet. Med. A 26, 279–289. — BIENIEK, A., A. ALBRYCHT und S. CĄKAŁA (1987): Blutgaswerte von Kühen in Proben aus den Blutgefäßen am Schwanz. Tierärztl. Umsch. 42, 451–455. — BLANKE, A.-B. (1984): Untersuchungen über das Verhalten der Blutgase und des Säure-Basen-Haushaltes bei neugeborenen Kälbern bis 3 Tage p. p. unter Berücksichtigung des Gesundheitszustandes bei der Geburt. Berlin, Diss. — BOSTEDT, H., and P. SCHRAMEL (1982): Dynamics of blood concentration of calcium, magnesium and the three elements iron, copper and zinc in the newborn calf. Tierärztl. Umsch. 37, 471–476. — BOSTEDT, H., G. SCHWARZ und R. SCHÄDLICH (1977): Klinische und blutserumanalytische Erhebungen über den Verlauf des Puerperiums bei Rindern nach Gebärparese. Berl. Münch. Tierärztl. Wschr. 90, 189–192. — BOSTEDT, H., V. WENDT und R. PRINZEN (1979): Zum Festliegen des Milchrindes im peripartalen Zeitraum — klinische und biochemische Aspekte. Prakt. Tierarzt 60, 18–34.

CABELLO, G., and M. C. MICHEL (1977): Composition of blood plasma (calcium, phosphorus, magnesium, proteins) during the neonatal period in the calf. Influence of the state of health. Ann. Rech. Vét. 8, 203–211. — CĄKAŁA, S. (1981): Zur Entstehung der Azidose und der damit bedingten Stoffwechselstörungen der Wiederkäuer. Mh. Vet. Med. 36, 290–294.

DIRKSEN, G. (1981): Kälberruhr in neuer Sicht. Prakt. Tierarzt 59: Colleg. vet. 12, 42–45.

FINSTERBUSCH, L., und H. HARTMANN (1982): Untersuchungen zum Flüssigkeitshaushalt des Kalbes. 1. Mitteilung: Gleichzeitige Bestimmung der Volumina für das Gesamtkörperwasser und des Blutplasma mit Hilfe der Isotopenverdünnungsmethode sowie Ergebnisse zur Ausscheidung des Körperwassers. Arch. Exp. Vet. Med. 36, 851–862. — FISCHER, W., A. WAHDATI, A. HAACJ und H. SOMMER (1977): Untersuchungen über den Gehalt an anorganischem Phosphat, Kalzium, Natrium und Kalium im Blutserum von Zuchtbullen. Dtsch. Tierärztl. Wschr. 84, 264–266. — FRERKING, H. (1979): Mineralstoffgehalte im Blutserum von Rinderfeten und deren Mütter während der zweiten Hälfte der Tragezeit. Dtsch. Tierärztl. Wschr. 86, 265–267.

GATTINGER, G., und P. KRUZIK (1983): Labordiagnostik in der Klauentierpraxis. 3. Untersuchung von aussagekräftigen Mineralstoffen. Tierärztl. Umsch. 38, 434–438. — GÜTLER, R. (1976): Untersuchungen über den Enzym- und Elektrolytgehalt im Blutserum gesunder und an Gebärparese erkrankter Deutscher Braunviehkühe in der peripartalen Periode unter Praxisbedingungen. München, Diss.

HARTMANN, H., L. FINSTERBUSCH, C. RUDOLPH, H. MEYER und P. SCHWEINITZ (1988): Untersuchungen zum Flüssigkeitshaushalt des Kalbes. Arch. Exp. Vet. Med. 42, 41–51. — HELD, T. (1983): Klinische und blutgasanalytische Untersuchungen bei kalbenden Rindern und deren Feten. Hannover, Tierärztl. Hochsch., Diss.

JEKEL, E. (1986): Über Konzentrationsänderungen von Elektrolyten und Spurenelementen im Blutplasma von Kälbern in den ersten Lebensstunden und tagen. Gießen, Diss.

KÖPPE, U. (1980): Blutgas- und Säure-Basen-Werte bei vorzeitig und termingerecht entwickelten Kälbern in den ersten 24 Lebensstunden. Hannover, Tierärztl. Hochsch., Diss. — KUBINSKI, T. (1980): Some parameters of water electrolyte metabolism and acid base balance of dairy cows during pasture and winter season. Arch. Exp. Vet. Med. 34, 161–166. — KUCERA, A., J. SURYNEK, and J. JANŮ (1977): Sodium, potassium and chloride levels in blood plasma of calves from birth to four months of age. Acta Vet. Brno 46, 21–28. — KUIPER, R. (1980): Änderungen der Elektrolytzusammensetzung des Plasmas und des Urins bei experimenteller metabolischer Alkalose beim Rind. Kongr. Ber. XI. Int. Congr. on diseases of cattle, Tel Aviv, 1229–1239.

LACHMANN, G., und W. SEFFNER (1979): Zur Problematik der metabolischen Azidose des Wiederkäuers. Mh. Vet. Med. 34, 44–46. — LACHMANN, G., H. SIEBERT und M. SCHÄFER (1985): Säure-Basen-Parameter in Blut, Erythrozyten, Lebergewebe und Harn bei dekompensierter metabolischer Azidose des Rindes. Arch. Exp. Vet. Med. 39, 422–428. — LACHMANN, G., H. SIEBERT und M. SCHÄFER (1986): Säure-Basen-Parameter in Blut, Erythrozyten, Lebergewebe und Harn bei vollständig kompensierter metabolischer Azidose des Rindes. Arch. Exp. Vet. Med. 40, 791–797. — LEWIS, L. D. (1977): Clinical signs associated with various degrees of dehydration in the diarrheic calf. Norden News 1977: 2, 1–6.

MAURER-SCHWEIZER, H., und K. WALSER (1977): Azidose und klinischer Zustand bei asphyktischen Kälbern. Berl. Münch. Tierärztl. Wschr. 90, 364–366, 368–371. — MAURER-SCHWEIZER, H., U. WILHELM und K. WALSER

(1977): Blutgase und Säure-Basen-Haushalt bei lebensfrischen Kälbern in den ersten 24 Lebensstunden. Berl. Münch. Tierärztl. Wschr. 90, 192–196. — MOUTHON, G., C. LONGIN und A. MAGAT (1979): Wirkung des Transports auf pH, pCO$_2$ und pO$_2$ im Blut junger Mastrinder. Bull. Soc. Sci. Vet. Med. Comp. 78, 333–336.

NYDEGGER, M. (1988): Untersuchungen über die Anwendbarkeit eines semiquantitativen Tests zur Bestimmung der Serum-Kalziumkonzentration in der Praxis (Calcium-Test-Graeub). Schweiz. Arch. Tierheilkd. 130, 50.

PERGE, P. (1982): Untersuchungen zum Einfluß der Calcium- und Phosphor-Aufnahme auf den Mineralstoffgehalt in Speichel und Blutserum beim Wiederkäuer. Bonn, Diss.

ROSSOW, N., und P. EDVI (1976): Die latente alimentäre metabolische Azidose des Wiederkäuers. Mh. Vet. Med. 31, 226–230.

SANDHOLM, M., G. HÖNSSON, B. PEHRSON, and G. ZEWI (1979): A new rapid method for determination of blood calcium in cows. Zbl. Vet. Med. A 26, 411–416. — SCHÄFER, M., G. LACHMANN, A. KRON und H.-J. HAHN (1980): Untersuchungen zur metabolischen Alkalose in Milchkuhbeständen. Mh. Vet. Med. 35, 64–67.

TORRES, O., J. M. FIGUEREDO und J. M. CAPOTE (1984): Säure-Basen-Haushalt bei neugeborenen Kälbern und metabolische Azidose. Mh. Vet. Med. 39, 118–119. — TRUNIGER, B., und P. RICHARDS (1985): Wasser- und Elektrolythaushalt. Thieme, Stuttgart; 5. Aufl.

VANDAELE, W. (1983): Fluid therapy in calves. In: BOGAN, J. A., P. LEES, and A. T. YOXALL: Pharmacological basis of large animal medicine. Blackwell Scientific Publications, Oxford, London, Edinburgh, Boston, Melbourne; p. 354–374.

WAIZENHÖFER, H., und M. MÜLLING (1978): Untersuchungen über das Verhalten von pH$_{akt.}$, pO$_2$ und pCO$_2$ im venösen, kapillären und arteriellen Blut neugeborener Kälber. Berl. Münch. Tierärztl. Wschr. 91, 173–176. — WAL VAN DER, P. G., H. G. HULSHOF, G. VAN ESSEN, and A. MEIJERING (1982): Acid-base parameters in venous blood of pregnant and non-pregnant Dutch Friesian and Dutch Red and White cows. Vet. Quarterly 4, 189–191.

Enzimas e Metabólitos Séricos

ANDA, L. P., und N. LIAPPIS (1976): Vergleich der freien Aminosäuren im Blutserum von Menschen und Tieren. III. Mitteilung: Mensch, Katze, Rind, Pferd. Z. Tierphysiol., Tierernährg. u. Futtermittelkde. 36, 170–174. — ANDREWS, A. T., and E. ALICHANIDIS (1975): The acid phosphatases of bovine leucocytes, plasma and the milk of healthy and mastitic cows. J. Dairy Res. 42,. 391–400.

BAUCHART, D., and B. AUROUSSEAU (1981): Postprandial lipids in blood plasma of preruminant calves. J. Dairy Sci. 64, 2033–2042. — BAUMGARTNER, W., G. SCHLERKA und W. PETSCHENIG (1980): Untersuchungen über die Blutgase, den Säure-Basen-Haushalt, Elektrolytgehalt, einige Enzyme und Inhaltsstoffe im Blut neugeborener Kälber. II. Mitteilung: Elektrolytgehalte, Enzymaktivitäten und Gehalt an Gesamtbilirubin. Dtsch. Tierärztl. Wschr. 87, 18–20. — BAUMGARTNER, W., und G. SCHLERKA (1983): Labordiagnostik in der Klauentierpraxis. 2. Enzyme und Stoffwechselprodukte im Blut. Tierärztl. Umsch. 38, 361–363. — BAUMGARTNER, W., und M. SKALICKY (1979): Arbeitswerte in der Laboratoriumsdiagnostik beim Rind. I. Mitteilung: Enzyme und Stoffwechselprodukte im Serum bzw. Vollblut. Zbl. Vet. Med. A 26, 221–230. — BODENBERGER, B. (1979): Carbohydrate metabolism in healthy and asphyxial newborn calves (glucose and lactate concentrations in venous blood). München, Diss. — BOGIN, E., Y. AVIDAR, J. EYAL, and H. STURMAN (1977): Blood levels enzymes, proteins, metabolites and minerals in healthy bulls. Refuah Vet. 34, 19–20. — BOGIN, E., and U. BAR-TANAH (1975): Levels of enzymes, metabolites and phosphorus in the blood of calves fed on milk or milk substitutes. Refuah Vet. 32, 63–65. — BOGIN, E., H. SOMMER, and N. LIAPPIS (1980): Free amino acids in serum of healthy cows and cows with parturition paresis. Zbl. Vet. Med. A 27, 298–302. — BONDARENKO, G. A., N. I. GUSEVA, I. V. PTASHEVSKAJA, N. V. VARNAVSKAJA, T. A. PERYSHIKOVA und E. V. PERYSHKINA (1977): Nasleduemost urovney soderzhanija metabolitov krovi u krupnogo rogatogo skota v razlichnye vozrastnye periody i sezony goda. Genetika 13, 439–450. — BOSTEDT, H. (1983): Vergleichende Untersuchung über die Entwicklung des Enzymprofiles im Blut von Kälbern und Lämmern in der neonatalen Adaptionsperiode. Berl. Münch. Tierärztl. Wschr. 96, 431–438. — BOUDA, J., and P. JAGOS (1979): Proteins and enzyme activities in the blood of cows in late pregnancy and in their foetuses. Acta Vet. Brno 48, 15–18. — BRENNER, K.-V., und P. REINHARD (1976): Untersuchungen zur photometrischen Bestimmung und zur Stabilität der freien Fettsäuren im Plasma und Serum vom Rind. Mh. Vet. Med. 31, 707–711.

EL-SEBAIE, A., und W. HOFMANN (1982): Untersuchungen über den Hämoglobingehalt im Blutserum gesunder Rinder. Dtsch. Tierärztl. Wschr. 89, 77–81.

FRERKING, H., E. BLESENKEMPER und A. PETERS-BORG (1984): Enzymuntersuchungen bei bis zu drei Monate alten kranken Kälbern sowie Ergebnisse der Faktorenanalyse. Dtsch. Tierärztl. Wschr. 91, 8–12.

GERDES, W. (1975): Untersuchungen über den L(+)-Milchsäuregehalt im Vollblut gesunder und kranker Rinder. Hannover, Tierärztl. Hochsch., Diss. — GLOECKLER, H., L. F. FERRERI, and E. FLAIM (1980): Lipoprotein patterns in normal lactating Holstein cows bled at various times: Effect of milking. Proc. Soc. Exp. Biol. Med. 165, 118–122. — GONDENSEN, F. (1979): Untersuchungen zu Heritabilitätsschätzungen von Blutwerten (Glukose, Gesamtbilirubin, GOT und Phosphor) bei Milchrindern. Hannover, Tierärztl. Hochsch., Diss. — GRÄNZER, W. (1978): Zur Qualitätskontrolle im klinisch-chemischen Labor: Präzision der Analytik und Stabilität von Laktat, Cholesterin und GOT im Rinderserum. Tierärztl. Umsch. 33, 526–531. — GRÜN, E., und J. HOTTENROTT (1978): Das Verhalten der Aktivität einiger Enzyme im Blutplasma klinisch gesunder Kühe während der Geburt und im Puerperium. Mh. Vet. Med. 33, 363–366. — GRÜN, E., und C. WEBER (1977): Zur Stabilität von Enzymaktivitäten im Blutserum landwirtschaftlicher Nutztiere. Mh. Vet. Med. 32, 184–190. — GRÜNDER, H.-D. (1977): La signification diagnostic de quelques enzymes sériques chez les bovins. Point Vét. 6, 49–55.

HAMMOND, A. C. (1983): The use of blood urea nitrogen concentration as an indicator of protein status in cattle. Bov. Pract., No. 18, 114–118. — HEINRITZI, K. (1978): Vergleichende Prüfung von verschiedenen Methoden zur Bestimmung des Hämatokritwertes und des Harnstoffgehaltes im Blut von Kälbern mit Diarrhoe. Berl. Münch. Tierärztl. Wschr. 91, 333–336. — HEINRITZI, K. (1979): Vergleichende Prüfung von einfachen Schnellmethoden zur Bestimmung des Gesamtbilirubingehaltes im Blutserum des Rindes. Prakt. Tierarzt 60, 660–662. — HENRICSON, B., G. JÖNSSON, and B. PEHRSON (1977): "Lipid Pattern", glucose concentration, and ketone body level in the blood of cattle. Zbl. Vet. Med. A 24, 89–102.

IBRAHIM, H. (1975): Vergleichende Bestimmung des Harnstoffgehaltes im Vollblut und Blutserum mit dem Merckognost-Harnstoff-Test und der Biochemica-Test-Combination Harnstoff bei gesunden und kranken Rindern. Hannover, Tierärztl. Hochsch., Diss.

JAKOB, W. K., B. HUTSCHENREUTER und S. SCHWIND (1980): Ergebnisse von Stoffwechseluntersuchungen bei Besamungsbullen. Mh. Vet. Med. 35, 456–460.

KELLER, H. (1978): GLDH- und Gamma-GT-Aktivitäten im Serum gesunder und leberegelbefallener Rinder. Schweiz. Arch. Tierheilk. 120, 189–193. — KELLY, J. M. (1976): Blood hydroxy-butyrate levels as an indicator of the nutritional status of dairy cattle. Ber. J. Kongr. Welt Ges Buiatrik, Paris, 601–607. — KIRCHNER, K. O. SCHULZ und H. GROSSMANN (1977): Untersuchungen über das Verhalten einiger Stoffwechselparameter im geburtsnahen Zeitraum bei industriemäßig gehaltenen Milchrindern. Mh. Vet. Med. 32, 566–568. — KLEE, W., A. SEITZ und D. ELMER-ENGLHARD (1985): Untersuchungen über den Kreatinin- und Harnstoff-Blutspiegel gesunder neugeborener Kälber im Hinblick auf deren Nierenfunktion. Dtsch. Tierärztl. Wschr. 92, 405–407. — KLEIN, B., D. SCHMIDT und H. ZUCKER (1987): Serumharnstoffbestimmungen in Milchviehherden zur Beurteilung der Protein- und Energieversorgung. Tierärztl. Umsch. 42, 532–539. — KOSAK, F. (1980): Untersuchungen über die Konzentration der freien Fettsäuren im Blutplasma zur Ermittlung stoffwechselphysiologischer Leistungsgrenzen bei Hochleistungskühen. München, Diss. — KOUIDER, S., E. KOLB, G. GRÜNDEL, C. SCHINEFF, U. SCHMIDT und G. ZIEMKE (1979): Untersuchungen zur Regulationsfähigkeit des Glucosestoffwechsels beim Kalb nach Infusion von Fruktoselösung und unter Anwendung verschiedener Hormone (adrenokortikotropes Hormon, Prednisolon, Adrenalin und Noradrenalin). Arch. Exp. Vet. Med. 33, 765–781. — KRIESTEN, K., U. MURAWSKI, H. EGGE, W. FISCHER und H. SOMMER (1978): Stressbedingte Veränderungen der Lipid- und Fettsäurenmuster im Serum von Stieren. Zbl. Vet. Med. A 25, 207–221.

LESKOVA, R., und H. ZUCKER (1975): Beziehungen zwischen Futterverwertung, Serumharnstoff und Blutglukose beim frühentwöhnten Kalb. Z. Tierphysiol., Tierernährg. u. Futtermittelkde. 35, 180.

MASSIP, A. (1980): Relationship between pH, plasma cortisol and glucose concentrations in the calf at birth. Br. Vet. J. 136, 597–601. — METTERNICH, E. M. (1977): Die Aktivitätsbestimmung der Enzyme GOT, LDH, GLDH und γ-GT im Rinderserum. Normalwerte und Anwendung auf ein Vorsorgeuntersuchungsprogramm der Milchkuh. Gießen, Diss. — MÜLLER, I., C. GOTTSCHILD, E. KOLB, H. SEIDEL und G. ZIEMKE (1982): Untersuchungen über den Gehalt an Glukose, an freien Fettsäuren, an Insulin, an Ca, an Pa und Mg sowie über die Aktivität der alkalischen Phosphatase im Blutplasma von 10 laktierenden Jersey-Rindern über einen Zeitraum von 24 h. Mh. Vet. Med. 37, 103–108. — MÜLLING, M., H. WAIZENHÖFER und B. BRATTIG (1979): Glucose-, Laktat-und pH$_{akt.}$-Werte bei Kühen und Kälbern während und unmittelbar nach der Geburt. Berl. Münch. Tierärztl. Wschr. 92, 111–117.

NOBLE, R. C., R. M. MABON, and D. MCEWAN JENKINSON (1976): The effects of exposure to warm environments on bovine plasma lipid composition. Res. Vet. Sci. 21, 90–93.

PETERS, A. (1981): Untersuchungen über den Gesamtprotein- und Gesamtbilirubingehalt sowie über die Aktivitäten verschiedener Enzyme im Serum bis zu zwölf Wochen alter kranker Kälber. Hannover, Tierärztl. Hochsch., Diss. — PIRCHNER, F., W. STÖCKL und M. WEISER (1975): Einflüsse auf den Plasma-Aminosäuregehalt bei Kälbern. Wien. Tierärztl. Mschr. 62, 277–282. — POHLE, R., und H. GÜRTLER (1975): Zur Stabilität der Glukosekonzentration in Rinderblutproben bzw. deren Fraktionen bei der Aufbewahrung. Mh. Vet. Med. 30, 353–359.

SCHILLINGER, D. (1980): Prüfung eines neuen Miniphotometers (Compur M 1001) für die quantitative Bestimmung von Gesamt-Bilirubin, Glukose, Gesamt-Cholesterin und Gesamt-Eiweiß im Plasma bzw. Serum des Rindes. Berl. Münch. Tierärztl. Wschr. 93, 104–108. — SCHULZ, W. (1983): Die quantitative Bestimmung von Gesamtbilirubin, Gesamtprotein, Glukose und Gesamtcholesterin im Serum bzw. Plasma von Rindern mit einem neuen Miniphotometer (Compur M 1001) im Vergleich zu Standardmethoden und anderen Schnelltesten. Gießen, Diss. — SCHWALM, J. W., und L. H. SCHULTZ (1976): Beziehung der Insulinkonzentration zu Metaboliten des Blutes bei der Milchkuh. J. Dairy Sci. 59, 255–261. — SINHA, R. K., B. N. THAKURIA, R. N. BARUAH, and B. C. GARMA (1981): Effect of breed, age, sex and season on total serum cholesterol level in cattle. Indian Vet. J. 58, 529–533.

TALOS, V., G. ROTH, P. POP und A. TRIF (1975): Der Verlauf des Blutzuckerspiegels und die Eosinophilenzahl während der Trächtigkeit bei Rindern. Dtsch. Tierärztl. Wschr. 82, 286–288. — TREUDE, H.-J., und M. MÜLLING (1982): Enzymuntersuchungen im Blutplasma von Kühen und Kälbern während und nach der Geburt sowie in der Amnionhaut. Berl. Münch. Tierärztl. Wschr. 95, 436–439.

WAIZENHÖFER, H., und M. MÜLLING (1978): Laktat-, Pyruvat- und aktuelle pH-Werte im venösen Blut neugeborener Kälber. Berl. Münch. Tierärztl. Wschr. 91, 186–188. — WEISS, K.-H. (1976): Serumenzymbestimmungen zur Diagnostik bestimmter Kälberkrankheiten und ihre Anwendbarkeit in der tierärztlichen Praxis. München, Diss. — WEISS, K.-H. (1978): Serumenzymbestimmungen zur Diagnostik bestimmter Kälberkrankheiten und ihre Anwendbarkeit in der tierärztlichen Praxis. Tierärztl. Umsch. 33, 162–157. — WOLFSCHAFFNER, J. (1984): Untersuchungen über Metaboliten des Fettstoffwechsels im Blutplasma von Kühen und Kalbinnen der Rasse Holstein-Friesian. München, Diss.

Proteinograma

AEIKENS, T. (1976): Untersuchungen über den γ-Globulingehalt im Blutserum neugeborener Kälber in den ersten 3 Lebenstagen während der Monate Dezember bis April. Hannover, Tierärztl. Hochsch., Diss.

BLAUÄRMEL, H. (1978): Gegenüberstellung quantitativer Bestimmungen der Eiweißfraktionen des Blutplasmas klinisch gesunder Rinder mit der Zelluloseazetatfolie- und der Mikro-Agargel-Elektrophorese. Arch. Exp. Vet. Med. 32, 525–530. — BORG, L. (1981): Quantitative Untersuchungen über den Gesamtprotein- und Immunoglobulin-Gehalt im Blutserum kranker, bis zu 12 Wochen alter Kälber mit Hilfe der Refraktometrie, Biuretmethode, Elektrophorese und Nephelometrie. Hannover, Tierärztl. Hochsch., Diss.

EL-SEBAIE, A., W. HOFMANN und S. EL-AMROUSI (1988): Elektrophoretische Serum-Protein-Analyse bei einigen Rinderkrankheiten. Vet. 3, 19–23.

FRERKING, H., E. HENKEL unds H. BALDIZON DE LORENZANA (1980): Zur Anwendung der Faktorenanalyse mit Hilfe des SPSS-Programms bei verschiedenen Methoden der Eiweißbestimmung im Kälberserum. Dtsch. Tierärztl. Wschr. 87, 174–175. — FRERKING, H., E. HENKEL und E. v. SCHWARTZ (1980): Zur Brauchbarkeit der Refraktometrie als indirekte Methode für die Bestimmung der Immunitätslage beim jungen Kalb. Blaue Hefte Tierarzt, 88–92.

GRÄNZER, W. (1986): Die quantitative Bestimmung der Immunglobuline beim Rind: Definitionen, Methoden, Ergebnisse und Ergebnisevalutionen. Tierärztl. Umsch. *41*, 824–834.

HENKEL, E., H. FRERKING und H. RISTEDT (1980): Laser-Nephelometrie, ein sicheres und schnelles Verfahren zur Bestimmung von Immunglobulinen im Kälberserum. Dtsch. Tierärztl. Wschr. *87*, 365–369.

JASTER, H.-J., A. SCHLIESSLER, C. GROSSE-SIESTRUP und E. BÜCHERL (1977): Papierelektrophoretische Untersuchungen von Blutseren 61 gesunder Kälber. Berl. Münch. Tierärztl. Wschr. *90*, 72–74.

LAMBRECHT, G., und K. PETZOLD (1984): Kritische Beurteilung der quantitativen Immunglobulinbestimmung beim Kalb. Tierärztl. Praxis *12*, 535–539. — LaMOTTE, G. B. (1977): Total serum protein, serum protein fractions and serum immunoglobulins in colostrum-fed and colostrum-deprived calves. Am. J. Vet. Res. *38*, 263–268. — LIBERG, P. (1978): The fibrinogen concentration in blood of dairy cows and its influence of the interpretation of the glutaraldehyde and formol-gel test reactions. Acta Vet. Scand *19*, 413–421. — LIBERG, P., B. PEHRSON, and M. SANDHOLM (1975): The value of the glutaraldehyde and formaldehyde tests in evaluation of the globulin level in bovine blood. Acta Vet. Scand *16*, 236–243.

MARTENS, H. H. (1977): Untersuchungen mit der Glutaraldehydprobe nach SANDHOLM im Vollblut gesunder und kranker Rinder. Hannover, Tierärztl. Hochsch., Diss.

NAYLOR, J. M., D. S. KRONFELD, S. BECH-NIELSEN, and R. C. BARTHOLOMEW (1977): Plasma total protein measurement for prediction of disease and mortality in calves. J. Am. Vet. Med. Ass. *171*, 635–638.

O'ROURKE, K. S., and W. C. SUTTERFIELD (1981): Glutaraldehyde coagulation test for detection of hypogammaglobulinemia in neonatal nondomestic ruminants. J. Am. Vet. Med. Ass. *179*, 1144–1146.

PESTEVSEK, U., N. KLEMENC, P. VOSPERNIK, and J. ZUST (1980): Serum protein fractions in dairy cows in high pregnancy and puerperium. Vet. Glasn. *34*, 555–561.

SEGAL, L. (1978): Eine einfache Methode zur schnellen Bestimmung des Gammaglobulingehaltes im Serum von Rindern und Schweinen. Mh. Vet. Med. *33*, 953–956.

TENNANT, B., B. H. BALDWIN, R. K. BRAUN, N. L. NORCORSS, and M. SANDHOLM (1979): Use of the glutaraldehyde coagulation test for detection of hypogammaglobulinemia in neonatal calves. J. Am. Vet. Med. Ass. *174*, 848–853.

CAPÍTULO 6
Aparelho Respiratório

M. STÖBER

6.1 Anamnese e achados no exame clínico geral

Na anamnese (ver Seção 2.2), podem se obter indícios sobre a existência de uma doença respiratória, através da presença de corrimento nasal, sangramento nasal, tosse ou outros ruídos respiratórios, gemidos expiratórios longos, falta de ar ou respiração curta, cansaço rápido (o animal se cansa logo), assim como aumento de freqüência dos movimentos respiratórios durante a condução da tropa ("curto de vento"), aumento febril da temperatura corpórea, compra de animais com doença respiratória ou contato de pacientes com estes (no curral ou no pasto). Por outro lado, deve-se perguntar especificamente a respeito de tais achados e, em regiões ainda não sanadas de tuberculose bovina (ou de pleuropneumonia bovina contagiosa), informar sobre a ocorrência de tais moléstias no respectivo rebanho, durante o *exame clínico geral* (ver Seção 2.4) do animal, caso haja indícios que levem a crer que a sede da doença esteja situada no aparelho respiratório.

6.2 Observações etiopatogênicas

Após a erradicação da tuberculose bovina, a importância das *broncopneumonias enzoóticas infecciosas*, em bezerros e bovinos jovens, bem como em animais adultos nos países de criação bovina intensiva, aumentou bastante. Tais doenças de rebanho em geral ocorrem em *animais recentemente* adquiridos em conjunto e/ou *animais colocados em estábulos superlotados* e se desenvolvem, via de regra, após um estresse excepcional. Este tipo de estresse, que altera os mecanismos de defesa do aparelho respiratório, pode ocorrer em transporte desgastante (daí a denominação de "febre do transporte"), em animais que mudaram muito de curral ("tosse de comércio"), quando se reúnem animais da mesma idade provenientes de origens diferentes ("doença da aglomeração") e/ou quando há alterações climáticas no estábulo. Por isso, as broncopneumonias enzoóticas são consideradas *"ecopatias"*. O complexo mecanismo de defesa do sistema respiratório pode ficar deficitário em conseqüência dos danos causados por esses fatores estressantes, fato que permite a implantação e a multiplicação de agentes etiológicos patogênicos facultativos ou obrigatórios no sistema em questão. A prevenção e o tratamento efetivos e etiotrópicos (isto é, de acordo com a causa) das broncopneumonias enzoóticas só são possíveis com o conhecimento dos *mecanismos de defesa respiratória* do bovino, assim como dos *fatores nocivos* ao sistema respiratório de importância para tal espécie animal (doenças "fatoriais") e suas prioridades. Para tanto, o veterinário ativo na buiatria necessita de conhecimentos profundos das *correlações patogênicas;* ele também deve ter a capacidade de avaliar o *ambiente* de pacientes com doença respiratória.

6.3 Procedimento de exame

Ao avaliar os órgãos respiratórios, primeiramente observa-se a *atividade respiratória junto* do animal ou do grupo de animais acometidos, prestando atenção, ao mesmo tempo, para *ruídos sincrônicos* com os *movimentos respiratórios*. Após isso, cada parte do sistema respiratório é examinada no próprio paciente, em ordem de entrada do ar: *ar respirado, focinho, nariz e seios nasais, laringe, faringe, traquéia, brônquios e pulmões, com pleura e cavidade torácica*. Deve-se controlar a *parede torácica* quanto à presença de alterações patológicas. Além disso, dependendo do caso, deve-se fazer *adequada coleta de material* para exames complementares. Os *exames para a avaliação da função respiratória* só são feitos em pesquisas.

6.4 Mecanismos de defesa respiratória

O papel dos mecanismos de *proteção* e *defesa* do sistema respiratório é o de aquecimento e umedecimento do ar inspirado, manter a natureza e a funcionalidade das vias respiratórias e impedir a entrada de agentes etiológicos possivelmente patogênicos no pulmão ou eliminá-los imediatamente; os agentes etiológicos que se tornam virulentos no sistema respiratório também devem ser captados e inativados por esses mecanismos, após penetrarem ou ultrapassarem a mucosa respiratória. Para efetuar este complexo papel, o organismo utiliza as estruturas mencionadas a seguir.

Transporte mucociliar. A mucosa traqueobrônquica é coberta por um epitélio ciliar até a subdivisão dos bronquíolos cujos cílios têm um movimento contínuo, ondular e sincrônico (isto é, batem rapidamente "para a frente", de forma esticada, e lentamente "para trás", de forma encurvada; Fig. 195), de maneira que o muco seja transportado em direção à faringe. O muco

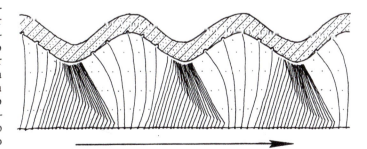

Fig. 195 Demonstração de transporte mucociliar de eliminação nas partes do sistema respiratório com epitélio ciliado (esquema segundo Fontaine e Legeay): pontos mais dispersos sem riscos, líquido menos denso; pontos mais densos e tracejados, camada viscosa do muco broncotraqueal; → "cranialmente", transporte do muco pelo batimento ciliar.

é produzido por células caliciformes do epitélio respiratório, assim como por glândulas seromucosas da mucosa e, de acordo com a necessidade, é "acrescentado" muco por mecanismos de transudação ou exsudação. O muco consiste em uma camada mais profunda de consistência líquida, que circunda os cílios do epitélio ciliado, e uma camada superficial que tem consistência mais densa e é "arrastada" pela camada mais profunda. Para demonstrar claramente a direção de fluxo do muco provocado pelo batimento ciliar, que é decisiva para a limpeza interna das vias respiratórias, o muco será subseqüentemente chamado de *muco broncotraqueal*. Quando chega à faringe, ele é deglutido ou eliminado pela tosse.

A densidade de células *caliciformes* diminui da traquéia em direção aos bronquíolos. Os bronquíolos terminais, assim como os bronquíolos respiratórios que desembocam nos sacos alveolares (Fig. 196), são cobertos por um epitélio quase totalmente sem cílios; nestes locais e nos alvéolos, o transporte do material estranho penetrado é feito pelos *macrófagos alveolares* (ver Seção 6.5).

As partículas de poeira e gotículas de líquido com diâmetro maior que 10 μm, que contêm germes em maior ou menor proporção, são carreadas para as vias respiratórias pelo ar inspirado e, normalmente, "captadas" em 90% pela mucosa do nariz, da laringe, da faringe e da traquéia, através do impacto causado pelo turbilhonamento do ar, sendo eliminadas pelo transporte mucociliar. A maior parte das partículas de tamanho médio (3 a 10 μm) sedimenta nos brônquios (porque a velocidade de correnteza do ar aí diminui), sendo eliminada pelo mesmo mecanismo de defesa. Somente partículas com menos de 3 μ chegam até os bronquíolos respiratórios e os alvéolos a eles ligados; sua maior parte é expelida já na expiração seguinte; algumas chegam até a parede alveolar por difusão e são retidas pelo líquido que a recobre. O transporte mucociliar de eliminação em bovinos saudáveis consegue, assim, eliminar quase totalmente as impurezas conduzidas por aerossóis (poeira, bactéria, vírus) em quatro a 12 horas *(depuração broncotraqueal)*.

Surfactante. Alvéolos, bronquíolos respiratórios e terminais estão cobertos na superfície interna por uma película líquida tensoativa, denominada surfactante, que é produzida pelas células epiteliais alveolares (ou pneumócitos) do tipo II, que possivelmente também a reabsorvem, se necessário. Por outro lado, essa camada interna tensiogênica dos alvéolos e as fibras elásticas do pulmão são responsáveis por uma distribuição regular da tensão superficial dentro da árvore alveolar, para que haja uma aeração igualitária dos pulmões durante a *inspiração*. A falta ou o desaparecimento de surfactante determinam perdas da respectiva funcionalidade. (Assim sendo, os pulmões de bezerros prematuros "asfixiados" se dilatam de maneira insuficiente, devido à imaturidade pulmonar, que pode ser equiparada à deficiência de surfactante, Seção 10.2; em animais mais velhos, o impedimento na formação de surfactante determina colapso alveolar.) Durante a *expiração*, o excesso de surfactante é empurrado (efeito bombeador) dos alvéolos, que agora diminuem regularmente de tamanho, em direção à árvore brônquica, onde se une ao muco broncotraqueal.

Defesa celular e mediada por anticorpos. Nos testes de lavagem broncoalveolar (ver Seção 6.13), encontram-se como elementos celulares principalmente os *macrófagos alveolares* (em torno de 75%), além de linfócitos (20%) e granulócitos neutrófilos (= micrófagos: 5%). Ao contrário disso, a proporção dos últimos é bem maior nos grandes brônquios, assim como na traquéia, enquanto aí os macrófagos alveolares são raros. Os macrófagos, que em decorrência disso são ativos principalmente na área alveolar (Prancha 7/a), são originários dos monócitos sanguíneos. Eles decompõem o material estranho absorvido em seus componentes antigênicos: estes últimos são estímulos para a formação de anticorpos específicos e, para tal, transformam-se em linfócitos, originários, em parte, dos vasos sanguíneos e, em parte, dos folículos linfáticos associados aos brônquios. Além de sua capacidade de fagocitose, da qual (principalmente no caso de uma doença respiratória) também participam histiócitos e granulócitos, os macrófagos alveolares têm ainda propriedades bactericidas e antivirais.

Bezerros recém-nascidos são dependentes dos anticorpos adquiridos pelo colostro materno (de classe IgG$_1$ e IgM) até o desenvolvimento de um *sistema linfático associado* aos brônquios próprio. Quando desaparecem essas imunoglobulinas maternas, a suscetibilidade a infecções respiratórias aumenta temporariamente, até o desenvolvimento local ativo de anticorpos próprios.

O muco broncotraqueal de bovinos imunocompetentes contém imunoglobulinas secretoras, produzidas por células plasmáticas intra ou submucosa e transportadas entre as células do epitélio da mucosa respiratória; nesse mecanismo, os anticorpos de classe IgA são ativados por introdução da parte secretora por ligação. Das fossas nasais até a região dos alvéolos, a parte relativa à imunidade ativa aerogênica por IgA diminui, enquanto a imunidade parenteral ativa relativa à IgG aumenta (Fig.196). Além disso, em bovinos saudáveis, a proporção de IgE e até de IgM é maior no muco broncotraqueal do que no soro sanguíneo;

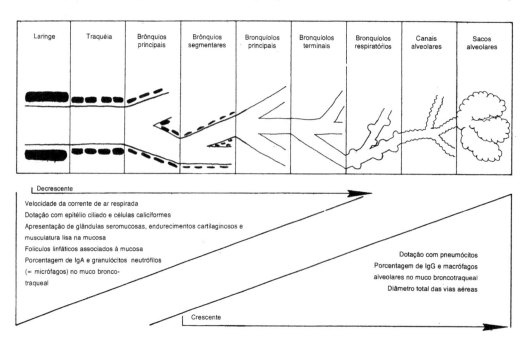

Fig. 196 Subdivisão da "árvore respiratória" e distribuição de suas estruturas características (esquema segundo Fontaine e Legeay).

esse muco também contém *enzimas proteolíticas e opsoninas estimulantes de fagocitose*. O surfactante possui, além de seus fosfolipídios tensoativos, IgG e enzimas proteolíticas. Por fim, o epitélio das vias respiratórias está capacitado a *formar interferon*.

6.5 Fatores nocivos ao sistema respiratório

Assim como há uma grande gama de sistemas de proteção e defesa disponíveis aos órgãos respiratórios, há também um largo espectro de influências prejudiciais, as quais — de acordo com o grau —, individualmente ou em correlação com mais fatores, são capazes de inativar total ou parcialmente as estruturas respiratórias de proteção. Esses fatores nocivos ao sistema respiratório se compõem de *variados fatores ambientes estressantes,* assim como uma série de *agentes etiológicos*, principalmente *patogênicos facultativos do sistema respiratório*.

Para o entendimento das correlações, deve-se observar que os agentes etiológicos facultativamente patogênicos enumerados no Quadro 29 estão presentes com mais ou menos certa freqüência na mucosa das vias respiratórias superiores de bovinos clinicamente saudáveis, onde são mantidos "sob controle" pelas estruturas de proteção respiratória. Apenas quando as últimas se alteram de maneira séria, é permitido a um ou mais tipos de germes se multiplicar e penetrar em direção ao pulmão, ou seja, desenvolver uma ação patogênica, que não teriam por si sós. A seguir, são descritos os principais fatores ambientais estressantes do sistema respiratório, obtidos principalmente a partir de observações clínicas, porém em pontos cruciais também se assegurou experimentalmente o nível de conhecimentos. Na prática, ou seja, no rebanho ou grupo animal já acometido, nem sempre é possível vérificar o desenvolvimento de acontecimentos etiopatogênicos de importância, para determinar sua participação no processo patológico.

Fatores estressantes ao sistema respiratório determinados pelo ambiente. Os ruminantes regulam sua temperatura corporal homeotérmica (ver Seção 2.4) principalmente por liberação de vapor pelo ar respirado. Em ambiente abafado (= úmido quente), a freqüência respiratória aumenta muito obrigatoriamente (→ *ganho em frio evaporado respiratório*), enquanto a profundidade da respiração, neste caso, se reduz ("ofegante" ou "arquejante"). De acordo com o grau e a duração desse estresse térmico úmido, o conseqüente aumento na atividade respiratória pode prejudicar sensivelmente os mecanismos da defesa respiratória (aumento na densidade do muco broncotraqueal, impedimento do transporte mucociliar de eliminação, dano à defesa celular e humoral etc.). Esses tipos de condições ambientais nocivas ao sistema respiratório decorrem — de forma constante ou recidivante — principalmente de *aclimatização inadequada do estábulo* (mudança de tempo, superpopulação no estábulo, ventilação insuficiente ou inexistente — Quadro 28); situações semelhantes ocorrem no *transporte prolongado de animais aglomerados* (Seção 1.2), na *reunião de animais de procedências diferentes* (inquietação

Quadro 28 Composição dos fatores climáticos do curral a serem observados, em virtude de doenças respiratórias bovinas que ocorrem freqüentemente em certos rebanhos

Fator climático	Valores básicos		Aparelhos de medição (ver Stephan, 1978)
	Para bezerros de recria (até 150 kgPV) Para engorda (até 220 kgPV)	Para bovinos jovens e adultos	
Ocupação de animais			
Densidade populacional:[+]	$\geq$0,8-1,4 m^2/bezerro	2-3 m^2/UA	Régua, fita métrica
Exigência cúbica:	$\geq$4 m^3/100 kg PV	15-20 m^3/UA	
Ar no curral			
Temperatura do ar[++, +++]:	Bezerros de recria, ótima: 10-18°C; Bezerro de engorda, ótima: 15-20°C; mínima: 0°C em manejo com cama sem amarração; ou 8°C sem cama com amarração; máxima: 30°C	Animais leiteiros, ótima: 5-18°C Animais de engorda, ótima: 0-18°C	Termômetro — de máxima e mínima[1]
Umidade relativa do ar[++, +++] ótima:	60-80% de umidade relativa	60-80%, umidade relativa	Higrômetro,[1] Termoigrógrafo[1]
temperatura máxima: Poluição do ar Gases[++, +++, x]	30-60% de umidade relativa		
Amoníaco:	< 50 ppm	< 50 ppm	Equipamento de medição de gases[2]
Sulfito de hidrogênio:	< 10 ppm	< 10 ppm	
Poeira:	Devido à composição variada da "poeira", não se dispõe de números delimitantes (provavelmente, $\leq$10-25 mg/m^3 de ar)		(Filtro de poeira)
Taxa de renovação do ar[xx]:	20-150 m^3 por animal e hora	130-320 m^3 por UA e hora	Sistema de alarme em currais com ventilação mecânica
Velocidade do ar[++,+++]:	Em temperatura mínima do ar, $\leq$0,2 m/s; em temperatura e umidade máximas do ar, $\leq$0,4 m/s	Na proximidade do animal: $\leq$0,2 m/s	Anenômetro térmico[1] Catatermômetro[3] Tubinho para prova de corrente
Iluminação[xxx,+++]:	$\geq$8 horas/dia em iluminação artificial com $\geq$ 20 Lux; durante a alimentação e observação diária de controle, porém, 30-60 Lux	30-120 Lux (proporção da área da janela à área do piso no curral para bovinos de engorda, $\geq$1:20; no curral para bovinos de cria e leite, $\geq$1:15)	Fotômetro; Régua, fita métrica

UA = Unidade animal (~500 kg PV), PV = peso vivo; +, superfície do animal em estação sem área de movimentação no curral; ++, 0,5 m acima da área de decúbito do animal, medir em vários locais do estábulo e em estábulos com piso ripado. Observar corrente de ar vinda de baixo! São importantes as diferenças entre o compartimento mais frio e o mais quente do estábulo, assim como a temperatura máxima no verão e a mínima no inverno); +++, valores mínimos da legislação de proteção animal (laudas da DGV); x, em piso ripado ("escala de calor"), é importante que o ar abaixo do piso seja trazido para fora; xx, a necessidade se dá no inverno, de acordo com a umidade relativa do ar no estábulo ("escala de valor d'água"; cave; aumento da concentração de gases tóxicos!), no verão, de acordo com a temperatura ("escala de calor"); xxx, a iluminação no sentido estreito é um fator climático do curral; ela foi colocada aqui como complemento dos dados relevantes para a proteção animal; $\leq$ máximo; $\geq$ mínimo.

constante devido a "medidas de força" para a nova determinação hierárquica do rebanho), assim como na *falta de água no abastecimento dos bebedouros*, durante a época quente. *Queda repentina e brusca da temperatura ambiente,* principalmente quando a umidade relativa do ar é baixa, leva a danos nos cílios do epitélio das vias respiratórias ("resfriado"), com conseqüências negativas para a depuração broncotraqueal; o mesmo é válido para *teores altos de gases prejudiciais no estábulo* (amoníaco, sulfeto de hidrogênio, ácido sulfídrico). A grande e repetida *formação de poeira no estábulo* (principalmente durante a alimentação, a limpeza do estábulo, a colocação de cama no estábulo e a escovação do animal) pode afetar os mecanismos de depuração das vias respiratórias dos animais expostos. Bovinos de engorda pesados e alimentados intensivamente — para cobrir suas necessidades metabólicas — têm *maior necessidade de oxigênio* do que bovinos leiteiros de reprodução mais leves e de mesma idade, assim como menor *capacidade para regulação térmica,* fato que aumenta sua suscetibilidade a fatores estressantes para a respiração.

Quando as condições ambientais indicam uma *manutenção climática errada do estábulo* (Quadro 28), esta então deve ser testada repetidamente, sem aviso prévio da visita (porém fora da hora normal de trabalho), em variados locais do estábulo e com instrumentos de medição adequados, e os resultados devem ser protocolados, devendo-se considerar extremos das condições climáticas em geral (maiores detalhes são encontrados em livros sobre higiene animal).

Agentes etiológicos respiropatogênicos. Os fatores estressantes ambientais, mencionados como já foi enfatizado, por si sós não causam patologias graves do sistema respiratório; eles abrem caminho para certos agentes (vírus, micoplasmas, bactérias, fungos — Quadro 29), enfraquecendo os mecanismos de defesa e proteção das vias respiratórias e, com isso, dando condições aos agentes para se tornarem patogênicos (aderência → multiplicação → aumento da virulência); esses agentes são encontrados em bovinos saudáveis, com maior ou menor freqüência. Entre eles, os vírus e micoplasmas, por sua vez, são preparatórios para bactérias. Nesta correlação, os fatores que se seguem devem ser observados.

A *alta umidade do ar* aumenta a sobrevivência de micróbios respiropatogênicos facultativos, ligados a aerossóis no ar ou no estábulo, e estimulam seu carreamento para os ramos mais finos da árvore traqueobrônquica. O último fator também é válido para a *alta concentração de poeira* no ar do estábulo, já que a poeira também pode servir de vetor de agentes etiológicos. De acordo com sua composição (por exemplo, esporos do fungo *Micropolyspora faeni,* que se reproduzem em feno armazenado úmido), a poeira, por si própria, pode ser alérgena e causar a doença conhecida como "pulmão do fazendeiro".

Quase todos os *vírus* e *micoplasmas* descritos no Quadro 29 têm a capacidade de *prejudicar os cílios dos epitélios das vias respiratórias* (→ atraso na depuração bacteriana).

A passagem de bovinos de venda por currais de comércio com ocupação variada de animais, assim como a reunião de bovinos recém-adquiridos de origem variada no mesmo curral, faz com que haja *trocas de microrganismos de variadas colônias e tipos* presentes nas mucosas respiratórias dos animais (sem que haja troca das imunidades humoral e celular que cada animal desenvolveu contra sua própria flora de agentes), ou seja, eles se deparam com agentes contra os quais ainda não têm defesa (isto é, não estão imunizados ativamente). Em bovinos de engorda, a difusão e a troca de agentes respiropatogênicos facultativos contidos na secreção nasal são estimuladas pela alimentação dos animais no mesmo cocho (ou esteira).

Nesta situação de troca recíproca de agentes respiropatogênicos facultativos ou obrigatórios, a *administração impensada de glicocorticóides* adquire grande significação na prática, já que estes provocam um enfraquecimento dos mecanismos de defesa celular (e uma indução da liberação de vírus em animais com infecção latente), e com isso o processo infeccioso no sistema respiratório é facilitado no animal individualmente e no rebanho;

Quadro 29 Composição dos agentes etiológicos patogênicos facultativos ou obrigatórios para o sistema respiratório de bovinos e suas vias de infecção

Agente etiológico	Patogenicidade Obrigatório*	Facultativo**	Via de infecção Aerógena	Hematogênica
Vírus				
Myxovirus parainfluenzae 3 (PI-3V)		+	+	
Vírus respiratório sincicial bovino (VRSB)	(+)		+	
Vírus da rinotraqueíte infecciosa bovina (RIB; BRV-1)	+		+	
Adenovírus bovino (9 sorotipos)		+	+	
Rinovírus bovino		+	+	
Micoplasmas				
M. bovis, M. dispar, Ureaplasma	(+)		+	
M. bovi-pneumoniae (pleuropneumoniae)	+		+	
Outros micoplasmas	(+)		(+)	
Bactérias				
Mycobact. tuberculosis var. *bovis*	+		+	+
Pasteurella (*P. multocida, P. haemolytica*)		+	+	
Chlamydia (*Miyagawanella, bedsonia*)		(+)	+	
Klebsiella pneumoniae		(+)	+	
Neisseria, Pneumococcus		(+)	+	
Agentes piogênicos e necrogênicos (estafilo- e estreptococos, *Actinomyces pyogenes, Fusobact. necrophorum,* espécies de *Bacteroides*)		+	+	+[0]
Haemophilus sommus		+	+	
Fungos				
Espécies de *Aspergillus, Mucor* e *Candida*		(+)	+	
Mycropolysporon faeni		+[00]	+	

+, Com certeza; (+), provável; *, também ocorre sem que os mecanismos de defesa do sistema respiratório estejam pré-danificados, ou seja, causa a doença sem participação de fatores estressantes; **, só é patogênico após pré-danificar os mecanismos de defesa do sistema respiratório; 0, agentes piogênicos e necrogênicos podem chegar ao aparelho respiratório por via hematogênica — de focos primários extra-respiratórios — em doenças com piemia; em bezerros com infecção por *E. coli* e *Salmonella* acompanhada de septicemia, o mesmo é válido para esses agentes; 00, os esporos de *M. faeni* que se desenvolveram em feno insuficientemente seco ocasionam exposição aerógena repetida e maciça, levando a uma bronquite obliterante alérgica (= quadro da doença do "pulmão de fazendeiro").

deve-se ter cuidado, portanto, ao usar tal procedimento.

Também arriscado é o acometimento de um rebanho pelo vírus da diarréia bovina (DVB), que ocorre no agrupamento de bovinos jovens de diferentes origens: geralmente, causa imunização assintomática dos respectivos animais (= "imunidade silenciosa") em duas a três semanas (sem aparecimento de diarréia); mas, durante esse período, os animais se encontram num *estado imunossuprimido*, causado pelo vírus da DVB, fato que reduz a capacidade de defesa contra outros agentes, principalmente respiropatogênicos facultativos. Uma imunossupressão desse tipo também ocorre como conseqüência de *vacinação* com *vírus atenuado da diarréia viral bovina* (vacina contra vírus vivo), realizada em animais recém-adquiridos. (Provavelmente, a ocorrência e o grau de severidade da broncopneumonia enzoótica em bezerros e animais jovens dependam de tais fatores favoráveis, mais do que se imaginava, sendo estes só comprováveis por controles sorológicos e virológicos.)

Os *agentes piogênicos e necrogênicos* podem penetrar nas vias respiratórias *não apenas por via aerógena*, como "oportunistas" após danos das mesmas decorrentes de processo estressante e/ou viral, mas também a partir de um foco primário localizado em outro local do organismo, através de metástase piêmica, por via *hematogênica*. Deve-se pensar em tal possibilidade quando uma doença respiratória grave ou recidivante acomete um animal individualmente em um ambiente saudável do ponto de vista climático. O mesmo é válido para a penetração dos seguintes germes no pulmão, no caso de bezerros com infecção intestinal primária, acompanhada de septicemia por *E. coli enteropatogênica* ou por *salmonelas*.

Das explicações sobre as estruturas de proteção respiratória e dos fatores nocivos ao sistema respiratório, pode-se concluir, com relação às *broncopneumonias enzoóticas do bovino*, que todas as medidas terapêuticas e profiláticas contra os agentes etiológicos nelas presentes (administração de medicamentos que inativam ou matam os agentes etiológicos, vacinação ativa ou passiva, paraimunização) somente terão resultado temporário se a situação básica respiropatogênica vigente no rebanho não for levantada e eliminada, ou seja, as causas primárias. Nesses casos, deve-se contar que a taxa de morbidade e as perdas serão ainda maiores e mais perigosas, se as condições ambientais não forem levadas em conta, e só se confiar nas medidas adotadas. Em longo prazo, portanto, é necessário — como pré-requisito para uma bovinocultura economicamente viável e saudável para o animal — esclarecer exatamente a *cadeia etiopatogênica da doença respiratória enzoótica* e interrompê-la mediante o *melhoramento do manejo e do ambiente*.

6.6 Atividade respiratória

A inspeção dos movimentos respiratórios, determinados pela inspiração e pela expiração (ventilação), controlados por centros da medula oblonga, oferece ao examinador importantes indícios sobre a existência (ou ausência) de certas afecções localizadas dentro ou fora do sistema respiratório. Para tanto, deve-se observar a atividade respiratória, sem que o animal fique nervoso, de preferência o arqueamento e o relaxamento do gradil coxal e do flanco e o movimento caudolateral para dentro e para fora, devendo-se ainda acompanhar e compará-lo com o de animais vizinhos saudáveis. Neste procedimento, é preciso observar a *freqüência, a intensidade e o tipo de movimento respiratório, assim como a duração relativa da inspiração e da expiração.*

Movimento respiratório. Durante a *inspiração*, há uma dilatação ativa da cavidade torácica por contração dos músculos intercostais externos, assim como — principalmente — do diafragma: o último está inserido cranialmente aos arcos costais, na parte interna do tórax, de maneira que, à sua contração, por empurrar caudalmente os órgãos abdominais, há dilatação da parte posterior do tórax, bem como da parede abdominal. As duas fases do movimento inspiratório (dilatação da cavidade torácica e abdominal) ocorrem, normalmente, de forma simultânea e contínua. A dilatação do tórax se transfere para os pulmões e dilata respectivamente suas fibras elásticas.

Durante a *expiração*, o tórax se relaxa (em conseqüência do relaxamento dos músculos inspiratórios antes mencionados, assim como da retração das fibras elásticas dos pulmões, ou seja, passivamente), o que ainda pode ser favorecido pela contração dos músculos intercostais internos e da musculatura da parede abdominal; esta última comprime os órgãos abdominais com certo vigor para a frente contra o diafragma relaxado e, com isso, o volume torácico e o pulmonar, assim como o diâmetro abdominal, se reduzem simultaneamente e também de maneira contínua.

Normalmente, o movimento da inspiração e o da expiração se segue *sem que haja pausa entre eles* (Fig. 197).

Freqüência respiratória. O número de movimentos respiratórios, que compreendem a inspiração e a expiração, por minuto em geral é menor em bovinos mais velhos (maiores/mais pesados) e em ambiente seco e frio do que em bovinos mais jovens (menores/mais leves) ou em ambiente quente e úmido. Para bovinos adultos de 500 a 600 kg de peso corpóreo, a freqüência respiratória normal é de 24 a 36 movimentos respiratórios por minuto; valores acima de 40 correspondem a uma aceleração e valores abaixo de 20 a uma diminuição da atividade respiratória (taquipnéia e bradipnéia, respectivamente); em bezerros, os valores limites são de 30 a 45, e acima de 50 e abaixo de 25 movimentos respiratórios por minuto. Freqüências respiratórias elevadas patologicamente são observadas, entre outras situações, na redução da superfície alveolar respiratória dos pulmões, na insuficiência circulatória, na anemia, na alteração que ocupe volume na região abdominal, assim como (quando, ao mesmo tempo, há redução da profundidade respiratória) para trocas de calor em ambiente quente e úmido ("ofegante").

Intensidade respiratória. A extensão do movimento respira-

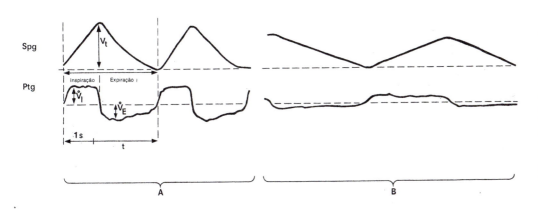

Fig. 197 Respirograma (Spg = registro da quantidade de ar respirado) e pneumotacograma (Ptg = registro da força da corrente de ar respirado) de duas vacas com deslocamento de abomaso para a esquerda (A: Sem —; B: com alcalose metabólica compensada respiratoriamente); freqüência respiratória: A = 21,2/min; B = 11,9/min; volume respiratório por minuto: A = 148 l, B = 65 l; volume de ar por respiração: A = 7,02 l; B = 5,47 l.

tório, também chamada *profundidade respiratória,* permite tirar conclusões, no bovino adulto saudável de 500 kg de peso corporal, sobre o *volume de respiração,* neste caso de aproximadamente 4,5 l. Normalmente, a atividade respiratória pode ser contada por um examinador treinado que observa os movimentos para fora e para dentro da parede torácica e abdominal. Também após exercício físico ou após a prova de inibição respiratória (ver Seção 6.13), a freqüência e a intensidade da respiração estão aumentadas temporariamente em bovinos saudáveis. A *polipnéia* consiste na atividade respiratória mais intensa ou até "bombeante", sendo que os músculos inspiratórios e expiratórios têm que trabalhar mais ("puxar", i. e., "empurrar"), de maneira que mais ar seja inspirado e expirado em cada movimento respiratório. Quando os movimentos respiratórios são fracos e tão superficiais que mesmo um observador treinado só possa contar a freqüência respiratória com a ajuda de um fonoendoscópio, então fala-se de uma *oligopnéia.*

Tipo de respiração. De acordo com a participação do tórax e/ou da parede abdominal nos movimentos respiratórios, a respiração pode ser do tipo *costoabdominal, predominantemente costal* ou *predominantemente abdominal.* Na respiração costoabdominal, o tórax e o abdome participam ao mesmo tempo e com a mesma intensidade na inspiração e na expiração, fato que corresponde — dependendo da intensidade — à atividade respiratória normal (eupnéia) ou a uma dispnéia mista. *Respiração predominantemente costal* é observada em pacientes com processos dolorosos ou compressivos dentro da cavidade abdominal ou no diafragma (ou seja, quando há aumento do trabalho da musculatura intercostal), bem como na dispnéia inspiratória. Ao contrário, em animais onde há alterações volumosas ou dolorosas dentro da cavidade torácica, ou na parede torácica (ou seja, quando há aumento de atividade na musculatura diafragmática) e também na dispnéia expiratória, a respiração é *predominantemente abdominal.*

"Inspiração em dois tempos" (dupla inspiração). A expansão do tórax provocada com a ajuda dos músculos intercostais é improdutiva e, em seguida, após curta interrupção da inspiração, há uma contração forte do diafragma, com uma clara e repentina expansão da parede abdominal — por exemplo, na miodistrofia, no botulismo ou na hérnia diafragmática.

"Expiração em dois tempos". A fase passiva da expiração é improdutiva, devido à perda de elasticidade dos pulmões; com isso, após pequena interrupção da expiração, há uma contração violenta e brusca da parede abdominal ("batimento dos flancos"), e assim os órgãos abdominais — por exemplo, no enfisema pulmonar intersticial — são comprimidos cranialmente contra o diafragma, que se distende de forma exagerada e dolorosa.

Quociente de tempo respiratório. É a relação de tempo entre a expiração e a inspiração, sendo que o último é igual a 1. Na atividade respiratória normal, o quociente de tempo respiratório do bovino é de 1,2:1, portanto é um pouco maior que 1; com um aumento relativo do tempo de inspiração, ele fica igual ou maior que 1; com um aumento relativo do tempo de expiração, ele fica bem maior que 1. À inspeção, o quociente de tempo (QTR) só pode ser calculado grosseiramente (maior, menor ou igual a 1); pela velocidade da corrente de ar respirado registrado pelo pneumotacograma (Fig. 197), pode-se ler mais exatamente o volume de ar movimentado por respiração do que no respirograma (ver também prova da função pulmonar, Seção 6.13).

Interpretação dos achados. As observações feitas durante o exame da atividade respiratória referente a freqüência, intensidade e tipo de movimento respiratório, assim como do quociente de tempo respiratório, podem ser classificadas como se segue.

▷ *Eupnéia ou atividade respiratória normal:* todos os achados antes mencionados são normais, não há ruídos respiratórios audíveis de fora.

▷ *Dispnéia ou falta de ar:* alguns ou todos os achados mencionados são patológicos — em parte acompanhados de ruídos respiratórios —, como descrito a seguir.

▷ *Dispnéia inspiratória* (inspiração difícil: "puxar"). A freqüência respiratória acaba por aumentar, a intensidade respiratória sempre está aumentada, o tipo respiratório é principalmente costal, o quociente de tempo respiratório é menor que 1; além disso, as narinas estão dilatadas, o pescoço e a cabeça estão esticados, a boca às vezes fica aberta, as espáduas abertas, há afundamento dos espaços intercostais durante a inspiração, muitas vezes ao som claro de estenose (estridor: ver adiante); origem: estreitamento das vias respiratórias superiores (do nariz aos brônquios principais).

▷ *Dispnéia inspiratória unilateral:* indica pneumotórax do lado oposto.

▷ *Dispnéia expiratória* (expiração dificultada: "empurrar"). A freqüência respiratória em geral não está aumentada, mas há aumento da intensidade respiratória, o tipo respiratório é principalmente abdominal e a expiração é em "dois tempos" (bater de flancos) e o quociente de tempo respiratório é maior que 1; expansão dos espaços intercostais durante a expiração e *proeminência* do ânus; às vezes, o animal estende a língua e "sopra as bochechas" (a linha do enfisema não é caracterizada no bovino devido à carga dos órgãos abdominais); muitas vezes, o animal apresenta gemido expiratório longo cuja origem é o enfisema pulmonar.

▷ *Dispnéia mista* (impedimento da inspiração e da expiração). A freqüência e a intensidade respiratórias muitas vezes estão aumentadas, o tipo de respiração é costoabdominal e o quociente de tempo respiratório está normal; origem: redução da superfície alveolar respiratória e do lúmen dos brônquios menores.

6.7 Ruídos de origem respiratória ouvidos externamente

Ao redor do bovino examinado, normalmente não se ouve sua respiração. Em algumas doenças respiratórias, porém, ocorrem certos sons que podem ser ouvidos sem o auxílio de instrumentos, cujas origem e causa devem ser esclarecidas.

Uma esternutação (espirro), ou seja, uma expiração forte e curta pelo nariz pode estar presente em casos de irritação da mucosa nasal por acúmulo de secreção e exsudato (rinite catarral a fibrinosa) ou por corpos estranhos no nariz (joio ou outras partes de plantas); em animais jovens, pode ser observado como expressão de "desagrado" ou "incômodo".

Ruídos estranhos (Quadro 30). Estreitamentos nas vias respiratórias superiores podem ocasionar ruídos sincrônicos com a respiração (estridores), que aumentam de intensidade após trabalho corporal ou inibição temporária da respiração (ver Seção 6.13) e, de acordo com o grau e a localização da obstrução da corrente de ar, tem um *caráter sonoro* diferente; o tom de cada estridor também é influenciado pela presença ou ausência de camadas de exsudato flutuantes (muco viscoso, fibrina ou pus), que podem fazer com que o som se modifique (sons como de flauta, de assobio ou de serra); o ruído de estenose nasal ou fungar é proveniente da alteração de volume dentro das vias nasais (edema da mucosa, acúmulo de secreção ou exsudato, principalmente na rinotraqueíte infecciosa bovina [RIB] e na febre catarral maligna [FCM] ou na estenose por corpos estranhos ou tumores); durante a inspiração, o ruído é mais alto do que à expiração e sua localização pode ser determinada fechando-se alternadamente cada fossa nasal (o lado saudável ou afetado, respectivamente), assim como introduzindo-se uma sonda nasal flexível (ver Seções 6.10 e 15.3). Estenoses na região faríngea ou vibração do palato mole se caracterizam por *roncos (ruído de estenose faríngea),* como no aumento dos linfonodos retrofaríngeos, no fleimão perifaríngeo, nos abscessos na parede faríngea, na paralisia da faringe ou em pacientes comatosos; um estridor faríngeo desse tipo é mais evidente à expiração e aumenta

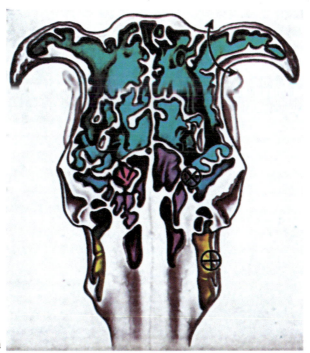

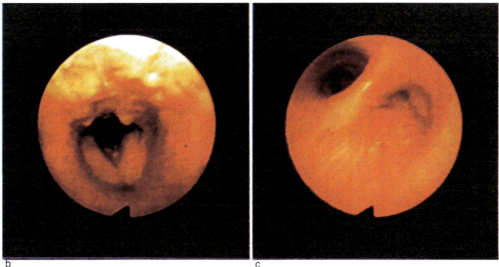

Seios paranasais, laringe e traquéia

a. Seios paranasais do bovino; divisão aboral do seio frontal (azul), divisão oral do seio frontal (azul-escuro, lilás e roxo); seio maxilar (amarelo); seio conchal dorsal (marrom); locais de trepanação: = ↔ abertura do seio frontal por descorna; ⊗ local de trepanação do seio frontal um pouco aboral de uma linha imaginária entre os dois cantos oculares temporais, no caso da metade da linha entre o meio e o canto do crânio; ⊕ = local de trepanação do seio maxilar no meio de uma linha imaginária entre o canto ocular medial e a tuberosidade malar.

b, c. Foto de fibroendoscópio em uma inflamação purulento-necrótica da mucosa laríngea (b) e em torno de um granuloma de actinobacilose do tamanho de uma avelã em uma divisão brônquica (c).

Quadro 30 Caráter sonoro dos sons respiratórios patológicos de estenose (estridores) e possíveis localizações

Som de estenose	Caráter sonoro*	Via de regra mais forte durante	Durante oclusão de uma narina	Comportamento do som À compressão da faringe	À compressão da laringe	À compressão da traquéia
Estridor nasal unilateral bilateral	Fungar	Inspiração	↑ ou ↓ ↑ ou ↑	↓	(↓)	(↓)
faríngeo	Roncar	Expiração	→	↑	↓ ou ↑	(↓)
laríngeo	Ronqueira	Inspiração	↓	↓	↑	(↓)
traqueal	Zumbido a sibilo	Inspiração	↓	↓	↓	↓↑

↑, O som aumenta; ↓, O som torna-se mais fraco; →, o som não se altera; ↓↑, o som torna-se mais forte ou mais fraco, dependendo do local de compressão da traquéia; *, independente da localização da estenose, o som de estenose pode ser de "flauta", "assobio" ou "serra", quando nos locais afetados é encontrado muco denso, pus ou massa fibrinosa, que em parte estão aderidos à mucosa, mas no resto vibram com a corrente de ar.

quando se comprime manualmente a faringe. *A ronqueira,* produzida pela *estenose laríngea* e, às vezes, somente perceptível após esforço físico, ocorre com bastante freqüência no bovino; entre as causas, podem estar processos necroticopurulentos (difteria de bezerros) e inchação edematosa inflamatória da mucosa da laringe (rinotraqueíte infecciosa bovina), às vezes tuberculose ou actinobacilose laríngea. O estridor laríngeo já aumenta sob pressão média na laringe e diminui ao se tapar uma fossa nasal. Estenoses da traquéia e dos grandes brônquios são muito raras no bovino; o *estridor traqueal* se caracteriza por um ruído de *zumbido a assobio,* facilmente localizado por compressão ou auscultação ao longo da traquéia, quando a alteração determinante (tumoração da mucosa por actinobacilose ou por outra origem) — colapso local circunscrito dos anéis cartilaginosos — está localizada na parte cervical da traquéia.

A *tosse* do bovino, ao contrário das outras espécies de animais domésticos, é mais *bufante,* porque a *rima glotídica* fica menos comprimida à expiração forte e repentina associada à tosse (exceção: bezerros e novilhas cujo estímulo para tossir está localizado na laringe). Ataques de tosse mais prolongados e tosse espontânea freqüente, que não são ocasionais (durante arraçoamento com concentrado ou alimento fibroso poeirentos ou abastecimento da cama) devem ser considerados um sintoma patológico. A origem da tosse geralmente é uma irritação das vias respiratórias superiores (inflamação das mucosas por via aerógena [fumaça, poeira, neblina], hematogênica [carreamento de agentes da parte venosa da grande circulação] ou parasitária [por vermes pulmonares], principalmente em animais jovens no regime de pasto), mais raramente inflamação de pleura e, excepcionalmente, irritação do diafragma (corpo estranho no retículo, supuração intra ou peri-hepática ou esplênica). A natureza da tosse permite certas conclusões sobre a localização das alterações determinantes.

A tosse é *seca e forte* quando a afecção está localizada nas vias respiratórias superiores (faringe, laringe, traquéia, brônquios); na broncopneumonia mais profunda, no enfisema pulmonar, ou na pleurite, a tosse é mais *úmida e débil*. A tosse associada à eliminação de exsudato (muco, fibrina, pus) é chamada de *produtiva* e o mecanismo denomina-se *expectoração*. A indução artificial de tosse no bovino é mais bem realizada com o auxílio de um *saco de respirar* (inibição da respiração; Seção 6.13; Fig. 213); em patologias pulmonares graves com participação da pleura, a percussão forte da parede torácica provoca tosse.

Bovinos com enfisema pulmonar agudo notável ou outros processos dolorosos localizados na região do peito (pneumonia por aspiração, lesão do esôfago, fleimão do mediastino, pleurite grave) soltam *gemidos* sonoros "sofridos" prolongados a cada expiração.

Com relação a outras formas de vocalização do bovino, ver a seção de exame da laringe (ver Seção 6.11, Quadro 32).

6.8 Ar respirado

Colocando-se, simultânea e comparativamente (isto é, a mão esquerda e a direita também podem ser "trocadas"), o dorso de ambas as mãos na frente das narinas do bovino a ser examinado, pode-se avaliar se a corrente de *ar expirado* nos lados direito e esquerdo tem a mesma intensidade (Fig. 198). No bovino

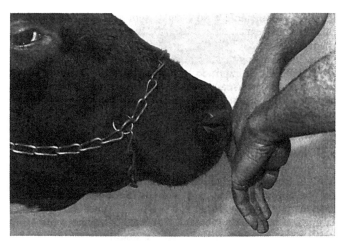

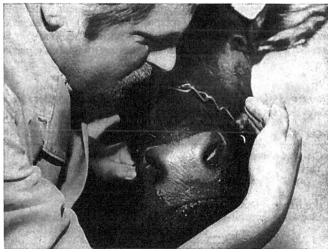

Fig. 198, 199 Exame de ar respirado (expírio): controle comparativo da corrente de ar expirado das duas narinas com a ajuda do dorso de ambas as mãos (em caso de dúvida, "trocar" várias vezes as mãos esquerda e direita, como acima); análise do cheiro com ajuda da mão em forma de concha, que "desvia" o ar respirado (embaixo).

adulto, o ar é inspirado a uma velocidade de 290 a 460 l/min e expirado a 290 a 540 l/min (pneumotacograma; Fig. 197). Quando há distribuição desigual da corrente de ar expirada das duas narinas, deve-se pensar em distúrbios na passagem de ar dentro do nariz, fato que pode ser comprovado tapando-se alternadamente cada narina, assim como por sondagem (ou endoscopia) do ducto nasal ventral do lado que parece estar estreitado (ver Seções 2.3 e 6.10).

A análise do *odor do ar expirado* é feita lateralmente ao animal, de maneira que se desvia o ar expirado com a mão em forma de concha, como demonstrado na Fig. 199; dessa maneira, se impede que o paciente, ao tossir, espalhe o material expectorado no rosto do examinador. O ar expirado de bovinos saudáveis não tem odor ou tem um odor levemente adocicado específico da espécie ("de bovino"). Alterações no odor cuja origem está situada no nariz, na boca ou na faringe são resumidas em *"foetor ex ore"*, enquanto aquelas cuja origem está situada nas partes caudais do sistema respiratório ou digestivo, ou são de origem metabólica, denominam-se *halitoses;* odores inespecíficos, purulento, repugnante ou até pútrido, de decomposição do *ar expirado,* são patológicos. Se esse odor for proveniente de uma narina, só então sua origem deve ser procurada no lado nasal equivalente, incluindo a correspondência frontal e maxilar, ou senão também na boca (supuração de alvéolo dentário, acompanhada de estomatite com decomposição dos tecidos), na faringe e na laringe (lesões purulentas da mucosa, necrobacilose), nos pulmões (pneumonia gangrenosa por aspiração) ou nos pré-ventrículos (gases ruminais eructados!). Odor semelhante a fruta, um pouco repugnante e adocicado, sem graça, do ar expirado é um sintoma característico de acetonemia em vacas leiteiras; os corpos cetônicos expelidos pelas glândulas sudoríparas, urina e leite já são reconhecidos pelo examinador treinado ao entrar no estábulo, no ar expirado, principalmente em torno do corpo do paciente, onde sua concentração é máxima. Em pacientes com insuficiência renal grave, o ar expirado e a cavidade bucal têm um odor mais ou menos forte de amoníaco (ver Seção 2.3).

6.9 Focinho

O plano nasolabial e as narinas são examinados por inspeção e palpação; normalmente, essas áreas são *úmidas* e *brilhantes,* cobertas por um líquido claro e seroso (produto das glândulas da mucosa nasal e do focinho). Por isso, o focinho é um tanto frio à palpação. Um focinho seco e quente (como na febre) é patológico, assim como um focinho muito frio (queda de temperatura superficial corporal no colapso circulatório). As áreas não pigmentadas do focinho e a mucosa das narinas são *rosa-pálido* (ver Seção 3.4) no animal saudável; áreas avermelhadas e perda

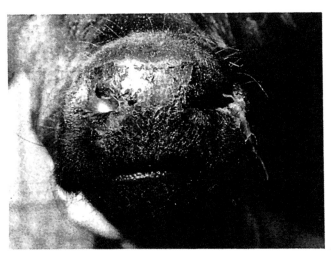

Fig. 200 Focinho e narinas de um bezerro, cobertos por muco ressecado, devido a uma inflamação catarral da mucosa nasal.

de epitélio dessas áreas indicam uma reação de fotossensibilização (ver Seção 3.2); erosão e necroses na região do focinho e das narinas indicam traumatismo por contenção exagerada, febre catarral maligna, rinotraqueíte infecciosa bovina ou doença das mucosas; bolhas (aftas) indicam febre aftosa. Uma coloração cinza-arroxeada das áreas não pigmentadas do focinho e das mucosas visíveis à inspeção (ver Seção 3.4) é considerada *cianose*, ou seja, um sintoma que indica oxigenação insuficiente do sangue; dependendo do caso, deve-se pesquisar por meio de exames complementares se a origem da afecção está no sistema respiratório, circulatório ou na capacidade de ligação ao oxigênio do pigmento sanguíneo (*hipoxia* respiratória, circulatória ou eritrocitária). Na urticária, o focinho e os lábios podem ficar muito edematosos e disformes ("cabeça de hipopótamo").

A *secreção nasal ressecada* (Fig. 200) em torno das narinas é encontrada em todas as doenças anteriormente citadas e quando há catarro nasal isoladamente. O mesmo também ocorre na alteração grave do estado geral (sonolência) e em todos os casos de paralisia da língua, já que esses bovinos não limpam mais o focinho com a língua. A *secreção nasal anormal* (que também pode ser proveniente de partes mais profundas do sistema respiratório), por outro lado, muitas vezes só é observável com um exame mais detalhado (observação das narinas com a ajuda de uma lanterna), já que a secreção em geral é retirada e deglutida regularmente com a língua; em bovinos que têm a língua saudá-

Quadro 31 Descrição dos sinais que devem ser considerados no exame macroscópico da secreção nasal e broncotraqueal assim como do esputo

Cor	*Consistência*	*Odor*	*Avaliação*
Clara como água	Líquida	Ausente	Normal/serosa
Turva, branco-acinzentada	Floculenta a viscosa	Ausente	Mucosa
Amarelo acinzentado-esverdeado	Bem viscoso, com grumos até esfarelados	Adocicado a desagradável	Purulenta
Cor ferrugem (difusa ou em traços)	Líquida	Pútrido, fétido	Icorosa/Pútrida
Escura, até vermelho-amarronzado	Líquida, isto é, coagulada (com sangue)	Ausente	Indício de hemorragia recente ou antiga, respectivamente, e então mais profunda (epistaxe/rinorragia ou hemoptise)
Rosa	Espumosa (como clara batida)	Ausente	Indica edema pulmonar
Verde-oliva a marrom	Não-homogêneo (com partículas de plantas)	De alimento ou conteúdo ruminal	Indica alteração à deglutição ou ruminação (regurgitação, pneumonia por aspiração)

vel, o gotejamento de secreção nasal no cocho, porém, é uma prova de sua eliminação excessiva. Secreção aumentada e hemorragias do nariz podem ser indícios de ferimentos (formiga mal utilizada, sonda nasoesofágica colocada de maneira inadequada), inflamação, corpo estranho na cavidade ou nos seios paranasais, ou neoplasia. Nesses casos, deve-se observar se a secreção é uni ou bilateral, a liberação remitente unilateral de pus é também observada no empiema dos seios frontais, do mesmo lado; hemorragia unilateral indica *sangramento nasal* (leve: epistaxe; forte: rinorragia); hemorragia bilateral (principalmente em ataques de tosse e com dispnéia grave) é sinal de sangramento pulmonar *(hemoptise)*. A secreção ou o exsudato que ocorre a partir das narinas ou do focinho deve ser examinada, de preferência sobre uma lâmina de vidro (de microscopia), com relação às características apresentadas no Quadro 31 e avaliada como serosa, mucosa, purulenta, icorosa ou hemorrágica. A presença de *fragmentos de alimentos* cinza-esverdeados, na entrada das narinas ou o repentino corrimento de maiores *quantidades de alimentos* do nariz durante ou logo após a refeição, ou ao decorrer da ruminação, indica impedimento na deglutição dos alimentos ou rejeição do alimento ruminado e denomina-se *regurgitação;* neste caso, a boca, a faringe e o esôfago devem ser examinados em detalhes (ver Seções 7.2, 7.4); em bezerros com alteração congênita ou adquirida na deglutição, o leite ingerido sai pelo nariz e/ou boca.

Da mesma forma como na secreção nasal, o material eliminado por tosse, espirros e assoadas do nariz ou boca é sempre considerado uma *descarga* patológica e deve ser examinado. Como esse material expectorado é desapropriado para exames bacteriológicos, virológicos ou micológicos, devido à sua contaminação com germes comuns provenientes da laringe e/ou do meio ambiente, foram desenvolvidas técnicas específicas para coleta de secreção nasal, traqueal ou broncoalveolar para esse tipo de exame (ver Seções 6.10 e 6.13). O material expectorado por bezerros e bovinos jovens em nível de pasto, que estejam tossindo, é utilizado para o diagnóstico de vermes pulmonares (comprovação de larvas).

6.10 Fossas nasais e seios paranasais

O exame da cavidade nasal inclui a visualização da região nasal, do seio frontal ou região do maxilar superior, assim como a sua palpação externa. O interior da cavidade nasal pode ser examinado através de sonda ou por endoscopia; às vezes, também é útil a coleta de secreção nasal para exames mais precisos. Os seios frontal e maxilar são percutidos e, se necessário, são abertos para fins diagnósticos.

À *inspeção externa*, deve-se observar se há alterações de forma (nariz convexo ou torto = probatorinia ou campilorinia), ferimentos (que devem ser sondados), aberturas granulomatosas de fístulas e *tumefações* (actinomicoma, osteofibroma ou osteossarcoma, cistos de *Coenurus* etc.) na região da fronte, do nariz ou do maxilar superior. Dependendo do caso, deve-se efetuar a *palpação* da tumefação para evidenciar consistência, mobilidade e sensibilidade; tumefações ósseas com molejo, sensíveis à pressão na região do seio frontal ou maxilar, são indicativas de actinomicose ou sinusite purulenta. A passagem livre das vias nasais é testada por *sondagem*, com auxílio de uma *sonda nasoesofágica* macia para bovinos[4] (diâmetro de 16 mm). Para efetuar a colocação da sonda, introduz-se sua parte arredondada, que deve ser lubrificada, lentamente, por 30 a 40 cm pelo meato nasal ventral, como demonstrado na Fig. 522; nesse procedimento, normalmente não se percebe qualquer obstáculo. À *inspeção* a olho nu e com auxílio de lanterna só se pode visualizar o primeiro quarto do interior da fossa nasal; esclarecimento sobre alterações localizadas mais próximas da faringe é fornecido pela *rinoscopia*, com o auxílio de um endoscópio[5] (Figs. 117, 210) flexível ou fixo, com ajuda do qual é possível examinar a faringe, a laringe, a traquéia e os brônquios principais (Prancha 6/b, c). Antes do uso do endoscópio fixo, deve-se sedar o animal e contê-lo em decúbito lateral, assim como anestesiar localmente o meato nasal ventral com o auxílio de um cotonete; para a colocação do endoscópio flexível via de regra é suficiente a contenção do animal através de formiga e sedá-lo ou anestesiá-lo localmente. O endoscópio é introduzido pelo meato nasal ventral até a faringe e, durante o exame endoscópico, ele é empurrado ou puxado, bem como rodado no seu eixo longitudinal conforme a necessidade. Nesse exame, deve-se observar a presença de eritemas, edemas, nódulos, pústulas, erosões, abscessos, granulomas, outras tumefações (tumores), feridas ou cicatrizes da mucosa, eventual acúmulo de secreção, exsudato ou sangue, assim como corpos estranhos. Para coleta de *muco nasal* para pesquisa virológica, introduz-se, após limpeza seca do focinho e da narina com auxílio de gaze ou uma toalha limpa, um *swab* estéril elástico[6] no meato nasal ventral, de maneira que o algodão só encoste na mucosa nasal do interior do nariz; após o algodão estar embebido, retira-se o *swab* da mesma forma, colocando-o em um tubo de ensaio com solução conservadora de acordo com o tipo de exame a ser realizado. Pode-se impedir a contaminação acidental do *swab* quando se introduz o mesmo em um tubo protetor de plástico macio estéril (de 0,8 a 1,2 cm de diâmetro) no nariz e — após empurrá-lo temporariamente para a frente — retira-se o *swab* novamente protegido (Figs. 201 a 203). Para exame sorológico, é necessária muita secreção nasal, a qual pode ser conseguida tamponando-se temporariamente a cavidade nasal, em seguida espremendo-se o tampão (esponja estéril de poliuretano com 10 a 15 cm de comprimento e 2 a 3 cm de diâmetro) e centrifugando-se o líquido espremido, com aproveitamento do sobrenadante. Por meio de uma lavagem nasal, é possível obter *células* (centrifugação, esfregaço) que, coradas com laranja-de-acridina, mostram *fluorescência* normal amarelo-esverdeada e *fluorescência* vermelha (células tumorais) no caso de neoformações malignas. *Amostras teciduais* de neoplasias detectadas por endoscópio flexível podem ser coletadas *para biópsia pelo mesmo instrumento.*

A *percussão* das cavidades nasais (Prancha 6/a) é realizada com a extremidade romba de um martelo de percussão[7]; durante esse procedimento, o paciente deve permanecer com a cabeça na sua posição normal (com a fronte inclinada em direção ao focinho) e o examinador deve bater o martelo comparando o lado direito com o esquerdo, da região nasal para a região frontal (Fig. 204); normalmente, as cavidades percutidas, cobertas por finos ossos, emitem uma ressonância clara (com ar, "oco"). Quando um seio nasal está ocupado com pus (empiema), observa-se abafamento do som de batimento e grande sensibilidade à percussão na área afetada. Em casos de suspeita, pode ser necessário abrir cirurgicamente, em local adequado, o seio frontal ou maxilar (Prancha 6/a). Para a abertura de seio frontal, deve-se efetuar a *descorna* do lado afetado e, para a abertura de ambos os seios, a *trepanação*. Dependendo do caso (após preparação do campo cirúrgico por tricotomia, limpeza, desinfecção e anestesia local), a pele e o tecido subcutâneo, assim como o periósteo, são separados e descolados; o trépano[8] é enroscado e o pedaço da parede do seio frontal ou maxilar por ele serrado é cuidadosamente quebrado e retirado. Ante achado negativo, a ferida deve ser fechada; caso contrário, será a via para introdução de medicamentos. A abertura do seio frontal ou maxilar oferece oportunidade para coleta de amostra tecidual por *biopsia* para exame histológico (suspeita de granulomas infecciosos ou neoplasias malignas).

6.11 Faringe e laringe

O exame de faringe e laringe se baseia em visualização externa e interna, palpação e exploração; além disso, a voz do animal é avaliada.

À *observação externa*, só é possível identificar graves altera-

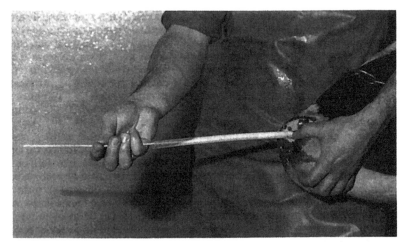

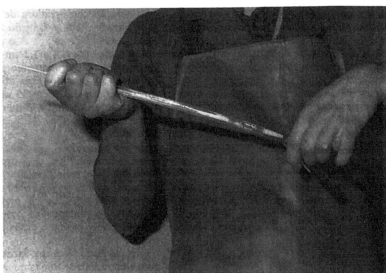

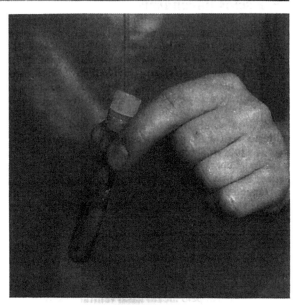

Figs. 201, 202, 203 Coleta de uma amostra de muco nasal para exame virológico. *Em cima*, introdução de *swab* protegido no meato nasal inferior (após prévia limpeza da narina); no *meio*, empurrando o *swab* protegido para fora do tubo plástico; *à direita*, o *swab* é colocado na solução conservadora dentro de um tubo de ensaio.

ções anatomopatológicas de laringe e faringe, pois alterações pequenas ou assimétricas não são facilmente visualizadas (Fig. 207). A *visualização* relativamente trabalhosa da laringe e da faringe *com a ajuda de um endoscópio fixo ou flexível* pode ser evitada na prática recorrendo-se a um *espéculo tubular*[9] largo, que é introduzido na cavidade oral sobre o dorso da língua e permite uma boa inspeção da faringe, bem como da entrada da laringe (não de seu interior). (Figs. 205, 206.) Em alguns bovinos, precisa-se de paciência e habilidade para controlar os quatro eixos (cabeça do animal a ser segurada, espéculo tubular,

APARELHO RESPIRATÓRIO 149

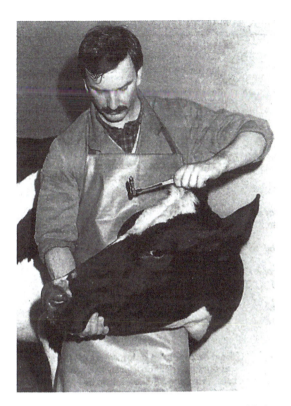

Fig. 204 Percússão sonora do seio frontal com a extremidade romba do martelo de percussão na cabeça do paciente contida em posição normal (não elevada).

processo abscedante, linfonodo faríngeo) ou na entrada da laringe (edemas inflamatórios ou alérgicos, granulomas tuberculosos ou actinobacilosos ou alterações difteróides). No interior da laringe, que só é visível por endoscopia (Fig. 210; Prancha 6/b), deve-se dar atenção especial às áreas de mucosa situadas no apêndice da corda vocal e na cartilagem aritenóide (fossa laríngea lateral), pois tais áreas ficam muito irritadas mecanicamente durante a tosse "laringeana" e, por isso, tendem a inflamações e ulcerações. Em caso de necessidade, pode-se introduzir um longo *fórceps-tampão*[11] com o auxílio de um espéculo tubular ou com a parte instrumental do endoscópio flexível para *retirar amostras de tecido da mucosa ou eventuais neoplasias* para exames complementares; da mesma forma, podem-se retirar fragmentos das tonsilas para fins microbiológicos ou histológicos.

À *palpação externa,* devem-se observar possíveis aumentos de tumefações, assimetrias, indurações, falta de elasticidade normal dos tecidos, assim como sensibilidade à pressão na região da faringe e da laringe; durante esse procedimento, deve-se observar se, além disso, por causa da palpação, sons de estenose são originados ou se um estridor (ver Seção 6.7, Quadro 30) já existente é aumentado. Os linfonodos da região devem ser sempre palpados (ver Seção 4.1). A subseqüente *exploração manual* interna da cavidade faringeana indica o tamanho e a consistência das alterações e a profundidade das lesões da mucosa; também permite tocar o interior da laringe com a ponta do dedo indicador ou médio. Com relação à fixação necessária do animal a ser examinado, bem como os meios de contenção para manipulação a serem aplicados, vale o mesmo visto para exploração da cavidade oral (ver Seção 7.3, Fig. 229).

Normalmente, as fêmeas bovinas adultas poucas vezes deixam ecoar sua *voz* e isto acontece nos horários habituais de alimentação e ordenha, como também durante o cio ou após a retirada do bezerro *(mugir).* As expressões vocais de bezerros saudáveis direcionadas à mãe ou nos horários de aleitamento soam mais penetrantes *(balir),* enquanto touros sexualmente maduros *rosnam* à aproximação de pessoas, ou de animais da mesma espécie. *Mugidos altos* repetidos são característicos de vacas ninfomaníacas em decorrência da degeneração ovariana cística ("maninhas", viciadas em touros). O *berro* de bovinos com raiva (Fig. 455) se desenvolve rapidamente para verdadeiros ataques exaustivos, sendo que a voz vai ficando gradativamente mais rouca, até sumir. De significado clínico também é a expressão de dor, provocada ou espontânea, do *gemido;* sua origem deve ser — de acordo com as características fonéticas (longo ou curto) e condições acompanhantes (expressão regular ligada à expiração ou expressada por percussão da parede abdominal) — procurada em processos dolorosos no interior da cavidade torácica ou abdominal (ver Quadro 32). Para a percepção do gemido, deve-se, além de ouvir (sem o auxílio de instrumentos), também palpar a laringe ou a traquéia (com os dedos retos: → em caso positivo,

fonte de luz e olho do observador); nestes casos, a sedação prévia do animal (ver Seção 1.3) e o uso de um abre-boca (p. ex., o de Drinkwater[10]; Seção 7.3; Figs. 225, 226) são aconselháveis. O espéculo utilizado deve apresentar, na extremidade que entra em contato com a faringe, um lado ou uma borda dobrada romba, para impedir ferimentos na mucosa faríngea. (Fácil e prática é a combinação de abre-boca do modelo Drinkwater, espátula metálica para abaixar a proeminência dorsal da língua e uma fonte de luz embutida; Stöber e Baackmann, 1978.) Durante o exame com espéculo, que pode ser movido para a frente ou para trás, de acordo com a necessidade, deve-se prestar atenção a alterações na mucosa (vermelhidão, edema, erosão, ulceração, ferimentos, corpos estranhos entravados [cápsulas, ímã sem jaula plástica], supuração, depósitos fibrinóides) e, principalmente, assimetria ou tumefações no teto da faringe (edema flegmonoso,

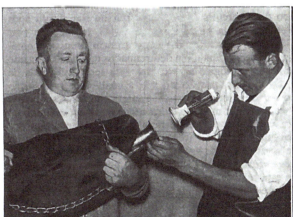
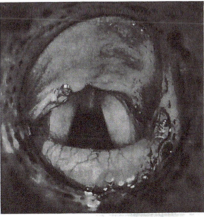

Figs. 205, 206 Faringo e laringoscopia com espéculo tubular: fixação do animal e direcionamento do espéculo, bem como do feixe de luz, para a parte da mucosa a ser visualizada (esquerda); vista endoscópica de uma laringe normal com borda caudal do palato mole, entrada da laringe e epiglote (de cima para baixo; à direita).

Quadro 32 Composição das principais expressões vocais normais e patológicas do bovino e seu significado

Som emitido*	Circunstâncias que o acompanham	Significado
Balido (bezerro)	Boca aberta, cabeça e pescoço freqüentemente (mas não sempre) esticados ou elevados	Chamando a mãe ou querendo alimento
Mugido alto (vaca)	Boca aberta, cabeça esticada para frente ou elevada	Chamando seu bezerro, o ordenhador (úbere cheio), por alimento ou água (fome, sede), querendo abrigo ou pasto (tempo ruim e bom, respectivamente), chamando por companheiros de rebanho (desejo de contato social), expressão de cio
		Som de ameaça ou agressão emitido
Rosnado (touro)	Cabeça abaixada, cavando com membros anteriores; som emitido parcialmente pelo nariz e parcialmente pela boca	Contra outros machos ou contra o homem
Berro curto e alto	Logo após evento que determinou o som (bater de porta ou ferimento); boca aberta, cabeça nem sempre elevada	Susto ou dor
Ataques de berros altos e repetidos	Em fêmeas maduras sexualmente, saudáveis quanto ao sistema nervoso	Indício de ninfomania (degeneração ovariana)
	Em bovinos de todas as idades com correlação a sinais de distúrbio do sistema nervoso central (agressividade intermitente, espalha a cama), não bebe água, esforço para evacuar e urinar, cabeça elevada "em lamento", voz cada vez mais rouca e "quebra" na voz, paresia dos posteriores agravada	Sintoma de raiva
Gemido curto característico de dor na cavidade abdominal	Espontâneo (ao levantar, ao descer morro, após alimentação ou sincrônico com contrações reticulares) ou como reação a "prova de dor" para presença de corpos estranhos	Sinal de condições dolorosas na cavidade abdominal (quando a localização da dor é na região da cartilagem xifóide; indício de retículo-peritonite traumática)
Gemido longo sincrônico com a respiração (acompanha cada expiração), característico de dor na cavidade torácica	Espontâneo (ou após pequeno esforço físico), cabeça e pescoço esticados, dispnéia expiratória	Sintoma de um processo ocupando espaço e doloroso na cavidade torácica (enfisema pulmonar, flegmão mediastinal, inflamação grave do esôfago, etc.)
Fungar, roncar, zumbir em sincronia com a respiração	Dificuldade respiratória mais ou menos pronunciada	Indício de estenose das vias aéreas superiores (Ver Quadro 30)
Tosse	Somente em ambientes com substâncias irritantes (poeira):	Geralmente sem significado clínico
	Também sem irritação do meio ambiente sendo seca e forte:	Indício de patologia das vias aéreas superiores
	úmida e/ou fraca:	Indício de pneumonia ou pleurite
"Mugido de lamentação"	Fêmea sexualmente madura, amarrada no abrigo ou impedida de se evadir, determinado pela proximidade de alguma pessoa que atende o animal	Sem significado clínico, indício de estado amedrontado, de ansiedade, melancólico e submisso

*A eructação que surge na laringe, não na faringe, à "liberação" regular dos gases ruminais, é descrita na Seção 7.2.

a vibração é sentida). O *mugido de lamentação* de certos bovinos amarrados ou estabulados quando da aproximação do homem deve ser avaliado como uma reação de submissão individual, com medo e timidez. Patologias da laringe podem levar não só a um *estridor laríngeo* (Quadro 30), mas também a *prejuízo* ou até a *perda da voz*.

6.12 Traquéia

A traquéia só é acessível ao exame externo em sua parte cervical, que é verificada por *inspeção* e *palpação*. A *palpação* é feita da mesma forma como descrita para o esôfago (ver Seção 7.4, Fig. 230); nesta, a traquéia é facilmente identificada em animais não muito musculosos, pelos seus anéis cartilaginosos, enfileirados como um "tubo". Deve-se prestar atenção, em particular, a presença de tumoração, mobilidade com relação aos órgãos adjacentes (pele, músculos cervicais, esôfago), estreitamentos "em forma de espada" (colapso traqueal, principalmente em pacientes mais jovens com estenose de laringe) e sensibilidade à pressão, assim como observar se, à palpação de força média, ao longo da traquéia, aparece algum estridor ou se um ruído de estenose previamente já escutado se intensificou (Quadro 30). Como estenoses por obstrução ou compressão em geral são facilmente localizáveis desse modo, bem como por *auscultação* "procuradora" ao longo da traquéia (até encontrar a área com o estridor mais alto), a *sondagem* da traquéia (com ajuda de uma sonda de borracha mole introduzida pela boca sob direcionamento da mão, ou pela narina) quase não é usada nos bovinos. Com relação à *auscultação* da traquéia, mais detalhes são explicados no exame dos brônquios e pulmões (ver Seção 6.13).

A *colheita de muco traqueal* exigida nos anos 30 para o diagnóstico de tuberculose bovina perdeu seu significado após o desenvolvimento da prova intracutânea de tuberculina (ver Seção 6.13); para o esclarecimento de doenças broncopneumônicas, com grande incidência em determinados rebanhos, o exame micológico, bacteriológico ou virológico da secreção obtida da traquéia, ou melhor, por lavagem broncoalveolar (ver Seção 6.13), pode ser de valor diagnóstico; a anteriormente usada coleta de muco traqueal por meio de *coletores de muco ou sondas com swab* introduzidas por via oral está hoje superada tecnicamente e é totalmente inaceitável (responsabilidade civil!), devido ao perigo de transmissão de agentes infecciosos (p. ex., *Mycobacterium tuberculosis* var. *bovis*) do animal que tosse para o veterinário que está realizando a coleta, ou seus ajudantes. A coleta cruenta de muco traqueal é efetuada no animal em estação com a cabeça elevada e bem contido. Para isto, introduz-se a cânula traqueal provida de um estilete, ou seja, semelhante a um trocar-

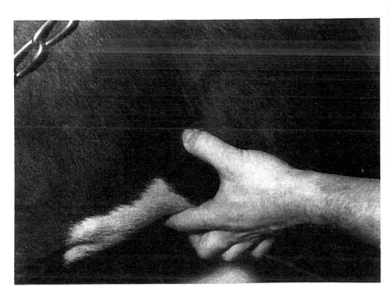
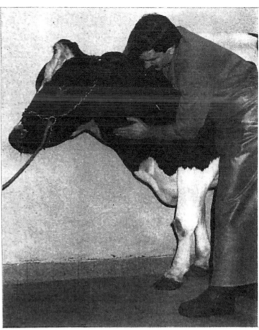

Figs. 207, 208 Palpação externa bilateral, com as duas mãos ("comparativa"), da laringe (à esquerda) e da traquéia (à direita).

te, no local da punção após tricotomia, desinfecção e anestesia local prévias. Determina-se o local um a dois palmos abaixo da laringe, em direção ao peito. A cânula é introduzida na traquéia, de preferência entre dois anéis cartilaginosos vizinhos, em direção cranioventral. Para tal, a traquéia deve ser fixada firmemente com a outra mão ("agarrada"), ou com o auxílio de uma pinça hemostática Schecker[12] (Fig. 187). A localização correta do instrumento é comprovada pela retirada do estilete, percebendo-se então o som de entrada e saída de ar sincrônico com a respiração. A partir daí, pode-se introduzir um *swab* adaptado a uma haste metálica elástica, movimentá-lo na traquéia algumas vezes para a frente e para trás, e retirá-lo com o protetor do animal dentro do trocarte (→ transferência do *swab* para um tubo de ensaio); outra alternativa é introduzir, através da cânula, um tubo plástico mole e estéril[13], de 70 a 100 cm de comprimento e 2 a 3 mm de diâmetro externo, até a bifurcação da traquéia, para então (se necessário, após introdução de 20 a 30 ml de solução salina fisiológica ou solução de nutrição bacteriana buferizada) succionar a secreção broncotraqueal, para um tubo intermediário a vácuo (Fig. 209), com auxílio de uma seringa forte ou uma bomba.[14] Durante a retirada do instrumental, deve-se ter cuidado para que o final do cateter localizado dentro da traquéia não seja cortado pela parte cortante da cânula; para evitar uma infecção subcutânea, a ferida de punção deve ser tratada com antibióticos; para prevenção de um enfisema subcutâneo, deve-se massagear brevemente o local. O método de aspiração tem como vantagem, sobre o método de *swab*, o fato de fornecer mais freqüentemente amostras de muco livres de sangue. Além disso, as amostras de secreção traqueal via de regra contêm menos contaminação acidental por agentes presentes "por acaso" do que os *swabs* de nariz e faringe. Para fins científicos e exames citológicos, deve ser efetuada a *coleta de amostras por lavagem broncoalveolar*, descrita na próxima seção.

Para se efetuar a *endoscopia da traquéia*, que sempre é realizada em conjunto com a dos brônquios e serve principalmente para se *controlar o desenrolar de doenças respiratórias*, introduz-se um endoscópio flexível[5] na traquéia (na maioria das vezes, aí não há irritação tussígena; Fig. 210), pelo meato nasal ventral, faringe e laringe (estímulo para tosse!). Como a cabeça flexível do instrumento às vezes (reflexo de deglutição) pode ser "desviada" acidentalmente da faringe para a boca, é aconselhável colocar previamente um abre-boca (Fig. 225), para se evitar que o caro aparelho seja mastigado. Ao observar a mucosa da traquéia, o brônquio traqueal (direito), a bifurcação, os brônquios principais e colaterais, estas estruturas aparecem, em geral, úmidas e brilhantes, de cor cinza-esbranquiçada a cinza-rósea, atravessadas por finos vasos sanguíneos; o septo divisório de uma tra-

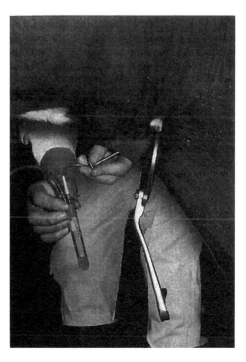

Fig. 209 Sucção de muco broncotraqueal com o auxílio de um tubo plástico introduzido através de uma cânula traqueal; a traquéia é fixada com o auxílio de uma pinça hemostática, segundo Schecker; a secreção ou o exsudato aspirado é transferido diretamente para o tubo de ensaio.

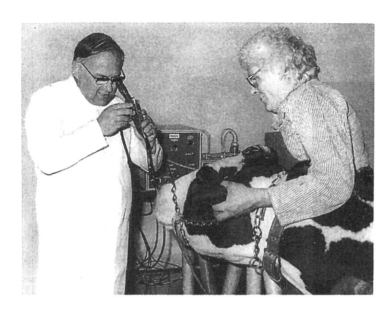

Fig. 210 Observação endoscópica da faringe, da laringe, da traquéia e dos grandes brônquios, com o auxílio de um fibroscópio introduzido pelo meato nasal ventral (ver também Figs. 117, 118; K. Storz/D-7200 Tuttlingen).

quéia saudável é fino. Deve-se notar em detalhe a presença de eritemas inflamatórios, neoformações, assim como o acúmulo de muco ou de exsudato; estes últimos devem ser avaliados de acordo com as características apresentadas no Quadro 31 e são mais difíceis de serem classificados quanto mais penetrarem na árvore brônquica. Se o endoscópio utilizado tiver instrumentos de auxílio (parte do trabalho: sonda de lavagem, pinça de biópsia, câmera), podem-se coletar muco broncotraqueal ou fragmentos de tecido sob controle visual ou fotografar as alterações existentes, durante um exame dessa natureza (Prancha 6/c).

6.13 Brônquios, pulmões e pleura

Ao exame de ramos da traquéia, pulmões e pleura, pertencem, além do já descrito *exame por inspeção da atividade respiratória* (ver Seção 6.6), principalmente a *percussão sonora e de sensibilidade dolorosa*, assim como a *auscultação da área pulmonar;* a última determina achados mais claros após inibição da respiração. Para continuar a diferenciação de uma possível afecção pulmonar, são necessários *exames complementares,* dependendo do caso; por exemplo, exame de fezes quanto a larvas de vermes pulmonares, prova intracutânea de tuberculina, traqueobroncoscopia (ver anteriormente), coleta e exame de muco broncotraqueal ou uma amostra de lavagem broncoalveolar, uma punção da cavidade torácica ou controle sorológico. Métodos diagnósticos dispendiosos, como o exame da gasometria sanguínea (ver Seção 5.6), as provas de função pulmonar, a coleta por biópsia de tecido pulmonar ou radiografias do tórax têm pouco significado na prática buiátrica até hoje.

Área de percussão pulmonar. À percussão sonora do bovino, pode-se averiguar, além de um campo pulmonar torácico, também um campo pulmonar pré-escapular (Fig. 211), localizado cranialmente à musculatura do ombro, estendendo-se da articulação do ombro até aproximadamente a metade da escápula e, dependendo do estado nutricional ou desenvolvimento muscular do animal, tem a largura de dois a cinco dedos; para o exame clínico, ele é de pouca importância. O *campo pulmonar torácico* é relativamente pequeno, devido ao reduzido número de costelas no bovino (só 13; no cavalo, 18) e ao conseqüente posicionamento mais vertical de seu diafragma. Este campo é limitado dorsalmente pela fácil palpação do bordo lateral da musculatura do tronco. O limite cranial superior é formado pela borda posterior da escápula e o inferior, pela borda posterior do processo ancô-

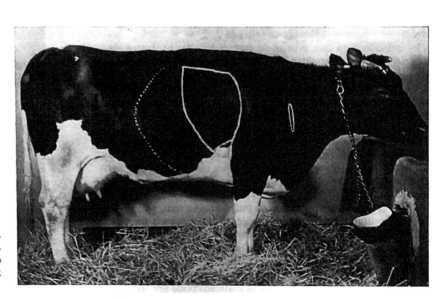

Fig. 211 Posição e extensão do campo pulmonar pré-escapular, assim como torácico, percutido do lado direito no bovino (linha contínua); na parte ventral do campo pulmonar torácico, a área de macicez cardíaca; a área pontilhada demonstra o arco costal.

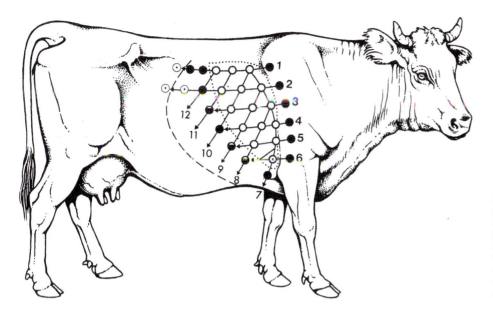

Fig. 212 Percussão sonora do campo pulmonar torácico (ver também esquema 10): logo após a averiguação do limite caudal pulmonar (por percussão horizontal ao longo das linhas 1 a 6) é efetuada a percussão vertical (ao longo das linhas 7 a 12), notando-se principalmente eventuais áreas de macicez e a macicez cardíaca, assim como o ângulo com ar (Fig. 178).

neo. Dependendo do estado nutricional e do desenvolvimento muscular do animal, forma uma linha arredondada cranialmente ou mais perpendicular, sendo que, em animais bem gordos ou fortes, esta linha pode até formar uma curva em direção caudal. O limite caudal do campo pulmonar estende-se do ponto de interseção sobre o limite dorsal e o penúltimo (= 11.º) espaço intercostal, passando sobre o meio da nona costela e atingindo o limite cranial mais ou menos dois dedos acima do olécrano, quando o animal estiver com o membro anterior adiantado (Figs. 211, 212). Do lado direito, o limite caudal dorsal pulmonar localiza-se um (a dois) dedo(s) mais caudalmente (aproximadamente sobre a 12.ª costela) do que do lado esquerdo, onde o campo é empurrado levemente na direção cranial (aproximadamente sobre a 11.ª costela) pela massa dos pré-ventrículos. Na parte ventral do campo pulmonar torácico, encontra-se, no bovino adulto, uma região do tamanho da palma da mão humana, referente à macicez cardíaca relativa, cuja delimitação exata é descrita na Seção 5.1 (Fig. 178).

Percussão sonora. A averiguação da ressonância da percussão do campo pulmonar é feita com o auxílio de um pequeno martelo de percussão[7] e plessímetro[15] (ou percussão digitodigital), de acordo com as linhas de orientação indicadas nas págs. 110 e seg. Durante esse procedimento, devem-se observar as diferentes ressonâncias de percussão, de acordo com o Quadro 10; além disso, deve-se ter em mente que o alcance da percussão só chega a uma profundidade de 7 cm do tórax e que as partes do tecido pulmonar que ficaram sem ar são mais densas nessa área ("estase" inflamatória, acúmulo de líquido, tumores), devendo ter, no mínimo, o tamanho de um ovo de galinha ou de um punho para serem perceptíveis como macicez.

Primeiramente, deve ser averiguado o limite pulmonar caudal por *percussão horizontal* (Fig. 212; linhas de percussão 1 a 6). Esta só pode ser determinada claramente no lado direito do corpo, devido à macicez adjacente do fígado e do omaso (Figs. 257, 273, 290); do lado esquerdo, na parte dorsal do rúmen normalmente pode-se percutir um som parecido com ressonância pulmonar, apesar de um leve retumbar (= timpânico; Fig. 240), fato que torna impossível uma delimitação caudal nítida do campo pulmonar neste lado, através de percussão. O aumento do campo pulmonar torácico em direção caudal é encontrado no enfisema pulmonar e no pneumotórax. Uma diminuição caudal do campo pode ser ocasionada por gestação adiantada, sobrecarga dos pré-ventrículos, hipertrofia do fígado, deslocamento do abomaso para a direita, dilatação e deslocamento grave do ceco, ascite ou hidrâmnio.

A percussão *vertical* realizada de cima para baixo começa do limite cranial do campo pulmonar torácico (Fig. 212, linha 7) e segue depois individualmente em cada espaço intercostal, na direção caudal (linhas 8 a 12). Ela serve para a identificação de eventuais alterações da ressonância pulmonar normal ("claro"). Deve-se prestar atenção especial à extremidade ventral do campo pulmonar torácico (= "ângulo contendo ar", segundo Diernhofer) situado logo após o "triângulo" de submacicez cardíaca que normalmente também emite um som "claro" à percussão (Fig. 178): tanto a "impactação" pneumônica do tecido pulmonar como a hipertrofia inflamatória do pericárdio se caracterizam, à percussão, pelo "desaparecimento" do "ângulo contendo ar", sendo que sua percussão antes ressonante é substituída por macicez mais ou menos completa e extensa. Um som bem ressonante, subtimpânico, é ouvido à percussão de áreas pulmonares enfisematosas que, conforme o caso, são mais ou menos circunscritas. Este tipo de som também é ouvido sobre cavernas preenchidas de ar (localizadas) e no pneumotórax (campo pulmonar total de um lado do tórax). Áreas circunscritas de macicez indicam que não há ar neste local (processos pneumônicos, abscessos, tumores ou prolapsos de partes de vísceras da cavidade abdominal para a cavidade torácica). Acúmulo de líquido seroso (hidrotórax) ou de exsudato inflamatório (pleurite icorosa, "úmida") ocasiona macicez à percussão na região ventral do campo pulmonar, cujo limite dorsal permanece sempre horizontal, mesmo quando a parte anterior ou posterior do corpo do paciente está em plano mais elevado.

Para se efetuar a *percussão dolorosa*, utiliza-se um forte martelo de borracha ou material sintético[16] (Fig. 126) ou o próprio punho e observam-se as regras desse tipo de exame, descritas na Seção 2.3. Sensibilidade localizada dentro do campo pulmonar, possivelmente já detectada à percussão sonora (gemidos, mugidos altos, afastamento, defesa), é encontrada em pacientes com pleurite grave ou fratura de costela, mas também com enfisema pulmonar; nestes casos, uma percussão forte da parede torácica às vezes determina tosse. No caso de broncopneumonia simples, o tórax, porém, em geral tem pouca sensibilidade à percussão.

Auscultação. Para se efetuar a auscultação direta da respiração pulmonar, usa-se um fonendoscópio[17] (Fig. 129) adequado para grandes animais e observam-se as regras básicas para este método de exame, descritas na Seção 2.3. Desse modo, examina-se, iniciando na traquéia e prosseguindo dentro da área pulmonar, em forma de linha da parte ventral à parte dorsal, cada local, auscultando-se no mínimo durante um a dois movimentos

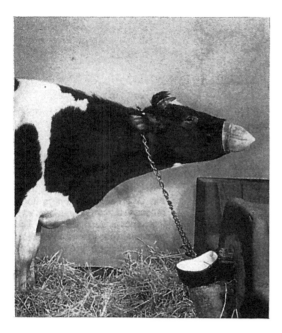

Fig. 213 Inibição rápida da respiração com o auxílio de um saco de borracha colocado sobre o focinho e o nariz; este procedimento serve para intensificar os ruídos respiratórios normais e patológicos detectados pela auscultação, assim como prova de estresse.

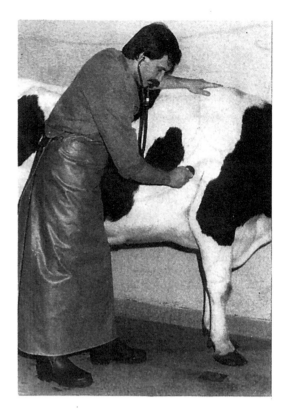

Fig. 214 Auscultação pulmonar no bovino com um fonendoscópio segundo Götze.

respiratórios; a segunda mão do examinador deve ficar sobre o dorso do animal. Atenção especial deve ser dada à parte do pulmão encoberta pelo membro anterior direito, porque esta área é arejada pelo brônquio traqueal e, com isso, é a primeira e a mais forte a ser atingida no caso de uma afecção broncopneumônica aerógena (introduzir a cápsula do fonendoscópio entre o ombro e a parede torácica). Para intensificar eventuais sons respiratórios patológicos, é aconselhável realizar uma inibição temporária *da respiração* do animal. Para tanto, coloca-se um saco de borracha[18] ou saco plástico descartável fechado com um elástico e do tamanho adequado sobre o focinho e o nariz do animal, até que este fique quieto (Fig. 213); se necessário, o nariz é tapado com um pano úmido pelo mesmo tempo. No caso de um enfisema pulmonar ter sido localizado por percussão anteriormente, não se deve fazer a inibição respiratória, para não se piorar a doença (atenção!). Durante a auscultação (Fig. 214), para a qual se devem aproveitar os primeiros movimentos respiratórios mais profundos após a interrupção da respiração, devem-se observar os seguintes sintomas:

▷ *Número de eventuais tossidas e características das mesmas* (ver Seção 6.7);
▷ *Intensificação dos ruídos respiratórios normais.*
▷ *Ocorrência de ruídos respiratórios anormais, bem como*
▷ *Tempo gasto até a atividade respiratória voltar ao normal.*

(Devido ao perigo de transmissão de agentes infecciosos, os sacos respiratórios não descartáveis devem ser limpos e desinfetados após cada uso!)

Denominação e significado dos ruídos respiratórios. Como conseqüência de aperfeiçoamentos nos métodos de prova de função pulmonar (ver posteriormente), assim como da possibilidade de registro dos fenômenos sonoros, algumas teorias até então sobre a origem e o significado tanto de ruídos respiratórios normais como patológicos em medicina e veterinária exigiram correção. A teoria da existência de um som realmente "vesicular", ou seja, que surge nas terminações mais finas da árvore brônquica (bronquíolos terminais e respiratórios) ou mesmo nos alvéolos não é mais aceita hoje em dia, porque o fluxo de ar nesta região é laminar (ou seja, não é turbulento) e sua velocidade para desenvolver esse tipo de som não é suficiente. A suspeita de que o som descrito como "estertor úmido" era sempre determinado pela presença de líquido nas vias respiratórias não é verdadeira. Finalmente, a característica de ressonância abafada do tecido pulmonar normal, porém com ar, mas que ocorre principalmente em áreas enfisematosas, não foi suficientemente levada em consideração neste contexto. Para evitar trocas com os termos passados, foi desenvolvida uma *nova nomenclatura dos ruídos respiratórios,* a partir de conselhos anglo-americanos. Para entender melhor as modificações didáticas implantadas, também são descritas a seguir e no Quadro 11 as denominações antigas. Para esclarecimento dos conhecimentos, há algumas orientações das correlações entre a ventilação normal e patológica das vias respiratórias, bem como dos achados auscultatórios que os acompanham.

▷ *Sons respiratórios normais.* A Fig. 215 demonstra a distribuição dos ruídos respiratórios auscultados sobre a área da traquéia e do campo pulmonar. Esses ruídos se formam por turbilhonamento do ar respirado dentro das ramificações das vias respiratórias com mais que 2 mm de diâmetro, porque suas paredes sustentadas por cartilagens entram em vibração. O fato de tais vibrações serem ou não audíveis e com que volume e tipo de som sejam auscultadas pelo examinador não depende somente de sua intensidade e freqüência, que são correspondentes à velocidade da corrente de ar respirado, mas sim — e principalmente — das características condutoras e selecionadoras de som do tecido localizado entre o sistema tubular vibrante e a cápsula do fonendoscópio. O tecido pulmonar contendo ar é (ao contrário da área pulmonar com impactação pneumônica ou outros tipos de "endurecimentos" pulmonares) um meio que "absorve o som"; este tecido suprime as vibrações sonoras de freqüência alta mais do que as de baixa freqüência. Uma parte dessa resso-

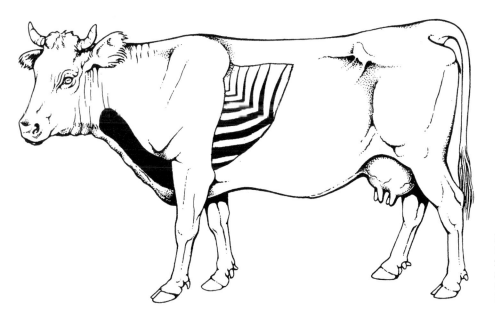

Fig. 215 Distribuição dos sons respiratórios normais (esquemática): preto = ruído respiratório laringotraqueal; listrado horizontal = ruído respiratório traqueo-brônquico; listrado vertical = ruído respiratório broncobronquiolar.

nância que sai dos pulmões e atinge a parede torácica também é perdida por reflexão nesse local. Estreitamentos das vias respiratórias causadoras de ruídos respiratórios ocasionam, em caso de freqüência e intensidade respiratórias constantes e principalmente em atividade respiratória patologicamente aumentada, uma aceleração equivalente da corrente de ar de inspiração e expiração, fato que obrigatoriamente leva a uma intensificação do som, e, dependendo do caso, também a um aumento da altura do tom do ruído respiratório normal ou patológico detectável em tal área. Tem mais sentido auscultar primeiramente na traquéia, onde se evidencia um *ruído respiratório laringotraqueal* bastante forte, áspero, cujo tom corresponde ao pronunciamento forte de um *CH**; este ruído é evidenciado tanto à inspiração quanto à expiração e não tem som musical acompanhante. Após isso, se ausculta, comparando-se com o ruído respiratório acabado de ser ouvido, a região do *ruído respiratório traqueobrônquico* (antes descrito como "broncovesicular" ou "misto"): este é semelhante ao ruído laringotraqueal, porém é mais baixo e tem um tom mais grave, principalmente à expiração. Na sua avaliação, deve-se levar em consideração a intensidade da atividade respiratória, assim como a massa corporal do animal a ser examinado (com relação à circunferência do pulmão e da espessura da parede torácica), já que esses fatores influenciam o volume sonoro e a altura do ruído respiratório. Se necessário, comparam-se os achados com um animal vizinho evidentemente saudável do ponto de vista respiratório e do mesmo tamanho. Finalmente, examina-se a região do *ruído respiratório broncobronquiolar* (antigamente chamado de "vesicular"), que é mais baixo do que o traqueobrônquico e, em geral, só é ouvido durante a inspiração, e em intensidade respiratória baixa não é auscultado, motivo pelo qual às vezes é necessário inibir a respiração do animal. Todos os ruídos respiratórios normais descritos aqui apresentam-se visivelmente intensificados, temporariamente, após a *inibição da respiração* do animal (ver anteriormente). Em animais com sistema respiratório saudável, não devem aparecer ruídos respiratórios patológicos.

O *ruído cardiorrespiratório* é semelhante ao broncobronquiolar, geralmente fraco, como um "sopro" curto, que se forma por deslocamento de ar causado pela sístole nas vias respiratórias saudáveis próximas ao coração; ao contrário dos verdadeiros ruídos respiratórios, este é sincrônico com o batimento cardíaco, mas costuma ser um pouco mais forte durante a inspiração e mais baixo durante a expiração.

▷ *Ruídos respiratórios patológicos.* A intensificação patológica permanente do *ruído respiratório traqueobrônquico*, anteriormente descrita como "sopro tubário", pode ser decorrente de uma intensificação da respiração (aumento do volume de ar por respiração, aceleração da corrente respiratória) e/ou aumento de densidade (áreas sem ar) do tecido pulmonar que, então, conduz melhor a ressonância e, dependendo do caso, pode ser esclarecido por exame da atividade respiratória (ver Seção 6.6) e pela percussão sonora do campo pulmonar (ver anteriormente). Os mesmos efeitos podem ser determinados por uma redução mais ou menos circunscrita do diâmetro das vias respiratórias intratorácicas. Por outro lado, uma redução da profundidade respiratória, assim como um aumento da quantidade de ar dos pulmões (enfisema pulmonar), leva a diminuição mais ou menos pronunciada do *ruído respiratório* traqueobrônquico.

— A *ausência total do ruído respiratório normal* ("silêncio pulmonar) circunscrita é detectada em áreas pulmonares grandes, consolidadas e, por isso, não mais arejadas, em outras alterações volumosas (em geral localizadas ventralmente e aí comprimindo o pulmão: pericardite, hidro, pio ou icorotórax, prolapso do retículo para a cavidade torácica), assim como no pneumotórax, que envolve totalmente um lado do tórax.
— Para os *ruídos respiratórios patológicos restantes*, recomenda-se que sejam auscultados nos locais correspondentes do campo pulmonar, além dos *ruídos respiratórios normais* (possivelmente aumentados ou diminuídos), tornando-se mais evidentes após inibição temporária da respiração:
— *Crepitações ("crackles", crepitação fina e grossa; antigamente denominadas "estertores úmidos" ou "râles")* são auscultadas semelhantes a uma explosão curta, descontínua, não-musical, sem altura do tom perceptível ("KNACK"). Esses ruídos são formados por repentina compensação de pressão inspiratória em regiões pulmonares que pouco antes foram excluídas passageiramente da aeração, em decorrência do desvio intenso da entrada de ar na via respiratória por secreção/exsudato *(obstrução)* ou em conseqüência da pressão exercida sobre as mesmas por tecidos vizinhos *(restrição)*. A crepitação muitas vezes é mais característica na parte ventral do pulmão, porque a obstrução e a restrição neste local ainda são agrava-

---

*A pronúncia do "CH" no idioma alemão corresponde ao som de um leve "chiado". (N.T.)

das pela força da gravidade. Dependendo do momento da respiração em que ocorre a crepitação, podem-se tirar conclusões sobre as alterações patológicas causadoras. Assim, uma crepitação *precoce inspiratória/precoce expiratória* indica uma *doença obstrutiva* das vias respiratórias com mais de 2 mm de diâmetro interno, como broncopneumonia ou acúmulo de exsudato na traquéia; no entanto, a crepitação precoce inspiratória é ocultada nos pacientes em que são perceptíveis ao mesmo tempo ruídos respiratórios aumentados anormalmente, bem como sibilos que os acompanhem, Crepitação *tardia inspiratória* é indicativa de *doenças restritivas* de vias respiratórias com menos de 2 mm de diâmetro interno (como edema e enfisema pulmonar, pneumonia intersticial e "pulmão de fazendeiro"), assim como processos volumosos maiores (como tumores de pulmão, pleura ou parede torácica). A presença de bastante exsudato ou transudato bem líquido nas vias respiratórias, ao contrário da até então descrita crepitação fina, produz uma crepitação grossa.

— Sibilos ("wheezes" ou "squeaks": antigamente estertor seco ou ronco) são sons musicais contínuos ("UII") de altura do tom e/ou tonalidade constante ou alternada, sendo que, às vezes, a cada movimento respiratório pode ser percebido somente um ou mais tons simultaneamente ou seqüencialmente (sibilo monofônico, respectivamente polifônico melódico, simultâneo ou em seqüência). Estes sibilos são decorrentes de estreitamentos patológicos das vias respiratórias, fato que ocasiona uma exagerada aceleração da corrente de ar respirado com equivalentes força e freqüência de vibração da parede, assim como de tecidos pulmonares vizinhos que estão mais densos. Dependendo de quando o sibilo ocorre pode-se chegar a outras conclusões: *sibilo inspiratório* é indicativo de estreitamento das vias respiratórias extratorácicas, como estenose de laringe, colapso ou compressão de traquéia; *sibilo seqüencial tardio inspiratório* é indicativo de densificações restritivas do tecido pulmonar; *sibilo expiratório*, ao contrário, indica estreitamento obstrutivo das vias respiratórias intratorácicas, e o *sibilo polifonético* é indicativo de múltiplas alterações.

— O *roçar* respiratório, que é auscultado imediatamente sob a cápsula do fonendoscópio, como um esfregar, raspar ou arranhar sincrônico com a respiração, é raro no bovino, ao contrário dos ruídos de fricção causados por pericardite e, por isso, sincrônicos com o batimento cardíaco, que devem ser distinguidos à auscultação; a movimentação dos folhetos pleurais inflamados nos grandes ruminantes em geral não leva a tal achado, porque o exsudato da cavidade torácica ou reduz o roçar (exsudato seroso e icoroso) ou o impede (aderências fibrinosas).

— O *ruído cardiopneumônico* é um fenômeno de ressonância similar ao cardiorrespiratório (ver Seção 5.1 e anteriormente nesta Seção), porém oriundo de tecido afetado broncopneumonicamente, por isso denominado de sibilo ou crepitação sincrônica com o coração que, como o ruído cardiorrespiratório, fica mais característico durante a inspiração do que à expiração.

▷ *Ruídos anormais acidentais*. São ruídos causados por erros de auscultação ou provenientes de outros órgãos ouvidos eventualmente durante a auscultação da traquéia ou dos pulmões, não devendo ser confundidos com outros ruídos respiratórios normais ou patológicos, fato que normalmente pode ser evitado observando-se o ritmo respiratório: tremores musculares (estremece a cápsula do fonendoscópio), crepitar de pêlos (pressionar mais o fonendoscópio), ranger dos dentes, deglutição, eructação, regurgitação, remoer o bolo ruminado ou aumento de intensidade dos movimentos dos pré-estômagos, assim como gemidos.

▷ *Tranqüilização da atividade respiratória*. Após a inibição da respiração (ver anteriormente), em geral não se passam mais que um ou dois minutos até que o referido bovino recupere sua freqüência e sua intensidade respiratórias. Atrasos significa-

tivos desse processo devem ser encarados como achado respiratório patológico e sempre devem ser motivo para um exame cardíaco mais profundo no paciente (ver Seção 5.1).

Exame de fezes para pesquisa de larvas de vermes pulmonares. Para comprovação de eventuais larvas de *Dictyocaulus viviparus*, o verme pulmonar do bovino, nas fezes, serve o método de emigração. Para isto, envolve-se aproximadamente a quantidade de fezes equivalente ao tamanho de uma maçã numa gaze e coloca-se em funil de tamanho apropriado, preenchido até a metade com água; na saída do funil, há uma mangueira pinçada diagonalmente (Fig. 216). Após descanso da amostra de 24 horas, abre-se a pinça cuidadosamente e coletam-se com uma lâmina as primeiras três a cinco gotas, examinando-se a amostra ao microscópio. As larvas de vermes pulmonares (Fig. 217) podem ser facilmente confundidas com nematóides terrestres ou larvas de tricostrongilídeos, que ocorrem em amostras de fezes coletadas do solo ou em fezes que já estão armazenadas há algum tempo.

Prova intracutânea de tuberculina. Na Alemanha, vários bovinos são tuberculinizados periodicamente, para evitar o reaparecimento da tuberculose bovina, que foi erradicada desde 1962. Em regiões nas quais a tuberculose ainda aparece, deve-se efetuar imediatamente, em qualquer caso de suspeita, porém principalmente em doenças respiratórias, a prova da tuberculina, porque o respectivo animal pode transmitir rapidamente a doença para o rebanho ou para os tratadores (o mesmo é válido para os ruminantes de zoológico). De acordo com a legislação de tuberculose de 1981, a tuberculinização deve ser efetuada com os instrumentos da Fig. 218. Para isto, faz-se primeiramente a tricotomia de uma área da pele do tamanho de uma caixa de fósforos situada um palmo à frente do meio da espinha da escápula. Após isto, faz-se uma dobra da pele nessa área e mede-se com o auxílio de um cutímetro de mola[19] a espessura da pele (na realidade, "dupla"; Fig. 219). Logo em seguida, injeta-se por via intracutânea (penetração tangencial da agulha; Fig. 220) 0,1 ml de tuberculina bovina ($\sim$ 5.000 UI) na parte superior da prega da pele, com auxílio da seringa com dosagem automática[20]; como característica do posicionamento certo da injeção, serve a inchação cutânea do tamanho de uma ervilha então palpável. A reação do animal à tuberculina injetada é notada no mínimo três dias (no máximo, quatro dias) após a tuberculinização. Para observação do resultado, deve-se medir novamente a espessura

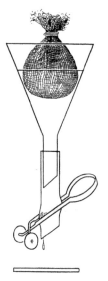 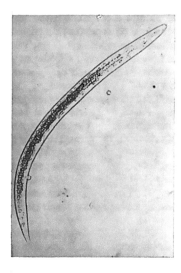

Figs. 216, 217 Técnica de emigração para detectar larvas do verme pulmonar nas fezes bovinas (à esquerda); larva de verme pulmonar migrada *(Dictyocaulus viviparus,* tamanho natural 0,4 mm, aumento 200 ×, à direita).

APARELHO RESPIRATÓRIO

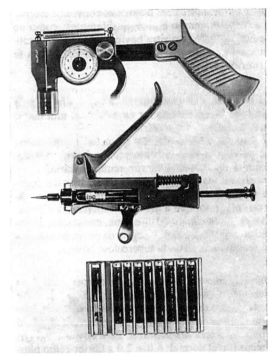

Figs. 218, 219, 220 Prova intracutânea de tuberculina: cutímetro de mola, seringa de dosagem automática de tuberculina, ampolas de tuberculina (à direita, de cima para baixo); medição da espessura da pele, cranialmente à espinha da escápula, com o auxílio de um cutímetro (embaixo, à esquerda); fixação da dobra da pele e maneira de segurar a seringa de injeção automática ao aplicar a amostra de tuberculina (penetração tangencial de agulha → injeção intracutânea), embaixo, à esquerda.

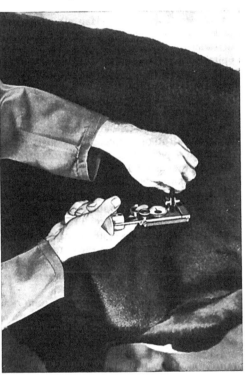
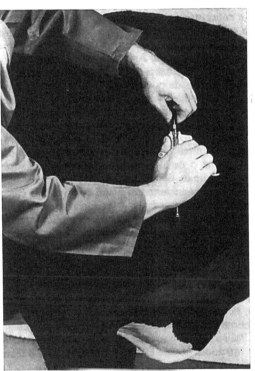

da pele no local da injeção e, subtraindo-se deste valor o valor de espessura inicial, calcula-se o aumento da espessura da pele (em mm); além disso, a respectiva área deve ser inspecionada e palpada para verificar a presença de outras alterações. *A avaliação da prova de tuberculina* é feita de acordo com os seguintes critérios:

▷ *negativa,* quando o aumento da espessura da pele for menor que 2,0 mm, e quando não houver qualquer alteração da pele clinicamente perceptível (dor, edema, exsudato, necrose ou inchação dos vasos linfáticos) no local da tuberculinização;
▷ *questionável,* quando o aumento da espessura da pele tiver entre 2 e 4 mm e não houver as mencionadas alterações clínicas da pele;
▷ *positiva,* quando o aumento da espessura da pele for maior que 4 mm e/ou houver as mencionadas alterações clínicas da pele.

No caso de dúvida quanto ao resultado, a prova de tuberculina não pode ser repetida antes de se passarem seis semanas. As provas de tuberculina efetuadas a campo podem trazer resultados positivos falsos devido a circunstâncias ambientais (ataques por moscas, influência do sol).

Para diferenciação, no bovino, entre as reações *inespecíficas* (às vezes causadas por *Mycobacterium tuberculosis* var. *avium*, *M. paratuberculosis* ou micobactérias apatogênicas) e as *específicas* (isto é, infecção por *M. tuberculosis* var. *bovis* ou *M. tuberculosis* var. *hominis*) de tuberculinização, é indicada a *tuberculi-*

nização simultânea intracutânea com tuberculina bovina e aviária. Ela é efetuada ao mesmo tempo em locais diferentes, como no ombro direito e no esquerdo (amostra bovina e aviária, respectivamente). A avaliação, realizada 72 a 96 horas após, baseia-se nos seguintes critérios:

▷ *positiva para tuberculose bovina* quando a espessura da pele da prova com tuberculina bovina for no mínimo 4 mm maior do que a prova da tuberculina aviária;
▷ *questionável para tuberculose bovina* quando o aumento da espessura da pele da prova com tuberculina bovina for 2,1 a 4,0 mm maior do que a prova de tuberculina aviária;
▷ *negativo para tuberculose bovina* quando o aumento da espessura da pele da prova com tuberculina bovina for menor do que 2,0 mm ou até menor que a prova de tuberculina aviária.
▷ A presença dos *sintomas clínicos* (dor, edema, exsudação, necrose ou inchação de vasos linfáticos) na região da prova de tuberculose bovina é sempre indicativa de tuberculose bovina.

Níveis de fibrinogênio no plasma. Em bezerros, o nível de fibrinogênio plasmático (nível normal: 4,5 ± 1,5 g/l) já sobe consideravelmente dentro de 24 horas após o início de uma *broncopneumonia;* quando os valores atingirem mais de 8,0 g/l, o *prognóstico* da patologia será *desfavorável.* Para bovinos adultos broncopneumônicos (nível normal: 6,0 ± 2,0 g fibrinogênio plasmático/l), o limite equivalente é de 10,0 g/l. Em casos de peritonite ou pericardite, a concentração de fibrinogênio plasmático pode subir da mesma maneira (ver Quadro 21, assim como a prova do glutaraldeído, Seção 5.6).

Exame sorológico de controle. As broncopneumonias enzoóticas (ver Seções 6.2 e 6.5) ligadas a infecções virais, que ocorrem principalmente em criações de bovinos com mudança freqüente dos animais, nem sempre podem ser explicadas com certa confiança (com exceção da rinotraqueíte infecciosa bovina), mesmo com a comprovação da presença de um ou mais (aqui consideráveis) tipos de vírus (ver Quadro 29), já que esses microrganismos também estão presentes no sistema respiratório de bovinos saudáveis. Mais expressivo é o exame sorológico de duas amostras coletadas de vários animais tipicamente acometidos imediatamente no início da broncopneumonia, assim como três a cinco semanas após a patologia, para fazer a pesquisa de *anticorpos específicos* (neutralizações virais) *hemaglutinantes, inibidores da hemaglutinação ou fixadores de complemento.* Neste tipo de exame, ocorre comprovação de uma infecção por um determinado vírus quando a maioria das provas sorológicas posteriores der resultado sorológico *positivo;* uma *"seroconversão"* desse tipo também é válida quando, da primeira para a segunda prova, houver um *aumento na titulação de no mínimo quatro vezes.* Não raramente, fica evidente, por tais exames sorológicos, que vários agentes etiológicos participam do processo patológico ao mesmo tempo. Para a comprovação de anticorpos contra o *vírus da rinotraqueíte infecciosa bovina* (RIB), pode-se efetuar o teste de ELISA[21] com soro sanguíneo ou do leite.

A comprovação sorológica de anticorpos contra *Micropolysporon faeni* só pode ser interpretada como indício de que o respectivo animal teve contato com o fungo, aspirado pelo ar respirado, proveniente de feno armazenado inadequadamente; mas não serve de comprovação de que o animal adoentado esteja com *"pulmão de fazendeiro".*

Broncoscopia. A observação endoscópica dos brônquios é feita ao mesmo tempo que a da traquéia e através do método já descrito na Seção 6.12 (Fig. 210).

Prova de lavagem broncoalveolar. O líquido obtido na lavagem intrapulmonar é mais apropriado para controle microbiológico e, principalmente, citológico das doenças respiratórias do que as amostras de muco traqueal. Uma lavagem desse tipo pode ser efetuada com o animal em estação, dependendo do caso sedado e, de acordo com a necessidade (p. ex., nos exames de evolução experimental), pode ser repetida várias vezes sem risco. Ela é efetuada através do canal de colheita de um endoscópio flexível[5] (ou seja, sob controle visual), ou cegamente. No último caso — de acordo com a idade e o tamanho do respectivo animal —, uma sonda plástica[22] de 90 a 140 cm de comprimento com a extremidade pulmonar arredondada, de diâmetro extenso de 0,6 a 0,8 cm, é introduzida no meato nasal ventral, na faringe e na laringe (estímulo para a tosse!), na traquéia e, depois, empurrada adiante com cuidado até que "fique situada" em um brônquio de diâmetro correspondente no procedimento "às cegas"; trata-se, então, geralmente, do brônquio traqueal direito, que sai antes da bifurcação da traquéia, ou um de seus ramos laterais. (Quando se usa uma sonda de balão, pode-se obter também o mesmo efeito de "vedação" quando se infla o balão.) Após a colocação da mangueira, injetam-se, com o auxílio de uma seringa de tamanho apropriado, 60 a 250 ml de solução para lavagem estéril à temperatura corporal (p. ex., solução salina fisiológica tamponada com fosfato) na área pulmonar suprida pelo respectivo brônquio e imediatamente succionada de novo; geralmente, podem ser recuperados assim 50 a 70% da quantidade injetada de líquido, misturados com secreção/exsudato das vias respiratórias. A *avaliação microscópica* do lavado é feita segundo as características do Quadro 31. O exame bacteriológico, virológico ou micológico requer como solução para lavagem substâncias de nutrição equivalentes (p. ex., meio mínimo essencial de Hanks). Para o *exame citológico,* primeiramente se efetua a concentração celular (por centrifugação ou sedimentação); após a coloração (Pappenheim, Hansel), normalmente é possível averiguar à microscopia a seguinte distribuição celular: 60 a 80% de macrófagos alveolares (Prancha 7/a), 20 a 30% de células epiteliais indiferenciadas e células epiteliais ciliadas (Prancha 7/b), 5 a 10% de granulócitos neutrófilos, 1 a 5% de linfócitos, bem como, por vezes, menos de 1% de granulócitos eosinófilos e monócitos. Em patologias broncopneumônicas — dependendo do grau da gravidade —, o aspecto mucoso a purulento do exsudato, assim como — citologicamente — a percentagem de granulócitos neutrófilos, aumenta, até mais de 80% (Prancha 7/d), enquanto a percentagem de macrófagos alveolares e linfócitos cai para menos de 10%. Além disso, encontram-se, conforme o caso, espirais de Curschmann (= excreção mucofibrinosa dos bronquíolos: Prancha 7/e), células gigantes, cristais de Charcot-Leyden (= restos de granulócitos eosinófilos como indício de doença de patogenia alérgica) ou corpúsculos de Creola (em correlação com células epiteliais aglomeradas, descoladas da junção celular, Prancha 7/f). Com o auxílio de anticorpos marcados respectivamente, pode-se *comprovar por microscopia fluorescente* a presença de vírus respiropatogênicos contidos em células obtidas de lavados broncoalveolares.

Punção da cavidade torácica. Como o acúmulo de líquido intratorácico em maiores quantidades é raro no bovino, o exame da punção pleural adquiriu, até então, pouco significado prático nesta espécie animal. Para este exame, fazem-se a tricotomia e a desinfecção da pele a ser deslocada para a punção em um espaço intercostal na área ventral ao campo pulmonar do lado diagnosticado pela percussão sonora como acometido (se necessário, dos dois lados). A punção é efetuada com uma cânula resistente de 10 cm de comprimento, na qual é colocada uma seringa sugadora, sendo ambas direcionadas lentamente na direção da entrada torácica (toracocentese). Devido à tendência dos bovinos para exsudação fibrinosa, mesmo em casos de inflamação purulenta da pleura, somente pouco ou nenhum líquido pleural é obtido (colamento entre as fáscias pleurais, entupimento da cânula) durante a punção em pacientes com icoro ou hidrotórax. Se necessário, a punção pode ser repetida um pouco ao lado, para a qual se pode usar uma cânula mais grossa (3 a 5 mm de diâmetro) com mandril acoplado, uma agulha oca com abertura lateral ou (com prévio corte na pele) uma cânula de teta[23]; outra possibilidade consiste na introdução "procuradora succionando", de uma mangueira plástica[13] fina e flexível através da cânula inserida. A avaliação do material puncionado, também útil para exame bacteriológico, é feita da mesma forma que a do líquido da cavidade peritoneal (Quadro 47). Caso o líquido pleural normal obtido seja pouco ou nenhum, não se pode afirmar com certeza que a cavidade torácica esteja saudável.

Prova de função pulmonar. Ao contrário do controle dos movimentos respiratórios por inspeção (ver Seção 6.6), percussão sonora e dolorosa do campo pulmonar (ver anteriormente), assim como pela auscultação da traquéia e dos pulmões juntamente com a prova de inibição respiratória (ver anteriormente), alguns procedimentos mais exatos para o exame da atividade respiratória *(espirografia* e *pneumotaquigrafia)* só encontraram até então aplicação experimental. Esses testes foram desenvolvidos para avaliar a capacidade de rendimento respiratório do cavalo e, através deles, puderam ser esclarecidos no bovino os *distúrbios obstrutivos e restritivos de ventilação* (= distúrbios no arejamento), assim como os *distúrbios de perfusão* (= suprimento sanguíneo); porém, as exigências técnicas e de mão-de-obra são muito grandes para sua prática na buiatria. De significado mais útil para o *prognóstico* é a detecção da *redução persistente da pressão parcial de oxigênio* no sangue arterial (prognóstico desfavorável) de pacientes broncopneumônicos através da gasometria sanguínea (ver Seção 5.6).

Influência do equilíbrio ácido-básico (ver Seção 5.6) *através da respiração.* A *hiperventilação* persistente dos pulmões determina, através da redução da pressão parcial do dióxido de carbono no sangue, uma *alcalose respiratória,* ao contrário da hipoventilação prolongada, que ocasiona, através de aumento da pressão parcial de CO_2, uma *acidose respiratória.* Por outro lado, a *bradi e a oligopnéia* (= *hipopnéia*) em animais com sistema respiratório saudável servem para *compensações respiratórias de alcaloses metabólicas,* enquanto acidoses metabólicas podem ser *compensadas* por *taqui e polipnéia* (= *hiperpnéia).*

Funções extra-respiratórias dos pulmões. Finalmente pode-se dizer que os pulmões têm outros papéis que não são ligados à respiração, como filtração e armazenamento do sangue circulante, dissolução de êmbolos e manutenção da viscosidade sanguínea, compensação do líquido e sais corporais, participação na defesa geral contra infecções, metabolismo, ativação ou desativação de substâncias endógenas (fisiológicas) ou exógenas (farmacológicas), assim como secreção endócrina ectópica. No bovino, essas funções foram pouco estudadas até agora.

Biópsia de tecido pulmonar. No bovino é possível se efetuar a retirada de fragmentos do tecido pulmonar no animal vivo para exames histológicos, mas tal biópsia só é aconselhável quando os outros métodos auxiliares de diagnóstico não forem suficientes para esclarecer a doença. Se necessário, usa-se um trépano[24] (= instrumento como uma cânula com corte circular em uma extremidade e com um êmbolo de seringa na outra extremidade, assim como um estilete amolado com ponta aguda) de 5 a 8 mm de espessura de 15 cm de comprimento, ou usa-se uma agulha oca, amolada da mesma forma (não-rotatória) (com 3 mm de abertura), no local de punção, após tricotomia, desinfecção e anestesia local (no oitavo ou nono espaço intercostal, no limite entre o terço médio e o superior do tórax) e, após fazer um corte pequeno na pele, introduz-se o instrumento até a pleura. (Após a retirada do estilete, o trépano deve ser introduzido com o auxílio de uma furadeira[25] por mais 5 cm [ou seja, no tecido pulmonar], através de rotação cortante [2.400 U/min].) Enfim, succiona-se, com o auxílio de uma seringa de 50 ml (que contém 5 ml de citrato de sódio), retirando-se nessa ocasião o instrumental. O cilindro de tecido obtido (de 1 a 3 cm de comprimento e 1,5 a 3 mm de espessura) deve ser logo colocado numa solução fixadora. Este método parece não ter risco quando não se introduz demais o instrumento antes da retirada do estilete (→ pneumotórax) e quando não se introduz o instrumento com a furadeira além do limite mencionado (→ ferimentos nos brônquios, enfisema pulmonar).

Radiografia. Para se efetuar um controle radiográfico técnico da área torácica do bovino são necessárias chapas (no final da

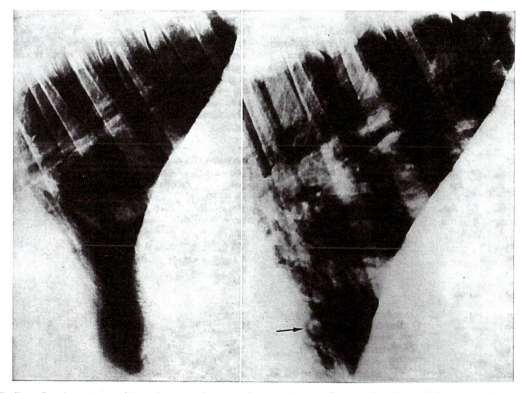

Figs. 221, 222 Radiografias dos pulmões (visão da esquerda; segundo Verschooten, Oyaert e Drubbel, 1974); à esquerda, os pulmões de um bovino jovem saudável; a última costela identificada no campo pulmonar é a décima; embaixo, logo atrás do diafragma, indicação da estrutura do retículo. À direita, os pulmões de uma vaca com pneumonia intersticial proveniente de uma necrobacilose hepática, por via hematogênica; ela se apresenta por densificações nodulares caudais à sombra cardíaca (seta) e por aparência mais pronunciada da árvore brônquica.

inspiração) feitas com o animal em estação e decúbito dorsal ou lateral (com os anteriores para a frente), em direção transversal (para bovinos adultos, da direita e da esquerda), com o auxílio de uma aparelhagem potente. Neste caso, pode-se visualizar o tórax inteiramente em bezerros, enquanto em animais mais velhos só pode ser vista a área dos lobos cardíaco e diafragmático do pulmão não encobertos pelo membro escapular (Figs. 221, 222). Se for o caso, boas radiografias do tórax podem dar valiosos indícios de focos tuberculosos (animais de zoológico), abscessos pulmonares, corpos estranhos no retículo que penetram até o tecido pulmonar, prolapso de órgãos abdominais no tórax por uma hérnia diafragmática (eventração diafragmática congênita ou adquirida), cistos de equinococos, metástases tumorais, fratura do esterno, broncopneumonia intersticial ou verminótica, enfisema pulmonar, pneumotórax ou pleurite (Verschooten e colab., 1974; Nigam e colab., 1980). Principalmente em bezerros broncopneumônicos, a radiografia oferece subsídios ao diagnóstico e ao prognóstico mais valiosos do que os sintomas clínicos; deve-se distinguir entre sombreamento do parênquima brônquico, intersticial, parênquima alveolar e sombreamentos mistos, assim como dobras e espaços pleurais (Hähni e colab., 1986).

6.14 Parede torácica

Durante o exame do sistema respiratório, a parede torácica deve ser examinada por *inspeção e palpação,* quanto a aumento de contornos ou perda de substância nesta região (enfisema subcutâneo, edema, fleimão, abscesso, hematoma, ferimentos; Seção 3.3). Nesse exame, devem-se observar as alterações *(punção, sondagem)* que podem estar envolvidas com uma doença respiratória como origem (fratura de costela, fístula esternal e semelhantes).

6.15 Diagnóstico diferencial das doenças respiratórias

Para a diferenciação segura das afecções do sistema respiratório que acometem o bovino, os *achados clínicos* encontrados no animal não são suficientes. Por esse motivo, as *condições acompanhantes* da doença, assim como — principalmente quando acometem um rebanho — os resultados de exames complementares, também devem ser utilizados. Fazem parte das condições acompanhantes: aparecimento individual ou no rebanho, correlação com determinada época do ano, grupo etário, tipo de criação, tipo de manejo, alimentação, mudança dos animais, condições climáticas ou clima do estábulo etc. Deve-se observar que a ocorrência da doença em um animal individualmente num ambiente sem componentes nocivos, a afecção do sistema respiratório se transmite por via hematogênica, aspiratória ou traumática; afecções respiratórias que acometem os rebanhos animais da mesma idade, mesmo manejo e alimentação são indícios de uma infecção aerógena estimulada por fatores estressantes ou de uma intoxicação oral. Dentre os *exames complementares,* estão as provas sorológicas, microbiológicas ou toxicológicas de material adequado (soro sanguíneo, soro de leite, muco broncotraqueal, tecido alterado, alimentos suspeitos, suco ruminal), assim como em caso de necropsia dos achados microscópicos e histológicos.

No Quadro 33, estão descritas características indicadas para diferenciação das principais doenças respiratórias do bovino até hoje conhecidas.

Quadro 33 Diferenciação das principais doenças do sistema respiratório do bovino

Características para diagnóstico diferencial			Doença
Condições acompanhantes	Achados clínicos	Achados de exames adicionais	
Doença individual logo após parto difícil ou prolongado (asfixia neonatal precoce) ou em bezerros prematuros (imaturos) (asfixia tardia/deficiência de surfactante)	O animal fica deitado apaticamente, não ingere colostro, apresenta baixa temperatura, dispnéia, volume de ar respirado e volume respiratório por minuto assim como déficit de base aumentados, pH de plasma sanguíneo, porém, mais baixo que em bezerros saudáveis (acidose respirometabólica)	Proporção de lecitina/esfingomielina do líquido amniótico coletado durante o parto < 2,0 (deficiência de surfactante); histologicamente, membrana hialina nos alvéolos pulmonares, ou edema alveolar/intersticial, sangramento cerebral	*Síndrome da falta de ar (asfixia, hipoxia) de bezerros recém-nascidos*
Afecções respiratórias aerógenas, primariamente virais, depois em geral complicadas por bactérias, com maior incidência em certos rebanhos, acometendo bezerros de seis a 12 semanas (isto é, quando diminui a proteção por anticorpos maternos), associadas muitas vezes a superpopulação e/ou à climatização insuficiente do estábulo	Doença mais ou menos grave, que evolui no sistema respiratório de forma diferente: bronquite catarral a broncopneumonia purulenta	Seroconversão contra um único (ou vários) vírus respiratórios patogênicos facultativos; detecção de agentes piogênicos e/ou *Pasteurella* no muco broncotraqueal; provavelmente, muitas vezes correlacionado com infecção ou vacinação simultâneas ou consecutivas com o vírus da DVB (imunossupressão!)	*Broncopneumonia enzoótica dos bezerros*
Doença ligada ao manejo no estábulo, animais mais afetados com menos de um ano, só atingidos duas a três semanas após serem colocados em "rebanho com micoplasma"	Quadro de doença broncopneumônica que, dependendo do estresse ambiental e da flora bacteriana acompanhante, pode evoluir mais ou menos com febre — em parte, acompanhada por diarréia —, podendo chegar até edema e enfisema pulmonares letais	Histologicamente, pneumonia de *cuffing* (acúmulo peribrônquico de histiócitos e linfócitos comprime a estrutura), isolamento de micoplasmas das regiões cranioventrais do pulmão comprometido preferencialmente, que está com hepatização cinzenta	*Pneumoenterite por micoplasma dos bezerros e bovinos jovens*

Prancha 7

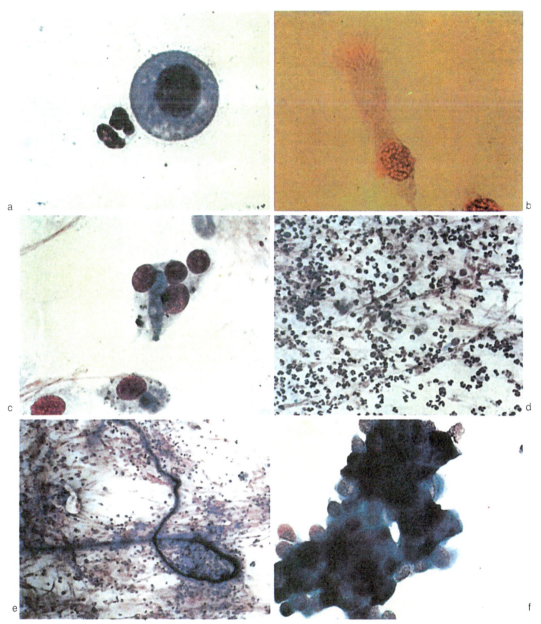

Exame citológico do muco traqueal

a. Macrófago e granulócito neutrófilo (coloração de Pappenheim; aumento de 1.250 ×).
b. Célula epitelial ciliada (coloração de Pappenheim, aumento de 800 ×: ver também Fig. 195).
c. Célula gigante polinucleada com um esporo de fungo fagocitado (coloração de Pappenheim, aumento de 800 ×).
d. Granulócitos neutrófilos (micrófagos) em grande quantidade no muco broncotraqueal purulento (coloração de Pappenheim; aumento de 200 ×).
e. Espiral de Curschmann (coloração de Pappenheim; aumento de 125 ×).
f. Corpúsculos de Creola (coloração de Pappenheim; aumento de 500 ×).

Quadro 33 Diferenciação das principais doenças do sistema respiratório do bovino (cont.)

Características para diagnóstico diferencial			Doença
Condições acompanhantes	Achados clínicos	Achados de exames adicionais	
Doença muito contagiosa, que acomete grande parte do rebanho de bezerros de dois a quatro meses (por vezes também ocorre em animais mais velhos)	Febre alta, primeiramente parece gripe (tosse seca, corrimento nasal, lacrimejamento, taquipnéia) e depois passa a apresentar complicações como cianose, enfisema subcutâneo na entrada do peito, dispnéia (à auscultação, há crepitação) e, com isso, o aparecimento de infecções secundárias é propiciado	À necropsia, há broncopneumonia moderada (lobos apicais) e enfisema pulmonar (lobo diafragmático); histologicamente, observam-se bronquiolite e sincício (células gigantes multinucleadas); comprovação do agente etiológico no muco broncotraqueal ou à histologia (anticorpos fluorescentes)	*Pneumonia intersticial em conseqüência de infecção pelo vírus respiratório sincicial bovino (VRSB)*
Animais jovens que estão pastando pela primeira vez em áreas úmidas são acometidos quase simultaneamente (entre julho e setembro)*	Doença de desenvolvimento gradativo, primeiro afebril-bronquítica (tosse forte após esforço físico leve; dispnéia inspiratória); em casos graves, assim como nos casos complicados por infecção bacteriana secundária, com desenvolvimento broncopneumônico (febre, dispnéia mista, emagrecimento). Evolui em todo o rebanho	Comprovação de larvas de verme pulmonar nas fezes (ver Seção 6.13) ou no muco broncotraqueal; à necropsia, achado de vermes adultos na traquéia e nos brônquios	*Verminose pulmonar dos bovinos jovens*
Dependendo do estado imunitário do rebanho mantido estabulado, adoece maior ou menor número de animais que são expostos da mesma maneira, geralmente animais adultos, sendo que a doença se espalha rapidamente	Abatimento, febre, eritema inflamatório do focinho, do nariz, da faringe e da laringe, fungar, corrimento nasal, dispnéia inspiratória leve a moderada, em parte dos casos há broncopneumonia bacteriana secundária e/ou abortos	A comprovação de vírus da rinotraqueíte bovina nas mucosas respiratórias vale como prova da existência da doença; a comprovação de anticorpos contra BHV_1, no soro sanguíneo ou do leite de bovinos não vacinados contra a RIB serve como prova da presença do agente etiológico (muitas vezes, só de forma latente) no corpo do animal; à necropsia, inflamação catarral fibrinosa a necrotizante das mucosas das vias respiratórias superiores	*Rinotraqueíte infecciosa bovina (RIB)*
Doença individual que acomete animais de qualquer idade; é conseqüência de uma doença primária aparentemente superada ou nem notada, ocorrida há algum tempo	Doença de longa duração, caracterizada por tosse e emagrecimento, mas que pode ser de aparecimento repentino (exacerbante): abatimento, febre intermitente, taquipnéia; a percussão ocasiona dor e tosse; algumas áreas de som abafado na região ventral da área pulmonar, em alguns casos sibilos e/ou halitose	À necropsia, áreas pneumônicas bem delimitadas, contendo exsudato purulento, em geral localizadas na região cranioventral do pulmão; não há indício de via de infecção hematogênica dos agentes piogênicos	*Broncopneumonia aerógena crônica purulenta*
Doença individual de aparecimento (ou aparentemente) repentino, em geral num bovino adulto, que está acometido por um foco infeccioso primário piêmico que libera os agentes (trombose da veia cava posterior, abscesso hepático, endocardite, entre outros)	Acessos recidivantes de febre, tosse e dificuldade respiratória (taquipnéia, dispneia, dor torácica à percussão, sibilos à auscultação, gemidos); mais cedo ou mais tarde, há sangramento nasal, tosse sanguinolenta com as mucosas pálidas; em alguns casos, há melena e piora rápida do estado geral	Aumento de fibrinogênio e gamaglobulina do soro; à necropsia, abscessos pulmonares múltiplos e disseminados, de tamanho semelhante ("semeadura"), artéria pulmonar com aneurisma, coágulos sanguíneos nos brônquios correspondentes, em parte edema e enfisema pulmonar, trombose piogênica na veia cava posterior, próximo ao fígado, abscesso hepático, endocardite	*Broncopneumonia hematogênica purulento-abscedativa*

*N.T.: Válido somente para o Hemisfério Norte.

Quadro 33 Diferenciação das principais doenças do sistema respiratório do bovino (cont.)

Características para diagnóstico diferencial			Doença
Condições acompanhantes	Achados clínicos	Achados de exames adicionais	
Principalmente no outono, mais raramente na primavera, em geral uma a duas semanas após transferência dos animais de pasto pobre para pasto bom, ocorre em bovinos adultos, sendo que 10 a 60% do rebanho são acometidos	Doença aguda, que na forma mais grave é mortal (3%); de resto, torna-se afebril e resolve-se em seis dias, com dispnéia mista forte (respiração pela boca, gemidos, sibilo e crepitação, pouca ou nenhuma tosse, às vezes espuma saindo das narinas), em parte enfisema subcutâneo no dorso e/ou entrada no peito	Aumento do teor de 3-metilindol no suco ruminal; à necropsia, edema pulmonar grave e enfisema pulmonar intersticial, hemorragias na laringe, na traquéia e nos brônquios; à histologia, alvéolos cobertos com membranas hialinas eosinofílicas, hiperplasia dos pneumócitos do tipo II do epitélio alveolar	*"Enfisema do pasto"* (fog fever, síndrome do desconforto respiratório bovino agudo, enfisema pulmonar agudo dos bovinos)
Ocorre principalmente no inverno, só em animais adultos mais velhos que são mantidos amarrados, alimentados com feno "empoeirado" úmido e, com isso, contaminado com o fungo *Mykropolysporon faeni*; é um problema que acomete um rebanho em maior ou menor grau	Taquipnéia que ocorre quatro a 8 horas após a alimentação com feno, chegando a dispnéia grave (respiração pela boca), tosse recidivante (muitas vezes com liberação de muco), aumento em curto prazo da temperatura corporal, ruído respiratório forte na região cranioventral, em parte também ruídos de crepitação e/ou sibilos, emagrecimento	Sorologicamente, anticorpos precipitantes contra *M. faeni*; à necropsia, leve dilatação dos ácinos periféricos e muitos lóbulos pulmonares; à histologia, infiltração dos septos alveolares com linfócitos, células plasmáticas e fibroblastos; bronquiolite obliterante, granulomas epitelióides	*"Pulmão de fazendeiro"* (alveolite extrínseca alérgica)
Ocorre individualmente em conseqüência de ordenha insuficiente ou secar precoce da vaca, como reação de sensibilidade contra a própria alfa-caseína	Muitas vezes, só urticária passageira; em alguns casos, também há dispnéia forte, diarréia, polaciúria	À necropsia, há estase sanguínea, edema e enfisema pulmonar intersticial; à histologia, observam-se produção disseminada de membranas hialinas em algumas áreas e hemorragias intra-alveolares	*"Alergia ao leite"*

Fabricantes e Representantes

1. Comércio especializado para laboratórios
2. Aparelho detector de gases: Fábrica Drägerwerk AG/D-2400 Lübeck
3. Catatermômetro: W. Lambrecht KG/D-3400 Göttingen, Nr. 1070
4. Sonda nasoesofágica: L. Bertram/D-3000 Hannover, Nr. 401 003 016
5. Endoscópios duros e flexíveis: K. Storz/D-7200 Tuttlingen; R. Wolf/D-7134 Knittlingen
6. *Swab* cervical: A. Albrecht/D-7960 Aulendorf, Nr.44803; Alu-Bakteriette: Techmed/D-2000 Hamburg
7. Martelo de percussão sonora: Chiron/D-7200 Tuttlingen, Nr. 510 050; Hauptner/D-5650 Solingen, Nr. 051 000
8. Trépano: Hauptner/D-5650 Solingen, Nr. 30090
9. Espéculo tubular: Aesculap/D-7200 Tuttlingen, Nr. VF 451 N, VF 452 N; Chiron/D-7200 Tuttlingen, Nr. 527 270C. 527 271C; Hauptner/D-5650 Solingen, Nr. 4 295 500
10. Abridor de boca (segundo Drinkwater): A.Cox Ltd./UK - Coulsdon (Surray), Nr. 444078, 444091
11. Fórceps tampão, longa: Aesculap/D-7200 Tuttlingen, Nr. BF 56-59, Chiron/D-7200 Tuttlingen, Nr. 509 120R, 500 122R
12. Pinça para estase venosa (segundo Schecker): Hauptner/D-5650 Solingen, Nr. 18 320
13. Sonda para alimentação de pequenos animais: B. Braun/D-3508, Melsungen; Aspirador de muco: Vygon/D-5100 Aachen, Nr. 53 400
14. Bomba para retirada de muco broncotraqueal: K.Storz/D-7200 Tuttlingen
15. Plessímetro: Hauptner/D-5650 Solingen, Nr. 0091000
16. Martelos de borracha e material sintético para percussão dolorosa: comércio especializado em *camping* e artesanatos caseiros
17. Fonendoscópio (segundo Götze): Hauptner/D-5650 Solingen, Nr 0 122 000; Fonendoscópio (segundo Rappaport e Sprague): Hewlett Packard/Waltham (Massachusetts), USA
18. Saco respiratório: L. Bertram/D-3000 Hannover, Nr. 361 001 000
19. Cutímetro a mola: Hauptner/D-5650 Solingen, Nr. 33 865
20. Seringa para tuberculina: Hauptner/D-5650 Solingen, Nr. 33 890
21. Teste de ELISA para RIB/VPI: Enzygnost RIB/VPI Fábricas Bhering/D-3550 Marburg
22. Mangueira plástica elástica: L. Bertram/D-3000 Hannover, Nr. 322040 406-408
23. Cânula de tetas: Hauptner/D-5650 Solingen, Nr. 35690
24. Trépano ($\varnothing$ 8 mm): Aesculap/D-7200 Tuttlingen, Nr. GC 11890
25. Furadeira: Aesculap/D-7200 Tuttlingen, Nr. GA 74C

Bibliografia

ANONYM (1981): Zweite Verordnung zur Änderung der Tuberkuloseverordnung vom 21. 1. 1981 (Bundes-Min. E. L. F.). Dtsch. Tierärztebl. *29*, 263–264. — AENGST, C., H. G. HILLIGER und E. ROKICKI (1983): Zur Durchführung von Stalluftuntersuchungen aus tierärztlicher Sicht (Feldstudie). Dtsch. Tierärztl. Wschr. *90*,

509–512. — Allan, E. M., H. M. Pirie, I. E. Selman, and A. Wiseman (1979): Immunoglobulin containing cells in the bronchopulmonary system of non-pneumonic and pneumonic calves. Res. Vet. Sci. 26, 349–355. — Anderson, B. C., and D. P. Barrett (1983): Induced pharyngeal and oesophageal trauma in cattle: selected cases and their consequences. Comp. Cont. Educ. Pract. Vet. 5, S 431–S 432. — Anderson, J. F., and D. W. Bates (1979): Influence of improved ventilation on health of confined cattle. J. Am. Vet. Med. Ass. 174, 577–580. — Anderson, M. L., P. F. Moore, D. M. Hyde, and D. L. Dungworth (1986): Bronchus associated lymphoid tissue in the lungs of cattle: relationship to age. Res. Vet. Sci. 41, 211–220. — Ardans, A. A. (1975): Pulmonary structure, function and defense mechanism. Bovine Proc. 8, 25–28. —
Ballarini, G. (1973): Recenti acquisizioni sui meccanismi di difesa dell'apparato respiratorio. Clin. Vet. 96, 419–426. — Ballarini, G. (1974): La tosse: fisiopatologia, significato clinico, trattamento. Clin. Vet. 97, 161–167. — Ballarini, G. (1978): Le funzioni non respiratorie del polmone. Clin. Vet. 101, 146–153. — Bates, D. W., and J. F. Anderson (1979): Calculation of ventilation needs for confined cattle. J. Am. Vet. Med. Ass. 174, 581–589. — Bennett, D. G. (1986): Evaluation of pleural fluid in the diagnosis of thoracic disease in the horse. J. Am. Vet. Med. Ass. 188, 814–815. — Boon, J. H. (1980): Een onderzoek naar mogelijke oorzaken van het hoesten van kalveren en de wei. Tijdschr. Diergeneesk. 105, 1077–1083. — Brugère-Picoux, J., und Ph. Cottereau (1987): Das Bovine-Respiratorische Synzytial-Virus (BRSV) — mikrobiologische und klinische Aspekte. Tierärztl. Umsch. 42, 440–448.
Caillier, R. L., J. Maillard, D. Dejardin, J. P. Hubert et H. Voreux (1972): Une nouvelle méthode de diagnostic de la dictyocaulose chez les jeunes bovins. Rev. Méd. Vét. 148, 857–867. — Collins, M., and B. Algers (1986): Effects of stable dust on farm animals – a review. Vet. Res. Communic. 10, 415–428. — Currle, M. (1985): Endoskopische, tracheobronchialsekret-zytologische und arterielle Blutgas-Untersuchungen bei bronchopneumoniekranken Rindern. Hannover, Tierärztl. Hochsch., Diss. — Curtis, R. A., L. Viel, S. M. McGuirk, O. M. Radostits, and F. W. Harris (1986): Lung sounds in cattle, horses, sheep and goats. Can. Vet. J. 27, 170–172.
Davidson, H. P., W. C. Rebhun, and R. E. Habel (1981): Pharyngeal trauma in cattle. Cornell Vet. 71, 15–25. — Dirksen, G. (1962): Einfache Pharyngo- und Laryngoskopie beim Rind. Dtsch. Tierärztl. Wschr. 69, 592–593. — Dirksen, G. (1981): Probleme der Erkennung und Unterscheidung und Behandlung der enzootischen Bronchitiden und Pneumonien des Rindes. Prakt. Tierarzt 62: Colleg. vet. 11, 30–34. — Donawick, W. J., and A. E. Baue (1968): Blood gases, acid-base balance, and alveolar-arterial oxygen gradient in calves. Am. J. Vet. Res. 29, 561–567. — Dyer, R. M. (1981): The bovine respiratory disease complex — infectious agents. Cont. Educ. Pract. Vet. 3, S 374–S 382.
Eigenmann, U. J. E., H. A. Schoon, D. Jahn, and E. Grunert (1984): Neonatal respiratory distress syndrome in the calf. Vet. Rec. 114, 141–144. — Elkins, A. D., and R. A. Green (1983): Pleural effusion: collection, examination and laboratory diagnosis. Vet. Med. Small Anim. Clin. 78, 552–560.
Fenner, A. (1982): Atemfrequenz, Atemminutenvolumen und Atemzugvolumen bei klinisch gesunden und bei an Bronchopneumonie erkrankten Mastrindern — unter Berücksichtigung der Wirkung von Clenbuterol. München, Univ., Vet. Med. Diss. — Fischer, W. (1978): Zur Diagnose und den Behandlungsmöglichkeiten von Kehlkopferkrankungen beim Kalb. Dtsch. Tierärztl. Wschr. 85, 168–170. — Fischer, W. (1984): Beitrag zur endoskopischen Diagnostik raumfordernder Prozesse im Tracheobronchialbereich des Rindes. Tierärztl. Umsch. 39, 520–525. — Fischer, W., G. Amtsberg, B. Luitjens, A. Binder und H. Kirchhoff (1987): Vergleichende Untersuchungen zur Keimbesiedlung der Nasen- und Tracheobronchialschleimhaut bei bronchopneumonisch erkrankten Kälbern und Jungrindern. Tierärztl. Umsch. 42, 476–480. — Fischer, W., und A. Meermann (1982): Erfahrungen mit der Kaltlichtendoskopie beim Rind. Ber. Welt-Kongr. Krankheiten des Rindes, Amsterdam 12, 827–829. — Fogarty, U., P. J. Quinn, and J. Hannan (1986): Development and application of bronchopulmonary lavage in young calves. Proc. World Congr. Diseases of Cattle, Dublin 14, 495–500. — Fontaine, M., et Y. Legeay (1978): Intégrité et défense de l'appareil respiratoire. Point vét. 8: 37, 71–75.
Garden, S. (1981): Bovine bronchial cast? Vet. Rec. 109, 367. — Garry, F. B. (1984): Plasma fibrinogen measurement — prognostic value in calf bronchopneumonia? Zbl. Vet. Med. A 31, 361–369. — Gosett, K. A., M. L. Potter, F. M. Enright, R. E. Corstvet, J. R. Turk, B. Cleghorn, G. W. Jeffers, M. M. Downing, J. R. McClure, and L. W. Pace (1984): Assessment of the inflammatory response in bovine pneumonic Pasteurellosis by bronchoalveolar lavage cytology. Proc. Ann. Conv. Am. Ass. Vet. Lab. Diagn., Fort Worth 27, 257. — Groth, W. (1977): Anforderungen an das Stallklima. Prakt. Tierarzt 58, 897–902.
Hähni, B., J. Martig und G. Ueltschi (1986): Klinische und radiologische Untersuchungen bei gesunden und an Pneumonie erkrankten Kälbern. Proc. World Congr. Diseases of Cattle, Dublin 14, 519–523.
Jan, C. le, M. A. S. el Azhary, and M. Gallina (1980): Characterization of cells from the respiratory tract of calves. Ann. Rech. Vét. 11, 301–306. — Jensen, R., L. H. Lauermann, P. M. Braddy, D. P. Horton, D. E. Flack, M. F. Cox, N. Einertson, G. K. Miller, and C. E. Rehfeld (1980): Laryngeal contact ulcers in feedlot cattle. Vet. Pathol. 17, 667–671. — Jericho, K. W. F., and S. E. Magwood (1977): Histological features of respiratory epithelium of calves held at differing temperature and humidity. Can. J. Comp. Med. 41, 369–379. — Johannsen, U., und G. Müller (1982): Ätiopathogenese und Pathologie der Pneumonien der Kälber und Jungrinder. Mh. Vet. Med. 37, 881–886. — Jones, C. D. R., and A. J. F. Webster (1984): Relationship between counts of nasopharyngeal bacteria, temperature, humidity and lung lesions in veal calves. Res. Vet. Sci. 37, 132–137.
Kahl, D., und W. Hofmann (1986): Bronchoskopie beim Rind. 1. Zur Methodik bronchoskopischer Untersuchungen beim Rind. 2. Gewinnung und Untersuchung von Tracheal- und Bronchialspülproben von gesunden Rindern. Tierärztl. Umsch. 40, 339–343; 589–592. — Kaup, F.-J., und W. Drommer (1985/86): Das Surfactantsystem. 1. Morphologie, Zusammensetzung und Funktion des Surfactantsystems bei Mensch und Tier — eigene Befunde und Literaturübersicht. 2. Störungen des Surfactantsystems und ihre Bedeutung für die Veterinärmedizin. Berl. Münch. Tierärztl. Wschr. 98, 73–80; 99, 77–85. — Khadom, N. J., J. F. Dedieu, and M. Viso (1985): Bovine alveolar macrophage — a review. Ann. Rech. Vét. 16, 175–183. — Kimman, T. G., G. M. Zimmer, P. J. Straver, and P. W. de Leeuw (1986): Diagnostics of bovine respiratory syncytial virus infections by virus detection in lung lavage samples. Am. J. Vet. Res. 47, 143–147. — Kittler, L., V. Dzapo und R. Wassmuth (1977): Beitrag zur Meßmethode von Atemgrößen bei Haustieren. Dtsch. Tierärztl. Wschr. 84, 352–354. — Kotlikoff, M. I., and J. R. Gillespie (1983/84): Lung sounds in veterinary medicine. 1. Terminology and mechanism of sound production. 2. Deriving clinical information from lung sounds. Comp. Cont. Educ. Pract. Vet. 5, 634–644; 6, 462–467. — Krotje, L. J. (1987): Cyanosis — physiology and pathogenesis. Comp. Cont. Educ. Pract. Vet. 9, 271–277. — Kvart, C., T. Aronsson, and C. Molander

(1982): A portable system for monitoring cardiovascular and respiratory function in large animals. J. Am. Vet. Med. Ass. *180*, 1227–1229.
LAY, J. C., D. O. SLAUSON, and W. L. CASTLEMAN (1986): Volume-controlled bronchopulmonary lavage of normal and pneumonic calves. Vet. Pathol. 23, 673–680. — LEGEAY, Y., et B. CLERC (1978): La toux. Point vét. 7: 33, 21–23. — LEGEAY, Y., M. FONTAINE et B. CLERC (1978): Examen des mouvement respiratoires. Point vét. 7: 34, 17–23. — LEKEUX, P. M. E. (1984): Physiological studies of the pulmonary function in unsedated Friesian cattle. Utrecht, Fac. Diergeneesk., Proefschr. — LEKEUX, P., and T. ART (1987): Functional changes induced by necrotic laryngitis in double-muscled calves. Vet. Rec. *119*, 353–355. — LEKEUX, P., T. ART, P. GUSTIN et L. CLERCX (1987): Effet des pathologies respiratoires sur la fonction pulmonaire des bovins à l'engraissement. Ann. Méd. Vét. *131*, 295–302. — LEKEUX, P., R. HAJER, J. H. BOON, M. W. VERSTEEGEN, and H. J. BREUKINK (1985): Physiological effects of experimental verminous bronchitis in Friesian calves. Can. J. Comp. Med. *49*, 205–207. — LEKEUX, P., R. HAJER, and H. J. BREUKINK (1984): Elastic properties of the oesophageal wall in the dynamic measurement of intrathoracic pressure in cattle. Res. Vet. Sci. *37*, 366–367. — LEKEUX, P., R. HAJER, and H. J. BREUKINK (1984): Effect of somatic growth on pulmonary function values in healthy Friesian cattle. Am. J. Vet. Res. *45*, 2003–2007. — LEKEUX, P., R. HAJER, and H. J. BREUKINK (1984): Pulmonary function testing in calves — technical data. Am. J. Vet. Res. *45*, 342–345. — LEKEUX, P., R. HAJER, and H. J. BREUKINK (1984): Intrathoracic pressure measurement in cattle — standardized procedure. Can. J. Comp. Med. *48*, 420–421. — LEKEUX, P., R. HAJER, and H. J. BREUKINK (1985): Upper airways resistance in healthy Friesian Cattle. Res. Vet. Sci. *38*, 77–79. — LEKEUX, P., R. HAJER, and H. J. BREUKINK (1985): Longitudinal study of the effects of lungworm infection on bovine pulmonary function. Am. J. Vet. Res. *46*, 1392–1395. — LEKEUX, P., R. HAJER, T. S. G. A. M. VAN DEN INGH, and H. J. BREUKINK (1985): Pathophysiologic study of 3-methylindole-induced pulmonary toxicosis in immature cattle. Am. J. Vet. Res. *46*, 1629–1631. — LEKEUX, P., et G. MARTINEAU (1981): Rôle des mycoplasmes dans les troubles respiratoires des jeunes bovines. Ann. Méd. Vét. *125*, 173–176. — LEKEUX, P., J. VERHOEFF, R. HAJER, and H. J. BREUKINK (1985): Respiratory syncytial virus pneumonia in Friesian calves: physiological findings. Res. Vet. Sci. *39*, 324–327. — LILLIE, L. E., and R. G. THOMSON (1972): The pulmonary clearance of bacteria by calves and mice. Can. J. Comp. Med. *36*, 129–137.
MACVEAN, D. W., D. K. FRANZEN, TH. J. KEEFE, and B. W. BENNETT (1986): Airborne particle concentration and meterologic conditions associated with pneumonia incidence in feedlot cattle. Am. J. Vet. Res. *47*, 2676–2682. — MARKS-REINEKE, A. (1986): Untersuchungen über die Atemtätigkeit bei lebensfrischen und asphyktischen neugeborenen Kälbern. Hannover, Tierärztl. Hochsch., Diss. — MARSCHANG, F. (1981): Rinderställe als Voraussetzung wirtschaftlicher Haltung. Dtsch. Tierärztl. Wschr. *88*, 68–70. — MARTIG, J. (1982): Rachenverletzungen beim Eingeben von Verweilmagneten. Schweiz. Arch. Tierheilk. *124*, 209–212. — MARTINEZ, A., e M. QUINTANA (1980): Estudio bacteriologico de »lavados pulmonares« de terneros. Rev. Salud Animal 2: 1/2, 43–62. — MASILLAMONY, P. R., K. NACHIMUTHU, A. SUNDARARAJ, V. D. PADMANABHAN, and M. S. JAYARAMAN (1978): Acridine orange staining technique in the diagnosis of upper respiratory tract neoplasm of bovine. Cheiron, Tamil Nadu J. Vet. Sci. Anim. Husbandry 7, 124–127. — MAURER-SCHWEIZER, H., und K. WALSER (1976): Azidose und klinischer Zustand bei asphyktischen Kälbern. Berl. Münch. Tierärztl. Wschr. *90*, 364–366. — MCLAUGHLIN, R. W., and F. R. MISKE (1980): A technique for bronchial aspiration in the calf. Bovine Pract. *1*: 6, 29–31. — MONIN, G., et R. BOCCARD (1974): Caractéristiques physiologiques respiratoires des bovins culards. Ann. Génét. Sel. Animale 6, 195–210. — MÜLLER, M., P. LAYER, K. BALZER und H. GOEBELL (1986): Foetor ex ore und Halitosis. Med. Klin. *81*, 758–761.
NIGAM, J. M., A. P. SINGH, and K. K. MIRAKHUR (1980): Radiographic diagnosis of bovine thoracic disorders. Mod. Vet. Pract. *61*, 1021–1025. — NORMENAUSSCHÜSSE BAUWESEN, HEIZ- UND RAUMLUFTTECHNIK SOWIE LICHTTECHNIK IM DEUTSCHEN INSTITUT FÜR NORMUNG (1987): Klima in geschlossenen Ställen/Bemessung von Lüftung, Wärmedämmung und Beleuchtung. DIN 18910. — NUYTTEN, J., E. MUYLLE, W. OYAERT, and C. VAN DEN HENDE (1986): The effect of Clenbuterol on lung function parameters in calves suffering from bronchopneumonia. Vet. Res. Commun. *10*, 463–467.
OAKLEY, R. G. (1983): Ätiopathogenetische Beziehungen der bovinen Adenoviren, bovinen Reoviren und des bovinen Respiratorischen Synzytial-Virus zur enzootischen Bronchopneumonie des Rindes (Literaturstudie). Hannover, Tierärztl. Hochsch., Diss. — OSBURN, B. I. (1975): Immunologic concepts relating to the bovine respiratory system. Bovine Proc. *8*, 30–32.
PIERSON, R. E., and R. A. KAINER (1980): Clinical classification of pneumonias in cattle. Bovine Pract. *15*, 74–76. — POINTNER, J. (1986): Tuberkulose beim Rind und Schleimfängeranwendung. Tierärztl. Umsch. *41*, 555–556. — POTGIETER, L. N. D. (1977): Current concepts on the role of viruses in respiratory tract disease of cattle. Bovine Pract. *12*, 75–81. — POTGIETER, L. N. D., M. D. MCCRACKEN, F. M. HOPKINS, R. D. WALKER, and J. S. GUY (1984): Use of fiberoptic bronchoscopy in experimental production of bovine respiratory tract disease. Am. J. Vet. Res. *45*, 1015–1019. — PRINGLE, J. K., and L. VIEL (1986): Evaluation of lung diseases in mature cattle by bronchoalveolar lavage and lung biopsy. Proc. World Congr. Diseases of Cattle, Dublin *14*, 513–518. — PRITCHARD, D. G., C. A. CARPENTER, S. P. MORZARIA, J. W. HARKNESS, M. S. RICHARDS, and J. I. BREWER (1981): Effect of air filtration on respiratory disease in intensively housed veal calves. Vet. Rec. *109*, 5–9.
ROUDEBUSH, PH. (1982): Lung sounds. J. Am. Vet. Med. Ass. *181*, 122–126. — ROUSE, B. T., and A. B. ANGULO (1970): A method for the collection of nasal secretions from the horse and cow. Res. Vet. Sci. *11*, 98–99.
SCHMIDT, H. C., und H. SURBORG (1978): Trachealschleimproben-Entnahme beim Rind für klinische und mikrobiologische Untersuchungen. Dtsch. Tierärztl. Wschr. *85*, 438–441. — SCHOLZ, H., G. AMTSBERG, U. WESTERMILIES, A. BINDER und H. KIRCHHOFF (1987): Untersuchungen zur Bronchopneumonie des Rindes. 1. Versuchsanstellung und mikrobieller Status von Nasen- und Tracheobronchialsekret. Tierärztl. Umsch. *42*, 272–280. — SCHOLZ, H., M. CURRLE und W. FISCHER (1987): Untersuchungen zur Bronchopneumonie des Rindes. 2. Endoskopische, Tracheobronchialsekret- und Blutgasuntersuchungen. Tierärztl. Umsch. *42*, 371–378. — SCHOON, H.-A. (1985): Zur Pathogenese des Atemnotsyndromes neugeborener Kälber. Ber. Kongr. Dtsch. Vet.-Med. Ges., Bad Nauheim *16*, 181–194. — SELMAN, I. E., and A. WISEMAN (1983): A study of the respiratory diseases of adult cattle in Britain. 1. Problems affecting individual animals. 2. Fog fever (acute bovine pulmonary emphysema). Irish Vet. J. *37*, 28–34/54–63. — SINGH, J., and R. N. KOHLI (1980): Oxygen unloading potential in bovines in health and stress. Zbl. Vet. Med. A *27*, 724–729. — SLOCOMBE, R. F., F. J. DERKSEN, and N. E. ROBINSON (1984): Interactions of cold stress and Pasteurella haemolytica in the pathogenesis of pneumonic pasteurellosis in calves: changes in pulmonary function. Am. J. Vet. Res. *45*, 1764–1770. — SMITH, J. A. (1988): Physiology and pharmacology of the bovine respiratory system: Pneumonia.

Proc. Ann. Conv. Am. Ass. Bovine Pract. *20*, 56–63. — Spörri, H., und M. Denac (1967): Lungenfunktionsprüfungen bei Großtieren. Schweiz. Arch. Tierheilk. *109*, 252–259. — Stephan, E. (1978): Stallklima-Meßbesteck, ein Schritt zur Objektivierung der Tierhaltungsbedingungen. Tierzüchter *30*, 203–206. — Stöber, M. (1985): Examen clinique de l'appareil respiratoire des bovins. Rec. Méd. Vét. *161*, 1043–1051. — Stöber, M., und W. Baackmann (1978): Prüfung eines neuentwickelten Instrumentes für die Besichtigung von Maulhöhle, Rachen und Kehlkopfeingang beim Rind. Dtsch. Tierärztl. Wschr. *85*, 235–238.
Thomas, L. H., and E. J. Stott (1975): Comparison of three methods for sampling the bovine upper respiratory tract for viruses. Res. Vet. Sci. *18*, 227–229. — Thomas, L. H., and E. J. Stott (1981): Diagnosis of respiratory syncytial virus infection in the bovine respiratory tract by immunofluorescence. Vet. Rec. *108*, 432–433. — Thomson, R. G. (1981): The pathogenesis and lesions of pneumonia in cattle. Comp. Cont. Educ. Pract. Vet. *3*, S 403 – S 413. — Thomson, R. G., and F. Gilka (1974): A brief review of pulmonary clearance of bacterial aerosols emphasizing aspects of particular relevance to veterinary medicine. Can. Vet. J. *15*, 99–107. — Trautwein, G. (1984): Immunsystem und immunpathologische Reaktionen des Rindes. Prakt. Tierarzt *65:* Colleg. vet. 15, 95–106. — Trigo, E., H. D. Liggitt, R. G. Breeze, R. W. Leid, and R. M. Silflow (1984): Bovine pulmonary alveolar macrophages: antemortem recovery and in vitro evaluation of bacterial phagocytosis and killing. Am. J. Vet. Res. *45*, 1842–1847.
Veit, H. P., and R. L. Farrell (1984): Increased pulmonary clearance of Serratia marcescens in calves given intravenous Freund's complete adjuvans. Cornell. Vet. *74*, 269–281. — Verhoeff, J., and A. P. K. M. I. van Nieuwstadt (1984): BRS virus, PI3 virus and BHV1 infections of young stock on self-contained dairy farms — epidemiological and clinical findings. Vet. Rec. *114*, 288–293. — Verschooten, F., N. Oyaert, and R. Drubbel (1975): Radiographic diagnosis of lung diseases in cattle. J. Am. Vet. Radiol. Soc. *15*, 49–59. — Vestweber, G. E., M. Guffy, B. Kelly, and H. W. Leipold (1977): Chronic bronchopneumonia in cattle. Bovine Pract. *12*, 55–62. — Vestweber, J. G., and H. W. Leipold (1982): Observations on tracheal collapse in cattle. Bovine Proc. *15*, 147. — Viring, S., G. Bölske, A. Franklin, V. Rehbinder, T. Segall, and M. Troedsson (1986): Bacteriological findings in nasal and lower respiratory tract samples of calves with acute respiratory disease. Proc. World Congr. Diseases of Cattle, Dublin *14*, 447–451. — Viso, M., J. Espinasse et P. Lambert (1986): Mesure de la clairance trachéobronchique des bovins à l'aide de l'aspiration transtrachéale. Proc. World Congr. Diseases of Cattle, Dublin *14*, 508–512. — Viso, M., M. R. el Jaraki, J. Espinasse, A. L. Parodi, and J. F. Dedieu (1985): A sequential broncho-alveolar washing in non-anaesthetized normal bovines — method and preliminary results. Vet. Res. Commun. *9*, 213–219. — Viso, M., Ph. Lambert, J. Espinasse et G. Delvaux (1982): L'aspiration transtrachéale: moyen d'étude et d'action dans les bronchopneumonies infectieuses enzootiques des bovins. Proc. World Congr. Diseases of Cattle, Amsterdam *12*, 87–92. — Vörös, K., B. Rüdiger, M. Stöber und E. Deegen (1983): Untersuchung der Atemtätigkeit bei an Labmagenverlagerung erkrankten Kühen — Einfluß der metabolischen Alkalose. Dtsch. Tierärztl. Wschr. *90*, 468–471.
Wagenaar, G. (1966): De diagnostiek van longafwijkingen. Tijdschr. Diergeneesk. *91*, 1637–1648. — Wagner, A. E., and D. G. Bennett (1982): Analysis of equine thoracic fluid. Vet. Clin. Pathol. *11*, 13–17. — Walker, R. D., F. M. Hopkins, T. W. Schultz, M. D. McCracken, and R. N. Moore (1985): Changes in leukocyte populations in pulmonary lavage fluids of calves after inhalation of Pasteurella haemolytica. Am. J. Vet. Res. *46*, 2429–2433. — Walser, K., und H. Maurer-Schweizer (1978): Die Asphyxie der Neugeborenen. Tierärztl. Praxis *6*, 451–459. — Wathes, C. M., K. Howard, C. D. R. Jones, and A. J. F. Webster (1984): The balance of airborne bacteria in calf houses. J. Agric. Eng. Res. *30*, 81–90. — Wathes, C. M., C. D. R. Jones, and A. J. F. Webster (1983): Ventilation, air hygiene and animal health. Vet. Rec. *113*, 554–559. — Whittow, G. C. (1970): Respiratory variations of blood pressure in the ox during panting. Br. Vet. J. *126*, 652–655. — Wilkie, B. N. (1982): Respiratory tract immune response to microbial pathogens. J. Am. Vet. Med. Ass. *181*, 1074–1079. — Wilkie, B. N., and R. J. F. Markham (1981): Bronchoalveolar washing cells and immunoglobulins of clinically normal calves. Am. J. Vet. Res. *42*, 241–243. — Wilson, S. H., T. L. Church, and S. D. Acres (1985): The influence of feedlot management on an outbreak of bovine respiratory disease. Can. Vet. J. *26*, 335–341. — Wiseman, A., E. M. Allan, and I. E. Selman (1984): A study of the respiratory diseases of adult cattle in Britain. 3. Farmer's lung. Irish Vet J. *38*, 22–27. — Wuijckhuise-Sjouke, L. A. van (1984): Plasmafibrinogeen als parameter voor de aanwezigheid en ernst van ontstekingen bij paard en rund. Tijdschr. Diergeneesk. *109*, 869–872.
Zaremba, W., und E. Grunert (1986): Zur Asphyxie des Kalbes. Prakt. Tierarzt *67:* Colleg. vet. 16, 17–24. — Zimmer, G. M., T. J. Kimman, P. W. de Leeuw, and P. J. Straver (1986): A study of the potential of lung lavage to aid the diagnosis of bovine respiratory syncytial virus infections in calves under field conditions. Proc. World Congr. Diseases of Cattle, Dublin *14*, 501–507.

CAPÍTULO 7
Sistema Digestivo

G. Dirksen

A posição clínica especial do bovino está fundamentada — como também a dos outros ruminantes — principalmente nas peculiaridades dos seus órgãos digestivos. Para entendimento das múltiplas doenças desse sistema orgânico, são necessários *profundos conhecimentos de sua anatomia topográfica e microscópica, da fisiologia dos processos da digestão*, como também *da alimentação adequada à espécie e à sua necessidade*. Como órgão do corpo com ligação direta com o meio externo, destinado a "transformar" rações em parte volumosas e mais ou menos impuras e de digestibilidade diferente, ele foi munido, no decorrer da evolução, com uma série de *estruturas de proteção* contra agentes nocivos mecânicos, químicos, térmicos ou microbianos, parcialmente específicas da espécie. Aqui, podem ser mencionadas apenas as mais importantes delas. Como estruturas de proteção dos *bezerros lactentes*, devem-se destacar:

▷ a função da goteira esofágica (→ impede a redução indesejada dos componentes do leite pelas bactérias no rúmen);
▷ a acidez do conteúdo do abomaso (→ reduz a quantidade de germes);
▷ os fatores de proteção da mucosa do abomaso contra autodigestão (produção de muco, regeneração do epitélio, secreção de bicarbonato, circulação sanguínea), assim como contra infecções;
▷ a permeabilidade da mucosa intestinal, após o nascimento, às imunoglobulinas e suas diversas funções de barreira, inclusive a formação de anticorpos;
▷ o equilíbrio entre a flora sacarolítica e proteolítica do intestino grosso e o efeito antagônico das mesmas para determinados germes patogênicos;
▷ a regulada motilidade gastrointestinal (→ impede tanto o acúmulo intraluminal de gás com deslocamento do abomaso ou do intestino, quanto o acúmulo de produtos de decomposição tóxicos, assim como o desenvolvimento de íleo paralítico ou mecânico).

Parte dessas estruturas de proteção é eficiente também no *bovino ruminante*, em que outras estruturas também têm um papel essencial:

▷ a barreira mucosa dos proventrículos (→ proteção contra agentes nocivos mecânicos e outros, em conexão com altas concentrações plasmáticas de fibrinogênio para delimitação de peritonite);
▷ o sistema de regulação para impedimento de concentrações elevadas demais de ácidos no conteúdo reticulorruminal (substâncias tamponantes na saliva, adaptação da mucosa de acordo com a alimentação, reabsorção de ácidos graxos dependendo do valor do pH);
▷ a decomposição das substâncias potencialmente tóxicas pela flora ruminal (nitratos, nitritos, uréia, certas toxinas vegetais, herbicidas e pesticidas, diversos medicamentos etc.);
▷ o processo de eructação para a liberação regular dos gases provenientes da fermentação;
▷ a função de filtragem do orifício reticulomasal.

Enquanto a motilidade dos proventrículos exerce, normalmente, uma função de proteção contra diversos distúrbios digestivos, em certos casos a paralisação dos proventrículos pode ser considerada também como processo de proteção, como, por exemplo, na reticuloperitonite traumática aguda.

Indícios da existência de uma afecção localizada no próprio sistema digestivo (doença idiopática) ou de um distúrbio secundário (sintomático) dos órgãos digestivos são observados já à *anamnese*: as perguntas apropriadas a serem feitas, principalmente quando distúrbios digestivos têm alta incidência no rebanho, se referem ao tipo, à quantidade e à natureza do alimento, assim como à composição percentual da ração. Em bezerros, se referem à quantidade de leite ingerida por refeição e por dia, e, tratando-se de substituto do leite, também ao tipo e à concentração do mesmo. Outrossim, são obtidas informações sobre as seguintes funções, a serem examinadas minuciosamente no subseqüente *exame clínico geral*: apetite e ingestão de alimento, sede e ingestão de líquido, ruminação, eructação, timpanismo, eventual regurgitação de alimento ingerido ou vômito do conteúdo proventricular, assim como presença, tipo e natureza da defecação. Em seguida, de acordo com a passagem de alimento pelo tubo digestivo, são examinados minuciosamente, no decorrer do exame específico, os seguintes órgãos, na seguinte ordem: boca, faringe, esôfago, rúmen, retículo, omaso, abomaso e intestinos; além disso, devem ser examinados fígado, cavidade abdominal (palpação retal) e parede abdominal. O exame adicional de amostras do alimento, suco ruminal, sangue e/ou fezes muitas vezes se mostra de grande valor para o reconhecimento e a diferenciação de doenças dos órgãos digestivos. Em certos casos, finalmente, indicam-se a punção da cavidade abdominal, a laparoscopia, as radiografias ou laparotomia, e ruminotomias exploradoras.

7.1 Avaliação da alimentação

A imposição legal aos proprietários ou tratadores de bezerros, gado de engorda ou de reprodução para que forneçam uma alimentação adequada e de acordo com a espécie não é apenas uma exigência justa da proteção aos animais (§ 2.1 da Lei Alemã de Proteção aos Animais de 18.8.86), mas também um pré-requisito incondicional para a criação produtiva desses animais (ver também: avaliação do *clima no estábulo*, Seção 6.5; avaliação da *estabulação*, Seção 11.1). O aconselhamento neste contexto vale, portanto, como parte importante da supervisão veterinária do rebanho. Ela alcança especial significado prático para distúrbios digestivos freqüentes e compreende o exame de *tipo, quantidade* e *consistência do alimento*, assim como da *composição percentual da ração* (Quadro 34). O *teor necessário de nutrientes* (matéria seca, proteína, carboidrato, lipídios; em bezerros: quantidade de leite ou quantidade e concentração do substituto do leite), além da necessidade de macroelementos (Ca, Mg, Na, K, P, Cl, S) e microelementos (Fe, Cu, Co, Se, Mn, Mo, Zn) para manutenção, crescimento e produção de leite ou de carne estão indicados nos livros didáticos sobre nutrição animal e nas tabelas específicas da Sociedade Alemã de Agropecuária (ver bibliografia). Outrossim, deve ser considerada, em ruminantes com proventrículos totalmente desenvolvidos, a *proporção quantitativa* dos diferentes alimentos (alimento fibroso, concentrado, suculento) e dos nutrientes básicos (carboidratos de fácil e difícil digestão, lipídios, proteína) contidos na ração. Não por último, a estrutura física do alimento tem sua importância, já que, para o perfeito funcionamento dos processos digestivos, é necessária uma *quantidade mínima de partículas fibrosas volumosas* (= "estruturadas"), que atualmente é expressa pelo teor de fibra bruta na substância seca. Para evitar um excesso de componentes de fácil digestão, assim como distúrbios digestivos e metabólicos daí resultantes, recomenda-se, sob condições normais de alimentação, para gado de engorda, um teor de fibra bruta não inferior a 12% — e, em vacas leiteiras, não inferior a 18% na massa seca da ração total; pelo menos dois terços do teor de fibra bruta devem mostrar boa estrutura.

Assim, muitas vezes já podem ser tiradas conclusões, pela *composição quantitativa* da ração, se pode existir um distúrbio na digestão proventricular. Visto que as quantidades de alimento oferecidas a cada animal individualmente são indicadas — conforme experiência — sem precisão pelos proprietários, recomenda-se pedir que mostrem e, se necessário, pesem de novo as porções oferecidas, na presença do veterinário. Neste contexto, devem ser verificadas eventuais *mudanças na alimentação* efetuadas nos últimos oito a 14 dias. Sob condições práticas, é aconselhável, antes da visita a uma criação problemática, preparar uma *lista de checagem*, a fim de levar em consideração todos os exames importantes e executá-los sistematicamente (por exemplo, a "lista de checagem para suspeita de lesões nutricionais na criação de animais de uso econômico" elaborada pelo grupo de trabalho "Alimento e Alimentação", da Sociedade Alemã de Agropecuária [Zimmerweg 16, D-6000 Frankfurt a.M.]; além disso, a Sociedade Alemã de Agropecuária coloca à disposição folhetos e dados de trabalhos sobre a alimentação de bovinos).

Em bezerros lactentes, devem-se apurar as *quantidades de leite* oferecidas e ingeridas, em quantas refeições por dia, e o *método de alimentação* (balde, teta artificial, sucção na mãe, em uma vaca criadeira ou em bebedouro automático). Se é dado um *substituto do leite*, devem ser observadas finalidade, composição, concentração e *preparação*. Se necessário, pede-se aos tratadores para mostrar a preparação passo a passo, controlando a temperatura, a eventual formação de sedimento ou grumos, a flutuação de gordura ou de medicamentos, a limpeza da água

Quadro 34 Influências da composição nutricional da ração, bem como dos erros de alimentação, sobre a digestão microbiana do rúmen e o metabolismo corporal do bovino (esquemático)

Percentagem na Ração (MS)					Influência sobre
Fibra bruta/carboidratos de difícil digestão	Carboidratos de fácil digestão (amido, açúcar)	Proteínas	Lipídios	Digestão ruminal	Metabolismo corporal
> 18% MS para vacas > 12% MS para bovinos de engorda dos quais 2/3 bem estruturados	De acordo com a necessidade de manutenção e produção moderada			Valor do pH 6,0-7,2 AGV 60-120 mmol/l Ácido acético 50-70 mol% Ácido propiônico 15-25 mol% Ácido butírico 10-20 mol%	Metabolismo não afetado
Elevada em teor alimentício baixo	Baixa	Baixa	Baixa	Valor do pH 6,2-7,4 Concentração de AGV relativamente baixa Percentagem de ácido acético elevada Atividade microbiana relativamente baixa	Produtividade baixa, risco de cetose, doenças carenciais, inatividade da flora proventricular
Baixa	Elevada	Conforme a necessidade	Conforme a necessidade	Valor do pH 5,5-6,8 Concentração de AGV elevada Percentagem de ácido propiônico/butírico elevada Atividade microbiana elevada	Alta produtividade leiteira ou de engorda, risco de queda do teor percentual de gordura no leite, acidose ruminal crônica latente, paraceratose ruminal, cetose ruminal, laminite
De acordo com a necessidade ou relativamente baixa	Muito elevada	De acordo com a necessidade	De acordo com a necessidade	Valor do pH < 5,0 Concentração de AGV caindo Concentração de ácido láctico aumentando	Acidose láctica aguda do conteúdo proventricular e do sangue
Elevada	Baixa	Muito elevada	De acordo com a necessidade	Valor do pH 6,2-7,4 Concentração de AGV baixa Concentração de amoníaco elevada	Risco de alcalose ruminal, fertilidade diminuída
De acordo com a necessidade	De acordo com a necessidade	De acordo com a necessidade	Muito elevada	Valor do pH 6,0-7,4 Percentagem de ácido acético baixa Concentração de amoníaco elevada	Risco de queda do teor percentual de gordura no leite. Cetose ruminal, depressão da digestão ruminal de celulose, indigestão primária

MS = matéria seca; AGV = ácidos graxos voláteis.

usada e do equipamento, bem como o odor do substituto do leite em pó e do alimento pronto.

Certas indicações sobre a *qualidade* do alimento fibroso, concentrado e suculento administrado podem ser obtidas muitas vezes pelo exame sensorial. No *feno* ou *seródio*, a cor, o odor e o grau de lignificação permitem conclusões sobre as condições de colheita e, portanto, teor nutricional, enquanto um bolor visível e cheiro de mofo (o mesmo vale para *forragem*) indicam deterioração. *Silagem, tubérculos* e outros *alimentos suculentos* estragados demonstram uma mudança de coloração evidente, muitas vezes negra-esverdeada, superfície viscosa, consistência úmida e mole, forte contaminação com terra (ou areia), cheiro fétido ou penetrante, bem como um valor de pH elevado, às vezes até alcalino. Uma indicação da destruição dos grãos de cereais (não triturados) por fungos ou parasitas às vezes pode ser verificada pela comparação do "peso por litro" de uma amostra de alimento suspeito com uma amostra não-suspeita. O desaparecimento do corpo farináceo provoca um aumento relativo da porção da espelta* e, portanto, um peso menor por unidade de volume. Em *farelo de cereais* avariado ou *ração concentrada* comercial, a existência de grumos com presença visível de bolor pode levar à suspeita de um efeito nocivo à saúde. Uma consistência em pó, capacidade de escorrimento alterada, encaroçamento, descoloração para cinza e cheiro de mofo do farelo de cereais indicam forte infestação por ácaros, às vezes facilmente comprovável macroscopicamente (migração de ácaros na parede de um tubo de ensaio fechado, ligeiramente aquecido), caso contrário microscopicamente. Por outro lado, o exame sensorial do *pó do substituto do leite* raras vezes permite uma conclusão sobre sua qualidade ou eventual nocividade. Uma suspeita de deterioração pode basear-se, talvez, no vencimento do consumo garantido, no tipo e na duração da armazenagem ou na danificação da embalagem. Às vezes, a declaração do conteúdo do produto substituto do leite (impresso, etiqueta) permite identificar uma composição diferente da normal, cujo significado deve ser verificado como possível causa da patologia (estudo da literatura, experimento nutricional controlado).

Se não for possível esclarecer a suspeita de que a alimentação seja qualitativamente insuficiente ou até nociva, recomenda-se enviar uma *amostra do alimento* (cada vez, 1 a 2 kg do alimento ou de todos os alimentos dados durante a época em questão, sempre em embalagem separada) a um laboratório adequado, para tais análises. Na carta acompanhante, devem ser mencionadas, além dos sintomas observados (e os achados de necropsia), também as quantidades dos componentes individuais que os animais receberam diariamente e para qual deficiência ou qual substância tóxica está direcionada a suspeita do remetente (ver Seção 2.3).

7.2 Ingestão de alimento e água, ruminação, eructação e defecação

Os conhecimentos sobre os processos normais de comer, mastigar, deglutir, regurgitar e ruminar o bolo alimentar, de beber, bem como de defecar, são importantes não apenas para a avaliação da saúde do sistema digestivo, mas também para o reconhecimento de distúrbios digestivos; certas deficiências dessas funções permitem a obtenção de conclusões adicionais sobre uma participação do sistema nervoso central (Seção 12.1) na ocorrência da doença.

Apetite

O instinto de ingerir alimentos é considerado, com razão, como um ponto de partida importante para a avaliação do bem-estar geral de animais. Normalmente, o alimento oferecido a bovinos com fome é comido por completo de forma rápida, com vivo apetite e sem interrupção, desde que seja saboroso e "conhecido"; alguns bovinos, por exemplo, não aceitam ração "estranha" de qualidade indiscutível, apesar de terem bom apetite. Portanto, oferecem-se para o controle do apetite, se possível simultaneamente, diversos alimentos (capim, feno, silagem, tubérculos, tubérculos em fatias e farelo de cereais); assim também fica claro qual é o alimento preferido. Este teste não pode ser substituído simplesmente pelas informações do proprietário; pode ser que o cocho do paciente tenha sido esvaziado pelos animais vizinhos, sem que isto fosse percebido pelo proprietário. Outrossim, às vezes é importante para o veterinário observar ele mesmo os processos durante a ingestão dos alimentos (ver a seguir).

Falta ou *diminuição do apetite* podem ser motivadas pela qualidade do alimento (deteriorado, podre, mofado, congelado, contaminado: *inapetência aparente*) ou por afecções do sistema digestivo, as quais inibem a captação e a utilização do alimento (*inapetência primária*, verdadeira [idiopática]). Porém, um apetite insuficiente não raramente é observado como conseqüência de circunstâncias colaterais insignificantes (alimentos aos quais o animal não está acostumado, cio, ambiente estranho), no adoecimento de outros órgãos que não estão em contato direto com o sistema digestivo, assim como nas diversas doenças sistêmicas (*inapetência secundária* [sintomática]). Em detalhes, devem ser diferenciados os seguintes graus de distúrbios do apetite.

Apetite diminuído: nas enfermidades menos graves, o animal come "solto", isto é, de forma hesitante e mais lenta do que os animais vizinhos saudáveis, ou come apenas parte da ração.

Apetite variável indica processo doentio alternado ou doença recidivante (por exemplo, deslocamento do abomaso para a esquerda, penetração superficial de um corpo estranho no retículo).

Inapetência completa (anorexia) pode ser constatada durante doenças graves e persistentes.

Um *apetite orientado* só para *determinados alimentos* tanto quanto um *apetite anormal* (vício de lamber, alotriofagia, pica) *para substâncias estranhas* à alimentação indicam distúrbios metabólicos e doenças carenciais, sem ser específico de qualquer uma delas. Assim, são observados lamber e mastigar o cocho, a parede do estábulo, o corpo de animais vizinhos (orelhas, umbigo, prepúcio, cauda, comer pêlos), roupas e outros objetos imagináveis, ingerir excreções líquidas, esterco, terra, madeira e outros mais em caso de suprimento insuficiente de sais minerais (cloreto de sódio, fosfatos) ou de oligoelementos (ferro, cobre, cobalto), em bezerros e gado jovem alimentados insuficientemente com ração fibrosa, bem como em animais com acetonemia. Além disso, devem ser levadas em consideração no diagnóstico diferencial a raiva e a doença de Aujeszky.

Por outro lado, o *retorno do apetite* é sempre um sinal favorável em termos prognósticos.

Ingestão de alimento

A observação do animal durante a alimentação deve ser feita, se possível, no seu lugar habitual, permitindo a comparação com os animais vizinhos saudáveis e a observação minuciosa dos processos descritos a seguir.

Apreensão do alimento. Os bovinos agarram o alimento de preferência com a língua; partículas menores, porém, também com os lábios. A ingestão do alimento, normalmente viva e gulosa, pode estar alterada ou prejudicada por dores na cavidade oral (lesão, inflamação ou infecção da língua, fratura da mandíbula, corpos estranhos), por contração persistente dos músculos da mastigação (= trismo, como no tétano), durante crises periódicas de contrações (intoxicação por chumbo, Fig. 134), assim como por paralisias (por exemplo, raiva, Fig. 455); no botulismo adiantado, a língua paralisada pende flacidamente para fora da boca (Fig. 135).

---
*Espelta é uma espécie de trigo de qualidade inferior. (N.T.)

Mastigação do alimento. O bovino fragmenta o alimento mais moendo do que mordendo e durante a ingestão do alimento mais superficialmente do que à ruminação (ver mais adiante nesta Seção). Distúrbios da mastigação podem ser condicionados por diversas alterações dolorosas, inflamatórias e não-inflamatórias da língua (actinobacilose, febre aftosa, febre catarral maligna), dos dentes (inflamação de um alvéolo dentário, conformação anormal de dentes, molar acavalado), mandíbula ou bochecha (actinomicose, abscesso, fratura, corpo estranho encravado). Também as já mencionadas contrações e paralisias dos músculos da mastigação dificultam ou prejudicam o processo de mastigação; nos últimos (eventualmente no botulismo ou paralisia do nervo hipoglosso), o alimento pode cair da cavidade oral. A mastigação vazia persistente (bruxismo) é um sintoma de muitas doenças cerebrais, como ocorre, por exemplo, em pacientes com intoxicação pelo chumbo (movimento de mastigação mais cortante), acetonemia "nervosa" ou abscesso cerebral.

Deglutição do alimento. O transporte do bolo alimentar pode ser observado no lado esquerdo do pescoço como uma onda peristáltica em direção ao estômago. O processo de deglutição pode ser dificultado ou impossibilitado em doenças na região da faringe ou do esôfago; nesses casos, geralmente trata-se de um deslocamento por corpo estranho rombo (obstrução esofágica), de uma lesão, edema, flegmão, abscesso ou linfonodos infartados, mas às vezes também de contrações ou paralisias. Tais distúrbios da deglutição se manifestam por salivação, ânsia de vômito, gemidos, tosse e acúmulo de alimento nas bochechas ou na faringe (conhecido como hábito de "mascar"). Às vezes, o alimento ingerido cai novamente da cavidade oral ou é expelido parcialmente pelas fossas nasais. Em bovinos com distúrbios da deglutição deve-se cogitar sempre da ocorrência de raiva (ver mais adiante nesta Seção e na Seção 12.1).

Caso sejam constatados, em um paciente, quaisquer distúrbios da ingestão de alimento mencionados, devem-se tentar apurar, em seguida, suas causas por meio do exame da cavidade oral e da faringe (Seção 7.3), bem como do esôfago (Seção 7.4). Na eventual suspeita de raiva, este controle deve ser evitado quando não estiver à disposição roupa de proteção adequada (luvas de borracha ou plástico resistentes) ou não houver possibilidades de conter o animal sem risco para os seres humanos.

Sede

Sob condições climáticas temperadas, o bovino adulto precisa de 50 a 80 litros de água por dia quando recebe alimentação seca; com alimentação suculenta, bastam 25 a 40 litros; porém, com alta temperatura ambiental, particularmente em dias de sol quente no pasto, necessita de quantidade consideravelmente maior. Em animais com alta produção de leite, diarréia, afecções febris exsudativas e pacientes com insuficiência renal, pode-se observar um aumento da sede (em comparação com os outros animais do rebanho mantidos sob as mesmas condições de manejo e alimentação). Informações sobre a quantidade de água ingerida muitas vezes não podem ser obtidas, visto que o suprimento de água no estábulo geralmente é feito por bebedouro automático; caso seja necessário, desliga-se temporariamente o bebedouro automático, deixando o paciente beber água de um balde.

Ingestão de líquido

O teste é mais proveitoso quando feito com um balde (oferecer água clara, à temperatura ambiente). Animais recém-chegados às vezes não estão familiarizados com o uso do bebedouro automático e devem ser ensinados; touros podem estar impedidos de beber no bebedouro automático em virtude da argola nasal (recentemente introduzida). A ingestão de alimentos moles ou líquidos é dificultada muitas vezes só no estágio adiantado das doenças acompanhadas por distúrbios de deglutição (escoamento da boca), motivo pelo qual dá-se a tais pacientes, de preferência, ração farelada úmida. Em algumas doenças dolorosas da cavidade oral, como febre aftosa ou doenças dentárias, os animais às vezes não ingerem água alguma por longo período de tempo, para então, subitamente, beberem quantidade excessivamente grande de uma só vez, isto quando a sede ficar maior do que a dor. Isto pode provocar uma hemoglobinúria por ingestão de líquido ("intoxicação por água"). O mesmo pode ser observado se a água de beber estiver inadequada ao paladar (água salobra, contaminação por esterco líquido ou similares). Bovinos com raiva podem mostrar irritação geral à apresentação do balde de água (murmurar) ou quando o bebedouro automático é acionado, o que é avaliado como o equivalente da hidrofobia encontrada em carnívoros e homens (= "medo d'água"). Em bezerros lactentes, a ingestão diminuída de líquido é o primeiro sinal do início de uma doença sistêmica ou de órgãos; em estágio adiantado de tais doenças, então, a recusa de líquido é muitas vezes pronunciada.

Caminho do alimento e do líquido deglutidos

No bezerro saudável, em geral a maior parte tanto do leite quanto da água ingerida é conduzida diretamente para o abomaso, pelo fechamento reflexo da goteira esofágica. O reflexo é provocado no contato do líquido com os receptores situados na faringe; porém, seu funcionamento também depende da maneira como é dado o líquido e de influências psíquicas. Um pré-requisito é, portanto, que o animal beba voluntariamente o líquido em pequenos goles e sem particular inquietação. Diversas influências externas ("ritual" impróprio de beber, transporte, mudança de estábulo etc.) ou internas (distúrbios do estado geral, diarréia etc.) podem determinar que o fechamento da goteira esofágica seja incompleto ou não ocorra e o líquido, então, escorra para o rúmen ainda não desenvolvido ("beber ruminal"). Embora a capacidade para o estímulo de reflexo da goteira esofágica se perca para a água com o início da ingestão de alimento fibroso, ela deve ser mantida por mais tempo para o leite. Sob certas condições, o reflexo da goteira esofágica pode ser provocado (em parte) ainda no bovino adulto, o que pode ser útil para a administração de medicamentos líquidos (Seção 15.2). Dessa maneira, também se tenta evitar que alimentos líquidos sofram decomposição microbiana nos proventrículos ("*bypass* ruminal"). Ao administrar quantidades excessivas de líquido por refeição — principalmente em bezerros —, uma parte do líquido do abomaso pode refluir para os proventrículos.

Ao contrário, o *alimento sólido* sempre alcança a região do rúmen-retículo, de onde é liberado pelo orifício reticulomasal somente após diminuição e decomposição suficientes. (O mesmo caminho é tomado pelos medicamentos administrados em forma de comprimidos ou cápsulas [Seção 15.2]).

Ruminação

A ruminação é de suma importância em ruminantes, para o perfeito processo digestivo nos proventrículos. O processo de ruminação não serve apenas para a diminuição do alimento com fibras grossas, mas também — via teor de carbonato e fosfato da saliva — para a regulação do valor de pH no rúmen. Essa ação de controle baseia-se na secreção essencialmente maior de saliva durante a ruminação do que à ingestão de alimento ou em repouso. A regularidade e a intensidade da ruminação, que se inicia gradativamente às duas a três semanas de idade com o acesso ao alimento fibroso, representam um medidor particularmente sensível do grau de bem-estar do bovino e permitem tirar conclusões sobre a atividade motora dos proventrículos, aos quais está ligado. Portanto, qualquer distúrbio persistente desse processo típico da espécie representa um sintoma patológico grave; seu recomeço, porém, pode ser avaliado como um sinal prognosticamente favorável. Antes da regurgitação do bolo para a ruminação, pode-se constatar uma inspiração mais profunda, interrompida subitamente por um ligeiro batimento do flanco; o bolo, então, sobe para o esôfago e, imediatamente após, começa a mastigação. Após a deglutição do bolo ruminado, segue-se uma pequena pausa "de espera", após a qual o processo se repete. A *observação da ruminação* deve ser efetuada em ambiente tranqüilo, conhecido do animal e com a paciência necessária. Nessa ocasião, observam-se os eventos descritos a seguir.

Início da ruminação: normalmente, meia hora até uma hora e meia após a ingestão de alimento.

O *número* e a *duração dos ciclos de ruminação* dependem da estrutura (teor de fibra bruta, fibrosidade e tamanho das partículas), do número de refeições e da quantidade de alimento ingerido. Assim, podem ser observados por dia quatro a 24 períodos de ruminação de 10 a 60 minutos cada, de maneira que até sete das 24 horas podem ser gastas com a ruminação. Quando a alimentação é de granulação fina (tamanho da partícula <20 mm), a ruminação pode faltar por completo ou os animais mostram uma ruminação "vazia" irregular. Colocando o tempo total de ruminação durante 24 horas com relação à massa de alimento seco ingerido, obtêm-se valores entre 33 minutos/kg de substância seca para ração concentrada e 133 minutos/kg de substância seca para palha de aveia (Balch, 1971).

Número de bolos ruminados: 360 a 790 por dia.

Tamanho de cada bolo ruminado: aproximadamente 80 a 120 gramas; eles podem ser retirados da cavidade oral imediatamente após a regurgitação, pegando-os rapidamente.

Número de movimentos mandibulares e tempo de mastigação por bolo: dependendo da composição da ração, 40 a 70 dentro de 45 a 60 segundos.

A ruminação deve ocorrer sempre de forma regular e uniforme, sem interrupção, quase "confortavelmente". *Distúrbios na ruminação* têm sua origem em alterações patológicas na região da boca, do esôfago ou dos proventrículos (traumatismo por corpos estranhos, estenose gástrica funcional) ou acompanham doenças graves localizadas fora dos órgãos digestivos, que acometem o estado geral; conseqüentemente, devem ser distinguidos dos *distúrbios de ruminação primários (idiopáticos)* e *secundários (sintomáticos)*. É recomendável observar: início tardio da ruminação após a ingestão de alimento; número ou duração dos períodos de ruminação reduzidos; muito poucas mastigações por bolo; tempo de mastigação por bolo reduzido ou prolongado; mastigação superficial, interrompida ou ausente; raras vezes, também o hábito de "mascar" ou perda do bolo; ruminação vazia patologicamente aumentada ou prolongada, às vezes acompanhada de salivação, estalar de lábios ou ranger de dentes (em afecções cerebrais, intoxicação por chumbo ou acetonemia "nervosa"). Porém, é preciso levar em consideração que a ruminação pode estar reduzida ou mesmo completamente ausente também na ausência de distúrbios orgânicos, com a administração de rações extremamente ricas em concentrado, isto é, ração pobre em estrutura (farelo de cereais, feno moído ou picado muito fino).

Eructação (arroto)

A descarga audível de gases produzidos durante os processos fermentativos nos proventrículos é vital para os ruminantes (normalmente, são produzidos cerca de 600 litros por dia; composição aproximada em volume: 65% de CO_2, 26% de CH_4, 7% de N_2, 0,01% de H_2S, 0,18% de H_2 e 0,56% de O_2). O processo de eructação depende dos seguintes pré-requisitos: existência de gás livre, excitação dos receptores na proximidade do cárdia, o cárdia deve estar livre de conteúdo gástrico sólido/líquido, contração do saco ruminal dorsal, relaxamento do cárdia, esôfago apto a funcionar. A freqüência da eructação é variável, dependendo da alimentação e do desenvolvimento de gases: na alimentação puramente com feno, ocorrem cerca de 15 a 20 eructações por hora; na alimentação com verde "em brotamento" (capim novo, leguminosas), em geral o número é maior (60 a 90 eructações por hora). Porém, a eructação é mais rara ou ausente quando os pré-requisitos mencionados estão ausentes; por exemplo, em casos de estenoses e obstruções de esôfago (Seção 7.4), distúrbios primários ou secundários do mecanismo proventricular (reticuloperitonite traumática aguda ou irritação do peritônio por outras causas, estenose gástrica funcional, tétano) e outros mais. Então, há um maior acúmulo de gás livre nos proventrículos *(timpanismo com bolha de gás dorsal)*. A eructação também é prejudicada e o rúmen dilatado quando o gás fica retido em bolhas finas, em conseqüência de alteração da natureza coloidoquímica do conteúdo líquido proventricular e, portanto, não pode mais ser expelido *(timpanismo resultante da mistura espumosa do conteúdo proventricular)*. Para o acúmulo de gás no sistema proventricular ainda não desenvolvido de bezerros lactentes, podem ser consideradas as seguintes causas: eructação subdesenvolvida ou impedida associada a deglutição de ar, fermentação ou putrefação do leite (que entrou nos proventrículos em conseqüência do fechamento incompleto da goteira esofágica ou do refluxo abomasorruminal), compressão, inflamação ou outro distúrbio funcional do cárdia e/ou esôfago, imobilização da parede ruminal por disceratose ou inflamação da mucosa, distúrbio de inervação, eventualmente também formação de gás pela reação química do carbonato salivar com ácido clorídrico no refluxo abomasorruminal.

Regurgitação e vômito

Em bovinos, é raro o esvaziamento do conteúdo gástrico por contração dos proventrículos simultaneamente com pressão abdominal. Quando ocorre, porém, o animal fica inquieto, recua e geme com a cabeça e o pescoço estendidos e, às vezes, a língua projeta-se para fora da boca. Então, repentinamente, maiores volumes de alimento (cinco a 20 litros) jorram pela boca, às vezes simultaneamente também pelas fossas nasais. O exame do material vomitado esclarece se o mesmo realmente vem dos proventrículos (consistência líquida a pastosa, componentes bastante reduzidos, odor e cor como conteúdo ruminal), ou se foi devolvido do esôfago (misturado com saliva clara e bolos de ração mal mastigados, aparentemente "frescos") e se está misturado com um pouco de sangue, pus ou fragmentos teciduais, os quais indicam a existência de uma lesão do esôfago. Apenas no primeiro caso, trata-se de um *vômito verdadeiro;* no último, porém, de *regurgitação* ocorrendo geralmente sob ânsia de vômito *("vômito aparente"),* como se observa às vezes na irritação, dilatação, estenose ou neoplasia de faringe ou esôfago.

Apenas o refluxo ativo ou passivo do conteúdo do abomaso para os proventrículos *(= refluxo abomasorruminal)* é fisiopatologicamente comparável ao vômito humano; como este, ele leva, conforme sua extensão e sua duração, à hemoconcentração (Seção 5.6) e à alcalose hipoclorêmica (Seção 5.6).

Defecação

O bovino defeca 10 a 24 vezes por dia, principalmente logo após levantar-se e durante a alimentação. O dorso fica ligeiramente arqueado e a cauda levemente levantada durante a defecação. Animais adultos evacuam, por dia, aproximadamente 30 a 50 kg de fezes de consistência pastosa. À evacuação dificultada, o paciente faz força freqüentemente, sob uso da pressão abdominal (tenesmo), às vezes até com sintomas de cólica; às vezes, podem ser encontradas grandes quantidades de fezes no reto. Se a cauda fica constantemente levantada, a causa deve ser procurada numa inflamação do reto ou num processo doloroso dentro da cavidade pélvica (mas também pensar em raiva!), enquanto em bovinos com paralisia de ânus e cauda esta fica flácida e, muitas vezes, suja de fezes, apesar dos sintomas similares. A ausência completa de defecação é um sintoma de paresia grave do omaso, cólica biliar, obstrução gastrintestinal (íleo mecânico) e paralisia intestinal (íleo paralítico). Evacuações freqüentes de fezes menos pastosas ou líquidas em forma de jato curvado indicam, quando todo o rebanho é acometido, inflamação de abomaso e intestino condicionada à alimentação (falhas na alimentação), à presença de parasitas (existência de vermes) ou infecção (diarréia do recém-nascido, diarréia viral bovina/doença das mucosas, paratuberculose etc.); porém, o mesmo tipo de problema em um só animal deve ser considerado uma doença primária fora das vias gastrintestinais, isto é, uma diarréia secundária (Seção 7.7). Sucção e pressão para expelir ar ocorrem em irritações do reto ou do sistema genital feminino, assim como em estados de paralisia, como por exemplo na raiva. Detalhes sobre a constituição e exame de fezes são descritos na Seção 7.7.

7.3 Cavidade oral e faringe

Em pacientes com suspeita de raiva, o exame da cavidade oral deve ser evitado, devido ao perigo de infecção para o médico veterinário e seus ajudantes, até que a suspeita seja afastada. Normalmente, o exame é feito por inspeção e palpação externa e interna, se necessário após a administração de um neuroléptico (Seção 1.3), assim como pelo teste do odor da cavidade oral.

Durante a *inspeção* e a *palpação externa*, devem-se observar a salivação, aumentos de volume e lesões na região das bochechas, mandíbula e espaços mandibulares. Normalmente, o bovino produz 100 a 190 litros de *saliva* clara ligeiramente viscosa por dia, que é continuamente deglutida. A salivação profusa (ptialismo) pode ser determinada por uma produção anormalmente aumentada ou um distúrbio na deglutição. O primeiro é o caso em todas as inflamações independentes e sintomáticas da mucosa oral (febre aftosa, febre catarral maligna, diarréia viral bovina/doença das mucosas etc.), como também em certas intoxicações (como ésteres de ácido fosfórico), o último em caso das dificuldades de deglutição já mencionadas (Seção 7.2), em particular, porém, na obstrução do esôfago. A saliva é examinada quanto à sua consistência, à presença de partículas de alimento, sangue, pus e fragmentos teciduais, assim como odor diferente. A saliva normal de bovinos contém aproximadamente 130 mmol de Na^+/l, 7 mmol de K^+/l, 125 mmol de HCO_3^-/l, 25 mmol de HPO_4^{--}/l; como também 24 mmol de Cl^-/l e um pH de 7,9 a 8,6; amostras de saliva são colhidas principalmente para o controle do suprimento de cloreto de sódio. A colheita ocorre com o auxílio de uma pequena esponja de material sintético, colocada nas bochechas previamente lavadas durante cinco minutos, e em seguida centrifugando-se a esponja. Aumentos de volume dos órgãos antes mencionados devem ser examinados quanto à sua consistência (edema, flegmão, gangrena gasosa, abscesso, actinobacilose, actinomicoma, tumefação óssea), e lesões externas quanto a uma eventual comunicação com a cavidade oral ou faríngea.

Para *inspecionar a parte anterior da cavidade oral*, abre-se a boca do animal enfiando-se lateralmente as mãos planas na parte sem dentes da mandíbula e pressionando-se a mandíbula

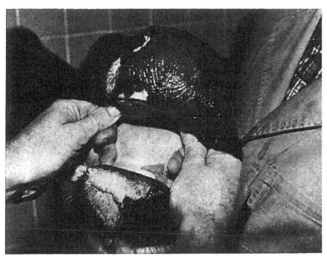
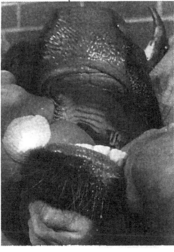

Figs. 223 e 224 Abertura manual da boca para inspeção da cavidade oral: à esquerda, as mãos são introduzidas lateralmente e, ao se elevar o dedo polegar para a posição vertical, o espaço oral permanece aberto; à direita, abertura da boca puxando a língua para o lado (usando-se uma toalha).

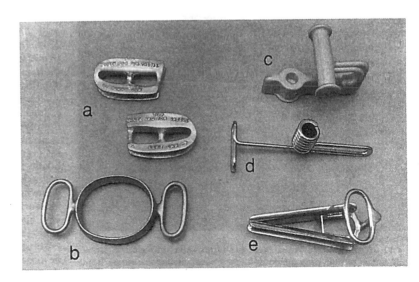

Fig. 225 Instrumentos para manter a boca aberta (ver também Fig. 231): a = cunhas bucais de Drinkwater (para os lados direito e esquerdo); b = argola bucal de Christoph; c = abre-boca de Simesen; d = abre-boca de Schoupé; e = cunha bucal de Bayer.

superior para cima com os dedos erguidos; pode-se observar também uma metade da cavidade oral, puxando-se a língua lateralmente para fora (Figs. 223, 224). A *inspeção da porção aboral da cavidade oral* é possibilitada por introdução de uma cunha bucal[1] entre os dentes molares ou colocação de uma argola bucal[2] ou um abre-boca[3] entre os maxilares superior e inferior, contendo antes o animal adequadamente (Figs. 225, 226, 227, 231). Como a proeminência dorsal da língua muitas vezes restringe a visão da faringe, recomenda-se, para isso, bem como para a laringoscopia (Fig. 205), usar um espéculo tubular.[4] Para a *exploração palpatória* da cavidade oral e faríngea, é indispensável o auxílio de um dos instrumentos aqui mencionados para manter a boca aberta. Além disso, o animal deve ser bem contido, isto é, por meio de uma corrente no pescoço, canzil ou no tronco, como também com corda no chifre e/ou formiga. Um assistente puxa a língua com uma toalha lateralmente para fora da boca (Fig.

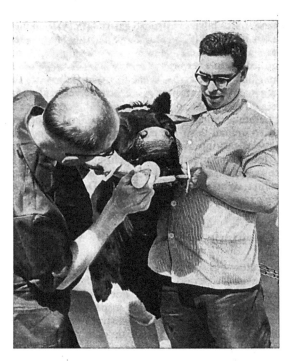

Fig. 228 Inspeção da cavidade oral usando-se a cunha bucal de Bayer (ver Fig. 225) e uma lanterna com a língua puxada para o lado.

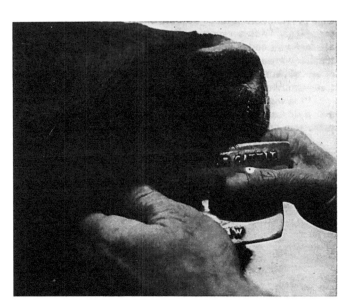

Fig. 226 Introdução da cunha bucal de Drinkwater entre as fileiras de dentes molares do lado direito.

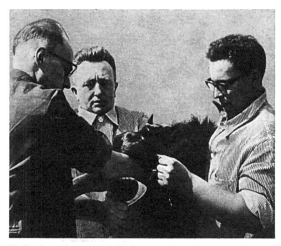

Fig. 229 Exploração manual da boca e da faringe usando-se a argola bucal de Christoph (ver Fig. 225).

227). Em seguida, a mão do examinador é introduzida entre os molares de bordas afiadas em "posição de trabalho obstétrico" (verticalmente e cuneiforme estreito), para evitar ferimentos. À palpação da cavidade oral e faríngea, são testados em detalhes o fechamento mandibular (normalmente forte a moderado, só é difícil ou impossível abrir a boca do animal durante espasmos dos músculos mastigatórios [Seções 7.2 e 12.7]; a mandíbula fica visivelmente relaxada em casos de paralisia [Seção 12.8]), as mucosas (vermelhidão, inchação, lesão, ulceração, vesículas, sensibilidade à pressão), os dentes e a mandíbula (posição anormal, desgaste ou coloração anormais, posição anormal dos dentes, dente molar de leite acavalado, fratura de dentes, lesões do alvéolo dentário, tumefação mandibular), a língua (lesão, ulceração, vesículas, mobilidade ou consistência anormal), bem como as glândulas salivares e linfonodos (inchação, abscedação). Devem ser observados especialmente alimento não deglutido ("material de mascar" nas bochechas, "bolo" antes e depois da proeminência dorsal da língua) e corpos estranhos introduzidos, presos ou espe-

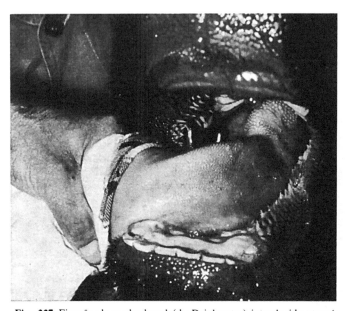

Fig. 227 Fixação da cunha bucal (de Drinkwater) introduzida através da língua puxada para o lado do espaço bucal imediatamente na frente da cunha.

tados. Alterações ósseas ou dentárias podem ser constatadas também por meio de *radiografias,* apertando-se na parte acometida da boca um cassete plástico com filme.

O *odor da cavidade oral* de bovinos saudáveis é ligeiramente adocicado; um odor oral fétido a icoroso é patológico e pode originar-se da boca (periodontite purulenta, necrose da mucosa), da faringe ou do esôfago (supuração, necrose), dos proventrículos (conteúdo apodrecido) ou dos pulmões (gangrena). Pacientes com insuficiência renal clinicamente manifesta apresentam um odor oral urêmico amoniacal. Na acetonemia, a cavidade oral também tem um cheiro aromático de corpos cetônicos (Seção 2.3).

7.4 Esôfago

O esôfago do bovino, que tem 110 a 125 cm de comprimento, possui apenas musculatura estriada e é revestido de mucosa. Sua parte cervical corre primeiro dorsalmente, depois à esquerda e novamente dorsal à traquéia; também toda a parte torácica fica acima da traquéia. No seu trajeto, o esôfago mostra curvaturas cabeça-pescoço e pescoço-tórax, cada uma influenciável pela extensão da cabeça e do pescoço, e uma outra curvatura dorsal à raiz do pulmão, não influenciável da mesma forma (Prancha 8/a). Somente a parte cervical é acessível à inspeção e à palpação externa; no entanto, todo o esôfago é acessível à sondagem. O exame do esôfago é importante em todos os distúrbios de deglutição, ruminação e eructação (timpanismo), bem como na ânsia de vômito e no próprio vômito.

À *inspeção externa,* observa-se o lado esquerdo do pescoço na região do sulco jugular e acompanha-se o caminho do bolo alimentar deglutido. Deve-se, então, prestar atenção à ânsia de vômito e a eventuais aumentos de volume ou lesões. Para a *palpação,* abrange-se o pescoço dos dois lados com as mãos por via dorsal e, começando na faringe, palpa-se sistematicamente acima da traquéia, seguindo o sulco jugular (Fig. 230). Normalmente, o esôfago não é sentido. O examinador presta atenção a aumentos de volume dentro do lúmen (corpos estranhos, tumor), na parede (traumatismo antigo, abscesso, larva de *Hipoderma bovis*) ou na vizinhança imediata do esôfago (edema, enfisema, flegmão, tumefação de leucose; Seções 3.3 e 4.1), assim como eventual sensibilidade à pressão nessa região. Para a *sondagem* do esôfago, são utilizadas sondas nasoesofágicas,[5] sondas orais de borracha[6] ou de plástico[7] ou tubos esofágicos de arame

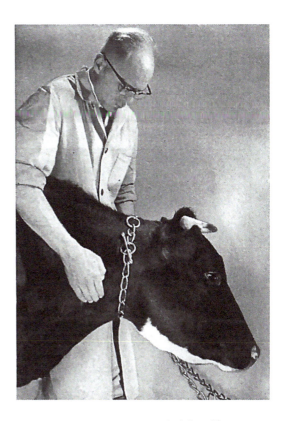

Fig. 230 Exame palpatório da porção cervical do esôfago.

de aço[8] (Fig. 232), os quais devem ser inseridos e avançados cuidadosamente e sem usar força; para evitar a mastigação das sondas orais elásticas, emprega-se um guia de sonda de madeira,[9] uma argola bucal[10] ou um abre-boca especial[11] (Fig. 231). À sondagem, pode-se localizar um distúrbio de passagem provocado por obstrução total ou parcial do esôfago (estenose por obstrução) ou processo volumoso em sua vizinhança (estenose por compressão, eventualmente por linfonodos mediastínicos aumentados), colocando-se ao lado do animal, acompanhando o esôfago, introduzindo a mesma extensão da sonda até o ponto da obstrução. Às vezes, é possível detectar estreitamentos do esôfago quando se consegue introduzir uma sonda fina sem dificuldades até os

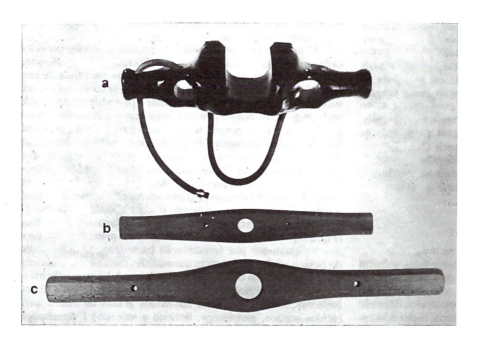

Fig. 231 Instrumentos de abrir a boca para a introdução oral de sondas elásticas (borracha, plástico): a = abre-boca de Eisenhut; b = guia de sonda para bezerros; c = guia de sonda para bovinos adultos.

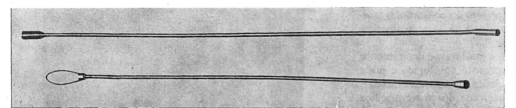

Fig. 232 Sondas esofágicas (espirais elásticas de arame de aço) de Thiro (acima) e Thygesen (embaixo).

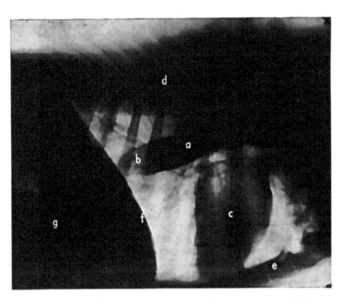

Fig. 233 Radiografia de uma obstrução esofágica em bezerro (visão pela direita): a = porção permeável do esôfago na transição para uma dilatação localizada imediatamente cranial à obstrução; b = porção esofágica perto do diafragma, impactada com fibras vegetais emaranhadas e, conseqüentemente, obstruída; c = coração; d = coluna vertebral; e = esterno; f = diafragma; g = massa proventricular-abomasal.

proventrículos, enquanto uma sonda mais grossa não passa pelo estreitamento. Em casos muito raros, a introdução da sonda pelo setor do esôfago perto do estômago e pelo cárdia pode ser dificultada por motivos funcionais, em conseqüência de uma paralisia central ou pré-cardial do nervo vago (Slanina, 1963). Nos casos de dilatação do esôfago (divertículo, ectasia), a sonda encosta oportunamente na região acometida com uma resistência elástica e provoca ânsia de vômito; depois de ligeira retirada e novo avanço, ela se deixa introduzir sem problemas no estômago. Um eventual vômito provocado pela sondagem indica a existência de inflamação da mucosa esofágica. Depois de retirada a extremidade do tubo (previamente enrolado em gaze para tal finalidade), ela deve ser examinada quanto a sinais de sangue, pus, fragmentos teciduais e odor fétido (= evidência de lesão antiga no esôfago). Em casos especiais, podem ser *exploradas, manual* ou *digitalmente,* a parte inicial do esôfago através da cavidade oral e a parte final através do rúmen (Seções 7.3 e 7.5). Na suspeita de dilatação do esôfago, ou de obstrução esofágica recidivante de bezerros, uma radiografia pode ser conclusiva, após a administração de um meio de contraste (Fig. 233).

7.5 Proventrículos

Desenvolvimento. Os processos de desenvolvimento que ocorrem após o nascimento nos proventrículos dos ruminantes incluem aumento de tamanho do retículo, do rúmen e do omaso, o crescimento da mucosa, o início da motilidade e a colonização microbiana. O início do desenvolvimento dos proventrículos depende fundamentalmente de o bezerro ter acesso a feno, ração concentrada e água a partir da segunda semana de vida. Preenchidos esses pré-requisitos, já podem ser observados, após a segunda ou terceira semana de vida, os primeiros movimentos ruminais e breves fases de ruminação, tratando-se, porém, mais de uma "ruminação aparente". As típicas contrações reticulorruminais cíclicas só começam no decorrer da sexta à oitava semana de vida. A colonização microbiana do espaço reticulorruminal começa já durante ou imediatamente após o parto, isto é, primeiro com bactérias aeróbicas e anaeróbicas facultativas, como *E. coli,* germes coliformes e estreptococos. Na segunda semana, aparecem lactobacilos e, com o aumento da ingestão de alimento seco, surgem então as bactérias amilolíticas e celulolíticas típicas do proventrículo. Sob tais condições, os proventrículos começam a crescer comparativamente mais rápido do que outros órgãos viscerais. Enquanto a estimulação mecânica do alimento fibroso é evidentemente responsável pelo aumento de tamanho e desenvolvimento da musculatura dos proventrículos, o crescimento da mucosa proventricular é estimulado, de acordo com o estado atual de conhecimento, por estímulos químicos, isto é, por ácido butírico e ácido propiônico, os quais resultam da redução de carboidratos. Caso a ingestão de alimento fibroso seja impedida, como por exemplo na engorda com leite, o desenvolvimento proventricular é bastante retardado em comparação com os animais que recebem alimentação fibrosa.

Topografia (Figs. 234, 235). Os proventrículos do bovino adulto têm uma capacidade máxima de 150 litros e os sacos dorsal e ventral do rúmen ocupam quase toda a metade esquerda da cavidade abdominal; o último sobressai com seu saco cego caudoventral também mais ou menos para a direita, de acordo com o estado de enchimento (Fig. 276/a,b). O retículo situado anteriormente ao rúmen preenche, junto com as partes ventrais do fígado e do baço, a metade inferior do pilar diafragmático; o retículo fica com aproximadamente dois terços do seu volume à esquerda e um terço à direita da linha média. O omaso, ligado ao retículo pelo sulco reticular e pelo orifício reticulomasal, situa-se na frente, à direita, quase a meia-altura da cavidade abdominal entre o fígado, a parede torácica, o abomaso e os dois sacos cegos anteriores do rúmen.

Fisiologia. Os compartimentos proventriculares, providos, cada um, de um tipo de mucosa especializada para as diferentes funções (rúmen: vilosidades; retículo: dobras em forma de rede [reticular] ou "favo de mel"; omaso: folhas), se contraem normalmente num ritmo praticamente regular e periodicamente coordenado (Fig. 236). Nisto, a massa alimentar é misturada e regurgitada para a ruminação ou transportada para o omaso de acordo com o grau de trituração; o gás produzido é eructado. A atividade motora conjunta dos proventrículos é controlada principalmente pelo nervo vago; as fibras simpáticas vêm do gânglio celíaco. O vago abdominal esquerdo (= dorsal) inerva essencialmente o rúmen, emitindo apenas pequenas ramificações para o retículo, o omaso e o abomaso, enquanto o vago abdominal direito (= ventral) supre principalmente o retículo, o omaso e o abomaso (Fig. 237). A decomposição do conteúdo dos proventrículos ocorre principalmente por fermentação bacteriana, já que a saliva do bovino adulto não contém quantidades suficientes de enzimas e os proventrículos não possuem glândulas. A fermentação bacteriana envolve principalmente a decomposição de carboidratos (celulose, amido, açúcares) em ácidos graxos de cadeia curta (ácidos acético, propiônico, butírico e valérico) *("fermentação*

SISTEMA DIGESTIVO 175

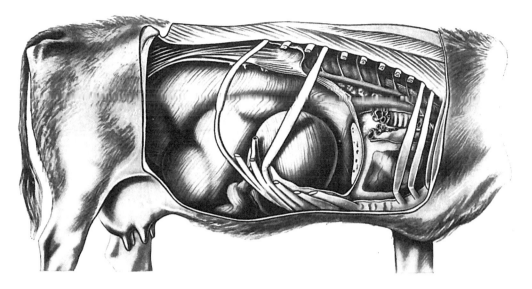

Fig. 234 Relação das posições dos proventrículos no bovino (visão da direita; Nickel e Wilkens, 1955).

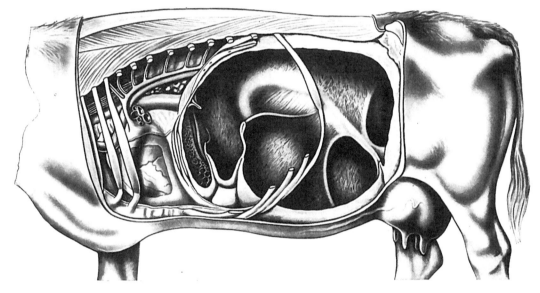

Fig. 235 Relação das posições dos proventrículos no bovino (visão da esquerda; Nickel e Wilkens, 1955).

ruminal"), porém aí são reduzidos também 60 a 70% das proteínas alimentares (até aminoácidos e amoníaco) e uma parte das gorduras alimentares se dissocia por lipases microbianas (em glicerina e ácidos graxos). Dos numerosos rendimentos sintéticos da flora e da fauna proventricular, devem ser destacadas a formação de "proteínas unicelulares" (também de "nitrogênio não-protéico"), a formação de gorduras lipóides (de outras substâncias iniciais) e a sintetização de vitaminas (complexo B, K). Os produtos de digestão assim formados serão absorvidos parcialmente nos próprios proventrículos; outra parte, porém, só o é no abomaso e nos intestinos.

Patologia. Os distúrbios digestivos causados por doenças do retículo e do rúmen são denominados tradicionalmente "indigestões". Enquanto as causas dessas afecções eram só insuficientemente conhecidas, elas foram intituladas principalmente pelos sintomas (por exemplo, "indigestão aguda com sobrecarga proventricular e acúmulo de bolha de gás dorsal" etc.). Esta *classificação sintomatológica* das indigestões está sendo substituída, agora, por uma *classificação etiológica*. Existem certos sintomas comuns a mais de uma forma de indigestão; além disso, a terapia das indigestões deve-se direcionar para as causas e não apenas para os sintomas ligados a elas. É fundamental o esclarecimento diagnóstico da etiologia e da patogenia da doença proventricular existente em cada caso. Os métodos de exame apropriados são tratados a seguir.

Rúmen (pança)

O exame do rúmen é executado por inspeção do flanco esquerdo, palpação (através da parede abdominal e do reto), auscultação e percussão, assim como por colheita e exame de uma amostra do suco ruminal; em casos especiais, também podem ser usadas a laparoscopia, a ruminografia, a telemetria e, em bezerros, radiografias. Às vezes, um esclarecimento seguro só pode ser obtido por uma laparorruminotomia exploradora.

À *inspeção*, observa-se o estado de enchimento do rúmen pela cavidade do flanco esquerdo (côncavo: pouco; tenso: bem; protuberante: excessivamente cheio); além disso, são observadas as contrações visíveis pelo levantar e baixar da parede abdominal, as quais só são visíveis, no entanto, em animais com parede abdominal fina. A visualização laparoscópica do rúmen (Fig. 269) pelo flanco esquerdo ou pela região xifóide é muitas vezes preferida à abertura diagnóstica da cavidade abdominal (Seção 7.9).

A mão plana é colocada no flanco esquerdo para a *palpação* das contrações ruminais, enquanto a consistência do seu conteúdo é examinada por pressão com as pontas dos dedos. Normalmente, o rúmen é sentido no meio moderadamente macio a pastoso, devido ao seu conteúdo de alimento fibroso (pasta alimentar); na porção ventral, no entanto, é flutuante (conteúdo líquido) e aparece tenso só no auge das suas contrações. No enchimento patológico por gás ou massas alimentares espumosas (timpanismo

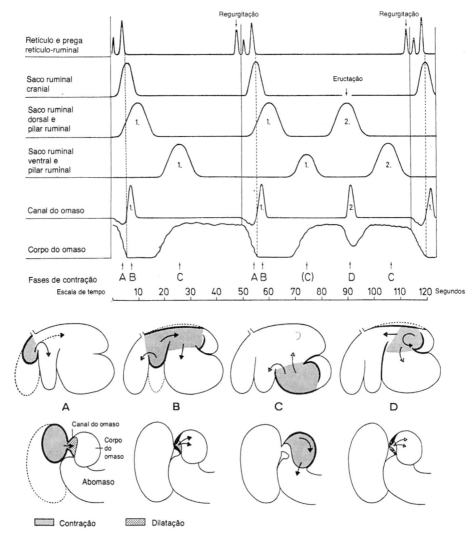

Fig. 236 Apresentação esquemática da motilidade proventricular (segundo Ehrlein): nos gráficos, uma curva para cima significa contração, uma curva para baixo da linha basal, porém, uma dilatação (canal do omaso). No desenho, as contrações e dilatações de cada proventrículo se caracterizam por contorno mais forte e diferentes tons de cinza. As proporções de tamanho entre os proventrículos não estão corretas; as contrações dos sacos cegos ruminais não foram levadas em consideração no desenho. Fase de contração A: contração bifásica do retículo e da prega reticulomasal (movimento para cima); dilatação do canal do omaso (retículo: esvaziamento do conteúdo reticular através da prega reticulomasal para o rúmen e o átrio ruminal; omaso: entrada de alimento do retículo para o canal do omaso). Fase de contração B: contração do saco ruminal cranial, saco ruminal dorsal e do pilar ruminal, bem como do canal do omaso (átrio ruminal: refluxo de conteúdo líquido através da prega reticulomasal para o retículo em relaxamento; continuação lenta do transporte das partículas alimentares especificamente mais leves e grossas através do pilar ruminal cranial para o saco ruminal dorsal. Saco ruminal dorsal: maceração do conteúdo sólido e misturar [ruído auscultável]. Omaso: continuação do transporte da ingesta do canal do omaso para o corpo do omaso). Fase de contração C: contração do saco ruminal ventral e dos pilares ruminais (movimento para cima) com simultâneo relaxamento do saco ruminal dorsal; contração do corpo do omaso. (Saco ruminal ventral: refluxo do conteúdo ruminal líquido localizado ventralmente para o saco ruminal dorsal e o saco ruminal cranial, ocorrendo assim um enxágüe da malha de fibras [ruído auscultável]. Corpo do omaso: maceração do conteúdo e continuação lenta do transporte para o abomaso.) Fase de contração D: contração do saco ruminal dorsal, dos pilares ruminais e canal do omaso. (Saco ruminal dorsal: liberação da bolha de gás dorsal para o cárdia [eructação]; omaso: novamente esvaziamento do canal do omaso.) A regurgitação do bolo alimentar para ruminação se dá imediatamente antes do início do ciclo proventricular esquematizado, isto é, em associação com a contração adicional do retículo.

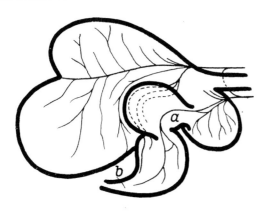

Fig. 237 Esquema do percurso e da ramificação da porção abdominal do nervo vago na região dos proventrículos e do abomaso (na figura à direita = cranial no animal): a = orifício reticulomasal; b = piloro.

agudo), o rúmen se apresenta com tensão elástica, esticado e com abaulamento mais ou menos grande da parede abdominal dorsal esquerda (Figs. 238 e 297/b,c,d). A sobrecarga do rúmen com alimento sólido, assim como um acúmulo de areia (palpável ventralmente), provoca uma consistência mais dura quase impossível de comprimir. Na estenose mecânica ou "funcional" do orifício reticulomasal, o rúmen está dilatado e, na maioria dos casos, sobrecarregado por um conteúdo líquido a líquido espumoso, que, conforme o grau e o tipo de enchimento, flutua mais ou menos evidentemente. Em muitos casos, pode-se constatar à palpação, bem como visualmente, hipermotilidade. Também na acidose ruminal adiantada (ácido láctico), o conteúdo proventricular é praticamente liquefeito. A palpação do rúmen pela exploração retal é melhor do que pela parede abdominal (Seção 7.7), tornando acessível todo o saco cego dorsal e (ao elevar o assoalho abdominal, Fig. 275) também partes do saco cego ventral caudal. Em bezerros, o rúmen é palpado lateral e ventralmente (afundar com o punho cerrado) quanto à existência de conteúdo sólido. Este exame não é importante apenas para constatar eventual sobrecarga ou alimento fibroso grumoso ou emaranhado, mas, também para a interpretação dos achados auscultatórios (ver Seção 7.6). A apuração de trico ou fitobezoares é obtida às vezes por palpação bimanual profunda dos flancos direito e esquerdo.

A *auscultação* dos ruídos produzidos pelas contrações ruminais é feita sempre duas vezes, colocando-se o fonendoscópio primeiro na fossa paralombar esquerda (Fig. 239) e, em seguida, no mesmo nível sobre a parede abdominal sustentada por costelas (Figs. 263 e 266). (O último exclui uma possível presença de deslocamento do abomaso, dilatação e deslocamento cecal ou abscesso peritoneal.) Nisso, devem-se observar o tipo, a força e a freqüência dos ruídos ruminais, os quais, em um bovino saudável, são auscultados como sons crepitantes periódicos, crescendo fortemente e decrescendo novamente (mistura das partículas do alimento fibroso, que roçam na parede vilosa do rúmen).

Normalmente, os *dois sacos ruminais trabalham em alternân-* *cia:* o pilar ruminal anterior começa a se contrair fortemente já durante a segunda contração do retículo, formando assim uma alta barreira entre o rúmen e o seu saco cranial (Fig. 236/A). Do pilar principal anterior, a onda de contração caminha sincronicamente ao longo de ambos os pilares longitudinais, abrangendo a musculatura dorsal do rúmen até o pilar principal posterior e os dois pilares coronários dorsais posteriores, de maneira que agora todo saco dorsal se contrai de sentido cranial para caudal, pressionando a ingesta para trás e para dentro do saco ruminal ventral, que se relaxa simultaneamente (Fig. 236/B). A contração seguinte do saco ruminal ventral corre do pilar coronário ventral em direção caudo-cranial, exercendo um efeito de pressão em direção crânio-dorsal para o saco ruminal dorsal que está relaxando (Fig. 236/C). Normalmente, mas nem sempre, segue-se a essa contração ruminal primária, depois de um certo intervalo e sem ação anterior do retículo, uma segunda contração (secundária) dos sacos dorsal e ventral do rúmen (Fig. 236/D), associada geralmente à eructação dos gases ruminais. Assim termina o ciclo reticulorruminal regular. Sob condições especiais (alta pressão gasosa), o saco ruminal dorsal pode contrair-se sozinho de sentido caudal para cranial, para ocorrer a eructação. Outrossim, podem ser constatadas contrações únicas do retículo antes da regurgitação do bolo alimentar para ruminação.

A *freqüência* normal *dos ruídos ruminais* é de sete a 10 dentro de cinco minutos em bovinos adultos. Na prática, ausculta-se somente um tempo mais curto, valendo como medida para a atividade normal do rúmen duas a três contrações fortes em dois minutos. Imediatamente após a ingestão de alimento fibroso e durante a ruminação, os ruídos ruminais são mais freqüentes e mais fortes, mais tarde se tornando mais raros e mais fracos; após 48 horas de jejum, o rúmen repousa praticamente por completo.

A freqüência dos movimentos ruminais aumenta *(hipermotilidade)* no início de timpanismo com fermentação espumosa, na estenose gástrica funcional devido à lesão do vago (com estímulo centrípeto do vago), assim como na vagotonia por outras

Quadro 35 Classificação etiológica das principais doenças do retículo e do rúmen (indigestões) no bovino

---

DOENÇAS PRIMÁRIAS DO RETÍCULO E DO RÚMEN

Distúrbios mecanismos reticulorruminais
(em conseqüência de doenças da parede gástrica, distúrbios da regulação nervosa ou obstrução da passagem):

Insuficiência da motilidade reticulorruminal
Inflamação traumática do retículo e peritônio
Inflamação não-traumática do retículo e/ou rúmen
"Estenose funcional" do orifício reticulomasal em conseqüência de paralisia vagal (troncos abdominais)
Estenose mecânica do orifício reticulomasal
Deslocamento reticulodiafragmático (hérnia diafragmática)
Timpanismo agudo com gás livre
Vômito

Distúrbios microbianos bioquímicos da digestão
(alterações do conteúdo reticulorruminal):

Com suco ruminal com valor de pH elevado:
Inatividade da microbiota ruminal
Alcalose ruminal
Putrefação ruminal

Com suco ruminal com valor de pH baixo:
Acidose ruminal crônica latente
Acidose láctica aguda do conteúdo ruminal

Com suco ruminal com valor de pH fisiológico ou diminuído:
Timpanismo agudo com mistura espumosa do conteúdo ruminal

DOENÇAS SECUNDÁRIAS DE RETÍCULO E DO RÚMEN
(retículo e rúmen envolvidos sintomaticamente):

Insuficiência secundária da motilidade reticulorruminal
Inatividade secundária da microbiota proventricular
Síndrome do refluxo abomasorruminal
(Refluxo do saco do abomaso contendo ácido clorídrico em conseqüência de obstrução da passagem)

causas; por outro lado, a motilidade diminui *(hipomotilidade, atonia)* com a administração de ração pobre em fibras, no trabalho físico e em outras doenças dos proventrículos (reticuloperitonite traumática, acidose ruminal etc.). A atividade ruminal também pode ser reduzida por doenças localizadas fora dos proventrículos e ligadas a alterações do estado clínico geral; conseqüentemente, são diferenciados *distúrbios primários* (idiopáticos) e *secundários* (sintomáticos) *da atividade reticulorruminal* (ou "indigestões"; Quadro 35).

Em tais casos, os ruídos ruminais a serem auscultados são mais ou menos bastante alterados também em termos *qualitativos:* crepitação baixa, gargarejar, rosnar, borbulhar, sussurrar, chapinhar. Na paralisia do vago abdominal (estenose gástrica funcional), muitas vezes podem ser percebidos ruídos mais barulhentos ou borbulhantes (= tensão alternada e relaxamento não-fisiológico da parede ruminal e deslocamento da bolha gasosa dorsal, sem transporte real de alimento), em vez do ruído normal de sussurrar crepitante. Quando o rúmen está quase vazio ou cheio principalmente com líquido (falta de estratificação em conteúdo inativo ou decomposto), escutam-se, à chamada "auscultação com baloteamento" (sucussão) (Seção 7.6, Fig. 266), ruídos de chapinhar; com a parede tensa, não raras vezes há ruídos mais sonoros, semelhantes aos ruídos de deslocamento do abomaso para a esquerda (Seção 7.6). Neste caso, e também quando os ruídos do rúmen podem ser auscultados somente na fossa paralombar, mas não na região da parede abdominal sustentada por costelas, deve-se pensar em deslocamento do abomaso para a esquerda e tentar conseguir um diagnóstico diferencial de acordo com as indicações no Quadro 40. A ausência completa de ruídos ruminais auscultáveis em um rúmen claramente avaliado por palpação constitui indício autêntico de conteúdo proventricular espumoso e misturado (por exemplo, na "fermentação" de leguminosas ou na decomposição secundária em conseqüência da obstrução persistente da passagem da ingesta).

Também se ausculta o *rúmen ainda não desenvolvido de bezerros lactentes* por auscultação com baloteamento (Fig. 248). Enquanto o examinador se encontra no lado esquerdo ou — para contenção — no lado direito do animal e balotando a parede abdominal esquerda, ele ausculta as regiões ventral e dorsal do rúmen. Ruídos de chapinhar na região inferior, de som abafado, liberados somente com vibração intensiva, podem ser avaliados como normais; um chapinhar mais claro e um borbulho no setor mediano ou superior, porém, é indício de acúmulo não-fisiológico de líquido (contração ausente ou incompleta da goteira esofágica ou refluxo abomasorruminal). Quando os ruídos têm um caráter mais claro, similar ao de um sino, e quando podem ser ouvidos sons metálicos semelhantes também à auscultação com percussão (Seção 7.6, Fig. 265), os mesmos podem vir tanto do rúmen — contendo mais líquido e gás e, portanto, tenso — como do abomaso igualmente tenso e deslocado para a esquerda, e só em casos excepcionais também de uma parte intestinal deslocada. Para o esclarecimento do achado, são necessários exames complementares (Seção 7.6).

O controle métrico do movimento ruminal — *ruminografia* — é possível com o auxílio de um instrumento especial (ruminógrafo), fixado na fossa paralombar esquerda por meio de cinturão que passa em torno do tronco (Slanina). O registrador, ligado a um sensor de pressão, desenha em forma de um "ruminograma" a freqüência, a força e o ritmo dos movimentos do saco ruminal dorsal, desde que os mesmos possam ser detectados através da parede abdominal. Dessa maneira, podem tornar-se visíveis alterações da motilidade proventricular e podem ser efetuados exames para observar a evolução. Outras possibilidades de obter um ruminograma consistem na introdução de um balão elástico no rúmen ou de um emissor colocado numa cápsula sensível a pressão, com a qual podem ser transmitidas as oscilações de pressão causadas pela motilidade proventricular direta, ou telemetricamente para um registrador situado fora do animal.

Normalmente, a *percussão sonora* do rúmen na parede abdominal esquerda produz — após o término do desenvolvimento do órgão — um ruído subtimpânico na região dorsal; ventralmente, segue uma faixa da largura de uma das mãos, com trajeto essencialmente horizontal e ligeiramente ascendente na parte caudal, com gradativo aumento da macicez relativa do som de percussão, enquanto a metade inferior do rúmen reflete um som ampla mas não completamente mate (Fig. 240). No fundo do rúmen, encontra-se uma faixa com macicez completa no caso de sobrecarga ou aglomeração de massas alimentares sólidas, mas principalmente no enchimento do rúmen com areia. Por outro lado, o som de percussão no campo dorsal do rúmen se torna muito alto, similar ao ressoar de tambor ("vício do tambor") em pacientes com timpanismo. Da mesma forma, é percutível uma faixa de som timpânico, obliquamente oval, na região da parede abdominal sustentada pelas costelas no deslocamento do

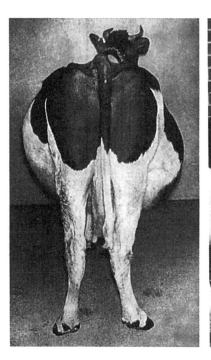
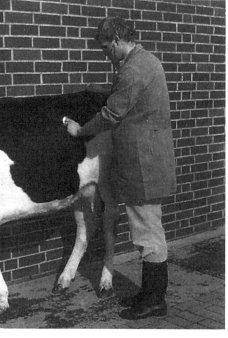

Figs. 238 e 239 À esquerda, sobrecarga proventricular com massas alimentares predominantemente líquidas até espumosas em casos de "estenose funcional" do orifício reticulomasal (síndrome de Hoflund) ou de impedimento mecânico da passagem reticulomasal ou abomasal [ver também Fig. 297e]); à direita, auscultação da motilidade ruminal: para excluir a existência de um deslocamento do abomaso para a esquerda, é necessário não só auscultar no flanco esquerdo — como na figura —, mas também por cima das últimas duas ou três costelas ("auscultação dupla"); normalmente, os ruídos ruminais podem ser auscultados também na parede abdominal sustentada por costelas, mas, no deslocamento do abomaso para a esquerda, não (ver também Figs. 265 e 266).

SISTEMA DIGESTIVO 179

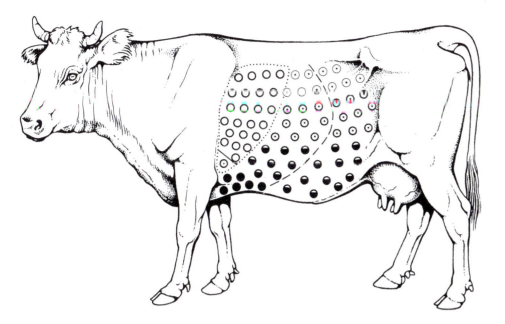

Fig. 240 Distribuição das qualidades sonoras obtidas normalmente à percussão sonora do rúmen (ver também Quadro 10): ⊙ = som subtimpânico (bolha de gás dorsal); ⊚ = faixa horizontal com macicez relativa, que aumenta de cima para baixo (corresponde à camada de massa alimentar fibrosa que, à palpação, é sentida como uma massa pastosa, flutuante, acima do "lago ruminal"); ● = região ventral com macicez considerável, porém incompleta (corresponde ao lago ruminal líquido, flutuante à palpação, no qual estão dispersas bolhas finas de gás).

abomaso para a esquerda (Fig. 263). Oportunamente, pode-se ouvir um som de percussão notavelmente alto, o chamado "som de caixa", embaixo do rúmen, muitas vezes na transição para a cartilagem xifóide; ele ocorre principalmente na reticuloperitonite traumática aguda e desaparece no decorrer de alguns dias, cada vez mais em direção caudal (Ekelund e Stålfors, Nikow); a causa desse fenômeno é desconhecida.

A *percussão dolorosa* do rúmen é realizada da mesma maneira descrita para o retículo (ver mais adiante nesta Seção); ela é positiva na rumenite, em particular na rumenoperitonite ou no abscesso ruminal de maior tamanho.

Desde a década de 50, a *colheita do suco ruminal* e seu *exame* foram introduzidos no diagnóstico clínico do bovino (Hoflund, Holtenius, Björck). Alguns dos testes descritos em seguida são realizáveis na prática sem grande trabalho; muitas vezes, eles permitem reconhecer com segurança ou excluir já no animal

Quadro 36 Parâmetros importantes, determinados imediatamente após a colheita de suco ruminal de bovinos com digestão proventricular completamente desenvolvida,[1] bem como a interpretação dos achados (ver também esclarecimentos no texto mais adiante nesta Seção)

Cor (C), Odor (O), Viscosidade (V), Sedimentação (S) e Flutuação (Fl)	pH	Redução do azul de metileno (min)	Teor de cloreto (mmol/l)	Acidez total (UC)*	Diagnóstico
C castanho-oliva ou verde[2], O aromático, V espessa, S e Fl terminadas em 4-8 min	5,5-7,0	<3'	< 30	< 25	Suco ruminal muito ativo
C castanho-escura ou verde, O inodoro, V aquosa, S rápida, Fl ausente	6,8-7,5	>6'	< 30	< 25	Microbiota com inatividade simples
C castanho-enegrecida ou verde, O amoniacal icoroso, V aquosa até espumosa, S e Fl às vezes mais lenta	7,0-8,5	Sem utilidade	< 30	< 25	Putrefação ruminal
C leitosa marrom, O ácido, V espessa, S rápida, Fl geralmente ausente	5,2-6,0 (em torno de 5,5)	< 3'	< 30	> 25	Acidose ruminal (crônica) latente[3]
C leitosa-acinzentada, O ácido penetrante, V espessa até aquosa, S rápida, Fl ausente	< 5,2	> 6'	Pode aumentar até > 30 mol/l[4]	> 25	Acidose láctica aguda[3]
C muitas vezes castanho-escura, O insosso até ácido, V geralmente aquosa, S rápida, Fl lenta	4,3-7,0	Variável	> 30	> 25	Refluxo abomasorruminal (em conseqüência de obstrução da passagem)

[1]Em bezerros lactentes e bezerros no desmame precoce, são obtidos outros achados, bem como outros significados (Seção 1.3 e Quadro 326); [2]sem ou com alimento verde; [3]se necessário, confirmar o diagnóstico através de um esfregaço do suco ruminal corado pelo Gram: percentagem elevada de bactérias Gram-positivas; [4]em estágio adiantado da doença; *UC = unidades clínicas.

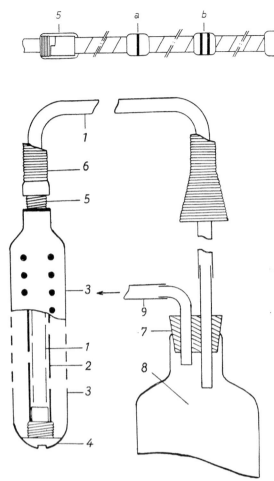

Fig. 241 Sondas para colheita de suco ruminal (esquemáticas). À esquerda, o instrumento original e Sǿrensen e Schambye: 1 = tubo de sucção (plástico, perfurado); 2 = tubo de filtragem (plástico, perfurado); 3 = cabeça de sucção (perfurada); 4 = parafuso (para abrir e limpar a cabeça de sucção); 5 = rosca (para aparafusar a cabeça de sucção no tubo); 6 = tubo em espiral; 7 = rolha de borracha; 8 = frasco coletor; 9 = conector para ligar à bomba de sucção (bomba uterina de Velmelage ou ordenhadeira mecânica). Em cima, a sonda dirigível para colheita de suco ruminal de Dirksen: 1 = tubo de sucção (plástico); 2 = cabeça de sucção (perfurada); 3 = parafuso (para abrir e limpar a cabeça de sucção); 4 = juntas (para dobrar a cabeça de sucção em direção ventral); 5 = rosca (para ligar as duas partes da sonda, que podem ser separadas para transporte); 6 = cabo (com o qual a cabeça de sucção, ligada por meio de junta, pode ser virada em direção ventral); a, b e c = marcação (assim que a marcação a atinja os dentes incisivos do bovino adulto a ser sondado, a ponta da cabeça de sucção se localiza na cárdia; quando a marcação b estiver na altura dos incisivos, a cabeça de sucção terá alcançado o pilar ruminal principal anterior; então, o instrumento deve ser virado 180° através do cabo e empurrado para a frente até a marcação c se localizar na entrada da boca; em seguida, pode ser bombeado cranioventralmente o suco do saco cego ruminal).

distúrbios da digestão bioquímica nos proventrículos ou refluxo abomasorruminal (Quadro 36). Outrossim, podem servir para comprovação de toxinas na suspeita de intoxicação. Para tal finalidade, são bombeados do bovino adulto 500 ml de conteúdo ruminal líquido através de um *instrumento apropriado*. Para poder retirar a amostra, de preferência do saco ruminal ventral, a sonda deve ter um comprimento mínimo de 2,30 m para bovinos adultos e sua extremidade superior deve ser suficientemente flexível e pesada. Assim, por exemplo, a sonda original de Schambye/Sǿrensen[12] (1,65 m) permite apenas a colheita do saco ruminal cranial, enquanto o modelo modificado[13] (2,30 m sem tubo de filtro), como também outros instrumentos em parte direcionáveis (van Adrichem, Dirksen[14]) alcançam até o rúmen. O tubo de sucção no interior da sonda (Fig. 241) deve ter, de preferência, um diâmetro interno de 8 mm.

Quantidades menores de suco ruminal (para medição do pH e exame microscópico) podem ser colhidas, se necessário, por *punção* do rúmen. Para isto, é inserida uma agulha não muito fina (de calibre igual ao usado para injeção intravenosa), de preferência cranialmente à dobra do joelho esquerdo; em seguida, tenta-se sugar, com uma seringa de 20 ml, uma quantidade de alguns mililitros do líquido proventricular (Hollberg, 1983).

Quando a amostra é guardada à temperatura ambiente (20 a 22°C), não devem passar-se mais de nove horas entre a colheita

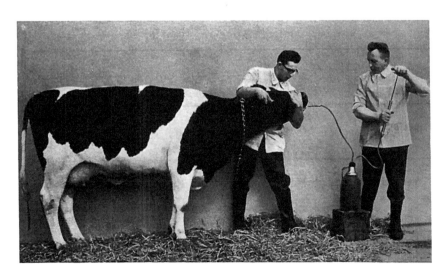

Fig. 242 Colheita de uma amostra de suco ruminal com o instrumento e Sorensen e Schambye.

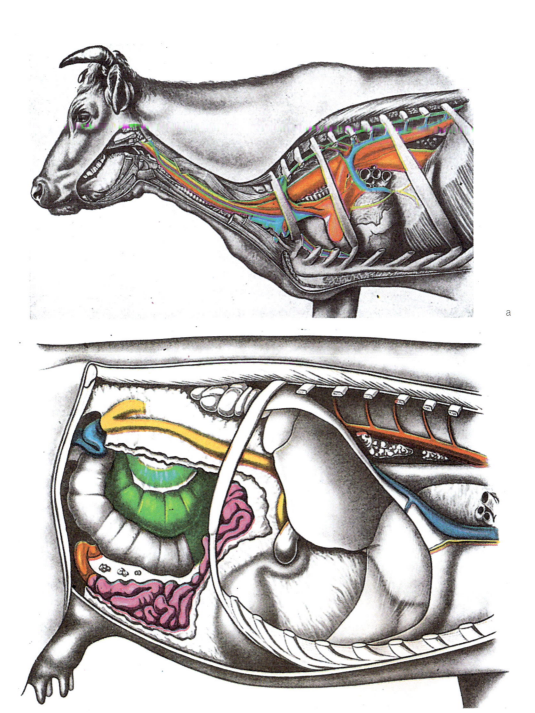

Topografia do sistema digestivo

a. Posição e percurso do esôfago (marrom), bem como relação topográfica do coração (cinza), dos grandes vasos (artérias = vermelho; veias = azul), do nervo vago e das extremidades dos sétimo e oitavo nervos cervicais (amarelo) no bovino (visão pela esquerda)
b. Posição dos intestinos, fígado e abomaso no bovino (visão pela direita, após retirada de parte do diafragma e do omento maior). Na cavidade abdominal: amarelo = duodeno; roxo = jejuno; vermelho = íleo; verde = cólon ascendente; azul = cólon descendente; cinza = ceco; abomaso e fígado. Na cavidade torácica: vermelho = aorta e troncos de origem das artérias intercostais; azul = veia cava caudal; amarelo = nervo frênico

e o exame; sendo conservada em geladeira (4 a 5°C), não mais de 24 horas. Em amostras não analisadas imediatamente após a colheita, devem ser levadas em consideração, ao avaliar os resultados da análise, também as alterações ocorridas nesse intervalo (perda da atividade, mudança do pH etc.).

Diretamente *"no paciente"*, podem ser verificadas as seguintes *características do suco ruminal*: cor, odor, consistência, valor do pH, redução de azul de metileno, sedimentação (inclusive protozoários), acidez total, concentração do cloreto.

Outrossim, são examinados *no laboratório*: fermentação de glicose, redução de nitrito, capacidade tampão, as concentrações de ácidos graxos de cadeia curta, ácido láctico, amoníaco e cloreto, o número e a distribuição dos protozoários, a distribuição de bactérias no esfregaço corado pelo Gram; bem como seu número.

A *descrição seguinte se refere à propriedade do suco ruminal de bovinos com sistema proventricular típico de ruminantes totalmente desenvolvido;* os achados a serem levantados no conteúdo ruminal de bezerros lactentes serão tratados em seguida (ver mais adiante nesta Seção).

Cor (Prancha 9/a-e). Normalmente, de acordo com a alimentação, mais cinza, oliva ou castanho-esverdeado; em gado no pasto, verde puro; após a administração de tubérculos picados, cinza; na alimentação principalmente com silagem de milho ou palha, amarelo-acastanhado; suco ruminal totalmente cinza-leitoso (acidose) ou com cor verde-enegrecida (estase prolongada e putrefação do alimento nos proventrículos) é patológico.

Consistência. No animal com proventrículos saudáveis, ligeiramente viscosa (espessa, como sopa de farinha); suco ruminal aguado é inativo. Em pacientes com fermentação espumosa, a amostra é espumosa, com bolhas pequenas. Amostras notavelmente viscosas provavelmente são compostas, na maior parte, por saliva (então, deve ser colhida uma nova amostra de suco ruminal para esclarecimento).

Odor. Normalmente, "aromático", isto é, não-repulsivo, mas lembrando os componentes da alimentação (feno, capim, tubérculos, couve, silagem etc.). "Ótimo" (isto é, temperado) é o odor — excluindo épocas de escassez — do conteúdo proventricular dos ruminantes silvestres europeus. Odor repulsivo, mofado a podre (putrefação de proteína) e odor ácido penetrante (formação de ácido láctico por ingestão excessiva de carboidratos facilmente digeríveis) são patológicos, tanto quanto o odor insípido indiferente (suco ruminal inativo) ou o "de conteúdo do abomaso" (distúrbio da passagem pilórica).

Valor do pH. A medição é feita por meio de papel indicador especial com escala de pH a menor possível[15] (0,2 pH; Prancha 9/f), ou melhor, com medidor elétrico de pH. Quando a função proventricular está plenamente desenvolvida, o valor fisiológico do pH do conteúdo ruminal oscila entre 5,5 e 7,4, de acordo com a alimentação administrada e o intervalo de tempo da última alimentação (Fig. 243). Na determinação da concentração do íon hidrogênio em amostras colhidas com sonda, deve-se considerar que, à sucção através dos instrumentos hoje usuais, regularmente ocorre uma mistura com saliva (em média, 12 a 14%), o que eleva mais ou menos o valor do pH. A extensão dessa elevação depende, de um lado, da quantidade de saliva e, de outro lado, do valor do pH inicial no rúmen. A elevação é mais forte quando o valor inicial é baixo e diminui gradativamente na medida em que o pH ruminal se aproxima daquele da saliva (8,4 a 8,6). Quando o suco ruminal já corre espontaneamente depois da introdução da sonda ou imediatamente após a sucção em grandes quantidades, é recomendável desconsiderar os primeiros 200 ml e utilizar o líquido subseqüente para a medição. Em tais amostras, deve-se contar com um aumento em 0,4 unidade nos valores do pH intra-ruminal na faixa de 6,0, e 0,2 unidade nos valores acima de 6,0. Porém, quando se obtém com dificuldade apenas uma pequena quantidade do suco ruminal (sucção prolongada, várias alterações da posição da sonda, mastigação vazia por parte do paciente), a diferença do valor do pH entre

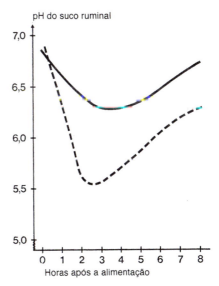

Fig. 243 Curso do valor pH no conteúdo ruminal com relação ao tempo de alimentação e à composição do alimento (segundo Kaufmann, 1972): — = alimento rico em fibra; — — — = alimento rico em concentrado.

a amostra e o conteúdo ruminal pode estar entre 0,5 e 1,0.

As *oscilações fisiológicas do valor do pH* do suco ruminal *dependentes da alimentação* se movimentam em uma faixa mais alta com alimento bem estruturado rico em fibra bruta e/ou em proteínas do que com ração rica em amido ou açúcar (Fig. 243). O valor do pH aumenta até a faixa alcalina após jejum de mais de 24 horas ou quando a flora proventricular foi desativada por outros motivos, como na intoxicação por uréia ou em processos de putrefação (alcalose ruminal, putrefação ruminal). Valores reduzidos patologicamente (acidez ruminal em conseqüência de fermentação de ácido láctico, Fig. 244) são medidos (em casos extremos, até abaixo de pH 4,0) quando ocorre superalimentação com carboidratos facilmente digeríveis (farelo de cereais, tubérculos e similares), ou em decorrência de forte refluxo contínuo do suco abomasal, cujas conseqüências não podem ser mais equilibradas pelo bicarbonato da saliva (obstrução da passagem na região do abomaso e dos intestinos).

Sedimentação e flutuação. O conteúdo ruminal recém-colhido e, se necessário, filtrado através de gaze é observado em um cilindro de vidro. Normalmente, a maior parte das partículas finas de alimento em suspensão (inclusive dos grandes infusórios) começa logo a assentar-se lentamente, enquanto os componentes mais grossos e fibrosos são levados para cima por bolhinhas de gás resultantes da fermentação, e se acumulam em uma camada espumosa de largura variável (Prancha 9 c,d,e). O tempo passado após a colocação no cilindro até o fim da primeira fase de sedimentação e flutuação é medido, durando de quatro a oito minutos em caso de digestão proventricular não alterada e de acordo com a alimentação e o momento da última ingestão de alimento. No suco ruminal ativo, mais tarde começam a subir as partículas antes sedimentadas, que se aglomeram na camada da superfície. No suco ruminal inativo, aguado (inatividade simples devida a fome, alimento pobre, inapetência etc.), pode-se observar uma sedimentação rápida com flutuação retardada ou ausente; tais desvios são particularmente acentuados na acidose ruminal (Prancha 9/c). Ao contrário, a flutuação começa especialmente rápida e com formação forte de espuma na putrefação do conteúdo proventricular ou na fermentação espumosa; às vezes, o conteúdo sólido e o líquido permanecem misturados por tempo prolongado.

Protozoários (Prancha 10/e). Os protozoários existentes no suco ruminal pertencem aos ciliados e flagelados, porém só os primeiros são de importância fisiológica, em virtude de seu número e sua massa. Entre eles, estão representadas principalmente

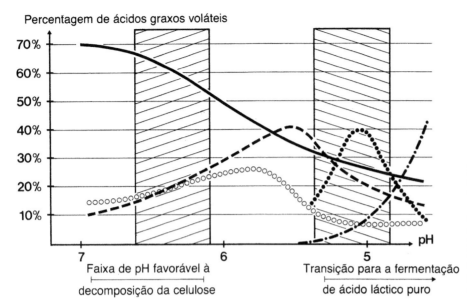

Fig. 244 Apresentação esquemática da degradação de carboidratos no rúmen (Segundo Kaufmann e Rohr, 1967): ——— = ácido acético; — — — = ácido butírico; OOO = ácido propiônico; ●●● = ácido propiônico oriundo da degradação de ácido láctico; • – • = ácido láctico; ▨ = faixa de pH quando assegurado um teor de fibra bruta de 20% na matéria seca da ração total; ▩ = faixa de pH da degradação de ácido láctico em ácido propiônico, com redução da ingestão de alimento concentrado.

as subclasses Holotricha (com os gêneros *Isotricha* e *Dasytricha*) assim como Spirotricha (com os gêneros *Entodinium, Diplodinium* e *Ophryoscolex*). A maioria dos protozoários da região reticulorruminal pertence à família dos *Ophryoscolecidae*, à qual podem ser agregadas aproximadamente 200 espécies diferentes. Embora os ruminantes domesticados possuam uma microfauna proventricular em geral muito rica em espécies, no animal individual são encontradas, normalmente, não mais de 10 a 20 espécies (Harmeyer). Os ciliados ruminais prosperam apenas sob condições estritamente anaeróbicas. Suas tarefas, em contexto com a digestão proventricular, bem como sua importância para o organismo hospedeiro, estão esclarecidas só parcialmente. Parece que os protozoários não são essencialmente necessários para o desenvolvimento da digestão proventricular e para a vida do animal. Por outro lado, são capazes de assumir certa parte do trabalho microbiano da digestão. Portanto, são capazes de reduzir açúcares solúveis e uma série de polissacarídios (amido, hemicelulose, xilanos, pectinas) ou armazená-los em forma de polissacarídios. Ainda não se sabe ao certo se os protozoários podem utilizar a celulose. Os principais produtos finais do metabolismo de carboidratos por protozoários são ácidos graxos inferiores, além de lactato, CO_2, H_2 e pequenas quantidades de metano (Harmeyer). Retirando para si parte do amido da redução bacteriana no rúmen, os infusórios ajudam a impedir uma queda excessiva do pH, devido a rações ricas em concentrado, estabilizando assim os processos de digestão bacteriana (Eadie e Mann). Além disso, os protozoários são capazes de converter a proteína vegetal do alimento e das bactérias por eles digeridas em proteína infusória, provavelmente mais valiosa em termos biológicos. No contexto do exame clínico do suco ruminal, os protozoários são de interesse, pois é possível tirar certas conclusões sobre a atividade bacteriana dentro do conteúdo proventricular a partir de seu número e sua distribuição de tamanho.

O *teor* normal *de protozoários no suco ruminal* oscila em dependência da composição da ração, da hora de arraçoamento e do local da colheita dentro do rúmen; ele fica em rações misturadas na grandeza de 10^5/ml e, em rações altamente concentradas, em 10^6/ml. Dependendo do seu tamanho (20 a 230 μ), são diferenciados infusórios pequenos, médios e grandes. Muitas vezes, a densidade e a intensidade da movimentação dos protozoários são visíveis a olho nu no suco ruminal recém-colhido; assim, podem ser percebidos por observação lateral de um cilindro de vidro ou de uma gota em lâmina morna (independente das bolhinhas de gás ascendentes), como partículas claras turbilhando rapidamente. Uma vez terminada a sedimentação, os protozoários grandes muitas vezes formam uma faixa cinza mais ou menos larga abaixo das partículas de alimento (Prancha 9/a,b). O exame microscópico (uma gota de suco ruminal em uma lâmina coberta com lamínula) a aproximadamente 30°C ou após breve aquecimento sobre chama pequena (fósforo) e aumento de 80 a 100 vezes é mais informativo. Nesse exame, a quantidade total (densidade: +++ abundante, ++ moderada, + pouca, – nenhuma) é estimada e, ao mesmo tempo, levada em consideração a proporção de grandes, médios e pequenos infusórios, como também a proporção entre infusórios vivos (= móveis) e mortos.

Para determinar com mais precisão o *número de protozoários*, os mesmos devem ser contados numa câmara de contagem como a de Fuchs-Rosenthal (profundidade da câmara, 200 μ) ou numa câmara Macmaster modificada (Harmeyer), que é mais apropriada para os grandes infusórios (230 μ). Para isto, o suco ruminal recém-colhido, bem misturado e filtrado por uma camada de gaze, é diluído em uma pipeta de contagem de leucócitos na proporção de 1:5 ou 1:10 com uma solução (de azul de metileno; Slanina e Rossow) ou com formaldeído a 1% e colocado na câmara de contagem. Nos distúrbios da digestão proventricular, desaparecem primeiro as espécies grandes de infusórios, depois as médias e, por último, também as pequenas. Graves distúrbios digestivos, especialmente a queda do valor do pH abaixo de 5,0, têm como consequência a morte de toda a microfauna proventricular. Na indigestão moderada aguda, podem ser observados, ao lado dos protozoários vivos, relativamente muitos protozoários mortos.

Bactérias. A flora bacteriana dos proventrículos é indispensável para os ruminantes e, por isso, de importância vital. As informações sobre o teor de bactérias oscilam entre 10^7 e 10^{12} germes/ml ou g respectivamente, dependendo se foram apuradas no conteúdo líquido ou sólido do rúmen. Segundo Orth e Kaufmann, o suco ruminal só contém 12%, até no máximo 25%, do número total de bactérias da região reticulorruminal. O número é nitidamente mais baixo (aproximadamente 3 kg de bactérias por rúmen) com alimentação rica em celulose (= fibra bruta) do que com alimentação mais rica em amido (5 a 6 kg). A flora bacteriana do rúmen é composta de um grande número de espécies diferentes, existentes apenas em parte nos proventrículos, e até hoje muitas não foram caracterizadas em detalhes, devido à dificuldade de isolamento e cultura. De acordo com suas funções, pode-se diferenciar uma série de grupos fisiológicos (os que decompõem celulose, que reduzem amido e açúcar, que desenvolvem ácido propiônico, butírico ou láctico, os que formam metano, proteolíticos e outros mais). Em cada um desses grupos, encontra-se uma grande variedade de formas morfológicas. A distribuição das espécies é variável e depende essencialmente da composição de nutrientes do alimento.

No diagnóstico clínico do suco ruminal, os métodos normalmente usados em exames bacteriológicos científicos, como a contagem direta de germes (segundo Breed) ou métodos culturais com finalidade de comprovar, diferenciar e contar determinadas espécies ou grupos, não alcançaram, até agora, importância prática. No entanto, a observação microscópica da microflora dos *proventrículos* pode ser um recurso diagnóstico útil, até decisivo, para o esclarecimento da acidose ruminal; para fins clínicos, é apropriado um *esfregaço de suco ruminal* seco ao ar e corado pelo método de Gram; adicionalmente, também podem ser utilizados outros métodos de coloração (como com iodo, ácido periódico de Schiff = PAS, nigrosina, vermelho-congo ou Giemsa modificado por Robinow) em material nativo ou fixado, bem como a microscopia de contraste de fase. Como critérios na avaliação do esfregaço, servem a presença ou ausência de espécies bacterianas morfologicamente diferenciáveis, características da flora fisiológica dos proventrículos, as chamadas *bactérias dominantes* (de acordo com o esquema de classificação de Moir e Masson estabelecido para as condições de ovinos, porém essencialmente também válido para o bovino), a *multiplicidade* ou a *uniformidade das formas*, assim como a *proporção entre as bactérias Gram-positivas e Gram-negativas* (Quadro 36).

De acordo com o atual estado do conhecimento, certas indicações, só obtidas com certa experiência e a serem avaliadas com reservas, resultam dos achados microscópicos do esfregaço do suco ruminal referente aos *distúrbios da digestão proventricular ocorrendo na faixa de pH fisiológico ou alcalino;* dessa forma, porém, podem ser excluídas seguramente as indigestões resultantes de superalimentação com carboidratos de fácil digestão (fermentação de ácido láctico). Indícios de desvios nos achados microscópicos no primeiro sentido mencionado são obtidos pela comparação com os resultados de animais saudáveis que receberam alimentação quase igual. Para tal, deve-se adotar como base a predominância de bactérias Gram-negativas no esfregaço, tanto de animais saudáveis quanto de animais doentes dentro da faixa normal de pH. Quando o animal recebe alimentos ricos em fibra (teor alto de feno) e à base de capim, é característico um quadro complexo, com participação relativamente alta de formas grandes de bactérias (grandes estreptococos, rosetas, grandes cocos riniformes, sarcinas, *Spirilaceae*, grandes bastonetes, selenomonas, *Oscillospira*). No caso de rações mistas de concentrado com feno, pode-se constatar uma variedade ainda maior de formas, porém com maior participação de elementos (Gram-negativos) pequenos e cocóides e sarcina, como também de cocos e bastonetes Gram-positivos, presentes parcialmente em forma de cadeia (Prancha 10/b). Em contraste, uma alimentação rica em amido (por exemplo, na engorda com cereais) produz um quadro essencialmente mais uniforme (Prancha 10/c), com uma microbiota Gram-negativa composta predominantemente de cocos e bastonetes curtos e longos, bem como selenomonas, e contendo comparativamente um alto teor de cocos e bastonetes Gram-positivos. A existência de distúrbio da digestão proventricular — no sentido de inatividade ou putrefação — manifesta-se pela ausência de bactérias dominantes normais para a respectiva ração e/ou uma uniformidade notável da microbiota, assim como o surgimento de outras formas geralmente não observadas.

Distúrbios digestivos acompanhados por formação excessiva de ácido láctico ("acidose ruminal") podem ser diagnosticados com grande segurança e sem conhecimentos prévios especiais através do quadro microscópico. Às vezes, os cocos e bastonetes Gram-positivos sufocam as bactérias Gram-negativas, as quais possivelmente até desaparecem por completo. Sob certas condições, isto é, principalmente na superalimentação com alimento rico em açúcar (dissacarídios e/ou monossacarídios), proliferam primeiro os cocos Gram-positivos (*Str. bovis;* Prancha 10/c). Na fase subseqüente, então, o quadro microscópico é dominado por bastonetes curtos Gram-positivos e, mais tarde, por bastonetes longos Gram-positivos (lactobacilos), como também acontece na sobrecarga com alimento rico em amido (Prancha 10/d); às vezes, podem ser observadas paralelamente várias formas grandes, ovais, Gram-lábeis (sarcinas, Quin oval), também chamadas "células semelhantes a levedura". O significado desse achado, porém, ainda não pode ser avaliado claramente (processo de recuperação espontânea?).

Fungos. Ainda não se sabe ao certo quais são as tarefas e a força de expressão diagnóstica das leveduras (por exemplo, espécies de *Candida*) encontradas constantemente no conteúdo proventricular. Elas devem ter participação na síntese de aminoácidos e vitaminas; devem ter significado também na criação de condições anaeróbicas necessárias para a fermentação da celulose. Os organismos ovais (Quin oval; organismo n.° 3 segundo Moir e Masson; Prancha 10/b) presentes principalmente no rúmen de ovinos, que primeiramente foram classificados como eumicetos e também rotulados como "células similares a levedura", hoje são considerados bactérias. Tais organismos podem ser encontrados (ao lado de lactobacilos) em número notável na acidose ruminal (Krogh, Dirksen).

Digestão de celulose (Prancha 9/h). Para examinar a atividade celulolítica da microbiota proventricular, pendura-se um fio de algodão (n.° 40)[16] composto só de celulose (portanto, não misturado ou preparado com fibra sintética) em um tubo de ensaio contendo 10 ml de suco ruminal e 0,3 ml de uma solução de glicose a 16%; na sua extremidade inferior, o fio é fixado a uma bola de vidro ou outro peso. Guardando a amostra em uma incubadeira a 39°C, o fio é "digerido" nas condições mencionadas por uma microbiota plenamente ativa dentro da 48 a 54 horas, de tal forma que o peso cai para o fundo do tubo; porém, na atividade reduzida do agente de dissociação de celulose, o fio só se rompe mais tarde ou nunca. Esse teste, desenvolvido por Hoflund, Clark e Quin (1948), hoje não é mais efetuado devido ao longo tempo de observação para avaliação e à conseqüente falta de precisão, tendo sido substituído pelo teste de fermentação de glicose.

Fermentação de glicose (Prancha 9/g). A capacidade da microbiota para destruir (fermentação) a glicose é medida indiretamente pelo volume de gás produzido; 10 ml de suco ruminal são colocados junto com 0,5 ml de uma solução de glicose a 16% em um sacarômetro de fermentação, mantido a 39°C; a leitura é feita depois de 30 a 60 minutos (Quin, 1948). Normalmente, formam-se 1 a 2 ml de gás por hora; na inatividade microbiana, forma-se pouco ou nenhum gás; na fermentação espumosa, porém, é produzido essencialmente mais gás e com notável formação de espuma.

Redução de nitrito. O teste de redução de nitrito segundo Holtenius (1957) fornece conclusões sobre a atividade dos micróbios que participam na redução ou na síntese de ligações nitrogenadas. Hoje, é efetuado no lugar do antigo teste de redução de nitrato e formação de nitrito segundo Sapiro, Hoflund, Clark e Quin (1949): 10 ml de suco ruminal filtrados são colocados em cada um dos três tubos de ensaio e adicionados 0,2, 0,5 ou 0,7 ml, respectivamente, de uma solução de nitrito de potássio a 0,025%; a armazenagem é feita em banho-maria a 39°C. A cada cinco minutos, coloca-se em uma placa de reação uma gota de cada tubo e, em cada uma delas, duas gotas do reagente I (ácido sulfanílico, 2,0, e ácido acético a 30% até 200 ml) e duas gotas de reagente II (alfa-naftilamina, 0,6; ácido acético concentrado, 16,0; água destilada, 140 ml). Enquanto a amostra ainda contiver nitrito, ocorre coloração para vermelho. No suco ruminal de animais alimentados com ração mista, a cor deve desaparecer no primeiro tubo depois de cinco a 10 minutos; nos segundo e terceiro tubos, depois de aproximadamente 20 a 30 minutos, respectivamente. A redução é mais rápida na alimentação com verde, na putrefação ou na fermentação espumosa, porém mais lenta na deficiência alimentar e na inapetência.

Potencial redox. Na dependência da flora proventricular, que prospera apenas sob condições anaeróbicas, existe no suco ruminal um potencial redox forte e constante, cuja altura permite conclusões, até certo ponto, sobre a atividade microbiana no suco ruminal. A medição do potencial redox é feita por potenciômetro (eletrodos de platina-calomelano); uma tensão de −350 até −500 mV (média −400 mV) tem sido apurada no rúmen de carneiros vivos (Broberg; 1957/58). A determinação indireta do potencial redox é possível com o auxílio dos corantes redox usados também no exame do leite.

Teste do azul de metileno (Dirksen, 1969; Prancha 10/a). Misturam-se 1 ml de uma solução de azul de metileno a 0,03% e 20 ml de suco ruminal recém-colhido em um tubo de ensaio; por comparação com um segundo tubo contendo amostra de suco ruminal simples (sem adição do corante), controla-se o subseqüente início da alteração da cor e mede-se o período até o fim da descoloração. A redução do azul de metileno ocorre dentro de três minutos, se a microbiota for altamente ativa (ração misturada à base de feno e concentrado), no alimento rico em concentrado, às vezes já depois de um minuto; na atividade média do conteúdo proventricular, por exemplo na alimentação com feno, a descoloração ocorre depois de três a seis minutos. Por outro lado, o tempo de redução se prolonga para até mais de 15 minutos na simples inatividade da microbiota proventricular (alimento pobre, inapetência etc.). Um notável retardamento também ocorre em valores de pH abaixo de 5,0 (acidose ruminal). O mesmo teste também pode ser efetuado com resarzurina ou cloreto de tetrazólio (Hofirek): em teste rápido, analogamente ao teste de azul de metileno, mistura-se 1 ml de uma solução de resarzurina a 0,01% com 20 ml de suco ruminal e, em seguida, determina-se o tempo no qual a coloração vermelha desaparece; sob essas condições, a redução leva aproximadamente a metade do tempo do teste com azul de metileno (Rackow, 1975).

Ácidos graxos voláteis, ácido láctico. Os ácidos graxos de cadeia curta (voláteis em vapor d'água; abreviatura AGV = ácidos graxos voláteis ou VFA = *volatile fatty acids*), produzidos por fermentação microbiana dos carboidratos nos proventrículos são os principais fornecedores de energia dos ruminantes e, por isso, de extrema importância na fisiologia nutricional. A produção diária de ácidos graxos é estimada em 5 a 10 kg, no caso de alimentação equilibrada para alta produção de leite. Na concentração total dos ácidos graxos voláteis, importando aproximadamente 60 a 120 mmol por litro de suco ruminal, participam normalmente: o *ácido acético*, com 50 a 65 mol%, *ácido propiônico*, 20 a 25 mol%, e *ácido butírico*, 10 a 20 mol% (Fig. 244), enquanto os *ácidos fórmico, valérico, capróico* e *ácidos graxos maiores* somam, juntos, até 5 mol%. Da mesma forma, o *ácido láctico* está representado apenas por vestígios no suco ruminal sob condições fisiológicas (abaixo de 1,1 a 3,3 mmol/l). A determinação da quantidade total de ácidos graxos e do modo de distribuição é efetuada com maior precisão por cromatografia gasosa. Para isso, uma amostra previamente conservada (cerca de 1 ml de solução saturada de sublimato em 20 ml de suco ruminal) é enviada a um laboratório confiável. A *quantidade de ácidos graxos* por litro de suco ruminal oscila com a intensidade da digestão, sendo maior cerca de três a cinco horas após a ingestão de alimento e decrescendo com o término da fermentação (quase paralelamente à elevação do valor do pH no suco ruminal). A concentração de ácidos graxos é baixa (menos de 80 mmol/l) em casos de inapetência, alimento pobre, inatividade simples da microbiota proventricular e outras indigestões; rações ricas em concentrado, porém, provocam um alto teor de ácidos graxos voláteis (até 180 mmol/l). A *determinação do tipo de ácidos graxos* pode ser muito conclusiva, visto que as participações percentuais de cada ácido na quantidade total podem alterar-se com a crescente oferta de carboidratos facilmente digeríveis e o valor do pH baixando (em conseqüência da maior produção de ácidos graxos). Isto, obviamente, depende do tipo dos carboidratos facilmente solúveis e a favor de qual ácido a amostra se altera. Desvios no esquema de Kaufmann, e Rohr (1967), apresentado na Fig. 244, parecem ser observados principalmente em animais que recebem ração rica em açúcar, mas também podem ocorrer naqueles que ingerem alimento rico em amido. Na oferta excessiva de carboidratos de fácil digestão, é produzido, à medida que o pH diminui (aproximadamente a partir de pH 5,5), ácido láctico em quantidade crescente *(acidose ruminal latente)*, ao lado de ácidos graxos de cadeia curta, e, aproximadamente no pH 5,0, a fermentação de carboidratos se transforma em fermentação pura de ácido láctico *(acidose láctica aguda)*. Em casos extremos, o teor de ácido láctico no suco ruminal pode alcançar 300 mmol/l e mais, caso em que é composto de partes quase iguais de ácido láctico L e D (Bond, 1959).

Teor de cloreto. Constantes obstruções na passagem abomaso-intestinal provocam, no bovino, um refluxo do conteúdo do abomaso com ácido clorídrico para os proventrículos, sendo reconhecíveis, portanto, pelo constante aumento do teor de cloreto no suco ruminal para mais de 30 (até 100) mmol/l, que normalmente se situa entre 15 a 30 mmol/l. Quando podem ser excluídas outras causas para um teor de cloreto constantemente aumentado no suco ruminal (administração adicional de cloreto de sódio no alimento), a determinação do cloreto permite conclusões sobre a existência de um refluxo abomasorruminal (deslocamento, torção e estrangulamento abomasal ou outras doenças do abomaso,

---

Exame do suco ruminal I (Prancha 9)

a. Amostra de suco ruminal recém-colhida de um bovino com alimentação verde (pastagem): cor verde-oliva, sedimento de infusórios nítido (suco ruminal biologicamente "ativo")
b. Amostra de suco ruminal recém-colhida de um bovino com alimentação de estábulo: cor castanho-oliva, sedimento de infusórios nítido (biologicamente "ativo")
c, d, e. Prova de sedimentação e flutuação (estado após oito minutos):
 c. Suco ruminal leitoso-turvo, aquoso, sem formação de gás em "acidose ruminal", em conseqüência de ingestão excessiva de concentrado (carboidratos facilmente digeríveis → fermentação excessiva de ácido láctico)
 d. Suco ruminal castanho aquoso com sedimentação rápida e quase com ausência de flutuação em inatividade simples da microbiota proventricular
 e. Suco ruminal castanho-escuro com mistura das partículas mais sólidas com a fase líquida, bem como leve sedimentação e flutuação em putrefação do conteúdo proventricular
f. Medição do valor do pH do suco ruminal com papel indicador especial
g. Prova de fermentação da glicose: controle da formação de gás na haste cega do frasco de fermentação após uma hora
h. Prova de digestão da celulose: fio de algodão ainda não digerido
i. Amostra de suco ruminal de bovino com intoxicação por óleo queimado: o óleo queimado forma uma camada preta larga sobre o líquido ruminal leitoso-acinzentado
k. Amostra de conteúdo ruminal, colhida 30 minutos após a ingestão de líquido, de um bezerro com função da goteira gástrica alterada ("beber ruminal"): o líquido ruminal praticamente tem caráter de leite (afecção primária do paciente: diarréia do recém-nascido)
l. Conteúdo ruminal composto de leite coagulado, fermentado (fermentação de ácido láctico) e misturado a grãos de linhaça de um bezerro com função da goteira gástrica alterada ("beber ruminal"): colheita da amostra aproximadamente três horas após ingestão do leite
m. Conteúdo ruminal de cor cinza, fétido, de um bezerro lactente com putrefação ruminal
n. Suco ruminal de cor vermelho-enegrecida de um bezerro desmamado precocemente: refluxo abomaso-ruminal de suco do abomaso contendo sangue em conseqüência de úlcera abomasal sangrando

Prancha 9

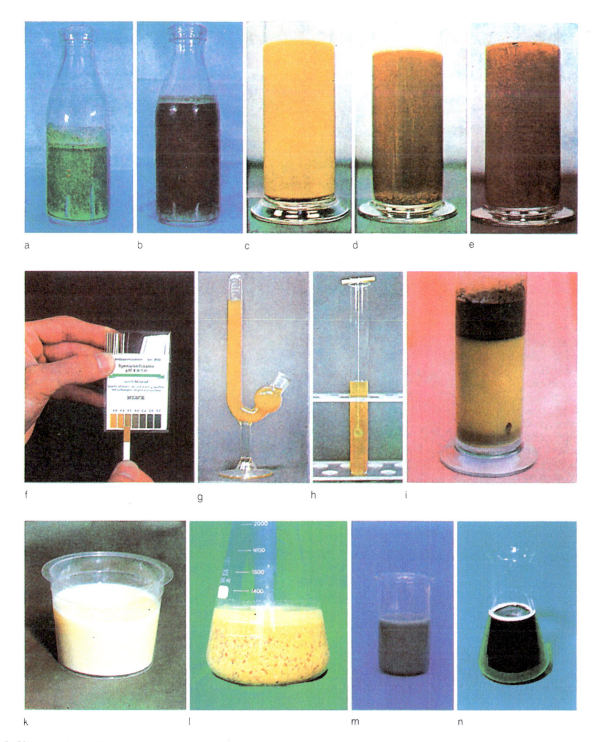

Prancha 9. Ver legenda na pág. anterior.

peritonite, paralisia do intestino grosso ou delgado etc.). O teor de cloreto pode ser determinado simples e rapidamente com o auxílio de um medidor de cloretos, porém tais instrumentos relativamente caros por enquanto não são encontrados nos laboratórios clínicos. Sob condições práticas, oferece-se um processo mercuriométrico (teste Visocolor CL 500[17]), originário do exame de água. Para isto, se possível, o suco ruminal (SR) deve ser centrifugado (10 minutos a 3.000 rotações/min.), no mínimo esperando-se sua sedimentação. Misturam-se 2 ml do sobrenadante com 8 ml de água destilada e, dessa mistura, retiram-se 5 ml, que são colocados no vidrinho que vem junto com o teste. Após a adição de uma gota do indicador, ocorre coloração azulada; após a adição de três a cinco gotas de ácido nítrico (a 4%), ocorre mudança para amarelo. A solução de titulação é aspirada até a marca zero da pipeta do teste e titula-se até ocorrer uma coloração violeta. A multiplicação do teor de cloreto legível na pipeta em mg/l pelo fator 0,141 resulta, então, na concentração de cloreto em mmol por litro de suco ruminal.

Acidez total (= acidez titulável). Da mesma forma que se determina a acidez do suco do abomaso ou do suco gástrico de estômagos simples, também se pode medir a acidez total do suco ruminal (Jonov, 1958; Slanina e Rossow, 1964): adiciona-se a 10 ml de suco ruminal uma a duas gotas de fenolftaleína, titulando-o com NaOH n/10 até o aparecimento de cor de carne. A quantidade necessária de NaOH, medida em milímetros e multiplicada pelo fator 10, resulta na acidez total em unidades clínicas. A acidez total normal do suco ruminal é de oito a 25 unidades clínicas, porém, em casos de hiperacidose (fermentação de ácido láctico ou refluxo do conteúdo do abomaso com ácido clorídrico para os proventrículos), até 70 unidades clínicas (UC).

Capacidade de tamponamento. Nos proventrículos dos ruminantes, é necessário um forte sistema tampão para ajudar e manter o valor do pH mais favorável para a redução do respectivo alimento e para evitar o máximo possível oscilações não-fisiológicas no pH. A capacidade de tamponamento indica a capacidade quantitativa de rendimento do sistema tampão. Ela é definida como o quociente do ácido normal adicionado (ou base normal) em equivalentes por litro e a alteração do pH ocorrida. Recomenda-se a seguinte técnica: o suco ruminal a ser testado é aspirado em um vidro para centrifugação de 50 ml, que contém 5 ml de parafina líquida (a fim de evitar a evasão de CO_2). Em seguida, o valor de pH do suco ruminal é apurado pelo medidor de pH e, então, centrifugado por 10 minutos a 3.000 rotações/min. Titulam-se 10 ml do sobrenadante do suco ruminal com HCl N/10 até pH 4,0. A capacidade de tamponamento resulta da quantidade gasta de ácido normal em miliequivalentes por litro de suco ruminal (Breukink e Kuiper, 1976; Weirather, 1983). Normalmente, a capacidade de tamponamento no suco ruminal de bovinos e ovinos é de 80 a 110 mEq/l; a capacidade de tamponamento diminui para menos de 80 mEq/l em teor aumentado de ácidos graxos e/ou ácido láctico, bem como no refluxo abomasorruminal de ácido clorídrico.

Amoníaco. As proteínas alimentares absorvidas, como também os compostos nitrogenados não-protéicos (NNP) (por exemplo, uréia) são reduzidos no rúmen até amoníaco por enzimas microbianas (proteínas em média até 70%, Fig. 245). O amoníaco serve para as bactérias ruminais e protozoários como a mais importante fonte de nitrogênio para a síntese protéica ("fábrica unicelular de proteína"). Porém, para a última, não é necessário apenas nitrogênio, mas também energia (portanto, carboidratos). Assim, a concentração do amoníaco no suco ruminal depende, em primeira linha, dos processos de decomposição e síntese ocorridos nos proventrículos, isto é, da extensão e da velocidade de sua formação e seu aproveitamento; além disso, têm papel importante o afluxo, a absorção e o escoamento. Em detalhes, os seguintes fatores têm influência: quantidade e solubilidade das proteínas absorvidas com o alimento, isto é, das composições de NNP, quantidade e solubilidade dos carboidratos alimentares, tipo e composição da microbiota proventricular, valor do pH etc.

Nas concentrações de NH_3 do suco ruminal mencionadas na bibliografia, devem ser considerados os respectivos métodos de medição, visto que as técnicas disponíveis (microdifusão, fotometria, cromatografia gasosa) evidentemente não detectam o amoníaco da mesma forma. Assim, os valores apurados por fotometria segundo Mehnert e colaboradores (1985) ficaram aproximadamente 11,7 mmol/l (= 200 mg/l) mais altos do que os valores obtidos pelo método de microdifusão. Devem ser consultados, nos respectivos laboratórios, o volume e a conservação da amostra de suco ruminal necessários para o teste do teor de NH_3.

A concentração de NH_3 no conteúdo ruminal começa a aumentar logo após a ingestão de alimento e alcança seu máximo dentro de três a quatro horas sob condições fisiológicas e, dependendo da alimentação administrada, podendo alcançar em pouco tempo 32 mmol/l (fotometria) no caso de rações ricas em proteínas. Segundo Hagemeister e colaboradores (1980), as concentrações ótimas para a síntese protéica são de 5 a 15 mmol de NH_3/l de suco ruminal, as quais são alcançadas, na prática, com aproximadamente 13% de proteína bruta na matéria seca da ração. O amoníaco produzido em excesso fica, em sua maioria, perdido para a síntese protéica ruminal; o NH_3 que passou pela mucosa ruminal e chegou no sangue da artéria porta é desintoxicado para uréia no fígado e excretado com a urina; só pequena parte volta para o rúmen através da circulação rumino-hepática (Fig. 245). Em experiências com carneiros, os teores de NH_3 de 58,7 mmol/l causaram forte bloqueio e mais de 117,4 mmol/l (método da microdifusão) determinaram paralisia completa da motilidade proventricular (Juhasz e Szegedi, 1980). Teores de 30 mmol/l (Lewis, 1960) ou de 35 mmol/l (Juhasz, 1970, microdifusão) são considerados concentração crítica de NH_3 no rúmen, a partir da qual começa a subir o nível de amoníaco no sangue; valores acima de 60 mmol/l são considerados fortemente tóxicos (Juhasz, 1970).

Como demonstraram testes mais recentes, os teores de uréia no sangue e no leite estão estreitamente correlacionados. Com base nas relações apresentadas, podem ser tiradas conclusões sobre o suprimento protéico e energético do animal ou do rebanho (e outros processos resultantes da digestão no rúmen), a partir do teor de uréia e proteína no leite de uma vaca leiteira clinicamente saudável (ver Quadro 37).

Colheita de suco ruminal e seu exame no bezerro. Através do conhecimento de que os proventrículos do bezerro podem adoecer primariamente já nas primeiras semanas de vida e se tornarem um reservatório para disbactérias enterais, o exame do suco ruminal tornou-se um método diagnóstico muito importante. Com esse exame, é possível diferenciar, atualmente, as doenças proventriculares do bezerro delineadas no Quadro 38.

Para a aspiração do conteúdo ruminal líquido, é apropriada uma sonda (mangueira)[18] de parede relativamente dura e com

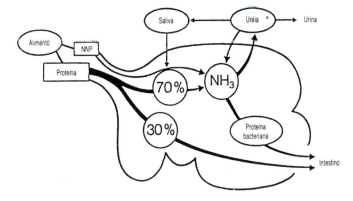

Fig. 245 Esquema da decomposição e reestruturação de proteínas alimentares e nitrogênio não-protéico (NNP) no rúmen (segundo Kaufmann, 1976).

Quadro 37 Correlação entre a suplementação protéica e energética da vaca leiteira, bem como seu teor de uréia e proteína no leite

Teor de uréia	Teor de proteína	Significado
Normal	Normal	Suplementação protéica e energética equilibrada
Elevado	Baixo	Deficiência energética
Baixo	Normal/baixo	Deficiência protéica
Elevado	Normal	Excesso protéico
Muito elevado	Baixo	Excesso protéico e deficiência energética

uma cabeça metálica perfurada em forma de peneira, de 20 mm de diâmetro e 11 cm de comprimento (Fig. 246). Para bezerros muito pequenos, a cabeça da sonda deve ser menor ainda (diâmetro de 15 mm). A sonda é introduzida com o auxílio de um guia de sonda de madeira e o líquido é aspirado da mesma forma que no bovino adulto (Figs. 242, 247), ou com uma seringa Janet de aproximadamente 100 ml.

Também no bezerro lactente saudável, sempre se acumula uma certa quantidade de líquido no rúmen. Este líquido, em geral, contém leite ou seus produtos de dissociação originários da goteira esofágica ou de refluxo do abomaso, saliva, quantidades variáveis de água eventualmente ingerida, componentes da secreção do abomaso e partículas sólidas (fibras de plantas da cama, pêlos etc.). A constituição do suco ruminal aspirado pode variar consideravelmente, dependendo do tipo de líquido ingerido (leite integral, desnatado ou substituto do leite, concentrado), da técnica do bebedouro (balde, automático), do manejo (individual ou em grupo com ou sem cama) e do tempo decorrido desde a última ingestão de líquido. Até agora, existem poucos resultados de exames do conteúdo proventricular de bezerros lactentes e desmamados, feitos sistematicamente, isto é, continuamente, e incluindo vários critérios. Algumas informações (essencialmente baseadas em exames próprios) a serem observadas no líquido ruminal "normal", assim como distúrbios digestivos do bezerro, são relatados no Quadro 39.

A ausência completa ou parcial da contração da goteira esofágica é de importância particular para o desenvolvimento de doenças proventriculares no bezerro lactente (ver Seção 7.2); o efeito é o chamado *"beber ruminal"* (Breukink e colab., 1986). Esta disfunção pode ser diagnosticada da seguinte forma:

▷ auscultação do rúmen durante a ingestão de líquido, podendo ser claramente ouvidos ruídos de chapinhar borbulhante no lugar dos usuais ruídos de gargarejar;
▷ auscultação com balotamento do flanco esquerdo (Fig. 248), durante a qual se pode ouvir um chapinhar claro (que fica mais notável à medida que o tempo passa após a ingestão do líquido) (ver também Seção 7.6);
▷ colheita do suco ruminal aproximadamente 30 minutos após a ingestão do líquido — permite que se reconheça que o

Quadro 38 Doenças proventriculares no bezerro

Insuficiência da flora e motilidade proventricular (com ou sem timpanismo recidivante)
Acidose ruminal latente
a) no bezerro lactente
b) no bezerro ruminante
Putrefação ruminal
a) no bezerro lactente
b) no bezerro ruminante
Timpanismo recidivante
Rumenite (primária) de causas diversas
Síndrome vagal
Refluxo abomasorruminal
Formação de bezoares

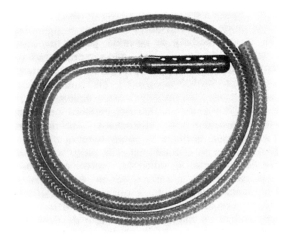

Fig. 246 Sonda para colheita de suco ruminal em bezerro que rumina. Em bezerros lactentes jovens, é necessária uma cabeça menor e uma mangueira mais fina e flexível.

líquido (escoando já espontaneamente após a introdução da sonda) tem caráter quase de leite;
▷ o teste de centrifugação resulta — após 10 minutos de centrifugação do suco ruminal (por exemplo, em tubinho de 10 ml) a 1.500 rotações/minuto — na separação em sedimento sólido no fundo e sobrenadante similar ao soro do leite, sobre o qual nada uma camada de gordura de 5 mm de espessura quando houver a presença de leite não decomposto (Dirr, 1988).

Na evolução subseqüente, isto é, com contínuo "beber ruminal", a constituição do líquido proventricular dependerá dos processos bacterianos de fermentação e decomposição (putrefação) então iniciados (Quadro 39). Nisso, deve-se levar em consideração que os achados podem variar no mesmo animal no decorrer da indigestão. Assim, poderá dominar, inicialmente, a fermen-

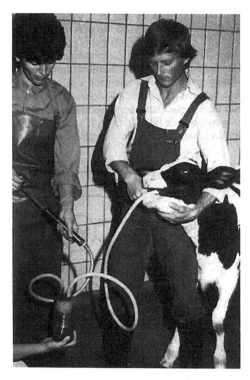

Fig. 247 Colheita de suco ruminal no bezerro.

Quadro 39 Importantes achados no suco ruminal de bezerros lactentes

Cor (C), Odor (O), Viscosidade (V)	pH	Acidez total (UC)	Cloretos (mmol/l)	Ácido láctico total (mmol/l)	Ácidos graxos voláteis (mmol/l)	Significado
C cinza-claro até escuro O inodoro até como leite decomposto V farinácea até aquosa	6,0-7,0	< 25	40-60, raramente até 100	< 0,1	Σ 15-30 A 15-20 P 3-6 B < 2	Suco ruminal "normal"
C leitosa clara O repugnante como leite acidificado V aquosa com pequenos flocos	4,0-5,5	50-100	40-60	Muito elevado, 40-80	Concentração baixa, Σ < 20	Fermentação do ácido láctico
C amarela-leitosa até ocre O rançoso V líquido-viscosa até aquosa	5,5-6,5	Baixa, 15-30	40-60	< 0,1	Σ 35-70 A 20-30 P ~ 10 B 15-40	Fermentação do ácido butírico
C cinza-claro até escuro O amoniacal V farinácea	> 7,0	?	40-60	Baixo	Baixos	Putrefação
C leitosa até marrom O ácido, como vômito V pastosa rala com grumos de caseína	< 6,5	Média, 20-50	60-120	< 5	Baixos	Refluxo abomasorruminal

A/P/B = ácido acético/propiônico/butírico.

tação de ácido láctico; mais tarde, porém, a formação de ácidos graxos, em particular a produção de ácido butírico.

Quando, a partir da segunda semana, o bezerro começa a ingerir quantidades crescentes de feno, ração concentrada (conhecido como "cereal do bezerro") e água (desmame precoce), com simultânea limitação da oferta de leite (geralmente para duas vezes três litros ao dia), altera-se logo a constituição do suco ruminal: sua cor se torna oliva-claro, seu odor fica aromático (como feno) e sua viscosidade passa a ser quase aquosa. Na quinta à sexta semanas de vida, os achados no bezerro já podem corresponder amplamente aos dos bovinos ruminantes.

A *ruminotomia exploradora* (também conhecida como ruminotomia diagnóstica ou de teste; Prancha 14) permite um controle exato do conteúdo ruminal (observar a quantidade, a composição, a estratificação, o grau de trituração, o odor e a cor), a inspeção de uma parte da parede ruminal (vermelhidão inflamatória e perda de epitélio na ruminite) e — após remoção do conteúdo que eventualmente esteja perturbando — a palpação minuciosa de todo o rúmen (inclusive cárdia e orifício reticulomasal), assim como de seus órgãos vizinhos (retículo, omaso, abomaso, baço, fígado, vesícula biliar, rins direito e esquerdo, diafragma, assim como aquelas partes dos intestinos e do útero gravídico inalcançáveis pelo reto). Em muitos casos não-diagnosticados com segurança de outra forma, pode-se estabelecer um diagnóstico correto com base na apuração feita nos órgãos mencionados, referente à alteração de posição, volume ou consistência, aderências ou sensibilidade localizada à pressão. Outrossim, podem ser instituídas medidas terapêuticas apropriadas partindo-se dos proventrículos (remoção e substituição do conteúdo ruminal apodrecido, massagem e/ou lavagem do omaso, abertura de um abscesso, administração de grande quantidade de medicamentos no rúmen ou — por meio de uma sonda de mangueira introduzida pelo orifício reticulomasal — diretamente no abomaso e outros mais). Portanto, a ruminotomia exploradora se impõe cada vez mais também em nível de campo, desde que haja indício.

Retículo (barrete)

O retículo, também conhecido como *estômago de regurgitação* (= barrete) por causa da sua função, não pode ser inspecionado ou palpado externamente, devido à sua posição predominantemente intratorácica e à tensão da parede abdominal existente em torno da cartilagem xifóide (Fig. 235). No seu exame, a percussão sonora e a auscultação têm menor importância, em comparação com o "teste de sensibilidade à dor" ou "prova de corpo estranho". Serviços valiosos também são prestados pelo detector de metais e a ruminotomia exploradora. Em casos duvidosos, o exame radiográfico do retículo e a reticulografia podem fornecer auxílio diagnóstico útil, mas, por enquanto, são reservados às clínicas equipadas. A observação laparoscópica do retículo não alcançou importância prática; a reticuloscopia por endoscópio flexível com luz fria ainda está nos seus primórdios.

A *percussão sonora* do retículo revela um som quase totalmente mate no lado esquerdo, ventralmente atrás do campo pulmonar, na altura da sexta à oitava costelas, similar ao da

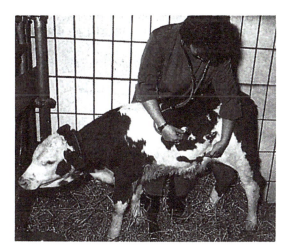

Fig. 248 Auscultação com balotamento em bezerro lactente para verificar ruídos de chapinhar de som claro em caso de disfunções do reflexo da goteira esofágica ("beber ruminal").

parte inferior do rúmen (Fig. 240). A macicez completa nessa região indica aderências espessas e extensas, abscesso grande, tumor ou obstrução do retículo por areia. Em pacientes com penetração recente de corpo estranho, às vezes pode-se percutir um som timpânico (conhecido como "som de caixa") entre o retículo e o rúmen.

A *auscultação* do retículo é feita do lado esquerdo, na parte ventral da sexta ou sétima costela. Aí, os movimentos reticulares podem ser ouvidos como um borborigmo, acompanhado ou seguido por um murmúrio de líquido derramado, dependendo da consistência do seu conteúdo. Outrossim, são ouvidos aí os sons associados à deglutição, à eructação e à ruminação. Normalmente, o retículo se contrai a cada 40 a 60 segundos, em duas fases interrompidas por uma breve pausa (primeiro parcial e, depois, completamente) que, porém, não são distinguíveis acusticamente; essas contrações determinam o início e o fim do ciclo proventricular (Fig. 236). A regurgitação do bolo alimentar para a ruminação ocorre sempre simultaneamente com a primeira fase da contração reticular. Geralmente, a motilidade reticular é mais forte e mais freqüente após a alimentação e durante a ruminação; os distúrbios da motilidade proventricular afetam o rúmen e o retículo da mesma forma, na maioria dos casos. Bovinos com lesão traumática no retículo às vezes mostram um gemido de dor sincrônico com a contração reticular (Lagerlöf, Götze, Williams). Este "gemido reticular" pode ser constatado por palpação do rúmen, que se contrai imediatamente depois do retículo, e auscultação simultânea da traquéia ou do retículo e palpação da traquéia ou da laringe.

As *"provas de dor por corpo estranho"* servem para provar uma sensibilidade maior no folheto parietal do peritônio, na região do retículo, que em geral é provocada por reticuloperitonite traumática. Reações à dor iguais ou similares, porém, também podem ser causadas por doenças no fígado, no omaso, no abomaso ou doenças pulmonares. O gemido característico para "dor na cavidade abdominal", perceptível em caso positivo, é um gemido vocal breve (Quadros 1 e 32). O gemido geralmente é mais pronunciado nessa região em processos patológicos recentes do que em processos mais antigos, nos quais a dor já diminuiu de tal forma que o gemido só é ouvido levemente (ao prender a respiração) ou desaparece por completo. Por outro lado, não pode ser confundido com os ruídos respiratórios. Por isso, tal reação na prática costuma ser supervisionada por um ajudante posicionado na cabeça do animal. Porém, é melhor se o próprio veterinário testar e avaliar o gemido provocado no teste de dor por meio de um fonendoscópio colocado na traquéia (Liess, 1937); igualmente, ele pode ser sentido como uma vibração nítida pela mão planamente colocada na laringe, o que facilita o exame em ambiente ruidoso (Stöber, 1961). Em casos avançados, o controle da sensibilidade da região reticular (Fig. 249) é efetuado convenientemente após impedimento prévio da respiração (ver exame dos pulmões, Seção 6.13), porque este provoca fortes contrações do diafragma, acentuando possível sensibilidade. O diagnóstico diferencial pode ser feito realizando-se as provas de dor descritas a seguir; quando houver suspeita de doença por corpo estranho, é aconselhável fazer sempre as primeiras três.

▷ *Prova da cernelha:* puxa-se uma dobra de pele sobre a cernelha, de preferência no final da inspiração, comprimindo assim o dorso do animal para baixo (Fig. 250). Com isso, surgem deslocamentos de órgãos na região xifóide e hiperextensões dolorosas nas aderências fibrinosas ou fibrosas eventualmente existentes. A prova da cernelha é primeiro efetuada levemente; depois, com mais força, para apurar o grau de sensibilidade. Em animais grandes e fortes, pode ser necessário efetuá-la com o auxílio de um bastão acolchoado ("prova do bastão dorsal").

▷ *Prova do bastão:* um bastão de 1 a 1,5 m de comprimento e espessura de um braço é colocado sob o corpo do animal. Dois assistentes levantam o bastão lentamente com força e o deixam baixar repentinamente, começando o procedimento na região xifóide e prosseguindo para trás, a intervalos de um palmo (poupar o pênis em machos e o útero de vacas com prenhez adiantada) (Fig. 251); ao mesmo tempo, o examinador observa se e em que região o animal demonstra reações de dor. Como os animais deixam aos poucos o dorso e o abdome arqueados, é aconselhável fazer de vez em quando a prova da cernelha. Uma dor circunscrita constatável na região entre a cartilagem xifóide e o umbigo indica lesão simples por corpo estranho, porém uma sensibilidade extensa é indício de complicações ou outras alterações localizadas.

▷ *Percussão dolorosa* (ver também Seção 2.3): o exame da percussão dolorosa é efetuado com um pesado martelo revestido de borracha[19] (Fig. 126), aplicando-se primeiro batidas leves e, depois, também pancadas mais fortes (Fig. 252). Estas são feitas em ambos os lados, percutindo ao longo de três a quatro linhas horizontais sobre toda a parede torácica e abdominal, incluindo a linha média ventral (Fig. 253, linhas 1 a 4), evitando pancadas nas costelas (dolorosas) e na veia mamária (hematoma traumático!); em seguida, são percutidos da mesma forma, também em sentido vertical, para delinear eventuais regiões dolorosas (Fig. 253, linha 5 a 9). Atenção especial deve ser dispensada à comparação da sensibilidade à percussão no campo de projeção do retículo (Fig. 249) e das outras regiões do corpo, das quais devem ser delineadas principalmente as regiões do fígado (Fig. 290), baço (Fig. 174), pulmões (Fig. 212), coração (Fig. 178), omaso (Fig. 257) e abomaso (Fig. 263) por percussão repetida de controle para uma eventual sensibilidade local aumentada. Dessa forma consegue-se localizar muitas vezes nitidamente a região sensível, como também o grau da sensibilidade existente. Deve-se considerar, porém, que, em pacientes com reticuloperitonite traumática, a região de inserção do diafragma (isto é,

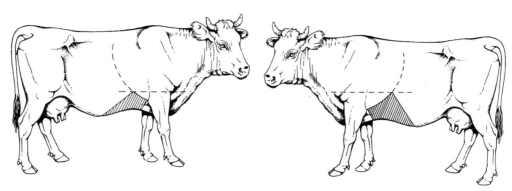

Fig. 249 Campo de projeção do retículo segundo Liess (sombreado); limites: dorsalmente, pelo limite caudal do campo pulmonar; cranialmente, pela linha de ligação entre o olécrano e o ponto de inserção da cartilagem xifóide; caudalmente, pela linha que une o umbigo e o ponto de interseção entre o limite caudoventral do campo pulmonar e uma linha horizontal que passa pela articulação do ombro (lado esquerdo), isto é, uma linha vertical situada um palmo abaixo da articulação do ombro (lado direito); - - - linhas de orientação.

Figs. 250, 251 e 252 "Provas de dor por corpo estranho":

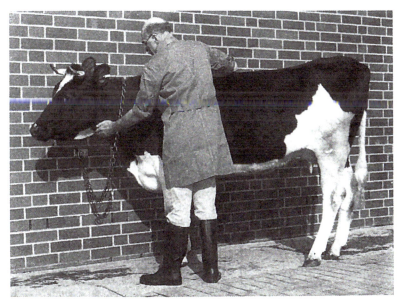

Prova da cernelha (controle palpatório do gemido "vocal"/vibração da laringe);

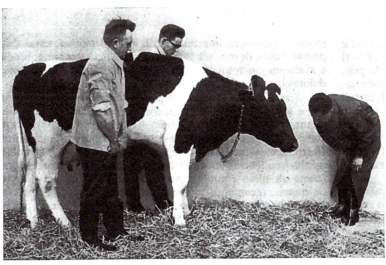

Prova do bastão (controle por uma terceira pessoa);

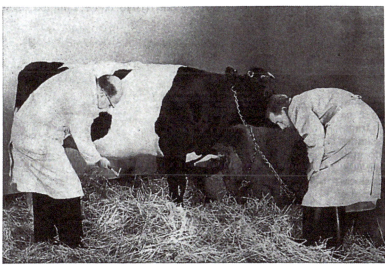

Percussão dolorosa (controle através de um ajudante).

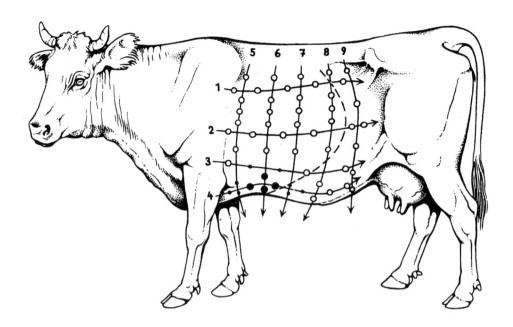

Fig. 253 Exemplo esquemático da percussão dolorosa: nos batimentos fortes ao longo das linhas horizontais 1 a 4, pode-se constatar uma sensibilidade na região xifóide; a região dolorosa é, então, localizada mais detalhadamente através de percussão ao longo das linhas verticais 5 a 9; reação de dor: O = ausente, • = leve, ● = nítida. - - - = arco costal

uma faixa com a largura de uma das mãos atrás do limite caudal do campo de percussão pulmonar) também pode ser sensível à percussão, em conseqüência da transmissão da vibração pelo diafragma para a região do retículo. À forte percussão dolorosa, às vezes pode-se ouvir, na região hipogástrica, um "som de caixa" alto, como descrito na Seção 2.3, indicando a penetração recente de um corpo estranho.

▷ *Palpação dolorosa:* prova menos usada, que consiste no exercício de forte pressão com o punho ou a palma da mão dentro do campo do retículo; para reforçar a pressão, o examinador pode apoiar o cotovelo no joelho.

▷ *Subir e descer morro:* já ao levantar-se, os bovinos com afecção dolorosa do retículo muitas vezes manifestam um gemido espontâneo, em conseqüência da pressão das vísceras sobre o diafragma. Em regiões montanhosas, esse sintoma é provocado e testado deixando o animal subir e descer alternadamente o morro; porém, em geral, essa prova é dispensável.

▷ *Prova de zona:* este método de exame, desenvolvido principalmente por Kalchschmidt (1954), se baseia na suposição, discutida com razão, que também no bovino se formam áreas circunscritas e diagnosticamente interpretáveis como hiperalgesia da pele via reflexo viscerocutâneo no decorrer de doenças internas dolorosas. Essas áreas devem ser inervadas pelos mesmos segmentos da medula espinhal (sensibilizados pela dor visceral), que também inervam o foco patológico situado no corpo animal, as chamadas "zonas de Head". A "zona do retículo" deve localizar-se na região da cernelha, estendendo-se para trás até o processo transverso da primeira vértebra lombar e lateralmente até as paredes lateral e ventral do tórax e do abdome, dependendo do grau e da duração das alterações locais no retículo e no peritônio. A prova da sensibilidade nessa região é feita por toque, deslocamento e puxar a pele ou levemente os pêlos; as manifestações de dor do paciente assim detectadas (gemido lamentoso ou breve contenção da respiração) são atribuídas a uma sensibilidade maior da pele dentro da "zona do retículo" e avaliadas como achado positivo. Na prática, raras vezes pode-se evitar, neste tipo de exame, que o animal curve o dorso para baixo, resultando disso transição contínua entre a prova de zona e a prova da cernelha, cujo resultado não indica sensibilidade cutânea, mas sim sensibilidade na região do foco patológico (ver anteriormente nesta Seção). Ainda assim, um resultado positivo na "prova de zona", bem como uma reação na prova da cernelha, não é patognomônico de reticuloperitonite traumática, ocorrendo também não raras vezes em outras afecções dolorosas localizadas na cavidade torácica (como pericardite, pleurite) ou na cavidade abdominal (como invaginação intestinal etc.). Por tal motivo, essas duas provas nunca devem ser feitas sozinhas, mas sempre aplicadas e avaliadas em conjunto com a prova do bastão e a percussão dolorosa.

Ferroscopia: a inspeção da parede torácica e abdominal ventral e ventrolateral com um aparelho detector de metais[20] (detector de metal, endometaloscópio, ferroscópio; Fig. 254) permite conclusões sobre a presença de corpos estranhos ferromagnéticos (ferro, aço, níquel) dentro de sua faixa de indicação; aparelhos de alta freqüência também detectam metais não-ferromagnéticos (como alumínio e cobre). Antes da aquisição de um detector de metais, recomenda-se testar sua faixa de atuação com uma agulha de aço, que deve ter, no mínimo, 8 a 12 cm. É preciso levar em consideração que partículas de ferro não-traumatizantes ou pedrinhas contendo ferro presentes nos estômagos também resultam em achado positivo do detector, além do fato de que uma reticuloperitonite traumática pode ser causada por objetos afiados de material não magnético (latão, cobre, alumínio, madei-

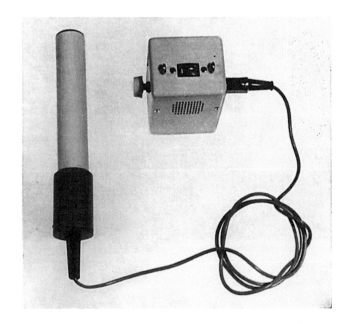

Fig. 254 Aparelho eletromagnético detector de corpo estranho (com indicação acústica e ótica) segundo Liersch.

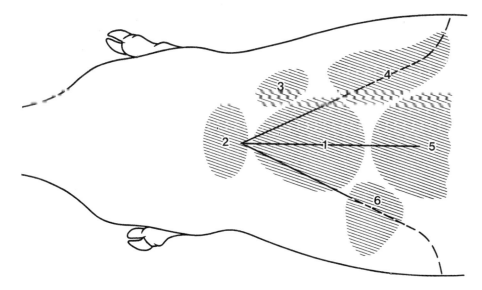

Fig. 255 Projeção dorsoventral da região xifóide com a linha alba (———), bem como os arcos costais direito e esquerdo (- - -) de forma esquemática, para desenhar o achado do aparelho detector de metais: uma reação do aparelho dentro da zona 1 indica a presença de corpo estranho no retículo; na zona 2, indica participação do diafragma e do coração (ou dos pulmões); na zona 3, representa traumatismo na região hepática; na zona 4, indica corpo estranho no abomaso; na zona 5, por sua vez, no rúmen e, na zona 6, pode haver a participação do baço.

ra etc.) ou por um corpo estranho ferroso que se encontra na parede gástrica, fora da faixa de atuação do aparelho. Por isso, o achado apurado só pode ser avaliado em correlação com os resultados das provas de dor (ver anteriormente nesta seção). Na prova, a cabeça do aparelho é conduzida primeiro em região sem ferro (prestar atenção à corrente de contenção, ao bebedouro automático e outros), na direção longitudinal imediatamente por baixo do animal e, em seguida, quando há reação da seta indicadora, nos fones ou alto-falantes, também no respectivo plano transversal de um lado para o outro, até o ponto de indicação máxima. O resultado pode ser registrado no diagrama da região xifóide (Fig. 255); porém ele não corresponde sempre ao local exato onde mais tarde é encontrado o corpo estranho, especialmente tratando-se de objetos grandes e curvos. Para apurar se a parede gástrica já está aderida ao peritônio parietal, o corpo detector do aparelho é colocado no lugar da indicação máxima, aguardando-se para verificar se o som ou a agulha do galvanômetro ficam constantes ou decrescem e depois retornam. O último resultado indica mobilidade do respectivo setor da parede gástrica, incluindo o corpo estranho fixado ao livre, no caso de motilidade ruminal inalterada. Para verificar se o corpo estranho está fixo ou livremente móvel no retículo, coloca-se o animal em decúbito dorsal; então, um corpo estranho livre geralmente não é mais comprovável no retículo, mas sim às vezes na proximidade do dorso.

A *palpação interna do retículo*, efetuada dentro do contexto de uma ruminotomia exploradora (ver anteriormente nesta Seção), resulta em um achado nítido sobre o estado de saúde do retículo em todos os casos inexplicáveis de outra forma. As doenças mais freqüentes do retículo são reconhecíveis pelas alterações descritas a seguir.

▷ *Inflamação simples do retículo (reticulite simples):* as cristas e a parede do retículo estão espessadas circunscritamente ou em toda sua extensão, porém a parede do retículo ainda é móvel, a mucosa está coberta com revestimento viscoso e, em algumas áreas, não há epitélio, mas, às vezes, corpo estranho penetrado superficialmente.

▷ *Inflamação da parede do retículo e do peritônio parietal, provocada por corpo estranho (reticuloperitonite traumática):* a parede do retículo está fixada local ou difusamente à parede abdominal, onde as cristas do retículo estão inchadas e lisas, muitas vezes havendo areia nos favos e, ocasionalmente, um corpo estranho penetrado no centro da aderência.

▷ *Abscesso dentro da ou na parede do retículo (abscesso reticular):* extensas aderências da parede do retículo com abaulamento por mais ou menos nítida flutuação para o lúmen do retículo.

▷ *Deslocamento de uma parte do retículo de tamanho variável para a cavidade torácica (eventração reticular diafragmática):* constrição cuneiforme na parede cranial do retículo, pela qual o dedo palpador alcança a saculação.

Para a *laparoscopia do retículo*, o animal deve ser colocado em decúbito dorsal. O endoscópio é introduzido na região xifóide, após feita uma incisão e compensação da pressão (pneumoperitônio). Inflamações do retículo e do peritônio que se estendem até o baço podem ser constatadas circunstancialmente por laparoscopia pelo flanco esquerdo no animal em estação. No diagnóstico de corpos estranhos, porém, a laparoscopia não alcançou importância prática.

O *exame radiográfico do retículo* permite apurar, em animais não muito volumosos, o formato e o tamanho de corpos estranhos presentes e, muitas vezes, constatar se os mesmos penetraram na parede do retículo ou se já existe uma pericardite traumática (Figs. 176 e 256). Aderências, porém, às vezes só podem ser comprovadas depois da realização de um pneumoperitônio. A eventração reticular diafragmática também não raras vezes pode ser reconhecida por via radiológica. Detalhes técnicos a respeito podem ser encontrados em Rapic e Ilijas, bem como em Frederik e Wintzer.

A *reticulografia* (Holtenius, Jacobsson e Jonson, 1971) é

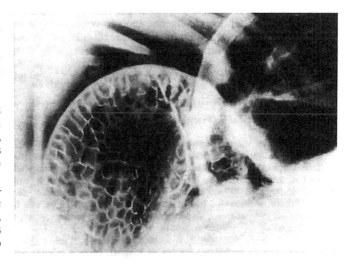

Fig. 256 Radiografia (direção látero-lateral dos raios) de uma vaca em decúbito dorsal com corpo estranho penetrado superficialmente no retículo (estrutura de favo) (segundo Rapic).

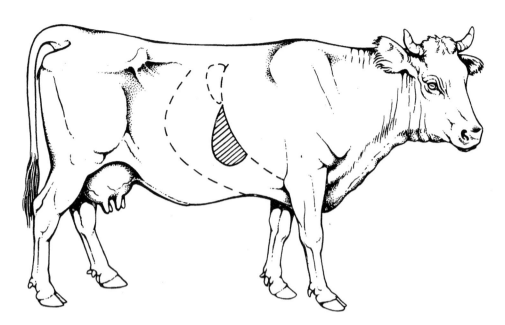

Fig. 257 Campo de projeção do omaso (sombreado): as linhas de orientação interrompidas demonstram o limite caudal do campo pulmonar, a região da macicez hepática e o arco costal direito.

realizada introduzindo-se uma sonda repleta de água e com um peso em uma extremidade pela fossa nasal e pelo esôfago, até alcançar o retículo. As oscilações de pressão na sonda provocadas pelas contrações do retículo são registradas com o auxílio de um cimógrafo. Em caso de reticuloperitonite traumática, a segunda contração do retículo é mais fraca e mais longa do que de costume e os intervalos são maiores.

Omaso (folhoso)

Funções. Sobre as funções do omaso, existe concordância de que ele serve, primeiro, como *órgão de absorção* de água e minerais nela dissolvidos, bem como de ácidos graxos e, possivelmente, também de outros elementos. O *transporte do alimento* do omaso para o abomaso procede em duas fases: a primeira inicia-se com o relaxamento do átrio e do corpo do omaso, sob a liberação simultânea do orifício reticulomasal no momento da segunda contração do retículo (Fig. 236/A). Assim, o conteúdo do retículo é aspirado para o átrio ou canal do omaso, sendo parte dele provavelmente para as folhas do omaso. Enquanto o orifício reticulomasal se fecha novamente, a ponte do omaso se contrai, pressionando a ingesta por entre as folhas para o corpo do omaso (Fig. 236/B). Em seguida, na segunda fase, a ingesta é transportada para o abomaso por contração da parede gástrica (Fig. 236/C), eventualmente apoiado por contração secundária da ponte (Fig. 236/D), diminuindo bastante o conteúdo de líquido. Assim, o omaso trabalha conforme o método de uma bomba de sucção e pressão. A quantidade de conteúdo reticular admitida por cada vez importa aproximadamente 80 ml, perfazendo mais de 100 l/dia que passam pelo orifício reticulomasal. Dessa quantidade, só pequena parte corre diretamente pela ponte do omaso para o abomaso. O omaso pode ser sede de doenças independentes e, muitas vezes, participa secundariamente de processos patológicos do trajeto gastrintestinal (por exemplo, em conseqüência de invaginação intestinal), assim como em doenças generalizadas (como botulismo, diarréia viral bovina/ doença das mucosas, hemoglobinúria etc.).

Topografia. Devido à sua localização dentro da região intratorácica da cavidade abdominal, o omaso esquiva-se amplamente dos métodos usuais de exame, como palpação por pressão, percussão e auscultação. Indícios seguros sobre uma eventual doença podem ser obtidos principalmente pela laparotomia ou ruminotomia exploradora, as quais, por isso, ganham importância especial para o exame do omaso.

O *campo de projeção* do omaso situa-se no lado direito ventrolateral, na altura da sétima à nona costelas, e é limitado cranialmente pelo limite caudal do campo pulmonar; nessa região, o omaso toca, em extensão variável (um a três palmos da mão), o diafragma e a parede torácica lateral (Fig. 257). A forte *palpação por pressão* com as juntas dos dedos ou as protuberâncias das mãos ocasionalmente permite constatar aí uma sensibilidade localizada à pressão em caso de afecção do omaso; à palpação com balotamento, às vezes até se pode sentir o contragolpe do órgão patologicamente endurecido ("paresia do omaso", impactação do omaso, omaso ressecado). Durante a prova do bastão, o omaso fortemente aumentado de tamanho e endurecido pode causar um golpe ou uma batida na região xifóide, acompanhado de gemido, perceptíveis quando a prova é executada de

---

Exame do suco ruminal II (Prancha 10)

a. Prova do azul de metileno para determinação do potencial redox e, com isso, da atividade da microbiota ruminal (da esquerda para a direita: tubinho de controle sem adição de azul de metileno; tubinho com 1 ml de solução de azul de metileno a 0,03%; suco ruminal com adição da mesma quantidade de azul de metileno e misturado; redução do azul de metileno terminada, isto é, descoloração completa do tom azul, com exceção do anel azul estreito na superfície da amostra exposta ao oxigênio do ar)

b, c, d. Esfregaços de suco ruminal (coloração de Gram, aumento de 1.500 vezes):
    b. Microbiota ruminal em animal alimentado com ração à base de feno e concentrado: predominantemente cocos e bastonetes Gram-negativos; como bactérias principais formando roseta Gram-positiva, estreptococos Gram-positivos grandes, formas ovais Gram-lábeis e Gram-positivas, selenomonadas Gram-lábeis etc.
    c. Microbiota ruminal após administração de elevado teor de amido: microbiota predominantemente de Gram-negativos, relativamente uniforme, composta de bastonetes (curtos ou longos), cocos e selenomonadas em percentagem comparativamente alta de cocos e bastonetes Gram-positivos
    d. Microbiota ruminal na "acidose ruminal" aguda em conseqüência de ingestão excessiva de concentrado (fermentação de ácido láctico): microbiota Gram-negativa acima da qual cresceram germes Gram-positivos (lactobacilos)

e. Teor de infusórios (gota embaixo de lamínula, aumento de 80 vezes): infusórios pequenos, médios e grandes em densidade moderada

Prancha 10

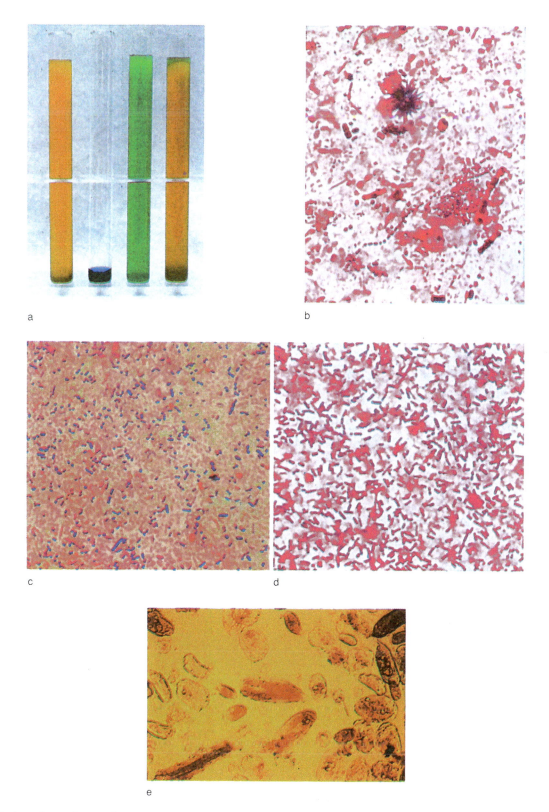

a

b

c

d

e

Prancha 10. Ver legenda na pág. anterior.

forma mais oscilante. A *percussão dolorosa* (Seção 6.7) do omaso em geral fornece resultados mais claros do que a palpação profunda. À *percussão sonora*, normalmente pode-se detectar, sobre o campo de projeção do omaso, um som mate (Fig. 273), cuja diferenciação clara do som de percussão dos órgãos adjacentes (fígado, Seção 7.8; pulmão, Seção 6.13; abomaso, Seção 7.6; intestinos, Seção 7.7) pode ser muito difícil. Quando o omaso está patologicamente aumentado de tamanho, tanto o volume da região de macicez quanto a intensidade do som mate aumentam, ao passo que, em caso de omaso diminuído de tamanho ou afastado da parede torácica, o campo de macicez está ausente.

Os ruídos crepitantes do omaso, que ocorrem no ritmo das concentrações do retículo, não podem ser sempre percebidos na *auscultação* no centro do campo do omaso e também não são sempre diferenciados dos fortes ruídos dos outros proventrículos. Na estenose gástrica funcional anterior, às vezes podem ser ouvidos ruídos de líquido na região do omaso, em lugar da crepitação. Porém, todos os achados de auscultação apurados no omaso devem ser avaliados diagnosticamente com cuidado, segundo a experiência.

Precaução correspondente também vale para a *prova funcional da goteira esofágica, do orifício* e *da ponte do omaso* por administração ou injeção de estimulante de reflexo (Seção 15.2) e auscultação dos ruídos borbulhantes do omaso e do abomaso. Essa prova ganha força de informação quando, à solução salina, é adicionado um corante ou pó de carvão e a passagem do líquido é testada dois a três minutos depois, por punção do abomaso (Seção 7.6) (Slanina e Gdovin, 1963). Como o fechamento da goteira esofágica não pode ser sempre detonado em animais doentes ou mais velhos, também não se pode concluir com segurança, a partir de um resultado negativo da punção, que o orifício e a ponte do omaso não têm mais capacidade funcional.

A *punção do omaso* é realizada com uma agulha de 15 a 18 cm de comprimento, inserida no nono espaço intercostal, na altura da articulação do ombro e a uma profundidade de 10 a 15 cm. Então, normalmente, a agulha faz movimentos rotativos irregulares, os quais estão diminuídos ou ausentes nos casos de alteração da motilidade do omaso (Slanina e Rossow, 1964). Além disso, pode-se medir a pressão necessária para injetar líquido no omaso por esta agulha. Em experiências de Kovacs, Szokoloczy e Feher (1968), foi preciso empregar uma pressão de 2,6 kp em animais saudáveis e 8 a 12 kp em pacientes com obstrução do omaso.

No contexto de uma *ruminotomia exploradora* (ver anteriormente nesta Seção), a metade da superfície do omaso é palpável através do retículo e de ambos os sacos cegos anteriores do rúmen. Por meio de uma *laparotomia pelo lado direito* (Fig. 302), três quartos do omaso podem ser palpados, em parte através do recesso supra-omental e, em parte, por entre o omento e a parede abdominal direita. Deve-se prestar atenção a seu tamanho, sua consistência, sua sensibilidade e eventuais aderências (fibrinosas e fibrosas) com os órgãos adjacentes. O omaso saudável tem o tamanho de uma cabeça até uma bola de futebol, consistência firme pastosa, podendo ser amassado sem força especial, e é insensível. Desvios moderados de tamanho não têm grande importância, quando não coincidem com alterações notáveis de consistência. Na chamada "paresia do omaso", o órgão está endurecido (contração espástica?), não pode ser amassado ou apenas um pouco e é muito doloroso; durante a estenose gástrica funcional anterior, o omaso fica extremamente flácido, pequeno e macio. Em caso de dilatação primária (?), assim como após impactação retrógrada resultante da estenose pilórica funcional, o omaso pode atingir o tamanho de uma "bola de basquete". No deslocamento do abomaso, em geral o omaso está mais macio do que o normal, deformado por alongamento e, muitas vezes, incluído no deslocamento ou na torção. Uma raridade extraordinária é o timpanismo do omaso, caso em que está dilatado, em forma de balão e repleto de gás.

O *conteúdo do omaso* pode ser colhido durante uma ruminotomia, inserindo-se dois ou três dedos através do orifício retículomasal e desprendendo cuidadosamente o omaso, que pode ser examinado minuciosamente fora do animal; o conteúdo normalmente é castanho escuro-esverdeado, quase seco e farelento; partes grosseiras de alimento não-digerido, como também massas pastosas até líquidas, no omaso significam achados patológicos. Desde que se possa obter conteúdo do omaso livre de suco ruminal, a determinação do teor de matéria seca pode oferecer indícios diagnósticos; este importa normalmente 15 a 33% (SWARBRICK e Wilkins, 1967), em média 19,9% (Kovacs e colab., 1968); no caso de secagem do omaso ("omaso ressecado"), porém, em média é de 37,7%.

7.6 Abomaso (coagulador)

O exame clínico do *estômago glandular* do bovino adquiriu considerável importância à medida que o conhecimento sobre seus vários distúrbios aumentou.

Topografia. O abomaso, munido com dobras de mucosa em forma de folhas e com decurso espiral, tem, no bezerro recém-nascido, o dobro do tamanho do rúmen; com três meses (com administração de alimento fibroso), apenas a metade do rúmen e, no animal adulto, aproximadamente só um nono do volume ruminal (10 a 15 litros). Logo, o seu *campo de projeção* na parede abdominal ventral é variável de acordo com a idade, ainda mais sendo influenciado cranialmente pelas contrações do retículo e caudalmente durante a prenhez adiantada pelo útero que vem bem para a frente (Fig. 258); enquanto o abomaso cobre, no bezerro jovem, grande parte do assoalho do abdome, o arco costal até pouco antes da pelve, no animal adulto ele se estende apenas até um plano transversal pelas primeira e segunda vértebras lombares. A parte do fundo se encontra na região xifóide, isto é, com sua maior parte à esquerda da linha média; na frente, ele atinge o retículo, estendendo-se então parcialmente sob o saco cego anterior ventral do rúmen e cruza, passando em torno do omaso, a linha média da esquerda para a direita na região do umbigo ou pouco antes. Depois de uma dobra em forma de L, o abomaso passa a sua parte pilórica bastante adelgaçada e de percurso mais transversal, que sobe para dorsal na região do arco costal direito e desemboca no duodeno (Fig. 234). Na

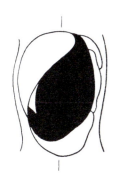
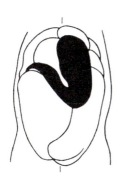
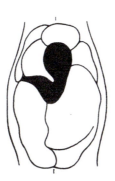
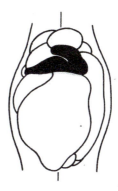

Fig. 258 Campo de projeção do abomaso no bovino (visão ventral; desenho retirado de reproduções de Lagerlöf, 1930); da esquerda para a direita: bezerro recém-nascido, bezerro com três meses de idade, vaca com cinco anos de idade não-prenhe e vaca com sete anos de idade em prenhez adiantada.

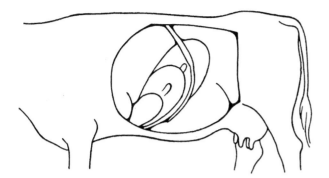

Fig. 259 Esquema das posições topográficas no deslocamento do abomaso para a esquerda (deslocamento leve, moderado e grave).

dilatação simples do abomaso (em conseqüência de estenose pilórica funcional ou mecânico-anatômica e outras), o abomaso permanece na sua posição ventral, estendendo-se meramente mais ou menos em direção caudal. No deslocamento patológico, porém, o órgão dilatado repleto de gás e líquido avança para cima pelo lado esquerdo do rúmen (deslocamento do abomaso para a esquerda, Fig. 259), ou sobe entre a parede abdominal direita e o mesentério intestinal, em direção ao flanco (deslocamento do abomaso para a direita; Fig. 260). No último caso, o deslocamento pode-se desenvolver para uma torção para a esquerda ou para a direita (deslocamento do abomaso para a direita, com torção para a esquerda ou direita).

Fisiologia. Em bezerros, as glândulas gástricas secretam uma enzima específica (quimosina ou renina), responsável pela clivagem hidrolítica da proteína do leite em paracaseína e albuminose do soro; a paracaseína se liga a sais de cálcio e forma o complexo insolúvel paracaseína-cálcio (precipitação da caseína do leite no abomaso). As demais clivagens de proteínas são feitas pela pepsina, secretada como pró-fermento e ativada pelo ácido clorídrico, igualmente secretado pela mucosa do abomaso. No abomaso, as proteínas são reduzidas em albumoses e, então, em peptonas; pelo refluxo de lipases dos intestinos, aí já pode ser iniciada a dissociação dos lipídios (em glicerina e ácidos graxos); no conteúdo do abomaso de bezerros recém-nascidos, encontrou-se também amilase após a ingestão de colostro (Cakala, 1985). Ácidos graxos de cadeia curta, bem como os produtos finais da digestão de proteína, são absorvidos de certa maneira pela mucosa do abomaso. Em conseqüência do fluxo contínuo de conteúdo proventricular levemente ácido ou neutro, o pH do conteúdo do abomaso oscila entre 2,0 e 4,5; na maioria dos casos, é mais alto na parte fúndica do que na pilórica. Os movimentos do abomaso são constatados por meio de radioscopia ou miografia e compreendem oscilações no tônus, contrações anulares e ondas peristálticas bem mais fracas na parte fúndica do que na final.

Patologia. O abomaso participa sintomaticamente não apenas das graves indigestões alimentares dos proventrículos, mas também da maioria das doenças inflamatórias intestinais. Portanto, nas afecções consideradas na prática como "enterites", trata-se na realidade, muitas vezes, de abomasoenterites, o que deve ser levado em consideração em termos diagnósticos e terapêuticos. Por outro lado, as doenças idiopáticas do abomaso não raras vezes têm efeito perturbador sobre as funções proventriculares; isto vale particularmente para as obstruções de passagem na região abomasointestinal, acompanhadas por refluxo ou transbordamento do conteúdo do abomaso para o espaço reticulorruminal.

O *exame* do abomaso inclui a inspeção externa ou a inspeção laparoscópica, a palpação externa, assim como auscultação, percussão, punção e radiografia. No abomaso saudável, em geral podem ser obtidos apenas resultados pouco característicos pelos métodos mencionados, ao contrário da palpação direta através de uma laparotomia ou ruminotomia exploradora; muitas vezes, porém, esses métodos de exame proporcionam resultados patognomônicos em estados anormais de plenitude e na posição anormal do abomaso.

Inspeção externa. Oportunamente, pode-se observar, na região hipocondríaca direita e atrás dela, uma tumefação do abdome mais ou menos pronunciada, em conseqüência de sobrecarga patológica do abomaso (impactação de alimento fibroso não-digerido, estenose pilórica mecânica ou funcional em animais mais velhos; Figs. 261 e 297/k). Bem mais nítida, assim como mais estendida em direção caudal e dorsal, aparece a assimetria do contorno abdominal nas diversas formas de deslocamento do abomaso para a direita em bovinos adultos (Figs. 260 e 297/i), assim como de timpanismo do abomaso em bezerros. Em contraste, nos pacientes com deslocamento do abomaso para a esquerda, este em geral é acompanhado pela maior protuberância da parede abdominal esquerda e pelo arqueamento dorsal das costelas abdominais esquerdas (Figs. 259, 263 e 276/f). Quando o abomaso deslocado se estende para cima além da última costela, seu cume pode tornar-se visível como tumefação hemisférica até na parte anterior da fossa paralombar. Às vezes, o abomaso dilatado preenche toda a fossa paralombar, de maneira que a aparência

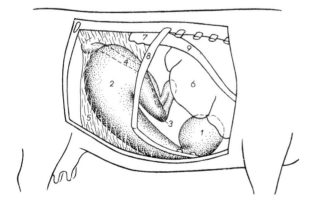

Fig. 260 Esquema das posições topográficas em caso de deslocamento do abomaso para a direita (desenho retirado de modelo de Espersen, 1961): 1 = omaso; 2 = abomaso dilatado, que subiu até o flanco direito; 3 = piloro; 4 = duodeno; 5 = omento maior; 6 = fígado; 7 = rim direito; 8 = última costela; 9 = cúpula do diafragma.

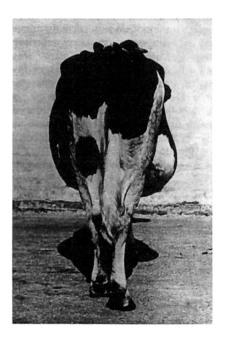

Fig. 261 Distensão da parede abdominal direita ventral em caso de dilatação e sobrecarga simples do abomaso (ver também Fig. 297 k).

externa, à primeira vista, faz com que se pense em timpanismo ruminal.

Palpação. Em um bezerro contido em decúbito lateral, o abomaso pode ser sentido *através da parede abdominal*, principalmente quando anormalmente cheio e desde que a parede não esteja tensa pela dor; assim, podem ser detectados corpos estranhos dentro do abomaso (bolas de pêlo etc.), principalmente com palpação profunda usando as duas mãos. Em bovinos mais velhos, podem ser constatadas alterações patológicas do abomaso por palpação, somente com a parede abdominal relaxada, não muito espessa e com a existência de claros desvios. Por exemplo, animais com abomasite pronunciada ou úlcera gástrica profunda mostram, no campo de projeção do abomaso, sensibilidade à pressão durante palpação profunda; outrossim, pode-se sentir, em caso de depósito de areia no abomaso, uma crepitação eventual, semelhante à "compressão da neve para formar uma bola" na região entre a cartilagem xifóide e o umbigo, desde que a quantidade de geossedimento ultrapasse 5 kg (Fig. 262). A palpação profunda com ambos os punhos, feita de sopetão, pode provocar o recuo do abomaso endurecido por acúmulo de areia, impactação ou leucose. Em casos muito raros, quando o cume do abomaso repleto de gás sobressai do arco costal direito ou esquerdo devido ao deslocamento grave, pode-se sentir uma tumefação tensa elástica hemisférica na região anterior do flanco. *Pelo reto*, o abomaso deslocado para a direita com grau de deslocamento pequeno pode ser sentido apenas com as pontas dos dedos, como um balão tenso no quadrante dorsal direito da cavidade abdominal, enquanto em estágios mais adiantados de extensão o abomaso dilatado às vezes pode ocupar toda a metade direita do abdome até a pelve (Fig. 260). No deslocamento do abomaso para a esquerda, o cume do órgão é alcançável apenas pelo reto, quando o abomaso deslocou-se para cima e para trás até além do flanco esquerdo (Fig. 259). A palpação direta do abomaso no contexto de uma *laparotomia* ou *ruminotomia exploradora* é mencionada nas Seções 7.5 e 7.9.

Percussão. Os contornos do abomaso não podem ser apurados com segurança por percussão sonora quando o órgão está em posição normal; o som subtimpânico até moderadamente mate perceptível no seu campo de projeção cede a uma macicez extensa no caso de sobrecarga do abomaso. Quando o abomaso

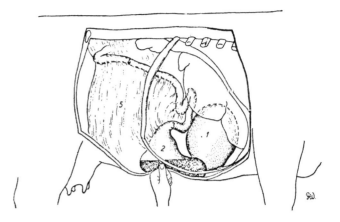

Fig. 262 Palpação profunda da região xifóide direita para verificar a presença de areia no abomaso (segundo Svendsen, 1966): 1 = omaso; 2 = abomaso; 3 = piloro; 4 = duodeno; 5 = omento maior; 6 = geossedimento.

está deslocado para a esquerda, a percussão revela um som timpânico em uma região de tamanho variável, dependendo do seu conteúdo gasoso, em geral obliquamente oval, na metade da altura da parede abdominal esquerda (Fig. 263). O som se estende cranialmente até o campo pulmonar e caudalmente até o arco costal ou mesmo além. À percussão forte dessa região com um plessímetro e um martelo leve, o paciente muitas vezes manifesta ligeira dor. Achados similares de percussão podem ser levantados também em animais com deslocamento simples do abomaso para a direita, em que o som de batida se torna timpânico atrás do campo hepático, que aparece geralmente diminuído, e passa para uma macicez quase completa ao longo de uma linha horizontal que corre pela junção costocondral da última costela. A *percussão dolorosa* do abomaso não deslocado é nitidamente positiva, principalmente quando o peritônio parietal também está envolvido no processo patológico; a região sensível, porém, muitas vezes não está claramente localizada, de maneira que a diferen-

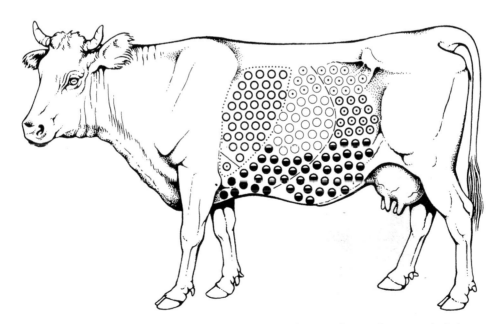

Fig. 263 Distribuição das qualidades sonoras obtidas à percussão sonora na parede corporal esquerda em caso de deslocamento grave do abomaso para a esquerda (ver também Quadro 10): ○ = campo pulmonar (som pulmonar claro); ◉ = coração ou, respectivamente, região ruminal com conteúdo fibroso (macicez relativa); ⊙ = bolha de gás dorsal no rúmen (não está sob pressão: som subtimpânico); ○ = bolha de gás no abomaso deslocado (sob tensão: som timpânico); ● = região do abomaso deslocado e do rúmen contendo líquido (macicez elevada, mas não completa).

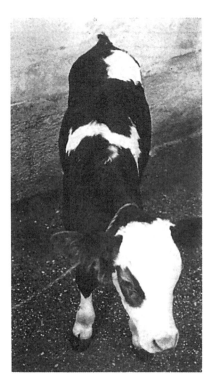

Fig. 264 Deslocamento do abomaso para a esquerda em bezerro; distensão da parede abdominal esquerda com fossa paralombar "preenchida".

ciação entre afecções dolorosas de retículo, omaso ou fígado se torna difícil. Às vezes, o martelo encontra uma resistência notavelmente dura à percussão dolorosa do campo do abomaso, em comparação com a parede abdominal geralmente mais elástica; este achado deve ser avaliado como indício de espessamento forte (leucose) ou um depósito maciço de areia no abomaso.

Auscultação. Pouco se sabe a respeito dos ruídos normais do abomaso; eles podem ocupar uma posição intermediária entre o ruído de crepitação do omaso e os ruídos do peristaltismo intestinal. Achados de auscultação valiosos e, geralmente, patognomônicos, porém, podem ser levantados em caso de deslocamento do abomaso para a esquerda; primeiro, deve-se constatar, no contexto da "auscultação dupla" do rúmen (Seção 7.5), que podem ser ouvidos ruídos ruminais na fossa paralombar, enquanto mais para a frente, na parede abdominal sustentada por costelas, reina silêncio notável. Durante a auscultação minuciosa de vários minutos, podem ser ouvidos, nesse caso, sons claros metálicos e agudos provenientes do abomaso, quase como se uma pipeta repleta de líquido fosse esvaziada em um recipiente cheio com água até a metade, a intervalos irregulares e de volume variável. Ruídos similares podem ser provocados colocando a cabeça do fonendoscópio na parede abdominal esquerda (em diversos lugares), ou melhor, no centro da região determinada pela percussão como timpânica, colocando-se, ao mesmo tempo, a parede abdominal em vibração através de empurrões com o punho direito *("auscultação com balotamento");* durante esse procedimento, pode ser ouvido um chapinhar de líquido seguido de um eco semelhante ao de um sino (Fig. 266). Um fenômeno sonoro similar, de tom mais curto, chamado "efeito da cinta de aço" (Breukink e Kronemann, 1963), pode ser provocado por batidas na parede abdominal ao redor da área da cabeça do fonendoscópio com auxílio do cabo do martelo, das juntas dos dedos ou batendo-se com as pontas dos mesmos (Pinsent, Neal e Ritchie, 1961; Fig. 265). A elevação e a queda alternadas desse som metálico, "similar ao das notas de uma escala musical", percebido à *"auscultação com percussão"*, resulta das diferenças de tensão na parede do abomaso (contrações do abomaso ou efeito de pressão do rúmen adjacente?); a presença desse fenômeno permite a delineação de ruídos similares produzidos pelo rúmen repleto de líquido ou por pneumoperitônio. Porém, os sons de campainha só são patognomônicos de deslocamento do abomaso quando também forem audíveis movimentos ruminais na região caudal. Do contrário, as doenças incluídas no Quadro 40 devem ser levadas em consideração no diagnóstico diferencial e, para maior esclarecimento, devem ser colhidas as amostras indicadas no mesmo quadro. Os sons metálicos agudos típicos de deslocamento do abomaso para a esquerda podem ser ouvidos durante o deslocamento para a direita com auxílio da auscultação com balotamento realizada no lado direito apenas no início da

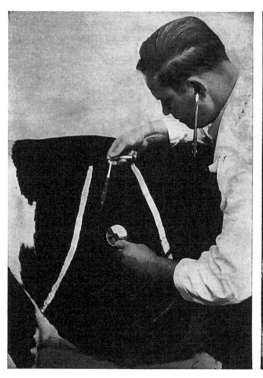
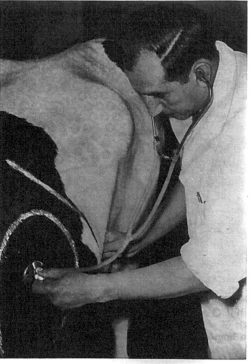

Figs. 265 e 266 Auscultação com percussão (à esquerda) e auscultação com balotamento (à direita) para verificar o som metálico (cuja tonalidade se altera de acordo com a pressão interna do abomaso quando o rúmen ainda está trabalhando) audível na região da bolha de gás do abomaso deslocado para a esquerda (ver Figs. 259 e 263).

Quadro 40 Avaliação diagnóstica diferencial e esclarecimento dos achados auscultatórios na região da parede abdominal esquerda do bovino

Achado auscultatório na parede abdominal sustentada por costelas	na região da fossa paralombar	Significado (causa)	Exames auxiliares a serem realizados para o esclarecimento
Ruídos ruminais	Ruídos ruminais	Abomaso deslocado só levemente para a esquerda	Repetição da auscultação "dupla" dentro de 24 horas ou em caso de nova recaída do quadro patológico
Som metálico com tonalidade variável	Ruídos ruminais	Deslocamento do abomaso para a esquerda	Desnecessários
Som metálico	Silêncio	Deslocamento leve a moderado do abomaso para a esquerda, com o rúmen em repouso	Auscultação com balotamento e percussão bilaterais, insuflar ar através de sonda nasoesofágica com simultânea auscultação pela esquerda, exploração retal da cavidade abdominal, injeção de carbocol para estimular a motilidade ruminal e conseqüente auscultação "dupla", novo exame após 24 horas, punção do abomaso e/ou da cavidade abdominal, laparoscopia, laparotomia exploradora
Som metálico	Som metálico	Deslocamento grave do abomaso para a esquerda — ou rúmen vazio em repouso com parede tensa — ou acúmulo de gás/ar na cavidade abdominal livre (pneumoperitônio) — ou porções intestinais repletas de gás deslocadas — ou abscesso intraperitoneal contendo gás (em certas circunstâncias, também subdividido)	

afecção; mais tarde, falta ao chapinhar a ressonância similar a um sino; nessa afecção, quase o mesmo ocorre com o efeito em "fita de aço".

Deslocamentos do abomaso podem ocorrer em bezerros já nas primeiras semanas de vida. Os ruídos de chapinhar e os sons metálicos provocados no lado esquerdo por auscultação com balotamento e por auscultação com percussão são amplamente similares àqueles que podem ser provocados com a mesma técnica de exame no rúmen, que contém apenas líquido e gás. Para o esclarecimento diagnóstico diferencial, estão em questão as seguintes medidas:

▷ Palpação do rúmen por ventrolateral e ventral para detectar a existência de conteúdo sólido, o que, via de regra, exclui a possibilidade de os ruídos de chapinhar serem originários do rúmen.
▷ Sondagem do rúmen para verificar a saída de gases, o que indica que a tumefação presente no flanco esquerdo de fato provém de timpanismo ruminal; em seguida, controlar, por auscultação, o desaparecimento (ruídos são originários do rúmen) ou a continuação dos ruídos suspeitos (então, provavelmente, deslocamento do abomaso).
▷ Rolar o animal, pelo dorso, do decúbito lateral esquerdo para o direito (várias vezes), com massagem do abdome e subseqüente controle auscultatório, para verificar se os sons metálicos desapareceram (= reposição do abomaso que estava deslocado). Observar a persistência desses ruídos, porém, não exclui um deslocamento do abomaso, visto que o abomaso pode estar fixado no lado esquerdo por aderências.
▷ Colheita de suco ruminal, bem como punção do órgão posicionado no lado esquerdo da parede abdominal, na altura do ruído de chapinhar; comparação do líquido obtido; sensorialmente, valor pH (suco ruminal, > 6,0; suco do abomaso, < 6,0), teor de cloreto (rúmen, < 60 mmol/l; abomaso, > 90 mmol/l; teores altos de Cl$^-$ em ambos os substratos indicam refluxo abomasorruminal; ver a seguir, na Seção 5 e no Quadro 36).

Colheita e exame do suco do abomaso. Em *bezerros lactentes,* pode-se tentar sondar o abomaso aproveitando o reflexo da goteira esofágica (Seção 7.2) e aspirar líquido dele (Simonov e Musins-

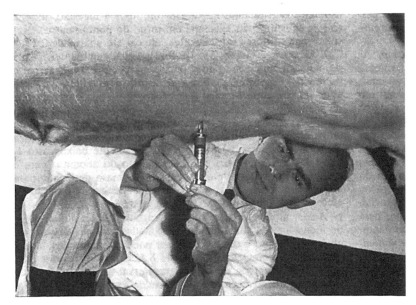

Fig. 267 Punção do abomaso não-deslocado: posição do ponto de introdução da agulha e sucção do material puncionado.

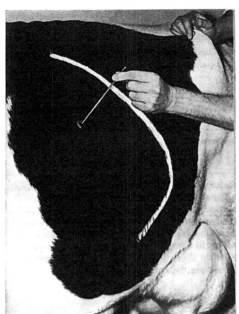
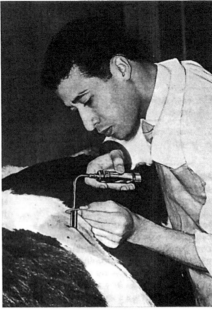

Figs. 268 e 269 À esquerda, punção do abomaso em caso de suspeita de deslocamento do órgão para a esquerda; à direita, laparoscopia simples com auxílio do mandril de um trocarte e uma fonte luminosa pequena para detectar a presença de deslocamento do abomaso para a esquerda.

ky, 1968). Para esta finalidade, introduz-se um tubo macio de borracha, com 6 a 8 mm de diâmetro e 100 a 120 cm de comprimento, pelo meato nasal ventral, primeiro até a metade do comprimento da porção cervical do esôfago. Em seguida, dão-se ao animal, por meio de mamadeira, 100 a 300 ml de leite à temperatura corpórea ou solução salina fisiológica (0,9% e mais). Durante a deglutição, a sonda deve deslizar (com auxílio manual) através da goteira esofágica fechada para o abomaso. O método, portanto, pressupõe pleno funcionamento do reflexo de sucção e da goteira esofágica, limitando, conseqüentemente, seu emprego. O abomaso, tanto de bezerros quanto de bovinos adultos, pode ser *puncionado* com uma cânula de 4 a 8 cm de comprimento e de diâmetro suficiente — dependendo do tamanho do animal —, inserida eqüidistante entre a cartilagem xifóide e o umbigo (Fig. 267). Se o líquido não gotejar, o suco do abomaso deve ser aspirado por meio de uma seringa. Quando há suspeita de *deslocamento do abomaso para a esquerda*, a punção é realizada na metade inferior da área de percussão timpânica, usando-se uma agulha de 6 a 12 cm de comprimento e 1 mm de espessura, dependendo do tamanho do animal, inserida em direção cranio-ventral (Fig. 268); no bovino adulto, em geral se penetra no órgão deslocado um pouco acima da metade do penúltimo espaço intercostal. Na suspeita de deslocamento para a direita, a escolha do local de punção depende do achado da auscultação com percussão; Loje (1948) recomenda inserir a agulha entre as extremidades distais das 10.ª e 11.ª, ou 11.ª e 12.ª costelas.

Exame do suco do abomaso ou punção do abomaso. As funções motoras e secretoras do abomaso — particularmente em bezerros e ovinos — têm sido objeto de exames experimentais nas últimas duas décadas, porém um diagnóstico funcional útil em termos clínicos e práticos (mediante medições contínuas) ainda não foi desenvolvido. Para o exame clínico do suco do abomaso, em geral servem, portanto, amostras individuais obtidas por punção. Durante a avaliação, é primordial identificar a amostra puncionada como sendo suco do abomaso para reconhecer assim um eventual deslocamento do órgão. Durante a avaliação do material puncionado do abomaso, deve-se levar em consideração que sua consistência em bezerros lactentes depende essencialmente se, quando, quanto e que tipo de líquido correu pela goteira esofágica para o abomaso; em bovinos que ruminam, ao contrário, têm influência a qualidade dependente da alimentação e a quantidade do conteúdo ruminal que, normalmente, passam continuamente. O material puncionado é examinado quanto aos seguintes critérios: cor, odor, viscosidade, substâncias estranhas, valor do pH (acidez atual), acidez de titulação, teor de cloreto e capacidade de digestão, como veremos a seguir.

▷ *Cor, odor, viscosidade.* No bezerro lactente, o material normal puncionado do abomaso tem uma cor acinzentada-leitosa, no bovino ruminante é verde-oliva a cinza, com odor ácido insosso e consistência aquosa até espessa. No deslocamento do abomaso para a esquerda, o material puncionado é mais amarelo-leitoso a esverdeado e tem odor nitidamente ácido (Prancha 11/b). Em caso de deslocamento do abomaso para a direita, o achado varia de acordo com a duração e o grau do deslocamento ou torção: enquanto o suco do abomaso aspirado no início corresponde ao do deslocamento para a esquerda, ele é castanho-escuro a oliva e cheira a cola de marceneiro (Prancha 11/c) em estágio mais avançado, particularmente na torção grave do órgão. Coloração vermelho-ferrugem indica hemorragia do abomaso; cor esverdeada, impureza biliar; acúmulo de areia é reconhecível à aspiração do suco, por ruído de ranger e saída de grãos finos de areia.

▷ *Acidez atual/valor do pH.* Como se podia constatar pelo método radiotelemétrico (com auxílio da cápsula de Heidelberg), o valor do pH aumenta para mais de 4 ou até 5 no abomaso de bezerros lactentes (duas semanas de idade) com reflexo da goteira esofágica funcionando imediatamente após a ingestão de leite (2 l de substituto do leite; pH em torno do ponto neutro). Nas três a quatro horas subseqüentes, ele cai até abaixo de 2 (Fig. 270; Gränzer e Groth, 1974). Em bovinos ruminantes, o pH do material puncionado do abomaso oscila entre 2 e 4; na parte do fundo, ele geralmente fica — de acordo com o pH e a quantidade do conteúdo ruminal que progrediu — mais alto do que na parte pilórica. Valores mais altos de pH (entre 5 e 7) podem ser observados na hemorragia do abomaso, na impureza biliar ou na abomasite crônica atrófica (em conseqüência da presença de vermes estomacais) e valores relativamente baixos, isto é, entre 1,1 e 2,5 no caso de deslocamento do abomaso para a esquerda; no material puncionado do abomaso deslocado para a direita, o valor do pH oscila, na dependência da duração da afecção e do grau da torção (estase), entre 1,6 e 8,3.

▷ *Acidez titulável.* Duas gotas do reagente Töpfer e duas gotas de indicador fenolftaleína são adicionadas a 10 ml de suco do abomaso filtrado e diluído com um pouco de água destilada e titulados com NaOH n/10 (até pH 6,2, bem como adiante até pH 8,5 → alteração da cor); determinam-se assim o teor de ácido clorídrico e a acidez total em unidades clínicas (UC). Exa-

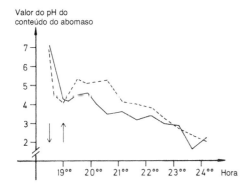

Fig. 270 Variação do pH, medido telemetricamente, no conteúdo do abomaso de dois bezerros lactentes após a administração de substituto do leite (pH ~ 7,0). ↓ = administração de 1 l de substituto de leite junto com um sensor (cápsula de Heidelberg). ↑ = ingestão subseqüente de 2 l de substituto de leite (Gränzer e Groth, 1974).

mes acidimétricos em série (com incentivo da secreção no estômago vazio) executados dessa maneira para a verificação da função secretora, como são efetuados no ser humano e no cão, só podem ser considerados para o bezerro lactente. Mas, mesmo nestes últimos, deve-se contar com maior passagem do conteúdo proventricular, limitando o valor expressivo de tais determinações. Porém, a apuração da acidez total pode servir para a determinação da origem do material puncionado, visto que, em geral, a acidez total do suco do abomaso fica acima de 30 UC (até acima de 100 UC), enquanto a do suco ruminal normal fica abaixo de 30 UC (exceções: acidose, refluxo). A acidimetria de titulação hoje em dia é amplamente substituída pela determinação do valor do pH e do teor de cloreto, bem como das concentrações de ácidos graxos de cadeia curta e ácido láctico.

▷ *Teor de cloreto*. Os valores normais no suco do abomaso de bovinos ruminantes oscilam entre 100 e 135 mmol/l ($\bar{x}$ 124 mmol/l, s = 5,6; Aksoy, 1981). No abomaso deslocado, a concentração pode subir até 155 mmol/l. A determinação é feita por colorimetria, por meio de medidor de cloreto, às vezes também por mercuriometria (ver também Seção 7.5).

▷ *Atividade digestiva*. Na literatura mais antiga, diversos métodos semiquantitativos foram descritos, como os de Hoflund (1940) e Von Hunt (1948). Para o diagnóstico rotineiro, eles podem ser considerados somente em casos especiais. Também a determinação da atividade do pepsinogênio no soro ou plasma sanguíneo ainda fica reservada, atualmente, a indicações especiais. Na lesão das células parietais da mucosa do abomaso, a ativação do pepsinogênio diminui com produção decrescente de ácido clorídrico e o valor crescente do pH no conteúdo gástrico, de maneira que o teor de pepsinogênio no sangue aumenta temporariamente. É evidente que substâncias nocivas ou influências inibidoras têm o mesmo efeito, i.e., atacam as células secretoras de pepsinogênio.

A *inspeção do abomaso pela laparoscopia* está restrita aos casos nos quais a suspeita de deslocamento do abomaso para a esquerda ou direita não é esclarecida de maneira mais simples. Após um pneumoperitônio ou equiparação da pressão por meio de uma agulha hipodérmica inserida nos flancos esquerdo ou direito, insere-se um trocarte de endoscópio de 12 mm de diâmetro no ângulo entre a última costela e os processos transversos da vértebra lombar. Em seguida, inspeciona-se com o endoscópio introduzido ou um bastão de iluminação (Fig. 269) a fenda entre o rúmen e a parede abdominal esquerda ou entre a parede abdominal direita, o omento e o mesentério intestinal (Prancha 11/a). Esse método de exame permite não apenas a comprovação ou exclusão de um deslocamento do abomaso, mas também fornece informação sobre o grau de deslocamento, bem como sobre a eventual existência de aderências peritoneais.

A *radiografia* do abomaso de bezerros (Figs. 271 e 272) pode representar um auxílio diagnóstico valioso, desde que se disponha de equipamento bem aparelhado e se tenha experiência radiológica (Nagel, 1964).

O *controle das fezes* (Prancha 12) também permite conclusões sobre alterações patológicas do abomaso. Assim, as fezes muitas vezes apresentam consistência pastosa — como revestidas de uma película oleosa — e com as partículas fibrosas bem digeridas (cominutadas) em casos de deslocamento do abomaso à esquerda ou à direita, este último quando não acompanhado por torção. Na abomasite grave, às vezes as fezes não estão misturadas uniformemente, mas contêm condensações "emaranhadas" do tamanho de uma avelã ou uma noz, mas com muco abundante (consistência viscosa: "fezes de duas consistências"). Em caso de úlceras hemorrágicas, os excrementos apresentam cor castanha a negra como alcatrão (melena) e odor fétido; este sangue "oculto" pode ser verificado pelo teste de Sangur[22] ou hemo Fec[21] (Seção 7.7). Finalmente, nas fezes de pacientes com vermes estomacais, podem ser detectados os ovos dos parasitas (Seção 7.7).

No contexto de uma *laparotomia exploradora* executada no bovino em estação, o abomaso é acessível à palpação direta dentro do recesso intestinal, colocando-se a mão pelo flanco esquerdo por sobre o rúmen; quando introduzida pelo flanco direito, a mão alcança diretamente o abomaso, avançando em direção cranioventral e acompanhando a parede abdominal. No animal sau-

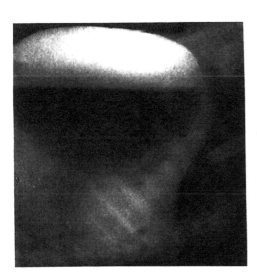
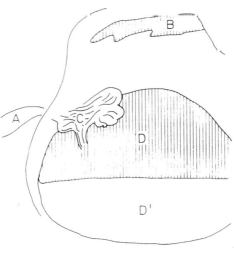

Figs. 271 e 272 Radiografia (à esquerda) e desenho explicativo (à direita) dos proventrículos e do abomaso de um bezerro com 14 dias de vida, imediatamente após a ingestão espontânea de meio de contraste (visão pela esquerda; distância entre foco e filme, 120 cm, 66 kV/16 mA): A = esôfago; B = curvatura dorsal do rúmen; C = sulco do omaso; D = cúpula de gás no abomaso; D' = conteúdo do abomaso (piloro ainda fechado).

dável, a parte do fundo está preenchida por um conteúdo líquido a pastoso e a parte pilórica por conteúdo de consistência mais pastosa a espessa; a parede do abomaso é flácida e macia, ficando com consistência firme apenas na região pilórica (= protuberância pilórica). Além das alterações patológicas da posição, podem ser apuradas por palpação derivações de quantidade e consistência do conteúdo (corpos estranhos, areia), áreas de parede mais espessa ou notavelmente fina (a primeira em casos de leucose ou edema e a última em úlceras), sensibilidade à dor, aderências e espessamento na inserção do omento (leucose, flegmão ou necrose do tecido adiposo). Durante a *ruminotomia exploradora*, o abomaso pode ser palpado através do saco ventral do rúmen; examinadores com braços longos e mãos não muito grandes muitas vezes conseguem explorar o interior do abomaso pelo orifício reticulomasal, em particular quando o acesso é facilitado por liberação do reflexo da goteira esofágica (Seções 7.2 e 15.2).

7.7 Intestinos

Topografia. Os intestinos do bovino ficam dentro do recesso intestinal, com exceção do duodeno, que fica dentro do folheto parietal do omento maior. As alças intestinais ocupam os dois terços posteriores do lado direito da cavidade abdominal, de onde se deslocam — de acordo com o estado de enchimento do rúmen — da linha média para a direita; durante a prenhez, pelo crescente aumento do útero, ficam cada vez mais afastadas da parede ventral do abdome (Prancha 8/b).

Fisiologia. A digestão enzimática do alimento, que se iniciou no abomaso, continua no intestino delgado, com o auxílio das secreções pancreáticas, hepáticas e das glândulas intestinais. A digestão intestinal enzimática do bezerro desenvolve-se nas primeiras semanas de vida, após a ingestão de nutrientes, exigindo clivagem nesta região (dissacarídios, amido, lipídios). Primeiro, só a lactase é secretada; mais tarde (em torno das duas semanas), também são formadas lipase, tripsina e quimotripsina, conforme necessário. Embora a secreção de amilase aumente bastante nesse período, a capacidade de digestão do amido, assim como a fragmentação de maltose e sacarose, permanecem limitadas no bezerro. Em bovinos adultos, passam 100 a 150 l de quimo líquido a pastoso ralo pelo duodeno em 24 horas, dependendo do tipo de alimento. Mesmo assim, o intestino delgado (jejuno) está normalmente com pouco conteúdo; o intestino grosso, porém, está moderadamente até bem cheio; também a consistência do conteúdo intestinal aumenta no sentido cranial para caudal (pastoso a líquido → pastoso). Os processos de decomposição, síntese e conversão mediados por enzimas bacterianas são dominantes no intestino grosso e, particularmente no ceco, formam-se os mesmos produtos de clivagem (ácidos graxos de cadeias curtas, amoníaco e outros), como no rúmen.

Patologia. Os intestinos do bovino podem apresentar *doenças primárias*, como também participar *sintomaticamente* de muitas doenças em outros órgãos ou sistêmicas. Entre as *enteropatias idiopáticas*, estão em evidência as inflamações (enterites) e as obstruções na passagem da digesta oriundas de alterações da posição (obstrução, deslocamento, torção, estrangulamento e outros). Não raras vezes, os intestinos estão incluídos diretamente em doenças primárias das partes anteriores do sistema digestivo, como na maioria das indigestões alimentares graves dos proventrículos e inflamações do abomaso (gastroenterite, abomasoenterite). As *enteropatias sintomáticas* — em parte inflamações, em parte distúrbios funcionais de outros tipos — ocorrem em muitas infecções generalizadas (por exemplo, diarréia viral bovina/doença das mucosas, febre catarral maligna e outras), intoxicações, síndromes caracterizadas por insuficiência cardíaca ou renal e outras doenças. Como uma diarréia pode ser sinal tanto de um distúrbio intestinal primário quanto secundário, o esclarecimento da causa ganha importância especial. Uma relação das doenças mais importantes do bovino acompanhadas de diarréia é apresentada no Quadro 41. Além disso, também pode ocorrer diarréia sem causas patológicas, como por exemplo após a ingestão de folhas de tubérculos em quantidade, de capim muito fresco ou de outros alimentos ou substâncias laxantes.

O *exame dos intestinos* inclui inspeção, palpação, percussão, auscultação comum, bem como com balotamento e percussão do abdome direito, exploração retal/sondagem e exame da consistência das fezes, além de punção, laparoscopia, radiografia e laparotomia exploradora; como complemento, exame parasitológico e microbiológico das fezes e também controle do soro sanguíneo quanto à presença de anticorpos contra doenças intestinais determinadas por infecção.

No *comportamento* do paciente *com cólica* (freqüente virar

Quadro 41 Classificação das principais doenças do bovino acompanhadas de diarréia

Inflamação gastrointestinal independente

▷ *inespecífica* — acúmulo de areia no estômago e nos intestinos etc.;
▷ *específicas* — na presença de vermes no estômago e nos intestinos, acidose ruminal e intestinal

Enterite (idiopática) independente

▷ *enterite inespecífica*:
após ingestão do alimento estragado ou contendo muita areia, de substâncias quimicamente irritantes, de toxinas com ação nos intestinos etc.
▷ *enterite específica*:
na invasão parasitária — estrongiloidose, neoascaridiose, coccidiose etc.;
na infecção bacteriana ou viral — diarréia de bezerros recém-nascidos, salmonelose, paratuberculose, enterite por *Campylobacter*, enterotoxemia, micoses intestinais etc.;
na fermentação anormal de ácidos graxos/ácido láctico — diarréia de fermentação (acidose intestinal).

Enterite (sintomática) não-independente

em infecções generalizadas: diarréia viral bovina/doença das mucosas, febre catarral maligna, septicemia bacteriana etc.

Distúrbios (sintomáticos) não-independentes da função intestinal

▷ em insuficiência circulatória crônica (congestão venosa, congestão hepática, ascite e edema congestivo geral): insuficiência de tricúspide, insuficiência cardíaca, trombose da veia cava caudal;
▷ na hidremia (hipoalbuminemia, ascite): insuficiência renal (particularmente nefrose amilóide);
▷ na peritonite generalizada;
▷ na reação alérgica, deficiência de enzimas etc.;
▷ na intoxicação por molibdênio (diarréia do pasto).

Prancha 11

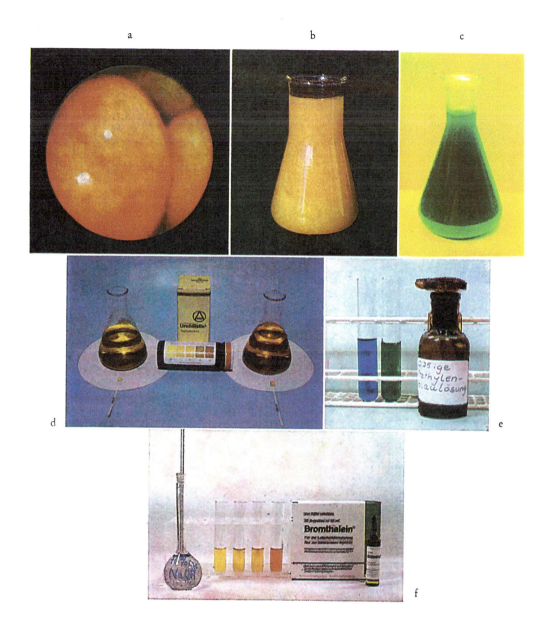

Exame do abomaso e do fígado

a. Fotografia endoscópica do abomaso (à esquerda) em caso de deslocamento do abomaso para a esquerda; à direita, o rúmen; em cima, o baço (ver também Fig. 269)
b. Material puncionado do abomaso deslocado para a esquerda: cor branco leitoso-acinzentado, odor ácido-insosso, pH 1,5 até 2,5
c. Material puncionado do abomaso deslocado e torcido para a direita: cor marrom-oliva até verde-enegrecido, odor de cola de marceneiro, pH 1,6 → 8,3
d. Determinação semiquantitativa do estercobilinogênio na urina (avaliação do tipo de reação por comparação com a escala de cores)
e. Prova do azul de metileno na urina: à esquerda, negativa; à direita, reação positiva (azul e verde, respectivamente)
f. Avaliação semiquantitativa da prova de bromossulfaleína (da esquerda para a direita): negativa (sem turvação do soro); leve, moderada e nitidamente positiva (turvação leve e pronunciada, isto é, coloração visível do soro para roxo após adição de hidróxido de sódio)

Quadro 42 Causas de cólica em bovinos

Cólica falsa (aparente):
   ataque de urticária, fotossensibilização (úbere!), ectoparasitose grave, doença de Aujeszky etc.

Cólica verdadeira (abdominal):
▷ *causas proventriculares e abdominais* — reticuloperitonite traumática grave aguda, lactoacidose aguda com rumenite, torção ou dilatação grave do abomaso
▷ *causas enterais* — íleo mecânico (invaginação, estrangulamento, torção etc.), espasmo intestinal, íleo paralítico
▷ *causas não-gastrintestinais* — obstrução do ducto biliar, cálculos ou concreções renais, ureterais, vesicais, torção do útero gravídico

da cabeça para olhar o abdome, elevação alternada dos pés, coices na barriga, levantar e deitar, rolar), devem ser levados em consideração, no diagnóstico diferencial da causa da doença, não apenas doenças intestinais, mas também as outras possibilidades relatadas no Quadro 42.

A *observação do abdome* (Seção 7.9) pode revelar arqueamento para cima das costelas abdominais direitas e distensão da parede abdominal adjacente (Fig. 297/i) só quando os intestinos estão completamente cheios de gás (meteorismo) ou de conteúdo líquido a pastoso ralo, como ocorre na dilatação e na torção do ceco, na torção do mesentério intestinal, no vôlvulo do intestino delgado, no íleo paralítico e, algumas vezes, também na invaginação intestinal. Às vezes, o ceco distendido e torcido apresenta-se como uma tumefação no flanco direito, com formato de rolo ou caracol.

A *palpação da parede abdominal direita* revela, principalmente nas doenças intestinais já mencionadas, tensão aumentada e, à palpação por pressão profunda, certa sensibilidade. Mas, na doença intestinal aguda, pode ser provocada uma reação de dor, principalmente pela *percussão da parede abdominal* (com martelo pesado); porém, só raras vezes podem ser localizadas com nitidez. O *som da percussão* é normalmente subtimpânico sobre o terço dorsal da região intestinal e moderadamente mate em direção ventral; o limite horizontal entre esses dois tipos de som é mais alto em vacas com prenhez adiantada do que em vacas que não estão prenhes ou com prenhez recente (Fig. 273). Achados diferentes, como o som timpânico de percussão estendido muito ventralmente ou som mate dorsalmente (raro), sugerem uma posição e um estado de enchimento anormal dos intestinos (principalmente torção cecal, Fig. 274) ou do abomaso (Fig. 260).

A *auscultação dos intestinos* na fossa paralombar direita é pouco esclarecedora no bovino, pois normalmente só são audíveis ruídos fracos, irregulares (crepitação, chiar, borbulhar, gargarejar), muitas vezes ainda abafados pelos ruídos proventriculares. No entanto, a *auscultação com bolotamento* (Seção 2.3) pode revelar um chapinhar quando se trata de inflamação intestinal catarral grave e também em casos de ascite. Um som metálico alto à *auscultação com percussão* (Seção 2.3) pode ser oriundo tanto de meteorismo simples quanto de paralisia do íleo, deslocamento do abomaso para a direita, dilatação do ceco ou pneumoperitônio.

A *punção intestinal* é praticada em bovinos quase exclusivamente para a remoção de gás do ceco dilatado. Para essa finalidade, introduz-se uma agulha hipodérmica de, no mínimo, 12 cm de comprimento no centro da região de percussão timpânica do flanco direito ou esquerdo (no caso de deslocamento da ponta do ceco para a esquerda). Se necessário, a punção pode ser feita através do reto, após seu conteúdo ter sido lavado com uma solução desinfetante morna (solução de 1:1.000 de corante de acridina). A punção intestinal transcutânea ou transretal, porém, inclui ainda o risco de peritonite.

A princípio, os intestinos escapam da *observação endoscópica* pelo flanco direito, devido à existência do omento maior; após contornar sua borda caudal (com a ponta do laparoscópio), se tornam visíveis o reto e as porções intestinais posicionadas por cima.

Com auxílio do *exame radiográfico* dos intestinos, podem ser diagnosticados seguramente estados de íleo em bezerros lactentes. Na suspeita de atresia retal, a substância de contraste é introduzida pelo ânus. Em tais casos, a *sondagem* do reto com um tubo macio de borracha pode indicar a existência de um distúrbio de passagem.

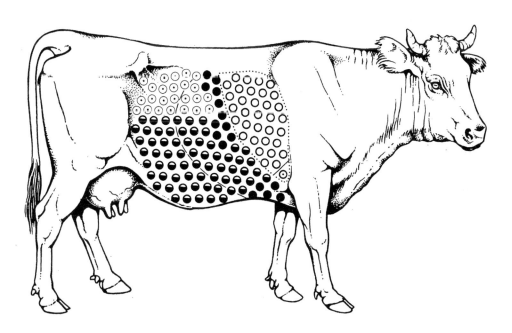

Fig. 273 Distribuição das qualidades de som obtidas normalmente à percussão sonora da parede corporal direita (ver também Quadro 10): ○ = campo pulmonar (som pulmonar nítido); ◉ = região cardíaca (macicez relativa); ● = região do fígado, do omaso e do esterno (macicez completa); ⊙ = região intestinal dorsal (som subtimpânico); ◕ = região intestinal ventral (macicez elevada, mas incompleta).

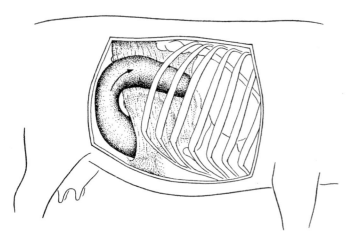

Fig. 274 Esquema das posições topográficas em caso de dilatação e torção para a direita do ceco.

Exploração retal

Para a *palpação dos órgãos da pelve e da cavidade abdominal alcançáveis pelo reto,* usa-se, por motivos higiênicos e devido ao risco de alergias ou infecções, uma luva longa de borracha ou plástico, cuja superfície deve ser previamente lubrificada para torná-la escorregadia. Quando é indispensável palpar detalhes das estruturas viscerais abdominais, deve-se usar sempre uma luva de borracha de material fino. Durante a exploração, a cabeça e a cauda do paciente são seguradas por um ajudante (Fig. 36). Quando o animal não esvazia seu reto espontaneamente devido ao estímulo da introdução da mão, o examinador retira primeiramente o conteúdo incômodo do reto; em seguida, é feita a palpação com a mão plana, sob lentos movimentos deslizantes, para não provocar contrações retais perturbadoras ou até lesões no reto. Se ocorrerem ondas peristálticas, aguarda-se o seu decurso com a mão em posição cuneiforme (posição de auxílio obstétrico), ou puxa-se a mesma para trás temporariamente. No decorrer de explorações mais prolongadas, pode ocorrer aspiração de ar no reto, distendendo a parede retal de tal forma que impossibilita novos achados de palpação; nesses casos, o exame deve ser interrompido e reiniciado somente após o relaxamento do intestino. Os órgãos que geralmente podem ser alcançados através do reto são *alças intestinais caudais, órgãos genitais internos, partes do peritônio parietal, rúmen, rim esquerdo* e, às vezes, o *pólo caudal do rim direito,* a *bifurcação aórtica,* a *pelve óssea,* o *sacro,* os *linfonodos iliofemorais internos, linfonodos na bifurcação aórtica* e a *bexiga*. Na presença de alterações patológicas, às vezes também podem ser palpados o abomaso, o omaso e o fígado. O examinador pode aumentar o alcance do seu braço determinando a elevação do assoalho do abdome por meio de uma tábua mantida embaixo dele (Fig. 275). Os achados normais e patológicos a serem levantados nessa ocasião são descritos nos respectivos capítulos.

O *exame retal do intestino* é dirigido, por um lado, para o próprio reto e, por outro lado, para os outros setores intestinais alcançáveis pelo mesmo. Deve-se prestar atenção à consistência da superfície, à espessura e à tensão da parede, ao conteúdo (quantidade, consistência), à sensibilidade à pressão e à presença de aderências. Dentro do *reto,* palpa-se a superfície da mucosa com as pontas dos dedos e, em casos suspeitos, a espessura de sua parede é verificada puxando-se cuidadosamente uma dobra para dentro. Normalmente, as dobras da mucosa do reto são pouco perceptíveis e deslizam entre os dedos palpadores como estruturas macias e escorregadias. A motilidade do reto e a espessura de sua parede podem ser reconhecidas pela possibilidade de serem efetuadas normalmente as excursões da mão em direção lateral e cranioventral ou por estarem limitadas, assim como podem ser delineados por palpação os contornos dos órgãos pélvicos, em comparação com animais saudáveis. Achados patológicos são: mucosa espessada, relativamente áspera, sangrando facilmente (na enterite ou proctite); mucosa seca, pegajosa (paresia do omaso ou íleo); estreitamento do lúmen (hematoma, edema, flegmão, abscesso, tumoração leucocitária, necrose do tecido adiposo); dilatação do lúmen (na neurite ou paralisia da cauda eqüina); reto tubular rígido com parede espessada (na peritonite generalizada com aderências); impactação fecal (após paralisia intestinal secundária na paresia do omaso ou na cólica biliar) ou ausência de fezes e substituição por muco (pegajoso, cinza-esbranquiçado na paresia do omaso, similar ou preto-avermelhado sanguinolento no íleo paralítico), bem como as alterações fecais ainda a serem descritas (ver mais adiante nesta Seção). Nas doenças mencionadas da parede do próprio reto, os órgãos adjacentes normalmente alcançáveis não podem mais ser palpados ou só levemente.

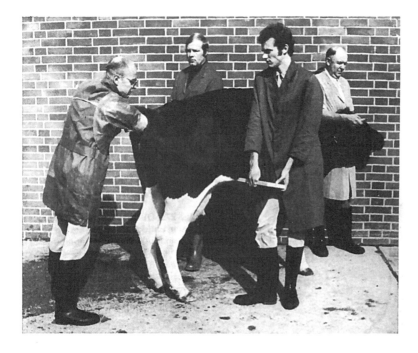

Fig. 275 Aumento do alcance da mão na exploração retal, através da elevação do abdome com uma tábua.

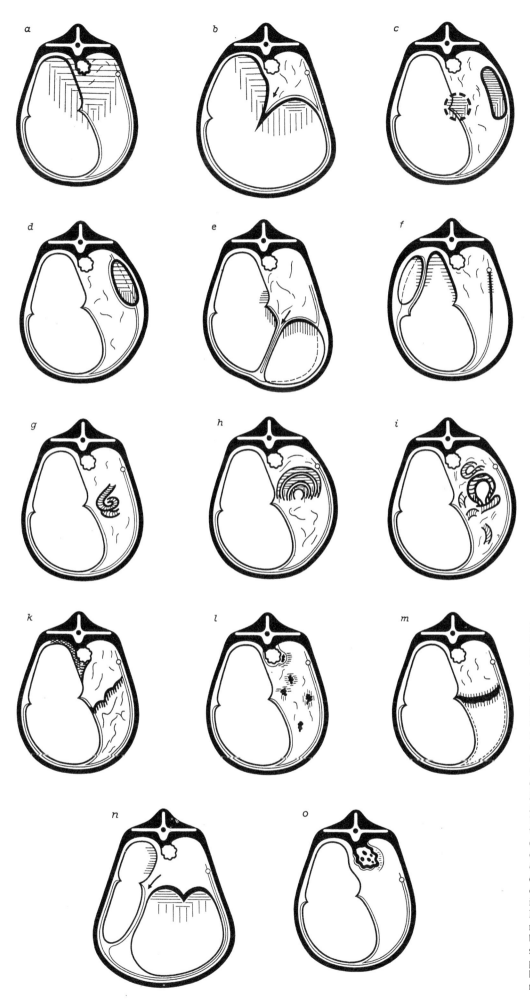

Fig. 276 Esquema dos principais achados palpatórios obtidos à exploração retal (visão caudal): —— = contornos normais das vísceras; — = achados anormais ressaltados; ≡ = pode ser alcançado sem elevação do assoalho abdominal; ||||| = pode ser palpado com elevação do abdome; ⋙ = aderências peritoneais; •˙• = nódulos firmes; ≈ = consistência flácida; maiores detalhes no texto. a = achado normal da cavidade abdominal; b = dilatação ruminal em caso de estenose gástrica funcional ou mecânica, segundo Hoflund; c = dilatação e torção do ceco; d = dilatação e torção do abomaso para a direita; e = dilatação e sobrecarga simples do abomaso; f = abomaso muito dilatado e deslocado para a esquerda; g = invaginação do intestino delgado; h = torção mesentérica intestinal; i = vólvulo intestinal; k = peritonite generalizada; l = necrose do tecido adiposo; m = bursite purulenta do omento, que se estende até a frente da cavidade pélvica; n = hidrâmnio; o = amiloidose, pielonefrite ou leucose renal.

O *intestino delgado,* o *ceco* e o *cólon,* situados mais ou menos na região caudal da metade direita do abdome, normalmente não são distinguíveis com nitidez através do reto. No animal saudável, palpam-se, em sentido cranioventral na frente da pelve, meramente partes viscerais macias e móveis; só em touros grandes e bem alimentados, às vezes podem ser palpadas partes do mesentério ou omento bem delineadas. No entanto, podem ser levantados e distinguidos os seguintes achados nas doenças intestinais:

▷ *Enterite aguda.* Linfonodos mesentéricos levemente infartados em casos graves; às vezes, também o mesentério pode parecer espessado ou tenso, mas só raras vezes e de forma alusiva podem ser palpadas alças do intestino delgado preenchido por conteúdo líquido.

▷ *Enterite crônica.* Linfonodos mesentéricos mais ou menos fortemente infartados e firmes, elásticos e lisos (paratuberculose, leucose) ou com protuberâncias e duros (calcificação tuberculosa); parede do intestino delgado espessada (particularmente na paratuberculose), às vezes com as dobras mesentéricas sob tensão semelhante à de uma corda.

▷ *Intussuscepção* (invaginação jejunal; Fig. 276/g). Uma porção do intestino delgado apresenta-se torcida em forma de caracol, espessada até a espessura de um braço de criança, carnuda a firme e elástica, muitas vezes podendo ser palpada na frente da entrada da pelve e, ao contrário do intestino normal, podendo ser segurada; em vacas com prenhez adiantada, muitas vezes a parte intestinal invaginada só é palpável após elevação do assoalho do abdome (Fig. 275); em outros casos, o achado da palpação retal é completamente negativo, apesar da existência de uma invaginação no intestino delgado, com exceção do muco negro-avermelhado que pode ser encontrado no reto no lugar das fezes.

▷ *Vôlvulo ou estrangulamento do intestino delgado* (Fig. 276/i). Nessa afecção, parcialmente oriunda de uma hérnia mesentérica, é possível palpar porções intestinais firmes ao lado de porções distendidas por gás, bem como bandas mesentéricas tensas, oportunamente, porém, um convoluto mais consistente e mais ou menos aderido ao peritônio.

▷ *Obstrução intestinal.* Doença intestinal rara, na qual podem ser palpados uma porção intestinal cilíndrica e firme ou nódulos; às vezes, é possível palpar, além disso, alças intestinais contendo principalmente líquido.

▷ *Torção do mesentério intestinal* (Fig. 276/h). Na metade direita da cavidade abdominal, é possível palpar as alças intestinais paralelas concêntricas e da espiral do cólon, ao lado de porções do intestino delgado de aparência similar, mas desorganizada, e cordões mesentéricos tensos.

▷ *Dilatação e torção do ceco, bem como da alça proximal do cólon* (Fig. 276/c). Um balão alongado tenso como uma câmara de ar de um automóvel, abaulado em sentido caudal, situado ao lado da parede abdominal do quadrante dorsal direito ou correndo obliquamente de uma posição dorsal à direita para uma posição ventral à esquerda; às vezes, a ponta do ceco, em forma de pão, pode ser palpada na frente da pelve; os cordões mesentéricos correndo para a esquerda também indicam uma torção cecal.

▷ *Perfuração ou ruptura intestinal com peritonite generalizada* (Fig. 276/k). No estágio inicial, o peritônio aparece "aveludado" e, depois, "pegajoso"; mais tarde, ausculta-se um "ranger como de bola de neve" entre a serosa retal e a região do peritônio palpada, com aderências fibrinosas (em caso de uma perfuração intestinal, também há partículas fecais ásperas no peritônio); finalmente, detectam-se aderências fibrosas entre o rim esquerdo e o rúmen (que não podem mais ser diferenciados), entre o omento e a parede abdominal e/ou as alças intestinais (que aparecem conseqüentemente mais firmes e não-deslocáveis), falta de pressão negativa na cavidade abdominal, às vezes diarréia "peritoneal" de odor fétido.

▷ *Necrose do tecido adiposo* (liponecrose crônica) (Fig. 276/l). Um ou mais nódulos duros como cera e com protuberâncias são palpáveis na gordura renal, no mesentério intestinal e/ou no omento maior, ocasionalmente também na pelve (não confundir com os nódulos firmes que surgem ao lado do reto e da vagina durante o flegmão pélvico endurecido!).

Para o *diagnóstico diferencial* no contexto de uma exploração retal, devem ser levadas em consideração ainda as condições que se seguem.

▷ *Dilatação e sobrecarga do rúmen devido a estenose gástrica funcional ou anatômica anterior ou posterior adiantada* (síndrome de Hoflund; Fig. 276/b). Na frente da pelve, o saco cego caudoventral do rúmen, posicionado no quadrante ventral direito da cavidade abdominal com extensão notável para a direita, pode ser palpado como um balão moderadamente tenso, hemisférico, contendo líquido ou massa pastosa. Para distinguir esses órgãos de estruturas similares, como por exemplo o abomaso dilatado (Fig. 276/e) ou um útero com hidrâmnio (Fig. 276/n), é necessário localizar a transição do saco ruminal ventral para o dorsal (isto é, o sulco longitudinal medial do rúmen); às vezes, isso só é possível após elevar o assoalho do abdome.

▷ *Deslocamento do abomaso para a direita, com ou sem torção* (Fig. 276/d). Um grande balão tenso ocupa o quadrante dorsal direito da cavidade peritoneal ou pode preencher toda a metade direita até a pelve. Por cima do órgão, às vezes é possível palpar as bases das dobras do abomaso (como sulcos paralelos rasos) ou o ponto de inserção do omento maior (como uma tumefação delgada), mostrado no diagrama com tracejado; o último pode ser palpado somente no deslocamento sem torção.

▷ *Excesso de líquido placentário* (hidrâmnio, hidroalantóide; Fig. 276/n). Um grande balão flutuante (semelhante a uma pequena "colina") pode ser palpado à direita do rúmen, que fica então comprimido para a esquerda. O balão, ao contrário do achado na dilatação do rúmen (Fig. 276/b), pode ser diferenciado do último por palpação, também com o assoalho do abdome elevado, e está ligeiramente contraído na região anterior.

▷ *Dilatação simples do abomaso* (Fig. 276/e). Esta alteração pode ser palpada através do reto apenas em casos extremos e se assemelha a uma estrutura mais ou menos esférica, impactada com massas alimentares e repousando no assoalho do abdome quando o mesmo é elevado.

▷ *Deslocamento do abomaso para a esquerda* (Fig. 276/f). O abomaso deslocado para a esquerda só pode ser palpado através do reto quando extremamente dilatado e deslocado (isto é, quando se estende para além da fossa paralombar esquerda), apresentando-se então como um balão oval tenso à esquerda do saco dorsal do rúmen; normalmente, o abomaso não é palpável pelo reto quando deslocado para a esquerda; muitas vezes, porém, o bordo caudal do omento maior (desenhado na figura reforçadamente) aparece estendido em sentido cranioventral.

▷ *Acúmulo de exsudato icoroso dentro da bursa do omento* (bursite icorosa do omento; Fig. 276/m). Ventralmente, na frente da borda do púbis, encontra-se uma tumefação transversal firme aderida aos órgãos vizinhos (borda caudal do omento maior), mostrando às vezes flutuação central e, geralmente, só alcançável com o abdome elevado.

▷ *Doenças renais* (Fig. 276/o). Os rins aparecem muitas vezes mais firmes do que o normal e também aumentados de tamanho em caso de amiloidose adiantada, pielonefrite ou leucose renal; em caso de glomerulonefrite metastática purulenta, às vezes são palpáveis saliências firmes na superfície do lóbulo renal; o refluxo de urina a partir da bexiga pode resultar em infiltração retroperitoneal de urina no tecido adiposo dos rins, que adquire assim uma consistência "flácida".

Exame de fezes

Para o médico veterinário, as fezes do bovino representam um *"portador de informações"* facilmente disponível, que percorreu todo o sistema digestivo do paciente, adquirindo assim determinadas características; com alguma experiência e levando em consideração o tipo de alimentação, essas características permitem tirar conclusões referentes ao estado funcional de cada órgão digestivo e também quanto à existência de certas doenças de outra localização. Para isso, as fezes recém-excretadas ou retiradas do reto são examinadas primeiramente por *inspeção visual, palpação* e *teste olfatório* quanto às características relatadas a seguir (ver Prancha 12). Para detectar substâncias estranhas, deixa-se *sedimentar* uma suspensão aquosa de fezes em um frasco em forma de funil; em bezerros, a apuração do valor do *pH das fezes* pode ser esclarecedora. Conforme as circunstâncias acompanhantes (doença individual ou de rebanho, alimentação, tipo de criação, influências ambientais), indica-se, principalmente em animais com diarréia, um *exame parasitológico, bacteriológico, virológico* ou *toxicológico das fezes*.

Quantidade. O bovino adulto produz normalmente 30 a 50 kg de excrementos em 24 horas, divididos em 10 a 24 porções. A ausência completa de fezes durante a exploração retal é sinal de obstrução gastrintestinal. Quando se encontra muco translúcido a branco em vez de fezes, este achado indica paresia grave do omaso; porém, a presença de muco vermelho a vermelho-enegrecido misturado com sangue indica oclusão intestinal (íleo). Bezerros recém-nascidos que não defecam apesar da ingestão de leite devem ser examinados quanto a anomalias do intestino (atresia ou agenesia do ânus, reto ou cólon). A paralisia retal inibe a defecação; então, em geral o reto dilatado fica permanentemente impactado com excrementos espessos e pastosos. Em pacientes com diarréia (mas com apetite mantido), a quantidade das fezes excretadas com maior freqüência do que o normal aumenta, devido à passagem mais rápida pelas vias gastrintestinais e ao maior teor de água nas fezes (mais de 90%).

Cor. A cor das fezes é influenciada pelo tipo de alimentação (particularmente seu teor clorofílico), pela quantidade de bile incorporada ao bolo digestivo (estercobilina, ver Quadro 43), pela velocidade de passagem pelas vias gastrintestinais e, ocasionalmente, pela presença de substâncias estranhas. Em *bezerros lactentes*, as fezes normalmente são castanho-amareladas a cinzentas, mas cinza-esbranquiçadas até amarelo na diarréia por *E. coli* e na salmonelose. Em *bovinos ruminantes*, porém, elas aparecem verde-escuro (pasto) até castanho-oliva (estábulo) ou mais castanho-amareladas (engorda com cereais ou silagem de milho). Fezes de cor cinza-oliva podem ser encontradas na diarréia aquosa por diversas causas (por exemplo, salmonelose aguda), de cor oliva-pálido a cinza na obstrução do ducto biliar principal, castanho-amarelada na acidose ruminal (alimentação excessiva com farelos). Em conseqüência da forte adição de bile, as fezes se tornam verde-amareladas a verde-oliva escuro; do contrário, são superficialmente negro-acastanhadas após engrossamento (paresia do omaso, cetose, alimento pobre) ou completamente castanho-escuras até cor de alcatrão em conseqüência de sangue oculto, muitas vezes originário do abomaso (melena); entretanto, o sangue de regiões intestinais posteriores torna as fezes vermelho-claras a vermelho-escuras (ver mais adiante nesta Seção).

Consistência. A avaliação da consistência das *fezes*, de preferência feita por palpação, depende principalmente do seu *teor de água*, que importa, no bezerro saudável, em 70 a 85% e no bovino adulto, 80 a 90%, conforme o tipo de alimentação. A consistência das fezes, portanto, também é determinada por eventuais *deficiências na ingestão de líquidos, pelo tempo de permanência da ingestão no intestino grosso* (absorção de água) bem como pela eficiência funcional da circulação e dos rins (diarréia na insuficiência cardíaca direita, trombose da veia cava caudal ou amiloidose renal). Os *bezerros* normalmente evacuam fezes de consistência pastosa média a firme, que adquirem consistência mais pegajosa a oleosa em caso de alimentação com substitutos de leite; após passar para alimentação vegetal, podem ser observados os primeiros elementos corpusculares nas fezes. As fezes normais de bovinos ruminantes são pastosas médias, isto é, as porções individuais depositadas por animais estabulados formam, ao bater no chão, uma placa arredondada, do tamanho de um a dois pratos de sopa, distribuída uniformemente, sem se espalhar muito para os lados. Um *engrossamento* moderado provoca a evacuação de fezes em discos mais firmes, e um ressecamento mais forte leva à formação de bolas de fezes compactas e facetadas dentro do reto, cuja superfície é mais escura e revestida de muco (brilhante). As fezes de vacas com deslocamento do abomaso para a esquerda aparecem notavelmente pastosas e revestidas por uma película oleosa fina, porém as fezes de animais com melena expressiva são mais pegajosas e semelhantes a alcatrão. As fezes compostas inteiramente de muco e fibrina são especialmente viscosas e de consistência firme e elástica. Uma característica da acidose láctica grave do conteúdo ruminal são fezes espumosas a líquidas (de cor castanho-amarelada). Na diarréia, ocorre uma *diminuição da consistência* dos excrementos, em conseqüência do maior teor de água (> 90%), de maneira que há muito espalhamento quando as fezes atingem o solo ou até são excretadas num jato arqueado (consistência pastosa fina até líquida a aquosa). Quando a diarréia afeta todo um rebanho, a causa pode ser um dano das vias gastrintestinais de origem tóxica, infecciosa ou parasitária; porém, quando o problema é esporádico, não raras vezes trata-se de uma doença cuja origem está fora do sistema digestivo. A causa deve ser apurada pelo controle da alimentação, da ingestão de líquido e das circunstâncias ambientais, além de um exame clínico dos animais acometidos primeiramente e mais gravemente, bem como o envio de amostras adequadas para exame laboratorial (Quadro 34).

Odor. As fezes frescas de bovinos normalmente não têm odor repugnante. Eventual *odor fétido* resulta de *fermentação* ou *putrefação* anormal, mas principalmente da *presença de produtos inflamatórios*, os quais foram decompostos nas vias intestinais (células epiteliais, soro, fibrina, sangue) ou já têm um cheiro repugnante próprio (pus, fragmentos de tecido necrosado). Em bezerros, às vezes a excreção com odor fétido é o primeiro sintoma de enterite, que aparece até antes da liquefação das fezes. Um odor particularmente penetrante, às vezes cadavérico, das fezes pode ser observado nas enterites catarral, hemorrágica e pseudomembranosa graves (como por exemplo na salmonelose), na enterite acompanhada de peritonite icorosa generalizada, bem como na excreção de massas de fibrina contendo pus da vesícula biliar infectada (cólica biliar). Um odor *ácido* dos excrementos de bezerros com diarréia pode ser constatado como conseqüência de oferta excessiva de glicose ou lactose, porém, no bovino adulto, como sintoma de acidose láctica grave do conteúdo ruminal (alimentação excessiva com carboidratos facilmente digeríveis). Dos venenos detectáveis pelo odor das fezes, devem ser mencionados apenas os óleos minerais, que dão às fezes um odor de *petróleo*; o correspondente é válido para o óleo de alcatrão de hulha (substância de impregnação de madeira), com cheiro de *fenol*. A avaliação do odor dos excrementos na diarréia é um meio auxiliar muito importante para distinguir a enterite primária (e, geralmente, com odor bem fétido) da diarréia de outra origem (Quadro 41): em bovinos com diarréia crônica, cujos excrementos líquidos não apresentam odor anormal (e, por isso, obviamente estão isentos de produtos inflamatórios), não raramente pode-se detectar uma insuficiência renal (após nefrose amilóide) ou congestão na grande circulação (insuficiência cardíaca direita devido a endocardite valvular, pericardite traumática, leucose do coração ou pericárdio, trombose piogênica obliterante da veia cava caudal). (Esclarecimento por palpação retal dos rins [Seção 8.1], exame de urina [Seção 8.5], controle da circulação [ver na primeira pág. do Cap. 5], percussão do fígado [Seção 7.8] ou punção da cavidade abdominal [Seção 7.4].)

Grau de cominução. A proporção de fibras vegetais insuficientemente decompostas (isto é, mal digeridas) nas fezes do bovino é influenciada pela freqüência e pela duração da *ruminação*, mas também depende da atividade da microbiota proventricular, do funcionamento dos vários mecanismos seletivos nos proventrículos, bem como dos processos digestivos no intestino grosso (especialmente no ceco). Depois da suspensão da alimentação com leite, os bezerros saudáveis excretam fezes moderadamente digeridas, contendo abundantes fibras vegetais, com comprimento de até 0,5 cm. Fezes com muitas partículas de 1 a 2 cm de comprimento devem ser consideradas como mal cominutadas, e como bem digeridas quando a cominução é bem mais fina do que as fezes digeridas moderadamente. Conseqüentemente, *fezes mal cominutadas* podem indicar distúrbios na ruminação e/ou descarga acelerada do alimento dos proventrículos. É o caso no bovino com reticuloperitonite traumática aguda; às vezes, encontra-se, em bovinos adoecidos agudamente por corpo estranho, no meio das fezes normalmente cominutadas, uma bola de fibras vegetais completamente não-digeridas, do tamanho de uma noz ou até de um ovo de galinha. Os grãos de cereais integrais percorrem as vias gastrintestinais dos grandes ruminantes muitas vezes inalterados, sem que este achado possa ser considerado patológico. Porém, se os mesmos aparecem em grande número nas fezes, deve-se pesquisar se o animal ingeriu quantidade excessiva de grãos e, conseqüentemente, sofre de uma excessiva fermentação láctica do conteúdo proventricular ("acidose ruminal"). Excrementos particularmente mal cominutados com partículas mais longas do que palito de fósforo às vezes podem ser observados em pacientes com doença dentária ou estenose gástrica funcional; o mesmo também é válido para doenças graves do abomaso (abomasite ulcerativa, leucose adiantada da parede do abomaso, flegmão com formação de abscesso no ponto de inserção do omento maior: influência inibidora na ruminação e/ou mecanismo de "seleção" do orifício reticulomasal). O mesmo aplica-se às abomasoenterites graves, nas quais o excremento se apresenta não apenas com uma consistência líquida e odor fétido, como também muitas vezes com um conteúdo de partículas vegetais "digeridas" insuficientemente. (Em contraste, na diarréia secundária geralmente a ruminação não é afetada e, com isso, o grau de cominução das fezes também não o é.) *Excrementos "digeridos" finamente de forma anormal* podem ser observados em doenças associadas à passagem demorada da digesta pelos proventrículos. Em bovinos com deslocamento do abomaso para a esquerda, ocorre tal excreção de fezes finamente cominutadas e de consistência viscosa. Achados similares podem ser levantados em casos de dilatação e deslocamento do abomaso ou ceco para a direita, quando estas alterações da posição ainda não provocaram um íleo paralítico; a consistência dos excrementos de tais pacientes é influenciada pela maior presença de muco intestinal.

Substâncias estranhas. Substâncias estranhas contidas nas fezes podem ser descobertas já à inspeção e à palpação, senão após sedimentação de uma suspensão aquosa de fezes em um tubo de ensaio afunilado, devendo ser avaliadas invariavelmente como achado patológico.

▷ O *muco* com distribuição uniforme influencia a consistência dos excrementos (gelatinosa a pastosa); em bolas fecais espessas, o muco se apresenta como um revestimento brilhante. A presença de muco firme, branco-acinzentado e muitas vezes misturado com sangue (eventualmente em forma de um verdadeiro tampão) no reto deve ser sempre avaliada como indício de íleo paralítico. Na enterite muito grave, às vezes é excretado um muco líquido, livre de partículas e transparente, que coagula rapidamente ao ar livre, tornando-se uma massa gelatinosa, no lugar das fezes.

▷ A *fibrina* pode ser excretada em fios longos durante a enterite cruposa grave, representando um verdadeiro molde negativo do lúmen intestinal (as chamadas "descargas intestinais", Figs. 277 e 278); de outro modo, apresenta-se em forma de flocos e fragmentos, os quais se destacam em uma camada distinta durante a sedimentação de uma amostra fecal suspensa (por exemplo, na coccidiose, na enterite regional, na enterite de origem tóxica ou infecciosa, em particular na salmonelose aguda). Após um ataque de cólica biliar, às vezes pode-se encontrar um tampão de fibrina fétido, proveniente da vesícula biliar inflamada.

▷ O *sangue* proveniente dos segmentos posteriores do intestino aparece em forma de estrias vermelho-claros ou escuros, por cima ou dentro das fezes, e é líquido ou coagulado. A presença de sangue oriundo de partes craniais do intestino ou do abomaso concede às fezes uma cor castanho-achocolatada a de alcatrão (melena) e, por isso, não é mais reconhecível tão facilmente como tal. Esse tipo de sangue "oculto" pode ser comprovado com o auxílio do teste hemo Fec,[21] o do teste Sangur[22] (Fischer, 1985). Devido à sensibilidade do reagente, devem ser usadas para esse teste apenas amostras fecais espontaneamente excretadas ou obtidas por colheita retal particularmente cuidadosa, visto que até mínimas lesões da mucosa do reto podem provocar um sangramento leve e, com isso, determinar um resultado positivo do teste. Teste Sangur:[22] 1 g de fezes é suspenso em 100 ml de água destilada, mexendo-se bem a suspensão, que é filtrada por um pedaço de gaze. Em seguida, é diluída adicionando-se gradativamente água destilada e verificando cada vez a ocorrência de coloração da fita de teste imergida brevemente (= presença de sangue). As fezes de bezerros e bovinos adultos saudáveis são seguramente negativas a partir de uma diluição de 1:800;

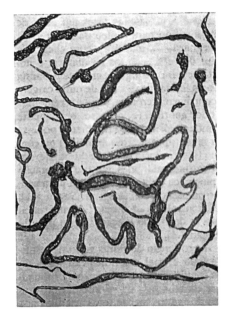
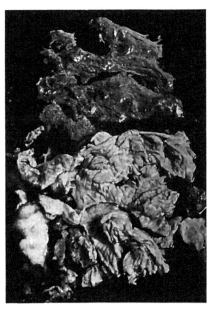

Figs. 277 e 278 Exsudação pseudomembranosa de fibrina do intestino delgado (à esquerda) e do intestino grosso (à direita), em caso de enterite cruposa.

reação positiva em diluição maior indica a presença patológica de sangue. Teste hemo Fec[21]: são colocadas pequenas quantidades de fezes nos sulcos do caderno de testes e, após armazenagem por 24 horas à temperatura ambiente, pingam-se, no lado de trás da região de teste, duas gotas de um reagente de desenvolvimento. Coloração azul dentro de 30 segundos = reação positiva. Fezes de bezerros ou bovinos adultos saudáveis resultam em reação negativa.

▷ *Bolhas de gás.* Fezes diarréicas às vezes podem conter bolhas grossas em grande número; isto vale principalmente para os excrementos líquidos a pastosos ralos observados na paratuberculose. Bezerros com enterite, bem como bovinos adultos com acidose láctica grave do conteúdo ruminal, às vezes excretam fezes espumosas, portanto compostas de bolhas finíssimas.

▷ *Areia.* De acordo com a experiência, a ingestão de terra (cuja parte de humo é digerida) ligada à alimentação com folhas de tubérculos conduz apenas a um acúmulo de maiores quantidades de areia nos proventrículos ou no abomaso, quando a motilidade está prejudicada; quando, subitamente, atingem o intestino, podem provocar sinais de cólica (ver anteriormente nesta Seção). Em tais pacientes, podem-se encontrar, ao exame retal, dependendo das circunstâncias, bolos de areia compactos, cobertos com muco.

▷ Como estruturas raras vezes encontradas nas fezes, devem ser mencionados *corpos estranhos* (pedras, pedaços de metal), bem como *parasitas* macroscopicamente reconhecíveis (proglotes ou nematódeos) que são eliminados com as fezes. Substâncias tóxicas estão geralmente tão bem distribuídas no excremento intestinal que não podem ser vistas a olho nu; uma exceção é a camada de óleo que se forma por cima das fezes após ingestão de óleo mineral.

Valor do pH. O valor do pH, geralmente situado nas fezes de *bezerros* entre 7,0 e 8,5, se altera, com o início da diarréia (decréscimo do teor de substância seca para menos de 12%), para a faixa ácida (entre 6,0 e 7,0). Um valor mais baixo do pH ainda pode ser observado nas fezes, entre outros, no caso de alimentação excessiva com carboidratos facilmente solúveis e microbiota fecal predominantemente sacarolítica, deficiência enzimática, hiperperistaltismo grave, bem como abuso de antibióticos. Um pH alcalino em fezes diarréicas é sinal de putrefação intestinal, com microbiota predominantemente proteolítica. Em *ruminantes* que recebem alimento fibroso, o pH das fezes movimenta-se normalmente na faixa alcalina; um grau de acidez mais baixo nas fezes de bovinos ruminantes pode ser encontrado em caso de alimentação rica em amido e indica acidose latente ou aguda do rúmen ou do intestino grosso.

Exame parasitológico das fezes. Com exceção da infecção por *Moniezia* na qual os proglotes já são perceptíveis nas fezes a olho nu, todos os outros estágios evolutivos de parasitas só podem ser constatados microscopicamente nas fezes do bovino (em aumento de 80 a 100 vezes). Para o exame parasitológico, devem ser usadas sempre fezes recém-colhidas do reto, visto que fezes colhidas do chão podem estar contaminadas com nematódeos terrestres e certos parasitas já podem ter-se desenvolvido mais em amostras mais velhas. Das várias técnicas de exame, a mais adequada para a prática é o simples *processo de sedimentação,* o qual, porém, não tem muita validade para comprovação em caso de resultado negativo. Os *métodos de enriquecimento,* um pouco mais dispendiosos, fornecem resultados mais seguros (Fig. 279).

▷ *Método de sedimentação* segundo Benedek: a amostra fecal (5 a 10 g) bem misturada com água é passada por uma peneira grossa (malha de 250 μ) para uma proveta de 250 ml; esta é enchida por um jato de água através da peneira, até uma altura de 10 cm, adicionando-se algumas gotas de um detergente. Após um tempo de sedimentação de aproximadamente três minutos, o líquido sobrenadante é cuidadosamente decantado, deixando-se

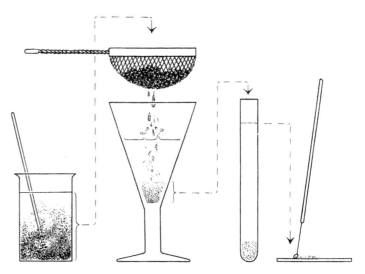

Fig. 279 Método combinado de sedimentação e flutuação para comprovação de ovos de tricostrôngilos, ascarídeos, tênias e trematódeos hepáticos, bem como oocistos de coccídeos, nas fezes.

apenas um resto de cerca de 1 cm de altura; em seguida, enche-se novamente a proveta, como antes. Este processo deve ser repetido por uma ou duas vezes e, após a última decantação, são adicionadas ao depósito algumas gotas de uma solução de azul de metileno a 1%; os fragmentos vegetais são corados de azul e permitem, assim, uma melhor diferenciação dos ovos amarelos dos trematódeos hepáticos e dos ovos branco-vítreos dos trematódeos ruminais. Para o exame microscópico, o depósito é transferido para uma placa de Petri. Esse método serve principalmente para a comprovação de ovos de trematódeos e oocistos de coccídeos.

▷ *Método de flutuação.* Numa solução de flutuação com certa densidade, as partículas pesadas das fezes afundam, enquanto os ovos de helmintos, bem como os cistos, oocistos e esporocistos de protozoários especificamente mais leves, sobem à superfície. Primeiro, são misturados aproximadamente 5 g de fezes em 50 a 75 ml de uma solução de flutuação (por exemplo, solução concentrada de cloreto de zinco e cloreto de sódio, na proporção de 2:1, para comprovação de ovos de cestódeos e nematódeos, bem como cistos, oocistos, esporocistos de protozoários; solução saturada [de 26%] de cloreto de sódio para comprovação de ovos de estrongilóides, estrongilídeos, ascarídeos e anoplocefalídeos, assim como cistos, oocistos, esporocistos de protozoários). Dessa mistura, uma parte é passada por uma peneira (malha 500 a 800 μm) para um tubo de centrifugação com capacidade de 15 ml e centrifugada por três minutos a aproximadamente 2.000 rotações por minuto. Em seguida, são colhidas com um olhal de arame algumas gotas da superfície da solução, colocadas numa lâmina e examinadas ao microscópio. Para simplificar o exame parasitológico de fezes pelo método de flutuação no laboratório prático, a indústria está oferecendo sistemas descartáveis, com equipamentos e soluções pré-fabricadas (por exemplo, Fecalyzer[23] ou Ovassay[24]).

As *estruturas parasitárias* mais importantes a serem comprovadas pelos dois métodos aqui descritos estão representadas nas Figs. 280 a 289.

▷ *Migração de larvas ou método do funil.* Este método de exame de fezes, que serve para a comprovação de larvas de parasitas pulmonares, é descrito no sistema respiratório (Seção 6.13; Figs. 216 e 217).

▷ *Identificação de criptosporídeos.* Na aplicação do *método direto,* uma amostra de fezes do tamanho de uma ervilha bem mistu-

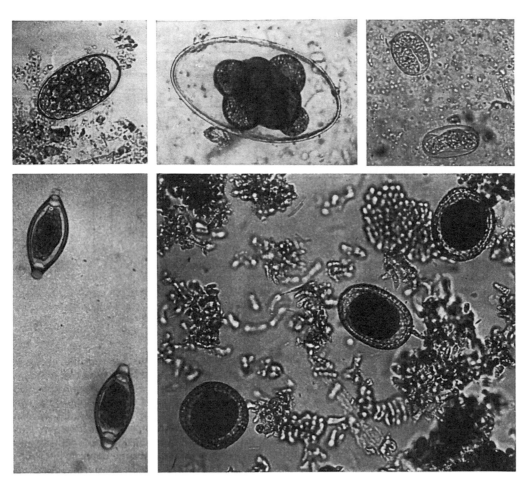

Figs. 280 a 284 Estruturas parasitárias oriundas de fezes bovinas (aumento de 300 vezes): em cima à esquerda, ovo de tricostrôngilos (tamanho natural, 30 a 50 × 70 a 110 μ); em cima no meio, ovo de *Nematodirus* (tamanho natural 80 × 160 μ); em cima à direita, ovo de *Strongyloides papillosus* (tamanho natural, 25 × 50 μ); embaixo à esquerda, ovo de *Trichuris ovis* (tamanho natural, 35 × 75 μ); embaixo à direita, ovo de nematódeo (*Neoascaris vitulorum;* tamanho natural, 75 a 95 μ).

rada é passada para uma lâmina, que se deixa secar brevemente pelo ar. Dentro de dez minutos, adiciona-se uma gota de óleo de imersão e efetua-se imediatamente a microscopia com aumento de 400 vezes. Por motivos de higiene, a preparação oleosa pode ser coberta com uma lâmina e, em cima dela, coloca-se mais uma gota do óleo de imersão para o processo de microscopia. Os criptosporídeos aparecem como formações redondas a ovóides, com 4 a 6 μ de tamanho, cujo envoltório está claramente contornado pela forte refração da luz. Dentro de 15 minutos após a secagem, os parasitas sofrem um colapso e então estão amplamente deformados ou desaparecidos, com exceção de um pequeno corpo residual. Em casos duvidosos, é recomendável examinar o preparado novamente após 45 minutos, para verificar se as formações suspeitas como criptosporídeos se modificaram nesse período (Göbel, 1987).

Na *coloração do fundo com fucsina fênica*, são misturados 3 μl de fezes de bezerro com 3 μl de fucsina fênica[25] em uma lâmina e, em seguida, se faz um esfregaço fino. Também neste método se pinga óleo de imersão logo após a secagem, e a preparação é examinada ao microscópio com aumento de 400 vezes. Ao usar objetiva seca, recomenda-se colocar uma lamínula em cima. Os oocistos/esporocistos fortemente refratários à luz permanecem incolores. Após o processo de encolhimento, o corpo residual situado central ou excentricamente aparece como uma mancha escura (Heine, 1982). Em fezes bem aquosas, aumenta o risco de um achado negativo falso, devido ao efeito de diluição da fucsina fênica, motivo pelo qual, aliado à sua simplicidade, se dá preferência ao método direto.

▷ *Contagem de ovos, cultura de larvas*. Às vezes, é desejável obter esclarecimentos mais exatos sobre o número de ovos por grama de fezes (OPG), bem como sobre a espécie de parasitas gastrintestinais cujos ovos foram comprovados nas fezes. A contagem de ovos é feita com o auxílio da câmara de contagem de McMaster, enquanto a apuração da espécie de helminto é feita após cultura do terceiro estágio larvar. É conveniente mandar fazer ambos os exames em um laboratório especializado, para o qual deve ser enviada uma amostra fecal em recipiente bem fechado (bolsa plástica, lata ou similar) e, de preferência, sem perda de tempo. Como o número de ovos depende, entre outros, da espécie de helminto, do estágio da invasão e das condições imunológicas do hospedeiro, a determinação de OPG tem valor expressivo limitado em casos de infecção natural; ela é aplicada principalmente no teste experimental de anti-helmínticos. Porém, a apuração da espécie de helminto pode ter valor prático, em particular para o diagnóstico da ostertagiose de inverno.

Exame microbiológico das fezes. Quando não há outra maneira de diagnosticar a causa da diarréia, coloca-se uma amostra retirada do reto em um tubo estéril (ou um dedo da luva de plástico usada para a colheita, virado pelo avesso e amarrado), enviando-a para exame bacteriológico, virológico e micológico (salmonelas, bactérias da tuberculose e da paratuberculose, agentes etiológicos da diarréia do bezerro recém-nascido ou da diarréia viral bovina/doença das mucosas, espécies de *Candida* e *Aspergillus*). Na suspeita de paratuberculose, recomenda-se enviar também uma *amostra da mucosa retal* (retirada com instrumentos ou com a unha do dedo, sob anestesia epidural sacra baixa) em embalagem separada.

Exame toxicológico de fezes. A tentativa de comprovar a presença, nas fezes, de substâncias tóxicas ingeridas por via oral só faz sentido se, conforme as condições, presumir-se que as mesmas não foram absorvidas no sistema digestivo.

Prancha 12

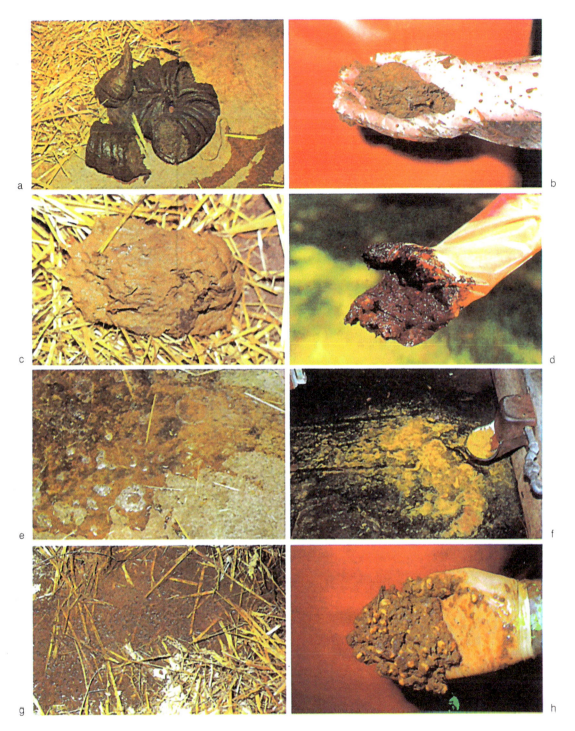

Aspecto geral das fezes

a. "Fezes em discos" mais firmes (ressecamento das fezes dentro do intestino em conseqüência de deficiência de água para beber ou passagem demorada da ingesta)
b. Partículas vegetais pouco cominutadas (isto é, insuficientemente ruminadas) nos excrementos de uma vaca com reticuloperitonite traumática
c. Fezes claras e espumosas em caso de acidose ruminal (valor do pH $\leq 7{,}0$)
d. Fezes negras, levemente fétidas, de uma vaca com úlcera do abomaso sangrando (melena)
e. Muco transparente, sem partículas e coagulado, em forma de massa gelatinosa excretada pouco tempo antes por um bovino jovem com salmonelose grave
f. Fezes de um bezerro com enterite por salmonela: cor amarelo-acastanhado, líquidas, alto teor de excreção de fibrina
g. Fezes de uma vaca com paratuberculose: líquidas, castanhas, contendo muitas bolhas
h. Amostra fecal (de uma vaca) com alto teor de grãos de milho não decompostos, que não são aproveitados como nutriente alimentar fornecedor de energia; casualmente, o cálculo de suplemento energético com base na alimentação pode fornecer um resultado errado

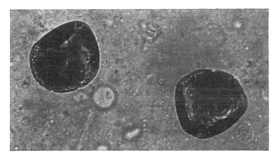
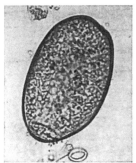
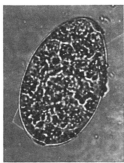
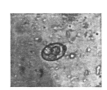
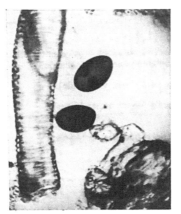

Figs. 285 a 289 Estruturas parasitárias oriundas de fezes bovinas (continuação): em cima à esquerda, ovos de tênias (*Moniezia expansa;* tamanho natural, 50 a 70 μ, aumento de 300 vezes; em cima à direita, oocistos de coccidios (*Eimeria zürni*), 15 a 20 μ, aumento de 500 vezes); embaixo à esquerda, ovo de um trematódeo hepático grande (*Fasciola hepatica;* tamanho natural, 80 × 140 μ; aumento de 300 vezes); embaixo no meio, ovo de um trematódeo ruminal (*Paramphistomum microbothrium* [Slanina, 1969]; tamanho natural, 80 × 140 μ; aumento de 300 vezes); embaixo à direita, ovo de trematódeo hepático pequeno (*Dicocoelium lanceolatum*, tamanho natural, 25 × 40 μ; aumento de 300 vezes).

7.8 Fígado

Fisiologia. O fígado é o principal órgão metabólico do corpo, onde ocorrem vários processos de síntese e reestruturação. Ele cumpre suas mais importantes tarefas no metabolismo protéico, lipídico, dos carboidratos e vitaminas, na formação e secreção de bile, bem como na desintoxicação e excreção de substâncias próprias e estranhas do corpo.

O *metabolismo hepático* do ruminante adulto difere, até certo ponto, do de mamíferos monogástricos. A diferença principal consiste nas particularidades da digestão gastrointestinal de carboidratos nos ruminantes: os carboidratos ingeridos com a alimentação são decompostos, em mamíferos monogástricos, para monossacarídeos (principalmente glicose) e, como tais, conduzidos ao fígado; porém, no ruminante, com a digestão proventricular desenvolvida, são dissociados, em sua maioria, até ácidos graxos de cadeia curta (ácidos acético, propiônico, butírico e valérico; Seção 7.5), os quais são absorvidos pela corrente sanguínea. Glicose é comprovável apenas em concentração mínima no conteúdo proventricular de bovinos saudáveis. Conseqüentemente, ela deve ser sintetizada de novo (neoglicogênese) no metabolismo intermediário a partir de outros substratos, principalmente propionato, aminoácidos glicogênicos, lactato e glicerina, o que acontece até 85% no fígado. A substância lipogênica mais importante no ruminante não é a glicose, mas sim o acetato, suficientemente disponível mediante a digestão proventricular. Isto explica outra particularidade do fígado de ruminantes, isto é, a ausência de uma via metabólica ativa para a lipogênese (Baird, 1981). Finalmente, também o metabolismo do pigmento biliar do bovino parece diferir daquele de outros animais só em parte (Quadro 43). Outras funções metabólicas do fígado — função de reestruturação, síntese, desintoxicação, secreção — devem corresponder àquelas de outros mamíferos, porém até agora só foram pesquisadas em escala limitada.

Diagnóstico. O reconhecimento clínico de doenças hepáticas (Quadro 44) apresenta certas dificuldades no bovino. Mesmo em hepatopatias graves, às vezes não podem ser constatados sintomas característicos, como icterícia e campo de percussão hepática aumentado ou doloroso. Outrossim, pode não haver distúrbio funcional, comprovável pelos métodos laboratoriais habituais, enquanto um terço do parênquima hepático estiver intato e não existir obstrução do fluxo biliar. Porém, o conhecimento do estado de saúde do fígado é importante, porque este órgão participa, primária ou secundariamente, de muitos processos patológicos e todos os danos hepáticos afetam o processo metabólico e, com isso, o bem-estar geral e a capacidade de produção do animal, inclusive sua fertilidade. Por isso, devem ser empregados sempre vários métodos de exames, mesmo com força de expressão em parte reduzida, e, no fim, os achados levantados devem ser avaliados na sua totalidade. Deve-se levar em consideração que os resultados das amostras podem ser diferentes conforme o tipo, o grau e a duração da hepatopatia existente em cada caso individual (Quadro 46).

A *avaliação do fígado* apóia-se nos seguintes exames: anamnese, inspeção das mucosas aparentes, palpação e percussão da região hepática, exame de urina e fezes, apuração do teor sérico de bilirrubina, determinadas enzimas e ácidos biliares, exame da funcionalidade com bromossulfaleína, eventualmente biopsia hepática, laparoscopia ou laparotomia exploradora. De significado secundário (por falta de especificidade, técnica dispendiosa, substituição por testes mais modernos ou indicação limitada) são a análise (eletroforética) das frações protéicas no soro, concentrações séricas de ácidos graxos não esterificados (livres), do colesterol total e da proporção de colesterol e ésteres do colesterol, além de exames para a verificação da coagulação sanguínea. Diversas reações de sorofloculação e soroturvação antigamente usadas hoje são dispensáveis.

Inspeção, palpação. À inspeção das mucosas e das regiões da pele externa não pigmentadas com pouco ou nenhum pêlo, deve-se observar uma eventual icterícia (Seção 3.4 e mais adiante nesta Seção), que no bovino se manifesta claramente, em geral, só no caso de distúrbios hepáticos mais sérios, com um teor total de bilirrubina sérica de mais de 2 mg/100 ml (> 34,2 μmol/l). Alterações cutâneas condicionadas a fotossensibilidade (Seção 3.2) e predisposição notável para hemorragia (Seções 3.2 e 5.6) devem ser avaliadas como indício de dano hepático. Aumentos de volume reconhecíveis externamente só ocorrem dorsalmente, atrás do arco costal direito, em caso de aumento anormal do tamanho do fígado (abscessos, congestão hepática, equinococose). Aqui, a palpação do fígado é feita apertando fortemente a parede abdominal com as pontas dos dedos logo atrás da última costela. A borda posterior de um fígado aumentado (lobo direito) pode ser palpada claramente dessa maneira em animais não muito gordos e com parede abdominal não excessivamente tensa. Um fígado saudável também pode ser palpado nesse local, se estiver deslocado em sentido caudal por enfisema pulmonar grave ou

Quadro 43 Esquema do metabolismo do pigmento biliar no bovino

Medula óssea, sistema reticuloendotelial	Decomposição de hemoglobina, mioglobina, citocromo etc.: → *Heme* Síntese de *porfirina*: ↓
Sangue:	Formação pré- e extra-hepática de pigmentos que são conjugados à albumina no sangue: (Verdoglobina?) ↓ (Biliverdina?) ↓ *Bilirrubina I**
Parênquima hepático:	Formação intra-hepática de pigmentos biliares e suas conjugações ao ácido glicurônico: → *Bilirrubina II***
Vesícula biliar:	Continuação do transporte (bile): ↓
Intestino delgado:	Continuação do transporte (fezes) *Estercobilina*
Intestino grosso:	Redução pelas bactérias entéricas: *Estercobilinogênio* Reabsorção: ← Eliminação (fezes):
Rins:	Eliminação (urina): → *Estercobilinogênio* (em caso de bilirrubinemia elevada, também *Bilirrubina II*)
Tecido extra-hepático:	Decomposição dos pigmentos biliares:

Bilirrubina I = bilirrubina não conjugada, que, na reação de aldeídos de Jendrassik e Gróf, reage indiretamente.
*Bilirrubina II = bilirrubina conjugada ao ácido glicurônico, que reage diretamente.

algum outro processo volumoso intratorácico ou intra-abdominal. Pelo reto, só é possível palpar com as pontas dos dedos na parte anterior do flanco direito um fígado anormalmente aumentado ou excessivamente deslocado. O braço que penetra nesta direção às vezes provoca gemidos e movimentos defensivos no caso de hepatopatia, porém a sensibilidade do fígado pode ser mais bem avaliada por palpação de pressão e percussão dolorosa.

Percussão. O campo de percussão hepática normal se localiza à direita, dorsalmente, na região do penúltimo e do último espaços intercostais, adjacente à borda caudal do campo de percussão pulmonar (Seção 6.13). Em bovinos adultos, apresenta macicez completa (Fig. 290), com largura de três a quatro dedos e do tamanho da palma da mão, bem como distinguível em comparação com o campo pulmonar (som pulmonar claro) e a região

Quadro 44 Doenças hepáticas importantes no bovino

Doenças hepáticas degenerativas (difusas)	
▷ Esteatose (degeneração gordurosa):	muito comum; em conseqüência de cetose, síndrome da lipomobilização, em diversas intoxicações, hipoxia etc.
▷ Cirrose:	muitas vezes secundária relacionada com fasciolose, bem como (em grau mais leve) em conseqüência de intoxicações (p. ex., cobre), esteatose prévia, necrose celular etc.; raramente (porém, às vezes, incidência regional maior) como manifestação orgânica predominante de intoxicações vegetais (*Senecio, Crotalaria, Heliotropium,* micotoxinas etc.)
▷ Amiloidose:	rara; em caso de amiloidose generalizada, disproteinemia
Hepatites (parenquimatosas/intersticiais: circunscritas/difusas)	
▷ Infecções bacterianas	(hematogênicas, linfogênicas, cologênicas ou por continuidade): necrobacilose (maior incidência na alimentação rica em amido/açúcares ligada a ruminite), abscesso hepático (em conseqüência de corpo estranho perfurante no retículo, fasciolose, infecção umbilical), salmonelose, tuberculose etc.)
▷ Infecções virais:	febre do Vale Rift (África)
▷ Invasão parasitária:	fasciolose aguda e crônica, equinococose (cisticercose)
Afecções dos ductos biliares e da vesícula biliar	
▷ Inflamação dos ductos biliares:	em caso de fasciolose crônica, bem como de infecções bacterianas e virais cologênicas ascendentes
▷ Obstrução dos ductos biliares:	por concreções oriundas de fasciolose em caso de colecistite, mais raramente por cálculos biliares verdadeiros
▷ Inflamação da vesícula biliar:	em conseqüência de infecção bacteriana cologênica em caso de fasciolose, salmonelose etc.
Tumores:	Leucose, adenomas, carcinomas, hemangiossarcomas etc.

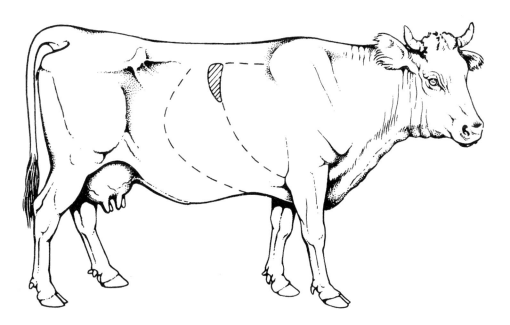

Fig. 290 Campo de percussão hepática no bovino (a região de macicez está sombreada), com sua posição em relação ao campo pulmonar torácico e ao arco costal (– – –).

visceral dorsal (som subtimpânico); essa macicez pode estar deslocada um a três dedos em sentido cranial, no caso de prenhez adiantada, ascite e outros processos intra-abdominais que ocupam espaço; porém, em pacientes com enfisema pulmonar, está deslocado à mesma distância em sentido caudal. O alargamento do campo de percussão hepática para a largura de cinco dedos ou mais deve ser considerado patológico, ainda mais quando essa área também é sensível à percussão dolorosa. No caso de grande aumento de tamanho do fígado, às vezes pode haver um som subtimpânico no lugar da macicez, porque o lobo hepático direito afastou-se da parede abdominal devido ao seu peso ou à tração da vesícula biliar dilatada. O mesmo achado percutório é causado por um fígado saudável deslocado por um pneumoperitônio ou por deslocamento do abomaso para a direita, isto é, na transição de deslocamento para torção (Seção 7.5).

Animais com hepatopatias agudas muitas vezes manifestam maior sensibilidade ou dor notável (movimentos defensivos ou de evasão, às vezes também gemidos) já à percussão sonora, em particular, porém, à percussão da região hepática com o martelo pesado de percussão. Para evitar interpretação errônea, percute-se com a mesma intensidade a área correspondente do outro lado do tronco, verificando se o paciente reage da mesma forma. Se isso não ocorrer, a suspeita de um dano hepático é reforçada; do contrário, deve-se levar em consideração uma sensibilidade à dor ativada pelos abalos percutórios, oriunda de uma reticuloperitonite traumática ou de alguma patologia pulmonar. Na inflamação aguda ou congestão da vesícula biliar, o centro da dor fica um pouco mais cranioventral do campo de percussão hepática, entre os terços médio e ventral da parede abdominal sustentada por costelas (no limite inferior do campo do omaso, Seção 7.5). Nas afecções hepáticas crônicas, a reação à percussão dolorosa é, na maioria das vezes, menos clara ou até negativa.

Detecção de pigmentos biliares na urina. Às vezes, a coloração da urina notavelmente castanho-clara até escura, que ao agitar faz espuma verde-amarelada, indica, já à observação macroscópica, um teor aumentado de *bilirrubina II e/ou de seus metabólitos* e, com isso, dano hepático. Nesses casos, o *teste do azul de metileno* segundo Franke (1931) muitas vezes fornece um achado claramente positivo: uma solução de azul de metileno a 0,2% é adicionada, gota por gota (contar!), a 5 ml de urina (medir) em um tubo sob agitação, até ocorrer a mudança da cor de verde para azul. Avaliação: azul já com uma a duas gotas: – – –; após três gotas: + – –; após cinco gotas: + + –; azul somente após mais de cinco gotas: + + +. Como o teste em animais saudáveis não é sempre negativo (devido à existência, na urina,

de urocromos azul de metileno positivos, de origem nutricional) e também não regularmente positivo em pacientes com hepatopatias, pode-se concluir pela existência de um distúrbio funcional do fígado apenas com achado fortemente positivo (Prancha 11/d). Outrossim, deve-se levar em consideração que o teste do azul de metileno também mostra um resultado positivo na presença de hemoglobina ou mioglobina (Seção 8.5).

▷ A *bilirrubina II* só é detectável na urina bovina quando sua concentração no soro sanguíneo alcança valores relativamente altos (em conseqüência de danos no parênquima ou obstrução dos ductos biliares). Portanto, o exame da urina quanto à bilirrubina só é positivo quando já está ocorrendo icterícia. É muito simples detectar bilirrubina na urina com o auxílio de testes com fitas ou tabletes (por exemplo, Bilur-Test,[26] Bili-Merckognost,[27] Ictostix[28] ou Ictotest[28]); estes métodos de testes reagem a partir de 0,5 mg de bilirrubina/100 ml de urina ($\triangleq$ 8,55 μmol/l), no caso mais favoráveis já com 0,2 mg/100 ml ($\triangleq$ 3,42 μmol/l). Devido à barreira relativamente alta para bilirrubina II nos rins, uma reação positiva sempre indica um distúrbio funcional grave do fígado. Se o teste ocorrer negativamente apesar de icterícia grave, isto significa uma icterícia hemolítica, na qual há acúmulo de bilirrubina I no sangue que, ao contrário da bilirrubina II, não passa pelos rins. Todos os testes de bilirrubina devem ser efetuados imediatamente — em particular com incidência luminosa —, visto que a bilirrubina oxida rapidamente para biliverdina, que escapa da reação do teste.

▷ Entre os derivados da bilirrubina, apenas o *estercobilinogênio* é detectável (por um processo bastante complicado; Berger, 1956) na urina do bovino saudável. Um teor de estercobilinogênio patologicamente aumentado na urina, detectável com métodos mais simples, pode ser observado na hemólise intravascular. Para sua comprovação na urina fresca, servem as fitas de teste Bilugen[29] ou Urobilistix.[30] As últimas correspondem à reação de aldeído de Ehrlich, modificada por Watson-Schwarz (Prancha 11/c; notar sua sensibilidade).

▷ *No teste de Ehrlich para estercobilinogênio e urobilinogênio,* adicionam-se 10 gotas do reagente de Ehrlich (solução de p-dimetilaminobenzaldeído a 2% em ácido clorídrico a 20%) a 5 ml de urina (temperatura ambiente), esperando-se cinco a dez minutos para ver se ocorre coloração vermelha. O resultado desse teste deve ser avaliado com certa cautela, visto que os herbívoros normalmente também excretam *filoeritrinogênio* (um derivado da clorofila) com a urina, que também determina (além de outras substâncias) uma reação aldeídica positiva (Berger, 1956). Uma

Quadro 45 Características do diagnóstico diferencial de icterícia e lesões hepáticas do bovino

Tipo de icterícia	Doença subjacente	Mucosas aparentes (Seção 3.4)	Soro (Seção 5.6) Teor de bilirrubina total (Jendrassik e Grof)	Soro (Seção 5.6) Hemoglobina livre (soro hemolítico)	Função hepática
Icterícia hemolítica (de hiperfunção ou pré-hepática):	Destruição maciça de eritrócitos na corrente sanguínea*	Anêmicas-pálidas e ictéricas, por isso *cinza-amareladas* (palavra-chave: "limão")	34-85 μmol/l, ≙ 2-5 mg/dl; em caso de melhora, queda gradativa do nível de bilirrubina sérica (= bilirrubina I, depois também bilirrubina II)	+º	Em estado avançado, alterada de forma moderada a grave
Icterícia parenquimatosa (hepatocelular, de retenção ou intra-hepática):	Lesão grave no tecido hepático**	Somente em casos graves, pronunciadamente ictéricos e simultaneamente suprimento sanguíneo normal, isto é *rosa-amareladas* (palavra-chave, "laranja")	34-85 μmol/l, ≙ 2-5 mg/dl (raramente mais); em caso de melhora, queda lenta da concentração de bilirrubina sérica	–	Alterada
Icterícia mecânica (congestiva, obstrutiva ou pós-hepática):	Obstrução do ducto biliar principal ou de ductos biliares intra-hepáticos maiores (congestão biliar, cólica biliar)***	Suprimento sanguíneo normal e, em geral, pronunciadamente ictéricas, por isso *rosa-amareladas* (palavra-chave "laranja")	51-256 μmol/l, ≙ 3-15 mg/dl; em caso de melhora, geralmente queda rápida do teor de bilirrubina sérica (bilirrubina II, colesterol, ácidos biliares, filoeritrina)	–	Alteração pronunciada

*Causas, ver Seção 5.6; em caso de distúrbio da função excretora do fígado, a icterícia hemolítica está associada a uma sensibilidade maior das áreas cutâneas despigmentadas à luz solar (fotossensibilização).
**Insuficiência hepática em conseqüência de degeneração gordurosa ou necrose dos hepatócitos, geralmente como sintoma acompanhante de distúrbios metabólicos graves, intoxicações ou doenças infecciosas.

modificação semiquantitativa do teste de Ehrlich foi desenvolvida por Nikov (1972), com base no método de Wallace e Diamond (1925). Para isso, são misturados 2 ml de urina com 2 ml de água destilada em um tubo de ensaio e, em outros tubos, são preparadas diluições crescentes, pegando-se cada vez 2 ml da urina assim pré-diluída e outros 2 ml de água destilada (1:1, 1:4, 1:8, 1:16 etc.). Em seguida, 1 ml do reagente Ehrlich é adicionado a cada tubo e, depois de cinco minutos, verifica-se em que grau de diluição ainda é reconhecível uma coloração vermelha. Normalmente, a urina bovina pode apresentar reação positiva até uma diluição de 1:8. O teste de Ugen,[31] que reage especificamente com o urobilinogênio, evidentemente não é aproveitável para bovinos.

Como na obstrução do ducto biliar a reação da urina é geralmente negativa ou, eventualmente, positiva fraca para o estercobilinogênio, apesar da icterícia e do teor de bilirrubina aumentado, este achado pode ser usado para a diferenciação entre icterícia obstrutiva e outras formas de icterícia no bovino (Quadro 45). Geralmente, porém, o exame da urina dessa espécie animal para pigmentos biliares é de pouco auxílio para o diagnóstico de hepatopatias, com exceção de casos graves nos quais a icterícia já é reconhecível de qualquer forma.

Pigmentos biliares nas fezes. A bilirrubina, conjugada com o ácido glicurônico e excretada com a bile, é desconjugada e decomposta pelas bactérias intestinais para estercobilinogênio, urobilinogênio e outros produtos de clivagem (Quadro 43). O estercobilinogênio determina, junto com outros pigmentos provenientes dos alimentos (em particular clorofila e seus derivados), a cor escura das fezes do bovino (com exceção dos bezerros que ainda não estejam ingerindo alimento vegetal). Na inibição ou interrupção da excreção biliar para o intestino (degeneração hepática grave, obstrução do ducto biliar), as fezes podem adquirir uma cor mais clara, isto é, castanho-pálida ou castanho-acinzentada. Porém, esse clareamento não é tão pronunciado como em carnívoros adoecidos da mesma forma; além disso, outras influências fisiológicas ou patológicas podem provocar uma alteração similar da cor (Seção 7.7).

Detecção de ovos de trematódeos hepáticos nas fezes. O exame parasitológico dos excrementos para detectar ovos de *Fasciola hepatica* e *Dicrocoelium lanceolatum* (Figs. 287 e 289) tem significado importante dentro do diagnóstico hepático. Um achado positivo comprova a existência de colangite fasciolosa crônica, embora o resultado negativo não a exclua com segurança, visto que às vezes os ovos de parasitas temporariamente não estão contidos nas fezes. Por isso, recomenda-se, em casos suspeitos, efetuar o controle coprológico em vários animais mantidos sob as mesmas condições e/ou repetir o exame.

Detecção de pigmentos biliares no soro. No soro de bovinos, o teor normal de *bilirrubina total* (isto é, de *bilirrubina I* não-conjugada, que reage indiretamente, e de *bilirrubina II* conjugada ao ácido glicurônico, que reage diretamente) é baixo, em comparação com outras espécies animais, sendo, em média, de 3,4 μmol/l (≙ 0,2 mg/dl), com um limite superior de aproximada-

Quadro 45 Características do diagnóstico diferencial de icterícia e lesões hepáticas do bovino (cont.)

Sangue		Urina (Seção 8.5)					Fezes (Seção 7.7)
Eritrograma (Seção 5.6)	Leucograma (Seção 5.6)	Urocromos (prova do azul de metileno segundo Franke)	Bilirrubina II	Estercobilinogênio	Proteína	Corpos cetônicos	Cor
Anemia mais ou menos pronunciada com precursores imaturos de eritrócitos	No início, sem alterações; depois, linfocitose parcial	+ / +++	− [→ +]	+/ +++	+/ +++°	+/ +++	−	Mais escura que o normal (prova de hemoglobina positiva muitas vezes até em diluições altas)
Sem alteração importante	Às vezes, neutrófilos com "grânulos tóxicos"	+ / +++	−/ +	+/ ++	−	− [→ +]	−/ +++	Normal
Normal (após ruptura da vesícula biliar, às vezes com anemia)	Em crises agudas, geralmente leucocitose com aparecimento de granulócitos neutrófilos jovens ("desvio nuclear para a esquerda")	+/ +++	+	−	−	[→ +]	−	Durante a fase de obstrução, mais claras que o normal (oliva-pálidas)

***Em caso de alimentação verde, sempre ligada a fotossensibilização, que leva a dermatite solar nas regiões cutâneas despigmentadas ("queimadura solar", Seção 3.2), caso o animal se encontre ao ar livre em dia de sol durante o período de obstrução biliar.
° no ataque hemolítico; → = subseqüentemente; [ ] = às vezes.

mente 6,8 μmol/l ($\triangleq$ 0,4 mg/dl); os respectivos valores de bilirrubina II são 1,0 μmol/l e 3,4 μmol/l($\triangleq$ 0,06 mg/dl e 0,2 mg/dl). A bilirrubina sérica aumenta levemente durante a inanição e nas últimas semanas antes da parição. Uma concentração de bilirrubina total entre 5,1 μmol/l e 8,5 μmol/l ($\triangleq$ 0,3 mg/dl e 0,5 mg/dl) deve ser considerada como suspeita e concentrações acima de 8,5 μmol/l (= 0,5 mg/dl) como aumentadas patologicamente e, portanto, como indício de distúrbio funcional hepático ou processo hemolítico. Deve-se suspeitar de bilirrubinemia originária de hemólise intravascular quando o teor de bilirrubina I no soro é relativamente alto. Em geral, porém, a diferenciação entre bilirrubina I e II é de menor importância diagnóstica no bovino.

▷ *A determinação fotométrica da bilirrubina sérica* segundo Jendrassik e Gróf (1938) é descrita amplamente nas instruções das firmas para os equipamentos de teste[32] e nos livros didáticos sobre diagnóstico laboratorial. Ela permite a diferenciação em bilirrubina "direta" e "indireta", enquanto o método DPD[33] (DPD = sal de diclorofenildiatônio) compreende exclusivamente o teor de bilirrubina total. Com o auxílio do chamado minifotômetro equipado com provetas e capilares pré-confeccionados, é possível realizar determinações quantitativas de bilirrubina também em pequenos laboratórios. Outras simplificações ainda podem ser esperadas.

▷ É possível fazer a *determinação semiquantitativa do teor de bilirrubina* no soro, por meio das fitas de teste Bilur[26] ou Bilimerckognost.[27] Com base nas reações interpretadas através das escalas de cor anexadas, geralmente podem ser considerados os seguintes teores de bilirrubina total no soro: *teste Bilur* negativo = < 8,5 μmol BT/l ($\triangleq$ 0,5 mg/dl), fracamente positivo = entre 8,7 e 17,1 μmol BT/l ($\triangleq$ 0,51 e 1,0 mg/dl), moderadamente positivo = > 17,1 μmol BT/l ($\triangleq$ 1,0 mg/dl). Teste *Bilimerckognost* negativo = < 8,5 μmol BT/l ($\triangleq$ 0,5 mg/dl), indubitavelmente grau + (positivo) = > 17,1 μmol BT/l ($\triangleq$ 1,0 mg/dl) no soro.

▷ Como o *Ictotest*[28] só indica concentrações de bilirrubina total a partir de 25,6 μmol BT/l ($\triangleq$ 1,5 mg/dl), não é utilizável nessa indicação. Por outro lado, as fitas de teste mencionadas primeiro são apropriadas como testes de procura de distúrbio funcional hepático e também como informação rápida em nível de campo (obtenção de plasma com auxílio de minicentrífuga Compur M 1101[34]).

▷ Com *o teste do azul de metileno* segundo Klien (1966), podem ser reconhecidos também valores de bilirrubina a partir de 8,5 μmol/l ($\triangleq$ 0,5 mg/dl): 1 ml de soro é diluído em 4 ml de uma solução fisiológica de cloreto de sódio e, em seguida, adiciona-se sob constante agitação, gota por gota, uma solução de azul de metileno a 0,05%, até ocorrer a mudança da cor verde para azul. Caso sejam necessárias para isso oito ou mais gotas da solução de azul de metileno, o teor de bilirrubina desse soro está acima de 8,5 μmol/l ($\triangleq$ 0,5 mg/dl; Diepers, 1969), com 98% de probabilidade.

Determinação da atividade de enzimas séricas. A utilidade diagnóstica dos exames de enzimas séricas baseia-se no aumento

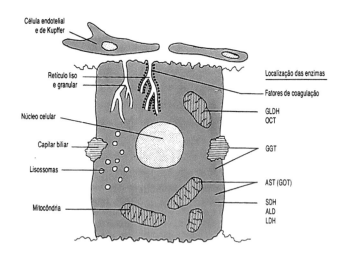

Fig. 291 Localização de enzimas no hepatócito (modificado por Koch, 1979).

da passagem para o sangue das enzimas contidas nos hepatócitos, que ocorre em casos de lesões dos mesmos ou refluxo da bile, causando o aumento de sua atividade no soro ou plasma *(enzimas plasmáticas inespecíficas);* no entanto, em casos de lesões do parênquima, a atividade das enzimas sintetizadas no fígado e de lá normalmente secretadas para o plasma diminui *(enzimas específicas do plasma* ou *enzimas de secreção* como a colinesterase, a protrombina ou os fatores da coagulação). Porém, a atividade sérica de algumas enzimas também pode aumentar devido ao aumento de sua síntese ou diminuição de sua eliminação. Quando a localização (Fig. 291) das enzimas intracelulares (citoplasma, mitocôndrias) é conhecida, pode-se concluir, a partir da sua liberação aumentada, qual a natureza do dano celular (maior permeabilidade da membrana ou morte celular). Se, e até que ponto, uma enzima tem valor expressivo para o diagnóstico de doenças hepáticas depende dos fatores descritos a seguir.

▷ *Especificidade orgânica* (Fig. 291). Enzimas principalmente presentes no tecido hepático (hepatócitos), como SDH, GLDH, OCT, ou cuja atividade cresce particularmente nas doenças hepáticas associadas a colestase (GGT) têm o mais alto valor diagnóstico.

▷ *Sensibilidade.* A utilidade de enzimas hepatoespecíficas para o diagnóstico de doenças hepáticas pode estar diminuída, uma vez que elas respondem com relativa inércia, através de um aumento de suas atividades séricas somente em caso de dano grave do parênquima (SDH). Portanto pode ser conveniente medir primeiro a atividade das enzimas menos específicas, mas com relação sensível (como AST), e excluir os locais de origem principalmente considerados fora do fígado, incluindo outros parâmetros (por exemplo, determinação de CK para verificar danos musculares, controle da urina quanto à mioglobina etc.). Outrossim deve-se levar em consideração que as determinações enzimáticas são apropriadas principalmente para o diagnóstico de lesões hepáticas agudas, enquanto lesões hepáticas crônicas no bovino são indicadas só excepcionalmente (e, mais provavelmente, pela GGT).

▷ *Modelos enzimáticos.* Normalmente, pressupõe-se que o aumento seletivo da atividade das enzimas uniloculares contidas exclusivamente no citoplasma indica uma lesão hepática mais leve (membrana celular), porém o aumento simultâneo da atividade das enzimas uniloculares citoplasmáticas e mitocondriais indica uma doença hepática grave (morte celular) (Fig. 291). Quanto à atividade sérica da ALT (GPT) no bovino, tal conclusão não procede, porque a ALT está muito menos presente nas células hepáticas do bovino do que em outros animais. Valores aumentados principalmente de GGT ocorrem em doenças hepatobiliares. Modelos enzimáticos atípicos podem indicar doenças adicionais em outros órgãos.

▷ *Influências sazonais.* No período periparto (aproximadamente uma semana antes até uma semana depois do parto), mas em particular durante os primeiros dias pós-parto, a atividade de quase todas as enzimas séricas comuns aumenta fisiologicamente, mesmo no parto sem complicações (Bostedt, 1974). Portanto, durante esse período, o limite superior da faixa normal deve ser colocado um pouco acima. Estresse físico especial ou influências alimentares podem, igualmente, provocar alterações periódicas da atividade.

▷ *Variações dependentes da idade.* Enquanto no bezerro recém-nascido os valores sanguíneos pré-colostrais de GGT são medidos abaixo de 10 U/l, a atividade do GGT aumenta primeiramente até 2.000 U/l após a ingestão de colostro. Na primeira semana de vida, ela então cai para valores em torno de 200 U/l, mas permanece até a sexta semana de vida ainda na faixa entre 20 e 50 U/l (Seitz, 1985). Os valores normais de outras enzimas séricas relevantes para o diagnóstico hepático não diferem essencialmente entre bovinos jovens e adultos.

Os pontos de vista agora mencionados foram levados em consideração no Quadro 46, no qual estão resumidas sinopticamente as enzimas séricas testadas para o diagnóstico hepático de bovinos, junto com seu poder alusivo. Além das enzimas mencionadas no quadro, foram ainda testadas as seguintes enzimas quanto ao seu aproveitamento diagnóstico nesta indicação:

▷ *Isocitrato desidrogenase (ICDH)* — limite superior em bovinos adultos, 30 U/l; bezerros, 20 U/l; onipresente; eliminação rápida do plasma, daí só pequeno aumento da sua atividade na doença hepática grave e, conseqüentemente, valor diagnóstico limitado.
▷*Lactato desidrogenase (LDH)* — limite superior, 1.500 U/l; onipresente, principalmente nos músculos esqueléticos e cardíaco, moderadamente no fígado e nos rins; celularmente, no citoplasma; muito pouco específica, faixa de dispersão fisiológica excessivamente grande; sem significado diagnóstico. Também nenhuma das isoenzimas 1-5 da LDH é hepatoespecífica no bovino.
▷ *Arginase* — principalmente no fígado, mas também em eritrócitos e outros tecidos; celularmente, nas mitocôndrias; aumento da atividade na necrose hepatocelular; até o momento, não incluída no diagnóstico rotineiro e, evidentemente, também dispensável.

Metabolismo lipídico

▷ Ao lado de outros lipídios, o *colesterol* é sintetizado no fígado e cedido em forma de lipoproteínas a outros órgãos, para que esses desempenhem seu papel de síntese (por exemplo, para a formação de hormônios esteróides). *A determinação do colesterol total* no soro tem valor diagnóstico limitado para a detecção de doença hepática no bovino, em virtude de sua concentração sérica ter ampla faixa de dispersão fisiológica e por ser influenciável por diversos fatores internos e externos (estágio de prenhez ou de lactação e tipo de alimentação) e, conseqüentemente, ter reduzida propriedade específica. Foi constatada diminuição em doenças hepáticas inflamatórias agudas e degenerativas, bem como nas enterites; teores aumentados foram apurados na obstrução de ducto biliar, na fasciolose crônica (colestase intra-hepática), na cetose (com participação do fígado), na leucose linfática e em outras doenças. O colesterol é parcialmente esterificado com o auxílio de uma enzima hepática — isto é, principalmente no sangue —, de maneira que cerca de 60 a 70% do colesterol total estão constantemente presentes sob a forma de ésteres. No caso de uma lesão no parênquima hepático, a síntese de enzimas é reduzida e, com isso, também a parte do éster de colesterol. Portanto, *uma proporção colesterol:éster de colesterol* alterada indica lesão hepatocelular, enquanto uma concentração aumentada do colesterol total com proporção normal de ésteres

Quadro 46 Enzimas séricas/plasmáticas adequadas para o diagnóstico de doenças hepáticas no bovino

Enzima	Limite superior da faixa de normalidade	Origem/local de ação	Significado diagnóstico
Aspartato-aminotransferase (AST; antes conhecida como transaminase glutâmico-oxaloacética, GOT)	A: 40-50 U/l	Onipresente, mas predominantemente no fígado, na musculatura esquelética e cardíaca; na célula, no citoplasma e nas mitocôndrias	Sensível; eliminação do plasma relativamente rápida; ↑ lesões agudas do fígado, músculo cardíaco e esquelético e outros órgãos; útil na exclusão de lesões musculares (CK) em combinação com BT, GLDH, GGT, (BSP)
Alanina aminotransferase (ALT; antes conhecida como transaminase glutâmico-pirúvica, GTP)	A: 20 U/l	Onipresente; predominantemente no músculo cardíaco e esquelético; na célula, no citoplasma	Insensível: ↑ necrose de hepatócitos, lesões no músculo cardíaco e esquelético, pouco significado diagnóstico
Gama-glutamil-transferase (-transpeptidase; γ-GT, GGT):	A: 20 U/l B: 20-50 U/l*	Onipresente; ligada à membrana predominantemente no epitélio mamário, renal, de ductos biliares, intestinal; após indução enzimática, também no citoplasma; na bile (p. ex., fasciolose)	Sensível; eliminação plasmática lenta ↑ afecções hepatobiliares com colestase; apesar de não ser hepatoespecífica, é útil na delineação de colestase aguda e crônica (p. ex., fasciolose)
Ornitina carbamil-transferase (OCT):	A: 20 U/l	Predominantemente no fígado; na célula, nas mitocôndrias	Sensível; em geral, hepatoespecífica; ↑ lesões hepáticas agudas; útil no diagnóstico, porém técnica dispendiosa
Desidrogenase do sorbitol (SDH; em inglês: *iditoldehydrogenase*, ID):	A: 10 U/l	Predominantemente no fígado; pouco nos rins; na célula, no citoplasma	Pouco sensível, mas amplamente hepatoespecífica; ↑ lesões hepatocelulares agudas; útil para o diagnóstico e o controle da evolução em casos com exclusão de doenças renais
Glutamato desidrogenase (GLDH):	A: 10 U/l	Predominantemente no fígado; moderadamente nos rins; na célula, nas mitocôndrias	Média sensibilidade, mas, na exclusão de doenças renais, é amplamente hepatoespecífica; eliminação plasmática rápida; ↑ lesões agudas nos hepatócitos; útil para o diagnóstico e o controle da evolução em casos moderadamente graves
Frutose-1,6-difosfato-aldolase (FDPALD, ALD):	A: 30 U/l	Onipresente na célula, no citoplasma	Sensibilidade moderada (?); ↑ lesões graves nos hepatócitos; lesões no músculo esquelético; pouco significado diagnóstico
Protrombina (outros parâmetros de coagulação, p. ex., TPT, TTP/Tempo de PT, ver Seção 5.6):	85-100%	Hepatócito: retículo citoplasmático granular	Sensível (método de duas fases); ↓ lesões agudas e crônicas dos hepatócitos; pode ser usada em combinação com outros testes, mas primordialmente para o reconhecimento de um risco de hemorragia antes de uma biopsia hepática ou de uma intervenção cirúrgica

A = bovinos adultos; B = bezerros até a sexta semana de vida (após ingestão de colostro).
*Maiores detalhes no texto.

constitui indício de refluxo biliar (sem lesão do parênquima). Porém, exames desse tipo têm pouco valor diagnóstico rotineiro.
▷ *Ácidos biliares*. Os ácidos biliares necessários mais importantes para a digestão e absorção de lipídios são os ácidos cólico e quenodesoxicólico, sintetizados no fígado a partir do colesterol. Eles são conjugados, em sua maior parte, em glicina e taurina e atingem o intestino através da bile. De lá, uma parte menor é excretada com as fezes (ácido litocólico) e a maior parte é reabsorvida parcialmente de forma inalterada ou como ácido desoxicólico e — ligada a uma proteína transportadora — reconduzida ao fígado (circulação êntero-hepática). A concentração aumentada de ácidos biliares no plasma sanguíneo que ocorre em hepatopatias de diversos tipos, principalmente quando acompanhadas por colestase, permite conclusões diagnósticas. Os seguintes valores médios foram apurados em determinações de ácidos biliares, com o auxílio de teste colorimétrico puramente enzimático[35] em bovinos saudáveis antes e após a alimentação: bezerros, 15,61 μmol/l e 7,41 μmol/l, respectivamente; bovinos jovens, 20,67 μmol/l e 17,69 μmol/l, respectivamente; vacas, 22,30 μmol/l e 21,23 μmol/l, respectivamente. Em 73 pacientes com hepatopatia, foi apurada uma concentração média de ácidos biliares de 34,99 μmol/l, porém o valor diagnóstico desse exame é restrito, devido à larga faixa de dispersão dos teores (0,1 até 382 μmol/l). Teores de ácidos biliares no soro acima de 40 μmol/l em geral são considerados patológicos. A correlação do teor de ácidos biliares com o da bilirrubina total foi altamente significativa, mas não foi com a atividade do AST (Gül e Gründer, 1988).
▷ *Ácidos graxos não-esterificados (livres) no plasma (AGNE)*. Devido às particularidades do metabolismo de ruminantes de um lado e ao alto consumo energético da vaca leiteira altamente produtiva do outro lado, ocorre que, nas épocas de alto estresse metabólico (lactação alta) os triglicerídeos são retirados dos depósitos lipídicos do próprio corpo, para suprir a necessidade energética. Os ácidos graxos livres resultantes da lipólise são acoplados à albumina e alcançam o fígado através da circulação sanguínea. No fígado, uma parte é aproveitada (na presença de oxalacetato) para a produção de energia, enquanto a outra parte é ressintetizada em triglicerídios e reconduzida à circulação sanguínea sob a forma de lipoproteína para ser utilizada pelos "consumidores finais". Na alta oferta de AGNE, formam-se cada vez mais corpos cetônicos e triglicerídios são depositados nos hepatócitos, devido à situação concomitante à neoglicogênese (carência de oxalacetato), diminuindo assim a síntese de albumina e a exportação

de lipídios. Pelos motivos expostos, o nível dos AGNE no sangue de vacas leiteiras aumenta fisiologicamente de cerca de 450 μmol/l oito dias antes do parto para níveis próximos de 800 μmol/l da primeira à terceira semanas após o parto. Teores ainda mais altos de AGNE no soro persistindo alguns dias indicam degeneração gordurosa patológica no fígado com correspondente redução da funcionalidade.

Metabolismo protéico

▷ A determinação do *teor total de proteína* no soro sanguíneo não é apropriada para o diagnóstico hepático, pois depende da capacidade de síntese e também de vários outros fatores influentes. A *fração de albumina* hepatoespecífica detectável por *eletroforese do soro* (Seção 5.6) só diminui na lesão hepatocelular aguda grave (por exemplo, na síndrome do fígado gorduroso, < 3,0 g/100 ml ≙ 434,7 μmol/l), bem como nas hepatopatias crônicas adiantadas, acompanhadas de cirrose (por exemplo, fasciolose crônica, envenenamento por *Senecio,* aflatoxicose, tumores). Os *testes de labilidade sérica* antigamente comuns hoje em dia não são mais usados no exame hepático do bovino, por falta de especificidade e confiabilidade.

▷ O fígado é o principal local de produção de quase todos os *fatores* e inibidores da *coagulação*. Sua produção está reduzida nos casos de dano grave do parênquima, de maneira que a coagulação do sangue pode estar limitada; mas uma tendência maior à coagulação também é possível pela produção diminuída de substâncias estimuladoras da coagulação (coagulação intravascular disseminada, coagulopatia de consumo). Mas a *determinação da capacidade de coagulação do sangue* (tempo parcial de tromboplastina/TPT, tempo de tromboplastina/TTP, tempo de protrombina e outros) serve menos para fins diagnósticos, isto é, reconhecimento do grau de gravidade de uma hepatopatia, do que para a avaliação do risco de hemorragia antes de uma intervenção cirúrgica.

Teste de estresse. Em seres humanos e animais, são utilizados testes de estresse com substâncias exógenas ou próprias do corpo (pigmentos, glicose, galactose, levulose, propionato, ácido hipúrico etc.) para o controle da capacidade funcional do fígado, que refletem a saúde deste órgão. Um teste desse tipo é a *prova de bromossulfaleína* usada em bovinos, que testa principalmente a capacidade funcional de excreção das células hepáticas, porque a excreção desse pigmento em geral ocorre principalmente pela bile. Como bromossulfaleína (BSP) está sujeita ao mesmo método de excreção que a bilirrubina, o teste BSP fornece informação sobre a captação do pigmento pela célula hepática e a capacidade de seus microssomos para glicuronização (conjugação). Assim sendo, esse teste é apropriado para a avaliação geral da função hepática, isto é, para o reconhecimento de lesões difusas, agudas ou crônicas do parênquima.

Para isso, retira-se primeiramente uma amostra de sangue de referência da veia jugular do bovino a ser examinado e, em seguida, injeta-se bromossulfaleína,[36] na dose de 2 mg/kg peso vivo estritamente por via intravenosa (cuidado com peri e tromboflebite!); faz-se outra colheita de sangue depois de 25 minutos, agora da veia jugular externa do lado oposto! Aos 2 ml das amostras de soro colhidas antes e depois da injeção do pigmento, acrescentam-se duas gotas de uma solução de hidróxido de sódio a 10% e se determina por fotometria a quantidade de pigmento não eliminada durante esse período (comparação da curva de extinção com a curva de aferição). Retenções na faixa de cinco a 10, 10 a 25 ou acima de 25%, respectivamente, são avaliadas como sinais de um distúrbio funcional hepático leve, moderado ou grave. Porém, valores abaixo de 5% de retenção da BSP não são necessariamente prova de que o fígado é saudável, visto que muitas vezes alterações limitadas a certas partes do fígado têm pouca influência na prova da BSP. Outrossim, deve-se considerar que a queda do nível plasmático desses pigmentos pode ser influenciada complexamente por fatores extra-hepáticos: sua eliminação depende da circulação hepática, da captação celular, da conjugação e da ligação protéica citoplasmática direta, do refluxo para a circulação, bem como da secreção biliar e da livre passagem do ducto biliar.

▷ Na prática (quando não se dispõe de fotômetro), a retenção de BSP pode ser estimada macroscopicamente: após adição de algumas gotas de hidróxido de sódio a 10% ao pós-soro não-diluído, pode-se observar a olho nu uma turvação mais ou menos evidente em caso de retenção de pigmento entre 10 e 20% e uma coloração violeta com retenção ainda mais alta (Prancha 11/f).

Uma desvantagem essencial do método de percentagem descrito é que o animal deve ser pesado antes, para se determinar a quantidade exata de BSP a ser injetada conforme seu peso corpóreo. Além disso, deve-se pressupor um espaço de distribuição igual da BSP. Por esse motivo, alguns autores (por exemplo, Cornelius, 1980) dão preferência à seguinte técnica: aplica-se 1 g de BSP por via intravenosa em bovinos com peso corpóreo na faixa de 250 a 600 kg. Em seguida, são colhidas duas amostras de sangue (heparinizadas) entre 5 e 20 minutos após a injeção, num intervalo de 4 minutos, determinando-se a concentração de BSP no plasma. Os valores são assinalados num sistema de coordenadas em papel semilogarítmico. Com o auxílio de uma linha reta entre os dois pontos, pode-se ler no diagrama o período de meia-vida (T1/2). Para vacas saudáveis não-lactantes, o período é de 3,3 ± 0,5 minutos (2,5 a 4,1 minutos); para bovinos de um ano de idade, 4,5 ± 0,3 minutos. Dessa forma, é possível calcular, pela seguinte fórmula, também a *depuração da BSP fracionada (K)* isto é, a parte eliminada do plasma por minuto da quantidade de pigmento ainda existente (em percentagem): $K = \dfrac{\ln 2}{T^{1/2}}$ (ln2 = logaritmo natural do número 2 [= 0,693]; T1/2 = período de meia-vida biológica apurado pelo método descrito, em minutos, do nível de BSP no plasma; K = calcula-se da fórmula como fração decimal; a multiplicação por 100 resulta na depuração percentual fracionada.)

Valores normais para vacas saudáveis não-lactantes: 0,22 ± 0,03/min (0,17 até 0,18/min.); para bovinos de um ano: 0,15 ± 0,1/min. Em bovinos com doença hepática, foram constatados períodos de até mais de 60 minutos e, para a depuração fracionada, valores até de 0,05/min.

▷ Por fim, para o exame da função hepática em ruminantes, recomenda-se um *teste de estresse com propionato* (Gröhn, 1985). O abastecimento do ruminante com glicose baseia-se essencialmente na ressíntese da mesma no fígado a partir de diversos precursores, principalmente propionato. Por isso, o aumento da concentração de glicose no sangue, que começa após a aplicação intravenosa de propionato de sódio, provavelmente pode fornecer informações sobre a capacidade do fígado para a neoglicogênese. Falta ainda um exame diferenciado do teste para seu aproveitamento clínico.

▷ *Excreção de filoeritrina.* Até certo ponto, a *excreção de filoeritrina* permite conclusões sobre a eficiência funcional hepática em bovinos. A filoeritrina é uma porfirina formada pela decomposição da clorofila no rúmen. Normalmente, é excretada do plasma através do fígado para a bile tão rapidamente quanto é absorvida pelas vias gastrintestinais. A concentração da filoeritrina aumenta no plasma e nos tecidos corpóreos em caso de distúrbio do fluxo biliar ou lesão grave do parênquima hepático. Como pertence às substâncias fotodinâmicas, a exposição desses animais ao sol resulta em dermatite solar das áreas despigmentadas da pele (fotossensibilização hepatogênica ou secundária, também conhecida como "queimadura do sol"). Desde que não haja indícios de fotossensibilização primária causada por fatores nutricionais ou medicamentos, tais lesões de pele podem ser consideradas como sintomas de distúrbio da função excretora do fígado na época correspondente no animal acometido.

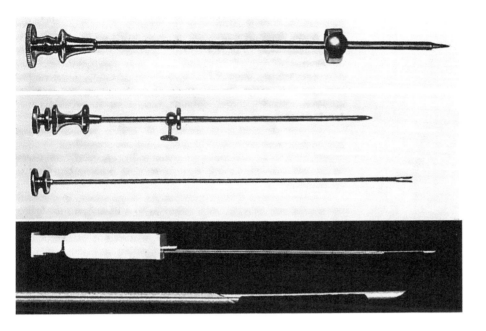

Fig. 292 Em cima: instrumento de biopsia por aspiração com borda cortante afiada (4 mm de diâmetro interno; modificado de Loosmore); no meio: agulha hipodérmica de biopsia hepática segundo Vim-Silverman, com mecanismo de arretar (parafuso de cabeça frisada), bem como o correspondente harpão de biopsia ao lado (modificado de Seifert); embaixo: agulha hipodérmica Tru-Cut para biopsia e, além disso, seu harpão (aumentado) (com cânula puxada para trás).

Biopsia hepática. A colheita de pequenas amostras de tecido hepático em bovinos vivos pode ser realizada às cegas ou sob controle visual. Para tal, usam-se instrumentos especiais, como uma agulha de Vim-Silverman[37], agulhas descartáveis de biopsia, como por exemplo a agulha de biopsia Tru-Cut[38] (Figs. 292 e 293) ou um trocarte para fígado (Fig. 292). O local normal de punção fica 20 a 30 cm lateralmente da linha dorsal, dentro da área de macicez hepática, no 11.° ou 12.° espaço intercostal (Fig. 294).

▷ Para a *biopsia cega,* faz-se um pequeno corte na pele ou uma perfuração prévia com agulha de diâmetro adequado, após preparação adequada do campo operatório (tricotomia, limpeza, desinfecção, anestesia local). Se a última agulha citada tiver diâmetro suficiente e não alcançar mais de 2 cm de profundidade, pode ser usada como agulha-guia para a introdução do instrumento de biopsia, que é introduzido com movimentos giratórios através da musculatura intercostal e do peritônio, até a superfície do fígado, perfurando então com leve impulso a cápsula hepática e inserindo 1,0 a 1,5 cm no tecido hepático (sente-se um ranger). Quando se usam agulhas de Vim-Silverman[37] ou um trocarte para fígado, o anel ajustável, antes fixado na distância adequada da ponta, depois deve ser encostado na parede abdominal. No caso de *biopsia por aspiração,* coloca-se uma seringa no trocarte após o afastamento do estilete; puxando-se o êmbolo, forma-se uma pressão negativa e o anel ajustável é afastado por aproximadamente 5 a 8 cm. A seguir, o operador introduz a cápsula do trocarte no parênquima hepático girando e, ao mesmo tempo, aumentando o vácuo (até 10 a 15 ml) na direção da entrada do tórax até alcançar o anel ajustável. Com breve recuo (1 a 2 cm) e novo avanço do instrumento em direção ligeiramente alterada, o cilindro puncionado livra-se de sua base. Em seguida, retira-se o instrumento junto com a seringa montada e, inclusive, o material puncionado, mas, antes da retirada da parede abdominal, retira-se o vácuo para evitar a sucção do tecido hepático para a seringa, inutilizando-o assim para o corte histológico.

▷ Na *biopsia com agulha* de Van-Silverman[37] (Fig. 292), introduz-se o estilete em forquilha munido com farpas e movido pela cápsula no tecido hepático, após inserção do instrumento e afastamento do estilete. Em seguida, a cápsula é avançada além da ponta da agulha; então, ambas as partes são retiradas junto com o fragmento de tecido entalado. Para a biopsia hepática com a agulha Tru-Cut, recomenda-se primeiro introduzir o mandril com a agulha coberta no parênquima hepático e separar o tecido

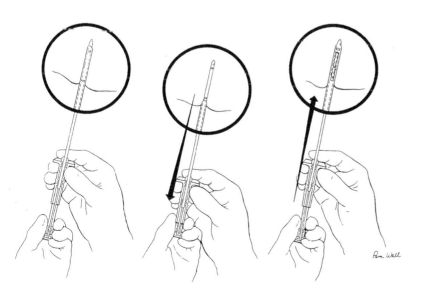

Fig. 293 Meio de funcionamento do instrumento Tru-Cut. À esquerda, avanço do trocarte no tecido hepático com harpão protegido; no meio, puxar para trás a cânula, para que o tecido possa penetrar nos sulcos do harpão; à direita, novamente avançar da cânula para cortar a amostra de tecido (Travenol Laboratories, Inc., No. 8-19-2-314 AA).

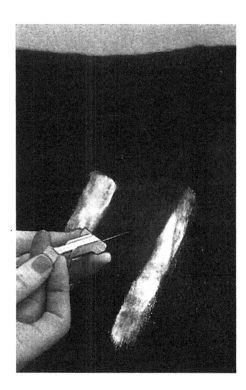

Fig. 294 Biopsia hepática com instrumento Tru-Cut em uma vaca dentro do campo de percussão mate do fígado, entre a penúltima e a última costelas.

recolhido com o espaço lateral da agulha mediante recuo e novo avanço do mandril.

▷ A *biopsia hepática sob controle visual* exige um trocarte especial de luz larga (aproximadamente 22 mm de diâmetro interno) e uma fonte de luz tubular fina, que pode ser presa no envoltório do trocarte (como no instrumental de Whitehair, Peterson, Van Arsdell e Thomas, 1952). Com esse trocarte, perfura-se a musculatura intercostal e o peritônio, afastando o bisel e avançando o envoltório do trocarte até a superfície do fígado. Com o auxílio da lâmpada, então, escolhe-se o local apropriado de punção e, em seguida, retira-se a amostra do tecido hepático com o instrumento de biopsia propriamente dito, o qual possui um dispositivo cortante para a separação do cilindro de punção. Depois dessa intervenção, o ferimento de pele relativamente grande deve ser não apenas tratado com antibióticos, mas também suturado.

A biopsia do fígado traz sempre um certo *risco de complicação*, também com o uso de instrumentos de lúmen estreito, pois pode haver uma tendência a hemorragia devido a lesão difusa do parênquima hepático ou a outros motivos (por exemplo, trombocitopenia), razão pela qual se recomenda, em caso de dúvida, verificar antes a capacidade de coagulação (Seção 5.6). Nos casos de alta tendência hemorrágica, a intervenção é contra-indicada. Durante a punção de abscessos hepáticos ou de ductos biliares congestionados, existe o perigo de agentes infecciosos penetrarem na cavidade abdominal livre; a lesão extremamente rara da pleura ou do pulmão pode ser evitada com segurança pela cuidadosa escolha do local de punção. Pode ocorrer um pneumoperitônio com o uso de instrumentos de lúmen largo, mas em geral isso não traz qualquer risco especial.

O *tratamento subseqüente das amostras de tecido hepático colhidas* depende do objetivo diagnóstico (imersão em solução de fixação, esfregaço em lâmina, permanência no estado natural). Na *avaliação histológica* do material puncionado do fígado, deve-se levar em consideração que a amostra tecidual não é sempre representativa para o fígado inteiro, uma vez que as alterações patológicas podem estar bem localizadas. Porém, o resultado tem muita força de expressão em lesões difusas do parênquima ou do interstício e, nesses casos, é possível o controle bióptico do decurso. Outros exames podem servir ao diagnóstico de *distúrbios metabólicos*, *doenças carenciais* e *intoxicações*, como a determinação dos teores das vitaminas A ou E, glicogênio, lipídios, enzimas, chumbo, cobre, cádmio, zinco e outras substâncias no tecido hepático.

O *teor de lipídios* da amostra do tecido hepático colhida por biopsia tem correlação negativa com sua densidade (= peso específico); na hepatoesteatose extrema (irreparável), o material da biopsia não afunda em água ou só o faz lentamente ("prova da flutuação").

Laparoscopia. Certas informações diagnósticas são obtidas, no animal em estação, pela observação endoscópica do fígado efetuada pela fossa paralombar direita, expondo muitas vezes grande parte da sua metade direita, inclusive a vesícula biliar. Esse método de exame exige, porém, grande experiência na avaliação das alterações patológicas que podem ocorrer no fígado. Além disso, tem a desvantagem de que o lobo esquerdo do fígado, o primeiro a apresentar alterações patológicas no bovino, não pode ser observado dessa maneira. Para tal finalidade, seria necessária a endoscopia mais complicada, pela região xifóide com o animal em decúbito dorsal.

Colecistografia. A apresentação radiológica da vesícula biliar, comum principalmente na medicina humana, também é possível no bovino, após injeção intravenosa de uma substância de contraste que a atinge (Nagel, 1968). No entanto, o levantamento do achado é mais fácil em bezerros e bovinos jovens do que em animais adultos. Até o momento esse método não conseguiu significado prático, porque exige equipamento especial.

Diagnóstico ultra-sonográfico (ecografia ou sonografia). Basicamente, o emprego desse método de exame (Seção 5.1) é viável também para o diagnóstico de determinadas doenças hepáticas no bovino, em particular na área das vias biliares e da vesícula biliar, porém ainda não há trabalhos conclusivos de experiência a este respeito.

Ruminotomia e *laparotomia exploradoras.* Muitas vezes, a única maneira de detectar uma alteração patológica no fígado é palpar este órgão pelo interior dos proventrículos ou pela cavidade abdominal livre (Seções 7.5 e 7.9). Alguma experiência é necessária para a avaliação do achado por palpação endorruminal ou endoabdominal, que não substitui os outros métodos clínicos de exame, mas muitas vezes os completa de maneira valiosa (Figs. 295 e 296): o lobo hepático esquerdo pode ser palpado pelo retículo à direita em sentido cranial, contanto que não existam aderências peritoneais; impressões vagas podem ser obtidas da vesícula biliar, do lobo caudal e da borda direita do fígado pela palpação através da parede ruminal, no recesso acima do omaso e do piloro. Em casos duvidosos, recomenda-se, portanto, palpar o fígado também pela cavidade abdominal, após fechamento do rúmen: assim, podem ser palpadas maiores áreas desse órgão do que do interior dos proventrículos; além disso, assim é possível controlar melhor a vesícula biliar. Com tal finalidade, o examinador passa a mão exploradora por baixo do retículo para o lobo hepático esquerdo; em seguida, passa também em sentido caudodorsal sobre o rúmen (permanecendo fora do recesso intestinal do omento maior) até alcançar, ao longo da parede abdominal, o lobo direito e a vesícula biliar. É mais fácil atingir a região hepática porta por dentro do recesso intestinal do omento maior, com acesso acima e à frente do omaso. Em pacientes com cólica biliar persistente (icterícia obstrutiva, ver anteriormente nesta Seção), é melhor realizar a exploração do fígado através de incisão de laparotomia no flanco direito, pois lá podem ser instituídas medidas terapêuticas. Durante a palpação do fígado, é preciso observar em detalhes o formato das bordas, a superfície, a consistência, os ductos biliares intra e extra-hepáticos (espessura, conteúdo, sensibilidade à dor) e os linfonodos portais. Na vesícula biliar, são verificados o tama-

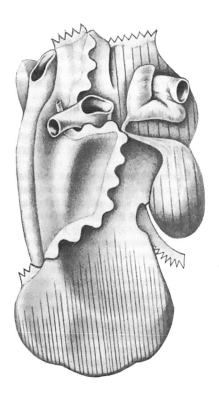 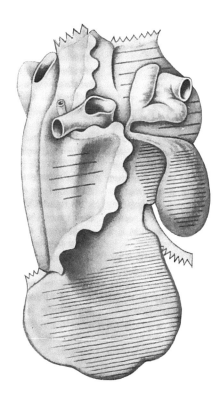

Fig. 295, 296 Comparação das áreas hepáticas palpáveis (sombreado vertical e horizontal, respectivamente) através de uma ruminotomia, isto é, pelo interior dos proventrículos (à esquerda) e no contexto de uma laparotomia, isto é, pela cavidade abdominal livre (à direita).

nho, a superfície (aderências), o grau de plenitude e a facilidade de esvaziamento sob pressão moderada, a espessura da parede, bem como o conteúdo (se necessário, aspirar o mesmo por punção com agulha, tubo e seringa, observando cor, odor, concreções, massas de fibrina, pus). O aumento do fígado muitas vezes pode ser reconhecido já pelo arredondamento de suas bordas. A superfície hepática normalmente é bem lisa e a consistência uniformemente firme; os ductos biliares inalterados via de regra não são palpáveis. Aumentos locais e generalizados do fígado são facilmente subestimados, como ensina a experiência. Por isso, é aconselhável comparar com a mão exploradora (espessura do dedo, palma da mão, tamanho do punho etc.). Dessa forma, pode-se diferenciar e avaliar a maioria das alterações hepáticas, levando em consideração também os outros achados clínicos.

Análise bioquímica e toxicológica das amostras teciduais. Em certas doenças, é necessário colher um pedaço do tecido hepático do tamanho de um punho do animal morto e enviá-lo para exame (por exemplo, para o teor de vitaminas A e E, chumbo, cobre ou outros tóxicos) permitindo um esclarecimento diagnóstico ou legal seguro. As concentrações normalmente existentes dos materiais em questão e seus desvios patológicos no fígado devem ser obtidas nos respectivos livros didáticos.

Escolha racional dos métodos a serem usados para o exame do fígado. Na medicina veterinária para animais de valor econômico, é importante restringir os dispendiosos meios diagnósticos somente ao necessário e útil para o esclarecimento, visto que, além das dificuldades técnicas, também o fator custo tem um papel de destaque. Para o examinador, em geral se impõem três perguntas:

▷ o animal sofre de uma hepatopatia?
▷ qual forma?
▷ qual o grau e o estágio da afecção?

A primeira pergunta já tem uma resposta positiva quando for reconhecida sem dúvidas uma icterícia ao exame clínico. Em tais casos, geralmente o diagnóstico etiológico pode ser estabelecido com segurança e probabilidade suficientes com base nos critérios e outros achados clínicos relacionados no Quadro 45. O grau e o estágio da hepatopatia são revelados pela anamnese, pelos achados clínicos, por exames hepáticos específicos subseqüentes e pela evolução da doença.

No contexto do diagnóstico de doenças hepáticas, com evolução *não-ictérica*, é possível obter indícios essenciais já durante a anamnese (alimentação, estado nutricional anterior, evolução do parto, produção leiteira, pastagem etc.) e a percussão do fígado, bem como verificando a natureza da urina e das fezes. O valor desses exames, em sua maioria, é subestimado na prática. Quando o *exame de urina* de uma vaca em puerpério for positivo *para corpos cetônicos*, este achado já permite a constatação de um depósito lipídico no fígado ultrapassando a quantidade normal nessa fase. A determinação semiquantitativa do *teor de bilirrubina* no soro, vista anteriormente nesta Seção, serve como prova de detecção de hepatopatias agudas viável diretamente no animal e de forma simples.

Para obter uma visão mais ampla, pode-se considerar como próximo passo um *rastreamento* com testes físico-químicos do sangue. Ele se compõe, além da medição quantitativa do teor de bilirrubina no soro/plasma, que em geral tem alto valor para o diagnóstico hepático no bovino, da apuração da atividade de certas enzimas fundamentais. Como tais, servem preferencialmente AST/GOT, GLDH, GGT e CK (para exclusão de eventuais lesões musculares). Se, no futuro, outras determinações enzimáticas forem preferidas a essas, vai depender de sua aprovação no diagnóstico de lesão hepática e do desenvolvimento de suas técnicas de exame.

No achado positivo, são incluídos no terceiro passo *exames e testes funcionais complementares* (teste da BSP, determinação da SDH e outros), que servem para confirmação do diagnóstico e determinação da gravidade da doença. Às vezes, porém, faz mais sentido (sendo mais simples, mas igualmente conclusivo) repetir o rastreamento já mencionado um ou dois dias depois, para acompanhar o desenvolvimento dos parâmetros testados.

Como os métodos não-invasivos falham muitas vezes em *doenças hepáticas crônicas* do bovino ou não permitem um *diagnóstico conclusivo*, então pode-se tentar — dependendo do valor correspondente do paciente — explicar a suspeita existente por uma *biopsia hepática* ou, finalmente, por uma *laparotomia exploradora*.

7.9 Abdome e cavidade abdominal

O *exame do abdome* inclui principalmente a inspeção da parede e do contorno abdominal, o exame palpatório da tensão da parede abdominal, a palpação profunda dos órgãos abdominais, a auscultação com percussão e auscultação com balotamento bilaterais, bem como o exame do peritônio parietal (exame retal, Seção 7.7) e do líquido da cavidade abdominal (punção pelo abdome ventral e pelos flancos); se necessário, também a sondagem de ferimentos e fístulas. Outrossim, em casos especiais, podem ser levados em consideração como métodos diagnósticos a sonografia, a laparoscopia, o controle radiográfico das vísceras e a laparotomia exploradora.

À *inspeção da parede abdominal*, devem ser observados aumentos de volume circunscritos (alterações da cútis e da subcútis, hematoma, flegmão ou abscesso, hérnia umbilical ou abdominal), uma eventual inflamação umbilical e ferimentos; os últimos devem ser examinados por sondagem, para verificar a participação de camadas mais profundas ou comunicação com a cavidade abdominal. *Pelo contorno do abdome*, visto por trás do animal, podem ser tiradas certas conclusões diagnósticas em caso de desvios pronunciados da forma oval vertical normal (Fig. 297), necessitando, porém, de um exame minucioso dos órgãos envolvidos (ver antes).

A *tensão da parede abdominal* é testada logo acima da dobra do joelho direito com os dedos levemente espalmados (Fig. 298) ou as costas da mão meio dobrada. Normalmente, a parede abdominal é macia; tensão de grau variado, às vezes também com sensibilidade, ocorre em doença dolorosa localizada dentro da cavidade abdominal e no enchimento excessivo das vísceras; apesar da existência de uma irritação do peritônio, a tensão da parede abdominal às vezes pode estar normal, como por exemplo na fraqueza total em conseqüência de uma peritonite icorosa generalizada grave. Uma flutuação notavelmente frouxa indica aumento do líquido peritoneal, acúmulo de líquido dentro das vias gastrintestinais (Seção 7.7 e final desta Seção) ou dentro de um útero gravídico (Seção 10.10).

Palpação profunda e *sondagem*. Os procedimentos e achados da palpação profunda de cada região das vias gastrintestinais e do fígado são tratados no contexto dos seus métodos especiais de exame (Seções 7.7 e 7.8). A palpação profunda da cavidade abdominal tem particular valor diagnóstico para o reconhecimento de *inflamações ascendentes dos vasos umbilicais*, bem como para a identificação do conteúdo de *aumentos de volume na região umbilical do bezerro*. O exame é feito no paciente em estação, porém, no caso de parede abdominal tensa ou espessa, é melhor realizá-lo com o paciente em decúbito (Figs. 51 e 52). Para essa finalidade, a parede abdominal é palpada por pressão em forma alicate em direção caudal e cranial ao umbigo ao longo da linha média; em seguida, os cordões vasculares sentidos na profundidade, isto é, intra-abdominais, são palpados minuciosamente, a fim de verificar se estão espessados ou endurecidos e até que ponto eventuais alterações umbilicais se estendem em sentido cranial ou caudal. A palpação da região em questão e a identificação das partes viscerais aí localizadas podem ser facilitadas, às vezes, por contrapressão com a outra mão do examinador

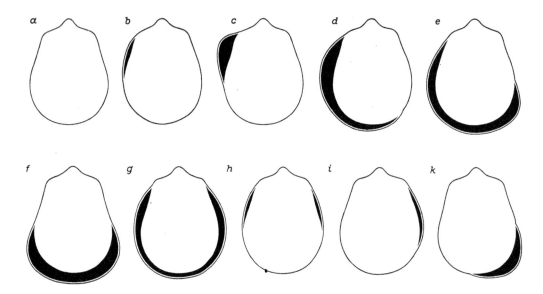

Fig. 297 Achados de inspeção (esquema) a serem diferenciados à observação do contorno abdominal: a = contorno abdominal normal, praticamente simétrico; b = flanco esquerdo "preenchido" ou levemente protuberante em caso de timpanismo discreto recidivante com bolha de gás dorsal (por exemplo, início de uma estenose gástrica funcional anterior ou corpo estranho penetrado no retículo), de deslocamento grave do abomaso para a esquerda ou de abscesso volumoso localizado intraperitonealmente no quadrante abdominal esquerdo dorsal; c = timpanismo ruminal pronunciado com bolha de gás dorsal (por exemplo, na obstrução esofágica); d = sobrecarga do rúmen com massas alimentares espumosas em caso de fermentação na mistura do conteúdo proventricular (como ocorre após alimentação excessiva com leguminosas); e = timpanismo moderado recidivante e dilatação ruminal simultânea (em caso de estenose gástrica mecânica ou funcional anterior, bem como de — às vezes até mais pronunciada — impactação do abomaso e estase retrógrada do alimento nos proventrículos em conseqüência de estenose gástrica mecânica ou funcional posterior adiantada ou outros impedimentos na passagem alimentar pelo abomaso [tumores leucóticos, alterações inflamatórias na parte do abomaso ou dentro do ponto de inserção do omento maior ou menor no abomaso: "estenose anatômica"]); f = contorno abdominal em forma de pêra, com distensão simétrica na região ventral em caso de ascite, hidrâmnio ou hidroalantóide; g = abdome bem distendido, com todo contorno em forma de barril em caso de íleo paralítico adiantado com timpanismo ruminal secundário; h = ambas as fossas paralombares "preenchidas" ou levemente protuberantes em caso de pneumoperitônio (por exemplo, após laparotomia, trocarterização, punção abdominal, outras lesões penetrantes na parede abdominal ou peritonite icorosa generalizada — desenvolvimento de gases de putrefação); i = flanco direito "preenchido" ou levemente protuberante em caso de dilatação e torção do abomaso ou cecal grave para a direita, vólvulo intestinal, torção mesentérica intestinal ou início de íleo paralítico; k = terço inferior da parede abdominal direita mais ou menos protuberante em caso de dilatação do abomaso simples não acompanhada de deslocamento, às vezes também em prenhez adiantada.

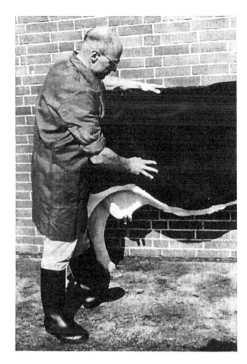

Fig. 298 Exame da tensão da parede abdominal entre a dobra do joelho direito e o flanco.

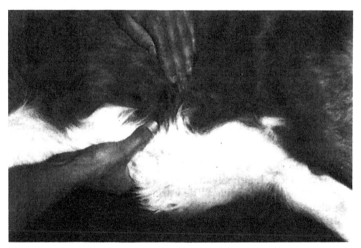

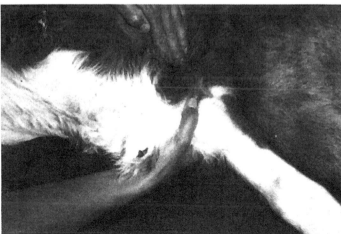

Figs. 299 e 300 Palpação bimanual profunda da veia umbilical (em cima), bem como do úraco e das artérias umbilicais (embaixo), para verificar inflamações ascendentes dos vasos umbilicais.

no flanco (Figs. 299 e 300) ou empurrando partes que atrapalhem para cima. Em seguida, usa-se cuidadosamente uma sonda macia de estanho, partindo-se da abertura de fístulas eventualmente existentes na direção do trajeto dos vasos apurados por palpação e, assim, determina-se com mais precisão a extensão da inflamação. O exame radiográfico também é possível após infiltração de um meio de contraste em eventuais fístulas ou cavidades.

Nos casos de *aumentos de volume circunscritos na região do umbigo*, o exame palpatório tem a finalidade de verificar sua temperatura, sua consistência, a sensibilidade à dor e a capacidade de reposição, bem como a presença ou ausência de um anel herniário fibrosado. Os achados descritos a seguir podem ser diferenciados.

▷ Macio, parede fina, indolor, fácil de repor, anel firme na base: *hérnia umbilical sem complicação*.
▷ Como no tópico anterior, porém no pólo mais firme, nódulo que não se repõe completamente: *hérnia umbilical com aderência cicatrizada do conteúdo ou pequeno abscesso*.
▷ Difusamente firme e elástico, mais ou menos doloroso, impossível de repor, anel tipo dique na base: *hérnia umbilical com partes viscerais estranguladas*.
▷ Firme, parede espessa, doloroso, eventualmente com edema circular na base (e área circunscrita macia até flutuante), impossível de repor: *abscesso umbilical* (com princípio de fusão da parede ou acompanhado por hérnia).

Quando esses aumentos de volume apresentam aberturas purulentas deve-se verificar com sonda se se trata de um abscesso rompido ou de um vaso umbilical infeccionado ao lado de uma hérnia. No último caso, o anel herniário só é palpável pela metade. Outras combinações de diversos achados são possíveis.

Percussão, auscultação, exploração retal. Um aumento de volume simétrico do corpo observado à inspeção por trás constitui indício de acúmulo anormal de líquido ou gás na cavidade abdominal livre (ascite ou pneumoperitônio), dependendo se a alteração do contorno abdominal afeta sua região ventral ou dorsal (Fig. 297/f, h). Eventualmente, pode-se constatar à *percussão sonora* (em contraste com o som percutório normal, Fig. 273) uma macicez completa (acúmulo de líquido) ventral a um limite horizontal ou um som (sub)timpânico (acúmulo de gás) dorsalmente a uma linha em posição anormalmente baixa. A *auscultação com percussão* ou *com bolotamento* afetuada acima dessa linha de limite (Seção 2.3) determina um chapinhar bilateral na ascite, porém um som metálico de tom uniforme (no qual falta a ressonância de sino perceptível no deslocamento do abomaso ou cecal) nos dois flancos no pneumoperitônio. Contudo, um maior acúmulo de gás existente na cavidade peritoneal livre pode ser reconhecido pelo fato de vibrações súbitas de um flanco (golpes de punho leves a moderados em rápida seqüência) serem transmitidas para o flanco do outro lado e nitidamente reconhecíveis (fenômeno do contra-golpe). Quando o "achado de pneumoperitônio" está restrito a uma fossa paralombar (tumefação do rúmen sem timpanismo detectável pelo reto, som de percussão timpânico, som metálico uniforme à auscultação), deve-se concluir pela existência de acúmulo de gás em um abscesso intraperitoneal (consequência de trocarterização, ruminotomia, laparotomia); o esclarecimento é feito por punção.

Todos os achados apresentados requerem confirmação por controle retal; quando há acúmulo de líquido, é necessário verificar se ele está dentro da cavidade peritoneal, no útero gravídico (hidrâmnio, hidroalantóide), no rúmen sobrecarregado (estenose gástrica anatômica ou funcional) ou na região das alças intestinais (Fig. 276/b,n). Em pacientes com acúmulo patológico de líquido peritoneal, os intestinos flutuam por cima quando este líquido extravasado é especificamente mais pesado do que as vísceras (e vice-versa); a exploração retal da metade direita do abdome desses animais dá a impressão de que mais líquido se encontra "entre" os intestinos, embora a pressão negativa muitas vezes esteja mantida, e que as alças intestinais podem ser sentidas mais facilmente do que o normal. Porém, no acúmulo de gás na cavidade abdominal (por exemplo, por cima de uma peritonite icorosa), sente-se, à exploração retal, a ausência da impressão de "sucção" intraperitoneal (falta de vácuo na cavidade abdominal). Então, o braço pode ser movido livremente e sem contato com órgãos adjacentes, na região dorsal, enquanto na direção ventral a mão "bate" de forma audível e palpável nas partes intestinais situadas embaixo da bolha de gás. A natureza do líquido patologicamente aumentado ou do gás acumulado deve ser esclarecida pela punção subseqüente.

Punção abdominal. Esse procedimento requer uma agulha estéril e forte de 8 a 10 cm de comprimento e 1,5 a 2,0 mm de diâmetro (de preferência com estilete em bisel) ou um trocarte obtuso com abertura lateral. Na suspeita de acúmulo de gás intra-abdominal, o local de punção deve ser escolhido no flanco direito ou esquerdo, um palmo e meio ou dois abaixo dos processos transversos das vértebras lombares. Porém, quando há suspeita de aumento de líquido peritoneal, a inserção é feita um palmo à direita do umbigo, portanto no local mais baixo da cavidade abdominal, isto se os achados prenunciam um aumento geral (ascite, peritonite icorosa generalizada); caso contrário, na região onde é esperado o acúmulo do exsudato peritoneal localmente limitado (isto é, logo atrás da cartilagem xifóide com sintomas de reticuloperitonite traumática ou entre o úbere e a dobra do joelho quando há sintomas de perfuração intestinal ou ruptura uterina etc.). No local citado, a pele tem que ser tricotomizada em uma faixa do tamanho da palma da mão, intensamente limpa e desinfetada; a inserção deve ser feita no animal bem contido (contenção combinada de focinho e cauda ou contenção de cauda e dobra do joelho; Figs. 36 e 40). A agulha hipodérmica é inserida vigorosamente através da pele e, depois, avançada mais suavemente em direção oblíqua com relação à superfície corpórea até o examinador sentir ligeira resistência ao atingir a fáscia e o peritônio; o paciente muitas vezes demonstra, ao mesmo tempo, um breve movimento de defesa. Quando o líquido não sai espontaneamente, deve-se colocar uma seringa Rekord e tentar aspirar o líquido ao avançar tangencialmente e recuar a agulha. O resultado da punção peritoneal deve ser avaliado pelos critérios que se seguem.

▷ *Punção pelo flanco* ou *de gás:* depois da retirada do estilete, normalmente entra ar, com sibilo audível, na cavidade abdominal, devido ao vácuo dominante na metade superior da cavidade abdominal. Em ambiente ruidoso, esse processo pode ser visível e, assim, controlado colocando na frente um fósforo aceso, soprando a fumaça de um cigarro ou colocando na frente um tubinho contendo líquido (Fig. 552). Em pacientes com peritonite extensa, o vácuo intra-abdominal é menor do que o normal ou está ausente. A pressão intraperitoneal do bovino adulto medida no flanco direito em média é de −14 (±7) mmHg e se correlaciona negativamente com a tensão da parede abdominal e o enchimento do rúmen, mas positivamente com a idade e o peso corpóreo (Lüttgenau, 1973). Quando existe maior acúmulo intraperitoneal de gás, ele até escapa da cavidade abdominal, o que é reconhecível também pelo mau cheiro em casos de peritonite icorosa. A punção de abscessos intraperitoneais, na maioria localizados entre o rúmen e o flanco esquerdo, conduz a um resultado similar — escapamento de gás e líquido com mau cheiro —, enquanto a punção de controle do flanco direito de tais pacientes resulta em achados normais.

▷ *Punção pelo abdome ventral* ou *de fluido* (Fig. 301). Uma vez que o volume total de líquido peritoneal em bovinos saudáveis consiste em apenas alguns mililitros, em geral não se obtém material por punção da cavidade abdominal. Em uma punção negativa, deve-se tentar obter líquido fixando uma seringa na agulha e deslocando lentamente sua ponta com aspiração simultânea; se necessário, deve-se usar uma agulha hipodérmica com luz maior (porque o exsudato peritoneal pode conter flocos de fibrina) ou escolher outro local para punção.

▷ *Exame do material puncionado.* O líquido obtido deve ser examinado quanto a quantidade, cor, transparência, odor, consistência, presença de substâncias estranhas, densidade, valor do pH, coagulação, teor de proteína, número de células (número total por μl; participação percentual de células serosas, granulócitos neutrófilos e linfócitos) e teor de bactérias. Para o exame microscópico, prepara-se um esfregaço e cora-se o mesmo panopticamente (Seção 5.6) ou pelo método de Gram (para diferenciar as células e bactérias) usando o sedimento de uma amostra centrifugada com adição (Quadro 19) de um agente anticoagulante. Em certos casos, também é de interesse diagnóstico determinar o teor de bilirrubina e uréia do líquido da cavidade abdominal. Uma indicação semiquantitativa grosseira do número de células nucleadas no material puncionado da cavidade abdominal pode ser obtida com o auxílio do teste de Schalm (Seção 10.3): coloca-se 0,5 ml do líquido da cavidade abdominal em um prato branco e mistura-se com 2 ml do líquido de teste sob leve agitação durante cinco a dez segundos. A avaliação é feita pelo seguinte esquema (Doll, 1980): negativo (−) = amostra fica líquida; duvidoso (±) = ligeira formação de estrias, que se dissolvem depois de algum tempo; positivo fraco (+) = formação mais forte de estrias; nitidamente positivo (++) = a mistura se espessa imedia-

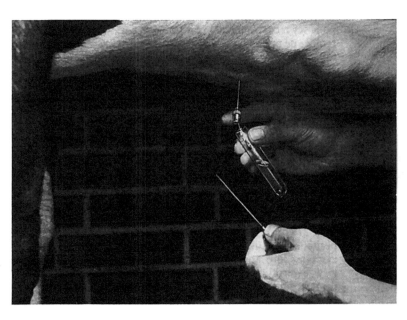

Fig. 301 Punção da cavidade abdominal na região xifóide em uma vaca com ascite grave determinada por insuficiência cardíaca.

SISTEMA DIGESTIVO 223

Quadro 47 Achados normais e as principais alterações no material puncionado da cavidade abdominal no bovino

Quantidade	Cor	Transparência	Odor	Substâncias estranhas	Teor de proteína (g/100 ml)	Teor de células (por mm^3)	Tipo celular predominante	Particularidades	Diagnóstico
−/+*	Amarelo-claro	Claro (levemente turvo)	Inodoro	Ausentes	2,9 (1,2-6,3)	2.000-5.000	Células serosas	Nenhuma	Líquido peritoneal normal
−/++**	Laranja/acastanhado	Turvação moderada/forte	Inodoro → fétido	Fibrina	4,8 (1,1-6,6)	3.000-60.000	Neutrófilos segmentados	Coagula (viscosidade aumentada)	Peritonite fibrinosa circunscrita/generalizada
++/+++	Cinza-amarelado/cinza-acastanhado	Forte turvação	Fétido → icoroso	Pus/(fibrina)	4,9 (2,8-7,6)	5.000-100.000	Neutrófilos segmentados	Células muitas vezes decompostas, coagula	Peritonite purulento-icorosa circunscrita/generalizada
++/+++	Amarelo-claro	Claro/levemente turvo	Inodoro	Ausentes	2,7 (0,8-3,7)	100-5.000	Células serosas	Prova de estase (Seção 5.4) é positiva na insuficiência cardíaca	Ascite em conseqüência de insuficiência circulatória***
++/+++	Laranja/acastanhado	Turvação leve/moderada	(Adocicado)	Ausentes	< 0,5	2.000-10.000	Células serosas	Teor de uréia > 30 mg/100 ml	Ascite em conseqüência de nefrose (hipoalbuminemia)°
++/+++	Amarelo-claro → incolor/avermelhado	Turvação leve → moderada	Semelhante a urina → amoniacal	Urina/(sangue)	Baixo/médio	Baixo	(Eritrócitos)	Misturar líquido peritoneal e ácido nítrico em uma lâmina e aquecê-la → cristais hexagonais°°	Ruptura da bexiga ou dos ureteres
+/++	Amarelo-escuro → laranja-acastanhado	Turvação moderada → forte	Inodoro → adocicado/fétido	Bilirrubina → bilirrubina e sangue	Aumento leve/pronunciado	Moderado/elevado	Neutrófilos segmentados (eritrócitos)	Teor de bilirrubina > 0,5 mg/100 ml	Congestão biliar, ruptura da vesícula biliar
+ → +++	Incolor/avermelhada/amarelada	Turvação leve → forte	Inodoro/fétido/irritante (HCl)	Após eventual ruptura → conteúdo do órgão afetado	Aumento leve/pronunciado	Moderado/após ruptura de órgão, elevado	Leucócitos; após ruptura de órgão, também mais eritrócitos	pH < 5,0, Cl$^-$ > 100 mmol/l → perfuração do abomaso	Obstrução Deslocamento Ruptura/perfuração do abomaso, intestino ou útero
−/+	Sangue fresco ou hemolisado	Correspondente à quantidade de sangue presente	Inodoro	Sangue	Aumentado	Elevado	Eritrócitos	O mesmo quando não intencionalmente um vaso sanguíneo	Ruptura de um vaso sanguíneo ou do baço
−/+++	Amarelo-claro → rosa (avermelhada)	Turvação leve/moderada	Inodoro	(Sangue)	Baixo/normal	Moderado/muito elevado	Células tumorais	Às vezes, outros tumores em órgãos externos ou palpáveis por via retal	Tumores intra-abdominais (leucose, mesoteliose etc.)

*No caso de achado abdominal normal, quase nunca é possível obter líquido abdominal no animal vivo por punção; a punção em geral só é bem-sucedida quando há aumento visível do líquido peritoneal (> 500 ml em vez de 50 ml). Quando o líquido contém fibrina, a aspiração pode estar dificultada (obstrução da agulha).
**Na peritonite fibrinosa, o exsudato acumulado às vezes se encontra em cavidades limitadas ("bolsas"), de modo que nem toda introdução seja positiva ou resulte em punção semelhante.
***Endocardite direita, pericardite, leucose cardíaca e/ou de pericárdio. Estreitamento da veia cava caudal cranialmente ao fígado (em conseqüência de trombose piogênica ou processo intramediastínico volumoso).
°Nefrose amilóide: hidremia em conseqüência de perda de amilóide através dos rins com insuficiência.
°°Fica vermelho com adição de amoníaco; após adição subseqüente de soda cáustica ou hidróxido de potássio, fica azul; a cor desaparece novamente com o aquecimento (= prova de Murexid).
− = Não pode ser obtido material por punção; + = poucas gotas até 5 ml; ++ = 10 a 100 ml; +++ = 100 ml até vários litros; → = leva a; / = ou, até; () = não observado regularmente.

tamente, pequena formação de gel; fortemente positivo (+++) = espessa formação de gel, que provoca uma aglomeração da mistura no centro do prato. Somente com reação clara até fortemente positiva, pode-se concluir pela presença de número de células aumentado patologicamente, visto que também materiais puncionados de bovinos com cavidade abdominal saudável podem demonstrar teores de células para os quais o teste reage de forma positiva.

Os mais importantes achados a serem levantados no material de punção peritoneal estão relacionados no Quadro 47 (ver também Prancha 13); porém, nunca devem ser avaliados sozinhos, e sim sempre em contexto com os outros sintomas clínicos. Deve-se considerar particularmente que as características clássicas de diferenciação entre "transudato" e "exsudato" abdominais no bovino doente não são sempre exatas. Por exemplo, um aumento não-inflamatório do líquido da cavidade abdominal (congestão das veias mesentéricas) pode surgir a partir de um processo inflamatório mais ou menos circunscrito (peri e endoflebite trombótica da veia cava caudal na região hepática) ou uma peritonite exsudativa primária pode acabar causando transudação após extensão correspondente. Conforme a definição, o "transudato típico" deve mostrar as seguintes propriedades: claro, inodoro, aquoso, não-coagulante, alcalino, densidade inferior a 1.015, teor de proteína abaixo de 3,0 g/100 ml (principalmente albumina), número pequeno de células (principalmente células serosas), sem bactérias. O "exsudato típico", porém, é turvo, aquoso a viscoso, às vezes coagula rapidamente e tem cor variável; eventualmente, também apresenta odor fétido e, muitas vezes, contém substâncias estranhas (flocos de fibrina, pus, fragmentos fecais, urina etc.); sua densidade é superior a 1.015, o teor de proteína ultrapassa 3,0 g/100 ml (principalmente globulinas); no esfregaço de exsudato encontram-se numerosas células (leucócitos e eritrócitos) e, às vezes, bactérias, porém a contagem de células pode parecer baixa em conseqüência da citólise.

Laparoscopia. A visualização dos órgãos situados na cavidade abdominal requer um endoscópio com comprimento suficiente e ótica[39] adequada (Fig. 117). Ele é introduzido sob precauções estéreis pelo flanco direito ou esquerdo ou pelo abdome ventral, ficando o animal em estação ou decúbito lateral ou dorsal, de acordo com as exigências. A indução de pneumoperitônio artificial é necessária para obter um campo de visão suficientemente amplo, isto é, por equilíbrio da pressão intra-abdominal com a pressão atmosférica, se necessário bombeando ar para dentro da cavidade abdominal (Seção 15.4). Com experiência apropriada, podem ser reconhecidas alterações de cor e de posição dos órgãos abdominais, depósitos fibrinosos, aderências, acúmulos de líquido, tumores e alterações similares. Hoje, a laparotomia exploradora é muitas vezes preferida no bovino, visto que o dispêndio é relativamente alto em comparação com o possível auxílio diagnóstico. Constituem exceções a endoscopia do abomaso deslocado (Seção 7.6) e o controle laparoscópico do lobo direito do fígado e da vesícula biliar (Seção 7.8).

Laparotomia exploradora (Prancha 14). Quando uma laparotomia exploradora é necessária para esclarecer doenças abdominais não diagnosticadas com segurança por outros métodos, escolhe-se o flanco esquerdo se o foco suspeito situa-se na região dos proventrículos (Seção 7.5), ou o flanco direito quando se suspeita de afecção localizada no abomaso, nas alças intestinais ou fígado. Após a abertura da cavidade abdominal, examina-se o peritônio parietal e visceral, geralmente transparente, liso e úmido. Achados patológicos são: descoloração castanho-amarelada (pigmentos biliares), forte vermelhidão e vasos sanguíneos congestionados (inflamação, intoxicação) ou aderências (aderência fibrinosa = peritonite aguda; aderências fibrosas = peritonite crônica). Após a colocação de uma borracha de campo com anel[40] na incisão de laparotomia, observam-se a quantidade, a cor, a consistência, a presença de substâncias estranhas e o odor do líquido peritoneal; para isso, colhe-se com a mão oca uma amostra geralmente composta de apenas algumas gotas de um líquido claro, amarelado, da profundidade da cavidade abdominal. Deve-se evitar contaminação com o sangue da incisão no flanco, para não dificultar a avaliação do líquido da cavidade abdominal (ver anteriormente nesta Seção). Só então é efetuada a própria exploração dos órgãos abdominais: a mão do examinador posicionada no flanco direito penetra primeiro cranialmente na cavidade abdominal (Fig. 302/seta a), para palpar o fígado (Fig. 296), a vesícula biliar, o abomaso (superfície parietal) e o omaso. Em seguida, a mão avança — continuando lateralmente do omento maior — em direção ventral e caudal (seta b), examinando o líquido peritoneal, o saco do omento e os órgãos pélvicos. Então, o braço do explorador penetra em sentido cranioventral, evitando o omento maior (cuja borda caudal deve ser pressionada cranialmente), para o abomaso (superfície visceral), o omaso e o retículo (seta c) e — ficando dentro da cavidade supra-omental — segue dorsalmente para os rins e os ureteres (seta d). Em seguida, penetra-se caudodorsalmente por cima do rúmen para a esquerda, na fenda entre os proventrículos e à parede abdominal esquerda (seta e), onde podem ser palpados o baço e, em caso de deslocamento para a esquerda, o abomaso. Finalmente, devem ser palpados também os órgãos situados na cavidade pélvica, bem como os sacos cegos caudais do rúmen (seta f).

Vaginotomia exploradora. Em fêmeas adultas, podem ser palpados diretamente através da vagina os órgãos situados no interior pélvico e cranialmente adjacentes após incisão dorsal da vagina, que oferece, em certos casos, vantagens diagnósticas (minuciosa palpação de útero, bexiga, ureteres, rins, intestino delgado etc.), sem deixar cicatriz externamente visível.

Exame radiológico da cavidade abdominal. Os exames radioscópicos e radiográficos do abdome em geral só fornecem resultados diagnosticamente aproveitáveis em bezerros (Figs. 271 e 272), porque grandes massas corpóreas precisam ser transpassadas no bovino; detalhes sobre esse exame podem ser obtidos em publicações especializadas.

Exame ultra-sonográfico (ecografia ou sonografia). O método (Seção 5.1) foi aplicado em bezerros e bovinos jovens, no diagnóstico de doenças das estruturas intra-abdominais do umbigo (úraco, veias e artérias umbilicais), bem como para a identificação do conteúdo de aumentos de volume fechados, situados na região umbilical. Os achados sonográficos concordaram amplamente com as constatações cirúrgico-exploradoras (Craig e colab., 1986). A ecografia deve ser preferível em casos não suficientemente explicáveis por palpação profunda ou sondagem (Seção 2.3), como por exemplo em um umbigo externamente inalterado (Steiner, 1988); o mesmo é válido para o controle do desenvolvimento depois de medidas de tratamento conservadoras e cirúrgicas.

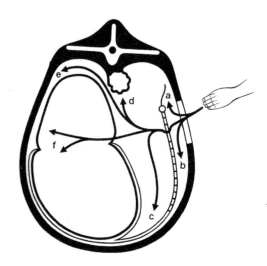

Fig. 302 Laparotomia exploradora pelo lado direito para o controle palpatório direto (setas) das vísceras abdominais e pélvicas (esquema, visão caudal; detalhes no texto).

Prancha 13

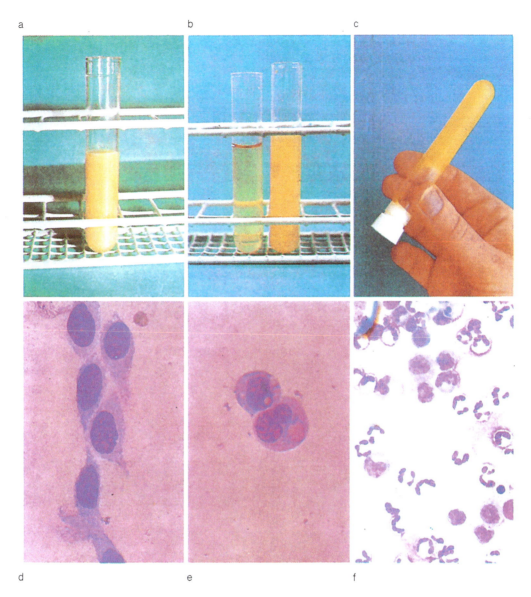

Exame do líquido da cavidade peritoneal

a. Líquido peritoneal puncionado de uma vaca com peritonite icorosa generalizada devido a corpo estranho: quantidade total = 500 ml, cinza, fétido, coagulou em cinco minutos, pH = 6,4, teor de proteína = 5,6 g/100 ml, densidade = 1024, teor celular = 12.000/mm³ (predominantemente granulócitos neutrófilos; ver Fig. f)
b. À esquerda, material puncionado em ascite (obstrução da veia cava caudal do fígado cranialmente, por trombo piogênico); quantidade total = 10 litros, parecido ao soro, sem odor, não-coagulante, pH = 7,6, teor de proteína = 2,7 g/100 ml, densidade = 1008, teor celular = 430/mm³ (predominantemente células serosas; ver Fig. d); à direita, líquido coletado do abdome de uma vaca com insuficiência cardíaca devida à leucose tumoral (coração, baço, fígado e rins estão acometidos); quantidade total = 100 ml, moderadamente turvo, sem odor, coagula para massa gelatinosa dentro de 30 minutos, pH = 6,9, teor de proteína = 2,8 mg/100 ml, densidade = 1012, teor celular = 230.000/mm³ (quase somente linfócitos e linfoblastos)
c. Líquido peritoneal que coagulou logo após a punção de uma vaca com peritonite fibrinopurulenta
d,e. Esfregaço do sedimento de material peritoneal puncionado de um bovino jovem com peritonite fibrinosa circunscrita (coloração de May-Grünwald/Giemsa, aumento de 1.000 vezes): células serosas aglomeradas (d); dois macrófagos em fagocitose (e)
f. Quadro celular de material peritoneal puncionado em caso de peritonite icorosa generalizada (coloração de May-Grünwald/Giemsa, aumento de 800 vezes): muitos granulócitos neutrófilos jovens e maduros, parcialmente decompostos; entre eles, monócitos em fagocitose

Prancha 14

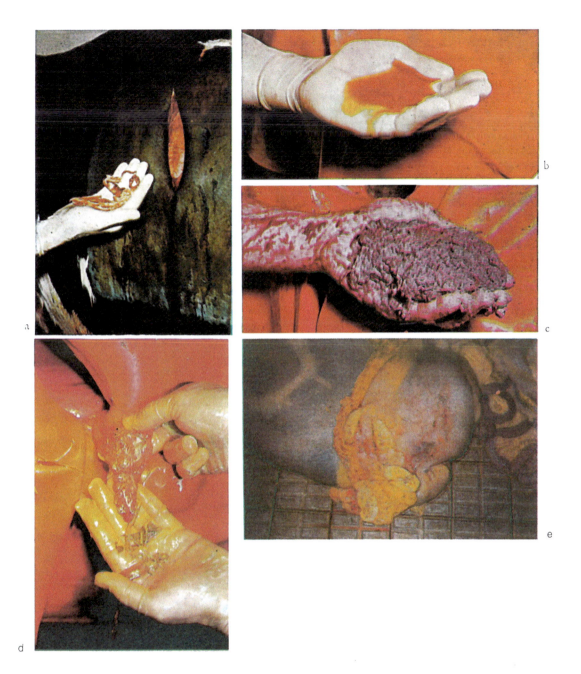

Laparotomia e ruminotomia exploradoras

a. Massas de fibrina semelhantes a omelete encontradas à palpação da região da cavidade abdominal situada entre a parede abdominal esquerda e o rúmen em um caso de peritonite anterior generalizada determinada por corpo estranho
b. Líquido peritoneal aumentado e de cor amarelo-acastanhada devido à presença de pigmentos biliares em um caso de obstrução do colédoco (cólica biliar)
c. Massas de areia oriundas do saco ruminal ventral em um caso de impedimento crônico da passagem gástrica
d. Líquido peritoneal encontrado à abertura exploradora da cavidade abdominal de uma vaca com úlcera do abomaso perfurada contendo fibras vegetais, malha de fibrina e com odor de conteúdo do abomaso
e. Necroses múltiplas, em grandes focos, do tecido adiposo no omento maior; tais alterações se apresentam como nódulos firmes à exploração manual

Fabricantes e Representantes

1. Cunha bucal segundo Bayer; Aesculap/D-7200 Tuttlingen, N.° VB 226 N; Chiron/D-7200 Tuttlingen, N.° 533035 R; Hauptner/D-5650 Solingen, N.° 03690; cunha bucal segundo Drinkwater: pode ser adquirido através de Hauptner/D-5650 Solingen; abre-boca segundo Schoupe: Aesculap/D-7200 Tuttlingen, N.° VB210 R
2. Argola bucal segundo Christoph: Hauptner/D 5650 Solingen, N.° 03750
3. Argola abre-boca segundo Schulze: Aesculap/D-7200 Tuttlingen, N.° VB 215 N; Chiron/ D-7200 Tuttlingen, N.° 533 027 R; Hauptner/D-5650 Solingen, N.° 03110
4. Espéculo tubular para faringoscopia: Aesculap/D-7200 Tuttlingen, N.° VF 451 N, VF 452 N; Chiron/D-7200 Tuttlingen, N.° 527270C, 527271C; Hauptner/D-5650 Solingen, N.° 429 5 500, 429 5 900
5. Sonda nasoesofágica para bovinos: L. Bertram/D-3000 Hannover, N.° 401 003 016
6. Sonda oral segundo Marek. L. Bertram/D 3000 Hannover, N.° 40 100 6000
7. Sonda oral segundo Bosch: L. Bertram/D-3000 Hannover, N.° 40 160 1000, 40 160 2000
8. Tubo esofágico segundo Thiro: Aesculap/D-7200 Tuttlingen, N.° VC735 N; Chiron/D-7200 Tuttlingen. N.° 513 490 N, 513 495 R: Hauptner/D-5650 Solingen, N.° 35050; tubo esofágico com laço segundo Thygesen: Hauptner/D-5650 Solingen, N.° 34920, 34910, 34925, 34915
9. Guia de sonda de madeira (para bezerros ou bovinos adultos): Aesculap/D-7200 Tuttlingen, N.° VC 700, VC 702; Chiron/D-7200 Tuttlingen, N.° 513 460, 513 461; Hauptner/D-5650 Solingen, N.° 34551, 34561, 34571
10. Argola bucal: Eisenhut Vet. AG/CH-4123 Allschwyl 3, N.° 10705
11. Abre-boca: Eisenhut Vet. AG/CH-4123 Allschwyl 3, N.° 10965
12. Instrumento de colheita de suco ruminal segundo Schambye-Sørensen: Eisenhut Vet. AG/CH-4123 Allschwyl 3. N.° 10748; Hauptner/D-5650 Solingen, N.° 34950
13. Instrumento de colheita de suco ruminal modificado: Eickemeyer/D-7200 Tuttlingen
14. Sonda dirigível para colheita de suco ruminal segundo DIRKSEN: Eisenhut Vet. AG/CH-4123 Allschwyl 3, N.° 10730
15. Papel indicador de pH: por exemplo, Merck/D-6100 Darmstadt, Nr. 9555
16. Fio de algodão aferido N.° 40 (para prova da digestão de celulose): lojas de armarinho
17. Visocolor-Test CL 500: Macherey & Nagel/D-5160 Düren, Postfach 307
18. Sonda esofágica com cabeça de metal em forma de peneira para colheita de suco ruminal em bezerros: Eickemeyer/D-7200 Tuttlingen
19. Martelo de percussão pesado, acolchoado com borracha para percussão dolorosa: Chiron/D-7200 Tuttlingen, N.° 510 050; Hauptner/D-5650 Solingen, N.° 00540; martelo de borracha do comércio de ferramentas de automóvel
20. Aparelho detector de metais: Hauptner/D-5650 Solingen, N.° 39 500
21. Hemo-Fec-Test: Boehringer/D-6800 Mannheim, N.° 20 11 309
22. Sangur-Test: Boehringer/D-6800 Mannheim, N.° 126 233
23. Instrumental de análise de fezes Fecalyzer: Albrecht/D-7960 Aulendorf, N.° 38 701
24. Ovassay: Pitman Moore Inc./USA-Washington Crossing (N.J.), representante: Janssen/D-4040 Neuss
25. Fucsina fênica: Merck/D-6100 Darmstadt, N.° 9215
26. Fitas de teste Bilur: Boehringer/D-6800 Mannheim, N.° 164 08 42
27. Fitas de teste Bili-Merckognost: Merck/D-6100 Darmstadt, N.° 447 213
28. Fitas de teste Ictostix e tabletes de teste Ictotest: Ames/comércio de material de laboratório
29. Fitas de teste Bilugen: Boehringer/D-6800 Mannheim, N.° 164 08 07
30. Fitas de teste Urobilistix: Ames/comércio de material de laboratório
31. Teste de Ugen: Ames/comércio de material de laboratório
32. Determinação de bilirrubina no soro: Boehringer/D-6800 Mannheim, N.° 123 919
33. Método DPD para determinação fotométrica de bilirrubina no soro: Boehringer/D-6800 Mannheim, N.° 123 943
34. Minicentrífuga Compur M 1101: Albrecht/7960 Aulendorf, N.° 37 308
35. Merckognost — ácidos biliares: Merck/D-6100 Darmstadt, N.° 14 352
36. Bromotaleína para prova de função hepática: Merck/D-6100 Darmstadt, N.° 47045
37. Agulha para biopsia de Vim-Silverman: Süβ & Kühn/D-3500 Kassel
38. Agulhas de biopsia hepática (Tru-Cut Biopsy needles): Travenol Laboratories Inc./USA-Deerfield (Illinois) 60015: representante: Nicolai/D-3000 Hannover
39. Trocarte e endoscópio (rígido) para observação endoscópica da cavidade abdominal (sob pneumoperitônio): K. Storz/D-7200 Tuttlingen, N.° 10 333 VT e 10 320 A; R. Wolf/D-7134 Knittlingen. N.° 8934, 21 e 9934, 40
40. Campo de borracha com anel para laparotomia: L. Bertram/D-3000 Hannover, N.° 321 601 00

Bibliografia

ADRICHEM, P. W. M. VAN (1962): De invloed van het voeder op enige fermentatieprodukten in de pens van normale runderen en van acetonaemiepatienten. Hoorn, Proefschr. — AGRICULTURAL RESEARCH COUNCIL (1980): The nutrient requirements of ruminant livestock. 2nd ed., ARC. Page Bros Ltd., Norwich. — AKSOY, G. (1981): Untersuchungen des Labmagen- und Pansensaftes, des Blutserums sowie des roten Blutbildes bei gesunden und bei an Labmagenverlagerung erkrankten Rindern (mit besonderer Berücksichtigung eines etwaigen Refluxes von Labmageninhalt in die Vormägen). Hannover, Tierärztl. Hochsch., Diss. — ANDERSON, K. L., T. G. NAGAVAJA, and J. L. MORRILL (1987): Ruminal metabolic development in calves weaned conventionally or early. J. Dairy Sci. *70*, 1000–1005. — ANWER, M. S., L. R. ENGELKING, R. GRONWALL, and R. D. KLENTZ (1976): Plasma bile acid elevation following CCl$_4$ induced liver damage in dogs, sheep, calves and ponies. Res. Vet. Sci. *20*, 127–130. — AUSSCHUSS FÜR BEDARFSNORMEN DER GESELLSCHAFT FÜR ERNÄHRUNGSPHYSIOLOGIE DER HAUSTIERE (1986): Energie- und Nährstoffbedarf landwirtschaftlicher Nutztiere. Nr. 3: Milchkühe und Aufzuchtrinder. DLG-Verlag, Frankfurt/M.

BAIRD, G. D. (1981): Liver metabolism in the dairy cow: problems involved in meeting the demands of high productivity. Proc. 4. Intern. Conf. Prod. Dis., München 1980, 87–93. — BALCH, C. C. (1971): Proposal to use time spent chewing as an index of the extent to which diets for ruminants possess the physical property of fibrousness characteristic of roughages. Br. J. Nutr. 26, 383–392. — BERGER, H.-J. (1956): Die Gallenfarbstoffe im Harn der Haustiere. Zbl. Vet. Med. III, 265–272. — BERGER, H. J. (1956): Quantitative Bestimmung des »direkten« und des »indirekten« Bilirubins im Serum der Haustiere. Zbl. Vet. Med. III, 273–280. — BOCH, J., und R. SUPPERER (1983): Veterinärmedizinische Parasitologie. 3. Aufl. Parey, Berlin, Hamburg. — BOGIN, E., and H. SOMMER (1976): Enzyme profile of heart and skeletal muscles, liver and kidney of cows and pigs. Zbl. Vet. Med. A 23, 394–400. — BOSTEDT, H. (1974): Enzymaktivitäten im Blutserum in der Zeit um die Geburt. Berl. Münch. Tierärztl. Wschr. 87, 365–371. — BREUKINK, H. J., and K. KRONEMANN (1963): The "steelband-effect" a new diagnostic aid in inspection of the cow concerning the presence of abomasal dilatation and/or dislocation. Tijdschr. Diergeneesk. 88, 8–12. — BREUKINK, H. J., and R. KUIPER (1976): Abomasal reflux in cattle with various gastrointestinal disorders. Proc. 9. Intern. Congr. Dis. of Cattle, Paris, 2, 439–466. — BRUCHEM, J. VAN (1977): Abomasal secretion and motility in sheep. Effect of diet and digesta. Thesis, Agric. Univ., Wageningen. — BRUSS, M. L., Y. GRÖHN, E. M. HUFFMANN, and L. A. LINDBERG (1986): Hepatic morphology and effects of intravenous sodium propionate on plasma glucose in fed and fasted dairy cattle. Am. J. Vet. Res. 47, 1032–1035. — BURGSTALLER, G. (1983): Praktische Rinderfütterung. 3. Aufl. Ulmer, Stuttgart. CĄKAŁA, S. (1985): Beitrag zur Physiologie und Pathologie des Labmagens junger Wiederkäuer. Dtsch. Tierärztl. Wschr. 92, 384–391. — CĄKAŁA, S., and K. BIENIEK (1975): Bromosulphthalein clearance and total bilirubin level in cows deprived of food and water. Zbl. Vet. Med. A 22, 605–610. — CHRISTOPH (1926): Ein neues Instrument bei Eingriffen in die Mundhöhle des Rindes, insbesondere zur Entfernung von Fremdkörpern aus dem Schlunde. Tierärztl. Rdsch. 32, 570. — CORNELIUS, C. E. (1980): Liver function. In: KANEKO, J. J. (ed.): Clinical biochemistry of domestic animals. 3rd ed. Academic Press, New York, London. — CORNELIUS, CH. E. (1987): A review of new approaches to assessing hepatic function in animals. Vet. Res. Commun. 11, 423–441. — CORNELIUS, C. E., G. S. THEILEN, and E. A. ROHDE (1958): Quantitative assessment of bovine liver function using the sulfobromophthalein sodium clearance technique. Am. J. Vet. Res. 19, 560–566. — CRAIG, R. D., D. F. KELTON, and A. F. DIETZE (1986): Ultrasonographic diagnosis and surgical management of umbilical masses in calves. Proc. 14. World Congr. Dis. of Cattle, Dublin, 2, 1195–1200.

DANIEL, R. C. W. (1979): Changes in bromosulphthalein fractional clearance and plasma volume in induced hypocalcaemia in cows. Br. Vet. J. 135, 25–29. — DANIEL, R. C. W. (1979): The effect of reducing plasma calcium levels on some plasma enzyme levels in cows and sheep. Br. Vet. J. 135, 30–39. — DECRAEMERE, H., W. OYAERT, C. VANDERHENDE, E. MUYLE en L. OOMS (1976): Lebmaagverplaatzing bij het rund. II. Biochemische veranderingen in bloed en maaginhoud van dieren met lebmaagdilatatie. Vlaams Diergeneesk. Tijdschr. 45, 300–325. — DEUTSCHE LANDWIRTSCHAFTS-GESELLSCHAFT (1982): DLG-Futterwerttabellen für Wiederkäuer. 5. Aufl. DLG-Verlag, Frankfurt/M. — DIEPERS, G. (1969): Untersuchungen über die Ausführung und diagnostische Verwertbarkeit der Methylenblauprobe im Blutplasma und -serum beim Rind. Hannover, Tierärztl. Hochsch., Diss. — DIRKSEN, G. (1969): Ist die »Methylenblauprobe« als Schnelltest für die klinische Pansensaftuntersuchung geeignet? Dtsch. Tierärztl. Wschr. 76, 305–309. — DIRKSEN, G. (1973): Mikroorganismen und Störungen der Pansenfunktion. In: GIESECKE, D., und K. H. HENDERICKX: Biologie und Biochemie der mikrobiellen Verdauung. BLV Verlagsges., München, Bern, Wien, S. 256–271. — DIRKSEN, G. (1975): Eine lenkbare Sonde zur gezielten Entnahme von Pansensaft beim Rind. Tierärztl. Umsch. 30, 367–370. — DIRKSEN, G. (1984): Metabolische Alkalose und abomasaler Reflux infolge von Passagebehinderungen im Labmagen-Darmbereich beim Rind. Prakt. Tierarzt 66, Colleg. Vet. 15, 65–69. — DIRKSEN, G., and M. C. SMITH (1987): Acquisition and analysis of bovine rumen fluid. Bovine Pract. 22, 108–115. — DIRR, L. (1989): Untersuchungen über die Dysfunktion des Schlundrinnenreflexes beim jungen Kalb. München, Vet. med. Diss. — DOLL, K. (1980): Untersuchung über die Brauchbarkeit des Cytur®-Tests und des SCHALM-Tests zum semiquantitativen Zellnachweis in Körperflüssigkeiten beim Rind. München, Vet. med. Diss. — DOLL, K., und G. DIRKSEN (1981): Untersuchungen über die Brauchbarkeit des SCHALM-Tests und des Cytur®-Tests zum semiquantitativen Zellnachweis in Harn, Liquor, Synovia und Peritonealflüssigkeit beim Rind. Berl. Münch. Tierärztl. Wschr. 94, 292–295. — DRACY, A. E., A. J. KURTENBACH, D. E. SANDER, and L. F. BUSH (1972): Pressure patterns in the reticulum of the cow. J. Dairy Sci. 55, 1156–1159.

EADIE, J. M., and S. O. MANN (1970): Development of the rumen microbial population: high starch diets and instability. Proc. 3. Int. Symp. Physiol. Metabolism Ruminant. Oriel Press, Newcastle upon Tyne. pp. 335–370. — EHRLEIN, H.-J. (1980): Vormagenmotorik bei Wiederkäuern (Forestomach motility in ruminants). Beiheft zum Film C 1328 des Instituts für den wissenschaftlichen Film, Göttingen; Sektion Medizin; Serie 5, Nr. 9. —

EKELUND, J. (1922): Perkussionsresultatets betydelse för bedömande av fysiolgiska och patologiska förändringar i bukhålan hos nötkreatur. 2. Nord. Vet.-Mötet, Stockholm. — ELIZONDO VAZQUEZ, C. A. (1975): Untersuchung des Pansensaftes bei gesunden sowie an Indigestionen unterschiedlicher Ursache erkrankten Rindern mit besonderer Berücksichtigung des pH-Wertes, der Gesamtazidität, des Laktat- und des Chloridgehaltes. Hannover, Tierärztl. Hochsch., Diss. — ESPERSEN, G. (1961): Dilatatio et dislocatio ad dextram abomasi bovis. Nord. Vet. Med. 13: Suppl. 1. — ESPERSEN, G. (1964): Dilatation and displacement of the abomasum to the right flank and dilatation and dislocation of the caecum. Vet. Rec. 76, 1423–1431.

FISCHER, W. (1985): Untersuchungen zum Nachweis von okkultem Blut im Kot von Rindern und Kälbern. Tierärztl. Umsch. 40, 931–934. — FRAHM, K., F. GRAF und H. KRÄUSSLICH (1977): Enzymaktivitäten in Rinderorganen. Zbl. Vet. Med. A 24, 81–87. — FRAHM, K. F. GRAF, H. KRÄUSSLICH und K. OSTERKORN (1978): Enzymaktivitäten in Rinderorganen. 2. Mitt. Organanalysen bei Holstein-Friesian-Kühen. Zbl. Vet. Med. A 25, 297–306. — FREDERIK, G. H., und H. J. WINTZER (1959): Die röntgenologische Darstellung metallischer Gegenstände in der Haube des Rindes und ihre Bedeutung für die Fremdkörperdiagnostik. Dtsch. Tierärztl. Wschr. 66, 406–411.

GERLOFF, B. J., T. H. HERDT, and R. S. EMERY (1986): Relationship of hepatic lipidosis to health and performance in dairy cattle. J. Am. Vet. Med. Ass. 188, 845–850. — GIESECKE, D. (1987): Lipid mobilization and insulin function in cows with high milk yield. Advances in Anim. Phys. Anim. Nutr. No. 18. Parey, Hamburg, Berlin. — GÖBEL, E. (1987): Diagnose und Therapie der akuten Kryptosporidiose beim Kalb. Tierärztl. Umsch. 42, 863–869. — GÖTZE, R. (1934): Die Fremdkörperoperation beim Rind praxisreif durch extraperitoneale Pansennaht. Dtsch. Tierärztl. Wschr. 42, 353–357; 374–379. — GRÄNZER, W., und W. GROTH (1974): Die Dynamik des pH-Wertes im Labmagen des Kalbes, gemessen mit einem Bioradiotelemetriesystem. Tierärztl. Umsch. 29, 371–376. — GRÖHN, Y. (1985): Propionate loading test for liver function in spontaneously ketotic dairy cows. Res. Vet. Sci. 39, 24–28. — GRÖHN, Y., L.-A. LINDBERG, M. L. BRUSS, and T. B.

FARVER (1983): Fatty infiltration of liver spontaneously ketotic dairy cows. J. Dairy Sci. 66, 2320–2328. — GRÜNDER, H.-D. (1976): Die diagnostische Bedeutung einiger Serumfermente (CPK, γ-GT, GLDH, ICDH) beim Rind. Proc. 9. Intern. Congr. Dis. of Cattle, Paris, 1, 625–632. — GRÜNDER, H.-D. (1979): Labordiagnostik in der Rinderpraxis. Tierärztl. Praxis 7, 101–104. — GÜL, Y., und H.-D. GRÜNDER (1988): Gallensäurenbestimmung im Blutserum und ihre Bedeutung für die Leberdiagnostik bei Rindern. Dtsch. Tierärztl. Wschr. 95, 137–192.

HAGEMEISTER, H., W. LÜPPING, and W. KAUFMANN (1980): Microbial protein synthesis and digestion in the high-yielding dairy cow. In: HARESIGN, W.: Recent advances in animal nutrition. Butterworths, London. — HARMEYER, H. (1965): Zur Methodik experimenteller Untersuchungen an Pansenprotozoen. Zbl. Vet. Med. A 12, 841–880. — HARMEYER, J. (1973): Protozoologie des Pansens. In: GIESECKE, D., und K. H. HENDERICKX: Biologie und Biochemie der mikrobiellen Verdauung. BLV Verlagsges., München, Bern, Wien. S. 58–87. — HEINE, J. (1982): Eine einfache Nachweismethode für Kryptosporidien im Kot. Zbl. Vet. Med. B 29, 324–327. — HEINRITZI, K. (1979): Vergleichende Prüfung von einfachen Schnellmethoden zur Bestimmung des Gesamtbilirubingehaltes im Blutserum des Rindes. Prakt. Tierarzt 60, 660–662. — HERDT, T. H. (1983): Test for estimation of bovine hepatic lipid content. J. Am. Vet. Med. Ass. 182, 953–955. — HERDT, T. H., and B. J. GERLOFF (1982): Hepatic lipidosis and liver function in 49 cows with displaced abomasum. Proc. 12. World Congr. Dis. of Cattle, Amsterdam, 1, 522–526. — HOFIREK, B. (1970): Die Methodik der Feststellung der Reduktionsaktivität der Pansenflüssigkeit mittels Methylenblau, Resazurin und Thionin beim klinisch gesunden Rind (tschechisch). Vet. Med. (Praha) 15, 461–467. — HOFLUND, S. (1940): Untersuchungen über Störungen in den Funktionen der Wiederkäuermägen durch Schädigungen des N. vagus verursacht. Svensk Vet. Tidr. 45: Suppl. — HOLLBERG, W. (1983): Vergleichende Untersuchungen von mittels SCHAMBYE-SØRENSEN-Sonde und durch Punktion des kaudoventralen Pansensackes gewonnenen Pansensaftproben. Hannover, Tierärztl. Hochsch., Diss. — HOLTENIUS, P., G. BJÖRCK und S. HOFLUND (1959): Die Untersuchung von Pansensaftproben. Dtsch. Tierärztl. Wschr. 66, 554–558. — HOLTENIUS, P., S. O. JACOBSSON, and G. JONSON (1971): Recording the reticular motility in cattle with experimental and spontaneous traumatic reticuloperitonitis. Acta Vet. Scand. 12, 325–334.

JOHANNSEN, U., M. SCHÄFER und A. UHLIG (1988): Untersuchungen zur Leberfunktion der Milchkühe im peripartalen Zeitraum: 3. Mitt.: Vorkommen und Dynamik von Lipideinlagerungen in der Leber. Arch. Exp. Vet. Med. 42, 118–134. — JOHANSEN, H. (1971): Untersuchungen zur telemetrischen Übertragung pansenphysiologischer Kennwerte durch eine hochfrequenzgespeiste Endoradiosonde. Arch. Tierernährung 21, 321–334. — JUHÁSZ, B. (1970): Stickstoffumsatz im Pansen und im Intermediärstoffwechsel des Wiederkäuers. Wiss. Zschr. Humboldt-Univ., Berlin, Math.-Nat. R. XIX, 19–28. — JUHÁSZ, B., und B. SZEGEDI (1980): Die Wirkung des Ammoniaks auf die Motilität der Vormägen. Arch. Tierernährung 30, 173–189.

KALCHSCHMIDT, H. G. (1954): Eine HEADsche Zone als diagnostisches Hilfsmittel bei der Fremdkörperuntersuchung des Rindes. Wien. Tierärztl. Mschr. 41, 531–550. — KAUFMANN, W. (1972): Verdauungsphysiologische Messungen zur »biologischen Fütterungstechnik« bei Milchkühen. Kieler Milchwirtsch. Forschungsber. 24, 139–155. — KAUFMANN, W. (1972): Über die Regulierung des pH-Wertes im Hauben-Pansenraum des Wiederkäuer. Tierärztl. Umsch. 27, 324–328. — KAUFMANN, W. (1976): Zur Bedeutung der Energieversorgung hochleistender Milchkühe für den Milcheiweißgehalt und die Fruchtbarkeit. Kieler Milchwirtsch. Forschungsber. 28, 347–357. — KAUFMANN, W. (1979): Probleme der Eiweißversorgung hochleistender Milchkühe. Schriftenreihe Agrarwiss. Fachber. Univ. Kiel, H. 60, 133–138. — KAUFMANN, W., und K. ROHR (1967): Ergebnisse gaschromatographischer Bestimmungen der flüchtigen Fettsäuren im Pansen bei unterschiedlicher Fütterung. Z. Tierphysiol. Tierernähr. Futtermittelk. 22, 1–8. — KIDDER, D. E., and K. G. MCCULLAGH (1980): Hepatic function and liver function test. In: PHILLIPSON, A. T., et al. (eds.): Scientific foundations of veterinary medicine. Heinemann, London. — KIRCHGESSNER, M. (1987): Tierernährung. 7. Aufl. DLG-Verlag, Frankfurt/M. — KLIEN, H.-D. (1966): Schnellprobe zur Bestimmung des Gesamtbilirubins im Serum Erwachsener und Neugeborener. Münch. Med. Wschr. 108, 386–389. — KOCH, C.-D. (1979): Diagnostik akuter und chronischer Leberkrankheiten. Tägl. Praxis 20, 621–644. — KÖLLING, K. (1976): Studien über die Motorik des Ruminoreticulums. Zbl. Vet. Med. A 23, 566–577. — KOSAK, F. (1980): Untersuchungen über die Konzentration der freien Fettsäuren im Blutplasma zur Ermittlung stoffwechselphysiologischer Leistungsgrenzen bei Hochleistungskühen. München, Vet. med. Diss. — KOVACS, A. B., J. SZOKOLICZY und J. FEHER (1968): Neuere Angaben zur Diagnostik der Psalterverstopfung. Mh. Vet. Med. 23, 236. — KUIPER, R. (1980): Reflux van lebmaaginhoud bij het rund. Utrecht, Proefschr.

LAGERLÖF, N. (1930): Untersuchungen über die Topographie der Bauchorgane beim Rinde und einige klinische Beobachtungen und Bemerkungen im Zusammenhang damit. Fischer, Jena. — LEWIS, D. (1961): Digestive physiology and nutrition of the ruminant. Butterworths, London. — LIESS, J. (1937): Die Diagnose der operablen Haubenfremdkörpererkrankung (Reticuloperitonitis traumatica) des Rindes. Dtsch. Tierärztl. Wschr. 45, 16–20. — LOOSMORE, R. M., and R. ALLCROFT (1951): Technique and use of liver biopsy in cattle. Vet. Rec. 63, 414–416. — LÜTTGENAU, H. (1973): Untersuchungen über den intraperitonealen Druck bei gesunden und kranken Rindern. Hannover, Tierärztl. Hochsch., Diss.

MEHNERT, E. (1987): Die Anwendung der Infrarotspektroskopie von Leberbioptaten in der Diagnostik von Leberschäden des Rindes. Arch. Exper. Vet. Med. 41, 584–589. — MEHNERT, E., H. J. ALERT und R. HUDEC (1985): Beitrag zur Ermittlung physiologischer NH₃-Gehalte im Pansensaft des Rindes. Arch. Exper. Vet. Med. 39, 32–36. — MEYER, H., K. BRONSCH und J. LEIBETSEDER (1989): Supplemente zu Vorlesungen und Übungen in der Tierernährung. 5. Aufl. Sprungmann, Hannover. — MOIR, R. J., and M. J. MASSON (1952): An illustrated scheme for the microscopic identification of the rumen microorganisms of sheep. J. Path. Bact. 64, 343–350.

NAGEL, E. (1964): Zur Problematik der Röntgenographie des Labmagens erwachsener Rinder. Berlin, Humboldt-Univ., Habil.-Schr. — NICHOLS, R. E. (1957): Practical measurement of the pH of rumen fluid. J. Am. Vet. Med. Ass. 131, 107–108. — NIKOV, M. S. (1959): Ein diagnostisches Symptom bei der traumatischen Reticuloperitonitis beim Rind (bulgarisch). Wiss. Arb. Tierärztl. Hochsch. Prof. PAWLOW 7, 101–110. — NIKOV, M. S. (1972): Methods for diagnosis of liver diseases in cattle. Public. Bulgarian Acad. Sci., Sofija.

ORTH, A., und W. KAUFMANN (1961): Die Verdauung im Pansen und ihre Bedeutung für die Fütterung der Wiederkäuer. Parey, Hamburg, Berlin.

PINSENT, P. J. N., P. A. NEAL, and H. E. RITCHIE (1961): Displacement of the bovine abomasum: A review of 80 clinical cases. Vet. Rec. 73, 729–735. — POULSEN, J. S. D. (1973): Abomasal displacement in dairy cows: Clinical chemistry and studies on the aetiology. Akad. Avhandling, Royal Vet. College, Stockholm.

RACKOW, B. (1975): Untersuchungen über die Brauchbarkeit eines »Infusoriensedimentationstests« in der klinischen Pansensaftuntersuchung. Gießen, Vet. med. Diss. — Rackow, M. (1975): Vergleichende Prüfung von verschiedenen Redoxindikatoren in der klinischen Pansensaftuntersuchung. Gießen, Vet. med. Diss. — Rapić, S., und B. Ilijas (1955): Röntgendiagnostik der traumatischen Indigestionen beim Rind (kroatisch). Vet. Arh. 25, 365–384. — Rausse, A. (1975): Untersuchungen zur Galaktosebelastung als Leberfunktionsprobe beim Rind. Hannover, Tierärztl. Hochsch., Diss. — Riley, J. L. (1986): A radiotelemetric capsule and demodulator for recording rumen motility. Cornell Vet. 76, 348–349. — Roberts, C. J. (1982): Fat mobilisation of high yielding cows in early lactation. Proc. 12. World Congr. Dis. of Cattle, Amsterdam, 1, 501–507. — Rowlands, G. J., and I. M. Reid (1982): The link between fatty liver, blood metabolites and fertility in dairy cattle. Proc. 12. World Congr. Dis. of Cattle, Amsterdam, 1, 533–536.

Sapiro, M. L., S. Hoflund, R. Clark, and J. I. Quin (1949): Studies on the alimentary tract of Merino sheep in South Africa. 16. The fate of nitrate in ruminal ingesta as studied in vitro. Onderstepoort J. Vet. Sci. 22, 357. — Schäfer, M., A. Uhlig und U. Johannsen (1988): Untersuchungen zur Leberfunktion der Milchkühe im peripartalen Zeitraum. 1. Mitt.: Erzeugung subklinischer Leberfunktionsstörungen durch intensive Fütterung während der Hochträchtigkeit. Arch. Exper. Vet. Med. 42, 100–107. — Schillinger, D. (1980): Prüfung eines neuen Miniphotometers (COMPUR M 1001) für die quantitative Bestimmung von Gesamt-Bilirubin, Glukose, Gesamt-Cholesterin und Gesamt-Eiweiß im Plasma bzw. Serum des Rindes. Berl. Münch. Tierärztl. Wschr. 93, 104–108. — Schillinger, D. (1981): Einfache Labormethoden in der Rinderpraxis. Prakt. Tierarzt 62: Colleg. Vet. 11, 36–39. — Schlumbohm, U. (1985): Entleerung des Labmagens und Passage von Ingesta durch den Dünndarm bei jungen Kälbern in Abhängigkeit von Tränkeverfahren und Tränkevolumen. Hannover, Tierärztl. Hochsch., Diss. — Schneider, U. M. (1982): Gerinnungsparameter bei Lebererkrankungen. Ärztl. Lab. 28, 147–152. — Simonov, J. N., und N. S. Musinsky (1968): Die Methodik der Untersuchung des Labmagens der Kälber mittels der Sonde. Ber. 5. Int. Tag. Rinderkrankh., Opatija, S. 291–296. — Slanina, L'. (1963): Störungen des N. vagus bei inneren Erkrankungen des Rindes vom Gesichtspunkt der intravitalen und postmortalen Diagnostik. Mh. Vet. Med. 18, 444. — Slanina, L'., und T. Gdovin (1963): Neue Erkenntnisse in der Diagnostik der Vormagenkrankheiten beim Rind. Ber. 17. Welt-Tierärztekongr., Hannover, 2, 1269–1276. — Slanina, L'., und N. Rossow (1964): Zur speziellen Diagnostik einiger Erkrankungen des Vormagen-Labmagenkomplexes. Mh. Vet. Med. 19, 282–291. — Sørensen, V., und P. Schambye (1955): Apparat zur Entnahme von Panseninhalt (dänisch). Medlemsbl. Danske Vet. Foren. 38, 60. — Stalfors, H. (1926): Beiträge zur Kenntnis der Physiologie der Wiederkäuermägen. Arch. wiss. prakt. Tierheilk. 54, 519–530. — Steiner, A. (1988): Urachusabszeß ohne pathologische Veränderungen des extraabdominalen Nabels bei einem Rind (Fallbericht). Tierärztl. Praxis 16, 33–36. — Stöber, M. (1961): Beitrag zur Diagnose der Reticuloperitonitis traumatica des Rindes: die Betastung der Luftröhre als einfaches Hilfsmittel zur Feststellung des schmerzhaften Stöhnens bei den Fremdkörperproben. Dtsch. Tierärztl. Wschr. 68, 497–498. — Stöber, M., und G. Dirksen (1982): Das Lipomobilisationssyndrom (Verfettungssyndrom) der Milchkuh. Prakt. Tierarzt 63: Colleg. Vet. 12, 79–88. — Svendsen, P. (1966): Geosedimentum abomasi bovis. Ber. 4. Int. Tagung Welt-Ges. Buiatrik, Zürich, S. 433–439. — Swarbrick, O., and D. B. Wilkins (1967): Omasal impaction in a dairy cow. Vet. Rec. 79, 585–592.

Uhlig, A., M. Schäfer und U. Johannsen (1988): Untersuchungen zur Leberfunktion der Milchkühe im peripartalen Zeitraum. 2. Mitt.: Verhalten labordiagnostischer Kennwerte mit Beziehung zur Leberfunktion. Arch. Exper. Vet. Med. 42, 108–117. — Ulbrich, M., und M. Hoffmann (1987): Fütterungsregime und Tiergesundheit. Fischer, Jena.

Wagner, D. (1984): Vergleichende Prüfung von vier Sonden zur Pansensaftentnahme beim erwachsenen Rind unter Berücksichtigung des Speichelzuflusses in der abgesaugten Probe. München, Vet. med. Diss. — Wallace, G. B., and J. S. Diamond (1925): The significance of urobilinogen in the urine as a test for liver function. Arch. Intern. Med. 35, 698–725. — Watson, C. J., and J. Bossenmaier (1962): Laboratory tests used in the study of jaundice and liver disorders. In: Watson, C. J.: Outlines of Internal Medicine. Part V., 10th ed. Brown, Dubuque (Iowa). — Weirather, P. (1983): Vergleichende Prüfung einfacher Methoden zur Bestimmung der Gasbildung (Glukosevergärung), der Pufferkapazität, der Gesamtazidität und des Chloridgehaltes im Pansensaft von Rind und Schaf. München, Vet. med. Diss. — Wemheuer, W. (1987): Auswertungen von Blutparametern aus fruchtbarkeitsgestörten Milchviehbeständen. Tierärztl. Praxis 15, 353–360. — Williams, E. I. (1955): A survey of 64 cases of traumatic reticulitis diagnosed by the »reticular grunt« method. Vet. Rec. 67, 922.

CAPÍTULO 8
Sistema Urinário

H.-D. GRÜNDER

O *exame clínico* dos *órgãos de produção* e *excreção* de urina, bem como o exame da própria urina, servem para a constatação de *doenças primárias* e *distúrbios funcionais secundários nos rins, ureteres, bexiga e na própria uretra*, assim como para a apuração de *alterações patológicas na urina* cuja *causa não se encontra localizada no sistema urinário* (por exemplo, hemoglobinúria, mioglobinúria, cetonúria ou bilirrubinúria). No *histórico* (Seção 2.1), são importantes neste contexto principalmente informações sobre sede e absorção de líquido pelo paciente (Seção 7.2), comportamento durante a micção, alterações de quantidade, cor, consistência ou odor da urina, em certas doenças também informações sobre ingestão de certas plantas ou toxinas, as quais danificam os órgãos da uropoiese (folhas de carvalho, bolotas do carvalho, *Pteridium aquilinum*, mercúrio etc.). Caso sejam feitas tais observações no *exame clínico geral* (Seção 2.4), as mesmas devem ser avaliadas também como indício de lesão no sistema urinário.

Como *fatores biológicos de proteção* aos órgãos urinários, devem ser mencionados a produção constante de urina (→ efeito de lavagem!), a capacidade de produção de IgA pela mucosa das vias de eliminação da urina, assim como um sistema linfático associado à mucosa. A estes *fatores protetores dos órgãos urinários*, são contrárias as *influências uronocivas*, principalmente alterações (obstrução, compressão) na excreção da urina ou distúrbios no esvaziamento da bexiga (paralisia); a congestão e a inflamação das vias urinárias podem provocar uma infecção *urogênica* ascendente e, com isso, uma doença persistente. Em comparação, via *hematogênica* e lesões *traumáticas* das vias urinárias são menos freqüentes. As estreitas *relações anatômicas e funcionais entre os órgãos urinários e genitais* (Figs. 308 e 320) possibilitam que a doença de um dos dois sistemas facilmente contamine o outro.

O *exame do sistema urinário* compreende *inspeção* e *palpação* das partes da *uretra externamente* acessíveis, *palpação retal* (se necessário, também *vaginal*) dos *órgãos urinários internos*, *observação* da *micção* espontânea ou provocada, assim como *avaliação sensorial* e *físico-química da urina*, se necessário também *controle microscópico do sedimento* urinário, *exame bacteriológico da urina* ou *verificação da capacidade funcional dos rins*. Também pode ser observado por *endoscopia o interior da bexiga* em vacas. Para casos não esclarecidos por outros métodos, podem ser palpadas diretamente as partes do sistema urinário situadas na cavidade abdominal e pélvica, por meio de uma *vagino ou laparotomia exploradora* (Seção 7.9); por fim, é possível retirar *material dos rins* para fins histológicos através de *biopsia*.

8.1 Rins

Palpação retal. No bovino, o rim esquerdo (com pólo caudal obtuso e pólo cranial mais pontiagudo, bem como superfície achatada no lado direcionado para o rúmen) está localizado atrás do rim direito (com forma oval irregular e achatada). O último se encontra imediatamente retroperitoneal e, por isso, pode ser deslocado muito pouco embaixo da coluna vertebral. O rim esquerdo está pendurado num mesentério com a largura de uma das mãos e, assim, é deslocado para a direita conforme o enchimento do rúmen. Em direção craniocaudal, o rim direito se estende da 12.ª vértebra torácica até a terceira vértebra lombar, o rim esquerdo da terceira à quinta vértebras lombares. Pelo reto (Seções 2.3 e 7.7), em geral pode-se alcançar apenas o rim esquerdo; às vezes, uma parte do rim direito. Nesse procedimento, devem ser observadas eventuais *aderências* com áreas adjacentes (particularmente com o rúmen, como por exemplo na peritonite resultante de trocarterização), quantidade e consistência do *tecido adiposo* subcapsular, assim como *tamanho do rim e de seus lobos individualmente* (normalmente, todos quase do mesmo tamanho), seu *estado superficial* (normal: liso; patológico: parcial ou totalmente granuloso ou irregular) e delimitação entre os lobos (normal: sulcos distintos), *sensibilidade à dor* (gemido, desvio, defesa) ou *consistência* incomum (normal: uniformemente firme e elástica; patológica: endurecida, focal ou difusamente, mole ou flutuante). Achados divergentes indicam doença renal. No bovino, pode-se constatar, no estado adiantado de quase todas as nefropatias (nefrose amilóide, nefrite purulenta e não-purulenta, pielonefrite, leucose renal, hidronefrose), um *aumento de tamanho* considerável de um ou de ambos os rins (Figs. 276/o e 303), o qual, com exceção da hidronefrose (= "rim cístico": consistência flutuante), está ligado com uma induração mais ou menos pronunciada do órgão afetado. *Diminuições de tamanho* (rim encolhido) ocorrem raramente nessa espécie animal. A nefrite purulenta muitas vezes se caracteriza por grânulos ou pequenos nódulos na superfície do rim aumentado; às vezes, pode-se sentir a diferença de tamanho e consistência de alguns lobos. O tecido adiposo perirrenal aparece mais ou menos espessado e embebido em gelatina (consistência mole) em caso de hemorragia mais acentuada dentro do leito renal (ruptura dos vasos sanguíneos), na nefrite purulenta metastática recente ou pielonefrite crônica (saída de urina) ou congestão prolongada da urina (deslocamento de ureter ou uretra [no último caso, a bexiga está mais cheia]). Indurações dentro da gordura renal indicam necrose do tecido adiposo (Fig. 276/l).

Teste da função renal. A capacidade de excreção dos rins pode ser controlada de maneira mais simples por apuração da *concentração de substâncias necessariamente excretadas pela urina no sangue ou no soro*. Sob condições práticas, a *concentração de uréia* pode ser determinada com auxílio de tiras de teste[1] (Prancha 15/f) ou teste de cubeta (medição com um simples fotômetro); normalmente, a concentração é inferior a 8,5 mmol/l; na *insuficiência renal (uremia)*, porém, excede 10 mmol/l. No laboratório, pode ser constatada também uma retenção patológica de substâncias necessariamente excretadas pela urina por medição do nível sérico de uréia[2] não ligada à proteína (normal: 15 a 30 mmol/l) ou *creatinina*[3] (normal: menos que 133 μmol/l). Os valores de todas as substâncias acima mencionadas estão aumentados não apenas na insuficiência renal em conseqüência de nefropatias orgânicas (*uremia renal*), como também em distúrbios secundários da função renal (*uremia pré-renal* por insuficiência circulatória ou desidratação, na síndrome de intoxicação

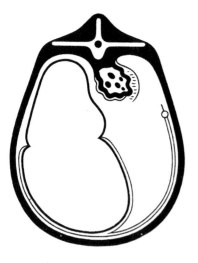
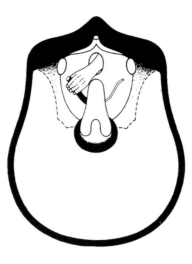

Figs. 303 e 304 À esquerda, achado da palpação retal do rim esquerdo (esquemático, visão caudal; comparar também com a Fig. 276a): na amiloidose adiantada, pielonefrite ou leucose renal, o órgão aparece aumentado à exploração retal e, muitas vezes, também mais firme do que o normal; no refluxo de urina, ocorre infiltração retroperitoneal de urina no tecido adiposo dos rins, tornando-o flácido. À direita, o achado da palpação retal de ureteres e bexiga (esquemático, visão cranial; comparar também com Figs. 320, 338); enchimento da bexiga aumentada patologicamente, que fica flutuando tensamente e, às vezes, tem parede mais espessa, assim como dilatação e induração inflamatória do ureter direito.

e similares) e interrupção permanente da excreção da urina (*uremia pós-renal* em conseqüência de urolitíase, ruptura da uretra etc.). Uremia grave pode ser detectada também pelo odor amoniacal da urina do animal e de seu hálito, o que corresponde a uma concentração de uréia de, no mínimo, 40 mmol/l no sangue.

Como prova do mau funcionamento dos rins, é apropriado também o *teste de concentração* de Volhard, o qual pode ser realizado para diagnóstico no caso de baixa densidade da urina (Seção 8.5). Para isto, é colhida uma nova amostra de urina após 12 horas de privação de água, alimentação seca (feno, ração concentrada) e bebedouro automático desligado (Seção 8.5). Bovinos com sistema urinário saudável alcançam, nesse caso, uma densidade urinária superior a 1030, enquanto a urina de animais com função renal restrita mostra uma densidade inferior a 1020 (*hipostenúria*), apesar da falta de água. Valores entre 1020 e 1030 não permitem uma avaliação segura da capacidade de concentração dos rins; se necessário, deve-se suspender a ingesta hídrica por mais 12 horas para, em seguida, verificar novamente a densidade da urina.

Nos controles da função renal por *prova de sobrecarga por corantes*, deve-se considerar que às vezes pode ocorrer um tingimento temporário do corpo do animal, o que, em caso de abate de emergência, pode resultar em condenação da carne. Após injeção intravenosa de *índigo carmin* (20 ml de uma solução a 0,4% por animal), normalmente a primeira urina tingida é excretada para a bexiga dentro de quatro a oito minutos. A excreção de *azul-de-metileno* injetado por via intramuscular (0,4 ml de uma solução a 2% por kg de peso corporal) alcança seu máximo uma hora após a aplicação e, no bovino saudável, termina depois de 24 horas. Doenças renais provocam um retardamento na eliminação do corante. Caso exista suspeita de alterações — o que é muito raro — de um rim, apenas a prova de sobrecarga deve ser efetuada não por colheita de urina (Seção 8.5), e sim por *observação cistoscópica* da urina que goteja das saídas dos ureteres (Seção 8.3). A prova da função renal por corantes pode ser aprimorada, medindo-se a *redução da concentração no sangue (depuração)*, e não o tempo de excreção: a meia-vida do *vermelho de fenol* injetado por via intravenosa (80 a 100 ml de uma solução a 0,6% por animal) normalmente é de 20 minutos; em bovinos com doença renal, se prolonga para 30 a 75 minutos (Horváth e Karsai, 1964).

Para o *teste de vermelho de fenol simplificado*,[4] colhe-se uma amostra de sangue 30 minutos após a injeção intravenosa (0,4 mg fenolsulfaleína em solução a 0,6% por kg de peso corporal) e determina-se fotometricamente a concentração de corante no soro; em bovinos com rins saudáveis e naqueles com afecção focal nos rins, ela é inferior a 50 μg/100 ml, enquanto bovinos com insuficiência renal demonstram uma retenção de vermelho de fenol de mais de 100 μg/100 ml. A determinação da *taxa de filtração glomerular* ou do *fluxo renal do plasma* em ml · min^{-1}kg^{-1} (por infusão permanente de inulina ou ácido aminoipúrico, com ou sem determinação do volume/minuto de urina), assim como com auxílio de radionuclídios ou por medição da depuração de creatinina endógena (isto é, apuração das concentrações de creatinina no plasma sanguíneo e na urina, bem como do volume/minuto de urina), exige grande esforço metódico e, portanto, é pouco apropriada para a apuração clínica da função renal em bovinos.

Biopsia renal. A colheita de tecido renal no bovino vivo (para exame histológico, químico ou bacteriológico) é possível, porém foi efetuada até hoje só experimentalmente, devido à falta de indicações. No animal em estação, pode ser feita uma punção tanto no rim direito quanto no esquerdo sob controle visual (laparotomia, endoscopia); no rim esquerdo, também pelo reto sob orientação manual de uma cânula de punção[5] de 30 cm de comprimento. A punção renal cega percutânea, porém, é insegura e perigosa, por falta de possibilidades de controle. Como conseqüência da biopsia renal, desenvolvem-se no bovino regularmente hematomas perirrenais, assim como hematúria passageira; outras complicações não foram observadas até hoje, mesmo depois de múltiplas punções. O valor diagnóstico da biopsia renal, porém, no bovino se restringe a casos especiais.

8.2 Ureteres

Os dois ureteres, que partem da pelve renal e localizam-se primeiro retroperitonealmente e, em seguida, em dobras serosas (pregas urogenitais) se direcionando dorsalmente para o colo da bexiga, têm a espessura de um canudo de palha no bovino adulto saudável; *pelo reto*, normalmente só é *palpável a parte inicial do ureter esquerdo*. Os ureteres desenvolvem alterações patológicas, na maioria dos casos, em correlação com uma pielonefrite e, raras vezes, em conseqüência de obstrução por cálculos; então, podem ser palpados em animais não muito gordos (muitas vezes, só unilateralmente) como um cordão com a espessura de um lápis ou braço de criança, sensível à pressão e, muitas vezes, flutuando cheios de líquido (Fig. 304). Aumentos de volume similares podem ser provocados por alterações leucóticas e tuberculosas — em forma de engrossamento tipo "palito de salgadinho"; nesses casos, via de regra faltam sensibilidade local e flutuação. Os orifícios dos ureteres na bexiga são acessíveis à *avaliação cistoscópica* na vaca (ver adiante).

8.3 Bexiga

Palpação retal/vaginal. Em touros e bois, a bexiga fica embaixo do reto; nas fêmeas, situa-se ventralmente à vagina, no assoalho da pelve (Figs. 304, 308), e se estende — dependendo do estado de enchimento — mais ou menos para dentro da cavidade abdominal. À palpação retal (vaginal, se necessário), a bexiga pode ser sentida somente de forma incerta, como formação musculosa contraída ("carnuda"), do tamanho de um punho, porém uma bexiga repleta é sentida como órgão oco, de parede delgada, do tamanho da cabeça de uma criança, ou até de homem, e repleta de líquido (flutuante). À palpação, deve-se prestar atenção ao *grau de plenitude, à consistência da parede, à presença de aderências a órgãos adjacentes, à eventual sensibilidade à pressão ou à existência de conteúdo anormal*. Observa-se uma bexiga muito cheia, isto é, dilatada até o tamanho de uma bola de futebol ou mais, nos casos em que há dificuldade de esvaziamento (em conseqüência de deslocamento total ou parcial da uretra, particularmente nos bovinos machos) ou na paralisia anal, da cauda ou dos posteriores ("síndrome da vaca caída", Seção 11.2, em particular nas fêmeas bovinas); no último caso, a bexiga pode ser esvaziada por pressão manual moderada. Dolorosos espessamentos da parede são constatados em cistites; alterações tumorais da parede da bexiga (em casos de leucose ou hematúria vesical crônica) são insensíveis, na maioria dos casos. Excepcionalmente, também podem ser palpados corpos estranhos na bexiga (cálculo urinário, pipeta de inseminação quebrada). Alterações na posição da bexiga (torção, invaginação, prolapso) podem ser mais bem diagnosticadas por exame vaginal, se o órgão deslocado já não for visível na vulva. A ruptura da bexiga é reconhecível pela falta de micção, pelo aumento do volume corporal em conseqüência do acúmulo intraperitoneal de urina e pelo aumento de substâncias necessariamente excretadas pela urina no sangue (uremia pós-renal).

Cistoscopia. Nas fêmeas bovinas, o interior da bexiga pode ser observado com o auxílio de um endoscópio[6] (Fig. 117). Para isso, o animal deve ser suficientemente contido e, se necessário, também sedado (contenção combinada do focinho e da cauda, Seção 1.2; neuroléptico ou xilazina, Seção 1.3) e, então, esvazia-se primeiro o reto e depois a bexiga (Seção 8.5), aplicando-se uma anestesia epidural sacra baixa (Seção 1.3). Em seguida, a bexiga é enchida moderadamente com ar, com o auxílio de um cateter uterino encurvado[7] (Seção 8.5) e seringa de 100 a 200 ml acoplada ou por meio de um frasco plástico (500 ml) comprimível ligado a um pedaço de mangueira e, finalmente, introduzido o endoscópio[6] no lugar do cateter (Fig. 305). A orientação dentro da bexiga ocorre de acordo com o lago de urina situado ventralmente (urina residual), com o pólo cranial do órgão (pequena edentação cunciforme) e as partes abauladas dos orifícios dos ureteres em posição dorsal, limitadores do "triângulo vesical". À observação endoscópica, verificam-se *a cor e o estado da superfície da mucosa* (normal: vermelho forte, brilhante e lisa, com vasos sanguíneos bem visíveis), prestando atenção à presença de *eventuais hemorragias* (pontos, linhas de sangue), *depósitos* (fibrina, pus), *saliência ou tumores*, assim como *esvaziamento* alternado *de urina* em gotas pelos ureteres. Achados cistoscópicos particularmente característicos são encontrados na inflamação crônica da bexiga (espessamento em forma de relevo montanhês da mucosa, com proliferações vilosas ou similares a pólipos e tendência à hemorragia).

Exame radiográfico. Em casos especiais e com equipamento adequado disponível, é possível demonstrar os contornos e a estrutura da mucosa por meio de radiografias sob anestesia epidural sacra baixa e introdução de um meio de contraste na bexiga (direção ventro-dorsal dos raios, filme em cassete plástico colocado no reto). Em fêmeas bovinas, esse processo tem significado secundário, visto que a cistoscopia fornece resultados mais objetivos.

8.4 Uretra

A uretra de *fêmeas bovinas* pode ser *observada pela vagina* (espéculo dilatador,[8] Fig. 116; lanterna), *palpada* e *explorada* com os dedos, assim como *sondada* (Seção 8.5) sob controle digital, através de um cateter para colheita de urina,[7] ou com tubo de borracha com a espessura de um lápis. Devem-se observar lesões, aumentos de volume por inflamação ou tumores, retrações cicatriciais e corpos estranhos. Se houver alterações dolorosas, recomenda-se facilitar esse exame por meio de uma anestesia epidural sacra baixa (Seção 1.3).

Em *touros* e *bois*, a uretra é examinada por *inspeção* da região perineal, *palpação retal* da porção situada na cavidade pélvica (perceptível pelas contrações rítmicas do músculo uretral

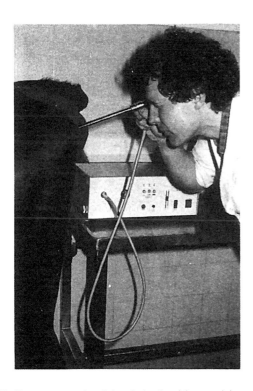

Fig. 305 Observação endoscópica da bexiga (cistoscopia) na vaca (ver também prancha 15g).

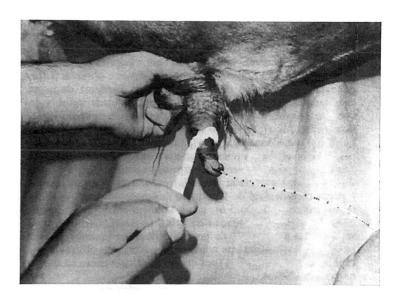

Fig. 306 Sondagem da uretra de um touro jovem (após protrusão do pênis, sob ação de um neuroléptico e anestesia epidural sacra), com o auxílio de sonda conforme Dormia/Oehme.

provocadas pela palpação) e *palpação* da porção no pênis acessível por *via externa*; atenção especial deve ser dada ao setor da uretra adjacente à dobra em S do pênis. Uma *sondagem* da uretra é indicada quando existem indícios de obstrução no fluxo de urina (cólicas, enchimento excessivo da bexiga, dor ou aumento de volume nas proximidades da uretra, contrações prolongadas dos músculos periuretrais na região da pelve e do períneo, pêlos prepuciais ressecados). Para tal procedimento, realiza-se primeiramente a protrusão do pênis, após administração de um neuroléptico (Seção 1.3) e/ou anestesia epidural sacra (Seção 1.3), de preferência no animal deitado (Seções 1.2 e 1.3). Em seguida, a sonda[10] umedecida com um lubrificante[9] adequado é introduzida na uretra, cujo orifício se encontra bem próximo à ponta do pênis, e lentamente empurrada para diante (Fig. 306). Deslocamentos da uretra por concreções urinárias no macho localizam-se, na maioria dos casos, na flexura sigmóide ou na região perineal. No último local, a ponta do instrumento se enreda facilmente na dilatação diverticular da parte bulbar da uretra (Fig. 320/v), que fica embaixo da glândula bulbouretral e é separada do segmento da uretra virado para a bexiga por uma dobra da mucosa em forma de meia-lua; por isso, deve-se sondar cuidadosamente este local e, se necessário, desistir de um avanço até a bexiga.

8.5 Urina

Devido à grande quantidade de informações diagnósticas obtidas da *análise urinária* (*condições da urina*), a mesma também faz parte, no bovino, dos exames indispensáveis na clínica e no campo, razão pela qual deve ser realizada em qualquer paciente com estado geral alterado. É de importância particular o *exame sensorial de uma amostra de urina recém-colhida*; caso esse ou os demais exames do paciente demonstrem indícios da existência de uma doença que influencia a composição da urina, então deve-se fazer também um exame *físico, químico, microscópico* e — na suspeita de infecção das vias urinárias — *bacteriológico*. Se o animal doente mostrar comportamento anormal à micção, *a mesma* deve ser controlada detalhadamente.

Micção espontânea

As *fêmeas bovinas* urinam — em geral, logo após se levantarem — com os membros afastados, a cauda erguida e o dorso arqueado, aproximadamente cinco a oito vezes por dia; *touros* o fazem com pouco menos freqüência; o volume total de urina é de seis a 12 litros ou mais (em média, 1 ml de urina por kg de peso corporal e hora). No bovino, a quantidade exata de urina por dia pode ser apurada somente com um equipamento especial de colheita (Seção 8.5). Caso contrário, deve-se observar a freqüência das excreções de urina e estimar o volume de urina excretada ou mandar recolhê-la; uma possibilidade indireta de controle consiste na supervisão do consumo de água do bebedouro (Fig. 312/a). Produção significativamente elevada de urina (*poliúria*) com aumento da sede (*polidipsia*) é um sintoma característico de insuficiência renal associada à incapacidade de concentrar a urina; porém ocorre uma expressiva diminuição da quantidade de urina excretada (*oligúria*) em outras doenças ligadas a perda considerável de líquido ou desidratação geral (desidratação, exsicose, Seção 5.6), como também em ingestão insuficiente de água. A retenção da urina (*iscúria*), que não deve ser igualada à supressão da produção de urina (*anúria*), ocorre no bovino exclusivamente como conseqüência de obstrução ou ruptura das vias urinárias (por exemplo, cálculo preso na uretra no bovino macho).

Durante a micção, devem ser observados *sinais de dificuldade na excreção da urina*. Estes consistem, nas fêmeas, em manifestações de dor (gemido), forte arqueamento do dorso, bem como passos pequenos próprios de cólica ou bater constantemente com os pés posteriores; nos touros, consistem em posição de cavalete dos membros, repetido arqueamento para baixo do dorso, cauda levantada e constantes contrações em ondas rítmicas da musculatura da uretra na região perineal (*disúria, estrangúria*). Na irritação dolorosa ou inflamação da bexiga ou uretra, a micção ocorre com mais freqüência e em menor volume do que o normal (*poliaciúria*). Às vezes, a urina é excretada de forma particularmente lenta, em jato fino ou só em gotas (*gotejamento de urina*). Distúrbios no reflexo de micção (como na paralisia anal, da bexiga e da cauda) da fêmea têm como conseqüência uma eliminação passiva de urina (*incontinência*); ela se manifesta na excreção de urina em gotas ou jatos no animal deitado ou andando, bem como a cada esforço da musculatura abdominal (mugido, tosse); sinais similares podem ser observados em pacientes com urovagina (coleção de urina na vagina patologicamente inclinada para a frente). A micção freqüente e forçada descrita deve ser distinguida das contrações repetidas e fatigantes dos músculos abdominais, que ocorrem durante o estágio de expulsão da parição (contrações de pressão) ou como conseqüência de uma irritação dolorosa na região pélvica, anal ou vulvar, como por exemplo depois de um exame retal grosseiro ou parto distócico (*tenesmo*), e também pode estar associada à excreção involuntária de urina. Em *bovinos com raiva*, também se pode observar, quase sempre, um sintoma de importância patognomônica, que é o *esforço de origem central para excretar urina e fezes* com impetuosidade crescente e associado a uma notável inquietação.

Colheita da urina

A urina de *fêmeas bovinas* colhida à micção *espontânea* ou *provocada* (esfregando ligeiramente a vulva e o períneo, ou massageando a bexiga por via retal) é pouco apropriada para a maioria dos exames, visto que pode estar contaminada por material da vulva (muco, sangue, pus) ou fezes. Amostras de urina para testes bacteriológicos, químicos ou microscópicos devem ser colhidas diretamente da bexiga, empregando-se um *cateter* sob precauções estéreis. (Em pacientes com infecção vaginal ou uterina

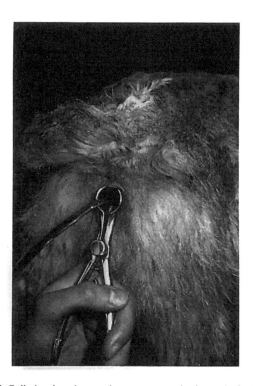

Fig. 307 Colheita de urina em bezerra por meio de espéculo dilatador e cateter urinário para pequenos animais.

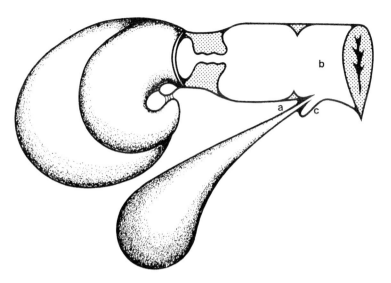

Fig. 308 Genitália de fêmea bovina (esquematizado) com o orifício da uretra (a) no vestíbulo vaginal (b); observar o divertículo suburetral (c), que também é sempre visível, enquanto o orifício uretral em si normalmente está fechado e, portanto, invisível.

manifesta, o uso do cateter deve ser evitado ou, antes, efetuarem-se lavagem e limpeza minuciosas da vagina, para evitar a introdução de microrganismos na bexiga.) Para tal procedimento, a vaca é contida adequadamente (pega combinada de focinho e cauda: Seção 1.2) e a vulva deve ser limpa externamente de forma seca. Após a abertura da vulva através de um espéculo dilatador bivalve[8] introduzido em sentido craniodorsal e, em seguida, apontado levemente para baixo, introduz-se na uretra, sob controle visual (lanterna), um cateter de metal curvo estéril (cateter uterino modelo Breslau[7], tubo interno do cateter de recuo segundo Söderlund[11]). Este método é mais limpo, seguro e rápido do que outros procedimentos; no uso de um cateter reto rígido (pipeta de plástico para inseminação ou similar), existe o risco de lesão, ao passo que sondas elásticas (tubo de borracha ou plástico[12] da espessura de um lápis) só podem ser introduzidas no orifício uretral sob controle de palpação digital, portanto "cegamente" (sem espéculo). Para o cateterismo da bexiga em bezerras — devido à vagina e à uretra estreitas —, é melhor usar um espéculo dilatador[13] e um cateter urinário[14] para pequenos animais. Em todo caso, a ponta do instrumento é avançada (Fig. 308) apenas alguns milímetros no divertículo suburetral, do tamanho de uma falange do dedo; depois, eleva-se a dobra da mucosa, que forma o teto do divertículo, através da ponta do cateter (no uso de um tubo, porém, com a ponta do dedo), abrindo assim o orifício uretral aí localizado (Fig. 309). Normalmente, daí em diante não é preciso superar mais nenhum obstáculo durante a penetração do instrumento na uretra, em direção cranioventral. (Caso contrário, em geral a ponta do cateter se encontra no divertículo sem saída; portanto, antes de nova elevação da dobra, a ponta do cateter deve ser puxada um pouco para trás e, só então, introduzida novamente.) Caso a bexiga esteja suficientemente cheia, a excreção da urina se dará por si mesma; do contrário, a urina poderá ser aspirada, mantendo-se a ponta do cateter o mais fundo possível (a ponta externa do cateter deve ser pressionada fortemente para cima), com o auxílio de uma seringa de 100 a 200 ml ou por meio de um frasco plástico comprimível ligado ao tubo (Figs. 310 e 311). Se necessário, o cateter deve ser deslocado dentro da bexiga, para que mergulhe na urina residual; às vezes, a entrada de ar (por meio de seringa ou frasco plástico) pode ajudar, porque a bexiga se contrai em conseqüência da estimulação à micção. Se, mesmo assim, não for possível obter urina, deve-se presumir que o animal já a excretou pouco tempo antes; neste caso, um novo cateterismo depois de 20 a 30 minutos oferece perspectiva de sucesso.

Para fins experimentais, pode ser necessário *colher* urina de uma vaca por um longo período de tempo. Para tanto, introduz-se um cateter elástico permanente[15] de 10 mm de diâmetro na bexiga, sob controle digital. Atrás da ponta arredondada do cateter, se situam dois orifícios ("olhos") desencontrados e um balão inflável, preenchido com 30 a 50 ml de ar ou água, o que impede a saída do instrumento. Então, a outra extremidade do cateter é ligada por um tubo com diâmetro interno de, no mínimo, 5 mm a um recipiente coletor (urinol,[16] Fig. 312). Devido ao risco de uma infecção ascendente das vias urinárias, o tempo do cateterismo por balão deve ser limitado a uma semana. Para a colheita de urina por algumas semanas, foram desenvolvidos urinóis[16] em forma de avental de borracha, os quais são fixados ao animal na região da vulva, através de mecanismos de fixação, de maneira que as fezes passam por cima do urinol e podem ser colhidas separadamente. A posição correta e a funcionalidade dos dispositivos mencionados devem ser controladas regularmente.

Touros e *bois* só raras vezes são estimulados a urinar através

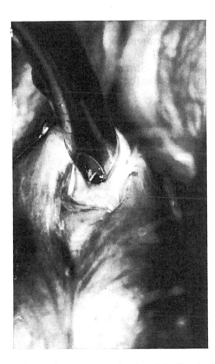

Fig. 309 Introdução do cateter uterino (modelo Breslau) no lábio anterior do divertículo suburetral, ligeiramente levantado com a ponta do instrumento (= orifício da uretra feminina; *close-up*).

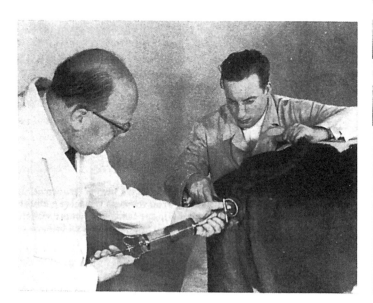
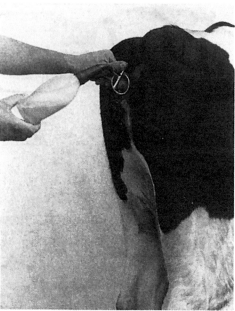

Figs. 310 e 311 Colheita de urina na fêmea bovina: à esquerda, com espéculo dilatador, cateter uterino (modelo Breslau) e seringa Janet; à direita, com a ajuda de um frasco plástico compressível.

de massagem da bexiga. Bem mais efetiva é a lavagem externa de prepúcio com água morna, porém a urina excretada por meio desse reflexo é quase inevitavelmente contaminada. A melhor maneira é fechar o orifício prepucial até um dedo de largura, segurando o mesmo com uma das mãos e, com a outra ou um pano limpo, fazer uma *massagem seca média* no local (Fig. 313). Assim que a urina começa a se acumular no prepúcio, o recipiente coletor é colocado embaixo e a mão que fechava o orifício prepucial é relaxada (Fig. 314). Pode-se obter *micção espontânea* no macho (se necessário, também na fêmea) dentro de 10 a 15 minutos, após injeção intravenosa ou intramuscular de furosemida;[17] porém, na suspeita de deslocamento da uretra, deve-se desistir da aplicação do diurético, devido ao risco de provocar uma ruptura da bexiga. O *cateterismo* da bexiga é considerado viável em machos somente na suspeita de deslocamento da uretra, devido aos fatos de ser trabalhoso e haver o risco de lesão da parte bulbar da uretra (Seção 8.4).

Em *experiências metabólicas*, urina e fezes de touros podem ser mais facilmente *colhidas* em separado do que de vacas, visto que o orifício da uretra e do ânus ficam distantes um do outro.

Exame das características da urina

Viscosidade. Em bovinos, a urina recém-colhida por instrumentos é *fluida, aguada*; urina colhida enquanto excretada pode parecer um pouco mais viscosa, devido à mistura com muco oriundo do sistema genital. Na pielonefrite adiantada, os produtos oriundos de inflamação (muco, pus) e coágulos sanguíneos dão à urina uma consistência mais *lodosa* e *gelatinosa*. Na superfície da urina de animais com doença hepática, podem-se formar, conforme o teor de pigmentos biliares, *bolhas* mais ou menos amarelo-esverdeadas, brilhantes, que persistem por algum tempo. A urina apresenta formação de *espuma* especialmente acentuada em casos de nefrose amilóide.

Cor (Prancha 15/a). Normalmente, a urina bovina é *amarelo-clara até amarelo-escura* (cor de palha ou âmbar). Urina inco-

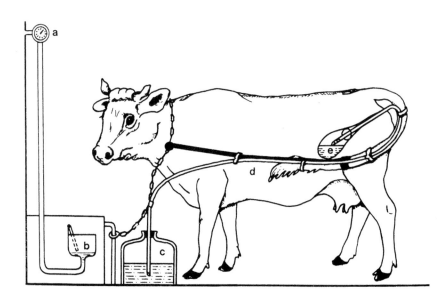

Fig. 312 Colheita de urina na fêmea bovina: a = hidrômetro; b = bebedouro automático; c = recipiente para colheita de urina; d = tubo para urina; e = bexiga com cateter de balão colocado.

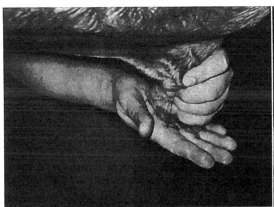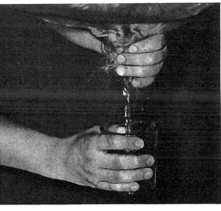

Figs. 313 e 314 Colheita de urina em touros: à esquerda, massagem do prepúcio anteriormente limpo; à direita, colheita de urina.

lor, amarelo-clara ou clara como água indica aumento da excreção urinária (*poliúria*), devido à ingestão excessiva de água, o que pode ser observado oportunamente em animais saudáveis (sede forte), porém particularmente nos casos de acetonemia e insuficiência renal. Uma *cor anormalmente intensa, amarelo-dourada ou castanho-amarelada*, indica, porém, diurese restrita (*oligúria*), isto é, uma concentração mais alta da urina, como ocorre na ingestão diminuída de água, nas doenças febris e distúrbios graves do estado geral. A medição fotométrica da cor da urina (extinção normal a 405 nm = 0,5 a 1,35) fornece um parâmetro confiável para o volume/minuto de urina. As seguintes alterações na cor, de importância diagnóstica, podem ser mais bem avaliadas em camada fina (tubo de ensaio), sob observação contra a luz: a presença de pigmentos biliares (estercobilinogênio, bilirrubina II) torna a urina *castanho-clara a castanho-avermelhada escura* (cor semelhante a conhaque), cor esta que corresponde aproximadamente ao grau do distúrbio funcional do fígado (bilirrubinúria). Uma coloração *vermelha, vermelho-acastanhada até preto-castanha* mais ou menos forte, portanto coloração de vinho tinto até café, pode ser condicionada pela excreção renal de pigmento sanguíneo (*hemoglobinúria*) ou pigmento muscular (*mioglobinúria*); a primeira é resultante de hemólise intravascular maciça (ver mais adiante nesta Seção) e a última de lesão grave das células musculares estriadas (Seção 11.2). A *porfirinúria* hereditária é rara em bovinos e também se acompanha de urina vermelho-acastanhada clara ou escura que, no entanto, apresenta fluorescência à luz ultravioleta, ao contrário da urina com mio e hemoglobinúria. Os achados patológicos descritos não devem ser confundidos com alterações avermelhadas a acastanhadas da cor da urina, que aparecem temporariamente após a aplicação de determinadas substâncias para fins diagnósticos ou terapêuticos (bromossulfaleína, Seção 7.8; índigo carmin, vermelho fenol, Seção 8.1; fenotiazina). A urina com sangue (*hematúria*) também é difusamente mais ou menos avermelhada logo após a colheita (isto é, antes da sedimentação dos eritrócitos), porém difere de todas as alterações de cor da urina descritas (especialmente da hemoglobinúria e mioglobinúria), devido à turvação difusa (= estado de "tinta de cobertura", em vez de "tinta verniz"; ver próxima secção).

Transparência e presença de substâncias estranhas (Prancha 15/b). A urina normal é de natureza *clara e transparente*. Esta transparência também permanece, pelo menos à observação em camada fina, quando a urina contém um dos *pigmentos solúveis em água* mencionados; assim, a superfície da urina parece sempre brilhante, isto é, como "*verniz*". A *presença de substâncias* inorgânicas, orgânicas ou corpusculares *insolúveis* (cristais de sais, proteína, células sanguíneas ou epiteliais) provoca uma turvação mais fina (opalescente até leitosa) ou mais grossa (flocular), variável na urina fresca, que deve ser considerada patológica. Quando ocorre também simultaneamente uma coloração na urina, esta fica com aparência opaca, isto é, de "*tinta de cobertura*". Uma turvação leve, muitas vezes somente em véu, da urina antes clara ocorre oportunamente por precipitação de carbonato de cálcio, já durante a armazenagem da amostra (particularmente em temperatura de geladeira). A presença de componentes insolúveis em água ou precipitados (*cristalúria, cilindrúria, hematúria*) pode ser reconhecida na urina decantada pela formação de um *depósito* esbranquiçado (contendo cristais de sais ou células) ou cor-de-rosa até vermelho (contendo eritrócitos e/ou coágulos sanguíneos). Grandes flocos de sangue, muco ou pus (*piúria*) oriundos de pielonefrite assentam logo após a colheita de urina e podem ser mais bem visualizados olhando-se de baixo para o fundo do recipiente de vidro. Flocos menores e partículas finíssimas (eritrócitos, leucócitos) sedimentam só lentamente, dentro de alguns minutos até várias horas. A verificação da transparência da urina é mais vantajosa quando realizada em um recipiente de vidro não muito pequeno (100 ml) colocado contra a luz; assim, podem ser detectadas *turvações difusas, tipo suco de frutas*, mesmo quando fracas, como surgem principalmente durante a nefrose amilóide. Em caso de dúvida, recomenda-se a comparação da transparência com a da urina de um bovino saudável. Outra possibilidade é tentar ler um texto escrito em letras pequenas (recorte de jornal) colocado no outro lado do vidro com a urina.

Odor. A avaliação olfatória da urina tem importância diagnóstica meramente secundária. Variações do odor normal, *levemente aromático* da urina fresca do bovino, podem ser observadas na cetonúria (odor *insípido adocicado, similar ao de frutas* devido ao teor de corpos cetônicos, ver mais adiante nesta Seção) e na infecção bacteriana das vias urinárias (odor *amoniacal penetrante* ou *fétido* [devido aos produtos da putrefação]).

Exame físico da urina

Para a determinação da concentração de substâncias dissolvidas na urina, deve-se apurar corretamente a *osmolalidade* da urina, que no bovino importa em, aproximadamente, 1.000 mosmol/kg, com o auxílio de um osmômetro,[18] porque a densidade da urina não depende apenas da quantidade, mas também da massa das partículas solúveis. Caso não se disponha desse aparelho, deve-se limitar a uma simples medição da *densidade urinária* com um aerômetro (urômetro,[19] Fig. 315), ou com o refratômetro para densidade de urina (Fig. 316). A densidade normal da urina de bovinos está entre 1.020 e 1.040. A urina *diluída* (poliúria) tem menor densidade, enquanto a urina *concentrada* (oligúria) tem maior densidade (abaixo de 1.020 e acima de 1.040, respectivamente); bezerros lactentes demonstram, fisiologicamente, uma densidade urinária relativamente baixa, devido à alimentação exclusiva ou predominantemente líquida. Uma densidade urinária que permanece constantemente abaixo de 1.020 (*hipostenúria*), apesar da interrupção do fornecimento de água (teste da sede, Seção 8.1), indica que a capacidade de concentração dos

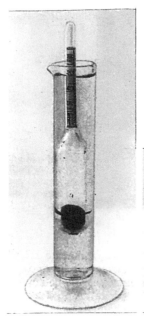
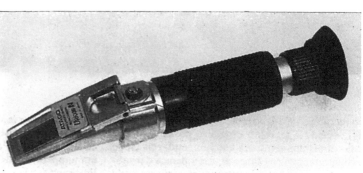

Figs. 315 e 316 Apuração da densidade urinária; à esquerda, com o auxílio do urômetro; embaixo, com o refratômetro para densidade urinária.

rins se tornou insuficiente. A perda total da capacidade de concentração dos rins é perceptível através de uma densidade urinária constantemente ao redor de 1.010 (*isostenúria*).

O *pH* da urina é facilmente verificável por papel indicador[20] ou tira multiteste.[21] Em bovinos alimentados e ruminando normalmente, fica na faixa levemente alcalina (pH 7,0 a 8,0). Uma reação fortemente básica (pH 8,5 a 9,0) pode ser observada em casos de infecção bacteriana das vias urinárias, enquanto variações para o lado ácido (pH abaixo de 7,0) ocorrem, exceto em bezerros lactentes, principalmente em estado de fome (deficiência alimentar), assim como na restrição da ingesta de alimentos provocada por doença (inapetência, como por exemplo na acetonemia). No caso de acidose metabólica (Seção 5.6; por exemplo, na acidose ruminal), encontram-se valores de pH na urina abaixo de 6, significativos em termos diagnósticos, porém uma urina ácida nem sempre é resultante de um estado metabólico acidótico.

Exame químico da urina

No bovino, a análise química da urina está restrita principalmente à *determinação qualitativa ou semiquantitativa de substâncias normalmente ausentes na urina ou presentes apenas como vestígios*; a medição quantitativa exata da taxa de excreção de determinadas substâncias (por exemplo, a quantidade de proteína eliminada em 24 horas) pressupõe a determinação bastante dispendiosa da quantidade de urina/dia (ver anteriormente nesta seção). Na urina bastante alterada pode-se desistir do exame químico, quando a causa da composição anormal pode ser claramente reconhecida já pelo exame das características da urina e pelos sintomas acompanhantes (por exemplo, urina avermelhada "verniz" em um paciente evidentemente anêmico e ictérico é indício de hemoglobinúria).

Os reagentes líquidos outrora usados no exame de urina foram amplamente substituídos por *testes com comprimidos ou tiras*, que são mais simples, rápidos e, em parte, também mais específicos ou funcionam em termos semiquantitativos. Nesses testes, a tira com reagente seco ou um comprimido correspondente são meramente umedecidos com a urina a ser examinada e o resultado da reação é avaliado após alguns segundos a um minuto, por comparação da coloração ocorrida com uma escala de cores. Para o exame de urina de bovinos no campo, podem ser adquiridas no comércio *tiras de teste combinado*,[21] especialmente apropriadas para a determinação simultânea do pH, do teor de proteína, glicose, hemoglobina e corpos cetônicos. Os campos de teste adicionais para determinação de bilirrubinóides e nitrito possivelmente existentes não fornecem resultados aproveitáveis em termos diagnósticos na urina do bovino. A interpretação reflexofotométrica das tiras de teste para urina através de equipamentos especiais[22] pode ser útil para exames em série e em massa.

Proteína (Prancha 15/d). A urina de bezerros saudáveis contém apenas vestígios de proteína (teor total de proteína, 50 a 100 g/l, com a metade sendo mucoproteína), os quais não são detectáveis pelos métodos de rotina (tiras de tester[23]). Um achado positivo (*proteinúria*), portanto, deve ser considerado sempre como patológico. Na urina de bovino fortemente alcalina, podem ocorrer reações positivas falsas devido à coloração irregular ou fraca dos campos de teste, os quais devem ser reexaminados depois da neutralização da urina com algumas gotas de ácido acético. Para o esclarecimento mais minucioso da origem da proteína (proteinúria renal ou pós-renal, ou contaminação acidental da urina durante a colheita, especialmente em bovinos machos), assim como da causa de sua excreção (proteinúria por exaustão depois de transporte prolongado, proteinúria sintomática durante doenças febris generalizadas, proteinúria renal durante doença renal), devem ser considerados outros resultados dos exames, bem como o grau e a duração da proteinúria. Uma proteinúria passageira fraca em geral não tem grande importância, enquanto a excreção constante de quantidades maiores de proteínas (mais de 1,0 g/l) na urina indica uma doença renal.

Hemoglobina e mioglobina (Prancha 15/d). Os pigmentos sanguíneo e muscular são comprovados com os mesmos métodos fáceis (teste de tira[24] ou comprimidos[25]), porém, em casos individuais, pode-se decidir com bastante clareza, a partir dos achados clínicos (anemia pronunciada ou grave, distúrbio locomotor, às vezes até chegando à queda do animal), qual dos dois pigmentos é excretado. Caso contrário, pode-se tentar uma diferenciação através da capacidade de precipitação desigual entre a mioglobina e a hemoglobina, usando-se sulfato de amônia (misturar 2,8 g de sulfato de amônia com 5 ml de urina e, em seguida, filtrar: a hemoglobina cai como sedimento vermelho). A mioglobinúria pode ser observada na ampla destruição de células de músculos esqueléticos (por exemplo, ruptura fibrilar dos adutores ou do músculo gastrocnêmio), a hemoglobinúria, porém, na hemólise intravascular, com decomposição súbita de mais de 1/60 a 1/40 de todos os eritrócitos. A última ocorrência pode ser provocada, no bovino, por doenças infecciosas ou invasivas, como também por erros na alimentação ou intoxicações (leptospirose, babesiose, hemoglobinúria "puerperal", de bebedouro ou de couve, bem como intoxicação crônica pelo cobre). Em pacientes com hematúria, no entanto, o pigmento sanguíneo resulta de eritrócitos que chegaram à urina vindos do próprio sistema urinário (urina vermelha, como "tinta de cobertura" e com sedimentação). A urina excretada espontaneamente, quando ocorre contaminação por secreção genital, assim como quando a urina é colhida inadequadamente (lesão na mucosa), muitas vezes também contém eritrócitos e, portanto, hemoglobina, o que é necessário considerar na avaliação do resultado de métodos de comprovação muito sensíveis (positivo com 25.000 eritrócitos/ml; normal, 7.000 células/ml de urina).

Corpos cetônicos (Prancha 15/d). Na urina de bovinos, o teor normal de ácido acetoacético, acetona e ácido β-hidroxibutírico é inferior a 15 mg/100 ml; como os métodos comuns de exame já reagem positivamente com um teor de corpos cetônicos de 10 mg/100 ml, o resultado da análise de urina via de regra só e reconhecido como prova da existência de uma cetonúria patológica quando também o leite (que, numa vaca saudável, contém menos de 10 mg/100 ml desses produtos metabólicos) demonstram uma reação positiva. Para a determinação qualitativa e semiquantitativa de corpos cetônicos, aproveita-se a coloração violeta de tiras[26] ou comprimidos[27] corriqueiros, resultante da reação dos mesmos com nitroprussiato de sódio, um reagente em pó facilmente preparado (teste Rothera), que se compõe de uma parte de nitroprussiato de sódio; 20 partes de carbonato de sódio anidro e 20 partes de sulfato de amônia (guardar em garrafa escura, fechada). Após a umidificação da tira, do comprimido ou uma pitada do pó com um pouco de urina, seu teor de corpos cetônicos pode ser estimado semiquantitativamente pela velocidade e pela intensidade da coloração que se forma (comparação com a escala anexa); a urina a ser examinada também pode ser diluída continuamente com água e considera-se o grau da diluição mais alta com reação ainda positiva como medida para a concentração de corpos cetônicos. As reações fracas (1:10 negativo) têm valor clínico insignificante.

Pigmentos biliares. Como a comprovação de bilirrubinóides (urobilinogênio e bilirrubina II) na urina de bovinos serve principalmente para o diagnóstico de distúrbios funcionais patológicos do fígado, deve ser tratada no capítulo correspondente (Seção 7.8).

Substâncias minerais. A taxa de excreção de *magnésio* e *sódio* na urina depende de sua concentração nos alimentos que o animal ingere, da necessidade do animal, bem como de sua capacidade de absorvê-los do conteúdo intestinal e/ou liberá-los a partir das reservas corporais. O teor desses elementos quantitativos no soro sanguíneo (Quadro 22) é mantido amplamente constante por comando neuro-hormonal. De acordo com esses mecanismos reguladores, a excreção renal dos minerais mencionados é reduzida rapidamente quando sua necessidade aumenta e há falha na suplementação oral, de absorção intestinal ou mobilização endógena. Por isso, a condição urinária subnormal leva à conclusão de que a suplementação do referido elemento fornecida ao animal é insuficiente naquele momento. Esse valor limítrofe com relação ao magnésio é de 2,5 mg e, ao sódio, 50 mg por 100 ml de urina (o que corresponde, respectivamente, a 1,0 e 20 mmol/l). Tais determinações, no entanto, exigem instalação laboratorial para a fotometria de chama ou espectrometria de absorção atômica. Para determinação rápida do baixo teor de magnésio na urina, o teste de cor[28] é adequado. Porém, os teores de potássio e cálcio numa amostra de urina não fornecem indícios de suplementação dada ao animal.

Glicose urinária. Bovinos excretam, fisiologicamente, 0,3 a 1,9 mmol/l de glicose na urina; a glicosúria patológica ($> 2,78$ mmol/l) não tem importância diagnóstica especial nesta espécie animal. Para a comprovação semiquantitativa de glicose, existem testes de tiras de papel[29] adequados (Prancha 15/d); a reação se mostra positiva especialmente na urina de pacientes tratados anteriormente com solução de glicose ou derivados da dexametasona (porém, não com acetato de prednisolona), que demonstram hiperglicemia provocada por outras causas (limiar renal para glicose = 2,89 até 4,44 mmol/l) ou sofrem de uma lesão renal (nefrose tubular), na maioria dos casos de origem tóxica.

Toxinas. Na suspeita de intoxicação, o exame químico da urina pode ser decisivo para determinar as toxinas prováveis, conforme circunstâncias aparentes e sintomas clínicos, se as mesmas são excretadas pela urina em quantidades detectáveis (ver Quadro 48; mais detalhes podem ser obtidos das seções sobre as doenças do bovino).

Exame microscópico do sedimento urinário

O sedimento urinário é obtido por centrifugação durante cinco a dez minutos (com 1.000 a 1.500 g) de 10 a 15 ml de urina,

Quadro 48 Componentes normais e patológicos da urina do bovino e seu significado diagnóstico

Componente	Ocorrência e valor limítrofe na urina normal	Achado patológico (significado)
Proteína	Não-detectável ($< 0,1$ g/l)	Detectável (proteinúria)
Pigmento sanguíneo	Não-detectável	Detectável (hemoglobinúria; hematúria)
Pigmento muscular	Não-detectável	Detectável (mioglobinúria)
Corpos cetônicos	Geralmente não-detectável (< 15 mg/100 ml)	> 15 mg/100 ml Acetonúria
Pigmento biliar (urobilinogênio, bilirrubina II)	Não-detectável ou somente em traços $-/+$	++/+++ (bilirrubinoidúria)
Magnésio	$> 1,0$ mmol/l	< 1 mmol/l ⎫ Estado de suplementação
Sódio	> 20 mmol/l	< 20 mmol/l ⎭ insuficiente (Quadro 22)
Glicose	0,3-1,9 mmol/l	Detectável $> 2,78$ mmol/l (Hiperglicemia, sobrecarga por estresse, nefrose tubular)
Chumbo	$< 0,2$ mg/litro	$> 0,4$ mg/litro (intoxicação por chumbo)
Molibdênio	$< 0,1$ mg/litro	$> 0,2$ mg/litro (molibdenose)
Arsênico	Não-detectável	> 5 mg/litro (intoxicação aguda por arsênico)
Flúor	< 5 mg/litro	> 10 mg/litro (fluorose)
Mercúrio	Não-detectável	$> 0,3$ mg/litro (intoxicação por mercúrio)
Tálio	Não-detectável	Detectável (intoxicação por tálio)

Figs. 317, 318 e 319 Sedimentos urinários (fotografias microscópicas, aumento de 200 vezes):

teor aumentado de cristais de carbonato de cálcio no caso de distúrbio digestivo crônico;

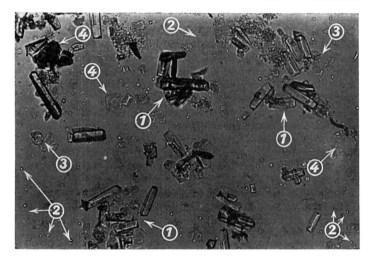

cistite purulenta: 1 = cristais de fosfato triplo; 2 = eritrócitos; 3 = leucócitos em decomposição; 4 = células epiteliais da bexiga;

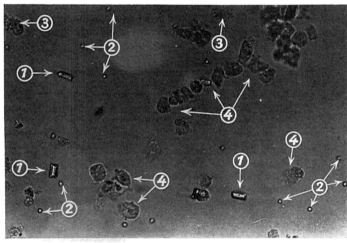

nefrite purulenta: 1 = cristais de fosfato triplo; 2 = eritrócitos; 3 = leucócitos em decomposição; 4 = células epiteliais renais.

se necessário por decantação da urina em vidro cônico (12 horas). Em seguida, o líquido sobrenadante é descartado, o depósito é transferido por meio de um olhal de arame para uma lâmina microscópica e coberto com lamínula; a observação microscópica do esfregaço é feita com aumento de dez a cem vezes. O valor diagnóstico do resultado obtido, porém, é pequeno no bovino, visto que *células* e *cilindros urinários* se decompõem rapidamente na urina alcalina; portanto, sua interpretação morfológica se torna difícil ou incerta, e a captação quantitativa da excreção de eritrócitos e leucócitos exige a apuração complicada da quantidade diária de urina (ver anteriormente nesta Seção). Os *cristais de sal* (principalmente carbonato de cálcio poligonal e fosfato triplo em forma de agulha até tampa de caixão) são encontrados muitas vezes no sedimento tanto de bovinos saudáveis quanto doentes; os primeiros dissolvem-se em ácidos com liberação de gases, e os últimos, sem liberação de gases. Também células epiteliais, assim como leucócitos e eritrócitos, são constantemente excretados na urina em número pequeno (em animais saudáveis, em média menos de 5.000 células/ml de urina ou 0,35 milhão de eritrócitos anucleados, em forma de escarmônio, e 0,45 milhão de leucócitos nucleados solitários por hora. Porém, bovinos doentes demonstram 10 a 100 vezes mais células na urina. As grandes células epiteliais poligonais são oriundas das camadas superiores da mucosa da bexiga e as células médias alongadas ("caudadas") se originam das camadas inferiores da mucosa das vias urinárias; as células epiteliais renais possuem um núcleo nítido e, além disso, muitas vezes encontram-se unidas lado a lado. Na urina de bovinos com doença renal, às vezes são encontradas massas de túbulos uriníferos, bem como cilindros urinários e — particularmente nas infecções das vias urinárias — muitas *colônias de bactérias* (Figs. 317, 318 e 319).

Exame bacteriológico da urina

Em *bovinos machos*, deve ser feito para fins bacterioscópicos, como também para a apuração do número de germes e crescimento em cultura de certos agentes (*M. bovis, C. renale*), a partir de urina colhida do jato do meio durante a micção; em *fêmeas bovinas*, porém, é preciso obter uma amostra de urina por cateterismo sob assepsia (ver anteriormente nesta Seção). Devido à freqüente colonização bacteriana da uretra, nem sempre podem ser evitadas contaminações à colheita da urina, que em bovinos saudáveis normalmente é livre de germes. Portanto, são de grande valor diagnóstico, principalmente, a comprovação de grandes quantidades de agentes etiológicos no *esfregaço do sedimento* preparado com urina fresca (fixação por calor, coloração de Gram) e a *determinação do número de germes* (método de placa de Koch; teste em microtubos[30]). A última é fácil e segura pelo método do teste de tubos, também sob condições de campo; o meio de cultura estéril é imerso na urina a ser testada, incubado durante 16 a 24 horas a 37°C e o número de colônias é verificado por comparação com a escala impressa (Prancha 15/e). Valores inferiores a 10.000 germes por ml de urina devem ser considerados como contaminação acidental; aqueles entre 10.000 e 100.000 por ml de urina, como achado suspeito, e um número de germes acima de 100.000 por ml de urina, como comprovante de uma *bacteriúria* patológica, isto é, de uma infecção das vias urinárias que deve ser tratada. Às vezes, o tubo de teste representa, ao mesmo tempo, um meio de transporte para o envio a um laboratório, com a finalidade de *diferenciação dos germes* ou *determinação da resistência* (teste de sensibilidade dos germes a quimioterápicos eficazes contra infecções nas vias urinárias).

Fabricantes e Representantes

1. Tiras de teste para determinação de uréia no *sangue*: Merckognost Uréia — Merck/D-6100 Darmstadt; Azostix — Ames/Comércio para laboratório; no *soro sanguíneo*: Urastrat — Gödecke/D-1000 Berlin; Reflotest Urca — Boehringer/D-6800 Mannheim
2. Determinação da uréia segundo método de Kjedahl-Methode
3. Determinação da creatinina no soro sanguíneo: combinação de teste Boehringer/D-6800 Mannheim
4. Vermelho de fenol: Merck/D-6100 Darmstadt
5. Cânula de Franklin-Silverman: Unimed — CH-1002 Lausanne
6. Endoscópio rígido para cistoscopia no bovino, por exemplo: Eickemeyer/D-7200 Tuttlingen, Nr. 30.500; Storz/D-7200 Tuttlingen, Nr. 10.320 A; Wolf/D-7134 Knittlingen, Nr. 9934, 40
7. Cateter uterino modelo Breslau: Hauptner/D-5650 Solingen, Nr. 43.200
8. Espéculo dilatador: Hauptner/D-5650 Solingen, Nr. 43.772
9. Glicerina; óleo de silicone; Katheterin: Rüsch/D-6477 Rommelshausen
10. Sonda para colheita de cálculo uretral segundo Dormia/Oehme: L. Bertram/D-3000 Hannover, ou mangueira plástica de 1,5 a 2,5 mm de espessura e 1,50 m de comprimento (por exemplo Rüschelit: Rüsch/D-6477 Rommelshausen) com enrijecimento central através de arame elástico ou arame de serras para fetotomia
11. Cateter de retorno segundo Söderlund: Hauptner/D-5650 Solingen, Nr. 43.150
12. Mangueira de borracha ou plástico: por exemplo, L. Bertram/D-3000 Hannover, Nr. 401402010
13. Espéculo dilatador para pequenos animais: por exemplo, Hauptner/D-5650 Solingen, Nr. 01523
14. Cateter urinário para pequenos animais: por exemplo, Albrecht/D-7960 Aulendorf, Nr. 353693
15. Urinol: Rüsch/D-6477 Rommelshausen; fábricas de borracha/DDR-7010 Leipzig; L. Bertram/D-3000 Hannover
16. Urinóis em forma de avental de borracha: Rüsch/D-6477 Rommelhausen; fábricas de produtos de borracha/DDR-7010 Leipzig
17. Furosemida: Dimazon — Hoechst/D-6230 Frankfurt-Hoechst
18. Osmômetro: densitômetro — Knauer/D-1000 Berlin
19. Urômetro — Aerômetro: comércio para laboratório
20. Papel indicador: por exemplo Merck/D-6100 Darmstadt, Nr. 9525, 9526
21. Tiras de testes múltiplos para exame de urina: Compur 6 Test — Boehringer/D-6800 Mannheim; Multistix — Ames/Laborhandel; Nephro-Merckognost — Merck/D-6100 Darmstadt; Rapignost — Behringwerke/D-3550 Marburg
22. Aparelhos para avaliação reflexototométrica de tiras de teste de urina. Urotron — Boehringer/D-6800 Mannheim; Clini-Tec — Ames/Laborhandel; Rapimat — Behringwerke/D-3550 Marburg
23. Albustix —, Combi-Uristix —, Labstix — Ames/Laborhandel; Albym-Test — Boehringer/D-6800 Mannheim; Rapignost-Protein — Behringwerke/D-3550 Marburg; Nephro-Merckognost — Merck/ D-6100 Darmstadt
24. Heglostix —, Combi-Uristix —, Labstix — Ames/Laborhandel
25. Comprimidos para exame de sangue — Ames/Laborhandel
26. Acotest —, Ketostix —, Labstix — Ames/Laborhandel; Ketur-Test — Boehringer/D-6800 Mannheim; Keto-Marekognost — Merck/D-6100 Darmstadt
27. Comprimidos Azetest — Ames/Laborhandel; comprimidos com reagente de acetona — Cooperativa Econômica dos Veterinários Alemães/D-3000 Hannover
28. Merckognost N.° 1105 — magnésio na urina bovina: Merck/D-6100 Darmstadt
29. Clinistix —, Combi-Uristix —, Diastix —, Labstix —, Uristix — Ames/Laborhandel; Glukotest — Boehringer/D-6800 Mannheim; Gluco-Merckognost — Merck/D-6100 Darmstadt; Rapignost-Glukose — Behringwerke/D-3550 Marburg
30. Teste de microtubos para comprovação de germes na urina: por exemplo, Uricult — Boehringer/D-6800 Mannheim

Bibliografia

BAILEY, C. B. (1970): Renal function in cows with particular reference to the clearance of silicic acid. Res. Vet. Sci. *11*, 533–539. — BENTHIN, U. (1970): Untersuchungen über den Harnsäuregehalt im Blutserum von gesunden und kranken Rindern. Hannover, Tierärztl. Hochsch., Diss. — BOEHNCKE, E. (1980): Untersuchungen zur Kreatininausscheidung bei Mastkälbern und zur endogenen Kreatininclearance bei Jungbullen. Zbl. Vet. Med. A *27*, 421–428. — BOEHNCKE, E., J. GROPP und M. WANDL (1976): Zur renalen Elektrolytausscheidung wachsender Mastkälber. 1. Mitt.: Renale Phosphatausscheidung. Zbl. Vet. Med. A *23*, 688–696. — BOEHNCKE, E., J. GROPP und M. WANDL (1976): Zur renalen Elektrolytausscheidung wachsender Mastkälber. 2. Mitt.: Renale Calcium- und Magnesiumausscheidung. Zbl. Vet. Med. A *23*, 717–726. — BOEHNCKE, E., J. GROPP und M. WANDL (1976): Zur renalen Elektrolytausscheidung wachsender Mastkälber. 3. Mitt.: Renale Natrium-, Chlorid- und Kaliumausscheidung. Zbl. Vet. Med. A *23*, 727–738. — BOEHNCKE, E., und I. RIEDER (1974): Untersuchungen zur Kreatininausscheidung wachsender Mastkälber. Z. Tierphysiol. Tierernähr. Futtermittelk. *33*, 268–274. — BOEHNCKE, E., und J. TIEWS (1972): Versuche zur Bestimmung der glomerulären Filtrationsrate bei männlichen Mastkälbern und Jungbullen. Z. Tierphysiol. Tierernähr. Futtermittelk. *30*, 259–264. — BÖLL, H.-B. (1977): Untersuchungen über die diagnostische Verwertbarkeit des Harnsedimentes beim Rind. Gießen, Diss. — BUHMANN, M. (1985): Der Wert von Harn- oder Blutuntersuchungen für die Beurteilung der Kalziumversorgung bei Milchkühen. Gießen, Diss. — BUHMANN, M., und H.-D. GRÜNDER (1985): Der Wert von Harn- oder Blutuntersuchungen für die Beurteilung der Kalziumversorgung bei Milchkühen. Dtsch. Tierärztl. Wschr. *92*, 259–262.

CAMPBELL, E. A., and A. WHITE (1968): Renal function in heifers. Austr. J. Agric. Res. *18*, 841–848.

DEPPE, R. G., y M. VIVES (1973): Test renal de la fenolsulfonftaleina (FSF) en vacas. Arch. Med. Vet. (Valdivia/Chile) *5*, 33–36. — DIVERS, T. J. (1983): Diagnosis and therapy of renal disease in dairy cattle. Bovine Pract. *15*, 74–78. — DIVERS, T. J., W. A. CROWELL, J. R. DUNCAN, and R. U. WHITLOCK (1982): Acute renal disorders in cattle. Am. J. Vet. Med. *7*, 694–699.

EKMAN, L., och M.-L. HOLMGREN (1970): Urastrat — en enkel metod att bestämma urinämnekväve i blod. Svensk Vet. Tidn. *22*, 410–412. — ERLER, S. (1970): Quantitative und qualitative Proteinbestimmung im Harn klinisch gesunder Rinder und Schweine. Leipzig, Diss. — ERLER, S., E. KOLB, H. RICHTER und K. SCHUMACHER (1972): Quantitative und qualitative Untersuchungen über die Harnproteine bei klinisch gesunden Rindern und Schweinen. Arch. exp. Vet. Med. *26*, 303–317.

GÖRBLICH, H. (1969): Das Verhalten des Reststickstoffes im Blut von Kälbern nach pathologischem Geburtsverlauf. Diss., München. — GRÜNDER, H.-D. (1977): Erkennung und Behandlung endogener Intoxikationssyndrome beim Rind. Tierärztl. Umsch. *32*, 380–385. — GRÜNDER, H.-D. (1979): Labordiagnostik in der Rinderpraxis. Tierärztl. Praxis *7*, 101–114. — GUDEHUS, J. (1976): Der intravenöse Phenolrot-Test als Nierenfunktionsprobe beim Rind. Hannover, Tierärztl. Hochsch., Diss.

HAMDY, I. (1975): Vergleichende Bestimmung des Harnstoffgehaltes im Vollblut und Blutserum mit dem Merckognost-Harnstoff-Test und der Biochemica-Test-Combination Harnstoff bei gesunden und kranken Rindern. Hannover, Tierärztl. Hochsch., Diss. — HARTMANN, H., S. SCHMIETENDORF, L. DEVAUX, L. FINSTERBUSCH, H. MEYER und CH. RUDOLPH (1987): Beziehungen zwischen Durchfallerkrankung und Nierenfunktion beim Kalb. Arch. exp. Vet. Med. *41*, 129–139. — HORVÁTH, Z., and F. KARSAI (1964): Demonstration of renal dysfunction in cattle by phenol-red clearance. Acta Vet. Hung. *14*, 161–165.

JABLONSKI, P.-P. (1985): Harngewinnung beim weiblichen Rind durch Anwendung des Diuretikums Furosemid. Hannover, Tierärztl. Hochsch., Diss.

KÄMMERER, K., und H. FRERKING (1973): Verhalten des Harnstoffes und der Transaminasen beim Rind und Kalb. Riv. Zootecnia e Veter. (Milano) *3*, 233–240. — KIRCHNER, H., und B. LEHMANN (1974): Zur Diagnostik der Nierenerkrankung des Rindes unter besonderer Berücksichtigung der Phenolrotprobe. Berlin, Humboldt-Univ., Diss. — KLEBER, W. (1974): Glukosurie und andere Harnbefunde in der Rinderpraxis. Tierärztl. Umsch. *29*, 432–434. — KÖNIGS, U. (1989): Untersuchungen über den Blutserumspiegel von Kreatinin und Ribonuklease bei gesunden und kranken Rindern im Hinblick auf die diagnostische Bedeutung bei Nierenkrankheiten. Gießen, Diss. — KÖRNER, U. (1985): Vergleichende Untersuchung moderner Harn-Mehrfachteststreifen und Prüfung ihrer Brauchbarkeit für die Rinderpraxis. Gießen, Diss.

LEBEDA, M., und J. PRIKRYLOVA (1978): Der Einfluß des Energie- und Proteinangebotes auf die Harnstoffkonzentration im Blutserum und im Harn von Milchkühen. Mh. Vet. Med. *33*, 944–949. — LLOYD, W. E., and W. B. BUCK (1971): Technique for semipermanent cannulation of ureters in bovine, ovine, porcine and canine species. Am. J. Vet. Res. *32*, 817–821.

MEURS, H. (1968): Der VOLHARDsche Konzentrationsversuch als Nierenfunktionsprobe beim Rind. Hannover, Tierärztl. Hochsch., Diss. — MOEFERDT, M. (1987): Ein Beitrag zur Bestimmung der para-Aminohippursäure-Clearance beim Rind. Gießen, Diss. — MONDORF, A. W. (1982): Harnenzyme – Charakterisierung und diagnostische Anwendung. Münch. Med. Wschr. *124*, 230. — MÜLLER-PEDDINGHAUS, R., und G. TRAUTWEIN (1978): Differenzierung von Proteinurien mittels SDS-Polyacrylamidelektrophorese. Fortschr. Vet. Med., Heft 28: 12. Kongreßber., 292–301. — MUNAKATA, K., K. IKEDA, H. SUDA, and N. KASHIWAZAKI (1974): A new diagnostic method of the urolithiasis syndrome of cattle. Natn. Inst. Anim. Hlth. Qt. Tokyo, *14*, 89–96.

NEUMANN, I., R. FICHTNER und N. ROSSOW (1979): Klinische Untersuchungen zur Nierenfunktion bei Mastbullen. Mh. Vet. Med. *34*, 257–260. — NOACK, R. (1987): Methodische Untersuchungen zur Diagnostik der Natriumversorgungslage bei Milchkühen. Gießen, Diss.

PETERSEN, B., und K. STROTMANN (1984): Erprobung von Auswertungsgeräten für Harnteststreifen zur Bestandsuntersuchung. Prakt. Tierarzt *65*, 664–672.

RITTER, S. (1985): Untersuchungen über Behandlung und Verbleib von Rindern mit Nierenerkrankungen. Hannover, Tierärztl. Hochsch., Diss. — RÖHLMANN, B. (1985): Katamnestische Untersuchungen über Klinik und späteren Verbleib von Rindern mit Erkrankungen der Harnorgane. Hannover, Tierärztl. Hochsch., Diss.

SCHILLINGER, D. (1979): Untersuchungen über die spontane und die durch Glukokortikoid-Applikation induzierte Glukosurie beim Rind. Tierärztl. Umsch. *34*, 489–496. — SCHMIDL, M. (1979): Harndiagnostik mittels Schnelldiagnostica. Tierärztl. Umsch. *34*, 631–634. — SHARMA, S. N., J. SINGH, V. R. KUMAR, B. PRASAD, and R. N. KOHLI (1981): Acid-base status and blood gas alterations following experimental uremia in cattle. Am. J. Vet. Res. *42*, 333–335. — SIMESEN, M. (1978): Magnesium-Harntest bei Wiederkäuern. Tierärztl. Praxis *6*, 267–269.

THORNTON, J. R., and P. B. ENGLISH (1976): Specific gravity and osmolality as measures of urine concentration

Prancha 15

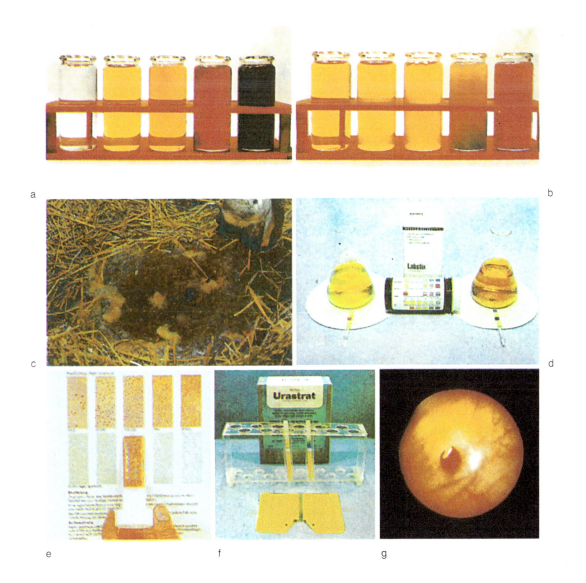

Exame de urina (ver também Prancha 11/d, e), prova de função renal (ver também Prancha 4/c), endoscopia da bexiga

a. Avaliação da cor da urina (da esquerda para a direita): urina clara como água (= poliúria), amarelo-clara e âmbar (= normal), cor de conhaque e de café (= presença de pigmentos biliares)
b. Avaliação da transparência da urina (da esquerda para a direita): urina clara, leve e difusamente turva (= de um paciente com nefrose), turva com flocos finos (= de uma vaca com cistite), turva com flocos grandes (= de uma vaca com pielonefrite purulenta) e contendo sangue (= hematúria)
c. Urina fresca misturada com flocos mucosos e fibrinosos de uma vaca com pielonefrite purulenta
d. Exame de urina com tiras de testes combinados Labstix (comparação do resultado com escalas múltiplas de cores)
e. Determinação do teor de germes na amostra de urina com ajuda do teste Urikult (comparação do resultado com a prancha)
f. Determinação semiquantitativa de uréia no soro com o teste Urastrat (comparação do resultado com a escala de cores)
g. Fotografia endoscópica da bexiga de uma vaca com hematúria vesical crônica: embaixo, o lago de urina contendo sangue; acima, estrias de sangue resultantes dos vasos lesados da mucosa

in the cattle. Aust. Vet. J. *52*, 335–337.

WANNER, M., G. ZIV, J. NICOLET, U. P. NOELPP, and H. ROESLER (1981): Experiments with the double isotope single injection method for determining glomerular filtration rate and effective renal plasma flow in veal calves. Vet. Sci. *30*, 239–240. — WATTS, C., and J. R. CAMPBELL (1971): Further studies on the effect of total nephrectomy in the bovine. Res. Vet. Sci. *12*, 234–245. — WEBER, A. (1973): Nachweis bakteriell bedingter Harnwegsinfektionen mit Hilfe des Eintauchobjektträger-Verfahrens. Tierärztl. Praxis *1*, 363–366.

ZUCKER, H., R. LESKOVA und H. TSCHISCH (1972): Wachstum und Serumharnstoff beim Kalb. Z. Tierphysiol. Tierernähr. Futtermittelk. *29*, 316–320.

CAPÍTULO 9

Sistema Reprodutor Masculino

D. Krause

O exame dos órgãos genitais masculinos e femininos é de grande importância prática, uma vez que a criação de *bovinos* só se torna economicamente viável quando sua fertilidade está inalterada ou pode ser recuperada em curto espaço de tempo. Os prejuízos decorrentes do prolongamento do intervalo entre partos equivalente, p. ex., a um ciclo estral, estão avaliados, hoje, em 150 a 200 dólares por vaca. Em *gado de corte*, as alterações dos órgãos genitais só são levadas em consideração quando interferem com o desenvolvimento corporal. Como nas alterações de outros órgãos, também nas dos genitais deve-se diferenciar entre alterações *idiopáticas* e distúrbios *deuteropáticos* (sintomáticos). No bovino, a fertilidade é considerada um indicador sensível da saúde do animal, porque alterações patológicas localizadas em outros órgãos que não os genitais podem influenciar negativamente a função reprodutiva. Só é possível diagnosticar os casos de infertilidade de origem secundária e, portanto, considerados de causa inaparente *"sterilitas sine materia"* por meio de um exame detalhado de todos os órgãos do animal acometido e levando-se em consideração os fatores relacionados com o meio ambiente. Quando aumenta a ocorrência dos distúrbios subclínicos da fertilidade ou de suas alterações aparentes, é preciso considerar, no exame andrológico ou ginecológico, os *parceiros sexuais*. A cada avaliação de futuros reprodutores, deve-se levar em conta também a *qualidade zootécnica* dos animais, a fim de fazer uma cuidadosa seleção, excluindo os de menor valor zootécnico, especialmente aqueles portadores de defeitos de origem hereditária, que devem ser afastados da reprodução.

9.1 Exame andrológico

Do ponto de vista do *diagnóstico andrológico*, a decisão sobre a aptidão reprodutiva do touro se baseia na observação dos seguintes critérios:

▷ *saúde geral* (ausência de enfermidades extragenitais que possam interferir no estado geral ou na capacidade de realizar a cópula);
▷ *saúde hereditária* (ausência de defeitos hereditários que possam ser observados no fenótipo do animal a ser examinado ou nos seus ascendentes ou descendentes);
▷ *saúde genital* (especialmente ausência de infecções genitais);
▷ *potentia coeundi* (capacidade de executar o ato sexual em todas as fases da cópula);
▷ *potentia generandi* (capacidade de fecundação).

Para complementar o exame, deve-se testar ainda a *eficiência reprodutiva em termos de produtividade*; o exterior do touro deve corresponder aos padrões da raça e sua capacidade de transmitir aos descendentes determinados parâmetros de produção deve ser levada em consideração (p. ex., no caso da produção leiteira, comparação entre mães e filhas). A observação desses dados é tarefa inerente mais aos criadores ou técnicos das associações de criadores do que ao veterinário.

No contexto do exame andrológico, a *anamnese* (Seção 2.2) deve ser completada tendo em mente as indagações que se seguem: O touro a ser examinado foi comprado? Em caso positivo, anotar o nome do vendedor, o local e a data da transferência; na Alemanha, as garantias para aquisição de reprodutores em leilão estabelecem prazos para reclamação sobre sua capacidade de cobrir e fecundar de até seis semanas e até quatro meses, respectivamente. O touro pode cobrir? Em caso negativo, esclarecer se falta libido, se ele executa o salto sem demonstrar todas as fases da cópula, quantas fêmeas foram cobertas, em que período de tempo e se a fertilidade delas pode ser considerada inalterada. Quais são os índices de concepção? Se insatisfatório, verificar quantas vacas foram cobertas quantas vezes pelo mesmo touro, quantas foram diagnosticadas gestantes e através de que método de detecção (Seção 10.1); tais informações podem ser obtidas num registro de serviços do animal, se houver, devendo-se observar se não ocorreu excesso de utilização. Ocorreram modificações ambientais significativas relacionadas com o período de tempo em que foi observada a redução da eficiência reprodutiva? (A experiência indica que touros que sofrem mudança súbita de alimentação, de tratadores, manejo ou ambientais podem apresentar redução na capacidade de realizar a cópula e a de fecundação.)

Após a *identificação* (Seção 2.1) e a *anamnese* (Seção 2.4), segue-se o *exame geral* do touro apresentado para o exame andrológico. Ele é importante porque enfermidades extragenitais que cursam com alteração acentuada do estado geral freqüentemente interferem, em maior ou menor grau, na função reprodutiva. Neste caso, é aconselhável adiar o exame específico dos órgãos genitais, ou pelo menos a avaliação definitiva da eficiência reprodutiva, até que a alteração primária possa ser diagnosticada após exame detalhado dos demais sistemas orgânicos, e seja devidamente tratada.

Durante esse exame geral, não havendo alteração do estado geral, o touro deve ser submetido a uma *inspeção* rápida, mas pormenorizada, em estação e em movimento, a fim de se verificar a eventual presença de fatores externos que possam vir a limitar sua utilização. Essa inspeção deve ser metódica, observando-se: pêlo, pele, cabeça, linha do dorso e cauda, peito, abdome, membros e cascos. Deve-se prestar atenção a tudo, especialmente a *defeitos hereditários* que possam ser transmitidos aos descendentes: hipertricose, bragnatismo e prognatismo, estreitamento peitoral, inserção da cauda demasiado alta ou baixa, lordose, xifose, hérnia umbilical, inguinal ou abdominal, postura defeituosa dos membros (especialmente sinais de paresia espástica nos posteriores), cascos abduzidos, em bico ou demasiadamente moles, hiperplasia interdigital, bem como alteração da locomoção dos membros traseiros. (Detalhes sobre isso podem ser obtidos em compêndios sobre enfermidades dos bovinos.) A presença de uma das deficiências supracitadas ou outros defeitos hereditários deve excluir o touro a ser examinado da reprodução.

O *exame clínico andrológico especial* compreende:

▷ o *exame morfológico dos órgãos genitais* (ou seja, inspeção e palpação dos genitais externos, bem como a palpação retal dos órgãos genitais internos — Figs. 320 a 324);

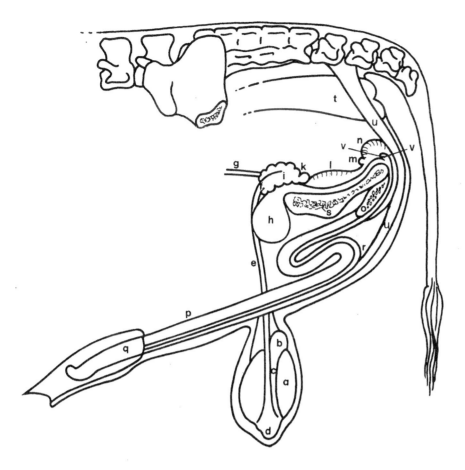

Fig. 320 Órgãos genitais do touro, incluindo ureteres, bexiga e uretra (corte longitudinal esquemático). a = Testículo direito; b = cabeça do epidídimo; c = corpo do epidídimo; d = cauda do epidídimo; e = canal deferente; f = ampola do canal deferente; g = ureter; h = bexiga; i = vesícula seminal; k = corpo da próstata; l = uretra pélvica envolta pelo músculo bulbouretral; m = glândula bulbouretral; n = músculo bulboesponjoso; o = músculo isquiocavernoso; p = pênis com flexura sigmóide; q = extremidade intraprepucial do pênis; r = uretra peniana; s = sínfise pélvica; t = reto; u = músculo retrator do pênis; v = divertículo dorsal da uretra.

▷ o *exame funcional* (observação do comportamento sexual, da libido e das fases da cópula);
▷ o *exame biológico do sêmen* (exames macro, microscópico e físico-químico do ejaculado); e
▷ o *exame microbiológico* (controle bacteriológico, virológico, protozoológico e sorológico de amostras de esmegma, secreção inicial, ejaculado ou sangue).

▷ A *pele* (epiderme) com a *camada muscular elástica* (túnica dartos), que aqui representa o tecido subcutâneo e forma o *septo escrotal*. Determinados estímulos fazem com que a camada muscular se contraia, o que leva ao enrugamento da pele e à elevação dos testículos.
▷ A camada parietal da *túnica vaginal* (processo vaginal do peritônio) em forma de fundo de saco é formada pelo peritônio

9.2 Exame externo

À inspeção e à palpação dos órgãos genitais externos dos touros, deve-se constatar se estes estão *presentes* e se o seu *tamanho* está de acordo com a idade e o desenvolvimento corporal do animal; se existem *alterações* que indiquem uma enfermidade ou, ainda, que estejam relacionadas com distúrbios da espermatogênese (má qualidade de sêmen). Como a agressividade própria de animais mais velhos dificulta o exame morfológico correto dos órgãos genitais, este deve ser realizado com os animais contidos em um tronco adequado (Seção 1.2).

Escroto

O escroto e seu conteúdo são inspecionados e palpados *por trás*, estando o touro bem contido. Com relação ao escroto devem-se observar eventual assimetria, mobilidade de suas diferentes camadas, bem como a natureza da pele escrotal e de seus pêlos. A assimetria do escroto costuma ser acompanhada por formação de pregas no lado que parece ser menor. Este sintoma pode ser devido a testículos de tamanhos diferentes ou à retração temporária de um testículo, o que é observado por ocasião da palpação (Fig. 321).

As camadas do escroto que podem ser diferenciadas à palpação por sua mobilidade são (Fig. 322):

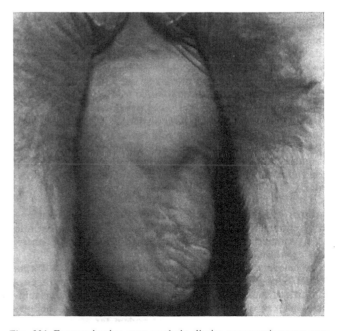

Fig. 321 Escroto bovino com testículo direito temporariamente recolhido (vista caudal).

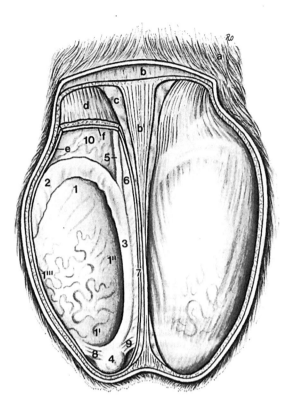

Testículos

Para o exame das gônadas masculinas, é aconselhável *fixá-las dentro do escroto* para verificar seu tamanho, sua forma, a simetria, a posição, a consistência e a mobilidade, bem como um eventual aumento de temperatura ou sensibilidade. Consegue-se isso envolvendo-se, por trás, a base do escroto com uma das mãos e, depois, com a outra empurrando os testículos mediante leve pressão com os polegares em direção distal e caudal, até a pele escrotal ficar livre de rugas, evitando-se tensão forte sobre o cordão espermático (reação de defesa). Os polegares formam uma linha horizontal imediatamente acima do pólo dorsal dos dois testículos, o que facilita a avaliação do tamanho (Fig. 323). Outra forma de comparar o tamanho consiste em deixar o polegar de uma das mãos na posição horizontal e encobrir o outro testículo com a outra mão, de forma que os dois polegares formem um ângulo de 90°, ficando visível apenas a superfície caudal do testículo a ser examinado (Fig. 324). Do lado oposto, altera-se a posição das mãos de acordo e, em caso de dúvida, o procedimento é repetido.

O *tamanho* dos testículos está intimamente ligado à idade; em touros de um ano, deve corresponder, no mínimo, ao tamanho de um ovo de ganso e, no final do crescimento testicular, alcan-

Fig. 322 Testículo e epidídimo do touro com seus envoltórios (vista caudal); o escroto foi removido na face caudal e a túnica vaginal esquerda, aberta; testículo, epidídimo e cordão espermático direitos permanecem revestidos pela túnica vaginal; a = pele; b = túnica dartos (camada muscular); b = septo escrotal formado pela túnica dartos; c = tecido adiposo; d = músculo cremáster; e = parede da túnica vaginal esquerda; f = canal vaginal; 1-1''' = testículo: 1 = extremidade cranial do testículo (pólo dorsal), 1' = extremidade caudal (pólo ventral), 1'' = margem epididimária (bordo medial), 1''' = margem livre (bordo lateral); 2,3,4 = epidídimo: 2 = cabeça do epidídimo, 3 = corpo do epidídimo; 4 = cauda do epidídimo; 5 = canal deferente; 6 = funículo do cordão espermático; 7 = túnica albugínea; 8 = ligamento testicular próprio; 9 = ligamento da cauda do epidídimo; 10 = vasos do cordão espermático: artéria e veia testicular aparecendo através da transparência do peritônio sobre o cordão espermático.

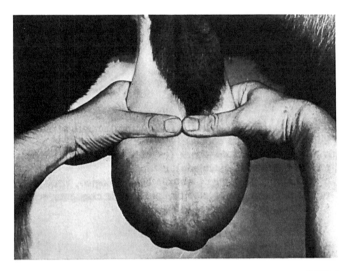

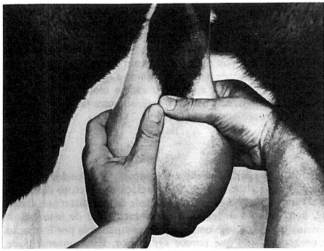

Figs. 323 e 324 Comparação do tamanho dos testículos mediante sua fixação na porção distal do escroto: em cima, para a observação simultânea dos dois testículos; embaixo, para a avaliação alternada de um testículo e, depois, do outro.

parietal da cavidade abdominal e pela fáscia transversal, estando dois terços da sua superfície envolvidos pelo *músculo cremáster*, fortemente estriado. Ambos estão recobertos pela fáscia escrotal superficial e profunda, que está ligada a eles e à túnica dartos por tecido conjuntivo frouxo (= mobilidade), perfeitamente palpáveis junto com o processo vaginal.

▷ Os *testículos* e *epidídimos* são revestidos pela *túnica albugínea* (cápsula fibrosa subserosa) e pela *serosa* (peritônio visceral). Eles estão fixados pelo *mesórquio* (ligamento testicular) ao septo escrotal e pelo *ligamento inguinal testicular*, oriundo da cauda do epidídimo, ao pólo distal da túnica vaginal parietal.

Processos inflamatórios que porventura envolvam o escroto limitam ou eliminam a mobilidade das diferentes camadas. Na fase aguda, na maioria das vezes, há *aumento de temperatura* e *sensibilidade pronunciada*.

A *pelagem* e a *pele do escroto* são examinados da forma habitual (Seção 3.1), observando-se cor, odor, temperatura, edema, prurido, aumento de volume, neoformações, perda de substância, infestação parasitária ou alterações micóticas. Cabe lembrar que alterações da pele escrotal podem ter efeito negativo sobre a espermatogênese, especialmente devido a um aumento de temperatura local.

çado em torno dos cinco anos de idade, ao de um e um ovo e meio de ganso. A utilização dessas medidas comparativas para o volume testicular (ovo de galinha, pato, ganso, um e um e meio ou dois ovos de ganso) vem sendo feita há bastante tempo na clínica andrológica e tem demonstrado ser útil e suficientemente exata. Em caso de necessidade, o perímetro escrotal, o volume e as dimensões testiculares podem ser determinados por medidas exatas. O *perímetro escrotal* pode ser medido na altura do seu maior diâmetro com o auxílio de fita métrica (Fig. 325). O volume testicular é verificado com um balde,[1] de preferência transparente, graduado, com capacidade para três litros, preenchido com água morna até a borda (40°C, senão pode ocorrer medida errônea devido à retração testicular) e aproximado por trás do animal com os posteriores afastados, mergulhando-se o escroto até o seu ponto mais estreito acima dos testículos (Figs. 326 e 327). Após a retirada do balde, é realizada a leitura da quantidade de água deslocada, que corresponde ao volume dos dois testículos (inclusive da porção do escroto medida com eles). A melhor forma de medir as *dimensões testiculares* é empregando instrumentos especiais (compasso de Martin;[2] testímetro de Podaný;[3] Fig. 328), já que o uso do paquímetro é limitado para tal propósito. Dessa maneira, é possível determinar o comprimento testicular (eixo dorsoventral), o comprimento do testículo e do epidídimo (inclusive cabeça e cauda do epidídimo), o comprimento do testículo à cabeça do epidídimo, a espessura testicular (eixo craniocaudal), a largura testicular (eixo médio-lateral), bem como a dupla espessura da parede escrotal (em uma prega distal ou lateral). A exatidão das medidas de tamanho é prejudicada pela elasticidade e pela mobilidade dos órgãos, o que limita um pouco as três técnicas citadas. De todas as dimensões testiculares, a espessura é a de maior confiabilidade.

Os valores obtidos para a raça Frísia alemã, citados no Quadro 49, também servem de parâmetros na avaliação de touros de outras raças. Os reprodutores sadios do aspecto andrológico invariavelmente alcançam esses valores e, muitas vezes, os superam. Se os valores estão abaixo dos parâmetros mínimos citados, está-se diante de um quadro de *microrquidia* (testículos pequenos), podendo-se tratar de *hipoplasia testicular* de origem hereditária ou *atrofia testicular* adquirida. O grau da alteração e do distúrbio funcional só pode ser definitivamente avaliado com base no exame do sêmen (Seção 9.6). Em touros jovens, com idade de um a um e meio, apresentando microrquidias, suspeita-se de defeito de origem hereditária, razão pela qual devem ser descartados imediatamente da reprodução. Testículos que ultrapassam consideravelmente os valores citados também indicam alterações patológicas, tratando-se, na maioria das vezes, de inflamação do testículo (*orquite*, Fig. 329) ou de seus envoltórios (*periorquite*), de origem traumática ou infecciosa, caracterizados por aumento de volume (*macrorquidia* verdadeira ou aparente, respectivamente).

Em alguns casos, no touro (embora muito mais raramente que no garanhão, no cachaço e no cão), apenas um testículo é observado no escroto. Isto pode ocorrer devido à ausência total de um testículo (*monorquidismo* verdadeiro) ou ao fato de que, durante o desenvolvimento embrionário, apenas um desceu para o escroto (*criptorquidismo*), permanecendo o outro na

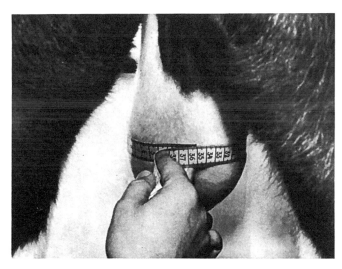

Fig. 325 Medição do perímetro escrotal, no seu ponto de maior circunferência, com o auxílio de fita métrica.

cavidade *abdominal* ou *inguinal*. De qualquer forma, ele não se desenvolve adequadamente, só sendo capaz de produzir hormônios e nenhum espermatozóide. Embora o segundo testículo desses animais freqüentemente produza espermatozóides suficientes, tais touros devem ser afastados da reprodução, devido à hereditariedade dessa característica.

A *forma* do testículo bovino normalmente é oval alongada (vertical) com boa convexidade lateral. Desvios dessa forma, seja cilíndrica ou demasiadamente arredondada, uni ou bilateral, quase sempre estão associados a distúrbios da espermatogênese. Pelos métodos de medição já citados, podem-se verificar, também, as alterações de forma dos testículos: perímetro escrotal pequeno com volume testicular normal é característico de gônadas cilíndricas; volume baixo e perímetro relativamente grande indicam testículos arredondados. A relação entre o comprimento e a espessura dos testículos (Quadro 49) também é informativa.

Testículos com desenvolvimento normal são praticamente *simétricos* quanto ao tamanho e à forma. Qualquer assimetria clínica dos testículos é expressão de desenvolvimento irregular ou enfermidade. A alteração é considerada de pequeno grau quando a diferença entre o comprimento dos testículos corresponde a, no máximo, um sexto do comprimento testicular; de grau médio quando esta diferença varia de um sexto a um quarto e alta quando ultrapassa o último valor. Na orquite aguda unilateral, a assimetria resultante do aumento de volume da gônada atingida é o primeiro sintoma observado (Fig. 329).

A *posição* normal do testículo bovino no escroto é vertical, com o corpo do epidídimo localizado na face medial, sendo lateral à convexidade maior de ambos os testículos (Fig. 322). Desvios de posição resultam de torção sobre o eixo longitudinal ou de sua inclinação. A torção sobre o eixo longitudinal é possível em ambos os sentidos e sua amplitude é expressa em graus (por exemplo, visto de frente, torção de 135° no sentido horário, pal-

Quadro 49 Dimensões testiculares mínimas de touros da raça Frísia alemã

Idade (anos)	Perímetro escrotal máximo (cm)	Volume dos dois testículos, incluindo o escroto (litros)	Comprimento dos testículos sem o epidídimo (cm)	Espessura testicular, incluindo o escroto (cm)
1	28	1,0	8,0	4,0
1-1$^{1/2}$	30	1,2	8,5	4,5
1$^{1/2}$-2	32	1,3	9,0	5,0
2-3	33	1,4	9,5	6,0
3-5	34	1,5	10,0	6,5
>5	35	1,6	10,5	6,5

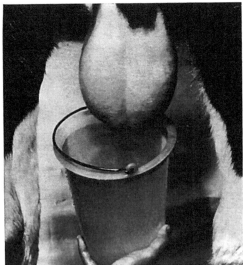

Figs. 326 e 327 Medição do volume testicular por imersão: à esquerda, balde com escala em litros cheio de água, entre os membros posteriores do touro antes de se mergulharem os testículos; à direita, após elevação do balde até o ponto mais estreito do escroto acima dos testículos.

pando-se o corpo do epidídimo em sentido látero-caudal). É importante verificar, ao avaliar essas anomalias, se se trata de uma alteração temporária, passível de correção, ou permanente. Como exemplos de deslocamento do eixo longitudinal estão as posições inclinadas ou oblíquas e a posição horizontal. Quando na posição oblíqua, os eixos dos dois testículos podem cruzar-se, de forma que as caudas dos epidídimos podem ficar uma atrás da outra, em vez de lado a lado (Fig. 330), e o escroto fica esticado em sentido caudodorsal, podendo apresentar uma prega de pele vertical. Quanto ao grau de obliqüidade, ocorrem os mais variados, desde uma leve inclinação até a posição horizontal.

A má qualidade do sêmen, observada em touros com posição testicular anormal, é atribuída a distúrbios na termorregulação, porque essas alterações impedem a retração dos testículos em temperaturas ambientais baixas, bem como seu descenso em temperaturas elevadas.

A avaliação da *consistência* dos testículos exige palpação bimanual, porque alterações leves não são percebidas apenas com uma das mãos. Para tanto, um dos testículos é fixado com uma das mãos envolvendo a base do escroto e a outra realiza a palpação minuciosa e detalhada. O outro testículo é examinado da mesma forma. A consistência normal dos testículos de touros em idade reprodutiva é *tensa elástica*, ou seja, semelhante a uma bola de borracha em que o tecido volta imediatamente à sua forma anterior após a retirada da pressão com o dedo. Alterações discretas da consistência, como *tensa firme e elástica* ou *tensa*

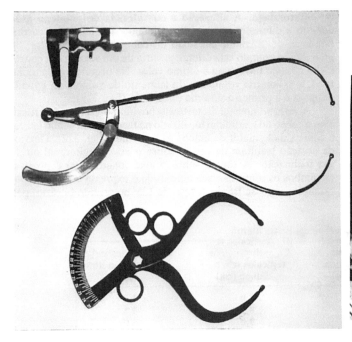

Fig. 328 Instrumentos para medição das dimensões testiculares (de cima para baixo): paquímetro; compasso Martin e testímetro Podaný.

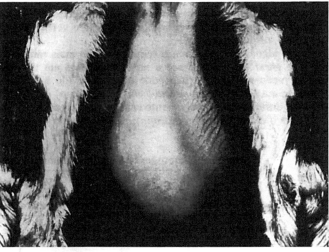

Fig. 329 Inflamação aguda do testículo (orquite) esquerdo: assimetria acentuada e formação de pregas da pele do escroto sobre o testículo direito saudável:

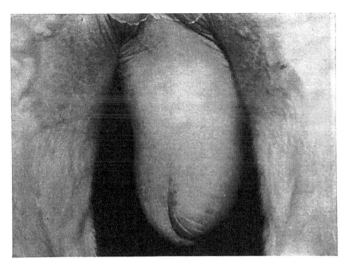

Fig. 330 Alteração da posição dos testículos: cruzamento do eixo dos testículos (a cauda do epidídimo direito posiciona-se caudalmente à do esquerdo).

macia e elástica, ainda são consideradas fisiológicas, especialmente se bilaterais, uniformes, e com a mesma graduação. O aparecimento unilateral ou localizado pode significar o primeiro indício de alterações patológicas. A degeneração do epitélio germinativo sem reação inflamatória torna a consistência testicular *macia elástica* a *flácida*. No início de tais processos, o tecido intersticial é indefinível à palpação; já em casos adiantados, com proliferação do tecido de sustentação (*fibrose testicular*), formações granulosas, entrelaçadas, em forma de cordões, são nitidamente detectadas. Um aumento na consistência para *firme elástica*, *dura elástica* ou *dura* indica enfermidade crônica dos testículos que, no caso de endurecimento extremo, não permite a palpação de qualquer estrutura (Conradi, 1957). Tais alterações de consistência podem afetar todo o testículo ou permanecer limitadas a determinada área (alterações difusas e circunscritas, respectivamente), como, por exemplo, em abscessos e formação de nódulos por calcificação de processo inflamatório. O tonômetro desenvolvido por Hahn, Foote e Cranch[4] (Fig. 331) torna a avaliação da consistência testicular mais objetiva. Para a medição, aplica-se o instrumento com o seu pino voltado perpendicularmente para o testículo, fixado manualmente no escroto e pressionado até a placa côncava encostar na pele do escroto. A leitura da consistência testicular é feita na escala do aparelho, conforme a porção do pino que é pressionada para dentro (Fig. 332). Para confirmar os valores obtidos, aconselha-se a realização de várias medidas em cada testículo (Hahn, 1972). A experiência adquirida com esse instrumento, até o momento, ainda não permite determinar valores-padrão para a consistência normal de testículos de touros, mas, sem dúvida, esse aparelho, de fácil manuseio, pode vir a ser valioso para quantificar a consistência (não houve, ainda, a difusão ampla da sua utilização).

A *mobilidade* dos testículos também é observada pela palpação. Em função de estarem recobertos por peritônio, os testículos são envolvidos pelo processo vaginal, também liso e, normalmente, podem ser deslocados com facilidade dentro dos limites permitidos pela sua fixação (ver anteriormente nesta Seção). Mesmo um testículo sadio não pode ser deslocado à vontade, dorsalmente, até o anel inguinal. Inflamações das gônadas masculinas ou de seus envoltórios serosos (como na brucelose ou tuberculose) reduzem rapidamente sua mobilidade, devido à deposição progressiva de tecido fibroso de caráter granuloso ou noduloso, até que a mobilidade é bloqueada totalmente em conseqüência das aderências de tecido fibroso.

O *aumento de temperatura* verificado durante a palpação é um sintoma observado apenas em inflamação aguda ou subaguda dos testículos e de seus envoltórios, estando ausente em inflamações crônicas e enfermidades degenerativas do epitélio germinativo. A palpação adequada do escroto e dos testículos não desencadeia reações de dor (gemidos, movimentos de defesa com a cauda, membros ou cabeça, e retração forte dos testículos) por parte do animal, enquanto não houver processos inflamatórios agudos ou subagudos. Por isso, a presença de *sensibilidade à pressão* dos testículos ou de seus envoltórios é indicativa de alteração patológica.

A *biopsia testicular*, ou seja, a colheita de amostras de tecido das gônadas no animal vivo — ao contrário do homem — é uma intervenção de alto risco, permanecendo reservada, daí a elucidação de dúvidas de caráter permanente e científico. Ela pode dar origem, em bovinos, a distúrbios da espermatogênese, com duração de vários meses, e, ocasionalmente, até irreversíveis, que resultam de hemorragias praticamente inevitáveis da túnica albugínea, altamente vascularizada, e da irritação do parênquima testicular por ocasião da colheita da biopsia. Mesmo após biopsia unilateral, deve-se contar com alteração da espermatogênese no outro testículo. Além disso, outra desvantagem dessa técnica de exame é que o resultado da histologia demora alguns

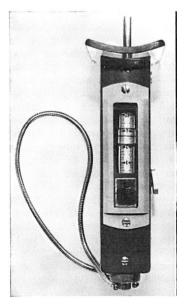
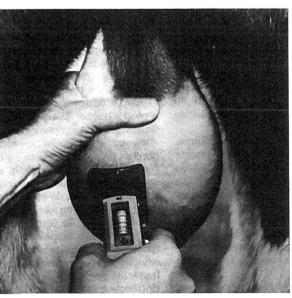

Figs. 331 e 332 Tonômetro de Hahn et al. (à esquerda) e sua aplicação para medir a consistência no testículo esquerdo de um touro (à direita).

dias e, no caso de alterações circunscritas, não é necessariamente válido para toda a gônada. O parênquima testicular de touros aptos para a reprodução apresenta, às vezes, áreas com espermatogênese totalmente ausente. A avaliação histológica dessas biopsias tem que ser feita paralelamente aos resultados do exame de sêmen. Para a *biopsia por punção*, o escroto é perfurado com uma cânula de Vim-Silverman[5] e uma fina porção do parênquima testicular é retirada. Na *biopsia por aspiração*, o tecido das gônadas é succionado com o auxílio de uma seringa acoplada a uma cânula com espessura de 0,6 a 0,8 mm, sendo, por esse motivo, apropriada apenas para citologia e microbiologia. A *biopsia por excisão* tem a vantagem de ocorrer sob controle visual. É realizada após anestesia local ou, melhor, epidural (Seção 1.3) no animal em estação ou em decúbito. Após limpeza e assepsia adequadas do escroto, faz-se uma incisão vertical de 3 a 5 cm de comprimento, através de suas camadas no aspecto lateral, pouco abaixo da cabeça do epidídimo, faltando apenas a abertura da serosa e da *túnica albugínea* em um ponto pouco vascularizado, até que, por leve pressão do testículo, ocorra a protrusão de um pouco de parênquima. Deste parênquima, deve-se retirar um pedaço de 5 × 5 × 3 mm com tesoura curva fina, evitando ao máximo o traumatismo (o material destinado a exame histológico deve ser imediatamente colocado em solução de Bouin). Após tratamento antibiótico local, as camadas são suturadas isoladamente utilizando-se categute bem fino e, no escroto, fio sintético ou seda. Até a retirada dos pontos da pele, o touro deve ser mantido em repouso por oito a 10 dias.

Epidídimo

O exame do epidídimo, responsável pelo transporte, pelo armazenamento e pela maturação dos espermatozóides, é realizado por inspeção e palpação no testículo fixado manualmente. O epidídimo se ajusta ao testículo pelo mesoepidídimo e, distalmente, pelo ligamento testicular próprio; observam-se aqui os mesmos critérios utilizados no exame dos testículos (ver anteriormente nesta Seção). Por motivos práticos, a cabeça, o corpo e a cauda do epidídimo são comparados individualmente com os do lado oposto e, então, como formam uma unidade funcional, são avaliados em conjunto.

Cabeça do epidídimo. Como a mensuração da cabeça do epidídimo (ver mais adiante nesta Seção), devido à sua proximidade com o cordão espermático, é incerta, não é possível utilizar medidas comparativas para o seu *tamanho*. Sua *forma* lembra uma capa nitidamente distinguível na face lateral do testículo, situada sobre o pólo dorsal deste, encobrindo o terço superior de sua borda livre que, medialmente, se transforma no corpo do epidídimo. As duas cabeças do epidídimo em touros sadios são praticamente *simétricas* com relação a tamanho, forma e posição. Sua *consistência* é determinada pelos 13 a 15 canais de saída (ductos eferentes do testículo), que são aglomerados pela musculatura e tecido conjuntivo, formando lóbulos cônicos (lóbulos epididimários), que dão à cabeça do epidídimo textura tensa firme e elástica, granulada e lobulada. Devido à sua fixação no testículo, o epidídimo como um todo só pode ser *movido* (não isoladamente) dentro do processo vaginal.

Corpo do epidídimo. Para a palpação do corpo do epidídimo, recomenda-se (considerando a sua *posição* medial intimamente ligada ao testículo correspondente) deslocar o testículo do lado oposto o máximo possível em direção ao anel inguinal (Fig. 333). O *tamanho* e a *forma* do corpo do epidídimo normal se situam e correspondem, de acordo com a idade do touro, entre o de uma palha e o de um lápis, sendo seu desenvolvimento *simétrico* em ambos os lados. A *consistência* é semelhante à da cabeça do epidídimo (tensa firme e elástica), porém, o corpo do epidídimo, que contém o canal epididimário sinuoso, não tem textura granulada, e sim, lisa.

Cauda do epidídimo. Devido à sua *localização* no pólo distal

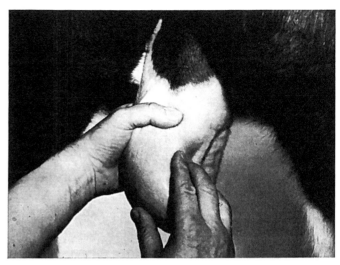

Fig. 333 Palpação do corpo do epidídimo: após deslocar o testículo direito para cima, a mão direita palpa o corpo do epidídimo esquerdo, que se torna acessível por esta manobra.

do testículo, a cauda do epidídimo é de fácil acesso ao exame. Seu *tamanho*, que depende da idade, corresponde a aproximadamente uma avelã (diâmetro de 1,0 a 1,5 cm) em touros de um ano de idade sexualmente maduros; posteriormente, a uma cereja (diâmetro de aproximadamente 2 cm) e, em touros adultos com cinco anos de idade, a uma noz (cerca de 3 cm de diâmetro). A *forma* da cauda do epidídimo que ultrapassa o testículo distalmente é semelhante à ponta de um dedo e se apresenta nitidamente destacada. Com relação à posição, ao tamanho e à forma, as duas caudas de epidídimo de reprodutores sadios são praticamente *simétricas*. Elas representam o principal órgão de armazenamento de espermatozóides. Nelas, o ducto epidimário, circunvoluto e cheio de células espermáticas, se alarga e engrossa. O ducto epididimário determina a *consistência* tensa elástica da cauda do epidídimo, porém pequenas oscilações de consistência (tensa firme e elástica ou tensa macia e elástica) ainda são consideradas fisiológicas.

Alterações patológicas. Uma anomalia que chama especial atenção é a ausência total ou parcial do epidídimo (*aplasia total* ou *segmentar*) que é observada mais uni do que bilateralmente. Trata-se de uma alteração congênita e, provavelmente, hereditária dos órgãos que se desenvolvem a partir dos ductos de Wolff, de forma que, além do epidídimo, também o canal deferente, as ampolas do ducto deferente ou vesículas seminais podem ser atingidos (ver mais adiante). Por isso, toda a diminuição de tamanho do epidídimo deveria levar à suspeita de aplasia. Mas também ocorre *hipoplasia* uni ou bilateral da cauda do epidídimo; nesse caso, ela se faz presente, mas não suficientemente desenvolvida, aparecendo plana, ultrapassando apenas levemente ou não o pólo distal do testículo e mal deixando-se delimitar à palpação. O sêmen desses touros deixa a desejar em termos de volume e concentração. Um sintoma indicativo das demais alterações do epidídimo, geralmente unilateral, é a *assimetria* do achados. *Aumentos de tamanho* ou volume podem atingir uma ou várias porções do epidídimo e não ocorrem só em casos de inflamação (*epididimite*), como também em condições não-inflamatórias, conforme a estase de sêmen (*espermiostase*, Fig. 334), que aparece mais na cabeça do epidídimo, e formação de cistos contendo espermatozóides ou não (*espermatocele* ou *galactocele*). Na *alteração de posição* do testículo, o epidídimo respectivo participa do processo em função de sua fixação característica por tecido conjuntivo. Epidídimos que mal alcançam o pólo distal do testículo, ou seja, terminam medialmente ao testículo colateral, estão freqüentemente associados aos testículos arredondados (ver anteriormente nesta Seção) e são considerados insatisfatórios. A cabe-

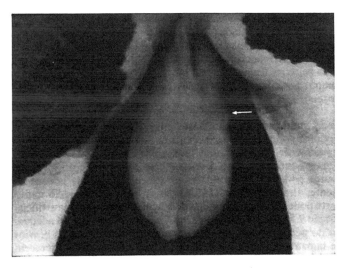

Fig. 334 Espermiostase na cabeça do epidídimo direito (indicada pela seta).

ça e o corpo do epidídimo apresentam *alterações de consistência* variáveis de caso para caso, como dura elástica, inelástica e rija (como expressão de uma estagnação espermática, inflamação ou calcificação), enquanto a cauda do epidídimo com a mesma freqüência apresenta consistência mole elástica ou até mesmo flácida (como sinal de pouco conteúdo ou ausência de espermatozóides). A *mobilidade* dos epidídimos está acoplada a dos testículos e pode ser limitada ou bloqueada, da mesma forma, por processos inflamatórios que atingiram também os envoltórios serosos (aderências fibrinosas ou proliferações fibrosas). *Aumentos de calor* e *sensibilidade* no epidídimo também são considerados sintomas de inflamação aguda e subaguda, não sendo observados em processos crônicos.

Cordões espermáticos

Os dois cordões espermáticos são inspecionados colocando-se o examinador atrás do animal. Após a inspeção, a palpação é feita como no caso dos testículos, comparando-se tamanho, simetria, consistência e mobilidade, bem como qualquer aumento de calor ou sensibilidade. Cada cordão espermático (*funículo espermático*) é composto de vasos sanguíneos e linfáticos, nervos e o ducto deferente, recoberto por serosa, tendo *forma* cônica arredondada. Eles estão posicionados com sua base larga sobre o pólo dorsal do testículo, estendendo-se e estreitando-se no sentido proximal em direção ao anel inguinal até onde é acessível ao exame externo. No meio desse percurso, o cordão espermático, em touros jovens, tem normalmente a espessura de um *dedo mínimo* e, em touros adultos, com cinco anos de idade, a de um *dedo polegar*. De importância clínica é a *simetria* de ambos os cordões espermáticos, já que assimetrias, bem como *consistências*, anormais são indicativas de alteração patológica. Sua consistência no animal sadio é tensa firme e elástica, sendo que os cordões espermáticos permitem a palpação individualizada das camadas que os compõem. Dentro do funículo espermático, o canal deferente é palpável medialmente, próximo ao septo escrotal, como uma estrutura *semelhante* a um cordão de 2 a 3 mm de espessura. No caso de não ser possível palpá-los, suspeita-se de aplasia segmentar dos ductos de Wolff (ver anteriormente nesta Seção). Uma consistência macia pastosa do tecido que circunda o cordão espermático associada, simultaneamente, a um aumento de volume localizado na base do escroto pode ser sintomática de hérnia inguinal, cujo conteúdo em geral é móvel e, na maioria das vezes, pode ser reduzido. Aumentos de volume semelhantes no aspecto proximal do escroto, porém bilaterais e não-redutíveis, resultam, com freqüência, num aumento de tecido adiposo nesse local. Os cordões espermáticos em seus respectivos processos vaginais são *móveis*. Redução da mobilidade, *aumento de calor* ou *sensibilidade* se devem a processos inflamatórios.

Gânglios linfáticos escrotais

Os *gânglios linfáticos escrotais* dorsais representam o centro linfático dos órgãos genitais masculinos externos em bovinos. Sua localização e seu tamanho, bem como a técnica do seu exame clínico, são descritos na Seção 4.2 sobre o sistema linfático.

Prepúcio

Como a inspeção e a palpação do prepúcio são realizadas posicionando-se o examinador *ao lado do animal*, o clínico está mais exposto às reações de defesa; mesmo com o touro contido em um tronco de exame próprio, esse exame é mais perigoso do que o do escroto e do testículo. Por isso, na maioria das vezes, são indicadas formas suplementares de contenção, especialmente para a imobilização dos posteriores (Seção 1.2). No *exame externo*, se avaliam a pele, fâneros e tecido subcutâneo dessa área da forma habitual quanto a cor, temperatura, edema, bem como qualquer presença de prurido, aumentos de volume, perdas de substância, infecção por parasitas ou alterações micóticas (Seção 3.4). São também de interesse andrológico o tamanho e a forma da porção livre do prepúcio e os sinais de prolapso da mucosa prepucial. A presença de algum estreitamento ou de secreção proveniente do óstio prepucial também é de interesse. Como a observação da *face interna* do prepúcio só é possível após a exposição do pênis, ela será abordada junto com o exame deste órgão (ver mais adiante nesta Seção). A colheita e o exame da secreção prepucial são comentados na Seção 9.6.

O prepúcio, com o pênis recolhido, se caracteriza como um tubo de 25 a 40 cm de comprimento, de acordo com o tamanho do touro, localizado no baixo ventre, entre o umbigo e a base do escroto. Ele é composto externamente por pele e revestido internamente por mucosa cutânea (*folhas externa e interna do prepúcio*). Na extremidade livre cranial do prepúcio, em forma de punho de camisa, está uma abertura circular recoberta de pêlos compridos provenientes do *óstio prepucial*. Neste ponto, encontra-se, normalmente, a transição da pele externa para a mucosa, que, por sua vez, ao alcançar o fundo de saco cego do tubo prepucial, se reverte sobre a porção anterior do pênis (*folha peniana* do prepúcio).

Entre os achados patológicos aqui encontrados, se destacam os da *pele* e do *tecido subcutâneo*, devido aos significativos *aumentos de volume*, cujo posicionamento pode fornecer indícios diagnósticos. Se estão localizados *cranialmente*, próximos ao óstio prepucial (Fig. 355), trata-se freqüentemente de um acúmulo de pus no tecido subcutâneo (abscessos; Seção 3.3). Já se o aumento de volume se situa na porção *caudal*, imediatamente anterior à base do escroto, na maioria das vezes não é uma alteração do prepúcio, e sim um *hematoma peniano* (ver Seção 3.3), resultante de traumatismo por angulação do pênis durante a cópula.

O *tamanho e a forma da extremidade livre do prepúcio* no touro dependem da raça e também da constituição da pele externa (turgescência; Seção 3.3). Nas raças bovinas européias, normalmente, o óstio prepucial está próximo à parede abdominal, é *curto* e firme, de forma que a distância entre o ventre e a borda livre superior do óstio é de apenas um a dois dedos. Essa borda está direcionada mais cranial que ventralmente e apresenta um bom fechamento. Para um reprodutor europeu, ainda se admite um comprimento considerado *médio* da extremidade do prepúcio, com aparência leve a moderadamente relaxada, nitidamente dependurado, cuja borda superior esteja afastada no máximo três dedos da parede abdominal. Sua abertura está direcionada

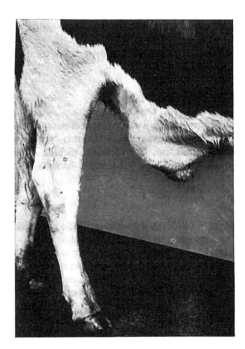

Fig. 335 Abscesso prepucial do tamanho de uma cabeça de criança à direita do pênis.

mais ventral do que cranialmente, porém ainda apresenta bom fechamento. A extremidade prepucial *alongada*, altamente relaxada e dependurada (distância até a parede abdominal superior a três dedos), cujo óstio está direcionado para o chão e, na maioria das vezes, aparece levemente aberto deve ser avaliada desfavoravelmente. Touros com tal tipo de prepúcio tendem a apresentar *prolapso da mucosa prepucial* (Fig. 336), que pode ser habitual ou permanente, e, de qualquer forma, favorece a contaminação, os traumatismos e as infecções prepuciais.

Touros *Aberdeen-Angus* possuem a característica de, apesar da extremidade prepucial curta, prolapsar até 10 cm da mucosa temporariamente e recolhê-la novamente. O mesmo comportamento é observado em touros *zebuínos*, que possuem a extremidade livre do prepúcio relativamente longa e pendular, mas que, como pregas de pele de outras partes do corpo, servem à termorregulação em clima tropical e, por isso, devem ser consideradas

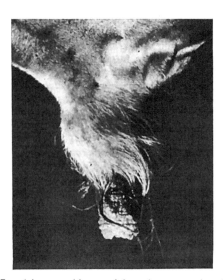

Fig. 336 Prepúcio comprido, pendular, altamente relaxado, com prolapso da mucosa prepucial.

fisiológicas. Esta *movimentação voluntária* da mucosa prepucial ocorre nas raças citadas, basicamente, quando o touro não se sente perturbado pela presença do homem. No caso de o prolapso prepucial permanecer, quando da aproximação do examinador, trata-se, com freqüência, de um estado patológico que, com o tempo, pode levar a ulcerações e inflamação necrosante (*acropostite*).

A extremidade prepucial *muito curta* e demasiado esticada onde, praticamente, não existe intervalo entre a borda livre e a parede abdominal, e cuja abertura está direcionada quase horizontalmente para a frente, leva a um desvio dorsal do pênis. Em conseqüência desse desvio do eixo peniano (Seção 9.5), tais touros podem ter dificuldade em executar a cópula adequadamente. Em touros de inseminação artificial, o prepúcio muito curto pode dificultar a colheita do ejaculado com a vagina artificial (Seção 9.5) porque não é possível fazer um desvio lateral adequado do pênis, ou esse ato exige muito esforço. Todos os desvios de tamanho e forma da extremidade livre do prepúcio merecem atenção especial; isso porque tal alteração pode ser de origem hereditária e, com a idade crescente do touro, geralmente ocorre um aumento e um certo relaxamento desses tecidos.

Normalmente, o anel de pele protuberante cercado de pêlos compridos que forma o óstio prepucial está *seco*, se o touro não urinou ou não foi excitado sexualmente pouco antes (gotejamento de urina ou de pré-secreção líquida serosa; Seção 9.6). Qualquer outro tipo de secreção do óstio prepucial é patológica. Um aumento de secreção, conhecido como *catarro prepucial*, bem como um sangramento do prepúcio, leva a pensar em traumatismo (alteração adquirida na cópula), miíases,* inflamações, neoformações ou corpos estranhos (na maioria das vezes, constituintes da cama). Colhe-se *secreção* ou *exsudato* correspondente numa lâmina ou placa de Petri, examinando macroscopicamente quanto à quantidade (que se relaciona com o grau da alteração), cor (branco-amarelada turva: purulento; vermelho a marrom-ferrugem: sanguinolento), consistência (mucosa: catarral; com flocos: purulenta), odor (inodoro: perda epitelial; pútrido a fétido; necrose profunda e pus resultante da contaminação por *F. necrophorus* ou *A. pyogenes*).

O *estreitamento congênito* e o *adquirido* do óstio prepucial (fimose), que dificultam ou impedem a emissão do pênis em ereção, não podem ser avaliados com segurança por meio de inspeção ou palpação (introdução de um dedo no orifício prepucial). Portanto, só é possível avaliá-los quando o pênis passa pelo óstio prepucial por observação do comportamento sexual (Seção 9.5).

Pênis

O pênis é composto do corpo *(corpos cavernosos pares)*, da uretra com seu corpo cavernoso ímpar e da ponta do pênis, sendo recoberto, todo ele, pela túnica albugínea. Seu comprimento é de aproximadamente 75 cm de *extensão* nos touros jovens de um ano de idade e de aproximadamente 100 cm no touro adulto de cinco anos. Quando o pênis está *relaxado* (recolhido), apenas metade dele é acessível à inspeção e à palpação:

▷ a extremidade do pênis de forma cônica, pontiaguda, intraprepucial, recoberta de mucosa, só ocupa cerca do terço caudal do prepúcio;
▷ sua porção curta situa-se entre o fundo do prepúcio e a borda cranial da base do escroto;
▷ é a porção localizada na região entre as pernas que, quando o pênis está retraído, forma a flexura sigmóide, cuja curvatura ventral é acessível ao exame na linha média posterior, na base do escroto, entre os dois cordões espermáticos.

---
*Acrescentadas pelo tradutor, pois é comum em clima tropical. (N.T.)

Em *repouso*, o pênis, retraído pelo músculo retrator do pênis (musculatura lisa) é mantido no prepúcio, formando caudalmente o S peniano. Seu exame é feito pela lateral do animal, tomando-se os mesmos cuidados observados no exame do prepúcio (ver anteriormente nesta Seção) e prestando-se atenção, especialmente, ao tamanho, à mobilidade e a qualquer aumento de volume. O exame mais detalhado do pênis, para a observação de más ou neoformações, hemorragias, perdas de substância, alterações inflamatórias (aderências, proliferação fibrosa), formação de abscessos ou de angulação ("fratura"), só é possível quando ele é *exposto* utilizando-se uma técnica adequada. Sua função como órgão da cópula é controlada por ocasião da avaliação do *comportamento sexual* (Exame funcional, Seção 9.5).

Quando o pênis está retraído, sua extremidade se encontra exatamente entre o óstio prepucial e a base do escroto. Conforme a idade do animal, o corpo do pênis tem a espessura de dois a três dedos e apresenta, inclusive quando relaxado, uma consistência rígida, firme e elástica. Se o pênis tem a espessura de um dedo mínimo e sua porção cranial ao escroto, quando recolhido, é do comprimento de um dedo mínimo, suspeita-se de subdesenvolvimento peniano (infantilismo), que requer confirmação por inspeção no momento da cópula (Seção 9.5). A extremidade cranial do pênis recoberta pela folha interna da mucosa do prepúcio, quando intacta, apresenta boa *mobilidade*, em função das várias pregas da mucosa prepucial e do alto teor de tecido conjuntivo frouxo submucoso. Normalmente, é fácil deslocar a porção do pênis em posição caudal ao prepúcio e a curvatura ventral do S peniano. Limitação de sua mobilidade e qualquer *aumento de volume* constituem indícios da presença de alterações patológicas. Como já foi citado antes, um espessamento do pênis imediatamente à frente da base do escroto, sobre o qual a pele permanece móvel, sugere a formação de hematoma resultante de erro na cobertura. Neste caso, freqüentemente ocorre ruptura da fáscia da túnica albugínea na altura da curvatura ventral da flexura sigmóide, havendo extravasamento de sangue do corpo cavernoso (*corpos cavernosos do corpo peniano*) atingido. Aumentos de volume palpados na extremidade peniana intraprepucial geralmente são neoformações cuja avaliação exige inspeção do pênis exposto (Seção 9.5).

Para expor o pênis para um exame mais detalhado (inspeção, palpação, colheita de amostras) da sua porção acessível, dependendo do caso, é possível utilizar um ou mais dos métodos descritos a seguir:

A maneira mais fácil de proceder ao exame é *excitar sexualmente* o touro, conduzindo-o a uma vaca em cio (ou outro touro). Então, normalmente, ocorre o preenchimento dos corpos cavernosos, que leva ao enrijecimento do pênis (ereção); isto torna a ponta do pênis visível no prepúcio. Outras porções do pênis e da mucosa prepucial podem ser observadas e, se necessário, também, rapidamente palpadas durante um *salto improvisado*. Para tal, permite-se que o touro salte em outro animal, realizando-se o desvio lateral do pênis. Freqüentemente, esse método não permite o exame detalhado de alguma alteração patológica, devido à inquietação e à rapidez do ato.

Em touros mais jovens, a *massagem retal* leve *da uretra* e das *glândulas sexuais anexas* pode levar à exposição da ponta do pênis. Ele, então, pode ser mais ou menos tracionado com cuidado, por um auxiliar com a mão enluvada ou com um pano limpo. A luva deve ser de algodão ou tecido que não permita que o pênis escorregue. Este procedimento pode ser auxiliado por pressão moderada exercida com a outra mão, caudalmente ao escroto, sobre a curvatura ventral da flexura sigmóide do pênis. Em touros mais velhos, tal manipulação raramente é bem-sucedida. Esse método, também, na maioria das vezes, só permite um exame rápido, devido à inquietação desencadeada pela fixação da extremidade peniana, o que, muitas vezes, dificulta o exame.

Como na colheita de sêmen por eletroejaculação, pode-se obter a exposição do pênis por *aplicação retal de impulsos elétricos*. O material necessário consta de um dínamo de bicicleta de ativação manual como fonte elétrica (van Rendsburg e de Vos, 1957), bem como dois eletrodos em espiral para os dedos (Rowson e Murdoch, 1954), com os quais se podem aplicar impulsos elétricos de três a seis volts de corrente, 100 a 200 miliampères de potência e freqüência de 20 a 40 Hertz, a intervalos de dois a três segundos. Na mão protegida por luva de borracha e bem lubrificada, colocam-se os dois eletrodos nos dedos polegar e mínimo, introduzindo-a no reto do animal e posicionando-a, com os dedos levemente afastados, imediatamente caudal às vesículas seminais à direita e à esquerda da porção pélvica da uretra. Para não assustar o animal, o primeiro impulso elétrico é dado de forma lenta e progressiva. Durante os estímulos elétricos seguintes, os órgãos citados devem ser levemente massageados para intensificar o efeito. A extremidade peniana freqüentemente se torna visível em poucos impulsos. Após 20 segundos, em média, o pênis está totalmente ereto e exposto, desde que não haja alterações que limitem o procedimento. Esse método também é mais eficiente em touros jovens que em indivíduos mais velhos, e só é apropriado para exames de curta duração.

A *anestesia epidural* (sacral) alta (Seção 1.3) permite a exposição completa e indolor do pênis e o seu exame cuidadoso, possibilitando inclusive a colheita de amostras de tecido (ver mais adiante nesta Seção) e procedimentos cirúrgicos ou terapêuticos. Ela exige, porém, ao contrário dos bloqueios anestésicos de alguns nervos do pênis descritos a seguir, a preparação de cama apropriada (Seção 1.2), a derrubada do animal previamente maneado (Seção 1.2) e sua observação até que se recupere, levante e caminhe. A exposição artificial do pênis no touro em estação com anestesia epidural sacral é possível tendo-se alguma habilidade e utilizando-se a dosagem correta (conforme o tamanho do animal, 60 a 80 ml de anestésico local de baixa concentração, como, por exemplo, xilocaína a 0,25%). Esse método, porém, acarreta certa insegurança ao animal, razão pela qual vem sendo substituído cada vez mais pelas técnicas descritas no Quadro 50.

Alguns métodos de *bloqueio anestésico* (Seção 1.3) dos *nervos pudendo*, *reto caudal* ou *dorsal do pênis* oferecem vantagens semelhantes à anestesia epidural sacral alta citada antes, permitindo trabalhar com o touro em estação. Os detalhes técnicos constam do Quadro 50. Os cinco métodos ali descritos se equivalem, quando de sua execução adequada, exigindo, todos, certa experiência e cuidado para evitar qualquer complicação (hemorragia da uretra, formação de hematoma, abscedação). Geralmente, o efeito desses bloqueios inicia-se 10 a 20 minutos após a injeção do anestésico, durando, em média, uma a duas horas. Na maioria das vezes, a exposição do pênis ocorre espontaneamente, porém, em alguns casos, é necessário fazê-la manualmente. Após o exame ou tratamento, o pênis deve ser reposto no prepúcio e a extremidade deste fechada com uma fita de algodão até que passe o efeito da anestesia, devido ao risco de contaminação e traumatismo. A atadura deve ser retirada no máximo três horas após sua colocação, porque senão pode causar congestão local (edema) e, posteriormente, necrose.

Com a aplicação intramuscular ou intravenosa de *neurolépticos* (Seção 1.3) também se obtém exposição espontânea ou relaxamento acentuado do pênis, que permite sua exposição manual cuidadosa no touro em estação, sendo a ação sedativa uma vantagem adicional (Fig. 71). É necessário frisar, porém, que os neurolépticos não possuem efeito analgésico e que, após sua utilização, também é aconselhável fechar o prepúcio depois da reposição do pênis, a fim de evitar lesões da mucosa.

Na exposição ativa ou passiva do pênis, normalmente se visualiza primeiro a sua porção cranial intraprepucial, protuberante na extremidade. Nesta, num sulco lateral à direita, corre a uretra, que desemboca lateralmente à extremidade, numa abertura elíptica em forma de papila. Portanto, a denominação de glande para a porção apical do membro masculino não é apropriada para o touro. A mucosa sadia de cor rosa-pálida a rosa,

Quadro 50 Técnicas adequadas de bloqueio dos diferentes nervos para a exposição do pênis em touros em estação

Técnica de	Nervo anestesiado	Local de injeção	Direção da injeção	Comprimento da agulha (cm)	Locais de aplicação	Observações	Anestésico* Nome	Concentração (%)	Quantidade a ser injetada em cada lado (ml)
Popescu, Paraipan e Nicolescu (1958)	N. pudendo (tronco principal) e n. retal caudal	Entre a base da cauda e o ânus (supra-anal), na linha média, após flexão dorsal da cauda (só *um* local para os dois lados)	Quase horizontal, paralelo à superfície ventral do sacro, porém para a lateral dos forames sacrais pélvicos de cada lado	23	Dois dedos ventralmente aos forames sacrais pélvicos III e IV ("anestesia subsacral")	Introduzir a agulha sob controle retal	Procaína	2	40
Larson (1953)	N. pudendo	Ponto mais profundo da fossa isquiorretal de cada lado	Cranioventral, em um ângulo de aproximadamente 30° para a horizontal	12	Imediatamente craniodorsal ao forame isquiático menor	Introduzir a agulha sob controle retal. A agulha de condução grossa com mais de 2 cm de comprimento usada no método original é prescindível	Procaína	2	20-50
Woronin (1957)	a) N. pudendo b) N. retal caudal e plexo pélvico	De ambos os lados, no meio da borda caudal do lig. da pelve, na fossa isquiorretal	a) Cranioventral, em um ângulo de 40° com relação à horizontal; b) Após retirada da agulha até próximo à superfície da pele, inserir a agulha horizontalmente por 3-4 cm na direção cranial	12-15	a) Craniodorsal ao forame isquiático menor; b) Medial ao ligamento largo da pelve	A profundidade da injeção para a) é igual ao comprimento da distância entre a primeira vértebra caudal e a tuberosidade isquiática. Introduzir a agulha sem controle retal. A agulha grossa de 6 a 8 cm de comprimento usada no método original é prescindível	Procaína	2	a) 20-40 b) 20-40
Mundt (1953)	N. pudendo ou n. peniano dorsal	10 cm abaixo do ânus, 2 cm de cada lado da linha média	Horizontal, 5 a 6 cm de profundidade	10	Arco isquiático	Possibilidade de perfurar a uretra ou vasos sanguíneos	Butamina	5	30-40
Fatkin e Isaew (1948)	N. peniano dorsal	Caudodorsal à base do saco escrotal, dorso lateral ao pênis (bilateral à curvatura ventral da flexura sigmóide)	Cranioventral, paralelo à superfície dorsal do corpo do pênis	12-15	Na porção cranial da curvatura ventral da flexura sigmóide	A agulha deve ser introduzida imediatamente sobre a superfície dorsal do pênis	Procaína	1-3	50-100

*Além dos anestésicos locais aqui listados, outros de ação e concentração análogas também podem ser empregados; ver Quadro 3.

espelhada, está firmemente aderida na extremidade do pênis e só envolve o corpo do pênis mais frouxamente no fundo do saco prepucial. No pênis exposto, a transição da mucosa peniana para a folha interna do prepúcio é nitidamente detectável por um degrau anelar. No pênis bem relaxado, a mucosa sadia do prepúcio pode ser totalmente exposta sem dificuldade junto com o pênis, ou seja, até o limite com a pele. Os pêlos compridos do óstio prepucial se revertem de forma semelhante a uma "coroa de espinhos" durante tal manipulação.

A exposição do pênis pode ser dificultada ou impossibilitada devido a *malformações*. A estas pertence uma aderência em *forma de cordão*, na maioria das vezes congênita, entre a mucosa do pênis e a folha interna da mucosa prepucial, que leva à angulação da extremidade peniana. A excitação sexual de tais touros ocasiona uma curvatura ventral do pênis ereto, que dificulta ou impede a cobertura. Na *hipospadia*, a uretra não desemboca na extremidade da verga, e sim, numa abertura em forma de fenda na porção ventral do corpo do pênis; por isso, o sêmen ejaculado por esses touros é depositado muito caudal na vagina da fêmea ou mesmo externamente.

As *neoformações* que ocorrem na mucosa peniana de bovinos de todas as idades, conforme o seu tamanho, podem ser reconhecidas no pênis retraído, por inspeção e palpação (ver anteriormente nesta Seção). Tal suspeita requer, porém, confirmação por exame suplementar do órgão exposto, que informa sobre o número (solitário, múltiplo), a posição (extremidade peniana, ao redor da uretra, restante do prepúcio), o tamanho e a forma (pedunculado ou séssil). Os fibropapilomas (Fig. 337) de origem viral, observados mais freqüentemente, se caracterizam por forma semelhante a couve-flor, porém, só podem ser diferenciados das neoformações malignas (carcinoma, sarcoma) através do exame histológico de biopsia colhida do pênis após anestesia local.

Nos casos de neoformações, e também nos de mucosa prepucial aparentemente normal, na maioria das vezes próximo à extremidade peniana, ocorrem certas alterações que, por ocasião da excitação sexual, causam *hemorragias de ereção*. Conforme o caso, no salto improvisado, observa-se sangramento em gotas ou jatos finos, ao passo que, quando o pênis está relaxado, não se observa sangramento da mucosa. No exame detalhado do pênis exposto e anestesiado, encontra-se, via de regra, um abaulamento da mucosa com forma achatada ou de anel protuberante de cor azul-avermelhada, do tamanho de uma lentilha, que provavelmente tem comunicação com vasos sanguíneos da submucosa ou com o corpo cavernoso ("fístula sanguínea"). Sangramentos da uretra masculina podem ser causados pela presença de cálculos (Seção 8.4). Mesmo pequena quantidade de sangue no sêmen pode prejudicar os espermatozóides, limitando sua capacidade de fecundação.

Lesões da folha interna do prepúcio ou do pênis, que ocorrem durante a cobertura ou colheita de sêmen com vagina artificial, levam a uma *perda de substância* que chama a atenção pela cor alterada (vermelho-escuro a marrom) e pelo grau de umidade (secreção reduzida ou aumentada: superfície seca ou gotejamento de secreção). Erosões superficiais são fáceis de diferenciar de pequenas ulcerações profundas (Seção 3.4). Devido à infecção bacteriana secundária dessas lesões traumáticas, se desenvolvem processos inflamatórios difusos da folha peniana e interna do prepúcio: balanite, postite ou balanopostite. Na presença de certas infecções genitais, podem aparecer alterações inflamatórias semelhantes, sem que tenha havido lesão anterior da mucosa. Um aumento da sensibilidade dolorosa local, um aumento da temperatura, rubor ou tumefação da mucosa, o desenvolvimento de papilas vermelho-escuras do tamanho de uma lentilha estão, geralmente, associados a um distúrbio da *potentia coeundi*. A tumefação da mucosa dificulta mecanicamente a ereção e a exposição peniana, da mesma forma que a introdução e a propulsão (Seção 9.5), não é realizada devido à dor. A libido (Seção 9.5), porém, raramente está diminuída. Dessa forma, mesmo touros com balanopostite acentuada tentam repetidamente executar a cobertura, o que leva a um rápido agravamento das alterações. O processo inflamatório, inicialmente seromucoso, passa a purulento e, conforme a virulência dos agentes etiológicos envolvidos, pode evoluir para processos ulcerativos ou necrose (*balanopostite catarral, purulenta, ulcerosa e necrótica*). Quando o pênis está retraído, a folha interna e a peniana da mucosa prepucial estão intimamente sobrepostas. Qualquer perda de substância ou alteração inflamatória pode, devido ao estreito contato, levar a *aderências exsudativas* (*balanopostite adesiva fibrosa subaguda*). Eventualmente, durante a cobertura, o pênis sofre ereção incompleta ou não entra em ereção, ou seja, não é emitido. Sua mucosa prepucial, em conseqüência de tais alterações, adquire uma aparência semelhante a um telescópio. Além disso, aderências fibrinosas se caracterizam por se desfazerem quando da exposição passiva do pênis por tração cuidadosa (estiramento da mucosa: risco de lesão) se o edema inflamatório não for muito acentuado. Se os processos inflamatórios perduram por mais tempo, ocorrem *aderências* entre as duas folhas do prepúcio (*balanopostite adesiva fibrosa subcrônica*), que não podem mais ser corrigidas por leve tração. Quando se observam aumentos de volume do tamanho de um pulso ou bola de futebol, localizados próximos ao óstio prepucial, geralmente se trata de *abscessos* (Seção 3.3), nos quais o pênis pode estar envolvido (*balanopostite apostematosa*). Nesses casos, sua extremidade é pouco visível ou não é mais observada na tentativa de cobertura. Mesmo após bloqueio anestésico (ver anteriormente nesta Seção) ou aplicação de neuroléptico (Seção 1.3), o pênis não pode mais ser exposto. Ocasionalmente, ainda é possível circundar a extremidade peniana com o dedo introduzido no prepúcio. A extremidade livre do prepúcio desses animais se destaca pela sua vascularização. O aumento de volume, em si, apresenta flutuação mais ou menos tensa e, à punção, elimina conteúdo branco-amarelado, mucoso, com flocos e de mau cheiro (Seção 3.3), o que confirma o diagnóstico de abscesso. Aumentos

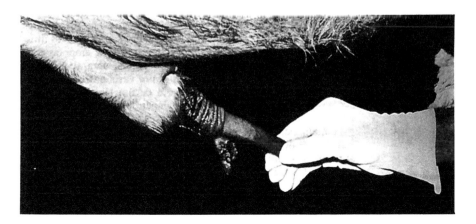

Fig. 337 Fibropapiloma com o dobro do tamanho de uma noz, na face ventral do pênis exposto com auxílio de neuroléptico, na área de transição das mucosas peniana e prepucial.

de volume mais caudais, na maioria das vezes imediatamente anteriores à base do escroto, de tamanho semelhante mas com flutuação e consistência mais fláccidas, são *hematomas* conseqüentes à "fratura" do pênis em touros com libido exacerbada após erros na cobertura. Conforme o tamanho desses hematomas, também se desenvolve um edema colateral (consistência pastosa; Seção 3.3) com prolapso secundário de uma parte da mucosa prepucial. Na tentativa de cobertura, após bloqueio anestésico ou administração de neuroléptico, no máximo, só se consegue emissão ou exposição incompleta do pênis. A diferenciação definitiva de um abscesso exige punção (Seção 1.3), que deve ser realizada com extremo cuidado (com cuidados de esterilização e agulha fina).

9.3 Exame interno

No exame retal das glândulas sexuais anexas, palpam-se as vesículas seminais, as ampolas dos canais deferentes, a próstata e as glândulas bulbouretrais, bem como os gânglios linfáticos (Figs. 170/7 e 338). Com relação às normas gerais de exploração retal consultar Seções 2.3 e 7.7.

Vesículas seminais

As vesículas seminais (*gl. vesicularis*) do touro são facilmente encontradas na palpação retal, quando o clínico avança em direção cranioventral com a ponta dos dedos da mão e os punhos totalmente introduzidos no reto. Inicialmente, ele percebe as fortes contrações rítmicas do músculo uretral (musculatura estriada), que envolve a porção pélvica da uretra, localizada na porção mediana do assoalho pélvico. Craniolateralmente, podem-se palpar as duas vesículas seminais que emergem lateralmente como as pernas de um Y. Elas são avaliadas e comparadas, à palpação, quanto ao tamanho, à simetria, à consistência, à mobilidade e à sensibilidade.

O *tamanho* das vesículas seminais varia conforme a idade, alcançando comprimento e largura de um dedo (comprimento: 7 a 9 cm; espessura: 1,5 a 2,0 cm; maior largura: 1,5 a 2,5 cm) em touros de um ano de idade; touros adultos, com cinco anos de idade, possuem vesículas seminais com largura de quatro dedos (comprimento: 10 a 15 cm; espessura: 2 a 3 cm; maior largura: 3 a 7 cm). Sua *forma* se estreita em direção à uretra. Elas podem estar irregularmente esticadas e, ocasionalmente, dobradas em forma de S. Podem não ser palpáveis devido a distúrbios no desenvolvimento (aplasia ou hipoplasia) nos dois lados (raro) ou unilateral (mais freqüente). Aqui, provavelmente, também se trata de malformação segmentar congênita hereditária dos ductos de Wolff (Seção 9.2). Touros com esse problema, mesmo com sêmen normal, devem ser afastados da reprodução pela óbvia alteração de saúde hereditária. *Aumentos de volume* das vesículas seminais que ultrapassam nitidamente os valores médios citados e, em casos extremos, alcançam o tamanho do pulso ou cabeça de criança, na maioria das vezes são indicativos de *processo inflamatório (adenite da glândula vesicular* e não *vesiculite seminal*). A *formação de cistos* dessas dimensões na glândula vesicular é muito rara. A *simetria* das vesículas inalteradas é menos evidente que a de outros órgãos pares da genitália masculina; pequenas assimetrias ainda são consideradas normais. Quando a diferença de tamanho entre as glândulas vesiculares dos dois lados é de uma vez e meia a média ou superior, justifica-se a suspeita de enfermidade (geralmente inflamatória). A *consistência* das vesículas seminais sadias é tensa mole e elástica a tensa firme e elástica; devido à sua estrutura lobulada, à palpação apresenta superfície irregular, com granulação uniforme (diâmetro de 0,5 a 2 cm); com a idade crescente do touro, a consistência e a irregularidade da granulação aumentam progressivamente. Consistência dura inelástica ou rija e constituição nodulosa grosseira das glândulas vesiculares são consideradas sintomas inflamatórios. A estes pertence também qualquer limitação ou perda total de *mobilidade* normalmente encontrada na sua porção cranial. A *sensibilidade à pressão*, por sua vez, só é observada em inflamações agudas ou subagudas, enquanto que a palpação desses órgãos, quando sadios ou com processo inflamatório crônico, não desencadeia reação dolorosa, como gemido ou defesa. Na adenite aguda da glândula vesicular (infecção por *Br. abortus*, *A. pyogenes* ou microrganismos inespecíficos produtores de pus), a glândula, bem como as demais glândulas anexas, não pode ser delimitada pela palpação, devido à grande edemaciação e à exsudação, que pode envolver toda a cavidade pélvica. Freqüentemente, o exame externo dos órgãos genitais desses touros não resulta em achados alterados. A suspeita de enfermidade inflamatória resultante do exame retal requer confirmação por exames biológicos e microbiológicos (Seção 9.6) do sêmen, que quase sempre contém flocos e leucócitos.

Ampolas dos canais deferentes

As *ampolas dos canais deferentes* são examinadas por palpação retal quanto ao seu tamanho, simetria, consistência, mobilidade e relativa sensibilidade à pressão. Elas constituem a porção glandular espessa e final dos dois canais deferentes e estão, respectivamente, em posição craniomedial às vesículas seminais. Nos últimos 8 a 10 cm antes de desembocar na uretra, as ampolas dos canais deferentes se posicionam muito juntas, uma ao lado da outra, sobre a linha média. Sua *espessura* varia entre a de uma palha (4 mm), nos touros jovens, e a de um lápis, nos touros adultos (8 mm); seu *comprimento* depende da idade (10 a 15 cm) e não é facilmente verificado através do exame retal. Como uma manifestação de hipo ou aplasia segmentar dessa porção dos ductos de Wolff, as ampolas dos canais deferentes podem apresentar-se muito pequenas ou inexistirem. A *consistência* das ampolas dos canais deferentes normais é tensa elástica; sua superfície é normalmente lisa. Em comparação com os órgãos vizinhos, as ampolas mostram-se simétricas quando não estão alteradas. Como sintoma de uma alteração inflamatória, ao lado de uma

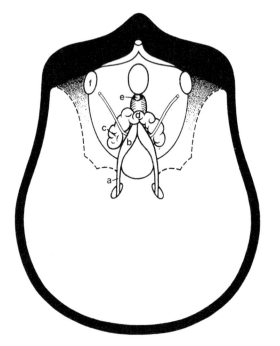

Fig. 338 Representação esquemática das glândulas sexuais anexas do touro (cavidade pélvica vista de frente): a = canal deferente; b = ampola do canal deferente; c = vesícula seminal; d = corpo da próstata; e = glândula bulbouretral; f = gânglios linfáticos.

nítida assimetria (aumento de espessura que varia de um dedo mínimo até um polegar), pode-se observar também uma consistência flácida a dura, nodulosa e com mobilidade reduzida, tanto na fase aguda como na crônica; no entanto, um aumento de sensibilidade à pressão só é notado nos processos agudos.

Próstata

Das duas porções da próstata, o *corpo* e a *parte disseminada*, somente o corpo da glândula costuma ser palpável por via retal. Ele está sobre a uretra pélvica como uma protuberância anelada em posição caudodorsal com relação às vesículas seminais. A próstata pode ser avaliada quanto ao seu tamanho, consistência e sensibilidade. A espessura do corpo anelado da próstata no bovino varia de 1,0 a 1,5 cm no seu diâmetro dorsoventral; sua extensão transversal mede 3 a 4 cm e o comprimento, apenas 1,0 cm. Sua *consistência* é tensa elástica e a *superfície*, lisa. Aumentos de tamanho do órgão, bem como da consistência, indicam inflamação (prostatite) que, no entanto, raramente ocorre nos touros. Às vezes, é possível palpar aumentos de volume e endurecimento na porção pélvica da uretra, que pode atingir 12 a 14 cm, o que indicaria alteração da parte *disseminada*, normalmente não-palpável.

Glândulas bulbouretrais

No touro, o par de glândulas bulbouretrais, ou glândulas de Cowper, se encontra em posição caudodorsal à porção pélvica da uretra, estando encobertas totalmente pelo músculo bulbo-esponjoso (musculatura transversal) e, por isso, não é possível alcançá-las por palpação retal. A identificação de sintomas de inflamação das glândulas bulbouretrais é dificultada pela presença e pela cobertura do robusto músculo bulbo-esponjoso.

Gânglios linfáticos internos

Ao mesmo tempo que se faz a palpação retal das glândulas sexuais acessórias, devem-se também examinar os linfonodos ileofemorais (Seções 4.1 e 7.6).

9.4 Exame ultra-sonográfico

Como um procedimento não-invasivo, a ultra-sonografia complementa de maneira valiosa os outros métodos de exame do saco escrotal, do escroto, do epidídimo e das glândulas anexas. Pelo ultra-som, podem-se diagnosticar, ao mesmo tempo e no mesmo órgão, condições patológicas de tecidos que, através da sua ecogenicidade, diferenciam-se dos tecidos adjacentes e intactos. Com esse método, foram diagnosticados, até o momento, lesões escrotais, tumores, abscessos, hidroceles, epididimites e inflamações das glândulas acessórias em diferentes espécies de animais domésticos. A alta freqüência das ondas sonoras emitidas pelo transdutor não influencia de maneira alguma a espermatogênese.

Para efetuar esse exame, o touro deve ser contido em estação. O escroto deve ser muito bem pincelado com gel para se alcançar o máximo de contato do transdutor com sua pele rugosa. Para isso, o transdutor deve ser colocado no septo escrotal e deslocado mediana e lateralmente para a direita e esquerda. A Fig. 339 mostra a representação dos testículos de um touro adulto. Ao lado das camadas claras do escroto e da túnica albugínea, pode-se reconhecer nitidamente a distribuição homogênea do parênquima testicular. A estrutura ecogênica ao centro representa a *rete testis* (Fig. 340). A representação da cauda do epidídimo não é de tão fácil visualização, em função da forma arredondada que só permite um pequeno contato com o transdutor. Por isso, é necessário que o epidídimo seja comprimido para

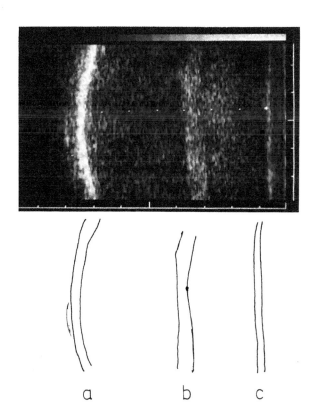

Figs. 339 e 340 Representação ecográfica (com representação esquemática) do testículo esquerdo de um touro; as linhas mais ecogênicas representam: a = túnica albugínea lateral; b = mediastino testicular; c = túnica albugínea medial.

a frente contra o transdutor, para que se possa obter um contato ótimo entre ambos. Virando-se o transdutor 90° em direção à rafe escrotal, viabiliza-se a representação do corpo do epidídimo que, na verdade, nem sempre pode diferenciar-se dos canais deferentes. Após o esvaziamento da ampola retal, quase todas as glândulas sexuais acessórias podem ser observadas no monitor, com o auxílio da ultra-sonografia, com exceção das glândulas bulbouretrais. O transdutor, nesse caso, é utilizado como no exame ginecológico, por via retal e deslocado para o órgão ou estrutura orgânica desejada. Ao contrário das glândulas vesiculares, para observar a próstata e as ampolas dos canais deferentes, o transdutor deve ser girado 90° horizontalmente.

9.5 Exame do comportamento sexual

Para a realização do *exame funcional*, que representa parte do exame andrológico, avaliam-se a libido (o desejo sexual), o transcurso das fases da cópula e a aceitação da vagina artificial, estando o touro na presença de uma parceira apropriada. Os parâmetros descritos a seguir devem ser observados.

Libido

A primeira condição a ser preenchida para que ocorra a cópula é uma libido sexual controlada adequadamente pelo sistema neuroendócrino *(libido sexual)*. Nos touros, ela se manifesta por três fases consecutivas progressivas, a saber:

▷ *excitação* (inquietação e ranger agressivo dos dentes ou mugidos frente a aproximação de outros bovinos ou do homem);
▷ *aproximação da fêmea, e*
▷ *liberação da cadeia de reflexos da cópula.*

Nos touros, a libido normalmente não apresenta períodos de oscilação ou interrupções estacionais.

Para examinar a libido de um touro, deve-se contê-lo, observando certas *medidas de segurança* (Seção 1.2), colocando-o próximo e atrás do(a) *parceiro(a)*. Para tal, utiliza-se prioritariamente, e na seguinte ordem, uma vaca em cio, uma vaca fora do cio, outro touro e, em último caso, um manequim propriamente dito. Caso o touro a ser examinado esteja destinado à reprodução, deve-se também verificar a libido sexual com uma fêmea fora do cio e com outro animal do mesmo sexo (masculino). Os manequins (feitos à semelhança dos animais, de madeira ou metal, com um estofo dorsal e revestimento de lona, plástico, couro ou pele bovina) são considerados pouco eficientes para induzir o reflexo da cópula em 80 a 90% dos touros com boa aptidão para tal. Por esse motivo, os manequins não são recomendados para o exame andrológico.

Via de regra, a libido masculina é verificada com uma parceira *em estação*. Esta deverá ter espaço para seus movimentos, tanto ao lado esquerdo como ao direito e atrás, para quando o salto aconteça (Fig. 342). Amarrar o animal na parede é considerado uma imprudência e não é recomendado, pois pode conduzir a lesões nas pessoas que estão envolvidas no trabalho e também nos animais entre si. Somente quando não é notado nenhum desejo sexual no touro, faz-se a tentativa de *aproximá-lo lentamente* da parceira ou se deixam ambos *soltos em boxe, baia ou curral*. Em touros de campo, faz-se a avaliação no curral.

Como medida da libido, avaliam-se o tempo de contato entre os animais e a primeira tentativa de salto do touro como sendo o *tempo de reação* (Quadro 51). Nos touros adultos e sadios, esse tempo ocorre no máximo em 10 minutos. Quando o tempo de reação dura mais de 10 minutos, a libido sexual é considerada como deficiente. Esta deficiência pode ser incompleta ou completa (libido fraca ou falta de libido).

A *deficiência do desejo sexual* deve-se a *causas congênitas* ou *adquiridas*. No primeiro caso, trata-se de uma predisposição hereditária. Em primeiro lugar, deve-se eliminar com total garantia a possibilidade de que a causa da deficiência da libido seja de origem hereditária. Essa deficiência hereditária é considerada de *natureza primária* (idiopática) quando são afetados, diretamente, o processo de excitação através de alteração na consciência (córtex cerebral), o sistema nervoso e os órgãos de secreção interna; por outro lado, trata-se de uma *alteração secundária* (sintomática) do desejo sexual quando essas funções são prejudicadas especialmente em decorrência de agressões do meio ambiente (alterações na alimentação, manejo ou cuidados, local, pessoal e, às vezes, o transporte). Deverão ser levados em consideração o excesso de serviços ou saltos e, fora da esfera sexual, quaisquer processos com manifestação dolorosa. Para determinar qual desses fatores, no amplo complexo de causas em casos isolados, é o responsável pela diminuição da libido, é decisivo que se façam um exame minucioso não apenas do sistema genital masculino, como também nos sistemas orgânicos como um todo e, além disso, uma avaliação detalhada do meio ambiente.

A *libido sexual exacerbada* é assim chamada porque o touro portador dessa anomalia, imediatamente após ser colocado próximo do manequim, exacerba a excitação, ou seja, sem qualquer prelúdio, com muita freqüência, salta sem prévia ereção e abertura dos membros. Os touros com muita libido machucam-se facilmente dobrando o pênis devido aos inúmeros movimentos de busca. Eles costumam apresentar deficiência na qualidade do sêmen e tendem a masturbar-se.

As fases da cópula

O acasalamento nos animais domésticos não ocorre como um processo voluntário, senão como uma *cadeia de reflexos condicionados*. Assim, os estímulos externos captados pela visão, pelo olfato, pela audição ou pelo tato são conduzidos aos centros sexuais medulares, erotizados neuroendocrinamente, e sofrem uma resposta específica nos touros normais ou sadios (Götze, 1949). Para verificar a capacidade, as deficiências e as variações patológicas nas distintas etapas dessa cadeia de reflexos, é necessário um conhecimento detalhado das fases da cópula, que decorrem da seguinte maneira nos touros sexualmente ativos e sadios: excitação, ereção e emissão, salto ou monta e abraço, procura ou busca, introdução do pênis, propulsão e ejaculação, descida, relaxamento do pênis e epílogo. A cópula propriamente dita, desde a monta até a descida, dura entre três e 15 segundos.

A *excitação sexual* se inicia com a percepção óptica, olfatória e tátil do(a) parceiro(a). O contorno do posterior da vaca atua como o mais importante estímulo óptico para o touro. O touro sexualmente ativo aproxima-se da fêmea para cheirá-la e utiliza o focinho, os lábios, a boca e a língua para sentir e receber os estímulos. Ele faz ainda contato com a genitália externa e o períneo, efetuando uma espécie de "avaliação genital" também entre as patas e os flancos. Se, durante esse contato, a fêmea urina, o touro coloca o focinho no fluxo de urina, fazendo movimentos de mastigação. Após essa aproximação e avaliação da fêmea, o touro a cheira novamente, apresentando-se em posição de Flehmen.* A fase de excitação prossegue com o ato de lamber a fêmea, roçar-se nela e colocar a cabeça sobre seu pescoço ou sobre o lombo. O touro muge e geme, golpeando a fêmea com leves corneadas. Em touros jovens, é comum se observar o ato de lamber a glândula mamária da parceira ou mesmo sugá-la; esse comportamento representa um ato normal de excitação, e deve ser avaliado como um comportamento remanescente da infância.

As impressões ou estímulos recebidos durante a excitação levam, através do estímulo nervoso do *centro da ereção* localizado na medula lombar, a uma dilatação reflexa das artérias dos corpos cavernosos e a uma diminuição do retorno do sangue venoso da glande; assim começa a *ereção do pênis*. O crescente ingurgitamento do pênis estabelece, conseqüentemente, um estímulo reforçado ao reflexo da ereção. A flexura sigmóide do touro em repouso fica, então, devido ao relaxamento dos músculos retratores do pênis, cada vez mais estendida, e o pênis é exposto através do prepúcio, de forma contínua e alternada; de acordo com a idade do touro, na ereção completa, a emissão peniana é de 10 a 40 cm (*emissio penis*). Nesse momento, começa a eliminação de *secreção pré-seminal,* um líquido aquoso que é eliminado pela abertura da uretra, em gotas ou em pequenos esguichos (Seção 9.6). Se, durante a excitação sexual, o pênis, apesar de boa libido, é emitido menos de 10 cm, surge a suspeita de fimose (Seção 9.2), infantilismo peniano (ver anteriormente), malformações, aderências ou neoplasias da mucosa prepucial (Seção 9.2), ou de alteração funcional dos reflexos da ereção (deficiência do centro da ereção, disfunção do músculo retrator do pênis).

Algumas vezes, a ereção completa só ocorre na fase seguinte da cópula, isto é, na do salto (*ascensus*). Nesta, o touro se apóia

Quadro 51 Avaliação da libido sexual em touros adultos

Tempo de reação (minutos)	Classificação (avaliação)
>0,5	Libido excelente
0,5-5	Libido boa
5-10	Libido suficiente
10-30, o touro observa determinadas fêmeas, mas não todas que lhe são oferecidas	Libido fraca (deficiência incompleta da libido)
Regular > 30% ou desaparecimento da excitação mesmo quando lhe são oferecidas fêmeas em cio	Ausência de libido (deficiência completa da libido)

---

*Ergue a cabeça, abre e levanta o lábio superior, enquanto cheira e dilata as narinas. (N.T.)

sobre os membros posteriores, deslocando sua massa corporal para trás, o que permite a elevação quase na vertical da porção anterior do corpo e o apoio da porção ventral do seu peito sobre a anca (quartos traseiros) do(a) parceiro(a); paralelamente, os membros anteriores do touro abraçam as costelas ou os flancos do(a) parceiro(a), ao mesmo tempo que pressionam no sentido látero-medial de ambos os lados, o que se denomina de *amplexo (circumplectio)*. O salto sem ereção e emissão prévia da glande pode levar a ferimentos do pênis, ou introdução do mesmo no reto do(a) parceiro(a), de forma que essa é considerada uma alteração de comportamento. Na "monta dirigida", isto é, quando a monta é feita com o touro sendo conduzido adequadamente, o salto só deve ser permitido quando a glande é visualizada fora do óstio prepucial.

Deficiências no salto ou amplexo se devem mais a processos dolorosos do aparelho locomotor (Seção 11.1), de órgãos internos (p. ex., reticuloperitonite traumática; Seção 7.5), do prepúcio ou do pênis (Seções 9.2), ou ainda a alterações do sistema nervoso central (Seção 12.6 e 12.7). Experiências desagradáveis — quedas e deslizamentos repetidos durante a cópula em pisos lisos ou manipulação indevida da vagina artificial durante a colheita de sêmen (Seção 11.1) — podem diminuir ou bloquear totalmente a libido. Touros jovens, especialmente, podem apresentar, não raras vezes, um *salto incompleto*, no qual a tentativa de fixação do(a) parceiro(a) é feita pelo amplexo, não cranial, mas em posição caudal à crista ilíaca; nesses casos, os reflexos ou fases seguintes da cópula podem ser inibidos (busca, introdução, propulsão) ou desaparecer.

Após o salto, o touro sexualmente sadio inicia os movimentos de busca (*adiustatio*), isto é, ele ejeta e retrai, em movimentos rápidos, o pênis do prepúcio, como se estivesse tateando progressivamente a mucosa do vestíbulo da parceira, expondo nesses movimentos em torno de 8 cm do pênis (Fig. 342). No momento em que o pênis encontra a mucosa do vestíbulo ou o tubo flexível da vagina artificial, imediatamente, ou após dois a três movimentos de busca ou procura, ele é introduzido na vagina *(imissio penis)*, seguindo-se as imediatas *propulsão* e *ejaculação*. Em touros que apresentam uma propulsão normal, potente e profunda, devido ao progressivo relaxamento do músculo retrator, o pênis é exposto ao máximo; ao mesmo tempo, com a simultânea inclinação da espinha e a contração dos músculos abdominais, o touro impulsiona seus joelhos e jarretes com tanta força que realiza um salto para cima e para a frente, quando seus membros posteriores podem elevar-se até 30 cm do solo. No mesmo momento em que a ponta do pênis encontra o fundo de saco da mucosa vaginal dorsalmente, logo acima do colo do útero, ocorre a ejaculação, controlada pelo centro da ejaculação localizado na medula, numa *única fase*, isto é, a secreção da cauda do epidídimo, dos canais deferentes e das ampolas dos canais deferentes, contendo espermatozóides, é emitida junto com os líquidos das vesículas seminais e da próstata, pela contração simultânea dos músculos uretrais, bulboesponjoso e isquiocavernoso. O touro pertence, portanto, ao grupo de animais com "ejaculação vaginal".

Devido a alteração patológica, os *movimentos de busca podem estar ausentes*; touros com esse problema saltam, no entanto, com o pênis ereto, mas se comportam, então, passivamente quando sobre a parceira. No caso da conhecida e bem difundida *disfunção do músculo retrator do pênis*, o membro ereto é emitido pouco ou nada do óstio prepucial (1 a 2 cm); após o salto, então, o touro afetado, sob forte inclinação da espinha lombar, realiza movimentos fortes e rápidos de fricção com o seu posterior, quando não mais do que 5 cm do seu pênis se tornam visíveis. Nos casos de *desvios de direcionamento* ou *angulares do pênis*, congênitos ou hereditários, o membro ereto, nos movimentos de busca, não encontra a vulva, pelo contrário, colide com a pele da parceira abaixo (mais freqüente), acima ou ao lado (mais raro) da vulva.

Entre as alterações da *potentia coeundi*, a *ausência da propulsão* é a mais freqüente. Ela pode ser conseqüência de um bloqueio ocasional da cadeia de reflexos ou fases da cópula que já pode ocorrer mesmo antes da introdução do pênis na vulva (bloqueio da ereção e emissão, salto incompleto, ausência dos movimentos de busca, disfunção do músculo retrator do pênis, desvios de direcionamento do pênis) ou, então, devido a alterações após a emissão. As primeiras já foram comentadas nos parágrafos anteriores; as últimas podem ter como causa uma *deficiência na sensibilidade da ponta do pênis* aos estímulos daí provenientes, pelo que são responsáveis os nódulos de Krause e os corpúsculos de Meissner e de Paccini.

Após a propulsão, o touro encerra a cópula descendo da parceira e sofrendo um relaxamento do pênis devido ao cessamento da congestão ativa da extremidade (*relatio penis*); ao mesmo tempo, o membro é reintroduzido ou "embainhado" no canal prepucial pela ação do músculo retrator do pênis (*remissio penis*). Antes da separação definitiva dos parceiros, observam-se, na monta dirigida (ao contrário da monta livre no rebanho), só raramente, as manifestações de agrado (*calmatio sexualis*) na forma de leves e delicadas cabeçadas dirigidas contra a parceira.

Os touros que sofrem de *ejaculação retardada* (raramente observada) realizam normalmente a cópula em todas as suas fases, inclusive a propulsão; seu ejaculado, no entanto, só é emitido após a descida e eliminado fora da vagina, seja da parceira ou da vagina artificial. Como causa, pode-se incriminar uma alteração na condução dos estímulos pelos nervos participantes do processo, bem como dos músculos, e também um bloqueio uretral por concreções (Seção 8.4); os espasmos ligados a este tipo de alteração podem desencadear sintomas de cólica (Seção 7.7).

Aceitação da vagina artificial

Ante a expansão do *emprego da inseminação artificial*, tornou-se uma exigência que os touros não apenas efetuem o ato da cópula, como também aceitem a vagina artificial. A condição para que isso ocorra é que o instrumento esteja devidamente montado e seja utilizado com cuidado. Também é indispensável, uma limpeza eficiente da vagina artificial após o uso. As vaginas artificiais para touros são constituídas de um tubo rígido cilíndrico, um tubo flexível ou de revestimento e um copo coletor de vidro para o ejaculado. Além disso, são indispensáveis os anéis de borracha ou cadarços de algodão, registro, proteção do copo coletor e um termômetro.

A vagina artificial *"modelo Hannover 1948"* (Figs. 341 e 342), a exemplo de muitas outras disponíveis no mercado, é composta de uma borracha rígida, constituindo um *tubo rígido*[6] (30 a 40 cm de comprimento para touros jovens e adultos, respectivamente, com diâmetro interno de 5,5 cm e parede com 0,6 a 1,0 cm de espessura). Aproximadamente na metade do tubo rígido, há um orifício com tampa utilizado para o preenchimento com água. Uma das extremidades do tubo rígido é constituída por uma esponja com abertura central, à semelhança da vulva. O tubo flexível[7] ou de revestimento, com 75 cm de comprimento e 5 a 6 cm de diâmetro, é composto de uma borracha macia, que pode ser fervida, é atóxica para os espermatozóides e tem superfície lisa ou áspera. O tubo flexível é introduzido no interior do tubo rígido, na extremidade da esponja, deixando-se livre aproximadamente 10 cm do mesmo. Esta parte livre é enrolada para dentro, para ser adaptada na extremidade do tubo rígido, quando deverá ser desenrolada. Com o auxílio de dois *anéis de borracha*[8] amarra-se a extremidade do tubo flexível para mantê-la bem fixa. Logo após, traciona-se a porção livre da extremidade oposta, deixando aproximadamente 7 cm do tubo flexível com parede dupla, que também é fixado no tubo rígido através de dois anéis de borracha. Ao fazê-lo, deve-se ter o cuidado de evitar a formação de pregas ou dobras, porque estas prejudicam o trânsito dos espermatozóides até o copo coletor. Por esse motivo, os tubos flexíveis de superfície lisa têm vantagens

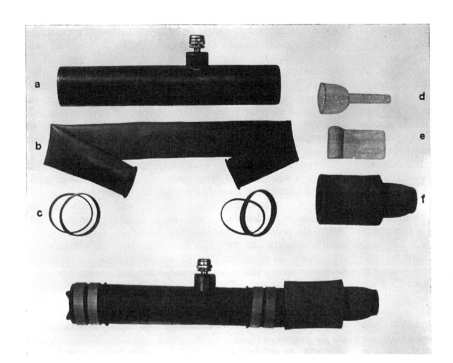

Fig. 341 Vagina artificial para touros (modelo Hannover 1948; Acima, partes da vagina artificial (a, b, c, d, e, f) e, embaixo, vagina artificial montada; a = tubo rígido com registro; b = tubo flexível ou de revestimento; c = anéis de borracha; d = copo coletor; e = peça de conexão; f = proteção do copo coletor.

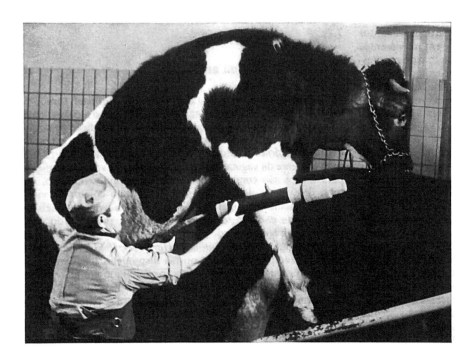

Fig. 342 Colheita de sêmen de um touro com a vagina artificial modelo Hannover 1948.

sobre outros tipos de tubos, principalmente nos casos que o touro está condicionado a saltar somente com tubos de superfície lisa. Um *copo coletor*[9] estéril e de forma cônica é colocado na extremidade do tubo flexível livre, de modo que fique distante aproximadamente um dedo do tubo rígido e fixo através de um *anel de borracha*[10] ou amarrado por um duplo *cadarço de algodão*[11] ao tubo flexível. O copo de vidro, não-alcalino, ou seja, não-prejudicial aos espermatozóides, possui, na sua porção final, um cálice com 5 a 6 cm de altura, com capacidade para 10 a 12 ml e com forma e estilo de uma proveta graduada. O espaço compreendido entre o tubo flexível e o tubo rígido é preenchido com água aquecida a 50 a 60°C e fechado com um registro. Deve-se evitar a penetração de água na entrada do tubo rígido, que se encontra revestida com o tubo flexível, em função da ação espermaticida da água sobre os espermatozóides. Assim que o termômetro atinge 45°C, o registro do tubo rígido é aberto ou retirado e cerca de um terço da água é descartado inclinando-se o tubo rígido. Com isso, alcança-se a temperatura de 41 a 43°C, que é ideal para se efetuar a colheita do sêmen, e a vagina artificial estará pronta para uso. Geralmente, não se faz necessário o uso de *lubrificantes*[12] na entrada da vagina artificial e no seu interior. Dependendo da temperatura ambiental, porém, é conveniente colocar sobre o copo coletor um *protetor térmico*[13] que, ao mesmo tempo, o protege da ação da luz solar.

A *colheita do sêmen* ideal é aquela realizada em um local ou sala coberta, com piso áspero (não-escorregadio), isento de poeira e lama e provido de um tronco de contenção para a fêmea ou parceira. Ao mesmo tempo, é muito importante *preparar o touro sexualmente*, porque isto tem influência no volume e na densidade do ejaculado. Isso pode ser feito com sucesso permitindo que o touro fique próximo da fêmea durante 10 minutos e efetue dois saltos cegos (salto com desvio manual do pênis sem colheita de sêmen); dois desses saltos são, na maioria das vezes, suficientes. Entretanto, deve-se ter cuidado para que o touro não suje a barriga e o pênis e que, de forma alguma, cubra a fêmea. A pessoa que colhe o sêmen segura a vagina artificial com a abertura para baixo e com a mão direita, de maneira que os dedos e a borda externa da mão envolvam a parte final da abertura do tubo rígido; se outra posição for utilizada, esse procedimento poderá ser prejudicado por falta de firmeza da mão com relação à vagina artificial no momento da colheita em si e, por outro lado, dificulta o abaixamento da extremidade (a do copo coletor) para que o sêmen flua para este. O copo coletor da vagina artificial deve ser mantido para cima, de modo que a entrada da mesma não se esfrie. A pessoa encarregada da colheita deve posicionar-se pelo lado direito do touro, na altura da pata esquerda, e evitar ao máximo movimentos bruscos e rápidos, desnecessários. O touro deve ser mantido recuado pelo auxiliar até que o seu pênis esteja ereto. Para a colheita, utiliza-se na mão esquerda uma *luva de tecido*[14] estéril, tracionando-se com cuidado o prepúcio, de modo que o dedo mínimo e a borda externa da mão fiquem próximas do orifício prepucial, devendo-se evitar qualquer contato com a mucosa prepucial e peniana. Nesta fase, o prepúcio é tracionado, ao mesmo tempo que a vagina artificial (Fig. 342) é oferecida com a mão direita. Deve-se ter cuidado para que o pênis não entre em contato com os pêlos da parceira (risco de contaminação do sêmen). Para manter a vagina artificial firme, pode-se apoiá-la na altura do quarto traseiro da parceira, e o pênis pode ser direcionado para a vagina artificial até que sua ponta toque na entrada, sem bater ou ser forçado, o que pode interromper a cadeia de reflexos. A cópula natural fisiológica deve ser imitada da melhor maneira possível, tanto mais quanto o veterinário tem conhecimento de como a mesma ocorre, evitando-se inclusive trações muito forçadas nos desvios do pênis para a colheita.

Imediatamente após o touro ter feito a propulsão, a vagina artificial é *inclinada* (abaixo da horizontal) num ângulo de 30° (mas não bruscamente, para não provocar lesão no pênis nem causar desconforto para o touro), para que o ejaculado não permaneça muito tempo no tubo de revestimento e flua rapidamente para o copo coletor. A vagina artificial é *retirada* do pênis de imediato, porém, com cuidado. A mão esquerda do operador continua a segurar o prepúcio até que o pênis se retraia, protegendo-o até que o touro tenha descido. Se o prepúcio fosse solto logo após, haveria o perigo de o touro contaminar o prepúcio, lesá-lo ou mesmo cobrir a fêmea, o que é indesejável. Após isso, o registro e a água são retirados para esvaziar a vagina artificial, sendo que o registro é recolocado no seu lugar logo após. Cuidadosamente, o copo coletor é retirado do tubo flexível e transferido para um banho-maria a 25 a 30°C, com a finalidade de se evitar o comprometimento do sêmen com a queda da temperatura. O copo coletor é identificado e tampado com papel alumínio estéril ou com tampa de vidro também estéril, para proteger o ejaculado contra contaminações.

A *aceitação da vagina artificial pelo touro* é avaliada da seguinte forma:

aceitação na primeira monta	muito bom;
aceitação na segunda ou terceira monta	bom;
aceitação na quarta ou quinta monta	regular;
aceitação na sexta monta ou em montas subseqüentes	ruim.

Quando o touro reluta ou não aceita a vagina artificial, o operador (particularmente o principiante) deve refletir sobre a possibilidade de o insucesso da colheita ser devido à sua *própria inexperiência*. Uma abordagem calma e habilidosa com a vagina artificial no momento da colheita constitui fator muito importante, que contribui para o sucesso. Muitos touros capazes de realizar a cópula natural reagem ao simples toque da mão do operador no prepúcio ou ao desvio lateral do pênis, deixando, inclusive, de realizar o ato usual da procura, podendo, nesses casos, até deixar de ejacular dentro da vagina artificial.

Nos casos em que há relutância do touro em aceitar a vagina artificial, deve-se, como regra geral, controlar a *temperatura interna* da mesma e, se necessário, aumentar para até 48°C. Pode-se, também, *aumentar a pressão interna* da vagina retirando-se um pouco de água e insuflando, com a boca, um pouco de ar através do registro. Além disso, pode-se optar pelo uso de um tubo flexível com um tipo diferente de *superfície* (áspera ou lisa). Quando todas essas possibilidades são utilizadas sem sucesso, pode-se diagnosticar o fato como "não-aceitação da vagina artificial". Se o touro aceita a vagina somente com aumento da temperatura interna, deve-se lembrar que a borracha muito quente, quando em contato com o ejaculado, pode levar a alterações irreversíveis dos espermatozóides. Um touro que não aceita a vagina artificial ou o faz ocasionalmente não deve ser introduzido numa Central de Inseminação, ou mesmo não está apto para o *congelamento*. O fato de um touro aceitar a vagina artificial não significa que ele realiza a cópula normalmente; ele pode apresentar uma anomalia de direção do pênis que não prejudica a colheita em si, porém apresenta grandes dificuldades para cobrir uma vaca.

A *avaliação diagnóstica final* e a *prognóstica* (Seções 14.1 e 14.2) *da capacidade de realizar a cópula (potentia coeundi)* de touros doadores de sêmen exige repetidos exames em dias diferentes; um único exame funcional pode representar apenas uma indicação e é particularmente controverso, principalmente nos casos de compra e venda de um touro puro de origem de alto valor. Em casos de reclamação pelo comprador, devem-se levar em consideração, principalmente, as condições ou normas de cada associação de criadores, se é que existem. Como exemplo, podem ser citadas as *Condições e Garantias para Venda de Touros* da Associação de Criadores da Raça Frísia Alemã, na Alemanha; quanto à *potentia coeundi* e a aceitação da vagina artificial, está escrito o que segue: o vendedor assegura que o touro oferecido à venda *realiza a cópula* e *aceita a vagina artificial* sem qualquer problema, desde que adequadamente alimentado e tratado. Quaisquer deficiências devem ser informadas por escrito ao vendedor em até seis (monta natural) ou quatro semanas (colheita com a vagina artificial), e nunca antes de duas semanas após a entrega do reprodutor. Sob a expressão "*realizar a cópula sem quaisquer problemas*", entenda-se que o touro, na propriedade do comprador, realize o salto e a propulsão sem ajuda, dentro de 10 minutos após ser apresentado a uma vaca em cio. Uma reclamação contra impotentia coeundi é apropriada quando o touro é apresentado durante seis dias seguidos a seis vacas em cio e não cobre pelo menos cinco delas a cada dia. A *aceitação da vagina artificial* devidamente preparada deve ocorrer regularmente, isto é, no mínimo três saltos com ejaculação no espaço de 10 minutos. Uma reclamação contra a não aceitação da vagina artificial é de direito quando a colheita de sêmen, conforme descrito antes, não ocorrer em, pelo menos, cinco a seis dias seguidos.

9.6 Colheita e exame do ejaculado

Segundo Götze (1949), para que se faça uma colheita adequada do sêmen, devem-se preencher os seguintes requisitos:

▷ o ejaculado completo deve ser obtido sem perdas ou contaminação;
▷ a sobrevivência dos espermatozóides não deve ser comprometida;
▷ a concentração deve ser semelhante à do ejaculado produzido na monta natural;

▷ a saúde e a libido do animal devem ser mantidas;
▷ o método deve ser de fácil execução.

Nos bovinos, o único método de colheita que preenche todos esses requisitos é o da vagina artificial, porque as amostras obtidas por "eletroejaculação" não correspondem ao ejaculado da monta natural em termos de volume, concentração e composição. Neste contexto, deve-se levar em consideração que os resultados dos exames laboratoriais não podem ser mais representativos do que o material biológico a ser examinado, o qual, por sua vez, não pode ser de melhor qualidade do que o método pelo qual foi obtido.

No *exame biológico* do sêmen, o ejaculado é testado do ponto de vista macroscópico e microscópico, assim como físico e químico. A avaliação comparativa dos dados obtidos nos exames é feita com base em *exigências mínimas* de diferentes parâmetros, os quais estão baseados em resultados de exames sistemáticos de ejaculados de touro de várias raças e classes etárias durante anos. Se essas exigências mínimas não forem preenchidas (especialmente no caso de pequenos desvios), não se deve concluir com certeza que um determinado touro apresenta fertilidade reduzida ou que é infértil. Porém, a experiência indica que esses touros apresentam, com grande probabilidade, prognóstico de fertilidade reduzida e, principalmente para inseminação artificial, se tornam objeto de reclamação. Para se fazer a avaliação da capacidade de um touro realizar a cópula em todas as suas fases (Seção 9.5), e a fim de se poder emitir um *diagnóstico sobre a composição biológica do seu sêmen*, são necessários exames repetidos a intervalos de três a cinco dias. Para tanto, a cada dia de exame, após preparação adequada do animal (Seção 9.5), são colhidos dois ejaculados. Caso haja variações entre os resultados do primeiro e do segundo exames, outros se tornam necessários. Portanto, o resultado do exame biológico do sêmen de um único ejaculado não é suficiente para se chegar a um diagnóstico, servindo apenas como orientação diagnóstica. A repetição dos exames é imprescindível.

Exame macroscópico do ejaculado

Pelo *exame macroscópico*, se avaliam o volume, o aspecto e o odor do ejaculado. O *volume* é representado em mililitros (ml) e lido na graduação do copo coletor ou constatado com uma pipeta graduada de 10 ml. O parâmetro mínimo para touros com idade superior a dois anos é de 4 ml, enquanto para touros jovens é de 2 ml.

O *aspecto* do ejaculado depende do número de espermatozóides por unidade de volume (n?/cm^3 ou ml), das secreções das glândulas anexas e da possível presença de sangue, pus, células epiteliais e sujeira, sendo avaliado por sua consistência e sua cor. A *consistência* normal é cremosa. Sêmen bovino leitoso ainda preenche as exigências mínimas, enquanto ejaculados com consistência serosa ou aquosa são avaliados como anormais e de baixa concentração (ver mais adiante nesta Seção). A presença de pus no ejaculado freqüentemente se evidencia pela presença de focos (piospermia). A *cor* do ejaculado bovino, conforme seu teor em riboflavina, normalmente é branca a marfim ou amarelada. Uma coloração avermelhada é sinal da presença de sangue fresco; coloração marrom, da presença de sangue hemolisado (hemospermia); coloração acinzentada indica presença de pó ou sujeira; ejaculados sem espermatozóides têm cor amarelo-esverdeada e possuem, simultaneamente, consistência aquosa.

Amostras de sêmen colhidas higienicamente de touros sadios e férteis têm um *odor* discreto, ligeiramente aromático, que lembra gema de ovo. Deve-se estar atento aos odores de urina, fétidos, bem como a fortes odores específicos da espécie animal e à presença de partículas de sujeira (como, por exemplo, fezes) no sêmen.

Exame microscópico do ejaculado

No exame microscópico do sêmen, se avaliam a concentração, o movimento, a coloração supravital, a sobrevivência, a aglutinação e a presença de células estranhas ou outros contaminantes, bem como espermatozóides morfologicamente alterados. Para tal finalidade é necessário um microscópio com contraste de fase,[15] mesa térmica[16] para aquecimento das lâminas, pipetas capilares de vidro (comprimento de cerca de 15 cm, diâmetro interno de 2 a 3 mm, espessura de parede de 0,5 mm fabricadas por tração de um tubo de vidro sobre a chama do bico de Bunsen) e lamínulas. Os demais instrumentos auxiliares serão discriminados nos métodos individuais.

Como *concentração* do ejaculado bovino se entende o número de espermatozóides (em milhões) por milímetro cúbico (mm^3). Para sua determinação, recomenda-se a contagem das células espermáticas em uma câmara de contagem de células sanguíneas. O sêmen é diluído na proporção de 0,05 ml em 9,95 ml de solução de Hayem[17] (= grau de diluição 1:200). Posteriormente, as duas metades de uma câmara de contagem de Thoma "neu" ou Neubauer, preparada da forma rotineira, são preenchidas, usando-se uma pipeta capilar, com o sêmen já previamente diluído contido no tubo de ensaio. A câmara deve permanecer em repouso horizontal, no mínimo por cinco minutos, para que os espermatozóides se depositem no fundo. Finalmente, é realizada a contagem dos espermatozóides encontrados em cinco quadrados grandes (compostos de 16 quadrados pequenos cada), ou seja, sobre o total de 10/25 mm^2 de área em cada metade da câmara no microscópio com contraste de fase (aumento de 320 vezes). Na contagem, consideram-se apenas as cabeças dos espermatozóides, incluindo aquelas que se encontram sobre a linha esquerda inferior, e também as cabeças destacadas. Após a contagem de um quadrado, deve-se focalizar o lado inferior da lamínula, para contar também os espermatozóides possivelmente aderidos a ela. A concentração (C) calculada a partir da seguinte fórmula:

$$C \text{ (milhões/mm}^3\text{)} = \frac{\text{N? total de células contadas (n)}}{a \times h \times d} = n \times 5.000 \text{ mm}^3$$

Onde: C = concentração
a = área contada (10/25 mm^2)
h = altura da câmara (1/10 mm)
d = diluição utilizada (1/200)

A exigência mínima para concentração do ejaculado bovino é de $0,6 \times 10^6$ espermatozóides/mm^3. O examinador treinado pode, em função da consistência do ejaculado, estimar sua concentração com base nos seguintes pontos de referência:

Consistência	*Concentração* (milhões/mm^3)
Cremosa	> 1,0
Cremosa a leitosa	1,0 a 0,8
Leitosa	0,8 a 0,6
Leitosa a serosa	0,6 a 0,4
Serosa	0,4 a 0,2
Serosa a aquosa	0,2 a 0,05
Aquosa	< 0,05

O *movimento das células* espermáticas é o sinal de vitalidade mais significativo e, ao mesmo tempo, o relativamente mais fácil de ser determinado. A condição essencial para o exame da motilidade é a utilização de uma fonte de calor constante (a ideal é uma mesa térmica de microscópio) de 40°C. À observação microscópica, se distingue entre movimento de massa e individual, além de avaliar os tipos de movimentos dos espermatozóides.

A expressão *movimento de massa* significa o acentuado movimento semelhante a um turbilhão, ondas ou cardumes de espermatozóides em ejaculados de grande concentração com células muito ativas. Para a visualização do movimento de massa, deposita-se, com uma pipeta capilar, uma gota do sêmen a ser examinado, do tamanho de uma lentilha, sobre uma lâmina preaquecida e examina-se sem lamínula em campo claro aumento de cerca de 100 vezes com a fonte de luz parcialmente fechada. O grau ou intensidade do movimento de massa (M) ou turbilhão pode ser classificado da seguinte maneira:

M −	= *nenhum M*: nenhum movimento detectável;
M ±	= *praticamente sem M*: movimento passivo, sem formação de ondas;
M +	= *movimento discreto*: movimento inicial lento, ondas rasas com áreas densas ocasionais;
M +(+)	= *M moderado*: movimento já verificável, ondas ainda rasas, início do aparecimento de aglomerações de espermatozóides (cardumes/turbilhão);
M ++	= *M bom (médio)*: movimento ativo, ondas nítidas e aglomerações ou turbilhões espermáticos com o aparecimento de áreas escuras a negras;
M ++(+)	= *M bom a muito bom*: movimento ativo a forte, ondas pronunciadas;
M +++	= *M muito bom*: movimento ativo a intenso, ondas em forma de ômega ou cogumelo com contracorrente e formação de áreas negras densas.

A exigência mínima para ejaculados bovinos é que apresentem movimento de massa bom (M++).

O *movimento individual* dos espermatozóides é expresso em percentagem, conforme o número de espermatozóides que apresentam *motilidade progressiva* (P), *local* (L) ou *imobilidade* (I). Com uma pipeta capilar esterilizada, três gotículas (0,002 a 0,004 ml) do ejaculado a ser examinado são distribuídos sobre uma lâmina preaquecida e cada uma é coberta com lamínula. Só devem ser examinados aqueles preparados nos quais a gota de sêmen se distribui por todo o espaço capilar entre lâmina e lamínula. De outra forma, deve-se preparar nova lâmina, porque a espessura do preparado é fundamental para uma avaliação correta. Se a gota escolhida é muito grande ou não se distribui totalmente devido à presença de grãos de poeira sobre a lâmina ou lamínula, o julgamento da motilidade individual é dificultado devido à espessura excessivamente grande da camada. Para que a avaliação ao microscópio com contraste de fase e aumento de 200 vezes seja mais objetiva, deve-se, inicialmente, verificar se *mais* ou *menos* da metade dos espermatozóides visíveis no campo possuem movimento progressivo; depois, concentrar-se no grupo menor e estimar sua percentagem (X), com base no número total de espermatozóides com movimento local (Y); 100 menos a soma (X + Y) fornece o terceiro componente (Z), que corresponde à proporção de espermatozóides ou com movimento progressivo ou imóveis, dependendo do grupo menor previamente escolhido. Enquanto o movimento de massa só é avaliado no sêmen fresco, o exame da motilidade individual deve ser realizado com sêmen devidamente diluído* ou armazenado na geladeira. Retiram-se amostras do ejaculado não-diluído e diluído, que são colocadas em pequenos tubos de vidro[18] com capacidade para cerca de 1,5 ml e que, por sua vez, são acondicionados para melhor fixação em almofadas de espuma de borracha[19] perfuradas; os recipientes são, então, fechados com rolhas parafinizadas ou com tampas de plástico.[20] O exame do sêmen não-diluído deve ser realizado imediatamente após a colheita, o do sêmen diluído, logo após a diluição e, depois, durante uma semana, a intervalos de 24 horas. Nesse período, as amostras são conservadas a +5°C; o objetivo do exame é o de verificar uma eventual queda da motilidade (ver também sobrevivência dos espermatozóides). De acordo com as exigências mínimas, o sêmen não-diluído, imediatamente após a colheita, deve apresentar no mínimo 70% dos espermatozóides com movimento progressivo (MP = 70%); e, no sêmen devidamente diluído e mantido a +5°C, o MP deve-se manter, no mínimo, em 70% por 72 horas.

A estimativa do MP é influenciada por critérios subjetivos. Pela *videomicrografia computadorizada*, a avaliação pode ser objetiva. Para isso, cada imagem microscópica é passada através de uma câmara de vídeo acoplada ao tubo do microscópio para um computador. Para controlar o campo visual, essa câmara está conectada a um monitor. O computador digitaliza os campos análogos gravados na forma de fotos individuais. Os espermatozóides são identificados com base em seu tamanho, sua luminescência e tipo de movimento das cabeças, para serem diferenciados de outras partículas. O programa calcula, a partir das informações da imagem digitalizada, o centro de gravidade de cada cabeça espermática e registra sua localização em um sistema de coordenadas. A comparação das imagens individuais fornece informações sobre o número e a percentagem de células móveis, a diferenciação entre movimento progressivo e local, a velocidade, a linearidade, o movimento lateral das cabeças e a concentração espermática. Estes dados podem ser impressos ou armazenados através de gravação em disquetes ou discos rígidos no computador. Tanto o número quanto os dados individuais de cada célula espermática registrada ficam disponíveis. Durante o registro, com duração de meio a um segundo, de até 40 imagens individuais, se acumulam tantos dados que sua análise com computadores atuais, conforme o sistema, leva dois a seis minutos. Isto e o fato de que só amostras de sêmen diluídas podem ser analisadas limitam a implantação dessa técnica em laboratórios de pesquisa. Para a rotina, como por exemplo em centrais de inseminação artificial, ainda não se dispõe de aparelhagem apropriada.

Ao se examinar a motilidade individual, devem-se considerar as diferentes *formas de movimento* dos espermatozóides. Normalmente, eles se movimentam praticamente em *linha reta* e para a frente. Alterações dessa forma de movimento são devidas, principalmente, a modificações na pressão osmótica do líquido seminal. A conseqüência disso são *movimentos circulares*, em que os espermatozóides com a cauda dobrada progridem em círculos grandes, quase não-identificáveis, ou em círculos tão pequenos que a cabeça e a parte terminal da cauda quase se tocam, ou *movimento retrógrado*, em que a cauda do espermatozóide apresenta uma dobra em forma de laço (clave de sol — *bent-tail*), localizando-se sua extremidade sobre ou ao lado da cabeça. No ejaculado bovino normal, não devem ser observados movimentos alterados de espermatozóides.

O teste da coloração supravital (*absorção de corante*) visa a diferenciar os espermatozóides vivos dos mortos ou funcionalmente alterados; os primeiros não se coram quando a técnica é utilizada corretamente, enquanto os últimos absorvem determinados corantes. Para isso, prepara-se uma solução de eosina[21] a 2% em solução de citrato de sódio diidratado a 3%. Duas gotas dessa solução são colocadas com pipeta capilar sobre uma lâmina cuidadosamente limpa, isenta de gordura, sobre a pele aquecida do microscópio. A seguir, com outra pipeta capilar esterilizada, deposita-se uma gota de sêmen próximo às da solução de eosina. A inclinação repetida da lâmina mistura o corante com o sêmen. Uma pequena gota dessa mistura é utilizada para, com uma lamínula, fazer um esfregaço de pequena espessura, conforme técnica de esfregaço sanguíneo (Seção 5.6), em uma segunda lâmina preaquecida. O preparado é colocado sobre a mesa aquecida para secar, mantendo-se um tempo de coloração de 15 a 25 segundos até a secagem da lâmina. Para a determinação do percentual de espermatozóides não-corados (= vivos) e corados (= mortos), devem-se se contar 500 células espermáticas por esfregaço no microscópio (campo claro, aumento de 320 vezes, filtro azul). Espermatozóides corados pela metade são considerados como vivos. As exigências mínimas estabelecem que o número de espermatozóides corados não deve ultrapassar

---
*Neste caso, os mais apropriados são os diluentes à base de citrato e gema de ovo; maiores detalhes podem ser obtidos em livros técnicos sobre inseminação artificial (ver Bibliografia).

25% (além da eosina, corantes como o *fast-green*, nigrosina, azul-opalino, vermelho-congo e suas combinações também são apropriados para coloração supravital).

O teste da *sobrevivência* ou de *resistência* dos espermatozóides compreende o número de horas entre a colheita do ejaculado e o momento em que cessa a motilidade. Pode-se avaliá-la microscopicamente no sêmen não-diluído e no diluído mantido a +5°C, como descrito para motilidade individual (ver anteriormente nesta Seção). Em tais condições, as exigências mínimas para um ejaculado ser considerado aceitável são de sobrevivência mínima de 150 horas para o sêmen não-diluído e 300 horas para o diluído.

Aglutinação é o agrupamento ou acúmulo de espermatozóides. Em geral, apenas as cabeças são afetadas, de forma que os espermatozóides aglutinados ainda mantêm movimento local por algum tempo. Devem-se distinguir a aglutinação pareada ou individual, aquela em forma de estrela e a fortemente desordenada, além de determinar o grau, ou seja, a freqüência do seu aparecimento. Em ejaculados bovinos normais, não se observa aglutinação.

Sob a designação de *células estranhas* ou *contaminações* se entendem todos os elementos corpusculares observados ao exame de sêmen no microscópio com contraste de fase que não sejam os espermatozóides propriamente ditos (ou seus fragmentos). Entre eles, estão os precursores dos espermatozóides (células da espermatogênese), espermiófagos (células que fagocitam os espermatozóides), células epiteliais, eritrócitos, leucócitos e partículas de poeira.

Os *precursores dos espermatozóides* e os *espermiófagos* aparecem raramente no ejaculado. Eles são oito a 10 vezes maiores do que as cabeças dos espermatozóides, que medem 9 × 4,5 × 1 μm. Sua diferenciação é difícil, uma vez que se trata de células mononucleares ou polinucleares, poligonais ou redondas, que quase sempre apresentam vacúolos. O citoplasma dos espermiófagos também se caracteriza pela presença de cabeças de espermatozóides fagocitados. As *células epiteliais*, provenientes principalmente da mucosa do pênis e do prepúcio, bem como da uretra e (raramente) da bexiga, se destacam dos espermatozóides pelo seu tamanho. Elas são, em média, 10 vezes maiores do que uma cabeça de espermatozóide, arredondadas a poligonais, com núcleo grande em forma de vesícula que, devido à degeneração celular, mal é detectado. Aparecem individualmente ou em pequenos grupos. Os *eritrócitos* são pouco menores do que as cabeças dos espermatozóides. Ao microscópio com contraste de fase, aparecem como discos homogêneos, praticamente circulares, brilhantes, com um pequeno halo central. *Leucócitos* compreendem granulócitos, neutrófilos, eosinófilos e basófilos que, ao exame microscópico com contraste de fase, são difíceis de diferenciar. No ejaculado, podem ser reconhecidos pelo seu tamanho, que é aproximadamente o dobro do da cabeça dos espermatozóides, por sua forma arredondada e por seu núcleo característico (formato em bastão a segmentado). As *partículas de poeira* se caracterizam por sua grande variedade de tamanho e forma. Quando se trata de fragmentos de origem vegetal (palha, feno), pode-se identificar freqüentemente sua estrutura lamelar. Os achados podem ser quantificados conforme os seguintes aspectos (Wagner, 1956):

- − = ausência de tais estruturas;
- ± = presença de estruturas muito isoladas (no máximo uma em 10 campos de visão);
- + = presença de estruturas isoladas (não em cada campo);
- +(+) = presença de poucas estruturas (no máximo uma por campo);
- ++ = conteúdo moderado (duas a cinco por campo);
- ++(+) = presença numerosa de estruturas (em quantia enumerável por campo);
- +++ = presença em massa de estruturas (em quantia inumerável por campo).

As *alterações morfológicas dos espermatozóides* já podem ser reconhecidas como tais à observação do preparado de sêmen fresco em microscópio de contraste de fase, embora apenas certas alterações, como cabeças decapitadas, gota citoplasmática e deformações da cauda, possam ser identificadas qualitativamente, e esses dados obtidos podem ser quantificados por estimativa. A diferenciação mais precisa e a obtenção do percentual de espermatozóides morfologicamente alterados exige coloração especial. Das técnicas de coloração descritas até o momento, têm-se destacado a *coloração do acrossomo com amarelo metacromo e azul-vitória* de Karras (1950, 1954). Uma pequena gota de sêmen fresco, não-diluído, é colocada, através de uma pipeta capilar esterilizada, na extremidade de uma lâmina cuidadosamente limpa e desengordurada, preaquecida sobre a mesa do microscópio. Com o auxílio de uma lamínula, prepara-se um esfregaço de sêmen da mesma forma como descrito para esfregaço de sangue (Seção 5.6), deixando secar à temperatura ambiente. Assim que a lâmina estiver seca, é examinada no microscópio com contraste de fase, para se certificar de que foi preparada adequadamente. Só devem ser corados esfregaços de sêmen nos quais os espermatozóides podem ser identificados individualmente com nitidez em pelo menos metade da lâmina (em ejaculados muito densos, isso só ocorre após várias tentativas). O esfregaço devidamente identificado deve permanecer secando por mais 24 horas à temperatura ambiente e protegido da poeira, antes de continuar a ser processado. São preparadas soluções-mães com os corantes amarelo metacromo[22] e azul-vitória,[23] ou seja, uma solução aquosa saturada de amarelo metacromo e uma solução a 3% de azul-vitória em álcool metílico. A base para obter-se um bom resultado da coloração dos acrossomos é a "maturação" das soluções-mães por três a quatro semanas a 37°C (temperatura de incubadora). Os corantes são preparados adicionando-se 15 partes de metanol a 85 partes da solução-mãe de amarelo metacromático e 80 partes de água bidestilada a 20 da solução-mãe de azul-vitória, filtrando-se ambos. Além desses, é necessário um extrato de casca de carvalho, preparado fervendo-se uma parte da casca de carvalho e 19 partes de água fria por cinco minutos e filtrando-se posteriormente; após repouso por 24 horas à temperatura ambiente, nova fervura, e, após o resfriamento, está preparado o extrato. Antes de corar os esfregaços, eles devem ser mergulhados, rapidamente, duas vezes em álcool metílico e secados por 30 minutos. A coloração é feita em cubas: dois minutos no amarelo metacromático, lavagem cuidadosa em água (perigo de lesar os espermatozóides); um minuto no extrato de casca de carvalho e lavagem com água; 30 segundos no azul-vitória e lavagem com água; deixar a lâmina inclinada para secar. Examinar a lâmina sob microscópio de campo claro (aumento de 800 vezes), contando de forma diferenciada 400 espermatozóides. Registram-se as alterações de acrossomo, cabeça, colo, peça intermediária, peça principal e terminal da cauda, bem como malformações duplas e múltiplas; então, são calculados seus percentuais (Figs. 343 a 345). Estabelece-se como exigência mínima que os ejaculados de touros normais devam ter, no máximo, 5% de alterações de cabeça e, no máximo, 10% de alterações de acrossomo.

Exame físico-químico do ejaculado

O exame físico-químico de amostras de sêmen consta da avaliação do pH, da resistência dos espermatozóides frente à solução salina, bem como sua atividade desidrogenante e sua tolerância ao congelamento. O *valor do pH* é determinado no sêmen não-diluído imediatamente após a colheita e em uma amostra de sêmen diluído logo após a diluição, por meio de papel indicador.[24] Para tanto, uma gota do sêmen a ser examinado é colocada sobre uma tira de papel indicador com pipeta capilar esterilizada e, imediatamente, é realizada a leitura no verso da tira umedecida, comparando com a escala de cores anexa. O sêmen bovino normal,

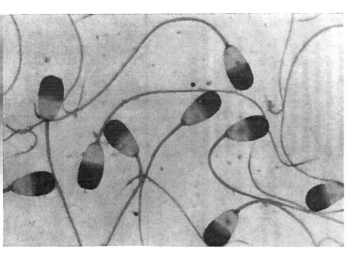
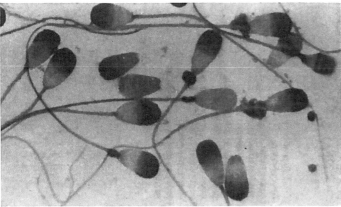
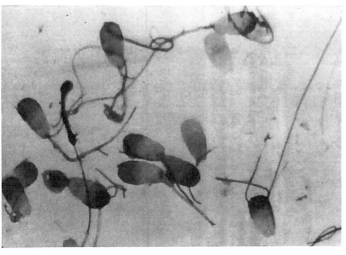

Figs. 343, 344 e 345 Esfregaços de sêmem de touro (coloração para acrossomo Karras, aumento de 1.200 vezes): *em cima*, espermatozóides normais de um touro fértil; *ao centro*, espermatozóides de um touro com fertilidade reduzida (cerca de 35% de alterações morfológicas: acrossomo, cabeça pequena, cabeça decapitada, gota citoplasmática no colo); *embaixo*, espermatozóides de um touro infértil, com espermatozóides totalmente alterados: desprendimento de acrossomo, cabeça deformada, cabeça decapitada, peça intermediária quebrada, cauda enrolada, em clave de sol.

não-diluído, tem pH de 6,4 a 7,0; amostras de sêmen devidamente diluídas, de 6,7 a 6,9. Na presença de alterações (especialmente no sentido alcalino), deve-se pensar também, além de processos inflamatórios das glândulas anexas, em contaminação do material utilizado para a colheita do sêmen.

A *sobrevivência dos espermatozóides* em *solução salina* a 1% é expressa em minutos e considerada como indicador de sua resistência. Para determiná-la, 10,0 ml de solução salina a 1%, em água destilada e destilador de quartzo, são colocados em um tubo de ensaio e aquecidos em banho-maria a +40°C. Com o auxílio de uma pipeta de 0,1 ml para insulina, adiciona-se 0,01 ml de sêmen (diluição = 1:1.000) ao tubo de ensaio com solução salina, devendo-se retirar previamente o sêmen aderido à parte externa da pipeta, soprar a pipeta e lavar o seu interior succionando e soprando três vezes. O conteúdo do tubo de ensaio deve ser misturado retirando-se, imediatamente, uma amostra com pipeta capilar. Uma gotícula é colocada sobre lâmina e coberta com lamínula. A lâmina é examinada ao microscópio de contraste de fase (aumento de 80 vezes), para se verificar a presença de movimento progressivo. Este exame é repetido a intervalos de cinco minutos, até a extinção do movimento progressivo. O período mínimo de resistência é de 30 minutos. Em ejaculados destinados à inseminação artificial, o período mínimo deve ser de 60 minutos.

A *atividade redutora* (prova do azul-de-metileno) fornece informações sobre o metabolismo anaeróbico dos espermatozóides. O princípio do método se baseia na liberação de hidrogênio pelos espermatozóides que, em condições anaeróbicas, transformam o corante azul-de-metileno adicionado em uma base incolor, denominada leucometilena. A velocidade de descoloração depende do número de espermatozóides vivos e de sua atividade metabólica. A presença de bactérias ou de células estranhas (leucócitos, células epiteliais) pode influenciar o resultado do exame. Para o teste, mistura-se uma parte de sêmen a duas partes de solução de azul-de-metileno[25] (a solução-mãe [1:1.000] consta de 0,1 g de azul-de-metileno B em 100 ml de solução de citrato de sódio a 3% que, para uso no teste, é novamente diluída na solução de citrato de sódio até 1:600) em um tubo de lúmen estreito (tubo de ensaio com 8 cm de comprimento e 0,6 cm de diâmetro interno), devendo ser fechado hermeticamente (cobertura com parafina líquida ou deslocamento do ar com auxílio de um bastão de vidro e fechamento com rolha de borracha) e colocado em banho-maria a +40°C. O tempo até a descoloração é cronometrado. Nas condições citadas, o tempo para descoloração deve ser de, no máximo, 10 minutos.

Hoje em dia, a avaliação de tolerância ao *congelamento* do sêmen é condição indispensável para touros usados em inseminação artificial. Esse teste fornece informações extras sobre a técnica atualmente utilizada, de congelamento em forma de *pellets*, especialmente indicada como prova de laboratório para testar a tolerância ao congelamento. Com tal finalidade, 15 a 20 minutos após a colheita do ejaculado, duas partes (1,0 ml, por exemplo) do diluente lactose-gema-glicerina de Nagase e Graham (1964) (75,3 ml de solução de lactose a 11% + 20 ml de gema de ovo + 4,7 ml de glicerina para análise) à temperatura ambiente são lentamente adicionadas a uma parte de sêmen (0,5 ml, por exemplo) e misturadas cuidadosamente. Após duas a oito horas de estabilização a +5°C, o sêmen diluído é transferido por meio de uma pipeta previamente resfriada para depressões pré-moldadas em bloco de CO_2 sólido com capacidade de aproximadamente 0,1 ml por depressão (duas a três gotas = 0,08 a 0,12 ml), nas quais congela na forma de *pellets* em cerca de quatro minutos. Estes, com o auxílio de um funil pré-resfriado e inclinação do bloco de CO_2, são acondicionados em frascos plásticos com capacidade aproximada de 30 ml, que se encontram em recipiente isolante com N_2 líquido (−196°C). Após armazenamento por um ou mais dias, os *pellets* a serem testados são retirados com uma pinça[28] e descongelados a +40°C. Um *pellet* é colocado em um tubo de dose única de sêmen em banho-maria e, a outro, adiciona-se 0,9 ml de solução de descongelamento aquecida (HTS [Hannover-Thawing-solution] Idris, 1971, ou de Tuchlinski, 1966, composta de quatro partes de solução de glicose a 5% e uma parte de solução de $NaHCO_3$ a 1,3%). Depois do descongelamento, a motilidade individual dos espermatozói-

264 EXAME CLÍNICO DOS BOVINOS

Quadro 52 Nomenclatura dos parâmetros utilizados no exame biológico do sêmen

Critério de avaliação	Volume ejaculado (em ml)	Concentração do ejaculado (N° de espermatozóides × 10^6/mm³)	Motilidade dos espermatozóides (movimento de massa (M) e movimento progressivo (P))	Morfologia das células espermáticas (formas alteradas em %)	Contaminantes do ejaculado
Normospermia (todos os achados preenchem as exigências mínimas; indica alta probabilidade de *potentia generandi* — capacidade de fecundação)	Touros jovens: > 2 Touros com idade superior a dois anos: > 4	> 0,6	M = +++/++++ P = > 70% (> 72 horas a +5°C) Nenhum movimento anormal detectável	< 20 (sendo < 5 com alterações de cabeça e < 10 de acrossomo)	Nenhum
Dispermia alterações discretas e medianas; corresponde a *potentia generandi* mais ou menos reduzida	*Oligospermia* = pequenos desvios dos parâmetros acima citados (< 1,0)	*Oligozoospermia* (< 4,0)	*Astenozoospermia* Exigência mínima (M = + P = < 40%)	*Teratozoospermia* (> 30%)	Nenhum
Patospermia (alto grau de alterações; corresponde a *impotentia generandi* — incapacidade reprodutiva total ou parcial)	(< 0,5)	(< 0,2)	(M = ± P = < 20%)	(> 50%)	*Poluospermia moderada a grave* (*hemospermia, piospermia, urospermia* [presença de sangue, pus ou urina no ejaculado])
(ausência completa de determinado parâmetro)	*Aspermia* (touro, por ocasião do ato sexual, não libera o ejaculado)	*Azoospermia* (ejaculado não contém espermatozóides)	*Acinospermia* (quase todas as células espermáticas imóveis, mas restabelecimento da motilidade ainda possível; presença de células não-coradas à coloração supravital) *Necrozoospermia* (todas as células espermáticas mortas)	*Teratozoospermia* Completa e total (100%)	*Polutospermia completa e total* (100%) (No lugar dos espermatozóides, apenas sangue, urina ou poluto semelhante ao colhido no ejaculado isento de espermatozóides)

des é avaliada ao microscópio com contraste de fase (ver anteriormente nesta Seção). Os resultados do exame (movimento progressivo CMP) dos espermatozóides após congelamento e descongelamento expressos em %) são classificados da seguinte forma: MP de 50% ou mais = apropriado; MP de 30 a 50% = apropriado com ressalvas; MP abaixo de 30% = inapropriado.

Exames microbiológicos

Mesmo a constatação de alterações morfológicas evidentes por ocasião da inspeção e da palpação dos órgãos genitais de touros só permite chegar a conclusões incertas a respeito do agente etiológico das infecções genitais. O exame microbiológico de amostras de secreções genitais (esmegma, pré-secreção e sêmen), bem como de amostra de soro sanguíneo, pode demonstrar a presença de microrganismos (bactérias, vírus ou protozoários) e anticorpos específicos. A avaliação diagnóstica dos resultados desses exames microbiológicos depende, basicamente, da obtenção, se possível asséptica, das amostras, uma vez que os bovinos possuem uma "flora genital" que se caracteriza pela presença de inúmeros microrganismos saprófitas nas mucosas genitais sadias. Como as infecções genitais podem ser causadas tanto por agentes etiológicos específicos como por microrganismos saprófitas (são encontrados em toda parte), a delimitação diagnóstica entre resultados normais e patológicos é consideravelmente dificultada, se não impossível, quando da contaminação de amostras.

O exame microbiológico a ser realizado após obtenção das amostras deve ser feito em laboratórios especialmente equipados para esta finalidade (laboratórios estatais, universitários e privados de microbiologia e virologia). Quanto à decisão, se os microrganismos eventualmente encontrados nas amostras das secreções genitais são prejudiciais ou não à função reprodutiva, recomendamos consultar a literatura (ver Bibliografia). Fundamental para a avaliação dos resultados microbiológicos é o exame clínico do animal. Em caso de dúvida, a colheita de amostras deve ser repetida antes do diagnóstico final.

Exame do esmegma

O exame do esmegma permite a constatação de microrganismos no prepúcio e na superfície do pênis. A colheita de esmegma é realizada na forma de lavagem prepucial, lavagem da parede interna da vagina artificial imediatamente após a colheita do sêmen ou sucção. Para a *lavagem prepucial*, são necessários tesoura, sabão, irrigador com sonda de borracha[29] (esterilizada), solução desinfetante[30] (se possível, de evaporação rápida), seringa de 200 ml estéril,[31] cateter estéril[32] com conexão de borracha, um par de luvas cirúrgicas[33] esterilizadas, duas toalhas esterilizadas ou papel-toalha e um frasco com 200 ml de líquido esterilizado para lavagem, podendo ser solução fisiológica ou meio nutritivo[34] (caldo de carne). Além disso, deve-se dispor de um frasco esterilizado com capacidade de 100 ml, contendo 20 ml de soro eqüino inativado, 20.000 UI de penicilina e 500 mg de estreptomicina. O touro a ser examinado deve ser submetido a repouso sexual de quatro a cinco dias antes da colheita da amostra; os pêlos do prepúcio devem ser cortados no comprimento de 5 a 6 cm. A área do óstio prepucial deve ser lavada amplamente com água morna e sabão, e enxugada com toalha esterilizada ou papel-toalha. O touro deve ser excitado sexualmente por meio de condução atrás de uma fêmea (15 a 30 minutos) sobre piso que não levante poeira e respingue, e sem contaminação do pênis (evitar o salto). O óstio prepucial (só externamente) passa por uma assepsia com solução desinfetante e é novamente seco. O operador, usando luvas cirúrgicas, abre o óstio prepucial do touro, no qual um auxiliar introduz o cateter adaptado à seringa que contém o líquido para lavagem (Fig. 346). A porção livre do prepúcio é fechada com uma das mãos pelo veterinário, segue-se com a injeção do líquido para lavagem no prepúcio (auxiliar), massagem externa do líquido injetado por três a cinco minutos com a mão livre do veterinário, no sentido do óstio prepucial para a base do escroto. Durante essa massagem o cateter permanece conectado à seringa, retirando-se três quartos de sua extensão, de forma que sua extremidade se localize na porção inferior do prepúcio e o líquido seja retirado por meio de tração lenta no êmbolo da seringa. O líquido obtido é utilizado para completar o frasco de 100 ml que contém antibiótico para inibição do crescimento bacteriano. Esta parte da amostra é destinada ao isolamento de *Trichomonas*, devendo ser transportada ao laboratório à temperatura ambiente (25 a 28°C). O restante do líquido contido na seringa deve ser colocado no frasco em que, anteriormente, se encontrava o meio nutritivo livre de antibiótico, servindo para isolamento de *Campylobacter* e bactérias, devendo ser transportado a + 5°C em recipiente térmico.[35]

Bingol, Brückler e Blobel (1970), bem como Bisping (1974), recomendam a obtenção de *amostra da face interna da vagina*

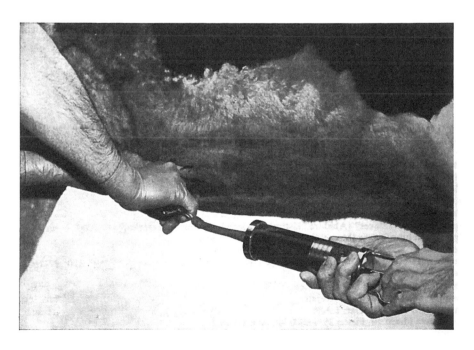

Fig. 346 Amostra de lavagem prepucial: injeção do meio de cultura com o auxílio de um cateter uterino (modelo Breslau) completamente introduzido no prepúcio e de uma seringa de Janet para obtenção de uma amostra de secreção prepucial destinada a exame microbiológico.

artificial imediatamente após a colheita de sêmen, não só por ser tecnicamente de mais fácil execução, como também diagnosticamente mais sensível. Para tanto, cerca de 10 ml de meio nutritivo (como o usado para a lavagem do prepúcio [ver anteriormente nesta Seção], ou meio de tioglicolato[36]) são introduzidos na vagina artificial em posição vertical, após a retirada do copo coletor (Seção 9.5) e fechamento por meio de flexão da porção excedente do tubo flexível (Seção 9.5). Após sacudir fortemente, o líquido é colocado em frasco esterilizado.

Com o auxílio do *método de sucção* de Brodauf (1954, 1956), é possível obter esmegma original, não-diluído, que pode ser facilmente contaminado por sucção de microrganismos do meio ambiente. (Detalhes sobre material, técnica e colheita podem ser obtidos nas publicações originais.)

Exame da pré-secreção

Mediante o exame da pré-secreção, é possível isolar microrganismos das vias condutoras do sêmen. A pré-secreção do touro é a fração líquida, livre de espermatozóides (produto da mucosa uretral, das glândulas uretrais e bulbouretrais), emitida em gotas ou jatos finos do pênis em ereção e exposto por ocasião da excitação sexual. Para sua colheita, são necessários tesoura, sabão, irrigador com mangueira de borracha, solução desinfetante, luvas de borracha ou algodão esterilizadas, frasco de colheita esterilizado (vidro de conserva de boca larga, placa de Petri, funil acoplado a tubo de ensaio), bem como tubo para amostra esterilizado. Repouso sexual anterior à colheita da amostra e procedimentos de limpeza e desinfecção correspondem aos descritos para obtenção de amostra de esmegma, não sendo necessário, porém, um período de excitação prolongado. O posterior da vaca ou manequim deve ser igualmente lavado e desinfetado. O touro é conduzido até a vaca e contido até que ocorra a ereção e a emissão do pênis. No momento do salto, o pênis é desviado pela mão enluvada, como na colheita de sêmen com vagina artificial. A pré-secreção emitida na forma de gotas ou jatos da uretra é colhida em frasco esterilizado, sem que este entre em contato com a mucosa do pênis (Fig. 347). A mão que está realizando o desvio do pênis só deve soltá-la após a descida do touro. A amostra de pré-secreção obtida deve ser transferida para um tubo de ensaio. O transporte para o laboratório deve ser efetuado, se possível, a +5°C em recipiente térmico.[35]

Exame do sêmen

Após a obtenção da pré-secreção, pode-se colher imediatamente um ejaculado para exame microbiológico. O exame do sêmen

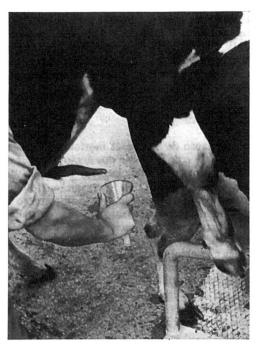

Fig. 347 Obtenção de pré-secreção com um funil estéril e um tubo de ensaio livre de germes colocado embaixo do mesmo durante uma tentativa de coito improvisada.

permite isolar microrganismos provenientes das gônadas, glândulas sexuais anexas e vias condutoras de sêmen. A contaminação com microrganismos do prepúcio e da superfície peniana não pode ser evitada. A colheita do ejaculado ocorre na forma descrita na Seção 9.5 sobre aceitação da vagina artificial, com particular atenção às exigências higiênicas. Aproximadamente 1 ml do sêmen obtido é transferido para outro recipiente esterilizado, observando-se a assepsia. A amostra deve ser transportada ao laboratório o mais rápido possível, a +5°C, em recipiente térmico.

Exame de sangue (soro)

O exame de sangue permite a constatação sorológica da presença de anticorpos contra agentes etiológicos de infecções genitais (por exemplo, anticorpos contra *Brucella* ou anticorpos neutralizadores do vírus BHV_1 [IBR-IPV]). A colheita de sangue e a obtenção do soro a ser examinado estão descritas em outro local (Seção 5.6).

Fabricantes e Representantes

1. Balde plástico volumétrico para três litros (Gerda Internacional): L. Bertram-D-3000 Hannover.
2. Compasso de Martin: Idea — Berchthold/D-7200 Tuttlingen.
3. Testímetro de Podaný: Podaný CSSR — Brno.
4. Tonômetro de Hahn, Foote e Cranch: Kleinfeld/D-3000 Hannover.
5. Cânula de Vim-Silverman: Nicolai/D-3000 Hannover.
6. Tubo rígido: L.Bertram/D-3000 Hannover, N.° 30 2403 000, 30 2404 000, 30 2405 000 ou 30 2406 000.
7. Tubo flexível: L. Bertram/D-3000 Hannover N.° 30 2603 000, 30 2604 065 ou 30 2607 000.
8. Anéis de borracha: L. Bertram/D-3000 Hannover N.° 30 2802 000.
9. Copo coletor: L. Bertram/D-3000 Hannover N.° 30 2703 008.
10. Anéis de borracha: L. Bertram/D-3000 Hannover N.° 30 2804 000.
11. Por exemplo: atadura "Telavet" (Atadura elástica). Sociedade Alemã de Veterinária/D-3000 Hannover.
12. Por exemplo: pasta lubrificante (Marsolub:Dipropar/F-75015 Paris.
13. Protetor térmico: L. Bertram/D-3000 Hannover N.° 30 2901 000.
14. Luva de tecido: L. Bertram/D-3000 Hannover N.° 37 1601 090, 37 1601 100, 37 1601 120, 37 1601 140, 37 1601 160.
15. Microscópio com contraste de fase: Carl Zeiss/D-7082 Oberkochen, Standard 14 (com condensador IIZ de contraste de fase, ocular 8 ×, Objetiva Ph 10 ×, Ph 25 ×, Ph 40 ×, Objetiva de imersão 100 ×) ou Ernst Leitz/D-6330 Wetzlar: LABORLUX K (com condensador UKL de contraste de fase, ocular GF 10 ×, Objetiva Phaco 10, Phaco 25, Phaco 40, imersão 100).

16. Por exemplo: mesa térmica e de refrigeração 80: Ernst Leitz/D-6330 Wetzlar (com termorregulação).
17. Solução de Hayem: cinco partes de sulfato de sódio, uma parte de cloreto de sódio e meia parte de cloreto de mercúrio diluídas em 200 partes de água destilada.
18. Recipientes de vidro para armazenar sêmen: L. Bertram/D-3000 Hannover.
19. Almofadas impressas de esponja de borracha: L. Bertram/D-3000 Hannover.
20. Tampas de plástico para os recipientes de sêmen: L. Bertram/D-3000 Hannover.
21. Eosina: amarelada, pura e dissolvida em água, para microscopia. Riedel-de-Haen AG/D-3016 Seelze, N.º 32617.
22. Amarelo metacromo. E. Merck/D 6100 Darmstadt, N.º 11635.
23. Azul-vitória: Chroma-Ges. Schmid & Co./D-7000 Stuttgart 60, N.º 1 B 393.
24. Papel indicador especial: E. Merck/D-6100 Darmstadt, N.º 9556, 9557.
25. Azul-de-metileno B: E. Merck/D-6100 Darmstadt, N.º 15943.
26. Citrato diidratado trissódico: E. Merck/D-6100 Darmstadt. n.º 6448.
27. Por exemplo: LR-10A-6 container ou botijão de nitrogênio líquido: Messer Griesheim Gmbh/D-4000 Düsseldorf.
28. Pinça de dissecção dobrada lisa: Hauptner/D-5650 Solingen, N.º 07971000.
29. Por exemplo: irrigador plástico: L. Bertram/D-3000 Hannover, N.º 33 1501 200.
30. Por exemplo: cloramina T (em solução aquosa a 0,3%): E. Merck/D-6100 Darmstadt, N.º 2424.
31. Seringa de 200 ml de Janet: Hauptner/D-5650 Solingen, N. 14920000.
32. Cateter uterino curvo: Hauptner/D-5650 Solingen, N.º 43200000.
33. Luva de borracha (luva cirúrgica): L. Bertram/D-3000 Hannover, N.º 37 1201 060-090.
34. Composição do meio nutritivo para identificação de vibriões (*Campylobacter fetus*), tricomonas e para germes ou embriões em geral, de Fritzsche, citado por Merkt e Sanchez-Garnica (1952): extrato de carne, 1.000,0; peptona, 10,0; cloreto de sódio, 3,0; fosfato de sódio secundário ($Na_2HPO_4 + 12H_2O$), 2,0; glicose, 20,0 (ajustada para pH 7,5); ou meio nutritivo de Reed e Orr, citado por Bisping (1960): peptona, 20,0; cloreto de sódio, 5,0; tioglicolato de sódio, 1,0; ágar-ágar, 1,0; água destilada, 1.000,0 (utilizado especialmente para identificação de *Campylobacter*).
35. Frasco (garrafa) térmico: L. Bertram/D-3000 Hannover.
36. Tioglicolato para microbiologia: E. Merck/D-6100 Darmstadt, N.º 8190.

Bibliografia

AMSTUTZ, H. E. (1987): Unfruchtbarkeit beim Bullen. Dtsch. Tierärztl. Wschr. 94, 247–250.

BADER, H., A. FLÜGE, R. SCHERBARTH und D. KRAUSE (1983): Beitrag zur segmentalen Aplasie und Hypoplasie des Nebenhodens beim Bullen. Dtsch. Tierärztl. Wschr. 90, 448–456. — BINGÖL, R., J. BRÜCKLER und H. BLOBEL (1970): Erkenntnisse bei der Vibrio-Diagnose bei Bullen. Tierärztl. Umsch. 25, 581–584. — BISPING, W. (1960): Bedeutung und Technik mikrobiologischer Untersuchungen im Bereiche der künstlichen Besamung. Dtsch. Tierärztl. Wschr. 67, 7–11. — BISPING, W. (1974): Zur bakteriologischen Diagnose der Vibrio-fetus-Infektion beim Bullen. Berl. Münch. Tierärztl. Wschr. 87, 330–333.

CARTER, A. P., P. D. P. WOOD, and P. A. WRIGHT (1980): Association between scrotal circumference, live weight and sperm output in cattle. J. Reprod. Fertil. 59, 447–451. — CONRADI, H. (1957): Über chronische Hodenveränderungen bei Zuchtbullen und ihre klinische Feststellung. Zuchthyg., Fortpfl. u. Besam. Haustiere 1, 65–76. — COULTER, G. H., and D. G. KELLER (1982): Scrotal circumference of young beef bulls: Relationship to paired testes weight, effect of breed, and predictability. Can. J. Anim. Sci. 62, 133–139.

FATKIN, N. F., und S. G. ISAEW (1948): Die Betäubung des Penis beim Bullen (russisch). Veterinariya 25: 3, 24–25.

GÖTZE, R. (1949): Besamung und Unfruchtbarkeit der Haussäugetiere. Schaper, Hannover.

HAASE, H., P. LAUNER und L. FEYERHERD (1983): Untersuchungen zu einer Spermaleistungsminderung bei Jungbullen. Mh. Vet. Med. 38, 265–268. — HAHN, J. (1972): Hodengröße und -konsistenz als Fruchtbarkeitskriterien. Tierzüchter 24, 172–174. — HAHN, J., R. H. FOOTE, and E. T. CRANCH (1969): Tonometer for measuring testicular consistency of bulls to predict semen quality. J. Anim. Sci. 29, 483–489.

IDRIS, O. E. (1971): Hannover-Thawing-Solution (HTS) — eine neue Auftaulösung, die eine mehrtägige Erhaltung der Befruchtungsfähigkeit von aufgetautem, pelletiertem Bullensperma ermöglicht (Vorl. Mitt.). Dtsch. Tierärztl. Wschr. 78, 417–419.

KARRAS, W. (1950): Spermastudien. 1. Eine Methode zur färberischen Darstellung der Kopfkappen und des Kolloidüberzuges der Spermien. Mh. Tierhk. 2, 162–167. — KARRAS, W. (1954): Spermastudien. 3. Über eine Methode zur differenzierten Darstellung der Spermienschwanzes. Mh. Tierhk. 6, 192–197. — KRAUSE, D. (1966): Untersuchungen am Bullensperma unter Berücksichtigung der fertilitätsdiagnostischen Bedeutung der Befunde. Hannover, Tierärztl. Hochsch., Habil.-Schrift. — KRAUSE, D., und D. RATH (1987): Untersuchungen zur Anwendbarkeit der Sonographie in der veterinär-andrologischen Diagnostik. Andrologia 19, 247–255. — KUPFERSCHMIED, H., F. BACHMANN und C. GAILLARD (1985): Untersuchungen über den Skrotalumfang beim Simmentaler Fleckvieh, bei Red-Holstein-Kreuzungsprodukten und beim Schwarzfleckvieh. Zuchthyg. 20, 240–246.

LARSON, L. L. (1953): The internal pudendal (pudic) nerve block for anaesthesia of the penis and relaxation of the retractor penis muscle. J. Am. Vet. Med. Ass. 123, 18–27.

MAKARECHIAN, M., A. FARID, and R. T. BERG (1984): Relationships between growth parameters and scrotal circumference in young beef bulls. Theriogenology 22, 667–674. — MERKT, H., und C. SÁNCHEZ-GARNICA (1952): Gewinnung des Vorhautsekretes beim Bullen zur mikrobiellen Untersuchung (Präputialspülprobe). Dtsch. Tierärztl. Wschr. 59: Beilage Fortpfl. u. Besam. Haustiere 2, 3–5. — MUNDT, W. (1953): Die Anästhesie des Musculus retractor penis. Prakt. Tierarzt 34, 65–66.

NAGASE, H., and E. F. GRAHAM (1964): Pelleted semen: Comparison of different extenders and processes on fertility of bovine spermatozoa. 5. Int. Congr. Anim. Reprod. Artif. Insemination, Trient 4, 387–391.

PECHMAN, R. D., and B. E. EILTS (1987): B-mode ultrasonography of the bull testicle. Theriogenology 27, 431–441. — PODANÝ, J. (1966): Testikularbiometrie — ein wichtiger Faktor bei der Auswahl der männlichen

Zuchttiere. Fortpfl., Besam. u. Aufzucht Haustiere *2*, 209–229. — Popescu, P., V. Paraipan und V. Nicolescu (1958): Die subsacrale Anaesthesie beim Stier und Pferd (rumänisch). Probleme zootechn. veterin. *3*, 46–50.

Rensburg, S. W. J. van, and W. H. de Vos (1957): A convenient type of electro-ejaculator for bulls and rams. J. S. Afr. Vet. Med. Ass. *28*, 1–3. — Rowson, L. E., and M. I. Murdoch (1954): Electrical ejaculation in the bull. Vet. Rec. *66*, 326–327.

Tuchlinski, K. (1966): Auftaulösung für pelletiertes Bullensperma. Persönl. Mitt.

Verband Deutscher Schwarzbuntzüchter (1987): Katalog der 32. Elite-Auktion der Deutschen Schwarzbuntzucht, Hamm/Westf.

Wagener, K. (1956): Kursus der veterinärmedizinischen Mikrobiologie. 5. Aufl. Parey, Berlin, Hamburg. — Woronin, I. I. (1957): zitiert nach Magda, I. I. (1960): Lokalanaesthesie-Anleitung für Tierärzte. Fischer, Jena.

CAPÍTULO 10

Sistema Genital Feminino

E. GRUNERT

O exame da genitália feminina é necessário para se verificar *o estágio do ciclo estral* (particularmente para detectar o cio (ver adiante na seção 10.1), estabelecer *a causa de infertilidade* (incluindo "infertilidade do rebanho", ver adiante na seção 10.1), *diagnóstico de gestação* (ver adiante na seção 10.1), *assistência obstétrica* (que inclui o exame da placenta, dos líquidos placentários e feto; ver seção 10.3) e *diagnóstico de distúrbios puerperais*. O exame do *úbere* será abordado em conjunto com o exame do aparelho genital feminino.

10.1 Exame ginecológico

Um exame clínico apropriado da genitália feminina não pode começar sem um *histórico do caso* (ver seção 2.2), que inclui idade, data, evolução e resultado da gestação prévia; tempo de eliminação da placenta no pós-parto; evolução do puerpério; comportamento e duração do ciclo sexual, incluindo a intensidade e a duração do estro; acasalamento prévio ou inseminação; qualquer tratamento prévio; estágio de lactação e produção de leite. O próximo estágio é um *exame geral* (ver seção 2.4), levando-se em conta o comportamento sexual e a *análise dos fatores ambientais* (estabulação, alimentação, manejo, adubação). Certas características são visíveis externamente, como o tamanho e o formato do abdome (ver seção 7.12) e alterações na região do úbere (ver seção 10.3). Talvez, seja necessário examinar o touro que tenha coberto a vaca (ver seção 9.5). Finalmente, talvez seja necessário repetir o exame mais de uma vez (para verificar alterações observadas durante o ciclo).

A vulva pode ser inspecionada e palpada. Os órgãos genitais internos podem ser explorados manualmente pela vagina em vacas que vão parir ou acabaram de fazê-lo (ver seção 10.2). Por outro lado, a exploração retal é a única via para examinar o útero, os ovidutos e ovários (ver adiante nesta seção). Uma inspeção vaginal (ver adiante nesta seção) pode ser realizada, quando necessário, exceto em animais prenhes.

Exame externo

A borda caudal dos *ligamentos pélvicos* largos* está, em geral, tensamente distendida. Um ou dois dias antes da parição, ela relaxa e permanece frouxa por pouco tempo após o parto. Qualquer outro relaxamento será provavelmente patológico (geralmente relacionado a cistos tecafoliculares**). Há uma cavidade, à saída da pelve, de cada lado, na base da cauda — a *fossa isquiorretal* —, que é particularmente proeminente em vacas velhas e magras, tornando-se mais profunda quando o tecido conjuntivo perineal e perivaginal relaxam-se; isto empurra o ânus e a vagina para a frente, fazendo a vulva repousar obliquamente.

Vale a pena inspecionar *por baixo da cauda* e na área em torno das *tuberosidades isquiáticas*, para pesquisar vestígios de muco ou crostas de secreção, o que indica presença de secreção vaginal: estro ou catarro genital (Fig. 348). Nos *lábios da vulva*, são inspecionadas a posição e a variação de tamanho. Normalmente, eles são verticais; mas, em vacas com fossa isquiorretal acentuada, repousam obliquamente (vulva inclinada). As terneiras e as fêmeas com hipoplasia gonádica têm lábios vulvares relativamente pequenos. Os lábios são relativamente grandes em vacas com cistos ovarianos no estro, logo antes da parição e em inflamações (vulvite). A assimetria dos lábios vulvares pode dever-se a neoplasia, hematoma, abscesso ou ferimento. Observar a condição da superfície dos lábios vulvares (pregueada durante o diestro, do contrário lisa), sua cor (rosa-pálido, avermelhada, anêmica etc.) e o *fechamento da fenda vulvar* (incompleto quando a fossa isquiorretal é acentuada; pode haver laceração lateral ou dorsal, degeneração cística das glândulas vestibulares* ou prolapso ou inversão da vagina). Além disso, verificar se os *pêlos da comissura ventral* estão secos, úmidos ou grudados com muco e/ou fezes.

Exame interno

Palpação retal: pré-requisitos. Ao contrário do levantamento dos achados obstétricos, o exame ginecológico em geral se inicia com a exploração retal. Em casos de prenhez ou aderências de ovário e/ou útero a estruturas vizinhas, costuma ser necessário um exame vaginal. Em tal procedimento, os achados de útero não são influenciados por irritações provocadas por um exame vaginal. Em todo exame retal, deve-se proceder à contenção adequada do animal (ver seções 1.2 e 2.3).

Técnica. Sobre a técnica da exploração retal, ver seções 2.3 e 7.10. Se o animal se comprimir muito durante o exame, pode-se diminuir esta compressão, se um auxiliar puxar a pele e massagear fortemente o dorso do animal, sobre as apófises transversas das vértebras torácicas, pressionando assim o dorso do animal para baixo. Se o reto apresentar bolhas de ar, pode-se bater com a palma da mão, rapidamente, contra a mucosa do reto, ou dar um leve puxão na prega cranial da mucosa formada pela bolha de ar, estimulando assim a contração e a expulsão do ar. No caso de dificuldades ainda maiores durante a exploração retal, aconselha-se interromper o exame por alguns minutos.

Especialmente na determinação de prenhez em fase inicial, deve-se procurar imediatamente o útero, para evitar contrações uterinas, que podem ser desencadeadas pela manipulação retal excessiva.

Levantamento dos achados da cérvix e do útero. A fim de sentir o útero, os ovidutos e os ovários, através da parede do reto (ver seção 7.10), existem os seguintes *auxílios para orientação*. O principiante deve, primeiro, localizar a *cérvix*, que repousa no assoalho da pelve, próxima à crista púbica, em geral à direita

---

*N.T.: Também podem ser chamados de lig. sacrotuberal largo.
**N.T.: Também denominado cisto folicular.

*N.T.: Também chamadas de glândulas de Bartholin.

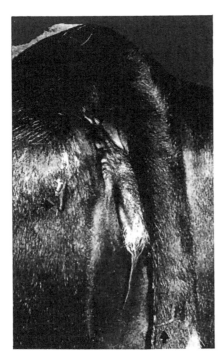

Fig. 348 Vaca em cio silencioso. O único sinal externo do estro são os vestígios de muco na cauda e sobre a tuberosidade isquiática (setas).

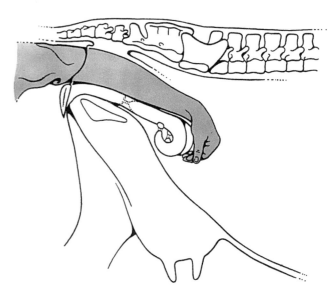

Fig. 349 Palpação do útero (representação esquemática), que pode ser abrangido pela mão do clínico enquanto repousa na cavidade abdominal.

da linha média. Em vacas, é uma estrutura firme, com 7 a 10 cm de comprimento e 2 a 7 cm de espessura, ao passo que, em novilhas, é menor e mais macia. Investiga-se qualquer aumento de tamanho. O alargamento simétrico indica inflamação difusa ou aborto recente. A cérvix pode ter-se deslocado ou estar completamente ausente, como em *freemartins* e na doença da novilha branca (hipo ou aplasia). Devem-se ter em mente particularidades da raça quando a cérvix parece estar alargada ou deslocada, pois zebus e suas cruzas têm uma cérvix excepcionalmente espessa, enquanto em Guernseys e Shorthorns ela está mais cranialmente do que o habitual.

A cérvix deve ser móvel em todos os sentidos. Caso contrário, deve-se proceder ao seguinte diagnóstico diferencial:

▷ gestação de mais de 70 dias;
▷ piometra, mucometra (com mais de dois litros de conteúdo uterino);
▷ grande quantidade de alterações leucóticas na região do útero;
▷ aderências uterinas;
▷ mumificação fetal;
▷ tumor ovariano grande;
▷ flegmão pélvico.

Passando da cérvix, a próxima estrutura encontrada em um útero não-gravídico é o corpo do útero, que tem cerca de 5 cm de comprimento e é demarcado dos cornos uterinos pelo ligamento intercornual, que forma uma bifurcação falsa. O útero vazio costuma contrair-se em resposta à palpação. Em vacas jovens, o útero repousa próximo à crista púbica, na cavidade pélvica ou na cavidade abdominal. Em vacas mais velhas, em casos de conteúdos anormais (pneumo, hidro, leuco, pio, hemometra) e, particularmente, durante a gravidez e no início do período puerperal, o útero se desloca ventralmente na cavidade abdominal, repousando contra a parede abdominal direita. Outro método para pegar o útero é passar a mão além da entrada da pelve e para baixo na cavidade abdominal, à direita da linha média, depois *fechar um pouco a mão* e retirá-la nesta posição até a crista púbica. Com este movimento, a mão abrangerá o útero não-gravídico ou o útero de prenhez recente.

À *palpação do útero*, observam-se o tamanho, a simetria, a consistência e a contratilidade, a motilidade e eventuais conteúdos.

O *tamanho do útero* é estimado, podendo ser ou não abrangido pela mão em cuia (Fig. 349). O diâmetro dos cornos pode ser medido comparando-os com o diâmetro do dedo.

A *simetria* é verificada inserindo-se o dedo médio na bifurcação falsa e palpando-se os dois cornos, comparando-os (Fig. 350). A assimetria dos cornos não-gravídicos não é, necessariamente, patológica, pois poderia ser conseqüência de uma gestação anterior.

A *consistência* e a *contratilidade* fornecem informação sobre o estado dos tecidos uterinos (edema e contratilidade pronunciada = estro; consistência pastosa = inflamação aguda grave; tecido duro = fibrose devida a inflamação crônica ou neoplasia; crepitação sob a serosa = flegmão gasoso). O útero involuído do puerpério precoce possuirá dobras longitudinais bem definidas.

A *motilidade* espontânea do útero pode ser limitada ou impedida por aderências fibrinosas ou fibrosas ao grande omento, à parede abdominal ou aos órgãos adjacentes. Elas surgem após parto distócico e, particularmente, após cesariana.

Os eventuais *conteúdos* de um útero não-gravídico, como muco, sangue, pus, gás e urina, podem ser sentidos pegando-se cuidadosamente os cornos e deixando-os passar entre os dedos. Se há um feto no útero, deve-se fazer uma tentativa para determinar se está vivo ou morto (e se está mumificado, macerado ou enfisematoso).

Os seguintes códigos podem ser usados para *registrar os resultados da palpação do útero*, em particular quando um grande número de vacas está sendo examinado:

▷ *Tamanho:*

U I = o útero pode ser recolhido dentro da mão; cornos mais ou menos da grossura de um dedo
U II = como acima, mas os cornos são da grossura de dois dedos
U III = como acima, mas os cornos são da grossura de três a quatro dedos
U IV = o útero pode ser delimitado pela mão, com a curvatura maior do tamanho de um braço humano até um pão grande
U V = o útero quase é delimitado pela mão, com a

U VI = curvatura maior do tamanho de um pão grande não podendo ser mais totalmente palpada
o útero não pode ser mais delimitado com a mão, pois a curvatura maior está fora do alcance da mão.

▷ *Simetria:*

S = ambos os cornos do mesmo tamanho (simétricos)
As = os cornos são de tamanhos diferentes (assimétricos)
As +++ = o corno direito é bem maior que o esquerdo
+ As = o corno esquerdo é um pouco maior que o direito

▷ *Consistência e Contratilidade:*

C I = útero macio e pouco contrátil
C II = contratilidade moderada
C III = contratilidade forte

▷ *Eventuais Conteúdos:*

Notar a quantidade (pouca, média ou muita) e a consistência (mole ou flutuação tensa; firmeza) sem recorrer a abreviaturas. Se está presente um corrimento vaginal, registrar sua cor, viscosidade, odor e quaisquer substâncias estranhas presentes. A respeito da avaliação dos conteúdos de um útero gravídico, ver adiante nesta seção.

Os *ovidutos* (Fig. 351) são palpados a seguir. Podem ser encontrados no bordo anterior do ligamento largo do útero, entre a ponta do corno e o ovário. As salpinges são estruturas moderadamente firmes, com 20 a 28 cm de comprimento, mas apenas cerca de 2 mm de diâmetro, portanto sendo difíceis de palpar quando saudáveis. Aumentos de diâmetro e alteração na consistência ocorrem na salpingite; tornam-se duros, espessados e encaroçados durante a tuberculose e flutuantes na hidrossalpinge e na piossalpinge (Fig. 352).

A palpação dos *ovários* é particularmente importante para verificar o ciclo reprodutivo feminino, sendo mais bem realizada após palpação do útero e dos ovidutos. Repousam a cerca de um palmo da linha média ou no assoalho da pelve (gado jovem), ou dois a cinco dedos à frente da crista púbica ou no mesmo nível da crista ou abaixo dela. A dilatação do útero desloca os ovários cranialmente. Para localizar os ovários através da parede do reto, é mais simples sentir ao longo do bordo cranial do ligamento largo até a ponta do corno e, depois, um pouco adiante (ver palpação uterina, segunda orientação de auxílio, ver anteriormente nesta seção). Se, por acaso, o ovário repousar por baixo do ligamento largo do útero, deve ser forçado cranialmente pela palma da mão ou pelo polegar, até que possa ser agarrado. Outra maneira bem fácil de achar os ovários é localizar a junção entre o púbis e o íleo e, daí, explorar cranialmente e verticalmente. À palpação (ver Fig. 353), interessam a posição, o tamanho, a consistência superficial (uniforme ou nodulada; protrusões ou cavidades) e a motilidade passiva, como também a presença de estruturas funcionais como vesículas (folículos e/ou cistos) e corpos lúteos. As vesículas podem ser sentidas no ovário bovino em todos os estágios do ciclo reprodutivo. Uma vesícula com parede fina, 1,5 cm de diâmetro (às vezes até 2,5 cm de diâmetro) e acompanhada por contratilidade pronunciada do útero será um *folículo de Graaf* (ver Prancha 16/a). Estes folículos são, em geral, fáceis de palpar e nitidamente flutuantes. Quando se trata, no entanto, de um folículo localizado profundamente, é possível que apenas uma pequena parte da parede folicular venha à superfície ovariana, sendo palpável como uma elevação semelhante a um pequeno vidro de relógio, sem flutuação (Fig. 354). Folículos normais, assim como folículos localizados profundamente, podem, no entanto, surgir tanto no cio como fora da fase estral. Uma vesícula palpável e com flutuação não pode ser diferenciada como folículo de Graaf ou de meio de ciclo.

Os folículos são freqüentemente encontrados no fim da primeira metade do ciclo estral — o primeiro estágio da formação folicular. Neste estágio, o ovário apresentará um corpo lúteo relativamente grande (Prancha 16/b), que em geral não está presente durante o estro (= a segunda fase da formação folicular). Um ciclo anormal pode ser acompanhado por vesículas individuais que medem 1,5 a 2,5 cm, às vezes com parede espessa (Fig. 355) ou múltiplas vesículas adjacentes. Estas alterações são diagnosticadas como degeneração macrocística ou degeneração microcística quando, após um novo exame oito a 14 dias depois, a condição se mantém inalterada. Pequenas vesículas solitárias em vacas que não demonstram sintomas de estro também podem revelar-se como císticas, sendo aconselhável confirmar por novo exame 10 dias após. Entre o segundo e o quinto (ou sexto) dias do ciclo, não são sentidas vesículas nem estruturas sólidas (corpo lúteo). Esta aparência pode ser confundida com um ovário inativo, problema a ser resolvido por um novo exame, alguns dias após (sobretudo em animais entre o segundo e o quarto dias do ciclo, que apresentam o útero ainda bem contraído e a mucosa vaginal levemente hiperêmica e úmida, em comparação com vacas com distrofia ovariana). Um corpo lúteo pequeno e macio (*corpo lúteo em desenvolvimento,* Fig. 359, em cima) pode ser sentido do quinto dia do ciclo em diante; ele atinge seu tamanho máximo entre o oitavo e o 16.º dias do ciclo (*corpo*

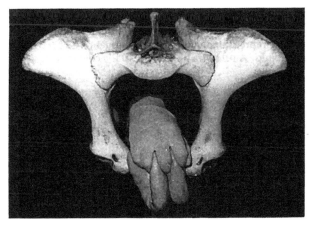
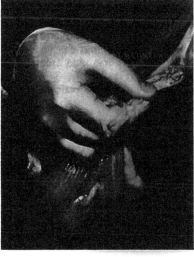

Figs. 350 e 351 À esquerda: retração manual de um útero que repousa bem dentro da cavidade abdominal, por meio da bifurcação falsa. À direita: palpação do oviduto esquerdo entre os dedos polegar e indicador.

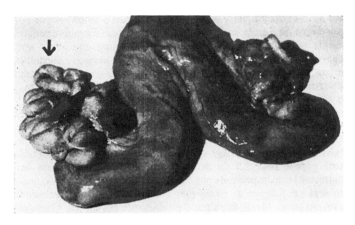

Fig. 352 Hidrossalpinge no oviduto direito (seta), mais pronunciada que no oviduto esquerdo.

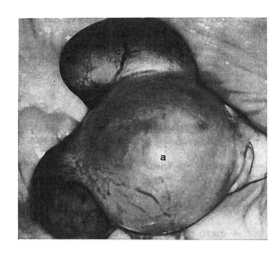

Fig. 355 Ovário com um cisto teca folicular (a), corpo lúteo (b) e cisto de corpo lúteo (c).

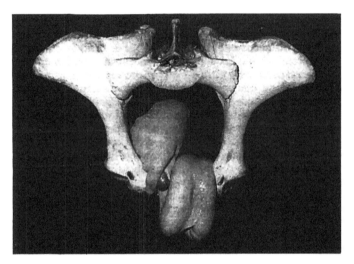

Fig. 353 Fixação e palpação do ovário direito.

lúteo hemorrágico, Fig. 359, no meio), ficando o ovário do tamanho de uma noz. O próximo estágio é a formação de um pescoço (na maioria em vacas não prenhes) e uma depressão no cálice, que se salienta acima da superfície do ovário.

O corpo lúteo hemorrágico tem consistência elástica; seu volume em vacas jovens é, via de regra, de mais de dois terços do ovário total e, em vacas velhas, no mínimo a metade. Uma freqüente falha de interpretação se dá quando se diagnostica apenas a parte "em botão", que se encontra na superfície, ou se interpreta o tecido ovariano macio como sendo um corpo lúteo. A forma do corpo lúteo presente na superfície do ovário pode variar tanto (Figs. 356 e 357) que não se podem tirar conclusões sobre o estágio funcional. Se esta estrutura tem uma área central de flutuação, é um *corpo lúteo cístico* (Fig. 355/c).

É possível fazer um diagnóstico falso quando uma vesícula está repousando próximo ao corpo lúteo ou se incha dentro dele (Fig. 358) e quando há uma vesícula muito tensa ou um corpo lúteo que ainda está macio (sem formação de um pescoço). Um corpo lúteo pequeno e duro encontrado ao fim do ciclo é um *corpo lúteo em regressão* (Prancha 16/c). O corpo lúteo em regressão (Fig. 359, embaixo) é mais duro que o tecido ovariano e o seu limite inferior não é palpável. O seu volume, no terceiro dia do novo ciclo, quando o novo corpo lúteo ainda não é palpável, é de 20 a 40% do ovário. Devido à sua boa palpabilidade, esta forma de corpo lúteo não raramente é interpretada como um corpo lúteo funcional. Os corpos lúteos persistentes são aqueles que não demonstram alteração ao exame repetido em uma vaca que não tem estado em estro por algum tempo *(corpo lúteo gravídico ou pseudogravídico).*

O diagnóstico de "ovário afuncional" exige, via de regra, um novo exame, pois, no decorrer de um ciclo regular, nenhuma forma funcional é palpável durante vários dias. Nas seguintes condições, o diagnóstico pode ser correto, mesmo com um só exame: ovários pequenos e duros; ambos ovários aproximadamente com o mesmo tamanho e a mesma superfície lisa; útero pequeno e mole; mucosa vaginal pálida e seca.

A experiência tem mostrado que o exame retal dos ovários fornece *resultados falsos* em cerca de 20% dos casos. As principais causas de erro são falhas no reconhecimento de folículos e pequenos cistos, a não-percepção de um corpo lúteo e a confusão entre corpos lúteos, cistos e folículos.

Os *resultados da palpação ovariana* podem ser registrados segundo o seguinte código, que é adequado para uso em cartões de inseminação, ou exame de grande número de vacas (ver adiante nesta seção).

▷ *Formato do ovário* (incluindo estruturas funcionais dentro dele) e demonstrado esquematicamente, no qual uma eventual vesícula é representada como vazia, enquanto o corpo lúteo é sombreado. A primeira pode ser anotada com classificações

Fig. 354 Ao lado, várias formas de folículo de Graaf sobre a superfície ovariana: a = folículo de Graaf localizado profundamente no ovário (seta), difícil de se palpar; b = folículo estral com nítido abaulamento na superfície ovariana; c = folículo de Graaf bem destacado na superfície ovariana (é possível confundi-lo com um corpo lúteo).

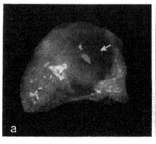 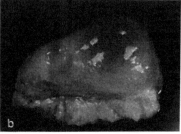 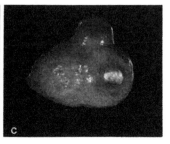

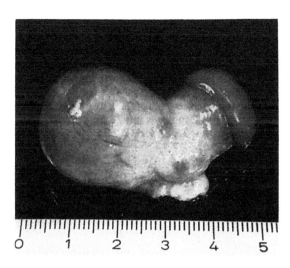

Fig. 356 Corpos hemorrágicos de formas bem diferenciadas, mas da mesma idade, num mesmo ovário; à esquerda, de forma oval, sobressaindo apenas discretamente da superfície ovariana; à direita, em forma de cogumelo.

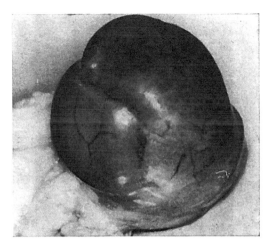

Fig. 358 Folículo terciário próximo a um corpo lúteo maduro. Durante uma palpação, poderia ser confundido com um cisto de corpo lúteo.

de tamanho e consistência, ao passo que o último é rotulado como "C. 1.".

▷ *Tamanho do ovário* (incluindo estruturas funcionais dentro dele). Quaisquer vesículas também são rotuladas com a classificação apropriada de tamanho:

E = ervilha   N = noz
F = feijão   G = ovo de galinha
A = avelã   Pa = ovo de pata
P = ovo de pomba   Ga = ovo de gansa

▷ *Consistência das vesículas:*
1 = firme e tensa, sem flutuação
2 = flutuação tensa
3 = flutuação nítida
4 = flutuação intensa (folículo maduro)
5 = plástica, flácida e macia (ruptura recente do folículo)

Uma depressão sensível, como a que ocorre à ressecção manual de um folículo, um cisto ou um corpo lúteo, em geral, não é palpável após uma ovulação espontânea, pois, neste caso, a superfície do folículo apresenta apenas uma pequena fenda, pela qual flui o conteúdo do folículo, enquanto simultaneamente a cavidade folicular é fechada devido ao turgor dos tecidos vizi-

nhos. No entanto, logo após a ovulação, pode-se sentir um local amolecido na região do antigo folículo.

O Quadro 53 sintetiza as alterações cíclicas detectadas pela palpação ovariana, em comparação com outros eventos genitais.

Inspeção vaginal. Para inspecionar o *vestíbulo da vagina,* os lábios da vulva são separados usando-se o polegar e o dedo indicador. Deve-se prestar atenção à cor da membrana mucosa (ver seção 3.4), à quantidade e à consistência de qualquer secreção aderente à mucosa e quaisquer alterações patológicas (vesículas, nódulos, contusões, rupturas, cicatrizes, estreitamento, retenção de cistos das glândulas vestibulares [de Bartholin], neoplasias etc.).

A *observação da vagina em si* exige a inserção de um espéculo, após limpeza a seco dos lábios vulvares (com lenço de papel ou material semelhante). A lavagem úmida da vulva, exceto na parição e no período puerperal, é acompanhada pelo risco de introdução do líquido de lavagem na vagina, provavelmente contaminado por poeira e microrganismos. O melhor instrumento para novilhas é um pequeno espéculo tubular,[1] enquanto para vacas usa-se um grande espéculo tubular[2] ou um espéculo em bico de pato[3] (Fig. 362). O espéculo é umedecido com uma solução salina estéril, para torná-lo escorregadio, os lábios vulvares são separados e o primeiro terço do comprimento do instrumento é introduzido em direção craniodorsal, depois até o fim, em sentido horizontal. Qualquer estreitamento (como o anel

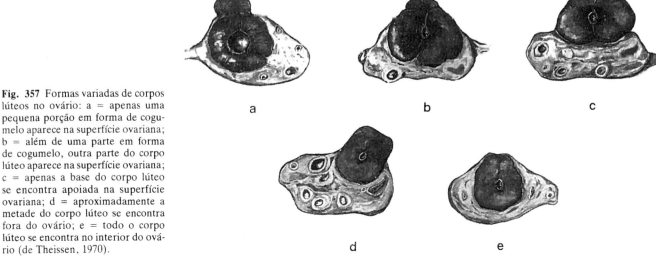

Fig. 357 Formas variadas de corpos lúteos no ovário: a = apenas uma pequena porção em forma de cogumelo aparece na superfície ovariana; b = além de uma parte em forma de cogumelo, outra parte do corpo lúteo aparece na superfície ovariana; c = apenas a base do corpo lúteo se encontra apoiada na superfície ovariana; d = aproximadamente a metade do corpo lúteo se encontra fora do ovário; e = todo o corpo lúteo se encontra no interior do ovário (de Theissen, 1970).

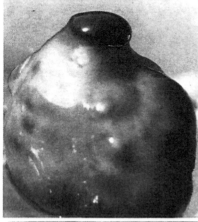

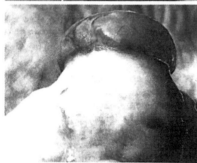

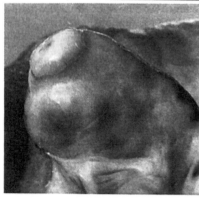

Fig. 359 Corpos lúteos de várias idades: em cima, fase de formação; no meio, fase hemorrágica; embaixo, fase de regressão.

361/c, d; Quadro 16/d). Os conteúdos anormais incluem fezes (coprovagina em ruptura perineal completa, ruptura ou fístula retovaginal, urina (urovagina), ar (pneumovagina), muco (exceto no cio — mucovagina) ou pus (piovagina). A exploração manual da vagina raramente é necessária (exceto em vacas parturientes ou no puerpério, ver seção 10.2) e deve ser sempre realizada com luvas de borracha ou plástico. Ela é indicada nos casos de tabiques vaginais de tumores intra e perivaginais.

Pode ser feito um *registro de achados vaginais*, usando-se os seguintes códigos.

▷ *Formato da porção vaginal da cérvix*:
  C = crônica   E = espalhada
  R = roseta   P = frouxa, flácida e pendente ou pendurada

▷ *Grau de abertura do canal cervical*:
  0 = fechado   3 = pérvio para um dedo
  1 = pérvio para uma palha   4 = pérvio para dois dedos
  2 = pérvio para um lápis   5 = pérvio para três dedos

▷ *Cor da mucosa da vagina e da cérvix*:
  A = pálida
  B = rosa pálida
  C = hiperêmica (estro ou vermelho patológico suave)
  D = vermelho patológico pronunciado
  E = vermelho "sujo" muito pronunciado (quando o vermelho está restrito à porção de dobras ou ao primeiro anel espiral da cérvix, acrescentar a letra "p" à classificação)

▷ *Grau de umidade da mucosa da vagina e da cérvix*:
  I = seca, pegajosa   IV = muito úmida
  II = levemente úmida   V = acúmulo de líquido na vagina (m, muco; sa, sangue; m/p, mucopurulento)
  III = umidade moderada

▷ *Achados especiais:* notar o tamanho, a posição e outros detalhes de ferimentos, tumores e outras lesões.
As condições encontradas durante a inspeção vaginal estão resumidas no Quadro 53.

O aspecto geral do *muco cervical* pode ser julgado por qualquer muco fresco que esteja aderente à cauda, à pele acima das tuberosidades isquiáticas ou à pipeta de inseminação recém-retirada ou ao espéculo vaginal (Fig. 348). Grandes quantidades de muco provenientes da vulva podem ser recolhidas num prato raso ou na mão; uma porção é esticada entre os dedos e mantida contra a luz, de modo que até uma leve turvação (como a causada por pequenos flocos de pus) possa ser vista. O muco normal do estro é completamente transparente e levemente opaco. A presença de sangue indica que a ovulação já se realizou. Quando seco em uma lâmina de microscópio, o muco do estro forma um padrão de cristalização semelhante a folha de samambaia. Entretanto, este teste de cristalização não pode ser utilizado para determinar o tempo para inseminação, porque estruturas similares formam-se no muco pós-estral e na secreção que acompanha a vaginite.

Os melhores testes para estro são baseados na *elasticidade corrente do muco*, medida no "estróscopo" descrito por Scott-Blair e colaboradores em 1941, aperfeiçoado pela adaptação de um consistômetro, por meio do qual é possível distender o muco estral em 30 a 40% de seu comprimento, ao passo que o muco retirado em outras ocasiões quebra-se após ser distendido apenas

himenal) geralmente pode ser ultrapassado por uma leve rotação do espéculo em torno do seu eixo longitudinal e aumentando-se levemente a pressão. A vagina é iluminada com uma lanterna ou uma fonte de luz tubular[4] ou pelo reflexo de um espelho seguro na mão ou preso à testa. Os pontos a serem examinados são o formato e o grau de abertura da cérvix, a cor e a umidade da parte externa da cérvix e a mucosa vaginal (Fig. 361/a-f, Prancha 16/d, e, f). A visualização do muco claro ou purulento é facilitada quando se retrai o espéculo tubular até o anel himenal, mantendo contato com o assoalho da vagina e, depois, sob controle visual, se introduz totalmente o espéculo tubular. Esta visualização se obtém sem a manipulação descrita, com o uso de espéculos de plástico transparente ou tipo bico-de-pato. O comprimento da vagina deve ser observado. A vagina em novilhas *freemartin* é anormalmente curta (mensurável através da pipeta de inseminação). Outras alterações da vagina são a estenose do lúmen (aderências, tabique ou hímen persistente [= "doença da novilha branca", principalmente em Shorthorn]) e tumorações da parede vaginal (abscesso, hematoma, flegmão, neoplasia, cistos de retenção nos ductos de Gartner). Na *cérvix*, é importante observar o prolapso do primeiro anel ou a cérvix dupla (Fig.

Quadro 53 Sinais externos retais e vaginais durante os diferentes estágios do ciclo estral de vacas

Manifestações externas (ver anteriormente nesta seção)	Repouso sexual nenhum sintoma de estro	Vulva levemente edemaciada, vestíbulo avermelhado, pouca secreção de muco, alguns sinais de estro reconhecíveis	Vulva edemaciada, vestíbulo avermelhado, corrimento de muco estral claro, vestígios de muco na cauda e nos quartos traseiros, a vaca tolerará pressão sobre o dorso, outros sinais evidentes, pronta para cobertura	Não aceitará mais cobertura, vestíbulo avermelhado, outros sinais de estro dissimulados, pode haver muco tingido de sangue na vulva, cauda ou quartos traseiros	Repouso sexual, embora às vezes com sinais de estro no 10º dia do ciclo
Palpação retal Útero (ver anteriormente nesta seção)	Tônus levemente elevado	Boa contratilidade	Contratilidade muito forte e aumento do útero (edema)	Contratilidade decrescente, edema persistindo por 3 dias após o estro	Contratilidade moderada
Ovários (ver anteriormente nesta seção)	Corpo lúteo ainda com 20 a 25 mm, folículo tenso de 8 a 10 mm de diâmetro	Corpo lúteo firme e em regressão (10 a 20 mm de tamanho), folículo com flutuação tensa de 15 a 20 mm de diâmetro	Corpo lúteo firme e com diâmetro menor do que 10 mm, folículos com flutuação intensa e 15 a 25 mm de tamanho (segunda fase da formação folicular)	Ruptura do folículo de seis a 12 horas após o final do estro, fossa ovulatória substituída por corpo lúteo macio e pequeno, ainda não detectável pelo reto (difícil distinguir do ovário quiescente)	Quinto ao sétimo dias: pode ser sentido um corpo lúteo macio e pequeno; oitavo ao 15º dias: corpo lúteo totalmente desenvolvido, com 18 a 30 mm, de consistência macia e sólida, podendo ser sentido um folículo de até 14 mm de diâmetro (primeira fase de formação folicular)
Inspeção vaginal (ver anteriormente nesta seção)	Orifício externo da cérvix fechado, mucosa rosa-pálido e apenas levemente úmida	Orifício externo da cérvix pérvio para uma palha, mucosa rosa e muito úmida	Orifício externo da cérvix pérvio para um lápis, edemaciada, mucosa hiperêmica, coleção de muco na vagina	Orifício externo da cérvix fechado novamente, edema declinando, mucosa hiperêmica ou rosa, muco a princípio contendo sangue	Orifício externo da cérvix fechado, mucosa rosa-pálido e não muito úmida, muco muito viscoso
Registro dos achados	U II S C II R₀B II	U II S C II/III R₁ B/C IV	U III S C III R₂ C V	U II S C II/III R₁ C/B IV/V	U II S C II R₀B II
Estágio do ciclo	Final do diestro, 16º ao 18º dias do ciclo	Pró-estro: 19º ao 20º dias do ciclo	Estro: 21º dia do ciclo	Metaestro: primeiro ao quarto dias do ciclo (o dia da ovulação vale como o primeiro dia do ciclo)	Fase principal do diestro: quinto ao 15º dias do ciclo

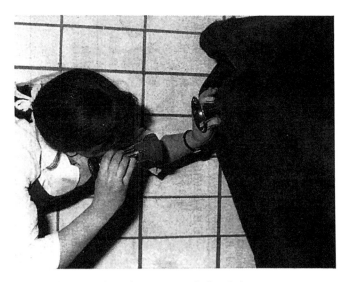

Fig. 360 Inspeção da vagina com o espéculo tubular.

em 10% de seu comprimento. O microviscômetro[5] permite a diferenciação dos estágios do estro, como também a distinção entre o estro e o diestro. A viscosidade mínima (medida em centésimo de poise) é registrada no fim do estro. Ao fazer tais medições, é aconselhável tirar a média de diversos registros. A desvantagem deste método é que a inflamação da mucosa fornece um resultado falso.

A *coleta estéril de uma amostra do muco vaginal* é exigida para investigações microbiológicas, com o objetivo de esclarecer distúrbios reprodutivos de origem infecciosa. A amostra deve ser enviada ao laboratório sem demora, acompanhada por uma descrição dos achados clínicos.

Para *detecção direta de microrganismos* (antibiograma), uma amostra da secreção cervicovaginal ou de conteúdos uterinos que fluem através da cérvix para a vagina (p. ex., piometra ou tricomoníase) pode ser coletada em uma colher romba de cabo comprido ou cureta, ou aspirada, fixando-se uma seringa ou pêra de borracha à extremidade de um tubo plástico fino (pipeta de inseminação). Se há muco suficiente a ser coletado desta maneira, um pequeno *tampão de gaze estéril,* levemente umedecido em solução salina estéril, é fixado em *swab,*[6] com cerca de 60 cm de comprimento. A amostragem exige a inserção de um espéculo vaginal. Sob controle visual (com iluminação de lanterna), o *swab* é introduzido através do espéculo até o canal cervical ou o orifício externo da cérvix. O *swab* é girado e, depois, retirado para dentro do espéculo. O espéculo, com o *swab* ainda dentro, é removido do animal. Depois, o *swab* é retirado pela parte da frente do espéculo e transferido para um tubo de amostra, usando-se pinça ou tesoura. Os instrumentos podem ser desinfetados no local, flambando-os em uma caixa de metal idealizada por Merkt (1957; Figs. 363 e 364) para este propósito.

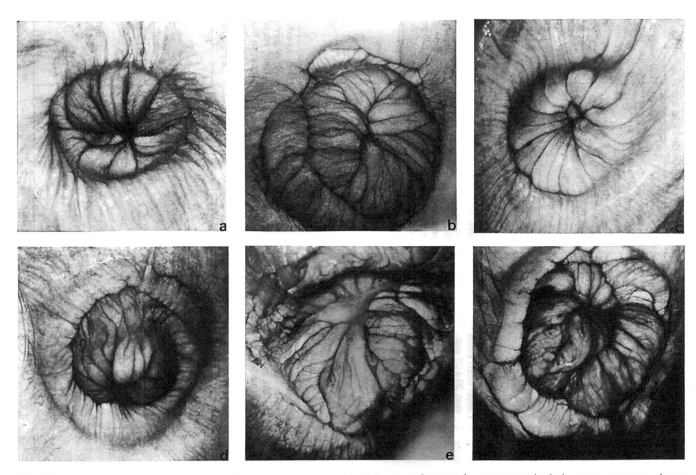

Fig. 361 Achados da vagina à inspeção. a, *Estro:* a porção vaginal da cérvix tem o formato de roseta e está pérvia para a passagem de um lápis; muco estral presente (R_3CIV). b, *Estro:* a porção vaginal da cérvix em formato de roseta está espalhada, edematosa e hiperêmica; mucosa úmida ($R-E_1$ C III-IV). c, *Diestro:* a cérvix tem formato de roseta e o primeiro anel vaginal está prolapsado (R2 B II). d, *Diestro:* o primeiro anel cervical está prolapsado e avermelhado ($R-E_2$ B [Dp] III-IV). e, *Prenhez adiantada:* a porção vaginal da cérvix está difusa, com o orifício do canal cervical fechado por um tampão mucoso (E_0 B I). f, *Segundo dia após parição:* porção vaginal da cérvix dilatada e difusa; pérvia para um dedo (E_3 B III).

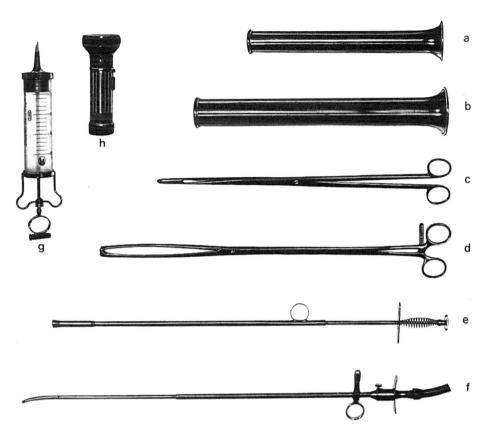

Fig. 362 Instrumentos para exame ginecológico: a, espéculo tubular pequeno; b, espéculo tubular grande; c, pinça de esponja ou de tampão, para introduzir um *swab* na vagina; d, pinça cervical de Albrechtsen; e, instrumento para *swab* cervical; f, aparato para biopsia uterina; g, seringa de Janet; h, lanterna de bolso.

A *técnica de lavagem vaginal* também é adequada para demonstração direta de microrganismos. Cem mililitros de um caldo nutriente (para diagnóstico de *Campylobacter fetus*) ou de soro fisiológico (para diagnóstico de *Trichomonas fetus*) é injetado na vagina por meio de um tubo de vidro ou uma pipeta de inseminação e aspirado cerca de um minuto após. A amostra é transferida para um tubo estéril, que é enviado, então, a um laboratório, se possível sob refrigeração.

A *detecção indireta de microrganismos,* como o teste de aglutinação de muco para *Campylobacter fetus,* exige uma amostra de muco vaginal, coletada em um *swab* de gaze de peso comprovado. Essa é fixada a uma linha com cerca de 50 cm de comprimento e introduzida, através dos lábios separados da vulva, na parte anterior da vagina, usando-se pinça longa de esponja. Cerca de 20 a 30 minutos após, o *swab* é extraído e colocado em um tubo próprio. A presença de sangue, células epiteliais vaginais ou muco estral pode fornecer um resultado positivo falso ao teste de aglutinação de muco.

Amostras coletadas para exame microbiológico devem ser imediatamente armazenadas, resfriadas e despachadas. Deve-se evitar o congelamento das amostras.

Outros métodos de exame menos usados. Amostras da mucosa uterina podem ser obtidas por *biopsia uterina,* para fins histológicos ou bacteriológicos. Um instrumento adequado[7] é passado através da cérvix, ajudado pela mão inserida no reto, que fixa a cérvix. Uma vez dentro de um corno do útero, a mucosa é aspirada para o orifício do instrumento e/ou forçada para dentro dele pela mão no reto; uma porção do tecido é, então, cortada. As amostras para exame histológico são imediatamente imersas em um fixador de Bouin. Os *esfregaços de mucosa uterina,* coletados usando-se um cateter de Folmer-Nielsen,[8] são adequados para fins citológicos e bacteriológicos. A *citologia vaginal* não é apenas laboriosa (técnica de coloração), mas também praticamente inútil em vacas, porque, durante o ciclo estral, há apenas discretas alterações na citologia do epitélio vaginal. A biopsia de vagina e vulva é útil nos casos de neoplasias. O exame histológico de pequenas amostras de tecido revela o diagnóstico diferencial dos tumores (papiloma, gordura organizada, adenoma linfóide etc.).

A *endoscopia dos ovários* é de valor nos casos de tumores ovarianos, aderências e orientação para punção ovariana. Uma boa visão pode ser obtida apenas com um endoscópio com lente de grande abertura angular[9] (135 a 150°). O instrumento é inserido através de uma incisão no flanco direito da vaca em posição de estação, após a instalação de pneumoperitônio.

O exame endoscópico da cavidade uterina e do endométrio *(histeroscopia)* não tem importância prática em bovinos. Já na introdução do aparelho, em vacas fora da fase puerperal, se encontra grande dificuldade para atravessar o estreito canal cervical. A curvatura típica dos cornos uterinos impede a constatação, via endoscopia, de alterações anatomopatológicas da mucosa uterina (neoplasias, retrações cicatriciais). O *teste de permeabilidade do oviduto* é parte do exame de uma vaca subfértil. O teste mais promissor parece ser o da fenolsulfoftaleína (FSF), em que 20 ml de uma solução a 0,06% de FSF são infundidos no útero. Se a urina coletada 30 minutos após estiver corada de vermelho, pode-se supor que o oviduto tenha passagem livre. Uma coloração da urina após 30 minutos indica obstrução do oviduto, pois a absorção da FSF ocorreu pelo endométrio e não pelo peritônio, a qual seria mais rápida.

De acordo com Berthold e Schneider (1982), devem-se seguir as seguintes instruções, na utilização do teste de FSF.

▷ Como a FSF só cora de vermelho soluções alcalinas, as amostras de urina com pH inferior a 7,0 precisam receber algumas gotas de NaOH a 0,1n, até alcançarem um pH próximo a 8.
▷ A avaliação da amostra de urina coletada aos 30 minutos é feita por comparação de uma amostra coletada antes da infusão de FSF ou com uma parte da amostra coletada aos 30 minutos, que foi acidificada.
▷ Em casos de reação muito fraca (urina apenas mais clara ou coloração vermelha muito discreta), aconselha-se repetir o teste após alguns dias. Tais resultados são observados nos

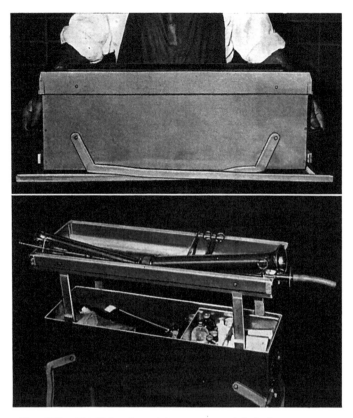

Figs. 363 e 364 Caixa de metal com pernas dobráveis para carregar e desinfetar os instrumentos necessários para exame ginecológico (de Merkt). Em cima, caixa fechada e pernas dobradas, pronta para transporte; embaixo, caixa aberta para flambar no álcool, os instrumentos para coleta de amostras, no prato da tampa.

casos em que apenas um oviduto está obstruído ou se há secreção presente na cavidade uterina.
▷ A obtenção de uma coloração vermelha muito forte (cor de cereja) é um indício de falha técnica na infusão do FSF ou na coleta de urina (lesão do endométrio ou contaminação da urina com FSF, que refluiu para a vagina).

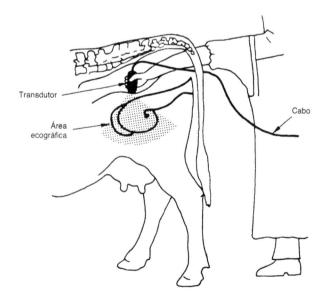

Fig. 365 Manipulação da sonda ecográfica no exame ultra-sonográfico retal de útero e ovários.

▷ Resultados negativos falsos podem ocorrer durante o cio, em vacas com cisto ovariano, assim como em animais com secreção no útero. Portanto, o teste da FSF só deve ser realizado em animais de ciclo normal e em diestro.
▷ A possibilidade de resultados negativos falsos pode ser diminuída se, ao repetir o teste, se aumentar o volume de FSF infundido para 40 ml (Kothari e colaboradores, 1978).
▷ A permeabilidade de um oviduto pode ser testada quando, no momento da infusão da solução corante, se obstrui um dos cornos uterinos com um cateter inflável.

Nos últimos anos, o uso da *ultra-sonografia (ecografia)* para o exame da genitália feminina dos bovinos tem sido descrito com freqüência. No entanto, esse método exige muita prática e a sua desvantagem para o uso no campo é o alto custo. O aparelho que se tem mostrado útil é um equipamento de ultra-som *(real-time ultrasound scanner)* com um transdutor de eco setorial de cinco megahertz. Com o auxílio desse aparelho, pode-se identificar e medir um folículo terciário (a partir de um diâmetro próximo a 11 mm), assim como corpos lúteos a partir do segundo ao quarto dia após a ovulação. A margem de erro em vesículas menores que 11 mm é relativamente alta. Em exames repetidos, o desaparecimento repentino de uma vesícula pode indicar que ocorreu ovulação; imediatamente após a ovulação, não se detecta sonograficamente nem a fossa ovulatória, nem o tecido lúteo neoformado. A ecografia permite a diferenciação entre um corpo lúteo hemorrágico e um corpo lúteo em regressão, assim como entre um corpo lúteo cístico e um cisto luteinizado. Uma grande coleção de líquidos que não produzem eco indica cisto ovariano. Pode-se diferenciar um cisto tecafolicular (parede ecograficamente mais grossa) de um cisto folicular luteinizado (parede ecograficamente pobre).

Identificação do estro

Durante o exame externo da genitália da fêmea (ver anteriormente nesta seção), deve-se prestar atenção ao *comportamento sexual*, que inclui as manifestações externas do estro. Muitos sintomas de estro não são muito seguros e podem estar presentes apenas em estro fortemente manifestado: inquietação, mugido ou berro, olhar ansiosamente em torno, afundamento espontâneo do lombo, apetite reduzido e queda na produção do leite. Os *sintomas seguros de estro* são lamber o animal vizinho, a mão oferecida e seu próprio corpo; monta; *tolerância de monta por outros animais*. O sintoma mais certo de estro adiantado é o *reflexo de tolerância*, em que a pressão sobre o lombo faz a vaca ficar quieta, afundar o dorso e elevar a cauda (Fig. 369). A tendência de montar outro animal é uma característica de estro precoce. Há também um reflexo do clitóris, em que a massagem do mesmo produz uma reação parecida com o reflexo de tolerância, embora possa ser dada por vacas que não estão em estro — em outras palavras, não é confiável como único auxílio. Em vacas de pastagem, pode haver evidências de arranhões na pele do dorso, após uma vaca em estro ter sido montada por outras vacas.

Os sintomas externos de estro não são todos mostrados e detectáveis simultaneamente. O *cio silencioso* se caracteriza unicamente por fios de muco aderidos ao lado da cauda ou por baixo dela, ou nas tuberosidades isquiáticas. Para detectá-lo é necessária uma *inspeção diária* (ou *mais freqüente*) sob boa iluminação.

A confirmação de sintomas externos mais ou menos aparentes pode exigir uma verificação das partes internas do sistema genital pelo exame retal (ver anteriormente nesta seção). O estro se caracteriza pela *contratilidade aumentada do útero*, que em geral está dilatado por congestão de sangue. Haverá um folículo bem flutuante em um dos ovários e não haverá evidência de corpo lúteo maduro. Durante o estro, a mucosa vaginal fica

Figs. 366, 367 e 368 Ecoovariograma (incluindo representação esquemática) de três ovários de bovinos (de Deicher, 1989).

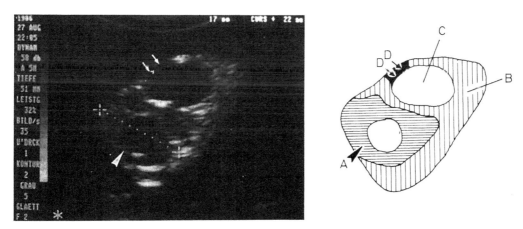

Fig. 366 Corpo lúteo cístico (A), estroma ovariano (B) e folículo (C) com uma parte livre alcançando a superfície ovariana (D,D).

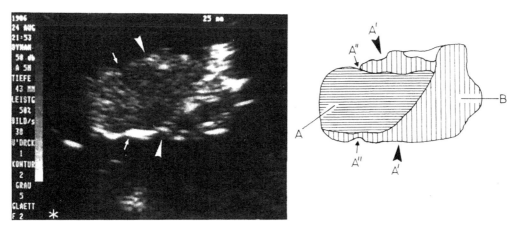

Fig. 367 Corpo lúteo compacto (A) com base (A',A') e pescoço (A'',A'') e estroma ovariano (B).

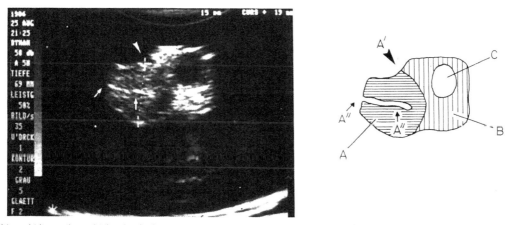

Fig. 368 Corpo lúteo (A) com base (A') e fenda (A'',A''), estroma ovariano (B) e folículo (C).

avermelhada, a cérvix está dilatada e o canal cervical, aberto. Quantidades variáveis de muco formam fios longos e claros, que emergem da vulva após palpação retal.

O *diagnóstico laboratorial de estro* (ver anteriormente nesta seção) exige equipamento caro, o processo é demorado e não fornece um resultado bem definido em cada caso. Conseqüentemente, tais métodos são inadequados para uso de rotina. O único método adequado para uso na prática com bovinos é a *medição da resistência elétrica do muco vaginal* (impedância, Fig. 370). Valores inferiores a 40 ohms são característicos de estro. A medição depende, no entanto, do tipo de aparelho usado. Ainda não é certo se este método é tão bom quanto o exame clínico ou pode substituí-lo.

Como desvantagem da medição da resistência elétrica do

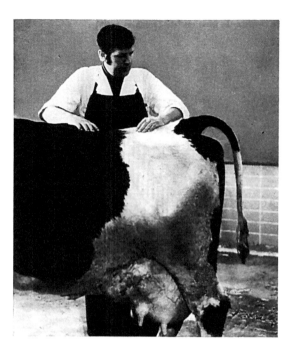

Fig. 369 Reflexo de tolerância: quando a região lombossacra é massageada, a vaca no estro afundará o dorso e elevará a cauda para o lado.

muco vaginal, deve-se considerar o fato de que, mesmo na presença de alterações patológicas no aparelho genital, assim como no puerpério imediato, são registrados valores característicos de cio. A outra desvantagem é a de que, para se determinar o momento ideal da inseminação, são necessárias várias medições em curto espaço de tempo.

O principal problema, na prática, é detectar sintomas fracos de estro, e a melhor maneira de se fazer isso é pela *inspeção freqüente*, feita pelos tratadores do animal.

O uso de *animais detectores* pode ser feito com vacas que recebam, uma vez por semana, de 500 a 600 mg de propionato de testosterona em solução oleosa, por via intramuscular. Esses animais mostram, após a administração do hormônio, um comportamento semelhante ao de touros, montando em vacas que estão no cio. Essas vacas androgenizadas, assim como os chamados *"rufiões"*, touros incapazes de acasalar por desvio cirúrgico do pênis e do prepúcio para o lado ou por esterilização por ressecção da cauda do epidídimo ou do ducto deferente, podem ser usados para detectar vacas no estro, mas seu uso está restrito a grandes rebanhos mantidos em condições extensivas. O mesmo se aplica a detectores patenteados de estro.[11]

Atualmente, por motivos econômicos, principalmente em grandes propriedades, se discute o uso dos seguintes métodos auxiliares para a tarefa, cada vez mais difícil, de se identificar o cio.

▷ *Gravações de vídeo do rebanho* (atualmente, principalmente de interesse científico).
▷ *Registro da movimentação dos animais* com o auxílio de um contador de passos.
▷ *Treinamento de cães para farejar o ferormônio* de vacas. As experiências até o momento têm mostrado que a qualidade e a intensidade do odor do cio variam muito de animal para animal.
▷ *Medições telemétricas da resistência elétrica do muco vaginal* ou do teto vaginal.
▷ *Medições telemétricas da temperatura vaginal* (de acordo com Sambraus, não são adequadas).
▷ *Medição da temperatura do leite,* que deveria ser mais alta em animais em cio.

Na suspeita de um cio silencioso em vacas, a *determinação da progesterona do leite* pode confirmar ou descartar a presença de cio. A amostra do leite, proveniente do leite total ordenhado, deve ser coletada entre o 20º e o 22º dias após a inseminação. Níveis de progesterona abaixo de 30 ng/ml de gordura de leite ou 2,2 ng/ml de leite indicam uma fase pré, trans ou pós-cio. Esta determinação também é aconselhada para se assegurar o momento ideal da inseminação. O teste da progesterona do leite também é adequado para se verificar o sucesso ou não do cio medicamentoso ou induzido, assim como para determinar possíveis diagnósticos errôneos em ovários. A determinação da progesterona pode ser feita tanto em um laboratório especializado (determinação quantitativa), como com o auxílio de *kits* de testes rápidos (determinação semiquantitativa, ver adiante nesta seção).

Diagnóstico de gestação

O exame vaginal e os testes químicos, físicos e biológicos são inadequados para se detectar prenhez precoce em vacas. A detecção de progesterona no leite, 21 dias após a cobertura ou a inseminação, pode ser usada para excluir a possibilidade de prenhez, mas é menos segura como um teste positivo para prenhez precoce. Conseqüentemente, o teste de rotina para prenhez ainda é a palpação retal do útero (ver anteriormente nesta seção). Para tanto, definiram-se os seguintes estágios de prenhez detectáveis pela palpação retal; tais estágios não são, logicamente, distintos, pois um funde-se com o próximo.

▷ *Fase embrionária recente* (primeiros 30 dias de prenhez): ausência do estro esperado no 21º dia do ciclo. Grande corpo lúteo em um dos ovários, nítida tonicidade do útero, porém sem contrações fortes, como no cio; sem outras alterações.
▷ *Fase de pequena bolsa* (do 31º ao 60º dias): estro ainda ausente, assimetria dos cornos uterinos (dilatação do corno direito em cerca de 60% das gestações); flutuação na ponta do corno (até o 35º dia) ou em todo o corno gravídico (após o 35º

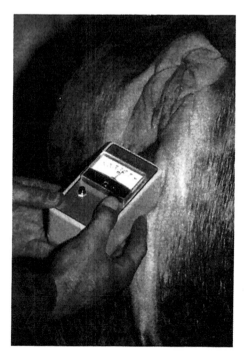

Fig. 370 Medidor de cio (Ohm-Meter).

Prancha 16

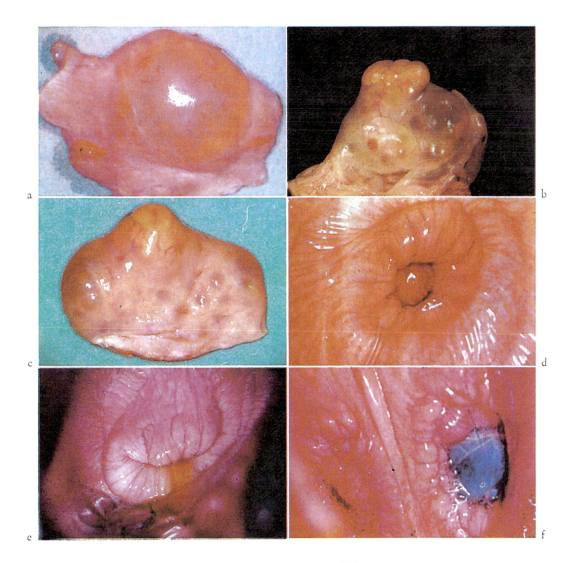

Achados ovarianos (ver também Figs. 354 e 359) e vaginoscópicos (ver também Fig. 361):

a. ovário apresentando um folículo de Graaf, com flutuação intensa à palpação;
b. ovário apresentando um corpo lúteo maduro (nono ao 15º dias do ciclo) e um grande folículo terciário (primeira maturação bifásica do folículo);
c. ovário com um corpo lúteo em regressão e um folículo terciário sendo formado (cerca do 19º dia do ciclo);
d. quadro vaginal de uma vaca no estro, com prolapso e inflamação do primeiro anel cervical;
e. quadro vaginal de uma vaca em metaestro, com corrimento sanguinolento;
f. quadro vaginal de uma vaca com cérvix dupla, no estágio inicial da parição.

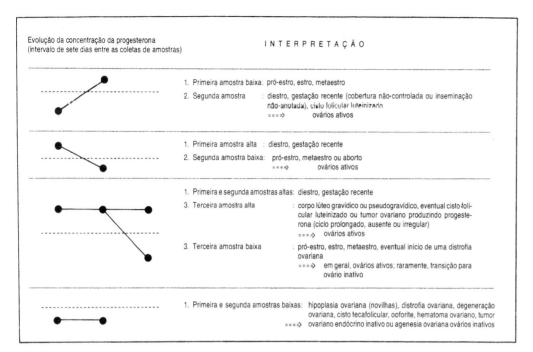

Fig. 371 Interpretação dos resultados possíveis do teste de progesterona em animais com histórico desconhecido e/ou acíclicos. Coleta de amostras a intervalos de sete dias (Hoedemaker e colaboradores, 1986).

dia), associada à presença de 50 a 300 ml de líquido. A partir da quinta semana de prenhez em novilhas e da sexta semana em vacas, há uma sensação de "parede dupla" do corno gravídico ("palpação placentária") e uma sensação do embrião escorregando pelos dedos (atenção: isto pode causar aborto!). O corpo lúteo de prenhez presente em um ovário difere do corpo lúteo periódico, por não ter um pescoço; entretanto, a diferença é pequena demais para se diagnosticar prenhez apenas com base nesse achado.
▷ *Fase de grande bolsa* (61º ao 90º dias): estro ainda ausente, assimetria dos cornos uterinos aparente a princípio e muito pronunciada depois. Adelgaçamento da parede e flutuação, agora detectáveis também no corno não-gravídico. Conteúdo total de líquido de 500 a 1.500 ml. Efeito de contragolpe detectável; o embrião agora mede 10 a 12 cm. Útero deslocado para a cavidade abdominal. Corpo lúteo de prenhez presente.

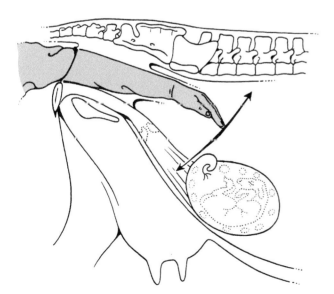

Fig. 372 Exame retal do sistema genital feminino, no quinto mês de gestação (na fase de descida). Nem os placentomas, as membranas placentárias ou o feto podem ser alcançados. Se a vaca não estivesse gestante, seria possível abranger o útero com a mão (ver Fig. 349).

▷ *Fase de balão* (quarto mês, do 91º ao 130º dias). Estro ainda ausente. O útero tornou-se um balão grande, flutuante, com dois a cinco litros de conteúdo. Efeito de contragolpe obtido pelo feto, que mede, neste estágio, de 15 a 20 cm. Placentomas detectáveis. Colocando-se o polegar e o indicador de encontro à artéria uterina, onde ela corre sobre o ligamento largo para o útero, no terço médio do corpo do ísquio, é possível detectar o início do frêmito arterial característico. Presença do corpo lúteo da prenhez.
▷ *Fase de descida* (do quinto ao sexto mês = 121º ao 180º dias): estro ainda ausente. O útero, possuindo, neste estágio, de cinco a oito litros, escorrega ventralmente, para o abdome, distendendo a cérvix enquanto escorrega. Nesta fase, não é mais possível alcançar o feto e os ovários pelo reto, a não ser que o assoalho do abdome seja elevado por meio de uma tábua colocada debaixo dele; esta alteração é mais evidente da 17ª a 20ª semanas (Fig. 372). O frêmito arterial ainda é detectável. Os placentomas podem ser sentidos.
▷ *Fase final* (do sétimo ao nono mês = 181º ao 280º ou 285º dias). As partes do corpo fetal podem ser sentidas através da parede do reto e pelo flanco direito; os movimentos fetais podem ser detectados (Fig. 373) e visíveis através da pele do flanco. Os placentomas são do tamanho de uma noz ou de um ovo de galinha. O frêmito arterial é pronunciado. O úbere das novilhas começa a se desenvolver ("mojo"). Durante os preparativos para a parição, a vulva torna-se edematosa e os ligamentos pélvicos relaxam.

A *determinação da idade dos fetos abortados* é descrita na seção 10.2.

De acordo com Schneider, um diagnóstico falso de útero gravídico pode acontecer nos seguintes casos: bexiga muito cheia, conteúdo uterino patológico e saco cego do rúmen posicionado bem dorsalmente na cavidade pélvica.

A falta do cio após a cobertura não é uma característica segura de prenhez. Até 6% dos animais prenhes apresentam cio em algum estágio da gestação, geralmente nos primeiros três meses (55% nos primeiros 35 dias pós-concepção). Uma repetição do cio nestes animais durante a gestação é muito rara.

O uso do *teste de progesterona do leite,* para a determinação de uma gestação recente, deve ser feito com reservas. Elevadas taxas de progesterona no leite entre o 20º e o 23º dias da concepção indicam apenas a existência de um corpo lúteo

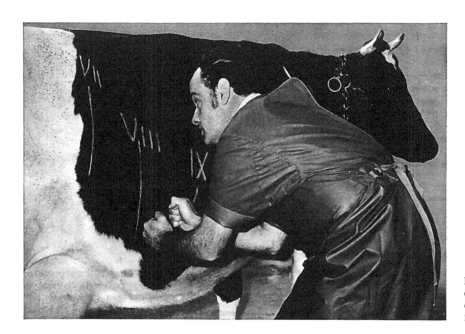

Fig. 373 Estimativa grosseira da idade da gestação em meses (ver números romanos) de uma vaca em gestação avançada, pela palpação profunda do flanco com o uso dos dois punhos cerrados.

funcionante, que nem sempre é, necessariamente, um corpo lúteo gravídico (p. ex., regressão tardia de um corpo lúteo periódico ou um novo corpo lúteo após um curto intervalo entre cios). Pode ocorrer também morte embrionária após o 23º dia da concepção. Se, no entanto, a concentração de progesterona estiver muito baixa nesta fase, descarta-se a possibilidade da existência de gestação. A determinação da progesterona láctea pode ser realizada em laboratórios especiais, ou com o auxílio de um *kit para teste rápido*,[13] que utiliza imunoensaio enzimático. Amostras com baixas concentrações de progesterona se coram fortemente, acontecendo o contrário com altas concentrações de progesterona. Uma determinação quantitativa de progesterona também é viável na clínica veterinária, com a utilização de um microtitulador fotométrico de placa[12] (Fig. 374) que se pode obter por um bom preço.

O diagnóstico no início da gestação (a partir do 22º dia da concepção) é possível com o auxílio de um *exame ultra-sonográfico* (com transdutores de três e cinco megahertz, Fig. 365). Nesse estágio (22º dia da concepção), os envoltórios fetais apresentam um diâmetro de 7 a 9 mm. Estruturas embrionárias só são constatadas a partir do 24º dia de gestação. A constatação mais segura se consegue no 31º dia da concepção (comprimento do embrião de 9 a 16 mm). A partir do 60º dia de gestação, o embrião se desloca mais profundamente na cavidade abdominal, não sendo mais alcançado nitidamente pelas ondas sonoras. A partir do 100º dia de gestação, pode-se *determinar o sexo do feto* pela identificação do escroto ou do úbere (Figs. 375 e 378).

O teste do *fator imunossupressivo de prenhez recente* (EPF, do inglês *early pregnancy factor*), para constatação da fertilização algumas horas após a cobertura e aconselhado para algumas espécies, não se firmou ainda na prática de bovinos. Poderia ser valioso para o diagnóstico de morte embrionária recente.

Na segunda metade da gestação, não se pode diferenciar um feto vivo de um morto, quando este não é alcançado, via retal, pela mão do clínico. Nesses casos, a *determinação do estronsulfato no leite* (a partir da 15ª semana de gestação) ou de *estrogênio no sangue* fornece indícios diagnósticos valiosos. Altas taxas de estrogênio indicam a presença de um feto vivo (placenta intacta como produtora de hormônios).

Nos últimos quatro meses de gestação, é possível a realização de um *eletrocardiograma fetal,* auxiliando não só o diagnóstico de gestação gemelar ou múltipla, assim como para verificar se um feto está vivo ou morto (Figs. 379 e 380).

Várias possibilidades têm sido descritas para a fixação dos eletrodos do eletrocardiograma fetal. Entre as diferentes possibilidades, o método mais rápido e fácil se provou ser a fixação lado a lado, já que nestas condições, é rara a interferência dos impulsos maternos sobre os do feto.

Geralmente, se aconselha preparar o local de fixação dos eletrodos através de tricotomia, desengorduramento e aplicação de gel condutor na pele do animal gestante. Para se estabelecer uma condução com eletrodo de placa de forma rápida e simples, é suficiente a aplicação de gel condutor na placa e na pele natural (sem limpeza ou tricotomia), massageando bem o gel na pele.

Para a realização do eletrocardiograma fetal em bovinos, são mais adequados os aparelhos portáteis robustos, com sensibilidade de 20 mm/mv. Deve-se, por segurança, evitar interferência na transmissão do eletrocardiograma por máquinas que funcionem nas proximidades (equipamento de ordenha, máquinas de limpeza).

O eletrocardiograma fetal pode ser utilizado não apenas para a constatação da existência de uma gestação, como também constituir um auxílio valioso no exame obstétrico. Isto se aplica

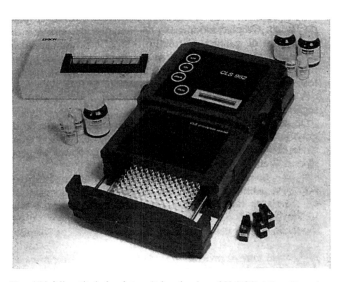

Fig. 374 Microtitulador fotométrico de placa (CLS 961 Microtiter plate Photometer).

SISTEMA GENITAL FEMININO 283

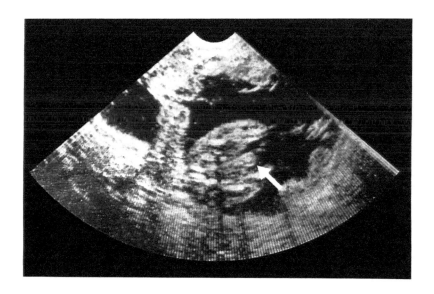

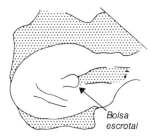

Figs. 375 e 376 Em cima: ecografia (com representação esquemática) de um feto masculino (seta = bolsa escrotal).

Figs. 377 e 378 Embaixo: ecografia (com representação esquemática) do úbere (seta = tetas) de um feto feminino com 90 dias de gestação (de Müller *et al.*, 1986).

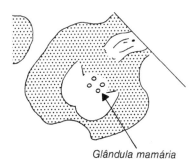

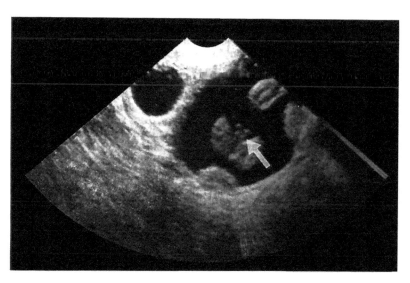

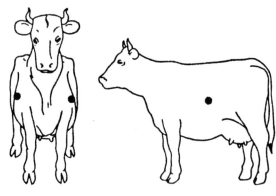

Fig. 379 Fixação dos eletrodos bipolares lado a lado, para a realização de um eletrocardiograma fetal em bovinos (de Larks et al., 1960; eletrodo nulo é fixado em um membro).

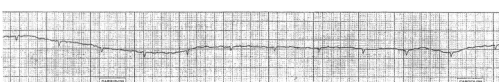

Fig. 380 Eletrocardiograma fetal aos 271 dias de desenvolvimento intra-uterino (pontos de fixação dos eletrodos à direita e à esquerda da parede abdominal, eletrodo nulo no membro anterior direito; velocidade do papel: 50 mm/seg; freqüência cardíaca fetal: 115/min).

especialmente em casos nos quais o feto não é alcançado pelo clínico nem por palpação retal, nem por palpação do flanco e não se constatou nem sinais de vida do feto, nem indícios de morte fetal (p. ex., torção uterina, suspeita de maceração fetal).

Investigação da infertilidade do rebanho

A ocorrência múltipla de distúrbios reprodutivos entre vacas e novilhas de uma fazenda é chamada de *infertilidade do rebanho* (ou *esterilidade*). Caracteriza-se por *estro fraco ou ausente*, *volta repetida ao estro* a intervalos regulares ou variáveis e tendência a *parição prematura*, *natimortos* ou *abortos*. A infertilidade do rebanho se caracteriza por uma taxa de concepção, após a primeira inseminação, inferior 50%, um índice de inseminação (número de inseminações por prenhez) maior que 2 e um intervalo médio entre as parições maior do que 400 dias. Nesses rebanhos, *todas as fêmeas sexualmente maduras devem ser examinadas,* não apenas as conhecidas como inférteis. A investigação talvez tenha que incluir os touros (ver seção 9.1). O exame retal do sistema genital (ver anteriormente nesta seção) é realizado em todas as fêmeas do rebanho, exceto naquelas que estão prenhes. Além disso, a inspeção vaginal (ver anteriormente nesta seção) deve ser realizada, quando justificada pelo histórico do caso ou por achados externos. Informação valiosa adicional será obtida por uma verificação minuciosa dos fatores ambientais.

Um exame inicial do rebanho deve ser acompanhado por *visitas regulares* adicionais a intervalos mensais. A manutenção contínua de um registro dos achados (ver anteriormente nesta seção) possibilitará a supervisão da fertilidade do rebanho, e esta supervisão fornecerá um aviso prévio dos fatores adversos. Os distúrbios reprodutivos estabelecidos por supervisão ginecológica são tratados como segue, *de caso para caso*.

A ocorrência freqüente de *catarro genital*, *piometra*, *parição prematura*, *natimorto* e *aborto* exige o despacho de amostras adequadas para exame bacteriológico e/ou sorológico. Essas amostras podem ser *swabs* cervicais (ver anteriormente nesta seção), lavados vaginais (ver anteriormente nesta seção), fetos abortados, abomaso fetal ligado, membranas placentárias, soro do sangue (ver seção 10.2) ou mucosa vaginal (ver seção 10.2).

O relatório acompanhando a amostra deve estabelecer o tipo de distúrbio encontrado e o agente causal suspeito (*Brucella, Trichomonas, Campylobacter,* vírus de BHV_1[IPV] etc.); doenças infecciosas mais esporádicas, como a leptospirose, listeriose, salmonelose, micose e febre "Q", clamidiose e micoplasmose também devem ser lembradas. Devem ser fornecidas também informações sobre a higiene do parto aplicada ao rebanho, quaisquer complicações da parturição e do puerpério, ocorrência de mastite (ver seção 10.3) ou de doença e perdas entre bezerros recém-nascidos. Como as infecções genitais podem acompanhar a recuperação de uma doença infecciosa (p. ex., febre aftosa) ou a ingestão prolongada de alimentos prejudiciais (silagem estragada, raízes decompostas etc.) ou resultar de deficiência nutricional, estes fatos também devem ser mencionados. Finalmente, se há suspeita de uma infecção transmitida no acasalamento, a *saúde genital do reprodutor* (touros usados em monta natural ou para inseminação) deve ser verificada (ver seção 9.1). Quando bactérias não podem ser isoladas de um surto de catarro genital, a causa poderia ser uma deficiência de fibra (falta de cama), excessos de proteína, energia, fósforo ou potássio, deficiência de manganês ou a presença de fitoestrógenos.

A ocorrência múltipla de *distúrbios do ciclo reprodutivo* (anestros, anafrodisia, intervalos muito curtos ou muito longos entre os estros) pode ser devida a *erros na alimentação e no manejo* (= fatores ambientais). Conseqüentemente, a ração deve ser examinada quanto à quantidade de alimento, à composição e à qualidade dos componentes individuais. Deve-se observar com atenção especial a *proporção de feno* (pelo menos 5 kg ao dia por vaca, composto de ampla variedade de capim), de *alimentação suculenta* (não mais que 30 kg de beterrabas e/ou silagem por vaca diariamente), *concentrados* (pelo menos 50% da ração, farinha de cereais ou farelo) e *suplementos alimentares* (preferivelmente de origem orgânica; farinha de algas, levedura, farinha de peixe; também Na, P, Ca e vitaminas). A inspeção geral da alimentação deve incluir análise botânica do feno, da silagem e dos vegetais de pastagem, análise química das farinhas misturadas quanto a matéria seca, fibras, proteína digerível, conteúdo energético, Ca, P, K, Na, Mg, Mn, Cu, Co, nitrato e beta-caroteno (ver coleta de amostras). Os resultados obtidos são comparados com a tabela de exigências nutricionais (= valores médios), para determinar se os animais estão sendo pouco ou muito alimentados.

Além do exame da alimentação, *amostras dos animais* devem ser enviadas para análise, particularmente o soro para pesquisa de minerais, microelementos, beta-carotenos, bilirrubina total, aspartato aminotransferase e proteína total (ver Quadro 22). A saliva da parótida ou urina podem ser analisadas quanto ao conteúdo de Na e K (ver seção 7.6) e o pêlo quanto ao Cu e Mn (ver seção 3.1).

Para se verificar o desempenho leiteiro, pode-se utilizar o nível de corpos cetônicos no leite, como indicador do balanço energético da vaca. De acordo com Gravert e colaboradores (1986), o nível de corpos cetônicos aumenta significativamente nos casos de altos déficits energéticos.

Exames clínico-químicos podem ser realizados na clínica veterinária, com o auxílio do Reflotron — *sistema de química seca*.[14] A utilização do aparelho (Fig. 381) é simples, pode-se utilizar soro ou plasma sem pré-diluição e o resultado da análise fica pronto em aproximadamente três minutos. Como desvantagem, cita-se o pequeno número de amostras a ser examinado, assim como os ainda mais escassos parâmetros de fita (Baumgartner e colaboradores, 1986). Atualmente, os seguintes parâmetros podem ser determinados: glicose, hemoglobina, colesterol, triglicerídios, uréia, TGP e TGO (ver Quadros 21 e 22; a avaliação da curva de peso corporal é abordada na seção 2.4).

Para o "diagnóstico rápido" de certos parâmetros sanguíneos, como hemoglobina, eritrócitos, glicose, creatinina, uréia, bilirrubina, potássio, cálcio, ferro, SDH, GLDH, colesterol e triglicerídios, também é adequado o fotômetro do Dr. Lange.[15] A utilização desse fotômetro digital permite 31 testes e a armazenagem em memória de 250 valores.

No caso de *repetições de cio sem causa aparente*, é indicado o uso do teste de progesterona láctea para constatação de cio (determinação da progesterona no momento da inseminação), para determinação de ovulação tardia (determinação da progesterona cinco dias após a inseminação), assim como o diagnóstico de vacas em cio silencioso (determinação da progesterona 21 dias após a inseminação).

As *manifestações persistentes e excessivas do estro* exigem o exame da forragem, particularmente as variedades de trevo, quanto à presença de *fitoestrógenos*. Quando a causa de um distúrbio reprodutivo não está relacionada aos fatores citados, devem-se observar os seguintes fatores que afetam a qualidade das forragens: *tipo de solo e composição*, com referência ao pH e ao teor de K_2O, P_2O_5, Mg, Cu, Co, Mn e húmus (notar que as charnecas, solos turfosos e arenosos podem ser deficientes em oligoelementos); a aplicação de *fertilizantes* aos pastos, se orgânicos ou inorgânicos, quantidades de N, P_2O_5, K_2O e oligoelementos por hectare e por ano; tempo de aplicação. A infertilidade pode estar associada à aplicação intensiva de fertilizantes minerais, i.e., mais de 300 kg de N e/ou 150 kg de K_2O por hectare. A aplicação em *excesso de fertilizantes orgânicos* pode ocorrer quando o esterco líquido e a pasta fluida se originam de grandes unidades de engorda, e distúrbios reprodutivos atribuíveis a esta prática estão aumentando em freqüência (mais de 15 m^3 por hectare).

Os fatores relevantes para a reprodução e a observação do estro incluem o *tipo de alojamento* (animais soltos ou amarrados; se amarrados, o tipo de baia, seu comprimento e sua largura; assoalho; cama, ver seção 11.1) e o *microclima da instalação* (temperatura entre 10 e 15°C, *umidade relativa* não excedendo 70%, ver seção 6.5). Ambos os fatores podem ter um efeito desfavorável na fertilidade. Se a infertilidade ocorre durante o período de pastagem, é necessário saber se os animais estão sendo alimentados com suplementos, como forragem de beterraba, feno, palha e minerais, se o *suprimento de água de beber é satisfatório* (ver seção 7.5) e se há qualquer *proteção contra intempéries* (um corredor de árvores protetoras, sebes, um abrigo artificial ou um celeiro). Outro fator é a parasitose grave, que pode levar à distrofia ovariana.

Múltiplos casos de retorno ao estro, com um longo intervalo entre os estros, são uma característica de vibriose (infecção por *Campylobacter fetus*), e isto deve ser verificado pelo exame de amostras de lavados vaginais, muco vaginal ou soro do sangue, para esta bactéria ou seus anticorpos.

A inspeção para sinais de estro geralmente não é realizada pelo proprietário ou pelo vaqueiro com tanta eficiência como deveria ser. Basicamente, o *controle dos sinais de cio* (ver anteriormente nesta seção) deve ser feito *duas vezes ao dia no mínimo* (pela manhã e à tarde), de preferência durante a alimentação, a ordenha e a limpeza. Deve ser encorajado o uso de um calendário para vacas no cio, pois possibilita o registro da data provável do próximo estro (Fig. 382). Quando o gado é deixado solto, pode ser usado um detector de estro (um coxim ou uma esponja marcados com corante, presos ao lombo da fêmea ou sob o esterno do rufião (ver anteriormente nesta seção). Em qualquer caso, a detecção pronta do estro é assistida observando-se os animais durante o período de exercício diário ou enquanto soltos em um pátio coberto ou curral.

Os *distúrbios reprodutivos hereditários* incluem hipoplasia ovariana em novilhas, cistos ovarianos, doença da novilha branca e cérvix dupla. Quando há suspeita de uma dessas condições, devem-se verificar os *ancestrais do animal*. Fatores hereditários são indicados quando o mesmo defeito ocorre na mesma família da vaca ou na progênie de um certo touro. A infertilidade herda-

CALENDÁRIO ESTRAL

	Sáb. 1 Dezembro	22 Dezembro	12 Janeiro	2 Fevereiro	23 Fevereiro	16 Março	6 Abril
Dom.	2	23	13	3	24	17	7
Seg.	3	24	14	4	25	18	8
Ter.	4	25	15	5	26	19	9
Qua.	5 Olga	26 Olga	16 Olga	6	27	20	10
Qui.	6	27	17	7	28	21	11
Sex.	7	28	18	8 Emma	1 Março	22	12
Sáb.	8	29	19 Emma	9	2	23	13
Dom.	9	30	20	10	3	24	14
Seg.	10	31 Emma	21	11	4	25	15
Ter.	11	1 Janeiro	22	12	5	26	16
Qua.	12	2	23	13	6	27	17
Qui.	13	3	24 Lisa	14	7	28	18
Sex.	14	4	25	15	8	29	19
Sáb.	15	5	26	16 Lisa	9	30	20
Dom.	16	6	27	17	10	31	21
Seg.	17	7	28	18	11 Lisa	1 Abril	22
Ter.	18	8	29	19	12	2	23
Qua.	19	9	30	20	13	3	24
Qui.	20	10 Rosi	31 Rosi	21	14	4	25
Sex.	21	11	1 Fevereiro	22	15 Rosi	5	26

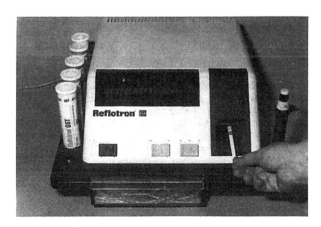

Fig. 381 Reflotron-sistema de química seca.

Fig. 382 Calendário estral, mostrando registro de datas de estro de quatro vacas.

Quadro 54 Resumo dos achados externos retais e vaginais nos vários tipos de esterilidade com origem nos ovários ou no útero de vacas

Sinais externos	Palpação retal — Útero	Palpação retal — Ovários	Inspeção vaginal	Registro dos achados	Diagnóstico
Ausência de cio; em parte, também estado nutricional precário	Relaxado; relativamente pequeno	Pequenos (depende da idade do animal); sem estruturas funcionais	Colo cervical fechado; mucosa pálida e seca	U I/II S C I F –A R_0 A I	Anestro devido a hipoplasia (apenas para novilhas) ou distrofia dos ovários (principalmente primíparas)
Ausência de cio ou intervalo entre cios anormalmente encurtados (três a cinco dias), ou cio prolongado; edema vulvar discreto; ligamentos pélvicos caídos	Relaxado; parede engrossada e flutuação	Uma ou várias vesículas com paredes finas ou espessas (à punção, se obtém líquido amarelo-claro), com flutuação variada; ovário aumentado uni ou bilateralmente	Colo cervical levemente aberto; mucosa em geral rosa-pálido e seca	U II S C i A_4 P_3 G P_3 +N R_1 B I-II	Cisto tecafolicular (associado à mucometra)
Ausência de cio	Contratilidade moderada	Uma vesícula grande com flutuação pequena a média (parede relativamente espessada); à punção do folículo, se obtém um líquido amarelo-escuro; após a ruptura, ainda se sente a parede da vesícula	Colo cervical fechado; mucosa rosa-pálido e um pouco úmida	U II S C I-II –A_3 A +N R_0 B I-II	Cisto folicular luteinizado
Ausência de cio (estado nutricional geralmente bom)	Relaxado	Aproximadamente do mesmo tamanho; protuberante; muitas vesículas duras, do tamanho de até uma ervilha	Colo cervical fechado; mucosa pálida e um pouco úmida	U I-II S C I E_1 E_1 E_1 E_1 E_1 E_1 E_1 E_1 P P R_0 A-B I-II	Degeneração ovariana microcística
Ausência de cio	Pouca contratilidade	Corpo lúteo totalmente formado, com 18 a 30 mm de tamanho e consistência firme e macia; entre outras estruturas, podem-se palpar também folículos	Colo cervical fechado; mucosa rosa-pálido e um pouco úmida; muco viscoso	U II S C II C.l. A N R_0 B II	a) Corpo lúteo cíclico (ciclo com cio silencioso); b) Corpo lúteo gravídico (estágio de gestação sem achados clínicos); c) Corpo lúteo pseudogravídico em animais com conteúdo uterino (p. ex., piometra); d) Corpo lúteo afuncional em distrofia ovariana
Ausência de cio	Relaxado	Aumento e, em parte, dolorido ou aderido aos tecidos adjacentes	Colo cervical fechado; mucosa rosa-pálido e um pouco úmida	U II S C II P +N R_0 B II	Ooforite aguda ou crônica

Quadro 54 Resumo dos achados externos retais e vaginais nos vários tipos de esterilidade com origem nos ovários ou no útero de vacas (cont.)

Sinais externos	Palpação retal — Útero	Palpação retal — Ovários	Inspeção vaginal	Registro dos achados	Diagnóstico
Ausência de cio ou cio prolongado	Contratilidade moderada	Grande aumento de volume unilateral do ovário (em parte compacto, em parte flutuante); superfície ovariana com algumas protuberâncias	Colo cervical fechado ou levemente aberto; mucosa rosa-pálido e um pouco úmida	U II S C I-II I,Pa +Ga P R₀-₁ B II	a) Hematoma ovariano (à punção, se obtém líquido sanguinolento); b) Tumor endócrino ativo (tumor de células granulosas, luteoma, tecoma); c) Tumor endócrino inativo (p. ex., fibroma, cistadenoma, teratoma)
Retorno ao cio num intervalo de 21 ± 3 dias	Contratilidade muito forte e aumento do tamanho do útero (edema)	Corpo lúteo endurecido e com diâmetro menor que 10 mm; folículo com 15 a 25 mm de tamanho e flutuação intensa	Colo uterino pérvio para um lápis, edemaciado; mucosa hiperêmica; coleção de muco na vagina (muco claro)	U II S C III C. l. res. -A₄ P -N R₂ C V	a) Endometrite subclínica; b) Obturação de oviduto; c) Lesão de cérvix; d) Ovulação tardia; e) Atresia folicular; f) Momento de inseminação muito adiantado; g) Deficiência na qualidade espermática
Sintomas de cio externo sem ciclos encurtados (intervalo de três a oito dias)	Contratilidade fraca ou forte, em parte também aumento de tamanho do útero (edema)	Vesícula com boa flutuação (tamanho muito variável)	Colo vesical fechado ou pérvio para um lápis, sob edemaciação; mucosa rosa-pálido ou hiperêmica, seca ou muito úmida	U II S C I-II ou U II/III S C III A₃ A +P R₀ A-B I ou R₂ C IV-V	a) Cisto tecafolicular ou b) Atresia folicular; c) Devido a tratamento uterino, no quarto dia de ciclo, com substância muito irritante; d) Ciclo aparentemente encurtado (folículo metacíclico com corpo lúteo cíclico)
Sintomas de cio externos em cio prolongado (mais de 24 dias)	Contratilidade muito forte e aumento de tamanho do útero (edema)	Corpo lúteo duro e com menos de 10 mm de diâmetro; folículo com flutuação intensa e 15 a 25 mm de tamanho	Colo cervical pérvio para um lápis, edemaciado; coleção de muco na vagina (muco claro)	U II S C III C. l. res. +A₄ P A R₂ C IV-V	a) Ciclo prolongado irregularmente, devido à morte embrionária (p. ex., decorrente de infecção por *Campylobacter* ou aberração cromossômica); b) Tratamento uterino no 15º ou 16º dia de cio com preparados muito irritantes (p. ex., solução de Lugol); c) Ciclo aparentemente prolongado, em virtude de um cio silencioso ocorrido recentemente (duração do ciclo: 42, 63 ou 84 dias)

da, não acompanhada por alterações patológicas, muitas vezes manifesta-se como resultado de estresse ambiental.

Às vezes, o exame ginecológico das vacas de um rebanho problemático deixa de revelar a causa da infertilidade do rebanho, em particular durante o curto período de fim de inverno e no início da primavera. Esta *infertilidade assintomática* (ou esterilidade sem causa clinicamente detectável) exige investigação do *intervalo entre as parições* (valor médio para o rebanho e os últimos anos para as vacas problemáticas) e o *período de repouso* entre a parição e a primeira inseminação ou acasalamento. Vacas de alta produção podem reagir desfavoravelmente ao serem cobertas antes de 10 a 12 semanas após a parição e tendem a desenvolver inflamação catarral do sistema genital.

Os *dados da produção de leite* (particularmente a produção em lactação prematura e produção diária à inseminação) são importantes, a fim de calcular se a vaca está sendo alimentada adequadamente para produção. Vacas com uma curva de lactação plana (um sintoma de vigor) têm, geralmente, uma taxa de concepção melhor do que vacas com uma curva íngreme. O *exame retal repetido* resolverá muitos distúrbios reprodutivos, incluindo a ovulação tardia, a atresia folicular e o estro silencioso. A endometrite subclínica pode ser uma causa de infertilidade assintomática, podendo ser identificada por exame citológico e bacteriológico de esfregaços endométricos obtidos por meio de um cateter de Folmer-Nielsen (Manser e Berchtold, 1975), por *exame histológico* de uma amostra do endométrio para biopsia (ver anteriormente nesta seção) ou por *exames vaginais repetidos* (para verificar corrimento).

Em resumo, o diagnóstico de infertilidade do rebanho em bovinos envolve uma avaliação crítica de todos os fatores no complexo solo-vegetal-animal, que são conhecidos por afetar a fertilidade.

10.2 Exame obstétrico

A assistência obstétrica deve começar com o *exame cuidadoso da mãe e do feto*, exceto em situações em que for exigida a intervenção imediata do veterinário, por exemplo, se o bezerro já está nascendo, no prolapso do reto ou da bexiga ou na ruptura da artéria vaginal. Isto fornece a base para um diagnóstico obstétrico exato e para uma decisão correta sobre as medidas a serem tomadas. Pode ser feito um registro completo do *histórico do caso* (ver seção 2.2 e anteriormente nesta seção), se necessário, até após terminada a parturição. Os fatos a serem registrados são: número e evolução das parições anteriores, duração da prenhez (se necessário, com referência às datas de cobertura e inseminação), saúde da vaca antes da parição, tempo e natureza dos primeiros sintomas de parição, contrações uterinas, tempo de ruptura placentária (e se foram liberadas quantidades anormais de líquido), comportamento incomum da vaca (cólica, paresia etc.). Se houver sangramento pelo reto ou pela vagina, será necessária informação sobre sua duração e gravidade. Para fins legais, é importante saber se algum *leigo tentou assistir a parição* (ruptura manual das membranas; correção de postura defeituosa e da posição de apresentação; tentativas para extrair o bezerro e o número de pessoas envolvidas; uso de auxílios mecânicos para parição etc.). Do contrário, qualquer dano causado à vaca ou ao bezerro, durante esta intervenção, pode ser subseqüentemente atribuído ao médico veterinário.

Nos *rebanhos problemáticos*, em que é possível ocorrer aborto, parição prematura, distocia, mastite da parturiente ou distúrbios metabólicos, exigem-se informações sobre outros casos de dificuldade de parição, e não apenas do caso em questão. Talvez seja útil obter informações sobre o manejo e a alimentação, a idade e a pelagem de uma novilha na primeira inseminação ou a época em que a vaca foi seca. O nome e o *pedigree* do touro serão exigidos para se investigar os bezerros malformados ou demasiado grandes ou os que passaram muito do tempo; será exigida informação sobre a origem das vacas recentemente adquiridas, que tenham abortado ou parido prematuramente, a fim de fornecer ao proprietário uma orientação correta.

Para se verificar a *saúde geral* (ver seção 2.4) e colaborar no subseqüente exame obstétrico, a paciente deve ser *obrigada a levantar-se* (ver seção 1.2). Em animais que se recusam a levantar-se, devem-se examinar o sistema circulatório (ver Cap. 5), o aparelho locomotor (ver Cap. 11) e o sistema nervoso (ver Cap. 12), para se determinar a causa de paresia, a fim de que sejam tomadas as medidas apropriadas. As pacientes devem ser viradas para o lado esquerdo para o exame obstétrico, mas não devem ser giradas sobre o dorso, pois há o risco de torção uterina e deslocamento do abomaso para a esquerda.

Exame externo

Inspeção. Observar a forma do corpo do animal em estação, pelo lado e por trás (Fig. 297). Isto revelará o tamanho anormal (volume aumentado dos líquidos placentários e prenhez múltipla), contorno incomum (assimétrico na ruptura do flanco, ruptura abdominal etc.) e também a freqüência e a força das contrações da parede abdominal (contrações primárias ou secundárias do trabalho de parto; contração violenta). Os movimentos do feto serão visíveis no flanco direito, em particular quando a placenta se destaca prematuramente. A *inspeção da pelve* envolve avaliação da distância entre a tuberosidade coxal e as tuberosidades isquiáticas e o ângulo de inclinação (diferença em nível entre a tuberosidade coxal e a tuberosidade isquiática de um lado). As características desfavoráveis para parição incluem pelve estreita e delgada, pelve assimétrica (resultante de fratura), sacro afundado entre as tuberosidades sacrais do ílio (luxação da articulação sacroilíaca) e base da cauda profundamente fixada. Devem-se ainda examinar a glândula mamária, o nível do úbere, os *ligamentos sacroilíacos* e a *vulva*. As características a serem examinadas na vulva são: tamanho, coloração, consistência da superfície e, talvez, as marcas deixadas por tratamento cirúrgico anterior (fechamento de Flessa, fita de Bühner); também se observa a posição da fissura vulvar (distorção da comissura dorsal na torção uterina grave pós-cervical) e qualquer lesão ou escara recente, laceração perineal completa ou incompleta. Finalmente, é importante identificar qualquer estrutura já emergindo da vulva, já que se pode tratar de membranas fetais, parte do feto, neoplasia vaginal, tecido adiposo prolapsado (após laceração na mucosa vaginal), bexiga (ou vagina) evertida ou torções do intestino. Estas últimas necessitam ser identificadas por exploração interna (ver adiante) como pertencentes à mãe, vindas através da perfuração uterina ou pertencentes ao feto (esquizossoma reflexo), o que pode ser feito pelo tamanho do lúmen.

A *demora anormal na parturição* é definida como falha das membranas fetais ou do feto para se insinuar nos lábios da vulva, após três horas de contrações. Isto pode ser devido a um canal do parto estreito, torção uterina, anomalias na posição, na postura ou na apresentação; ou malformação fetal. Os diferentes tipos de corrimento são o gasoso (de um feto enfisematoso), o líquido (líquido alantóico, urina, sangue), o mucóide (muco amniótico, substituto do líquido placentário previamente instilado), o pastoso-viscoso (mecônio fetal ou fezes da mãe) ou com presença de tecidos (membranas ou porções do feto). Estes corrimentos são examinados quanto à quantidade, à coloração e ao odor. O odor será fétido se a parto tiver sido contaminado.

Palpação. A *parede abdominal é palpada* um a dois palmos acima da prega abdominal (Figs. 298 e 373) para pesquisa de *tensão anormal* (contrações, torção uterina, peritonite, excesso de líquido placentário) e para o efeito de *balotamento do feto*, que está ausente, quando há excesso de líquido placentário. Os *preparativos para a parição* começam cerca de três semanas antes e consistem em úbere com "mojo" e edema da vulva, ambos resultantes do aumento dos níveis de estrogênio; os ligamentos pélvicos largos relaxam cerca de dois dias antes da parição. Essas

SISTEMA GENITAL FEMININO

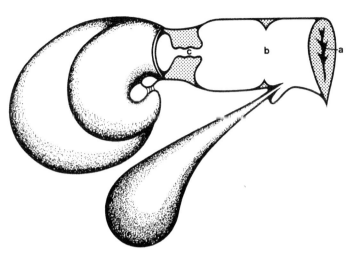

Fig. 383 Representação esquemática dos pontos estreitos naturais do canal do parto mole: a = vulva; b = anel himenal; c = cérvix.

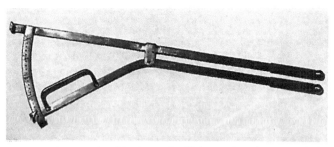

Fig. 384 Pelvímetro (modificado por Bouldoire, 1970, assim como Menissier e Vissac, 1971).

partes devem ser palpadas para garantir que o edema não é inflamatório. A ausência dessas alterações significa que a vaca ainda não está pronta para parir e pode estar passando por uma parição prematura, aborto ou qualquer outro processo anormal. A palpação dos lábios vulvares também fornece informação sobre a extensão de um hematoma, lesões recentes, gangrena gasosa ou estenose através de cicatriz, assim como a presença do ligamento de Bühner frouxo.

Exame interno

A *inspeção do vestíbulo vaginal* quanto a umidade, coloração e qualquer hemorragia, ferimentos ou necrose por pressão da membrana mucosa é seguida pela exploração manual do canal do parto. Para este propósito, o médico veterinário deve usar indumentária protetora limpa e lavável (jaleco ou avental de parturição, luvas compridas de borracha ou de plástico e botas de borracha). A vulva e seus arredores e a cauda da vaca são lavados com água morna e sabão, seguidos de uma solução desinfetante fraca. Será necessário administrar um neuroléptico (ver seção 1.3) a animais excessivamente inquietos ou que não colaboram. A xilazina é adequada para este propósito (ver seção 1.3), mas aumenta as contrações uterinas, de modo que se deve administrar também um relaxante uterino (como isoxissuprina[1] ou clembuterol,[2] ambos o dobro da dose normal). Quando a paciente está em decúbito, os *quartos traseiros devem ser elevados,* colocando-se por baixo dela um saco de palha ou uma almofada de borracha inflável. Se a introdução da mão na vagina provocar fortes contrações de parto (que podem ser devidas a uma irritação dolorosa ou dano aos tecidos moles do canal do parto), *uma anestesia epidural baixa* (ver seção 1.3) trará alívio. Após estes preparativos, aplica-se um lubrificante adequado[3] e a mão, em formato de cunha, é introduzida no canal do parto, sob leve pressão. A palpação do canal do parto, das membranas fetais e do feto é então realizada, como segue.

Exploração dos tecidos moles do canal do parto (vulva, vestíbulo, anel himenal, vagina e cérvix). Deve-se prestar atenção ao grau de abertura ou largura, à elasticidade da mucosa e se ela está escorregadia, particularmente nos pontos mais estreitos (Fig. 383). Quaisquer *lesões* (incluindo ferimentos que se estendem através do reto e da perfuração uterina), aumentos de volume (hematoma, abscesso, tumor) e *anomalias* (hímen hiperplásico, septo vaginal anormal, cérvix dupla, ausência de um corno uterino etc.) devem ser detectados neste estágio.

Quando o canal cervical está totalmente aberto, nenhum dos anéis anulares pode ser sentido. Se os tecidos moles são estreitos demais para o feto passar, deve-se determinar se o canal do parto *ainda não está totalmente aberto* (i.e., se o processo de abertura está incompleto ou se foi interrompido por algum distúrbio neuro-hormonal) ou se a estreiteza é permanente. No primeiro caso, a vaca ainda não estará exaurida, as mucosas ainda estarão elásticas e escorregadias e o feto ainda estará vivo. Se a estreiteza é permanente, haverá evidência de parturição complicada (mãe exaurida, canal do parto seco e rigidamente tubular, feto fraco ou morto). Três graus de abertura inadequada ou estreiteza podem ser distinguidos (Quadro 55).

As *artérias vaginais,* que correm horizontalmente ao longo de cada lado da parede vaginal, podem ser reconhecidas por sua pulsação. Se a pulsação está ausente, uma artéria pode ter sido rompida. A palpação da vagina pode revelar dobras longitudinais. Se há torção uterina, a direção da torção pode ser determinada, seguindo-se a curvatura espiral das dobras longitudinais.

O exame da *parte óssea do canal do parto* envolve a comparação do diâmetro da pelve com o tamanho do feto, em particular a pequena pelve jovem de uma novilha. Pode haver condições patológicas, como exostoses de fraturas e fissuras cicatrizadas ou lesões ósseas de raquitismo ou osteomalacia, que diminuem a passagem pélvica. Para avaliação da largura da bacia, pode-se usar um pelvímetro (Fig. 384).

A relação entre a largura da bacia e o peso de bezerros é muito importante para se estimar a evolução do parto. O peso do bezerro tem relação com o diâmetro da articulação do boleto (maior diâmetro encontrado) deste bezerro.

Quadro 55 Avaliação da dimensão dos pontos mais estreitos do canal de parto mole

Achados à exploração do canal de parto mole (em especial do canal cervical)	Avaliação dos achados	
Passarão a cabeça, o pescoço e os membros dianteiros do feto na apresentação anterior ou ambos os membros traseiros na apresentação posterior	abertura insuficiente (parição recente) ou largura deficiente (parição prolongada)	Primeiro grau
Passarão apenas as porções distais de ambos os membros na apresentação anterior ou posterior		Segundo grau
Passarão apenas um a três dedos do veterinário		Terceiro grau

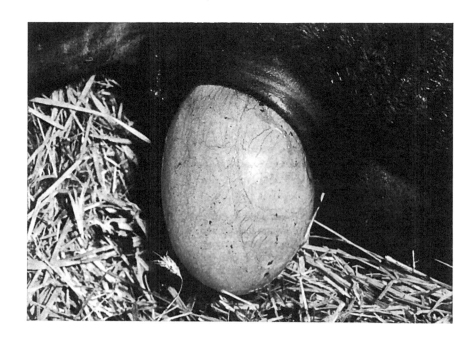

Fig. 385 Estágio de dilatação avançado: a bolsa amniótica ainda não-rompida avança pela fenda vulvar, após o rompimento do saco alantóide.

Pode-se fazer uma previsão aproximada da evolução do parto, de acordo com Jaekel, pela seguinte fórmula:

$$\text{Fator Z} = \frac{\text{largura da bacia} \times \text{altura da bacia da mãe}}{\text{maior diâmetro da articulação do boleto do feto}}$$

Se Z for maior que 55, não será preciso, via de regra, intervenção obstétrica. A fetotomia é indicada, em geral, para valores de Z abaixo de 40. Valores entre 40 e 55 indicam parto de normal a distócico. Não é o peso que é decisivo, mas sim a forma do feto (curto e largo ou comprido e fino).

Hindson propôs a seguinte fórmula para constatação de uma bacia muito estreita para o parto:

$$TT = \frac{\text{distância entre os ísquios}}{\text{diâmetro da canela do feto}} \times \frac{P_1}{P_2} \times \frac{1}{E}$$

TT = taxa de tração; P_1 = fator de parto de 0,95 para primíparas; P_2 = fator de correção para apresentação posterior do feto de 1,05; E = fator de 1,05 para raças com hipertrofia muscular.

Se TT for maior que 2,5, está indicada tração. Se TT for menor que 2,5, fica indicada intervenção cirúrgica obstétrica.

As medidas da bacia também têm importância no planejamento do primeiro parto de uma novilha. Animais que, aos 15 meses, tenham um diâmetro de bacia pequeno só devem ser cobertos a partir dos 19 até os 24 meses.

A presença do saco placentário fornece informação sobre o estágio da parturição e sua duração até então. Durante o estágio de abertura (duração de seis a 16 horas), este saco ainda está dentro do canal do parto ou está-se protraindo da fenda vaginal (Fig. 385). A ruptura espontânea do saco marca o início do estágio de dilatação, que dura de uma a três horas; durante este estágio, o saco rompido pende da vulva. O próximo evento é o estágio de expulsão, que dura apenas poucos minutos. Nesta fase, ocorre uma dilatação máxima da cérvix e, via reflexa, uma grande liberação de ocitocina, provocando um aumento das contrações uterinas (reflexo de Ferguson). A fase de expulsão começa com a passagem da cabeça (em apresentação anterior) ou com a bacia do feto (em apresentação posterior) pela vulva da mãe. O saco placentário deve ser deixado assim e não ser perfurado, exceto em raras exceções (membranas fetais excepcionalmente fortes e que não se romperam, com canal do parto bem dilatado e presença das contrações do parto). O *saco alantóide* (ou a *"bolsa d'água"*) em geral é o primeiro a se romper. Ele tem uma parede fina e seus conteúdos tornam-no escuro e azulado. Se o seu amniocório (Fig. 386) surgir primeiro, sua ruptura será acompanhada pela ruptura do *saco amniótico*, mais forte e mais claro (branco-acinzentado). Quando isto acontece, o muco amniótico é liberado e o parto pode ser impedido. As membranas fetais são inspecionadas quanto à coloração e à consistência — podem ser escorregadias e elásticas, edematosas ou coriáceas; podem apresentar depósitos, áreas de necrose ou cotilédones acessórios. Seu cheiro normal é adocicado; um cheiro fétido está associado à infecção intra-uterina.

Os *líquidos placentários* se compõem, normalmente, de oito a 15 litros de líquido alantóide e três a cinco litros de líquido amniótico. Sob condições patológicas, este volume pode aumentar para 200 litros. O líquido alantóide é castanho-amarelado e aguado, enquanto o líquido amniótico é cinza-claro e mucóide. Os líquidos de fetos infectados são castanho-escuros, turvos ou contêm flocos. As outras substâncias incluem os *boomanes** (histiotrofo não-utilizado e compactado), mecônio (indicação de hipoxia fetal intra-uterina) e pêlo fetal (demasiado maduro). Os líquidos placentários são, em geral, praticamente inodoros; um odor adocicado ou purulento está associado a infecção. O *exame microbiológico* para vírus (BVD, IPV), clamídias, riquétsias, brucela, salmonela, *Campylobacter fetus,* leptospiras, listéria, *Actinomyces pyogenes, Haemophilus somnus* e fungos se justifica quando há alterações óbvias nas membranas e nos líquidos fetais. Nestes casos, devem ser tomadas precauções higiênicas, incluindo desinfecção das instalações, segregação da vaca, limpeza e desinfecção da roupa protetora e também das mãos e dos braços do médico veterinário.

O *exame do feto* envolve seu tamanho (tamanho absoluto ou relativo), sinais de vida, posição, postura e apresentação, bem como a presença de quaisquer malformações. O primeiro ponto a estabelecer é se o feto ainda pode mexer-se dentro do canal do parto, se está entalado na pelve e se já foi parcialmente extraído.

A apresentação do feto é definida quanto à posição de seu eixo longitudinal em relação ao da mãe. A *apresentação anterior* ou para a frente (Fig. 387/a) se caracteriza pela presença da

---
*N.T.: Também denominados de hipomanes.

SISTEMA GENITAL FEMININO 291

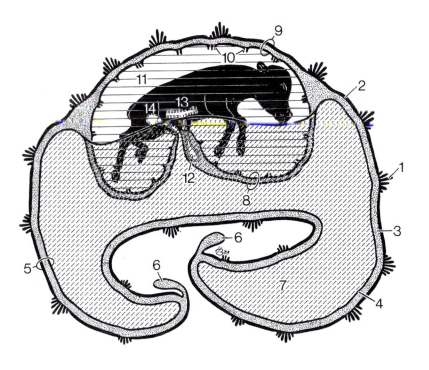

Fig. 386 Desenvolvimento das membranas fetais em bovinos (representação esquemática): 1, cotilédone; 2, epitélio coriônico; 3, tecido conjuntivo do córion e alantóide; 4, epitélio do alantóide; 5, alantocórion; 6, porção final, não-vascularizada, do córion; 7, saco alantóide (saco urinário fetal); 8, alantoâmnio; 9, amniocórion; 10, botões amnióticos; 11, cavidade amniótica com líquido amniótico e feto; 12, saco vitelínico em involução, com sua transição para o intestino; 13, intestino; 14, bexiga com o úraco como ligação para o alantóide.

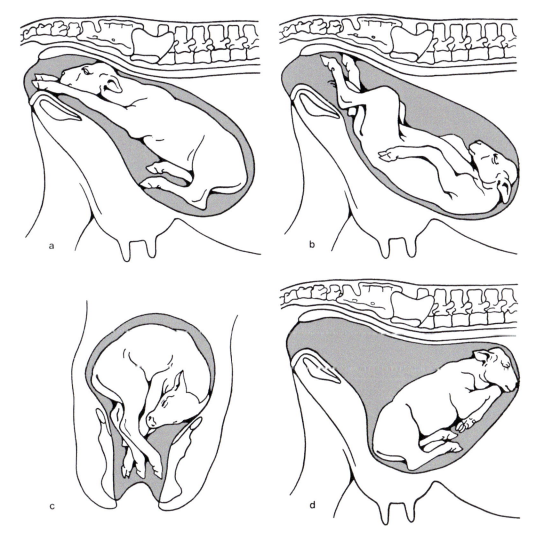

Fig. 387 Apresentação e posições do feto bovino no útero (representação esquemática): a, feto em apresentação anterior, posição superior, postura estendida; b, feto em apresentação posterior, posição inferior e postura estendida; c, feto em apresentação transverso-abdominal (sentado) — os quatro membros podem ser palpados no canal do parto; d, feto em apresentação vértico-espinhal.

cabeça ou dos dois membros dianteiros no canal do parto. Os membros dianteiros podem ser identificados quando as duas primeiras articulações dobram da mesma forma (i.e., articulações do boleto e do carpo); a terceira articulação a ser alcançada pela mão exploradora é a do codilho.

Na *apresentação posterior* ou para trás, as duas primeiras articulações encontradas são as do boleto e do jarrete, que se dobram em direções diferentes; a ponta do jarrete pode ser identificada na segunda articulação. Cerca de 95% dos bezerros nascem em apresentação anterior. É mais provável que a apresentação posterior seja acompanhada por distocia.

Se mais de dois membros estão presentes no canal do parto, é necessária uma exploração minuciosa, incluindo tração suave de cada membro, para determinar se está presente um bezerro normal em *apresentação abdominal transversa ou vertical* (Fig. 387/c), se há um bezerro malformado com esquizossoma reflexo ou membros extras ou se é um caso de prenhez múltipla. Quando a mão alcança apenas a espinha dorsal horizontal ou vertical do bezerro, esta é uma apresentação espinhal transversa ou vertical (Fig. 387/d).

A *posição* pode ser *superior, inferior, esquerda* ou *direita*, dependendo se o dorso do feto está mais próximo do úbere, da parede abdominal esquerda ou da parede abdominal direita da mãe, enquanto repousa na apresentação longitudinal (para a frente ou para trás). As três últimas posições geralmente estão associadas a distocia.

A postura do feto é a posição da cabeça, do pescoço e dos membros, em relação ao seu tronco. Normalmente, a cabeça e os membros estão estendidos (Fig. 387/a). Em outros casos, deve-se estabelecer se a postura defeituosa (Fig. 388) pode ser corrigida ou se é devida a contratura congênita (artrogripose). Os pontos de referência para determinar se o feto está com tamanho normal ou grande demais são o tamanho da cabeça, a cintura escapular, a cintura pélvica e a espessura dos ossos longos. No *tamanho excessivo absoluto do feto* (mais de 45 kg de peso ao nascimento), ele simplesmente não pode passar através do canal do parto totalmente aberto, porque seu desenvolvimento corporal é mais adiantado do que o normal. No *tamanho excessivo relativo* (25 a 45 kg de peso ao nascimento em raças de planície), o feto tem o peso normal ao nascimento, mas as partes moles ou ósseas do canal do parto são pequenas demais. A distocia é agravada em fetos vivos, impactados ou mortos, por edema congestivo ou enfisema subcutâneo (característica crepitante).

Evidência de que o feto está vivo pode ser obtida separando-se ou juntando os cascos, fazendo pressão sobre o globo ocular, o escroto ou o umbigo ou introduzindo a mão em sua boca ou um dedo no reto (provocando *reflexos defensivos: interdigitais, orbitário, de sucção, deglutição e anal*). A pulsação é detectável no umbigo de um bezerro vivo. Em fetos com apresentação anterior, na presença de acidose, o primeiro reflexo a desaparecer é o interdigital, seguido pelos reflexos do bulbo, da sucção e da deglutição. Para se determinar se um feto em apresentação posterior está vivo, o critério mais importante é o da pulsação do cordão umbilical.

A *vitalidade* de um feto pode ser avaliada pela *gasometria* e pela *determinação do equilíbrio ácido-básico* (Fig. 389) do sangue coletado na veia digital dorsal comum, não-garroteada. Para isto, uma extremidade do feto é tracionada para fora das vias fetais. Provou-se que a determinação do pH plasmático e do déficit de base é relevante na clínica. Um feto com hipoxia tem um pH baixo (inferior a 7,2) e um déficit de base alto (mais de 6 mmol/l).

Porém, mesmo que raramente, fetos recém-nascidos (com valores de pH maiores do que 7,2) podem apresentar falta de reflexos ao exame obstétrico.

Um outro método diagnóstico valioso para o reconhecimento da hipoxia fetal é a determinação da freqüência cardíaca, que pode ser determinada durante a abertura das vias fetais, nos intervalos das contrações, tanto por palpação como também por auscultação (neste caso, se aconselha um estetoscópio com borrachas longas). O nível de normocardia varia de 80 a 155 batimentos por minuto. Fetos com taquicardia (mais de 155 batimentos por minuto) em geral apresentam acidose média a grave (déficit de base superior a 9 mmol/l e pH plasmático inferior a 7,1). A cardiotocografia, muito usada na medicina humana, é de custo muito alto para a medicina veterinária.

Evidência de que o feto está morto inclui maceração incipiente (queda de pêlos, enfisema subcutâneo, destacamento da cápsula córnea dos cascos). A presença de um odor normal é, por si mesma, insuficiente para diagnosticar a morte.

É importante estabelecer se está presente qualquer *malformação* na cabeça (encefalocele, hidrocefalia), no pescoço (torcicolo por artrogripose), no tronco (esquizossoma reflexo, perossoma elumbo, ascite) ou nos membros (artrogripose, encurtamento do tendão, membros supranumerários). Entretanto, muitas anormalidades congênitas só podem ser detectadas após o nascimento do feto.

Exploração retal. É impossível realizar uma exploração vaginal quando a cérvix é intransponível ou em casos de torção uterina pré-cervical, trabalho de parto prematuro ou período de gestação prolongado, sem preparação para a parturição. Sob tais condições, a exploração retal estabelecerá a posição (incluindo torção), o tamanho (incluindo excesso de líquido placentário e prenhez gemelar) e a consistência do útero e da cérvix. O *excesso de líquido placentário* se caracteriza por um útero cheio demais e tenso, com líquido protraindo em direção dorsal ("como uma montanha"). Isto deve ser diferenciado da *ascite*, na qual o líquido pode ser sentido entre os órgãos abdominais ("como um lago") (ver seção 7.12). Também é possível sentir se há um feto vivo (por reflexos ao pressionar o olho ou afastar os cascos) ou um feto mumificado (sem líquido placentário; a parede do útero está diretamente sobre o feto). Além disso, são de interesse as características de sua superfície (lisa, rugosa com deposição de fibrina, aderências por peritonite ou neoplasias) e de sua parede (flácida, leve ou fortemente contraída; rompida: partes do feto fora do útero).

Se for impossível descobrir se o feto está vivo, a presença de *frêmito da artéria uterina* (ver seção 10.1) indica que ele ainda está vivo. Informações diagnósticas adicionais podem ser obtidas pela *palpação dos ligamentos largos do útero* (posição anormal em torção uterina) e da camada serosa de órgãos adjacentes (depósitos ou aderências peritoneais).

Vacas com gestação avançada, que não apresentam sinais claros de trabalho de parto, devem ser examinadas por via retal, para se verificar se o feto está em *posição supravaginal* (quando se constata a presença dos membros na altura do anel himenal, em fetos com apresentação anterior) (Fig. 392). Esta posição anormal acontece quando os membros anteriores, que durante a gestação permanecem em flexão cárpica, assumem a posição de extensão por uma ação reflexa à pressão realizada pela parede uterina, que se dilata na direção caudal, para a *fossa retovaginal*. Quanto mais distante estiver o momento do parto, mais tempo os membros permanecerão nesta posição de extensão. Devido à grande variação da duração dessa fase de extensão, deve-se procurar fazer uma previsão do momento do parto. A *determinação do nível de progesterona* no sangue (p. ex., via teste rápido de progesterona) pode ser usada para uma previsão aproximada do momento do parto (24 a 72 horas antes do parto, o nível de progesterona cai para valores inferiores a 1 ng/ml [menos de 3,18 nmol/l]).

Os sinais clínicos que se podem constatar de um parto que está para ocorrer nas próximas 72 horas são: queda da borda caudal dos ligamentos pélvicos, liberação de muco cervical, esguichamento de leite e queda da temperatura (que subiu na fase final de gestação) em 0,5 a 1°C. Para se constatar essa queda de temperatura, são necessárias várias medições simultâneas a intervalos de 12 horas. Deve-se considerar, no entanto, que esses parâmetros podem ter duração variável.

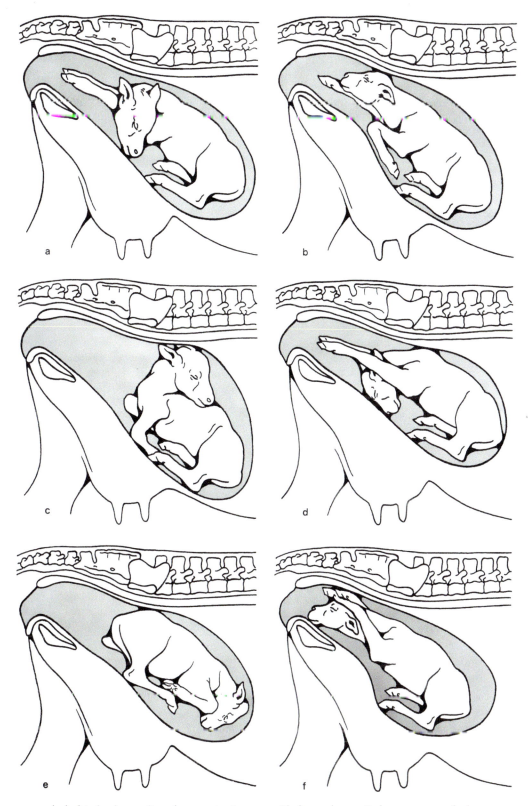

Fig. 388 Posturas anormais do feto bovino no útero (representação esquemática): a, cabeça voltada para a esquerda; b, carpo esquerdo flexionado e carpo direito estendido ("uma perna para trás"; se o casco do membro dianteiro estiver no nível da boca do feto, então a articulação do ombro estará na posição flexionada); c, flexão bilateral do ombro, com a cabeça mantida para um lado; d, cabeça voltada para o peito; e, flexão da articulação coxofemoral direita associada a flexão do jarrete esquerdo; f, ambos os pés sobre o pescoço (muito raro em bovinos).

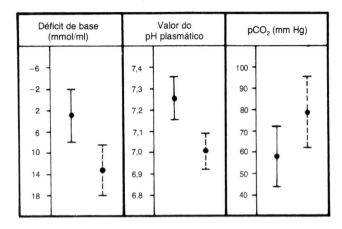

Fig. 389 Valores médios e desvios-padrão do déficit de base sanguíneo, pH plasmático e pressão parcial de dióxido de carbono em fetos normais e taquicárdicos (de Held et al., 1986).

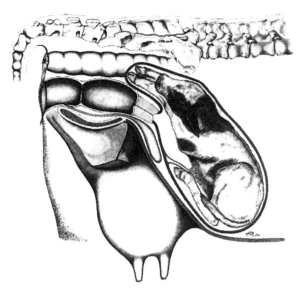

Fig. 392 Posição supravaginal do feto antes do parto (membros anteriores em extensão, empurrando a parede dorsal do útero na direção caudodorsal).

Quadro 56 Sinais vitais de fetos normo e taquicárdicos na fase de dilatação do parto (de Held e colaboradores, 1986)

Sinais vitais	Normocardia (n = 65)	Taquicardia (n = 19)
todos presentes:	50 fetos[a,1] (77%)	3 fetos[a,2] (16%)
nem todos presentes:	15 fetos[b,1] (23%)	61 fetos[b,2] (84%)

[a,b] Valores na mesma coluna com vários índices diferenciam-se significativamente ($p < 0,05$);
[1,2] Valores na mesma linha com vários índices diferenciam-se significativamente ($p < 0,05$).

De acordo com Berglund e colaboradores (1987), quanto maior for o número de partos de uma vaca, mais nítidos serão seus sinais de parto (Quadros 57 e 58). O edema de úbere, no entanto, é observado principalmente nas novilhas. O aumento nítido do úbere se instala uma a duas semanas antes do parto. O mesmo vale para a vulva, porém com maior variabilidade.

O início da queda dos ligamentos pélvicos ocorre uma semana antes do parto. Em cerca de 75% dos animais, o úbere apresenta-se completamente cheio nos últimos dois dias antes do parto.

O tempo médio para a constatação dos ligamentos pélvicos nitidamente caídos é de 12 horas antes do parto. Em 50% dos animais estudados, o tempo foi de quatro horas.

A observação relativamente freqüente do aumento do úbere e da queda dos ligamentos pélvicos (respectivamente, 70 e 49%) nas proximidades do parto (36 a 12 horas) indicam esses sinais como adequados para a previsão de um parto no decorrer do dia.

O *exame pós-parturiente* é feito após o nascimento e depois de cuidar de quaisquer vasos sanguíneos rompidos. Esse exame é necessário para evitar uma acusação de negligência, pois pode haver *outros fetos no útero*. Talvez se revele impossível alcançar a extremidade cranial do útero, em particular em vacas velhas; a elevação do abdome, colocando-se uma tábua por baixo da região umbilical, pode ajudar. A seguir, as partes moles do canal do parto devem ser cuidadosamente examinadas quanto a *lesões* (lacerações perineais ou vaginais, vaginorretais ou cervicais; perfuração do útero) e sangramento grave (ruptura da artéria vaginal, laceração de carúnculas). A hemorragia não pode ser excluída totalmente pela ausência de sangue na vagina. A ruptura da artéria uterina dentro do ligamento largo leva a sangramento

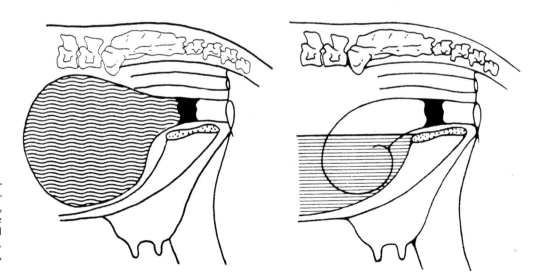

Figs. 390 e 391 À esquerda, excesso de líquido placentário ("como uma montanha"); à direita, ascite ("como um lago"). De Grunert, E., e E. H. Birgel (1984): *Obstetrícia Veterinária*, Editora Sulina, Porto Alegre, Brasil.

Quadro 57 Momento do aparecimento de sinais de parto visíveis ou perceptíveis externamente em 493 fêmeas bovinas primíparas ou multíparas (em horas antes do nascimento do bezerro; de Berglund, Philipsson e Danell, 1987)

Sinais de parto	Partos nos quais os sinais citados se manifestam		Horas antes do nascimento do bezerro (percentagem)			
	n	(%)	x̄	10	50 (Valor médio)	90
Vulva						
Início do edema	406	(82,4)	264	34	221	576
Edema nítido	312	(63,3)	66	3	13	208
Saída de muco	185	(37,5)	64	2	10	217
Úbere						
Início do esguichamento de leite	415	(84,2)	270	73	235	486
Úberes e tetos cheios	345	(70,0)	36	3	12	99
Edema de pele do úbere	35	(7,1)	83	9	69	183
Saída de colostro	82	(16,6)	13	1	5	45
Ligamentos pélvicos largos:						
Início do relaxamento	385	(78,1)	135	7	68	374
Relaxados	243	(49,3)	12	1	4	21

Quadro 58 Momento do aparecimento dos vários sintomas de parto em fêmeas bovinas (em minutos antes do nascimento do bezerro), assim como o momento da saída dos restos fetais (em minutos após o parto; de Berglung, Philipsson e Danell, 1987)

Sintomas	Número de animais observados	Minutos antes do nascimento do bezerro e pós-parto (percentagem)			
		x̄	10	50 (Valores médios)	90
Inquietação	223	197	81	170	344
Instalação das contrações	192	106	45	90	190
Compressão abdominal	208	60	15	49	121
Bolsa alantóide evidente	196	56	15	45	127
Rompimento da bolsa alantóide	206	57	10	44	120
Rompimento da bolsa amniótica	146	37	6	25	88
Extremidades do feto evidentes	269	32	5	22	70
Liberação espontânea dos restos fetais	304	294	147	263	467

interno, que só pode ser detectado pelo exame especial do sistema circulatório (ver Cap. 5), mas felizmente esta condição é muito rara. Quando o útero tiver sido perfurado, a mão exploradora encontrará diretamente órgãos vizinhos, como alças do intestino, rim e bexiga. Porções do intestino protraindo da vagina indicam perfuração do útero, da cérvix ou da vagina.

Supervisão durante o período puerperal. Em geral, a placenta é expelida dentro de seis a 12 horas da parição, e nenhuma tentativa deve ser feita para removê-la caso não tenha sido expelida até então. Às vezes, é possível remover a placenta com segurança e sem dificuldade, no final de uma parição prolongada. Por fim, a saúde geral da vaca (ver seção 2.4) deve ser verificada. Deve-se obrigá-la a levantar-se, a fim de confirmar sua *capacidade de ficar em estação e andar* (ver seções 1.2 e 11.2), e o sistema circulatório deve ser examinado (ver Cap. 5). Se houver suspeita de sangramento, a vaca deve ser mantida sob supervisão rigorosa durante 12 a 24 horas. Quando se suspeita de que a *doença infecciosa* é responsável *pelo aborto ou parição prematura,* enviam-se amostras de placenta, cotilédones, feto total ou seu abomaso ligado ao laboratório, para exame bacteriológico (acompanhadas por uma descrição dos sintomas e da determinada infecção de que se suspeita).

O material a ser examinado deve ser despachado o mais rápido possível, resfriado e embalado separadamente para o local do exame. Se um atraso na remessa for inevitável, deve-se, então, congelar o material (exceto sangue). As amostras de sangue são enviadas em tubos, de preferência com adição de caulim (na suspeita de infecção viral, utilizar também tubos com EDTA para isolamento do vírus da fração leucocitária). Caso se suspeite de *Trichomonas* ou *Campylobacter fetus* como os agentes causadores do aborto, deve-se enviar o conteúdo do abomaso em caldo de tioglicolato. Para se investigar um aborto causado por infecção ou um bezerro nascido com infecção contraída intra-útero, indica-se a determinação do nível de IgG. Em fetos abortados mortos, pode-se coletar o sangue via punção intracardíaca; devem-se coletar amostras de sangue pré-colostrais dos bezerros prematuros. Como teste acurado, o método de refratometria é muito valioso.

Nas respectivas mães, se aconselham dois exames sorológicos, com intervalo de 14 dias (conforme o caso, também de amostras de leite), principalmente quando nenhum agente causador é encontrado. Para se comprovar a existência de determinada infecção como causa de aborto, o ideal é o aumento do título de anticorpos (soroconversão).

Caso não haja retenção de placenta nem aumento da secreção vaginal (que, dependendo do caso, exigem exame vaginal), é realizado, então, o *exame puerperal imediato* (também entre o primeiro e o 10º dia pós-parto), geralmente através de *palpação retal do útero*. O puerpério imediato é a fase de maior involução uterina; no final dessa fase, os líquidos fetais restantes são eliminados. Ao se palpar o útero em involução fisiológica, este se contrai fortemente e mostra dobras longitudinais. No puerpério normal, até o quinto ou sexto dias pós-parto, não se consegue ainda envolver o útero com a mão (U V, ver seção 10.1); após esse período, consegue-se então, ao exame, contornar com a mão os seus limites (U IV), o que é o pré-requisito para constatar eventuais aderências estrangulativas com órgãos vizinhos (retículo, rúmen, diafragma parietal, rins). Caso o útero se apresente mole (atônico) e flutuante (ou seja, preenchido com conteúdo líquido), deve-se, então, realizar um exame vaginal. Neste caso, se trata de um puerpério patológico (involução uterina tardia). O canal cervical, nas primeiras 24 horas após o parto, ainda permite a passagem de uma mão; do terceiro dia em diante, geralmente só permite a passagem de um a três dedos — conforme a força que se faça, pode-se também, após o terceiro dia do parto, introduzir uma mão na cavidade uterina.

A respeito da exploração vaginal, deve-se, quando possível, investigar se não estão ainda presentes restos de membranas fetais no útero (especialmente nos cornos uterinos). A *secreção loquial* deve ser examinada quanto à quantidade (muito aumentada na loquiometra), à aparência, à consistência e ao odor. A viscosidade dos lóquios aumenta diretamente com o tempo do parto. Normalmente, é aquoso no primeiro dia, passando a ser, depois, mucoso a pegajoso. Sua coloração se altera de vermelho-escuro (primeiro e segundo dias) a cinza-esbranquiçado brilhante (a partir do quarto dia pós-parto). Por volta do 10º

Quadro 59 Sinopse da formulação de diagnóstico de seis casos obstétricos em fêmeas de bovinos

	Achados			
Sinais externos	Canal de parto mole e duro	Bolsas e líquidos fetais	Feto	Diagnóstico
Estado geral não-afetado; bom preparo para o parto (ligamentos pélvicos frouxos, vulva edemaciada, esguichamento de leite); boas contrações da musculatura abdominal	Vagina elástica e úmida; sem lesões aparentes. Nenhum ponto de estreitamento nas regiões da vulva, hímen e cérvix; pelve óssea alargada	Rompidas, não se notam restos de líquidos	Ambos os membros anteriores esticados (as duas primeiras articulações flexionadas na mesma direção) e se palpa também a cabeça sobre os membros; ausência do reflexo interdigital, presença do reflexo de sucção	Vaca em início de trabalho de parto, bem preparada, boas contrações; canal de parto mole e duro, nada digno de nota; insinuação de um feto vivo em apresentação anterior, posição superior, postura esticada (fase de dilatação)
Estado geral moderadamente afetado; preparação para o parto regular (ligamentos pélvicos esticados, úbere pouco cheio); contrações da musculatura abdominal ausentes (também não observadas anteriormente pelo tratador)	Vagina inelástica e seca; cérvix parcialmente tampada; canal do parto duro e alargado	Bolsas fetais não-rompidas	Ambos os membros anteriores esticados (as duas primeiras articulações flexionadas em direção oposta) à palpação; dorso do feto virado para o ventre da mãe; ausência do reflexo interdigital	Vaca em trabalho de parto contaminado; contrações primárias fracas, largura deficiente em primeiro grau do canal de parto mole; feto em apresentação posterior, posição inferior, postura esticada; médio a grande; provavelmente morto (no entanto, sem certeza; portanto, testar a pulsação umbilical); fase de abertura muito atrasada, devido à fraqueza das contrações primárias
Estado geral muito afetado (mucosas visivelmente cianóticas, ausência dos ruídos ruminais, temperatura de 40,6ºC); moderadamente preparada para o parto, até o momento sem contrações da musculatura abdominal (no entanto previamente observadas pelo proprietário)	Vagina inelástica e seca; nenhum estreitamento palpável; canal de parto duro e alargado	Rompidas; restos dos líquidos fetais turvos e de odor desagradável (contendo pêlos)	Quatro membros palpáveis na vagina; reflexo interdigital ausente; estojo córneo levemente destacável	Vaca em trabalho de parto contaminado e infectado; fraqueza secundária; a respeito do feto morto e enfisematoso, existem cinco possibilidades: a) apresentação transversal ou inversa; b) gêmeos (gestação múltipla); c) esquizossoma reflexo (membros finos, artrogripose); d) malformação dupla (p. ex., toracópago etc.) e) hipermelia
Estado geral moderadamente afetado; despreparada para o parto; contrações da musculatura abdominal; cauda levantada, inquietação, coices no abdome com o membro posterior, olha o flanco, dorso arqueado, às vezes gemidos	Vagina seca; pregas espirais intravaginais (da direita em cima para a esquerda embaixo). Cérvix difícil de alcançar, fechada; canal de parto duro e alargado; por via retal, se sentem os ligamentos uterinos puxando da direita superior para a esquerda inferior. Parede uterina tensa, se sente um local de torção	Não se alcança	Não-palpável	Torção uterina esquerda pós-cervical de 270º pré-parto (estágio final da gestação ou estágio de preparação do parto)

Quadro 59 Sinopse da formulação de diagnóstico de seis casos obstétricos em fêmeas de bovinos (cont.)

	Achados			
Sinais externos	Canal de parto mole e duro	Bolsas e líquidos fetais	Feto	Diagnóstico
Estado geral muito afetado; sem aumento de temperatura; grande aumento abdominal (especialmente do lado direito); à palpação do flanco, não se sente o feto; nenhuma preparação para o parto; úbere relaxado	Vagina elástica e seca; cérvix fechada; canal do parto duro e alargado; por via retal, se nota o útero muito aumentado; o útero empurra a mão exploradora contra a coluna vertebral; não se palpa o feto ou placenta, mas a parede uterina, que se apresenta tensa	Líquidos fetais muito aumentados	Não-palpável	Excesso de fluidos placentários (em geral hidroalantóide, raramente hidrâmnio) antes do parto
Estado geral moderadamente afetado; decúbito; bom preparo para o parto; parte anterior do corpo do feto já fora da vulva, não se detectam sinais de vida	Vagina elástica e úmida; ruptura na região do vestíbulo; canal de parto mole, em abertura máxima; canal de parto duro e alargado	Rompidas; restos dos líquidos não-evidentes	Parte posterior do corpo do feto presa no canal de parto	Feto morto preso na pelve (freqüentemente anca dupla) em apresentação anterior, posição superior, postura esticada (fase de expulsão interrompida); decúbito provavelmente em virtude de lesão no nervo obturador

dia depois do parto, os lóquios se apresentam mesclados com sangue, provavelmente da decomposição das carúnculas. Odor repugnante (fétido, malcheiroso) e consistência continuamente aquosa dos lóquios, assim como secreção vaginal aumentada (sujando a cauda, as tuberosidades isquiáticas e a região), devem ser considerados sinais de *infecção puerperal*. Se, apesar de um tratamento intensivo, ocorre loquiometra, há necessidade de se coletar um *swab* cervical, para realização de um antibiograma. O exame deve considerar, principalmente, cepas coliformes (em especial na primeira semana pós-parto). *Fusobacterium necrophorum* (mais provável na segunda semana pós-parto) e *Actinomyces pyogenes* (mais provável na terceira semana pós-parto).

Ao final do *puerpério clínico* (duração de aproximadamente três semanas), o útero involui até quase o tamanho de um útero não-gravídico (U II/III); no entanto, histologicamente, ainda se encontram alterações na mucosa, características de gestação. Ao final do *puerpério total* (duração aproximada de seis semanas), a regeneração do endométrio é completa.

Exame do bezerro recém-nascido

Ao exame de um bezerro recém-nascido, deve-se atentar para: *sinais de maturidade* (imaturo, maduro, demasiado maduro), *vitalidade* e *sintomas patológicos*, assim como *malformações*.

Uma *avaliação do crescimento e da maturidade* do feto pode ser exigida para fins legais, se tiver ocorrido aborto ou parto prematuro ou prolongado, ou para fins de pesquisa. Os critérios principais são: peso corporal, comprimento da nuca ao sacro, pelagem; erupção, posição e revestimento de gengiva dos incisivos temporários (ver também seção 2.1).

A idade pode ser estimada grosseiramente pela fórmula: comprimento (em centímetros) de *nuca ao sacro* = $x \cdot (x+1)$, onde x é o mês de prenhez. Por exemplo, um feto abortado medindo 30 cm pode ser considerado como de quinto mês de gestação, o que pode ser confirmado pela fórmula $5 \cdot (5+1) = 30$.

Noakes (1986) propôs duas outras fórmulas para determinação da idade de um feto:

a) idade do feto em dias = $2,5 \times$ (comprimento lateral do pescoço em cm + 21)

b) idade do feto = $\sqrt{2 \times \left(\dfrac{\text{comprimento lateral do pescoço}}{2,54} \right)}$

Todas as três fórmulas não valem para fetos com nove meses de idade. Da oitava semana em diante, a idade pode ser estimada pelo *comprimento das diáfises já calcificadas* dos ossos longos, pois eles não se decompõem por maceração e não podem encolher. Dados para este propósito são fornecidos no Quadro 60. Outros métodos menos dignos de confiança para se calcular a idade incluem a *radiografia* da cabeça, o desenvolvimento dentário, o grau de calcificação do esqueleto e o desenvolvimento da pelagem.

A duração da gestação varia de raça para raça; o Quadro 61 apresenta dados mais precisos.

Os *partos prematuros ou tardios* podem ser *fisiológicos* (devido a ligeiro encurtamento ou prolongamento do período de gestação) ou *patológicos* (quando há considerável encurtamento ou prolongamento do período de gestação, acompanhado por um bezerro imaturo ou demasiado maduro). Ambos os bezerros, imaturo e demasiado maduro, são extremamente suscetíveis aos efeitos adversos das condições ambientais. Os seguintes parâmetros são usados para determinar a maturidade fetal em raças de planície e em raças menores de montanha.

▷ *Bezerro maduro* (período de gestação de 275 a 285 dias): corpo densamente peludo, seis a oito incisivos rompidos e sobrepostos como telha em um telhado, porém ainda mais ou menos recobertos pelas gengivas; peso corporal de 25 a 45 kg, equivalentes a 6 a 8% do peso da mãe antes da parição; comprimento da nuca ao sacro de 70 a 90 cm; comprimento total de 80 a 110 cm.

▷ *Bezerro imaturo* (período de gestação de menos de 275 dias): pelagem completa mas curta, sendo particularmente fina, curta e eriçada na barriga e no umbigo; incisivos menos desenvolvidos do que no bezerro maduro (Fig. 93); peso corporal e comprimento da nuca ao sacro menores do que em bezerros maduros.

▷ *Bezerro demasiado maduro* (período de gestação de mais de 285 dias): pelagem excessivamente longa e encaracolada, com tendência a cair (com pêlos no líquido placentário); gengivas

Quadro 60 Determinação da idade dos fetos bovinos pelo comprimento das diáfises ossificadas dos ossos dos membros (valores médios; de Habermehl, 1975)

Comprimento ósseo (em mm)									Idade do feto (em dias)
Escápula	Úmero	Rádio	Ulna	Metacarpo	Fêmur	Tíbia	Metatarso	
3	3	2	5	—	3	2	1	60
7	5	5	7	3	5	6	4	70
11	8	8	10	6	8	10	7	80
16	11	13	14	9	12	14	10	90
20	14	16	18	12	16	18	13	100
25	17	20	23	16	21	23	17	110
30	22	24	27	20	26	27	22	120
36	26	29	32	24	31	33	26	130
43	31	34	37	28	36	39	31	140
48	36	38	43	33	43	46	37	150
55	41	44	51	38	49	54	43	160
61	47	50	58	43	56	61	51	170
67	53	56	67	51	64	70	59	180
75	61	63	75	60	73	79	68	190
84	68	71	85	68	82	89	78	200
92	77	79	95	77	91	99	90	210
100	86	87	106	87	101	108	101	220
108	94	95	116	97	110	118	112	230
116	103	102	126	106	118	128	121	240
125	110	109	136	115	126	137	129	250
135	117	116	146	121	134	146	137	260
143	124	121	153	127	141	153	143	270
150	130	126	160	131	146	159	148	280

Quadro 61 Duração da gestação em várias raças bovinas (em dias: modificado por Noakes, 1986)

Raça	Duração da gestação (em dias)
Angus:	280 (273-283)
Ayrshire:	279 (277-284)
Brahma:	271-310
Braunvieh:	286 (285-291)
Charolês:	287 (285-288)
Fleckvieh:	288 (285-291)
Guernsey:	284 (281-286)
Hereford:	286 (280-289)
Holandês:	280 (275-285)
Jersey:	280 (277-284)
Limousin:	288 (287-290)
Simental:	288 (285-291)
South Devon:	287 (286-287)

dos incisivos bem recuadas; peso corporal e comprimento da nuca ao sacro maiores do que no bezerro maduro.

O bezerro recém-nascido imaturo ou o feto imaturo (diagnóstico pré-natal) podem ser diagnosticados através da determinação da concentração de lecitina (L) e esfingomielina (S) (*quociente* L/S) no líquido amniótico da mãe, coletado antes ou durante o parto. A lecitina e esfingomielina são parte integrante da substância surfactante pulmonar, que reduz dinamicamente a tensão superficial dos alvéolos no período pós-natal. Esses fosfolipídios fluem continuamente do pulmão do feto para o líquido amniótico. A esfingomielina é encontrada em quantidade mais ou menos constante durante a gestação, enquanto a concentração de lecitina aumenta sensivelmente no final da gestação. A determinação do quociente L/S possibilita concluir se o pulmão está maduro ou não (ver seção 6.4) e, conseqüentemente, permite uma previsão sobre a capacidade de sobrevivência do recém-nascido.

Para se chegar a um prognóstico quanto às chances de sobrevivência de um bezerro recém-nascido, pode-se utilizar, imediatamente após o nascimento, um sistema especialmente desenvolvido para bezerros, que corresponde ao sistema criado na medicina humana por Apgar. Para tanto, se consideram o tônus muscular, a excitabilidade reflexa, a respiração e a coloração das mucosas (Quadro 62). Para cada um dos quatro parâmetros, é dada uma pontuação de zero a dois, de acordo com os achados. O total dos quatro parâmetros é somado, para se chegar ao total de pontos de um bezerro. Pontuações de oito a sete indicam boa vitalidade, de seis a quatro pacientes de risco e de três a zero bezerro sem vitalidade.

O levantamento do *histórico* é de grande importância no exame clínico de bezerros recém-nascidos (duas a três semanas de vida) e decisivo para os próximos passos em direção ao diagnós-

Quadro 62 Sistema de avaliação para estimar as chances de sobrevivência de bezerros recém-nascidos (elaborado por Mülling, 1986, com base no sistema chamado Apgar da medicina humana, modificado por Born, 1981)

Critérios de avaliação	Pontos		
	0	1	2
Reação da cabeça ao se jogar água	Ausente	Diminuída	Espontânea, movimentos ativos
Reflexos orbitário e interdigital	Ausentes	Um reflexo positivo	Ambos os reflexos positivos
Respiração	Ausente	Arrítmica	Rítmica
Coloração de mucosas	Branco-azulada	Azul	Rosa-avermelhada

tico. Em relação às manifestações clínicas e à situação do criatório, as seguintes questões são importantes: animal nasceu na propriedade ou foi comprado, utilização (criação ou engorda), duração da gestação, evolução do parto (espontâneo, tração leve ou forte, episiotomia), idade do bezerro, vitalidade do recém-nascido nas primeiras horas, ingestão de colostro (espontânea, ingestão forçada, quando foi a primeira administração de colostro, quanto foi ingerido nas primeiras 12 horas, duração da administração), higiene umbilical, sintomas patológicos observados até o momento; doença individual ou problemas de rebanho, terapia realizada até o momento; além disso, deve-se atentar para as condições gerais de criação do bezerro (entre outras, estábulo seco, sem corrente de ar, temperatura ambiente de mais ou menos 18°C, umidade relativa do ar entre 60 e 70%).

Em relação à *técnica de exame,* os procedimentos são os mesmos para animais adultos; no entanto, devem-se considerar as particularidades de um animal recém-nascido. O exame clínico deve-se concentrar, em primeira linha, na *região perineal* (região perineal seca [bezerro sadio, retenção de mecônio, atresia anal e de cólon], suja por fezes moles, com crostas), assim como o aspecto e o odor das fezes (mecônio, fezes amolecidas, fezes bem moles até líquidas, como sinal de diarréia de origem alimentar ou infecciosa [p. ex., vírus IPV, rota e coronavírus, cepas de *Escherichia coli* enteropatogênicas, criptosporídios etc.]). Em desidratações graves (perda de 5 a 10% do peso corporal), o *turgor da pele* se encontra nitidamente diminuído (uma prega feita por um puxão na pele do pescoço ou peito demora alguns segundos para desaparecer).

No caso de suspeita de pneumonia por aspiração, deve-se proceder imediatamente a um exame do *aparelho respiratório* (ver seção 6.3). A *palpação da região umbilical* é utilizada para se investigar a existência de onfalite (região espessada, sensível, vasos umbilicais endurecidos, espessados em maior ou menor grau, Figs. 299, 300 e 393). No caso de inflamação umbilical, deve-se proceder ainda à palpação, com ambas as mãos, da cavidade abdominal ventral, para se pesquisar a ocorrência de cordões espessados e sensíveis na direção cranial (onfaloflebite) ou caudal (onfaloarterite, uraquite). Na presença de todas essas condições, fala-se em pan-onfalite. Além desses exames, deve-se realizar

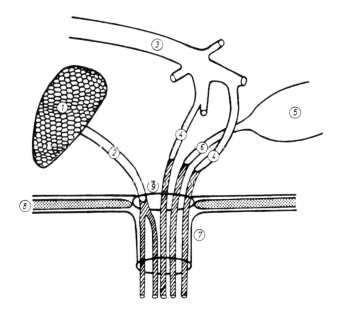

Fig. 393 Vasos umbilicais e úraco em bezerro antes e após a ruptura do cordão umbilical (respectivamente, áreas riscadas e não-riscadas): 1, fígado; 2, veia umbilical; 3, aorta; 4, artérias umbilicais; 5, bexiga; 6, úraco; 7, tecido cutâneo umbilical; 8, parede abdominal; 9, anel umbilical (de Zaremba, W., e W. Heuwieser, em: Grunert, E. [autor], 1984, *Buiatria*, Volume 1, Editora Schaper, Hanôver).

palpação das articulações (principalmente articulações do carpo e do tarso), assim como das bainhas tendinosas dos membros posteriores (flutuação indica metástase do processo purulento).

No caso de extração com o uso de força, deve-se examinar o bezerro, imediatamente após o nascimento, à procura de *lesões decorrentes do parto* (fraturas e desarticulação nos membros, lesões na coluna vertebral, contusões e lesões torácicas, fraturas de maxilar inferior etc.).

Ao pesquisar *malformações,* devem-se considerar não apenas os defeitos genéticos letais e subletais, mas também toda e qualquer anomalia (encurtamento dos maxilares superior e inferior, hérnia umbilical, tetas supranumerárias etc.) e, se o produto for de inseminação artificial, deve-se notificar a instituição que forneceu o sêmen.

Para se verificar se uma bezerra é *freemartin* (possível mesmo se não for um caso de nascimento gemelar, pois o feto masculino pode ter sido reabsorvido prematuramente), se aconselha a introdução de uma pipeta de inseminação na vagina (*freemartin* neonada tem um comprimento de vagina de 3 a 7 cm; em bezerra neonada normal, o comprimento é de 12 a 16 cm). Não se pode, com esse teste, descartar a possibilidade do aparecimento da condição *freemartin* mesmo nas bezerras com comprimento de vagina normal. Nestes casos, é necessário um exame de sangue para esclarecer a situação.

10.3 Úbere

O diagnóstico das doenças das glândulas mamárias da vaca não é apenas uma exigência básica para a higiene do leite, mas também é *decisivo para o sucesso do tratamento* e para se evitar uma perda permanente na produção de leite. A detecção rápida de infecção do úbere tem significado especial na era da ordenha mecânica. Deve-se prestar muita atenção ao úbere em uma criação de bovinos, pois distúrbios no formato afetam a produção de leite e predispõem a vaca a lesões das tetas e mastite. A *saúde de todo um rebanho* exige supervisão em particular no período seco da vaca e no puerpério. Durante tal supervisão, é dever do médico veterinário chamar a atenção do proprietário para anormalidades congênitas e adquiridas (p. ex., hipertelia, hipermastia).

Anamnese (ver seção 2.2). As características concernentes aos distúrbios da lactação e às doenças nas glândulas mamárias são: número e evolução de lactações prévias (produção de leite, doença prévia do úbere); tempo de parição e de cobertura ou inseminação; estágio atual de lactação (secreção prematura de leite em novilhas, devido, talvez, a succção mútua, ingestão de fitoestrogênios ou morte do feto); atual produção de leite (incluindo hipogalactia, agalactia de alguns quartos ou todos, uma ou mais tetas não-funcionantes); condições de estabulação (animais amarrados com ou sem cama; estabulação livre; estabulação aberta ou livre, comprimento, largura e pé-direito; tamanho do box individual; pasto com ou sem proteção para o mau tempo). Técnicas de ordenha, quando a mão (ver Fig. 394/a, b, c) ou mecânica (velocidade de pulsação e vácuo; maneira de encaixar e remover os copos das tetas); higiene de ordenha (uso de toalhas para o úbere, cuidados com o úbere, limpeza das mãos do ordenhador, seqüência de ordenha; limpeza e desinfecção do equipamento). É útil também conhecer o estado de saúde dos úberes do rebanho e saber quais tratamentos já foram feitos.

O *exame geral* (ver seção 2.4) é realizado antes de se dar atenção mais minuciosa ao úbere, enfatizando todos os sinais que indicam o envolvimento do úbere. Depois, o próprio úbere é examinado por *inspeção, palpação, inspeção da secreção do úbere* e, quando necessário, exame *bioquímico e microbiológico* de amostras do leite, assim como a realização de *antibiograma.* Deve-se ter em mente que a unidade clínica é o quarto do úbere, e os métodos diagnósticos devem ser aplicados a cada quarto, se houver mastite.

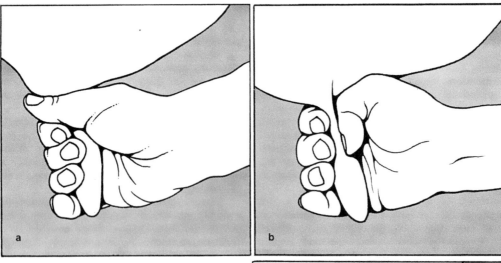

Fig. 394 Métodos de ordenha manual: a, ordenha com a mão toda (método padrão de ordenha). O leite dentro da cisterna da teta é impedido de fluir de volta ao úbere por pressão do polegar e do indicador. Depois, o aperto dos três dedos restantes, formando um punho fechado, força o leite a sair. Este método é menos prejudicial à teta; b, técnica do polegar dobrado, em que a parte superior da teta é espremida entre os dedos indicador e o polegar dobrado. Esta técnica só é segura quando corretamente aplicada; c, extração, em que a compressão é exercida enquanto o dedo indicador e o polegar estendidos deslizam pela teta abaixo. Esta técnica deve ser utilizada somente em tetas curtas.

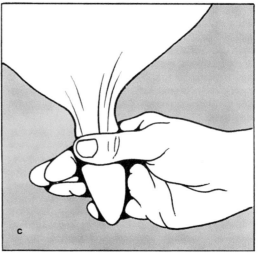

Inspeção

A inspeção leva em conta o tamanho, a localização e o formato do úbere, seus quartos individuais e as tetas, observando-o pela frente, de cada lado e por trás.

Úbere (Fig. 395). O formato desejável é o adequado a uma ordenhadeira mecânica, com todos os quartos e tetas mais ou menos do mesmo tamanho. As características indesejáveis são úberes semelhantes aos das cabras, redondos, em formato de degrau e pendentes. Os úberes em degrau e pendentes de vacas muito velhas resultam de fraqueza congênita do tecido conjuntivo e de repetidos episódios de edema, associados a parição ou inflamação. A assimetria do úbere se deve, geralmente, à atrofia (ou, mais raramente, hipertrofia) de um quarto do úbere (Fig. 396). A hipertrofia de todo o úbere, ou de um quarto, deve ocultar ruptura do músculo reto abdominal, uma eventração no flanco que se estende até o úbere, abscesso ou hematoma.

Basicamente, se diferenciam três formas de hematoma de úbere: o *extramamário,* entre a cápsula do úbere e a pele externa; o *hematoma interno* (→ ordenha sanguinolenta), assim como o *hematoma intermamário* ou entre os quartos do úbere, no qual se observa uma obstrução do sulco intermamário e, freqüentemente, um alargamento da teta.

Tetas (Figs. 398 e 400/a). Em vacas adultas as tetas têm 8 a 10 cm de comprimento e 3 cm de largura em sua base. São características indesejáveis tetas compridas e grossas demais (carnudas), tetas finas demais (lápis) e qualquer outro formato que torne difícil a ordenha manual ou mecânica e predisponha a lesões ao caminhar ou em arame farpado (Fig. 398). O mesmo se aplica a tetas muito juntas ("úbere de cabra") e tetas apontando para fora, para a frente e/ou para o lado (inclinação excessiva durante a ordenha). Uma divergência repentina das tetas, que previamente eram paralelas, juntamente com um úbere pendente mais baixo que o normal, é sintoma de um hematoma intermamário (Fig. 397). Tetas supranumerárias, com ou sem seu próprio parênquima (hipermastia, hipertelia, Fig. 399), são indesejáveis para produção e por questões de higiene do leite; ocorrem com mais freqüência atrás das tetas posteriores ou entre os pares anteriores e posteriores. Outra posição é próxima à teta principal, caso em que são chamadas tetas acessórias; raras vezes, ocorrem cranialmente ao úbere. Quando as tetas principais e acessórias estão fundidas, é preciso uma ordenha-teste para descobrir qual é a teta principal.

Os *bicos das tetas* devem estar de 40 a 45 cm do chão, no mínimo, pelo menos em vacas da raça alemã malhada de preto[*] (Fig. 400/b). Seu formato deve ser arredondado ou hemisférico (Fig. 401/a). A desvantagem do bico de teta de outros formatos, como plano, de funil ou de bolsa, é que uma gota de leite pode ficar pendurada no bico da teta após a ordenha, favorecendo a colonização do canal da teta por bactérias patogênicas. As vacas com bicos de teta pontudos tendem a ser difíceis de ordenhar. A abertura do canal da teta deve ser no centro do bico, e não para um lado. A formação de uma pequena parede em volta da abertura da teta, devido ao prolapso da mucosa do canal, também predispõe à infecção do úbere.

---

[*]N. T.: Holandesa de origem alemã.

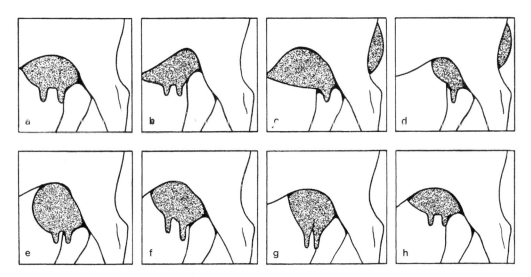

Fig. 395 Formatos de úbere (representação esquemática). a, Úbere de "ordenhadeira mecânica". Os quatro quartos são de tamanho similar e intimamente aderidos à parede abdominal; glândula mamária relativamente plana. b, Úbere abdominal (anterior). A glândula mamária estende-se cranialmente, ao longo do abdome. c, Úbere longo, estendendo-se cranialmente, ao longo do abdome, e caudalmente, entre os membros. d, Úbere posterior. A maior parte está localizada entre os membros, salientando-se cranialmente. e, Úbere redondo (ao mesmo tempo, pode ser pendente), com base relativamente pequena, o úbere balança de um lado para o outro enquanto a vaca caminha. f, Úbere em degrau (inclinado). Quartos posteriores mais desenvolvidos do que os anteriores. g, Úbere de cabra, com divisão pronunciada entre os quartos anteriores e posteriores, tetas longas e muito unidas. h, Úbere primitivo, pequeno, geralmente peludo e com tetas pequenas.

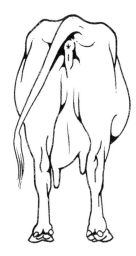

Fig. 396 Assimetria do úbere, devida à atrofia do quarto posterior direito.

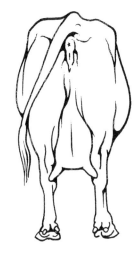

Fig. 397 Tetas divergentes, projetando-se de cada lado do úbere. A divergência repentina indica um hematoma entre os quartos.

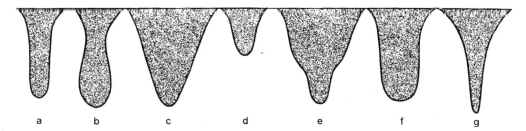

Fig. 398 Formatos das tetas (representação esquemática). a, Forma desejada: de 8 a 10 cm de comprimento, fundindo-se gradualmente no úbere. b, Teta em formato de garrafa: teta comprida, abaulando-se no bico. c, Teta cônica: quando o quarto está cheio, a base da teta está bem distendida; após a ordenha, a teta se enruga, formando várias dobras na pele. d, Teta curta: apenas de 2 a 4 cm de comprimento e pobremente demarcado no úbere. e, Teta afunilada: com dilatação considerável da cisterna da teta; em geral, ocorre em vacas velhas, de alta produção; a porção distal da teta chega a assemelhar-se a uma teta curta. f, Teta carnuda: espessa, razoavelmente curta e de consistência muito sólida, muitas vezes difícil para ordenha. g, Teta em lápis: particularmente vista em novilhas jovens, associada a ordenha difícil.

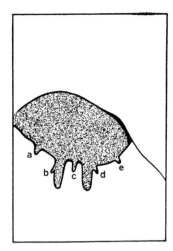

Fig. 399 Tetas supranumerárias (representação esquemática): a, teta supranumerária cranial; b, teta acessória surgindo de uma teta principal; c, teta intermediária entre os quartos anterior e posterior; d, teta acessória bem próxima à teta principal; e, teta supranumerária caudal ou posterior.

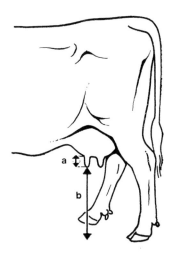

Fig. 400 Medidas de importância para se julgar um úbere: a, comprimento da teta; b, distância entre o bico da teta e o chão.

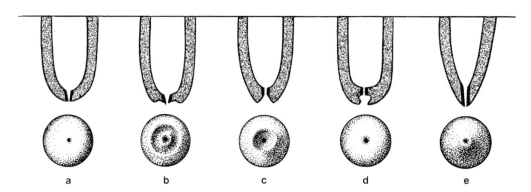

Fig. 401 Formatos de bicos de tetas (representação esquemática): a, teta normal com bico arredondado; b, teta abaulada com bico achatado e dois círculos concêntricos de tecido elevado, com o orifício da teta no centro; c, teta em formato de funil ou de cratera, com uma reentrância no orifício da teta; d, teta com uma bolsa no bico; e, bico pontudo (muitas vezes, associado a um canal da teta longo e estreito).

A pele do úbere e das tetas é inspecionada quanto a escoriações, formação de crostas, escaras, vesículas (com ou sem um foco inflamatório), pústulas e úlceras (ver seção 3.2). Outras características são anemia, hiperemia, icterícia e cianose (ver seção 3.4). Uma coloração violeta forte é característica de mastite gangrenosa. A causa dessas lesões de pele pode ser elucidada pelos achados locais e pelo histórico do caso. As causas típicas incluem lesão mecânica (pisadura, mordidas, arame farpado), irritação química (desinfetantes, pomadas cáusticas), efeito de fatores térmicos (calor, congelamento), hipersensibilidade (urticária, fotossensibilização, ver seção 3.2) e parasitoses. As lesões na pele devem ser examinadas para descobrir se penetraram no tecido glandular ou na cisterna da teta — o leite emergirá de um ferimento perfurante — ou dentro do canal da teta. Pode haver tumorações sob a pele do úbere, em conseqüência de edema, hematoma, abscesso ou neoplasia (ver seção 3.2). Outra característica a ser examinada é o fluxo espontâneo de leite pelas tetas (incontinência de leite).

Palpação

A palpação inclui o canal da teta, a cisterna da teta, a parede da teta, a cisterna do úbere, a pele do úbere e o tecido glandular de cada quarto. A teta é palpada com as ponta dos dedos, enquanto os quartos são palpados (preferivelmente após a ordenha) com a palma da mão, primeiro sentindo-se a superfície e, depois, o tecido mais profundo. Um procedimento conveniente é começar no bico da teta e prosseguir (para cima) aprofundando a palpação.

A pele do úbere. À palpação da pele da glândula mamária (Fig. 402), observam-se a temperatura superficial (excepcionalmente quente em casos de mastite acompanhada de flegmão; fria em casos de mastite gangrenosa), a sensibilidade, o espessamento, o endurecimento e a elasticidade. A pele do úbere ordenhado deve ser elástica a tal ponto que uma dobra possa ser puxada (Fig. 403). À parte essa propriedade, deve estar mais ou menos firmemente aderida a cada quarto, dependendo da quantidade de leite contido. O edema fisiológico (ver seção 3.3) ocorre um pouco antes da parição, particularmente em novilhas, durando cerca de 10 dias; apresenta, mais tarde, endurecimento da pele e do tecido subcutâneo ("úbere de pedra"). A forma patológica de edema também pode ocorrer ao mesmo tempo, persistindo e/ou ocorrendo novamente antes de cada parição e levando ao endurecimento da pele e do tecido subcutâneo ("úbere de pedra"). A mastite aguda pode ser acompanhada por edema inflamatório da pele do úbere.

SISTEMA GENITAL FEMININO

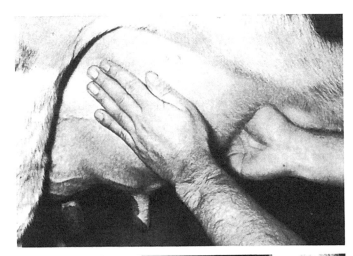

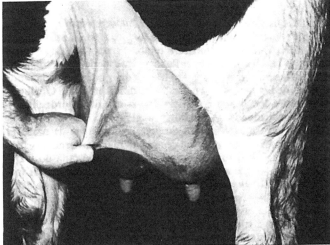

Figs. 402 e 403 Palpação do úbere. Em cima: palpação dos tecidos do úbere com a palma da mão na glândula, se possível, previamente ordenhada; embaixo: elevação de uma dobra da pele de um úbere de uma vaca saudável previamente ordenhada; em vacas com edema mamário subcutâneo, este procedimento é impossível.

— *Parênquima glandular*. Cada quarto é palpado após a ordenha, observando-se a consistência (grânulos, nódulos, endurecimento difuso, edema agudo, consistência elástica) e a sensibilidade. O parênquima glandular saudável e o tecido intersticial são de granulação fina em vacas jovens e de granulação espessa em vacas velhas. É impossível, ou extremamente difícil, palpar os quartos do úbere se está presente edema de pele do úbere. Para uma *documentação rápida e compreensível* dos achados por palpação, quando um grande número de vacas está sendo examinado, o seguinte código é adequado:

- n = granulação fina normal e macio (quando ordenhado)
- I = o tecido do úbere contém partes de granulação espessa e é firme
- II = o tecido do úbere se apresenta todo de granulação espessa e firme, com nódulos ocasionais
- III = o tecido do úbere se apresenta todo nodulado
- IV = o tecido do úbere se apresenta nodulado, com áreas de endurecimento difuso
- V = o tecido do úbere se apresenta difusamente endurecido no todo
- VI = o tecido do úbere apresenta edema agudo (mais quente e dolorido)
- VII = o tecido do úbere não pode ser palpado em virtude de edema de pele do úbere (principalmente em primíparas), até o 10º dia pós parto.

Anotar qualquer outro achado eventual (i.e., consistência flácida, elástica ou flutuante).

Parede e cisterna da teta. A palpação da teta revela qualquer tumoração, com ou sem aumento da temperatura (inflamação ou edema a frio, ver seção 3.3), como também lesões e fístulas. Uma fístula congênita pode ser um simples orifício ao lado da teta ou uma teta rudimentar acessória, com o seu próprio tecido glandular. Uma fístula adquirida em geral é marcada por cicatriz. Descobre-se o tipo de fístula ao se inserir uma sonda na teta principal e outra sonda na fístula, para descobrir se elas se encontram (Fig. 404). Outro método é o de injetar corante na teta principal para verificar se o corante emerge da fístula. A junção da cisterna da teta com a cisterna da glândula deve admitir um dedo, pressionando-se a pele para cima, na base da teta (*"palpação da cisterna"*, Fig. 405). As constrições anormais neste local

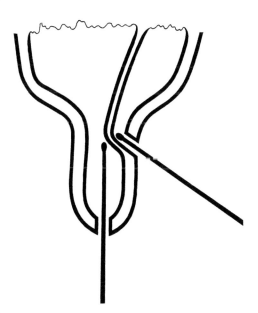

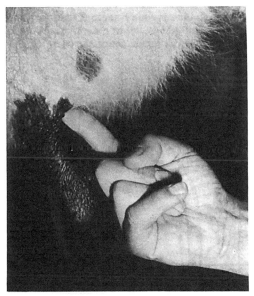

Figs. 404 e 405 À esquerda, diferenciação entre uma fístula de teta e uma teta acessória rudimentar, tendo seu próprio tecido glandular. Neste caso, as duas sondas não podem encontrar-se, em virtude de um septo dividir a teta acessória da principal; à direita, palpação da cisterna do úbere: a ponta do dedo é pressionada para cima, na junção da cisterna da teta e da cisterna glandular; em caso de estenose, tal procedimento não é possível.

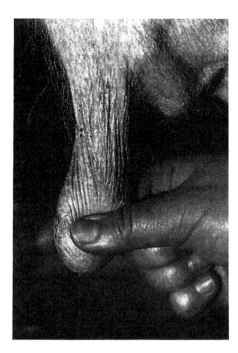

Fig. 406 Palpação das tetas: a teta é rolada entre os dedos, para se sentir possíveis alterações na região da parede da teta e da sua cisterna ("rolagem").

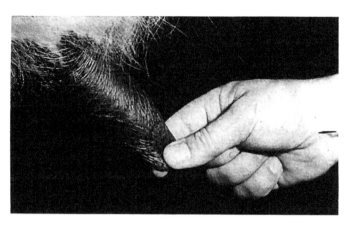

Fig. 407 Ao se rolar a ponta da teta entre os dedos, podem-se sentir eventuais alterações do canal da teta.

podem dever-se a nódulos, fibrose, septos completos ou incompletos, que podem interferir no fluxo de leite. A dilatação anormal está associada ao formato afunilado da teta (Fig. 398/e).

A mucosa da cisterna também pode ser palpada *rolando-se a teta entre os dedos*. Não deve haver nodulações, cordões ou sensibilidade (inflamação do revestimento, *cisternite,* Fig. 415). O lúmen da teta pode conter objetos fixos ou móveis, como "pedras" de leite, coágulos sanguíneos, grumos de fibrina ou pus, fibropapiloma, pólipos ou objetos inseridos na teta (cano de pena de ave, vela de teta). Tais objetos podem agir como uma válvula durante a ordenha, impedindo o fluxo de leite *(válvula estenótica).*

O *canal da teta* (canal galactóforo). Normalmente, este canal é firme quando rolado entre os dedos (Fig. 407), e todas as quatro tetas devem apresentar a mesma firmeza. Os desvios que se podem encontrar incluem edema, lesão e neoplasia do bico e do canal da teta, além de sensibilidade anormal e calor aumentado. A potência do canal da teta é testada extraindo-se um pouco de leite (em um recipiente de fundo preto, não no chão!). Esta ordenha-teste demonstrará também se a vaca está "prendendo" o leite (neste caso, o fluxo normal pode ser restaurado administrando-se ocitocina) e se há qualquer outro impedimento ao fluxo de leite — a vaca pode ser de difícil ordenha. Qualquer obstrução é localizada com uma sonda estéril de ordenha. A causa da dificuldade na ordenha em geral repousa no canal da teta e se deve a proliferação do epitélio, prolapso da mucosa, cicatrização, fibrose em forma de anel na região interna do canal da teta (Fig. 408), ruptura quase total da membrana do canal da teta (Fig. 409) e anormalidades congênitas. Com menos freqüência, a causa repousa na cisterna da teta ou no canal galactóforo, devido a estenose, acúmulo de exsudato coagulado etc. Se a ordenha não produz secreção, alguma outra tentativa deve ser feita, com a sonda de ordenha no lugar.

Linfonodos. A mastite de origem infecciosa leva à dilatação dos gânglios linfáticos mamários e, às vezes, também dos nódulos iliofemoral interno e subilíaco (ver seção 4.1).

Exame da secreção da glândula mamária

A produção do leite é medida em termos de rendimento diário do úbere total e dos quartos individuais. É examinada qualitativamente quanto ao aspecto geral e ao odor. Os distúrbios podem ser detectados por teste físico e químico (pH, contagem celular)

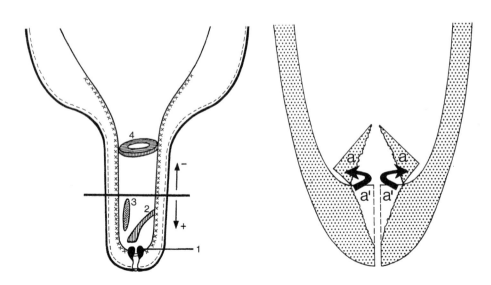

Figs. 408 e 409 À esquerda, representação esquemática de várias formas de estenose de cisterna de teta (1, protuberância em forma de anel na região interna da abertura do canal galactóforo; 2, pólipo pediculado; 3, corpo estranho livre; 4, estenose em forma de anel na região superior do teto; as setas indicam a avaliação prognóstica da estenose. À direita, representação esquemática de uma ruptura da membrana na região da Roseta de Furstenberg, com inversão da membrana do canal galactóforo para dentro da cisterna (de Witzig *et al.,* 1984).

Prancha 17

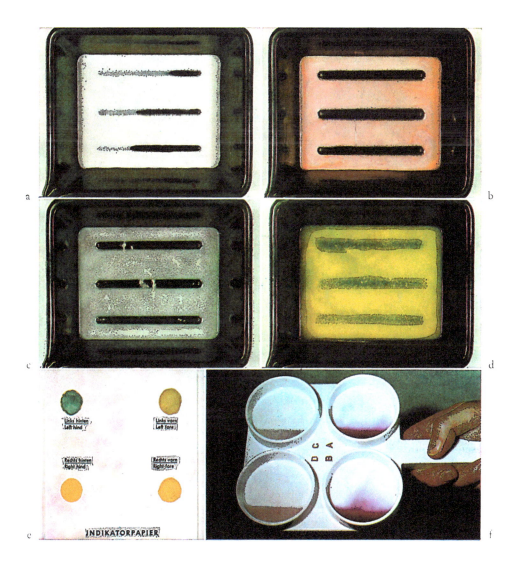

Exame do leite

a, b, c, d: achados à inspeção da secreção da glândula mamária (ver anteriormente nesta seção):
a. consistência aquosa, coloração levemente azulada (A)
b. ordenha sanguinolenta (SA)
c. conservadas as características do leite, mas contém numerosos grumos grandes (D), achado normal de mastite catarral
d. perda total das características do leite; em vez disso, soro amarelado (F[So]), achado freqüente na mastite flegmonosa devida a infecção do úbere por coliformes
e. determinação do valor de pH do leite (papel indicador): a cor verde-azulada do quarto traseiro esquerdo indica um desvio do pH para acima de 7,0, que é característico de mastite e outros distúrbios de lactação
f. leitura do teste de mastite Califórnia: nos recipientes A e B, a secreção do úbere não descolorou o indicador (em virtude do pH alcalino). A mistura em ambos os recipientes é de mucóide a gelatinosa (++).

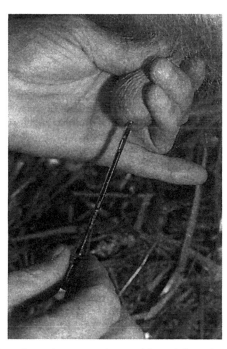

Fig. 410 Introdução de uma sonda mamária estéril na cisterna da teta; antes, a abertura do canal galactóforo precisa ser muito bem limpa com uma haste flexível com algodão embebido em álcool absoluto.

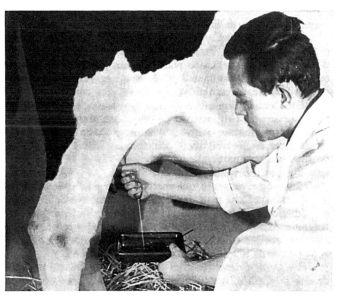

Fig. 411 Inspeção do leite extraído em um recipiente de fundo preto (ver também Prancha 17/a, b, c, d).

e por exame bacteriológico para patógenos de mastite.* Um *pouco de leite* retirado de cada quarto antes da ordenha é recolhido em um receptáculo provido de fundo escuro, como um recipiente nervurado, a fim de observar anormalidades na cor ou na consistência ou conteúdos anormais (Fig. 411, Prancha 17/a, b, c, d). A seguir, um código para anotar os *achados desta inspeção:*

n = leite normal. O colostro normalmente é amarelo e viscoso. A secreção de novilhas em gestação avançada e vacas secas normalmente é serosa e semelhante a mel.
A = conservadas as características do leite, consistência aquosa, sem grumos (nos casos de distúrbios digestivos e mastite crônica)
B = conservadas as características do leite, mas é aquoso, com a presença de pequenos grumos
C = conservadas as características do leite, mas com alguns grumos grandes
D = conservadas as características do leite, mas contém muitos grumos grandes
E = perda gradual das características do leite, consiste principalmente em grumos
F = perda total das características do leite. Consiste em pus (P), sangue (SA) (ordenha sanguinolenta nos primeiros 10 dias da lactação é vista como fisiológica se cessa por si só, senão é considerada patológica), soro ou grumos de fibrina (respectivamente, So e Fl). Ocasionalmente, ocorrem, durante a evolução de doenças com febre alta, distúrbios digestivos graves ou determinadas inflamações do úbere (p. ex., mastite micótica), a saída temporária de uma secreção espessa de consistência mucosa (Mu), semelhante à secreção colostral ou de vacas secas.

O odor do leite é particularmente *fétido* na mastite causada por *Actinomyces pyogenes*. Outros microrganismos que ocorrem no úbere também podem produzir leite de cheiro e paladar anormais, assim como a cetose (cheiro doce, de fruta passada), certos alimentos (colza, nabos, couve), silagem estocada no estábulo, substâncias de cheiro forte aplicadas externamente (iodo, agentes antiparasitários, desinfetantes) ou usadas no estábulo (tinta); e distúrbios endócrinos como cistos ovarianos (leite rançoso).

A *alteração na coloração* do leite normal sob outros aspectos pode ser fisiológica, como a amarela durante o período colostral, durante uma alimentação rica em caroteno e como uma característica do gado da raça Jersey. A alteração patológica pode ser devida a plantas tóxicas (leite-de-lobo [*Euphorbia* sp.] e cavalinha ou rabo-de-cavalo [*Equisetum* sp.]: avermelhado), sangue no leite (ver anteriormente nesta seção), mastite causada por *Streptococcus* e coliformes (amarelado); em determinadas infecções generalizadas (aftosa, amarelado, e icterícia hemolítica, avermelhado devido à hemoglobina). Outras causas são a utilização, local ou parenteral, de certos medicamentos (tetraciclinas, rifampicina e os corantes de acridina, amarelo, e fenotiazina, vermelho-rosado a marrom).

Os *testes químicos rápidos* são usados para revelar, em um rebanho, a presença de distúrbios de secreção de leite não-detectáveis pela aparência ou aspecto geral do leite. Esses testes não substituem, logicamente, o exame bacteriológico do leite.

A *determinação do pH* do leite com auxílio de papéis de filtro especialmente preparados, contendo azul de bromotimol, é indicada na mastite e outros distúrbios da secreção caracterizados por pH alcalino, embora possa não indicar o estágio precoce da mastite. O pH normal do leite de 6,5 a 6,7 e do colostro de 6,0 a 6,4, na mastite gangrenosa esta em torno de 6,0 e, em outras formas de mastite, chega acima de 6,8. Uma bandeja quadrada especial de papel indicador[1] foi idealizada para uso em estábulo. Possui quatro rodelas rotuladas, um para cada quarto (Prancha 17/e). Quando algumas gotas de leite de cada quarto são colocadas no papel, a cor obtida (que oscila do amarelo ao verde ou azul) mede o pH comparando-se com a escala de cor.

Teste de Witheside (Witheside, 1939). Na técnica original, 10 ml de leite são misturados em um tubo de ensaio com 2 ml de uma solução de hidróxido de sódio, ao passo que, na técnica modificada, cinco gotas de leite são misturadas em uma lâmina microscópica com duas gotas de uma solução de hidróxido de sódio. Se o leite está normal e possui uma contagem celular normal, a turbidez homogênea desenvolve-se dentro de 20 a

---

*O exame do leite para determinação do teor de corpos cetônicos, ver seção 8.8.

30 segundos. Se a contagem celular é alta, formam-se grumos e a mistura torna-se filamentosa.

Teste de mastite Califórnia (*California Mastitis Test:* Schalm e Noorlander, 1957; Prancha 17/f). Colocam-se 2 ml de leite de cada quarto nas quatro placas de um prato de teste preto ou branco, adicionando-se 2 ml do reagente (alquilarilsulfato)[2] a cada placa e os conteúdos são misturados com movimentos circulares lentos. Segundo a contagem de leucócitos, o resultado pode ser raiado (+), viscoso (++) ou gelatinoso (+++). O resultado fracamente positivo (+) equivale a uma contagem celular de cerca de 500.000/ml. O princípio do teste é a capacidade de substâncias superficialmente ativas de dissolver leucócitos e seus núcleos, liberando DNA dos últimos. O DNA forma um complexo com o reagente, que aparece como gel. Em leite resfriado ou ordenhado há mais de 24 horas, a sensibilidade da reação é nitidamente menor. A adição de bromocresol purpúreo ao reagente como um indicador detecta, simultaneamente, um pH alcalino, porque o indicador é descorado por um pH alcalino. A avaliação da reação é apresentada no Quadro 63.

O *teste de Frieso*[3] (Richter e Kleinschrot, 1977) é um teste de mastite Califórnia modificado, não contendo indicador especial de pH.

O *valor prático* desses testes é limitado, porque eles detectam apenas um alto conteúdo celular do leite. O conteúdo celular normalmente é alto em vacas recém-ordenhadas e vacas secas. Portanto, não podem indicar um *distúrbio de secreção* ou *mastite em um quarto* do úbere quando os outros quartos reagem de forma diferente. Lembrar que o resultado positivo nem sempre se deve à colonização bacteriana do úbere.

Algumas formas de mastite (i.e., crônica) não são acompanhadas por grande aumento na contagem celular do leite e, por isso, um resultado negativo a esses testes não pode excluir de todo a possibilidade de colonização bacteriana do úbere. É por isso que os testes rápidos não podem substituir o exame bacteriológico do leite. Eles permanecem úteis para uma triagem do rebanho e para a simples demonstração de distúrbios de lactação e mastite, se for necessário para demonstração ao proprietário da fazenda. Quando um rebanho torna-se infectado, os testes também servem para selecionar vacas com úberes que continuam saudáveis. Apenas as amostras positivas de leite necessitam ser enviadas para exame bacteriológico e determinação da sensibilidade a antibióticos, já que essas amostras devem ser representativas do rebanho todo.

O *teste de mastite de Brabant* funciona sob o mesmo princípio e é adequado para testar volumes de leite (Jaartsveld, 1961).

Outros procedimentos para se determinar a ocorrência de mastite subclínica, como por exemplo a *avaliação do sedimento,* a *contagem direta de células,* a *prova de catalase,* a *determinação do teor de cloretos, lactose e piruvato,* o *teste de Limulus* (LAL) para determinação de endotoxinas em infecções por *Escherichia coli,* assim como a *medição da condução elétrica* da secreção láctea, em geral não são testes de estábulo ("teste ao pé da vaca"), mas devem ser realizados apenas em laboratórios especializados. Isto também vale para o *teste de imunodifusão* de Giesecke e colaboradores (1973/1974), que detecta mastite subclínica através do aumento da albumina do soro do leite, em seguida a alterações na barreira úbere-sangue.

As *amostras de leite para exame bacteriológico* devem ser coletadas antes de a vaca ter sido tratada com antibióticos. Antes de se tirar a amostra para exame bacteriológico, deve-se, primeiramente, retirar um pouco de leite de cada teta (mesmo antes de limpá-las e desinfetá-las) em um frasco apropriado (não jogar no chão), para evitar falsos resultados ocasionados por eventuais germes saprófitas. A pele das tetas deve ser limpa, se necessário, embora em vacas bem cuidadas geralmente seja necessário apenas limpar e desinfetar o bico da teta com um *swab* embebido em álcool (prestando particular atenção ao orifício do canal da teta). Durante a coleta da amostra, a vaca e sua cauda devem ser contidas (contenção combinada do focinho e da cauda, contenção da cauda e da dobra do flanco ou com uma corda na cauda, ver seção 1.2), a fim de impedir uma possível contaminação da amostra por poeira. Pelo mesmo motivo, as tetas não devem entrar em contato com o resto da pele do úbere. As tetas do lado direito do úbere devem ser desinfetadas primeiro, depois

Quadro 63 Esquema de avaliação para o teste de mastite Califórnia original (de Schalm, 1960)

Descrições das reações visíveis	Alteração provável do leite	Avaliação
A prova continua líquida, sem sinais de alteração na consistência ou formação de grumos	0 a 200.000 células/ml, das quais 0 a 25% são leucócitos polimorfonucleados	− negativo
Discreta alteração na consistência, ou leve formação de grumos, que são mais bem observados quando se inclina o recipiente devagar, alternadamente para a frente e para trás. Esta reação tem a característica de, após algum tempo, se desfazer por si só	150.000 a 550.000 células/ml, das quais 30 a 40% são leucócitos polimorfonucleares	(+) duvidoso
Forte formação de grumos, mas ainda sem tendência à formação de gel. Em algumas amostras, esta reação também pode ser reversível	400.000 a 1.500.000 células/ml, das quais 40 a 60% são leucócitos polimorfonucleares	+ fracamente positivo
A mistura engrossa visivelmente; pouca formação de gel. Em movimentos em cruz do recipiente, a mistura tem a tendência de se aglomerar no centro, ficando os arredores do recipiente livre da mistura. Ao cessarem os movimentos em cruz, a mistura se espalha de novo homogeneamente sobre toda a base do recipiente	800.000 a 5.000.000 de células/ml, das quais 60 a 70% são leucócitos polimorfonucleares	++ nitidamente positivo
Forte alteração da consistência, formação de gel que provoca abaulamento convexo da superfície da mistura. Geralmente, o abaulamento se mantém, mesmo após cessado o movimento, no centro da base do recipiente. A viscosidade da mistura está tão aumentada que, em geral, mesmo com o recipiente em repouso, a base não fica totalmente coberta de mistura	Contagem celular em geral acima de 5.000.000/ml, das quais 70 a 80% são leucócitos polimorfonucleares	+++ fortemente positivo

aquelas do outro lado. Primeiro, são tiradas as amostras das tetas mais próximas, depois das mais afastadas. Os tubos de amostra estéreis são primeiro rotulados com o nome da vaca ou o número e o determinado quarto a ser coletado. Depois, a tampa é removida da maneira mostrada na Fig. 412 e seu bordo externo é preso entre o primeiro e o segundo dedos da mão esquerda, enquanto o tubo é seguro entre o polegar e o primeiro dedo. O leite é orientado para o tubo mantido quase horizontalmente (Fig. 413), coletando-se 20 a 30 ml sem tocar a teta e sem outra contaminação. Um volume menor do que este não será suficiente para eventuais testes suplementares posteriores. Para secreções muito alteradas e purulentas, 1 a 2 ml são suficientes para determinação do agente patogênico. Se possível, amostras separadas são tiradas de cada quarto. A melhor ocasião para tirar a amostra é antes da ordenha, embora, para certos fins, como a determinação de *Mycobacterium bovis* (bacilo da tuberculose bovina), *Brucella abortus* (bacilo de Bang) e leveduras, o *último leite tirado* ou o *leite residual* ejetado pela ação de ocitocina seja preferível. As amostras são esfriadas e enviadas imediatamente ao laboratório, acompanhadas de um relato breve dos achados clínicos. Para assegurar tratamento satisfatório, é normal requisitar a determinação da resistência a antibióticos e sulfonamidas de quaisquer bactérias presentes.

Métodos de exame pouco utilizados

A punção exploratória pode ser exigida para distinguir um hematoma de um abscesso. Deve ser realizada após tomadas as medidas assépticas cabíveis (ver seção 3.3), em virtude da suscetibilidade do tecido mamário a infecções. Em casos excepcionais, talvez se tenha que apelar para a *biopsia de tecido glandular*, assim como para o *exame radiográfico e ultra-sonográfico* (i.e., suspeita de tuberculose ou em caso de obstrução que não pode ser identificada por palpação e sondagem). Na maioria dos casos, será suficiente o procedimento do exame clínico aqui descrito, juntamente com os resultados do exame bacteriológico do leite.

Classificação clínica da inflamação da glândula mamária

Os tipos de inflamação que diferem em localização são *teilite* (afetando todas as camadas da teta, Fig. 414), *cisternite* (quando apenas a mucosa está envolvida, Fig. 415), *galactoforite* (inflamação dos canais galactóforos) e *mastite* (inflamação do tecido glandular, sem envolvimento da pele). As várias formas de mastite podem ser distinguidas pelos critérios que se seguem.

Duração da doença: hiperaguda, aguda, subaguda e crônica (ver seção 2.2). A palpação para observar a proliferação do tecido conjuntivo e atrofia fornece uma orientação mais segura para a evolução da doença do que a anamnese, que não pode ser levada em conta na mastite latente.

Época da ocorrência: mastite de verão, causada por *A. pyogenes*, que ocorre com mais freqüência em vacas secas durante os meses quentes do ano. A mastite por *Escherichia coli* é particularmente comum durante o período puerperal inicial. A mastite catarral geralmente se desenvolve a partir de uma mastite latente devida à ordenha incompleta ("mastite de feriado"). Também a grande sensibilidade dolorosa e as reações de defesa conseqüentes, presentes em uma teilite, levam freqüentemente à ordenha incompleta e seus efeitos correspondentes.

Extensão, natureza e local das lesões: podem estar ausentes ou ser leves, moderadas ou severas. Pode haver poucos ou muitos, grandes ou pequenos nódulos, endurecimento difuso e crônico (mastite por *A. pyogenes*); edema agudo, tenso, elástico e sensível (mastite por *E. coli*); edema flácido, elástico e indolor (mastite micótica aguda). As lesões podem ser mais pronunciadas na base do teto ou na base do úbere (infecção com *Micrococcus* ou mastite micótica crônica).

Extensão e natureza do distúrbio secretor: sem alteração (particularmente na mastite latente) ou com alterações leves, médias ou graves. O leite pode estar aquoso, contendo grumos finos ou graúdos ou cremoso (mastite catarral); pode não se assemelhar

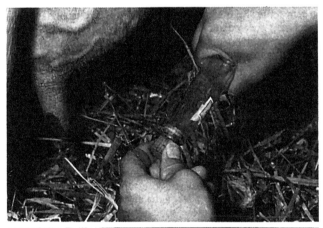
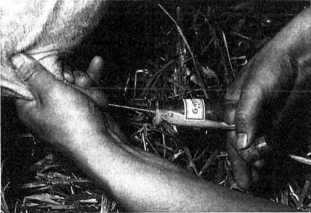

Figs. 412 e 413 Método correto de se coletar uma amostra de leite para exame bacteriológico. Em cima, abertura do frasco previamente esterilizado; embaixo, maneira de segurar o frasco e a rolha e, simultaneamente, coletar a amostra.

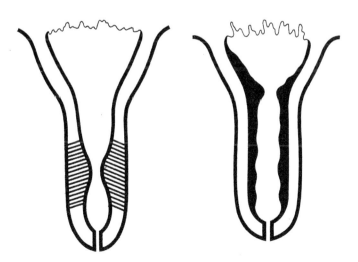

Figs. 414 e 415 À esquerda, teilite (representação esquemática): todas as camadas da teta estão afetadas, a parede da teta torna-se muito espessada e sensível durante o estágio agudo. À direita, cisternite (representação esquemática), a inflamação está restrita à mucosa, que pode ser sentida como uma estrutura sólida, às vezes na forma de cordão.

Quadro 64 Características das principais formas de mastite infecciosa na vaca

Freqüência	Evolução	Época de ocorrência	Achados à palpação do úbere (ver antes, neste capítulo)	Achados de secreção da glândula mamária (ver antes, neste capítulo)	Distúrbio no estado geral (segundo capítulo)	Diagnóstico clínico	Diagnóstico etiológico provável (achados bacteriológicos)
+++	Geralmente crônica, raramente aguda	Em cada estágio da lactação e durante o período seco	I-IV/V (raramente VI)	A-E	−/+	*Mastite catarral:*	Cocos, raramente coliformes ou *A. pyogenes*
+−−	(Super)-aguda	Período puerperal precoce, estabulação de inverno	VI (quente e sensível; às vezes, crepitação enfisematosa)	F (So, Fl) (início B-C)	+/+++	*Mastite flegmonosa:*	Principalmente coliformes, mas também *Staphylococcus* ou outros agentes
+−−	Crônica (final do estágio agudo)	Verão, pastagem: novilhas e vacas secas; no inverno, após lesão do úbere	IV-V	F (P) fétido	−/++	*Mastite apostematosa:*	*A. pyogenes*
(+)−−	Aguda — crônica	Geralmente após tratamento antibiótico intramamário	Elástico (no estágio agudo) → II-IV (em estágio crônico, particularmente na base do úbere)	B-E (grumos mucóides)	+ → −	*Mastite micótica:*	Fungos
(+)−−	Superaguda	Freqüente na parição ou no puerpério precoce	VI ("frio")	F (So) fétido	+++	*Mastite gangrenosa:*	*Staphylococcus aureus*, coliformes, clostrídios

nem um pouco ao leite (mastite purulenta); pode conter outras substâncias, como fibrina, soro, sangue e pus. Pode ou não ter um cheiro anormal.

A coloração e a presença de impurezas na secreção láctea dão indicação da existência de um determinado tipo de patógeno. Nas mastites provocadas por cocos, a secreção láctea apresenta grumos de pus amarelados compactos, que variam de tamanho, de pequenos a grandes, e que sedimentam nas amostras de leite armazenadas.

Na "mastite piogênica", também se observam grumos de pus; mas, neste caso, a secreção é aquosa-serosa, ou seja, sem as características do leite e, freqüentemente, com partículas de tecido necrótico. Nas fases aguda e subaguda dessa doença, a secreção láctea tem o aspecto de uma sopa de ervilha.

Grumos mucosos (fibrina), que, ao contrário dos grumos de pus, não sedimentam no fundo do recipiente usado para a coleta, mas se mantêm na superfície da secreção, indicam uma infecção por *E. coli*. A secreção (sem as características do leite) é semelhante à sopa de sêmola (mucosa-papa). Grumos mucosos com uma secreção aquosa um pouco amarelo-acinzentada indicam uma mastite micótica, enquanto uma secreção láctea hemolítica, ou seja, secreção vermelho-sujo, é observada em mastites hiperagudas, causadas por *Staphylococcus* e esporulados. Um acúmulo de gás na cisterna ou presença de gás na secreção (ruído crepitante à ordenha) indicam infecção por *Clostridium* ou cepas de *E. coli* produtoras de gás. Principalmente na presença de mastite flegmonosa, nuances de cores da secreção (que já perdeu as características do leite) são indícios da presença de determinados agentes (cepas coliformes: tipo de soro sangüíneo; *Staphylococcus*: cor de chá até serossanguinolento; *Clostridium* e *Bac. cereus*: serossanguinolento).

Influência na saúde geral (ver seção 2.4): não há influência em casos de mastite latente. Na mastite clínica, o efeito pode ser leve, moderado ou grave (mastite coli e gangrenosa), com ou sem febre. Se o estado geral está afetado, é necessária, para o esclarecimento da gravidade da condição patológica, a realização de um exame clínico completo (ver seção 2.4).

O quadro clínico global de mastite pode fornecer indícios para o *tipo de agente etiológico* (suspeita diagnóstica provável — Quadro 64).

Diagnóstico do rebanho

No caso de ocorrência freqüente de mastites clínicas, assim como mastites crônico-latentes, é necessária a realização de um diagnóstico do rebanho. Para tal, devem-se considerar as condições de criação (estábulo: temperatura, iluminação, ventilação, umidade do ar, comprimento e largura do estábulo, fenação; pastagem: proteção contra tempestades, água de beber, cerca dos piquetes etc.), a alimentação (cetose subclínica, ver Cap. 7) e predisposição genética do gado leiteiro, assim como os procedimentos higiênicos e outros procedimentos do criatório. Nisto se incluem a aparelhagem, a higiene na ordenha, deficiências técnicas e higiênicas das ordenhadeiras mecânicas (regulagem errada do vácuo, ordenha cega em casos de desempenhos diferenciados dos quartos de úbere, características das borrachas das teteiras [p. ex., rachaduras], as mangueiras condutoras de leite, tanto individuais como coletivas), medidas de limpeza e lavagem (65 a 70°C, tipo e freqüência da alternância do produto desinfetante), ordem seqüencial da ordenha de animais com úberes sadios e doentes, presença de animais problemáticos (p. ex., animais com um quarto de úbere difusamente endurecido), tipo e momento da secagem do animal antes do parto e verificação dos resultados dos exames citológicos e bacteriológicos do leite.

10.4 Fabricantes e Representantes

Exame Ginecológico e de Gestação

1. Espéculo tubular pequeno: Aesculap/D-7200 Tuttlingen, Nr. VF 451 N; Chiron/D-7200 Tuttlingen, Nr 527 270 C; Hauptner/D-5650 Solingen, Nr. 42 962

2. Espéculo tubular grande: Aesculap/D-7200 Tuttlingen, Nr. VF 452 N; Chiron/D-7200 Tuttlingen, Nr. 527 271 C; Hauptner/D-5650 Solingen, Nr. 42 955, 42 959, 42 961
3. Espéculo dilatador = espéculo vaginal de três folhas (segundo Polansky): Aesculap/D-7200 Tuttlingen, Nr. VF 458 N; Chiron/D-7200 Tuttlingen, Nr. 527 200 N; Hauptner/D-5650 Solingen, Nr. 42 840
4. Fonte luminosa: Aesculap/D-7200 Tuttlingen, Nr. 460 N; Chiron/D-7200 Tuttlingen, Nr. 527 275 N; Hauptner/D-5650 Solingen, Nr. 42 960
5. Microviscosímetro: Colora Messtechnik/D-7073 Lorch, Modell Brookfield LVT
6. Portador de *swab* de arame: Hauptner/D-5650 Solingen, Nr. 42 947, 42 952
7. Aparelho para biopsia uterina (preparação especial): Hauptner/D-3000 Hannover
8. Cateter para biopsia uterina (segundo Folmer-Nielsen): Eisenhut-Vet AG/D-7888 Rheinfelden 4, Nr. 50 065
9. Laparoscópios: Storz/D-7200 Tuttlingen, laparoscópio com óptica de 150° e iluminação com luz fria N.° 26 030 B, haste N.° 26 030 C, trocanter com válvula N.° 26 030 A; Wolf/D-7134 Knittlingon, laparoscópio com óptica de 135° e iluminação por lâmpada incandescente
10. Aparelho de medição de cio para bovinos: Hauptner/D-5650 Solingen, Nr. 01 610
11. Detectores de cio: Kamar Inc. (Earl D. Smith)/Steamboat Springs (Colorado), USA, heat-mount detectors; F. Paviour/TeRapa (Hamilton), New Zealand, chin-ball mating device
12. Fotômetro de placas de microtitulação: Norden L./D-8000 München, Nr. CLS 961
13. Teste rápido para progesterona no leite: Albrecht/D-7960 Aulendorf; Hartmann/D-7920 Heidenheim an der Brenz; Hoechst/D-8044 Unterschleissheim; Noctech/EI-Dublin; Sanofi-Ceva/D-4000 Düsseldorf; Santel/D-2360 Bad Segeberg
14. Sistema reflotron com químicos secos: Boehringer/D-6800 Mannheim
15. Fotômetro Dr. Lange: C. Vogel KG/D-7000 Stuttgart

Exame Obstétrico

1. Lactato de isoxissuprina: relaxante uterino — Wirtschaftsgenossenschaft Deutscher Tierärzte/D-3000 Hannover
2. Clembuterol: Planipart — Boehringer/D-6507 Ingelheim
3. Lubrificante para exame obstétrico manual: Gestinal — Bayer/D-5090 Leverkusen; Parachlorgel — Wirtschaftsgenossenschaft Deutscher Tierärzte/D-3000 Hannover; creme lubrificante — Wirtschaftsgenossenschaft Deutscher Tierärzte/D-3000 Hannover

Úbere

1. Folhas de papel indicadoras para avaliação do valor de pH do leite: Hauptner/D-5650 Solingen, Nr. 605 300
2. Líquido de teste Schalm para mastite: Iffa-Merieux/D-7958 Laupheim
3. Líquido de teste Frieso: Coopers Tierarzneimittel/D-3006 Burgwedel

Bibliografia

Exame Ginecológico e de Gestação

ABBIT, B., L. BALL, G. P. KITTO, C. G. SITZMAN, B. WILGENBURG, L. W. RAIM, and G. E. SEIDEL jr. (1978): Effect of three methods of palpation for pregnancy diagnosis per rectum on embryonic and fetal attrition in cows. J. Am. Vet. Med. Ass. *173*, 973–977. — ABOUL-ELA, M. B., D. C. MACDONALD, D. LINDSAY, J. H. TOPPS, and R. MANI (1983): The association between changes in the intravaginal electrical resistance and the in vitro measurements of vaginal mucus electrical resistivity in cattle. Anim. Reprod. Sci. *5*, 323–328. — AL-DAHASH, S. Y. A., and J. S. E. DAVID (1977): Anatomical features of cystic ovaries in cattle found during an abattoir survey. Vet. Rec. *101*, 320–324. — AL-DAHASH, S. Y. A., and J. S. E. DAVID (1977): Histological examination of ovaries and uteri from cows with cystic ovaries. Vet. Rec. *101*, 342–347. — AL-DAHASH, S. Y. A., and J. S. E. DAVID (1977): Histochemistry of cystic ovaries found during an abattoir survey. Vet. Rec. *101*, 361–363. — ARCHBALD, L. F., F. AL-BAGDADI, and R. A. GODKE (1981): A light and electron microscopic study of the periparturient bovine corpus luteum. Theriogenology *16*, 27–37. — ARCHIBONG, A. E., and J. R. DIEHL (1982): Evaluation of an ultrasonic amplitude depth analysis technique for pregnancy diagnosis in the cow. Am. J. Vet. Res. *43*, 711–713. — ARNSTADT, K.-J., A. SOBIRAJ und R. SCHEIBNER (1987): Progesterontests für die Praxis — was sie kosten, was sie können, was sie kosten. top agrar. *1987*: Nr. 2 R 24–R 26.

BAETZ, A. L., D. BARNETT, J. H. BRYNER, and S. J. CYSEWSKI (1980): Plasma progesterone concentration in the bovine before abortion or parturition in pregnant animals exposed to Sarcocystis cruzi, Campylobacter fetus, or Aspergillus fumigatus. Am. J. Vet. Res. *41*, 1767–1768. — BALL, P. J. H. (1982): Milk progesterone profiles in relation to dairy herd fertility. Br. Vet. J. *138*, 546–551. — BAMBERG, E., H. S. CHOI, E. MÖSTL und A. SCHARF (1985): Anwendbarkeit der Östrogenbestimmung im Kot zur Trächtigkeitsdiagnose beim Rind. Zbl. Vet. Med. A *32*, 119–122. — BARTELS, R. (1987): Ovucheck Schnell Test. VET *2*, 18–21. — BARTH, T., und F. HORSCH (1982): Zum Vorkommen, zur Diagnostik und den einzuleitenden Maßnahmen bei embryonalen und fetalen Fruchtverlusten beim Rind. Mh. Vet. Med. *37*, 725–732. — BAUMGARTNER, W., G. SCHLERKA und J. JAHN (1986): Erster Erfahrungsbericht über den Einsatz des Reflotron®-Systems (Trockenchemie) in der Laboratoriumsdiagnostik beim Rind. Wien. Tierärztl. Mschr. *73*, 409–415. — BERCHTOLD, M. (1982): Symptomlose Sterilität, in: E. GRUNERT und M. BERCHTOLD (Hrsg.): Fertilitätsstörungen beim weiblichen Rind. Parey, Berlin, Hamburg, S. 433–440. — BERGER, G. (1987): Zu Methodik und Ergebnissen der Zyklus- und Ovardiagnostik bei Kühen. Mh. Vet. Med. *42*, 121–123. — BOOS, A., G. WITTKOWSKI und R. SCHWARZ (1986): Beeinflussung des Endometriums durch Follikel-Lutein- und Follikel-Theka-Zysten beim Rind. Zuchthyg. *21*, 161. — BOOTH, J. M., J. DAVIES, and R. J. HOLDSWORTH (1979): Use of the milk progesterone test for pregnancy determination. Br. Vet. J. *135*, 478–488. — BOSTEDT, H., R. STOLLA, C. HUNDSCHELL und W. LEIDL (1979): Zur Ovarialzyste des Rindes. Berl. Münch. Tierärztl. Wschr. *92*, 506–511. — BRÄUTIGAM, R., S. GEIGENMÜLLER und T. LENK (1983): Rektale Brunst- und Umrindererkontrolle als Bestandteil der zuchthygienischen Überwachung einer IMPA. Tierhygiene Information *15:* 35 (Sonderheft Zuchthygiene), 199–207. — BRÜCKNER, G. (1984): Neuere Erkenntnisse zum Spermientransport im weiblichen Genitale. Tierhygiene Information *16:* 41 (Sonderheft Zuchthygiene), 183–194. — BULMAN, D. C., and P. D. P. WOOD (1980): Abnormal patterns of ovarian activity in dairy cows and their relationships with reproductive performance. Anim. Prod. *30,* 177–188.

CANANT, J. C. (1985): Diagnosis of the cause of bovine abortion. Part 2–6. Med. Vet. Pract. *66,* 47–50/107–109/155–158/271–274/331–333. — CARTER, M. L., D. J. DIERSCHKE, and E. R. HAUSER (1981): Effect of repeated laparoscopic surgery on the bovine estrous cycle. Theriogenology *16,* 399–405. — CHAFFAUX, S., G. N. S. REDDY, F. VALON, and M. THIEBIER (1986): Transrectal real-time ultrasound scanning for diagnosing pregnancy and for monitoring embryonic mortality in dairy cattle. Anim. Reprod. Sci. *10,* 193–200. — CHAFFAUX, S., F. VALON et J. MARTINEZ (1982): Evolution de l'image échographique du produit de conception chez la vache. Bull. Acad. Vét. Fr. *55,* 213–221. — CHANG, C. F., and V. L. ESTERGREEN (1983): Development of a direct enzyme immunoassay of milk progesterone and its application to pregnancy diagnosis in cows. Steroids *41,* 173–195. — CHENG SMART, Y., T. K. ROBERTS, R. L. CLANCY, and A. W. CRIPPS (1981): Early pregnancy factor: Its role in mammalian reproduction — research review. Fert. Steril. *35,* 397–402. — COWAN, E. W., and R. J. ETCHES (1979): A solid-phase radioimmunoassay for progesterone and its application to pregnancy diagnosis in the cow. Theriogenology *12,* 327–343. — CURRAN, S., R. A. PIERSON, and O. J. GINTHER (1986 a): Ultrasonographic appearance of the bovine conceptus from days 10 through 20. J. Am. Vet. Med. Ass. *189,* 1289–1294. — CURRAN, S., R. A. PIERSON, and O. J. GINTHER (1986 b): Ultrasonographic appearance of the bovine conceptus from days 20 through 60. J. Am. Vet. Med. Ass. *189,* 1295–1302.

DEICHER, U. (1989): persönliche Mitteilung. — DIELEMAN, S. J., M. M. BEVERS, H. T. M. VAN TOL, and A. H. WILLEMSE (1986): Peripheral plasma concentrations of oestradiol, progesterone, cortisol, LH and prolactin during the oestrous cycle in the cow, with emphasis on the peri-oestrous period. Anim. Reprod. Sci. *10,* 275–292. — DÖBELI, M., und K. ZEROBIN (1984): Trächtigkeitsdiagnose bei Kühen anhand dreimaliger Progesteronbestimmungen in der Milch. Schweiz. Arch. Tierheilk. *126,* 399–407. — DREW, B., P. LANE, and J. A. FOULKES (1986): The use of an onfarm milk progesterone test for the early identification of non-pregnant cows. Meet. Brit. Soc. Animal Production, Scarborough, *1984,* No. 98. — DROST, M., O. J. FRANCO, V. M. SHILLE, M. J. THATCHER, and W. W. THATCHER (1982): The effect of pregnancy diagnosis per rectum on early embryonic death in the cow. World Congr. Diseases of Cattle, Amsterdam, *12,* 623–627. — DUCKER, M. J., R. A. HAGGET, F. J. FAIRLIE, G. J. ROWE, N. H. YARROW, and N. W. JACKSON (1985): Evaluation of an ultrasonic pregnancy detector. Br. Vet. J. *141,* 515–518.

EASTMAN, S. A. K. (1979): Methods of improving the accuracy of positive results from milk progesterone pregnancy tests. Br. Vet. J. *135,* 489–490. — ECKERSALL, P. D., and M. J. A. HARVEY (1987): The use of a bovine plasma progesterone ELISA kit to measure progesterone in equine, ovine and canine plasmas. Vet. Rec. *120,* 5–8. — EDDY, R. G., and P. J. CLARK (1987): Oestrus prediction in dairy cows using an ELISA progesterone test. Vet. Rec. *120,* 31–34.

FISSORE, R. A., A. J. EDMONDSON, R. L. PASHEN, and R. H. BONDURANT (1986): The use of ultrasonography for the study of the bovine reproductive tract. II. Non-pregnant, pregnant and pathological conditions of the uterus. Anim. Reprod. Sci. *12,* 167–177. — FOULKES, J. A., A. D. COOKSON, and M. J. SAUER (1982): AI in cattle based on daily microtitre plate enzymeimmunoassay of progesterone in whole milk. Br. Vet. J. *138,* 515–521. — GASSE, H. (1983): Follikel-Lutein-Zyste und Corpus luteum periodicum des Rindes im Vergleich: Licht- und transmissionselektronenmikroskopische Untersuchungen am Luteingewebe. Hannover, Tierärztl. Hochsch., Diss. — GASSE, H., I. PEUKERT-ADAM, R. SCHWARZ und E. GRUNERT (1984): Die Stellung der Follikel-Lutein-Zyste im Zyklusgeschehen des Rindes: Histologische, zytologische und hormonanalytische Untersuchungen. Zbl. Vet. Med. A *31,* 548–556. — GASSE, H., I. PEUKERT-ADAM und R. SCHWARZ (1985): Luteingewebe des Rindes und seine endokrinen Funktionen aus morphologischer Sicht. Dtsch. Tierärztl. Wschr. *92,* 107–113. — GLENCROSS, R. G., and S. A. ABEYWARDENE (1983): Concentrations of oestradiol-17β and progesterone in plasma and defatted milk of cattle during the oestrous cycle. Br. Vet. J. *139,* 49–51. — GRAVERT, H. O., R. LANGNER, L. DIEKMANN, K. PAPST und H. SCHULTE-COERNE (1986): Ketokörper in Milch als Indikatoren für die Energiebilanz der Milchkühe. Züchtungskunde *58,* 309–318. — GREGOR, R. (1985): Anwendung immunologischer Verfahren für die Bestimmung von Östronsulfat zur Trächtigkeitsdiagnose beim Rind. München, Univ., Tierärztl. Fak., Diss. — GROSSE-FRIE, C., W. BENTELE und H. SOMMER (1984): Jahreszeitliche Verteilung von Ovarialzysten bei Rindern — Beobachtungen aus der Praxis. Zuchthyg. *19,* 83–89. — GRUNERT, E. (1980): Zur Follikel-Lutein-Zyste des Rindes. Blaue Hefte Tierarzt *62,* 77–81. — GRUNERT, E. (1982): Die gynäkologische Untersuchung, in: E. GRUNERT und M. BERCHTOLD (Hrsg.): Fertilitätsstörungen beim weiblichen Rind. Parey, Berlin, Hamburg, S. 74–109. — GRUNERT, E. (1982): Brunsterkennung, in: E. GRUNERT und M. BERCHTOLD (Hrsg.): Fertilitätsstörungen beim weiblichen Rind. Parey, Berlin, Hamburg, S. 117–124. — GRUNERT, E. (1987): Zur Bedeutung von Schnelltestverfahren für die Prophylaxe und Therapie der Herdensterilität. Kongr. Dtsch. Veterinärmed. Ges., Bad Nauheim *17,* 126–136. — GRUNERT, E., e R. M. GREGORY (1984): Diagnóstico e terapêutica da infertilidade na vaca. Sulina, Porto Alegre. — GRUNERT, E., E. SCHALLENBERGER, M. QUACK, D. GRUNERT und H. KARG (1985): Die Anwendung des Milchprogesterontests zur Überprüfung klinischer Diagnosen sowie zur Kontrolle der Effektivität tierärztlicher Maßnahmen in der Sterilitätspraxis beim Rind. Tierärztl. Umsch. *40,* 639–651.

HAMON, M., I. R. FLEET, R. J. HOLDSWORTH, and R. B. HEAP (1981): The time of detection of oestrone sulphate in milk and the diagnosis of pregnancy in cows. Br. Vet. J. *137,* 71–77. — HANSEL, W. (1985): Advances in physiology of growth, reproduction and lactation. Cornell Vet. *75,* 56–76. — HARTMANN, R. (1980): Untersuchungen über die Aussagefähigkeit des Uterusabstriches zur Diagnose der Endometritis beim Rind. Hannover, Tierärztl. Hochsch., Diss. — HEAP, R. B., and M. HAMON (1979): Oestrone sulphate in milk as an indicator of a viable conceptus in cows. Br. Vet. J. *135,* 355–363. — HOEDEMAKER, M., und TH. HELD (1985): Progesteronbestimmung in der Milch und im Blutserum von Kühen mit einem Enzymimmuntest ohne vorherige Extraktion auf Mikrotiterplatten und -teststreifen. Prakt. Tierarzt *66,* 878–884. — HOEDEMAKER, M., TH. HELD und E. GRUNERT (1986): Einsatzmöglichkeiten des Progesterontests zur Diagnose ovariell- und uterusbedingter Sterilitätsformen des Rindes. Prakt. Tierarzt *67:* Coll. vet. 16, 25–30. — HOLDSWORTH, R. J., R. B. HEAP, J. M. BOOTH, and M. HAMON (1982): A rapid direct radioimmunoassay for the measurement of oestrone sulphate in the milk of dairy cows and its use in pregnancy diagnosis. J. Endocr. *95,* 7–12. — HOOPER, P. N., and P. R. JEENES (1984): D. I. Y. cattle pregnancy detection using Doppler ultrasound. Brit. Soc. Animal Production, Scarborough *1984,* No. 133.

JERRETT, I. V., ST. MCORIST, J. WADDINGTON, J. W. BROWNING, J. C. MALECKI, and I. P. MCCAUSLAND (1983): Diagnostic studies of the fetus, placenta and maternal blood from 265 bovine abortions. Cornell Vet. *74,* 8–20.

KÄHN, W. (1985): Zur Trächtigkeitsdiagnose beim Rind mittels Ultraschall. Tierärztl. Umsch. 40, 472–477. — KÄHN, W. (1985): Zur Ultraschalluntersuchung der Trächtigkeit beim Rind. Zuchthyg. 20, 142–143. — KÄHN, W. (1986): Vorkommen und Wachstumsdynamik von Gelbkörpern mit Hohlraum während des Ovarialzyklus bei Rindern und deren Hormonprofile. Dtsch. Tierärztl. Wschr. 93, 475–480. — KÄHN, W. (1986): Hormonprofile und Zyklusgeschehen beim zyklischen Gelbkörper des Rindes. Zuchthyg. 21, 161. — KÄHN, W., und W. LEIDL (1986): Die Anwendung der Echographie zur Diagnose der Ovarfunktion beim Rind. Tierärztl. Umsch. 41, 3–12. — KANAGAWA, H., K. TOO, and K. KAWATA (1966): Fetal electrocardiogram in dairy cattle. IV: Diagnostic application for fetal mumification. Jap. J. Vet. Res. 14, 114–116. — KANAGAWA, H., K. TOO, K. KAWATA, and H. ONO (1965): Fetal electrocardiogram in dairy cattle. II: Diagnosis for twin pregnancy. Jap. J. Vet. Res. 13, 111–119. — KANAI, Y., and H. SHIMIZU (1984): Plasma concentrations of LH, progesterone and oestradiol during the oestrous cycle in swamp buffaloes (Bubalus bubalis). J. Reprod. Fert. 70, 507–510. — KELLY, E. F., J. P. RENTON, and C. D. MUNRO (1981): Assessment of oviduct patency in the cow. Vet. Rec. 108, 357–360. — KESSY, B. M., and D. E. NOAKES (1979): Determination of patency of fallopian tubes in the cow by means of phenosulphonphthalein and starch grain tests. Vet. Rec. 105, 414–420. — KESSY, B. M., and D. E. NOAKES (1985): Uterine tubes abnormalities as a cause of bovine infertility. Vet. Rec. 117, 122–124. — KING, G. J., and J. F. HURNIK (1980): Reproductive function in postpartum beef cows. Int. Congr. Anim. Reprod. Artificial Insemination, Madrid 9, 39. — KIRK, J. H., E. M. HUFFMAN, and M. LANE (1982): Bovine cystic ovarian disease: Hereditary relationships and case study. J. Am. Vet. Med. Ass. 181, 474–476. — KITO, S., K. OKUDA, K. MIYAZAWA, and K. SATO (1986): Study on the appearance of the cavity in the corpus luteum of cows by using ultrasonic scanning. Theriogenology 25, 325–333. — KOCH, E., und F. ELLENDORFF (1982): Early Pregnancy Faktor (EPF): Mögliche biologische und klinische Bedeutung. Dtsch. Tierärztl. Wschr. 89, 253–258. — KOTHARI, B., J. P. RENTON, C. D. MUNRO, and J. MACFARLANE (1978): Use of the phenolsulphonphthalein dye test for fallopian tube patency in cattle. Vet. Rec. 103, 229–232. — KRÄUSSLICH, H. (1982): Heredität bedingte Fruchtbarkeitsstörungen, in: E. GRUNERT und M. BERCHTOLD (Hrsg.): Fertilitätsstörungen beim weiblichen Rind. Parey, Berlin, Hamburg, S. 382–389.

LARKS, S. D., L. W. HOLM, and H. R. PARKER (1960): A new technic for the demonstration of the fetal electrocardiogram in the large domestic animal (cattle, sheep, horse). Cornell Vet. 50, 459–468. — LEIDL, W., R. STOLLA, C. HUNDSCHELL und H. BOSTEDT (1979): Zur Ovarialzyste des Rindes. I. Klassifizierung und Diagnose. Berl. Münch. Tierärztl. Wschr. 92, 369–376. — LEIDL, W., U. BRAUN, K. OKUDA, R. STOLLA und D. SCHAMS (1983): Klassifizierung der Ovarzysten des Rindes. Wien. Tierärztl. Mschr. 70, 208–213. — LOMMETZ, C. (1986): Zyto- und histomorphologische Veränderungen im Luteingewebe des Rindes während der Trächtigkeit. Hannover, Tierärztl. Hochsch., Diss. — LOSERT, J., D. LANDMANN, J. KÜSTER, U. DEXNE und W. HOLTZ (1986): Der Progesteron-Test als Serviceleistung — praktische Erfahrungen im Routinelabor. Rinderproduktion Nr. 80, S. 32. — LOTTHAMMER, K.-H. (1982): Umweltbedingte Fruchtbarkeitsstörungen, in: E. GRUNERT und M. BERCHTOLD (Hrsg.): Fertilitätsstörungen beim weiblichen Rind. Parey, Berlin, Hamburg, S. 390–432. — LOTTHAMMER, K.-H. (1984): Diagnostik und Maßnahmen bei Fruchtbarkeitsstörungen als Bestandsproblem (Herdensterilität), in: E. GRUNERT (Hrsg.): Buiatrik. 4. Aufl. Bd. I. Euterkrankheiten, Geburtshilfe und Gynäkologie, Andrologie und Besamung. Schaper, Hannover, S. 230–262.

MCCAUGHEY, W. J. (1981): Pregnancy diagnosis in cattle by measuring vaginal electrical resistance. Vet. Res. Commun. 5, 85–90. — MCCAUGHEY, W. J., and J. MARTIN (1984): Study of heat detection in beef-heifers. Ir. Vet. J. 38, 105–111. — MEINECKE, B., W. BITTNER, and H. GIPS (1986): The effect of β-carotene on fertility in cows: Clinical and endocrinological findings. Zuchthyg. 21, 225–232. — MESSIER, S., R. HIGGINS, Y. COUTURE, and M. MORIN (1984): Comparison of swabbing and biopsy for studying the flora of the bovine uterus. Can. Vet. J. 25, 283–288. — MONTGOMERY, G. W., I. C. SCOTT, and N. HUDSON (1985): An interaction between season of calving and nutrition on the resumption of ovarian cycles in postpartum beef cattle. J. Reprod. Fertil. 73, 45–50. — MÜLLER, E., D. RATH, E. KLUG und H. MERKT (1986): Die Anwendbarkeit der Sonographie zur Diagnostik am weiblichen Genitale des Rindes. Berl. Münch. Tierärztl. Wschr. 99, 311–318.

NAKAO, T., A. SUGIHASHI, N. SAGA, N. TSUNODA, and K. KAWATA (1983): Use of milk progesterone enzyme immunoassay for differential diagnosis of follicular cyst, luteal cyst, and cystic corpus luteum in cows. Am. J. Vet. Res. 44, 888–890. — NEWTON, J. M., R. C. SHAW, and J. M. BOOTH (1982): Pregnancy diagnosis in dairy herds in England and Wales. Vet. Rec. 110, 123–125. — NOAKES, D. E. (1986): Fertility and obstetrics in cattle. Blackwell, Oxford, London. — NÖBAUER, H., E. MÖSTL, H. S. CHOI und F. SCHUSTER (1983): Androgengehalt im Blutplasma und in der Follikelflüssigkeit von Rindern während des Zyklus. Wien. Tierärztl. Mschr. 70, 246. — NOONAN, F. P., V. J. HALLIDAY, H. MORTON, and G. J. A. CLUNIE (1979): Early pregnancy factor is immunosuppressive. Nature 278, 649–651.

OKUDA, K., S. KLEEBERG-RUPPERT und W. LEIDL (1984): Histologische und hormonelle Untersuchungen am Corpus luteum periodicum des Rindes. Zuchthyg. 19, 169–181. — OLTNER, R., and L. E. EDQVIST (1981): Progesterone in defatted milk: its relation to insemination and pregnancy in normal cows as compared with cows on problem farms and individual problem animals. Br. Vet. J. 137, 78–87.

PANDEY, R. S., G. S. PAHWA, A. K. SURI, and S. K. BATRA (1981): Diurnal variations of oestradiol-17 β in milk of cross-bred cows during oestrous cycle and early pregnancy. Br. Vet. J. 137, 596–600. — PENNINGTON, J. A., L. H. SCHULTZ, and W. F. HUFFMAN (1985): Comparison of pregnancy diagnosis by milk progesterone on day 21 and day 24 postbreeding: field study in dairy cattle. J. Dairy Sci. 68, 2740–2745. — PEUKERT-ADAM, I., R. SCHWARZ und E. GRUNERT (1983): Zur Follikel-Lutein-Zyste des Rindes. Morphologie und Diskussion ihrer Bedeutung als Sterilitätsfaktor. Zbl. Vet. Med. A 30, 410–428. — PIERSON, R. A., and O. J. GINTHER (1984a): Ultrasonography for detection of pregnancy and study of embryonic development in heifers. Theriogenology 22, 225–233. — PIERSON, R. A., and O. J. GINTHER (1984b): Ultrasonography of the bovine ovary. Theriogenology 21, 495–504. — POWER, M. J., W. F. CLEERE, J. P. GOSLING, P. F. FOTTRELL, O. H. LANGLEY, and J. M. SCREENAN (1985): A direct, high throughput, enzymeimmunoassay for oestrone sulphate in the milk of cows. Ir. Vet. J. 39, 18–24. — PRIOR, R. L., and D. B. LASTER (1979): Development of the bovine fetus. J. Anim. Sci. 48, 1546–1553.

RATH, D., Hannover (1988): Persönliche Mitteilung. — REEVES, J. J., N. W. RANTANEN, and M. HAUSER (1984): Transrectal real-time ultrasound scanning of the cow reproductive tract. Theriogenology 21, 485–494. — ROCHE, J. F., J. J. IRELAND, M. P. BOLAND, and T. M. MCGEADY (1985): Concentrations of luteinising hormone and progesterone in pregnant and non-pregnant heifers. Vet. Rec. 116, 153–155. — ROHLOFF, D., N. MÄCKLE und B. PATEL (1979): Zur Brunstdiagnostik beim Rind — Erfahrungen mit einem neuen Wechselstrom-Ohmmeter zur Messung des elektrischen Widerstandes der Vaginalschleimhaut. Berl. Münch. Tierärztl. Wschr. 92, 117–119. — ROWLINSON, P. (1984): The use of an ultrasound pregnancy detector for dairy cows. Meet. Brit. Soc. Animal Production, Scarborough 1984, No. 134.

SANDERSLEBEN, J., und T. HÄNICHEN (1985): Die Bedeutung der histologischen Untersuchung von Eihäuten für die Abklärung der Ursachen von Rinderaborten. Dtsch. Tierärztl. Wschr. 92, 345–448. — SAUER, M. J., J. A. FOULKES, and A. D. COOKSON (1981): Direct enzymeimmunoassay of progesterone in bovine milk. Steroids 38, 45–53. — SAUER, M. J., J. A. FOULKES, and P. M. O'NEILL (1982): Use of microtitre plate EIA for direct determination of progesterone in whole milk: application of heterologous systems for improved sensitivity. Br. Vet. J. 138, 522–532. — SAUMANDE, J., P. HUMBLOT, D. CHUPIN, M. THIBIER, and P. LOCKWOOD (1980): Ovarian cysts in cattle: Hormonal situation and new therapeutic approaches. Int. Congr. Anim. Reprod. Artificial Insemination, Madrid 9: III, 180. — SCHILLINGER, D. (1980): Prüfung eines neuen Miniphotometers (COMPUR M 1001) für die quantitative Bestimmung von Gesamt-Bilirubin, Glukose, Gesamt-Cholesterin und Gesamt-Eiweiß im Plasma bzw. Serum des Rindes. Berl. Münch. Tierärztl. Wschr. 93, 104–108. — SCHLEGEL, F., und K. HUHOLD (1983): Uterusbefunde bei rektaler Frühträchtigkeitsuntersuchung des Rindes. Mh. Vet. Med. 38, 814–817. –, SCHNEEBELI, J., und M. DÖBELI (1985): Untersuchungen über die Bedeutung der Interöstrusfollikel im Verlauf künstlich eingeleiteter Zyklusunterbrechungen beim Rind. Schweiz. Arch. Tierheilk. 127, 777–791. — SCHNEIDER, F. (1982): Trächtigkeitsuntersuchung, in: E. GRUNERT und M. BERCHTOLD (Hrsg.): Fertilitätsstörungen beim weiblichen Rind. Parey, Berlin, Hamburg, S. 125–134. — SCHOFIELD, S. A., and C. J. C. PHILLIPS (1987): The use of pedometers to detect oestrus in dairy cows. Meet. Brit. Soc. Animal Production, Scarborough 1987, No. 1. — SETTERGREN, J. (1980): Physical examination of the bovine female reproductive system, in: D. A. MORROW (Hrsg.): Current Therapy in Theriogenology. Saunders Comp., Philadelphia, London, S. 159–164. — SPICER, L. J., K. LEUNG, E. M. CONVEY, J. GUNTHER, R. E. SHORT, and H. A. TUCKER (1986): Anovulation in postpartum suckled beef cows. I. Associations among size and numbers of ovarian follicles, uterine involution, and hormones in serum and follicular fluid. J. Anim. Sci. 62, 734–741.

TAVERNE, M. A. M., O. SZENCI, J. SZÉTAG, and A. PIROS (1986): Pregnancy diagnosis in cows with linear-array real-time ultrasound scanning: a preliminary note. Tijdschr. Diergeneesk. 111, 873–879. — THEISSEN, P. (1970): Physiologische und pathologische Ovarialbefunde an Schlachtorganen des Rindes. Hannover, Tierärztl. Hochschule, Diss. — TIERNEY, T. J. (1983): The accuracy of ultrasound techniques in diagnosing pregnancy in beef cattle. Aust. Vet. J. 60, 250–251. — TOO, K., H. KANAGAWA, and K. KAWATA (1965): Fetal electrocardiogram in dairy cattle. I: Fundamental studies. Jap. J. Vet. Res. 13, 71–83. — TOO, K., H. KANAGAWA, and K. KAWATA (1966): Fetal electrocardiogram in dairy cattle. III. Variations in fetal QRS pattern. Jap. J. Vet. Res. 14, 103–113. — TOO, K., H. KANAGAWA, K. KAWATA, T. INOUE, and T. ODAJIMA (1967): Fetal electrocardiogram in dairy cattle. V: Findings at parturition. Jap. J. Vet. Res. 15, 21–30.

VARNER, D. D., K. HINRICHS, M. C. GARCIA, H. G. OSBORNE, T. L. BLANCHARD, and R. M. KENNEY (1985): A comparison between cervical dimensions of pregnant and non-pregnant Santa Getrudis and Bos Taurus cows. Theriogenology 24, 109–118.

WHITE, M. E., and H. ERB (1982): Optimum postpartum interval for screening dairy cows for ovarian cysts by rectal palpation. Cornell Vet. 72, 137–141. — WHITE, I. R., A. J. F. RUSSEL, I. A. WRIGHT, and T. K. WHYTE (1985): Real-time ultrasonic scanning in the diagnosis of pregnancy and the estimation of gestational age in cattle. Vet. Rec. 117, 5–8. — WIMPY, T. H., C. F. CHANG, V. L. ESTERGREEN, and J. K. HILLERS (1986): Milk progesterone enzyme immunoassay: modifications and a field trial for pregnancy detection in dairy cows. J. Dairy Sci. 69, 1115–1121.

YAMAGA, Y., and K. TOO (1984): Diagnostic ultrasound imaging in domestic animals: fundamental studies on abdominal organs and fetuses. Jap. J. Vet. Sci. 46, 203–212.

Exame Obstétrico

BAIER, W., und F. SCHAETZ (Hrsg.) (1981): Tierärztliche Geburtskunde. Enke, Stuttgart. — BERGLUND, B., J. PHILIPSSON, and Ö. DANELL (1987): External signs of preparation for calving and course of parturition in swedish dairy cattle breeds. Anim. Reprod. Sci. 15, 61–79. — BORN, E. (1981): Untersuchungen über den Einfluß der Schnittentbindung auf die Vitalität neugeborener Kälber. Hannover, Tierärztl. Hochsch., Diss.

EIGENMANN, U. J. E., H. A. SCHOON, D. JAHN, and E. GRUNERT (1984): Neonatal respiratory distress syndrome in the calf. Vet. Rec. 114, 141–144.

GRUNERT, E., und P. ANDRESEN (1984): Geburtshilfe beim Rind, in: E. GRUNERT (Hrsg.): Buiatrik. Band I, 4. Aufl. Schaper, Hannover, S. 122–181. — GRUNERT, E., e E. H. BIRGEL (1984): Obstetrícia veterinária. Sulina, Porto Alegre. — GRUNERT, E., und J. F. STEINER (1980): Untersuchungen über den Wert von Beckenmaßen zur Vorausbestimmung des Geburtsverlaufes beim Rind. Dtsch. tierärztl. Wschr. 87, 120–124.

HABERMEHL, K.-H. (1975): Die Altersbestimmung bei Haus- und Labortieren. 2. Aufl. Parey, Berlin, Hamburg. — HELD, TH. (1983): Klinische und blutgasanalytische Untersuchungen bei kalbenden Rindern und deren Feten. Hannover, Tierärztl. Hochsch., Diss. — HELD, TH., A. SCHEIDEGGER und E. GRUNERT (1986): Kardiotokographische Befunde bei lebensfrischen und asphyktischen Rinderfeten während der Aufweitungsphase der Geburt. Zbl. Vet. Med. A 33, 431–442. — HINDSON, J. C. (1978): Quantification of obstetric traction. Vet. Rec. 102, 327–332.

JAEKEL, J. (1982): Zur Beurteilung des Geburtsverlaufes bei Rindern der Rasse Deutsches Fleckvieh. München, Univ., Tierärztl. Fak., Diss.

MENISSIER, F., et B. VISSAC (1971): Possibilités d'amélioration des conditions de vêlage par sélection. 1. Technique de mesure de l'ouverture pelvienne des bovins. Ann. Génét. Sél. Anim. 3, 207–214. — MÜLLING, M. (1976): Asphyxie des neugeborenen Kalbes. Prakt. Tierarzt 58: Colleg. vet., 78–80.

NOAKES, D. E. (1986): Fertility and Obstetrics in Cattle. Blackwell Scientific Publ., Oxford, London.

RICHTER, J., und R. GÖTZE (1978): Tiergeburtshilfe. 3. Aufl. Hrsg. ROSENBERGER, G., und H. TILLMANN. Parey, Berlin, Hamburg. — ROESLER SCHMIDT, B. (1986): Vergleich von arteriellen und venösen Blutgas- und Säure-Basen-Werten bei termingerecht geborenen, lebensfrischen und asphyktischen Kälbern. Hannover, Tierärztl. Hochsch., Diss.

SCHUIJT, G., and L. BALL (1986): Physical diagnosis during dystocia in the cow, in: D. A. MORROW (Hrsg.): Current therapy in theriogenology. 2nd. ed. Saunders, Philadelphia, London, p. 214–219. — STEINER, J. F. (1979): Innere und äußere Beckenmessungen bei Rindern unter Berücksichtigung des Geburtsverlaufes und der Größe der Kälber. Hannover, Tierärztl. Hochsch., Diss.

ZAREMBA, W., TH. HELD und W. HEUWIESER (1984): Neugeborenenphase, in: E. GRUNERT (Hrsg.): Buiatrik. Band I, 4. Aufl. Schaper, Hannover, S. 182–187. — ZAREMBA, W., und W. HEUWIESER (1984): Postnatale Phase, in: E. GRUNERT (Hrsg.): Buiatrik. Band I, 4. Aufl. Schaper, Hannover, S. 188–200.

Übere

ANDERSON, K. L., A. R. SMITH, S. L. SPAHR, B. K. GUSTAFSSON, J. E. HIXON, P. G. WESTON, E. H. JASTER, R. D. SHANKS, and H. L. WHITMORE (1983): Influence of the estrous cycle on selected biochemical and cytologic characteristics of milk of cows with subclinical mastitis. Am. J. Vet. Res. 44, 677–680. — ANDREWS, R. J., B. J. KITCHEN, W. S. KWEE, and F. DUNCALFE (1983): Relationship between individual cow somatic cell counts and the mastitis infection status of the udder. Aust. J. Dairy Technol. 38, 71–74.

BATRA, T. R., and A. J. McALLISTER (1984): A comparison of mastitis detection methods in dairy cattle. Can. J. Anim. Sci. 64, 305–312. — BERGMANN, A. (1986): Zur Erhöhung der Wirksamkeit der bakteriologischen Mastitisdiagnostik. Mh. Vet. Med. 41, 517–520.

CARTEE, R. E., A. K. IBRAHIM, and D. McLEARY (1986): B-mode ultrasonography of the bovine udder and teat. J. Am. Vet. Med. Ass. 188, 1284–1287. — COFFEY, E. M., W. E. VINSON, and R. E. PEARSON (1986): Potential of somatic cell concentration in milk as a sire selection criterion to reduce mastitis in dairy cattle. J. Dairy Sci. 69, 2163–2172.

DOHOO, I. R., A. H. MEEK, and S. W. MARTIN (1984): Somatic cell counts in bovine milk: Relationship to production and clinical episodes of mastitis. Can. J. Comp. Med. 48, 130–135.

FERNANDO, R. S., R. B. RINDSIG, and S. L. SPAHR (1982): Electrical conductivity of milk for detection of mastitis. J. Dairy Sci. 65, 659–664. — FERNANDO, R. S., S. L. SPAHR, and E. H. JASTER (1985): Comparison of electrical conductivity of milk with other indirect methods for detection of subclinical mastitis. J. Dairy Sci. 68, 449–456.

GIESECKE, W. H., L. W. VAN DEN HEEVER, I. J. DU TOIT, and M. C. E. BEYER (1973): The diagnosis of bovine mastitis: A critical evaluation of a polyvalent radial immunodiffusion test and other methods. Onderstepoort J. Vet. Res. 40, 59–67. — GRAF, R., und W. GEDEK (1983): Melkmaschinenbedingte Läsionen der Zitzenenden des Rindes — Beziehungen zur Eutergesundheit. Tierärztl. Umsch. 38, 75–80. — GREEN, T. J., and L. MIDDLETON (1984): Evaluation of LATA mastitis detector. Vet. Rec. 114, 616. — GROVE, H.-H., G. HARTL und G. TERPLAN (1979): Zum Einfluß von Eutergesundheitsstörungen auf den Pyruvatgehalt von Viertelgemelksproben. Arch. Lebensmittelhyg. 30, 147–150. — GRUNERT, E., und D. AHLERS (1984): Versorgung von Euter- und Zitzenwunden sowie Behandlung von Zitzenstenosen, in: E. GRUNERT (Hrsg.): Buiatrik. 4. Aufl. Bd. I. Euterkrankheiten, Geburtshilfe und Gynäkologie, Andrologie und Besamung. Schaper, Hannover, S. 67–92.

HAMANN, J. (1986): Vergleichende Untersuchungen von Zellgehalt und Leitfähigkeit in Viertelanfangsgemelksproben. Milchwissenschaft 41, 8–11. — HEIDER, L. E. (1983): Screening tests for abnormal milk and physical examination of the udder. Bovine Pract. 18, 7–12. — HOARE, R. J. T., D. J. CRITCHLEY, E. B. DETTMANN, R. F. SHELDRAKE, and L. R. FELL (1979): Mastitis control: A survey of farm practices and their relationship to bulk milk cell counts. Aust. J. Dairy Technol. 34, 91–96. — HONKANEN-BUZALSKI, T., and M. SANDHOLM (1981): Trypsin-inhibitors in mastitic milk and colostrum: correlation between trypsin-inhibitor capacity, bovine serum albumin and somatic cell contents. J. Dairy Res. 48, 213–223.

INTERNATIONAL DAIRY FEDERATION (1979): Chemical residues in milk and milk products. Bull. 113 Int. Dairy Fed. Brussels.

JAARTSVELD, F. H. J. (1961): Bijdrage tot de diagnostiek van mastitis in het kader van een georganiseerde bestrijding. Tijdschr. Diergeneesk. 86, 184–191. — JONSSON, P., L. BJÖRKLUND, A.-S. OLOFSON och Ö. ERIKSSON (1985): Limulustestet — en snabb och enkel metod att påvisa endotoxin från gramnegativa bakterier i mjölk vid mastit. Nord. Veterinaermed. 37, 298–305.

KITCHEN, B. J. (1981): Review of the progress of dairy science: Bovine mastitis: Milk compositional changes and related diagnostic test. J. Dairy Res. 48, 167–188. — KURZHALS, P., H. KLIMA und D. MANZ (1985): Beziehungen zwischen Zellzahl, Zellbild und bakteriologischen Befunden bei der subklinischen Mastitis des Rindes. Milchwissenschaft 40, 6–9.

MAIER, H. (1978): Zur Erfassung der subklinischen Rindermastitis durch die automatisierte Lactosegehaltsbestimmung von Einzelgemelken. München, Univ., Tierärztl. Fak., Diss. — MARSCHKE, R. J., and B. J. KITCHEN (1985): Detection of bovine mastitis by bromothymol blue pH indicator test. J. Dairy Sci. 68, 1263–1269. — MATTILA, T., S. SAARI, H. VARTIALA, and M. SANDHOLM (1985): Milk antitrypsin as a marker of bovine mastitis — correlation with bacteriology. J. Dairy Sci. 68, 114–122. — McDERMOTT, M. P., H. N. ERB, and R. P. NATZKE (1982): Predictability by somatic cell counts related to prevalence of intramammary infection within herds. J. Dairy Sci. 65, 1535–1539. — McDONALD, J. S., and A. J. ANDERSON (1981): Total and differential somatic cell counts in secretions from non-infected bovine mammary glands: The early non-lactating period. Am. J. Vet. Res. 42, 1360–1365. — McDONALD, J. S., and A. J. ANDERSON (1981): Total and differential somatic cell counts in secretions from non-infected bovine mammary glands: The peripartum period. Am. J. Vet. Res. 42, 1366–1368. — MEEK, A. H., and D. A. BARNUM (1982): The application of bulk tank somatic cell counts to monitoring mastitis levels in dairy herds. Can. J. Comp. Med. 46, 7–11. — MIELKE, H., J. SCHULZ, W. BEUCHE und H. LABITZKE (1981): Zur Überwachung der Eutergesundheit durch Messung der elektrischen Leitfähigkeit von Viertelanfangsgemelkproben. Arch. Exp. Vet. Med. 35, 259–276.

OLNEY, G. R., and R. K. MITCHELL (1983): Effect of milking machine factors on the somatic cell count of milk from cows free of intramammary infection. II. Vacuum level and overmilking. J. Dairy Res. 50, 141–148.

PELIZÄUS, W. (1976): Zur Mastitissituation in Milchviehbeständen. I. Beitrag: Untersuchungen über den Zellgehalt und den Laktosegehalt der Milch. Hannover, Tierärztl. Hochsch., Diss. — POUTREL, B., and P. RAINARD (1981): California mastitis test guide of selective dry cow therapy. J. Dairy Sci. 64, 241–248.

RICHTER, O., und E. KLEINSCHROTH (1977): Untersuchungen über einen neuen Test für die Eutergesundheitskontrolle im Stall. Dtsch. Molkerei-Zeitg. 19, 593–595. — RINDSIG, R. B., R. G. RODEWALD, A. R. SMITH, N. K. THOMSEN, and S. L. SPAHR (1979): Mastitis history, California mastitis test, and somatic cell counts for identifying cows for treatment in a selective dry cow therapy program. J. Dairy Sci. 62, 1335–1339. — ROTH, H., und J. UNSHELM (1985): Computer, die Mastitis erkennen? Tierzüchter 37, 17–18. — RUFFO, G., F. SANGIORGI, F. MÖLLER, and L. GAVAZZI (1978): The influence of the animal's age and the period of lactation on the cell count of milk. Arch. vet. ital. 29: Suppl. 2, 241–246.

SALSBERG, E., A. H. MEEK, and S. W. MARTIN (1984): Somatic cell counts: associated factors and relationship to production. Can. J. Comp. Med. 48, 251–257. — SANDHOLM, M. (1983): Milk antitrypsin assay: A novel method of screening for mastitis. Int. Symp. World Assoc. Vet. Laboratory Diagnosticians, Ames (USA) 2, 571–576. — SCHALM, O. W. (1960): Ein neuer Mastitis-Test. Tierärztl. Umsch. 15, 151–153. — SCHALM, O. W., and D. O. NOORLANDER (1957): Experiments and observations leading to development of the California mastitis test. J. Am. Vet. Med. Ass. *130,* 199–204. — SCHLÜNSEN, D., H. SCHÖN, B. HOLZUM und H. U. WIESNER (1983): Eignung ausgewählter physiologischer Parameter zur automatisierten Früherkennung subklinischer Mastitiden. Landbauforschung Völkenrode *33,* 219–232. — SCHÖNHERR, W. (1965): Tierärztliche Milchuntersuchung. 2. Aufl. Hirzel, Leipzig. — SERIEYS, F. (1985): Interprétation des concentrations cellulaires du lait individuel de vache pour le diagnostic de l'état d'infection mammaire. Ann. Rech. vét. *16,* 263–269. — SHELDRAKE, R. F., R. J. T. HOARE, and G. D. MCGREGOR (1983): Lactation stage, parity, and infection affecting somatic cells, electrical conductivity, and serum albumin in milk. J. Dairy Sci. *66,* 542–547.

THIERLEY, M., und M. GERINGER (1978): Untersuchungen über den Zusammenhang zwischen Mängeln an Melkanlagen und Erhöhung des Milchzellgehaltes. Berl. Münch. Tierärztl. Wschr. *91,* 296–298.

ULBERTH, F., H. FOISSY und E. NEUMEISTER (1984): Zum Einsatz der N-Acetyl-β-D-Glucosaminidase-Aktivität in Milch als Mastitisindikator. Wien. Tierärztl. Mschr. *71,* 273–279.

WAGNER, H.-J. (1976): Die Resistenzprüfung euterpathogener Keime gegenüber Chemotherapeutika in der tierärztlichen Praxis. München, Univ., Fachber. Tiermed., Diss. — WALSER, K. (1984): Nachweis antibakterieller Substanzen in der Milch mit einem Streifentest. Tierärztl. Umsch. *39,* 790–794. — WEIGT, U. (1984): Überblick über Diagnose und Therapie akuter Mastitiden. Prakt. Tierarzt *66:* Coll. vet. 15, 119–123. — WEIGT, U., und E. BLECKMANN (1977): Sensibilitätstest und Mastitistherapie. Dtsch. Tierärztl. Wschr. *84,* 234–235. — WEIGT, U., und E. GRUNERT (1984): Euterkrankheiten, in: E. GRUNERT (Hrsg.): Buiatrik. 4. Aufl. Bd. I. Euterkrankheiten, Geburtshilfe und Gynäkologie, Andrologie und Besamung. Schaper, Hannover, S. 19–66. — WENDT, K., H. MIELKE und H.-W. FUCHS (1986): Euterkrankheiten. Fischer, Jena. — WHITESIDE, W. H. (1939): Observations on a new test for the presence of mastitis in milk. Can. J. Publ. Health *30,* 44. — WITTKOWSKI, G. (1979): Meßwerte verschiedener für die Rindermastitis-Diagnostik empfohlener Parameter in Abhängigkeit von der Gemelkfraktion. München, Univ., Fachber. Tiermed., Diss. — WITZIG, P., P. RÜSCH und M. BERCHTOLD (1984): Wesen, Diagnose und Behandlung von Schleimhautabrissen im Bereich des Strichkanals. Dtsch. Tierärztl. Wschr. *91,* 219–222.

CAPÍTULO 11
Sistema Locomotor

G. Dirksen

Os órgãos locomotores do bovino em geral são acometidos *independentemente* dos outros sistemas do corpo. Há, porém, doenças generalizadas que envolvem este sistema, como distúrbios metabólicos ou deficiências nutricionais (como osteomalacia, calcinose, miodistrofia), intoxicações (fluorose, selenose) ou infecções séptico-purulentas (poliartrite metastática), ou nas quais as alterações patológicas se encontram *principalmente no sistema locomotor*. Por outro lado, uma afecção localizada primariamente nos membros pode ser o *ponto de partida para um distúrbio generalizado grave* (febre, piemia) ou levar à metástase de agentes piogênicos para outros órgãos (endocardite valvular, abscessos no fígado, no pulmão ou nos rins etc.). Conseqüentemente, o *reconhecimento a tempo* de doenças do sistema locomotor é de importância prática considerável.

Visando à patogenia, deve-se levar em consideração que, nas condições de instalação sem cama, todos os componentes deste sistema orgânico ficarão altamente expostos à sobrecarga mecânica por impacto, pressão e tração, bem como à ação química e microbiológica do meio ambiente. Por conseguinte, os *mecanismos de proteção* contra impacto passam a ter valor especial: a mecânica dos cascos, a elasticidade dos ossos, de cartilagens, ligamentos e tendões, a adaptação da estrutura óssea e cartilaginosa perante pressão e tração, os fatores de proteção do líquido sinovial e das bainhas sinoviais e, enfim, também a função protetora da cútis e da subcútis com suas estruturas de acolchoamento. Devido à particular exposição dos cascos a todos os tipos de patologias, as propriedades que especificam a qualidade dos cascos ganharam especial interesse, de modo que esta questão será abordada à parte (Seção 11.2).

11.1 Exames na propriedade

Anamnese. Indícios valiosos podem ser obtidos já pelo histórico (Seção 2.2), que — principalmente em propriedades com elevado número de casos de afecção locomotora — deve oferecer respostas às seguintes perguntas:

▷ número de casos observados anualmente e perdas até então ocorridas (queda da produção, abate de emergência, mortes);
▷ faixas etárias e grupos de produção preferencialmente atingidos (estágio de prenhez, lactação ou engorda);
▷ ocorrência em todas as instalações ou somente em algumas seções, tipos de estabulação atual e antigo, alterações na estabulação realizadas no passado;
▷ tipo e volume da cama, bem como método e freqüência da remoção de fezes e urina;
▷ qualidade e período do casqueamento;
▷ alimentação anterior e atual (Seção 7.1);
▷ fatores especiais acompanhantes (influência do clima, mudança do pessoal, transporte ou compra de animais);
▷ provável localização da afecção e medidas tomadas até então para tratar e/ou prevenir doenças.

Métodos de exame. Caso a afecção seja um problema de rebanho, o veterinário deve, antes de iniciar o exame clínico dos pacientes, avaliar a situação do rebanho através de uma *inspeção da propriedade*. Nesta inspeção, é preciso verificar as seguintes particularidades e todos os desvios que sabidamente levam com facilidade a afecções dos membros e cascos:

▷ tipo de estabulação, densidade do gado e estado de limpeza do estábulo;
▷ condição do piso das áreas onde os animais ficam em estação e se locomovem, dos boxes onde deitam, das grades e das instalações para contenção e separação etc.;
▷ comportamento dos animais em decúbito, ao deitar-se e levantar-se (deitando pelos membros anteriores, levantando pelos posteriores, permanência no carpo ao levantar-se, entre outros);
▷ permanência dos pacientes no curral ou no pasto, condições das estradas e dos pastos;
▷ estado dos cascos, bem como estado nutricional e aspecto geral dos animais sadios e enfermos;
▷ composição da alimentação.

Segue-se, então, o exame geral e *específico de vários animais tipicamente acometidos*, conforme metodologia descrita na próxima seção. Este exame não deve apenas esclarecer o tipo de doença que acomete um animal, mas sim se, na propriedade, há uma problemática uniforme que se origina de uma única causa ou de determinado complexo de causas. Desse modo, por exemplo, a ocorrência múltipla de flegmão e necrose interdigital indica uma concentração do agente etiológico na instalação (cama deteriorada) ou no solo do curral (terra amolecida em volta do bebedouro ou do cocho). A ocorrência freqüente de pododermatite asséptica traumática ou úlceras plantares de Rusterholz indica um estresse incomum devido a cuidados insuficientes com os cascos, casco mole e/ou local pouco indicado para permanência dos animais em estação; o desgaste excessivo dos cascos de animais mantidos em curral indica um piso excessivamente áspero (Fig. 419). A deficiência nutricional pode levar, por exemplo, a numerosos casos de laminite (quando a ração contém excesso de carboidratos facilmente digeríveis), de distrofia muscular (deficiência de vitamina E/selênio) ou osteomalacia (desequilíbrio de elementos minerais). Às vezes, o esclarecimento da etiologia é dificultado pela ocorrência simultânea de doenças no sistema locomotor (por exemplo, incidência de afecções dos cascos em um rebanho) e outros distúrbios de saúde (principalmente cetose). Às vezes, o proprietário destaca em primeiro plano as conseqüências do distúrbio locomotor, cuja natureza será revelada apenas depois de um exame minucioso. Assim sendo, a investigação das condições de estabulação descrita nas seções seguintes adquire particular importância.

Avaliação das condições de estabulação. A racionalização e a mecanização da pecuária moderna têm dado origem a novas formas de estabulação e novos sistemas de alimentação, tendo

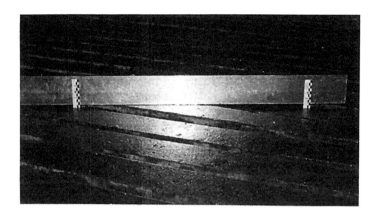

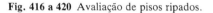

Fig. 416 a 420 Avaliação de pisos ripados.

Fig. 416 Descolamentos das ripas de concreto para cima e para baixo, bem como deslize lateral, conduziram a uma alta freqüência de inflamações nos cascos nesse estábulo.

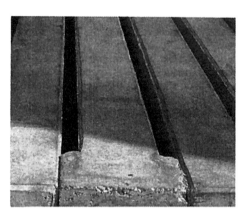

Fig. 417 Ripa de concreto relativamente lisa; cantos chanfrados, mas muito afiados.

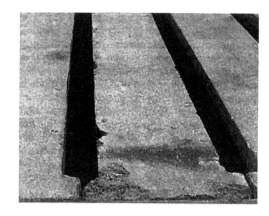

Fig. 418 Ripa de concreto com cantos afiados e quebrados (→ ferimentos no casco).

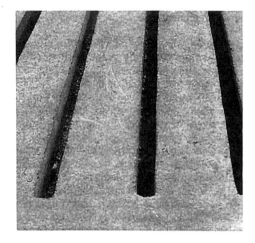

Fig. 419 Ripas de concreto com superfície muito áspera (→ forte desgaste dos cascos).

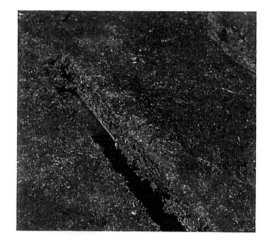

Fig. 420 Ripas de concreto muito sujas, relativamente planas (→ aglomeração de agentes infecciosos).

como conseqüência, não raras vezes, principalmente em acabamentos deficientes das construções ou adaptação insuficiente dos animais, um aumento na incidência de afecções dos cascos e/ou dos membros. Para poder reconhecer essas doenças, decorrentes principalmente, ou exclusivamente, das condições de manejo, e poder dar conselhos para evitá-las, o veterinário necessita adquirir experiência na avaliação das formas de estabulação usuais e no reconhecimento de erros de construção de estábulos. Para o alojamento específico e apropriado de bovinos reprodutores, leiteiros ou de engorda, foram elaboradas amplas bases pela técnica científica de construção de campo e por pesquisas comportamentais. Essas bases foram ou ainda serão admitidas em regulamentos e regras estatais e supra-estatais. Por um lado, o veterinário é obrigado a conseguir estábulos adequados, por outro lado decidir se a satisfação de certas condições de criação está de acordo com a necessidade de proteção do animal contra danos de saúde, sendo esta última de maior valor.

No Quadro 65, constam *dados básicos para a avaliação de diversos sistemas de criação e tipos de estabulação*, com o objetivo de assegurar as condições mencionadas. Deve ser destacado, porém, que o cumprimento de tais dados básicos em si ainda não oferece uma "garantia" para a manutenção da saúde do sistema locomotor, visto que a mesma depende ainda de outros fatores (cuidados com os cascos, alimentação e outros). Além disso, no decorrer da reestruturação da criação animal na pecuária, como também com a pesquisa progressiva das necessidades ambientais dos animais de uso econômico são adquiridos novos conhecimentos sobre formas racionais de estábulos adequados a ruminantes, dos quais possam resultar números adicionais ou alterações dos dados existentes.

De acordo com as experiências adquiridas até agora, as seguintes falhas na estabulação se mostraram desvantajosas para os órgãos locomotores dos bovinos criados sob tais condições:

▷ *estábulos de bezerros* — boxes estreitos demais; amarração muito curta; frestas largas demais entre as ripas do piso ripado, bem como ripas de madeira escorregadias devido ao desgaste ou à sujeira fecal;

▷ *estabulação livre* — área de alimentação pequena demais; divisórias muito estreitas (→ disputa de hierarquia no grupo); excesso de possibilidade de movimentação (→ monta e irritação mútuas); ripas colocadas em desnível (Fig. 416) ou ripas com beiradas afiadas, estilhaçadas ou quebradas (Figs. 417 e 418), com piso demasiadamente estreito ou áspero (Fig. 419), liso ou fortemente sujo (Fig. 420) ou frestas muito largas entre as ripas (→ lesões nos cascos, nos membros, na cauda); boxes para deitar pequenos demais ou boxes com separação lateral inadequada ou com aberturas embaixo das divisões com mais de 30 cm de altura (→ contusões de costelas, bem como lesões por pisadura do animal vizinho); boxes para deitar sem aresta curvada (→ maneira difícil de se levantar, "como cavalo"); superfície para deitar dura e irregular (→ escaras por pressão no carpo bem como dos lados do tarso e da soldra; Fig. 426); passagem irregular dos excrementos (→ umidade retida, lesões nos cascos devido à umidade);

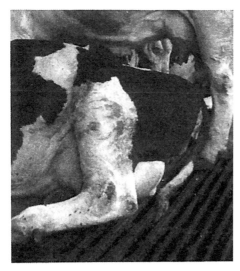

Fig. 421 À esquerda: em conseqüência do espaço para o animal em estação ser curto, as vacas deitam com o pé em cima da grade, podendo sofrer danos nas tetas e na cauda, bem como nos membros.

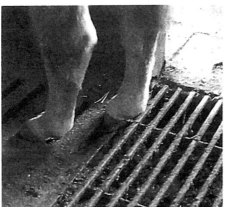

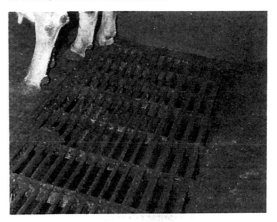

Fig. 422 No meio, à esquerda: touros de engorda mantidos amarrados em espaço para estação curto demais e grades de ripas estreitas envelhecidas, "quartelado" (→ articulação metatarsofalangiana vergada em consequência da hiperextensão de tendões flexores).

Fig. 423 No meio, à direita: economia no lugar errado — como as ripas largas a serem colocadas perto do animal estavam danificadas, as grades foram viradas de modo que as vacas em anteparto amarradas, pisando nas ripas estreitas, sofrem traumatismos nos cascos dos membros posteriores; também falta a passagem de nível entre o piso e a grade.

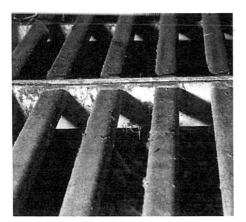

Fig. 424 À esquerda: grades com ripas transversais estreitas, desigualmente altas e salientes, e pontos de soldagem salientes (→ sobrecarga de pressão extrema nos cascos).

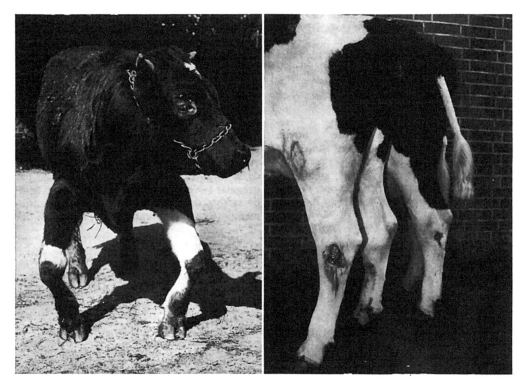

Figs. 425 e 426 Exemplos de alterações no sistema locomotor condicionados à estabulação errada: à esquerda, deformidade tipo "dachshund" dos membros dianteiros em um touro jovem de engorda, mantido preso com uma corrente curta atrás de uma manjedoura funda demais (miastenia dos extensores da articulação do carpo); à direita, aumento na incidência de necrose de decúbito lateralmente na soldra e no jarrete após reconstrução do estábulo (lugares curtos para ficar em estação, com quina posterior afiada e palha insuficiente na cama).

frestas largas entre as ripas quando a limpeza é feita por raspadeira de estrume (→ lesões nos cascos); palha insuficiente no estábulo em sistema de cama funda ou contaminação do solo ou assoalho em frente aos comedouros e bebedouros (→ multiplicação de agentes etiológicos causadores de necrose, no solo).
▷ *estábulo de animais acorrentados*: espaço para o animal ficar em estação curto demais (→ recuo freqüente com os membros posteriores, pisando na aresta final, no gradeado (Figs. 421 e 422) ou na canaleta de excrementos (→ gasto irregular e lesões de pressão do corno da sola, amolecimento e maceração dos cascos); método de amarrar inadequado, manjedoura baixa demais (→ escoriações por decúbito no carpo, em gado de engorda de crescimento rápido também ocorre deformação dos membros dianteiros e miastenia dos tendões extensores da articulação do carpo: Fig. 425); quina afiada do cocho no lado do animal, tubulações instaladas entre a manjedoura e o animal (inchação do carpo); superfície irregular e dura para deitar (→ lesões decubitais); caimento muito acentuado do espaço para ficar em estação (→ hiperextensão dos tendões flexores digitais dos membros dianteiros); quina dura e afiada no degrau atrás do local em que o animal fica em estação, transição irregular para o gradeado, gradeado com beiras pontiagudas, ásperas ou gradeado com ripas estreitas demais (Fig. 423), soldas salientes no gradeado (Fig. 424), frestas largas demais entre as barras de ferro do gradeado (→ sobrecarga mecânica dos cascos e lesões por pressão do lado do jarrete: Fig. 426).

Exames complementares. Se o diagnóstico não pode ser feito pelos métodos descritos, um ou vários dos seguintes exames — de acordo com as circunstâncias acompanhantes e a suspeita existente — podem ser realizados no próprio animal e levar ao diagnóstico: *exame de sangue* para teste de glutaraldeído, eritrograma e leucograma, determinação das enzimas séricas e/ou de eletrólitos séricos (ver Seção 5.6); exame de *urina* para detectar mioglobina, hemoglobina e corpos cetônicos (ver Seção 8.5); *exame do suco ruminal* para acidose crônica latente ou aguda (Seção 7.5); *biopsia de músculo* ou *osso*; *análise de ração* para conteúdo de elementos minerais, oligoelementos e vitaminas (Seção 7.1). Se necessário, devem ser consultados especialistas na área de construção de estábulos ou nutrição animal.

11.2 Exame clínico do animal

Antes do exame específico do sistema locomotor, um exame geral, mesmo que breve, *sempre deve ser feito* (Seção 2.4). Tal exame deve fornecer informação se o distúrbio locomotor é sintoma ou conseqüência de uma afecção primária (por exemplo, cetose ou acidose ruminal aguda) ou se uma afecção primária do sistema locomotor já alterou o estado geral do animal ou outros órgãos do corpo. O último é importante para o prognóstico.

O *exame específico* compreende: observação da postura e do comportamento do paciente deitado, ao levantar, em estação e em movimento, bem como ao deitar; palpação, percussão dolorosa e sonora, movimento passivo, se necessário auscultação, sondagem, punção das partes acometidas ou suspeitas; medição comparativa de comprimento e espessura; prova de sensibilidade cutânea; anestesia diagnóstica; radiografia, angiografia e cintilografia, eletroestimulação, eletroneurografia, ecografia; exames sensorial, físico, químico e citológico do líquido sinovial, exame histológico de biopsia da bainha sinovial; artroscopia, bem como tratamento diagnóstico. Além disso, em casos não esclarecidos, também podem ser considerados no animal individualmente os exames complementares citados no diagnóstico de rebanho (Seção 14.1).

Quadro 65 Composição das diretrizes para a avaliação da construção de estábulos nos diversos ramos da produção de bovinos (caso existam regulamentos nacionais ou da Comunidade Européia comprometedores prescrevendo outras diretrizes, estas prevalecem)

Grupo animal/sistema de criação	Diretrizes
Bezerros Estabulação individual com acorrentação	Medidas padrões Comprimento para deitar: 0,922 × "comprimento oblíquo do tronco" (= distância entre a borda anterior da articulação umeral e a borda posterior da tuberosidade isquiática) + 20 cm. Largura para deitar: 0,85 × altura do animal. Divisórias completas — com no mínimo 20 a 25 cm livres em divisória e piso Divisórias curtas — no mínimo 90 cm de altura e 60 cm de comprimento; as divisórias devem permitir livre movimento lateral dos membros posteriores, bem como possibilitar ao bezerro posicionar-se em decúbito lateral com as extremidades posteriores estendidas. Pavimentação — deve ser plana, em caso de piso gradeado, com no mínimo 80 cm de frente, devendo ser feita com material isolante de calor; em gradeado transversal, as frestas não podem ultrapassar 25 mm e as ripas devem ter largura de, no mínimo, 40 mm. Grades de metal devem ser usadas apenas no fundo do espaço para ficar em estação; a fresta não deve exceder 25 mm. A transição das ripas de madeira para as grades de metal deve ser sem ressalto. Equipamento de contenção — deve permitir ao animal ficar em estação, em decúbito, levantar-se e deitar-se adequadamente.

Estabulação individual em boxes	Dimensões mínimas dos boxes:
	    até 60 kg PV: 110 cm × 80 cm
	    até 150 kg PV: 140 cm × 100 cm
	Altura da parede — aproximadamente 100 cm
	Piso fechado ou com gradeado e cama

Estabulação em grupo	Peso corporal / Área por bezerro / Largura da ripa / Largura das frestas entre as ripas / Largura da área de alimentação < 60 kg: ≧0,8 m² / 60 mm / no máximo 20 mm / ≧30 cm <100 kg: ≧1,0 m² / até / / ≧35 cm <150 kg: ≧1,2 m² / 80 mm / / ≧40 cm
Gado jovem/de engorda Estabulação livre com piso totalmente ripado	Peso corporal / Necessidade de área/animal / Profundidade da baia / Largura da área de alimentação / Largura da ripa / Largura da fresta entre as ripas 300-400 kg: 2,0-2,4 m² / 3,0-3,2 m / 0,5 até / 12,5 até / 3,5 até 400-600 kg: 2,4-2,6 m² / 3,7-4,0 m / 0,75 m / 15 cm / 4,0 cm Não mais de 15 animais por baia, um lugar de alimentação para cada animal; a área total necessária por animal é composta das exigências individuais para deitar, se movimentar e beber (Kirchner, 1987); vigas de concreto, se possível gradeado com frestas (elementos com frestas) conforme DIN 18 908/nov. 1980.
Estabulação livre com boxes para deitar gado jovem	As medidas de comprimento e largura devem ser adequadas ao tamanho do animal (medidas por Koller, 1979); divisórias de aço tubular ou madeira; piso de assoalho isolante contra calor, com caimento de 5%.
Estabulação acorrentada	As dimensões conforme tamanho corporal; outras diretrizes análogas às seguidas para vacas; para touros de engorda, recomenda-se gradeado para urina.
Vacas: Estabulação acorrentada	Comprimento para deitar: 0,922 × "comprimento oblíquo do tronco" + 20 cm; Comprimento do local de estação: 175 até 180 cm; Largura para deitar: 0,85 × altura do animal; largura do local de estação: 115 até 120 cm. Comprimeno do local de estação: um local de estação curto deve ser individualmente ajustável ao comprimento do corpo (1,45 a 1,70 m) através de canzil variável ou gradeado para excrementos ajustável; local de estação curto (com canaleta ou gradeado para excrementos), 1,75 até 1,80 m; local de estação médio, aproximadamente 2,20 m. Piso com isolamento térmico; superfície plana, resistente; observação da dureza (no caso de criação com pouca ou sem palha, colocar tapete de borracha), caimento de aproximadamente 1 a 2%. Gradeado como gradeado combinado ou ajustável. Largura das barras, 18 a 20 mm, frestas de 35 a 40 mm, são apropriadas barras de ferro chatas com perfil em "T" e bordos levemente arredondados, barras largas, quadradas, ou com perfil em "U"; não apropriadas são as barras arredondadas e barras estreitas; importante é uma transição sem degrau entre o local de estação e o gradeado, evitar beiradas afiadas. Equipamento de contenção: correntes ou cordas verticais, correntes horizontais ou cargas possibilitam movimentação suficiente. A manjedoura deve ter seu ponto mais fundo 8 a 12 cm acima do piso do local em estação, com a beirada para o lado da vaca numa altura máxima de 15 cm, adicionando 20 cm do tapete de borracha; não deve ter beiradas afiadas no lado da vaca, nem canos de água ou de vácuo. Canaleta de excrementos com aproximadamente 50 cm de largura e não deve ter uma profundidade acima de 25 cm.
Estabulação livre com baias para deitar	A separação das áreas de funções (deitar, andar, comer, ordenhar) exige prédios separados para ordenha, parição e baias com cama para vacas doentes, para descorna, possivelmente para prender nos primeiros 100 dias de lactação; a área de exercício é provida de canaleta aberta para excremento, limpa por uma raspadeira dobrável ou de piso ripado com frestas de 25 a 30 mm e largura para pisar de 80 a 100 mm (gradeado ripado); os outros valores orientadores são os mesmos usados para gado de engorda ou para estabulação acorrentada; a parte da frente do estábulo deve ser idealizada de tal maneira que a vaca possa levantar-se facilmente.
Estabulação em palha alta	Hoje em dia, muito pouco usada; as diretrizes são as mesmas usadas para gado de engorda.

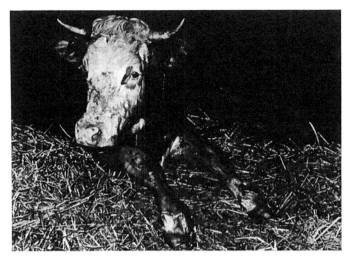

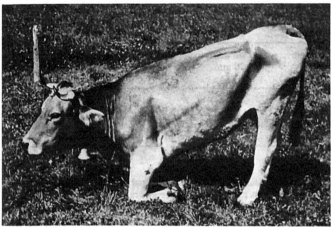

Figs. 427 e 428 Exemplos de comportamento anormal oriundo do sistema locomotor: em cima, decúbito com membros anteriores esticados em uma vaca com inflamação nos tendões extensores da articulação do carpo; embaixo, permanência nas articulações do carpo ("ajoelhar" ou "carpear") por incapacidade de se levantar em uma vaca com calcinose nutricional (aveia dourada).

Postura e comportamento do animal em repouso e em movimento

Inspeção em decúbito. Se o paciente manco ou paralisado é encontrado em decúbito, várias alterações patológicas do sistema locomotor podem ser reconhecidas numa inspeção minuciosa. Para isso, deve-se observar a posição da cabeça, do pescoço, dos membros e da cauda com relação ao tronco, bem como os ângulos das articulações, quaisquer inchações, lesões, movimentos incomuns e estado dos cascos. Fisiologicamente, o gado deita em decúbito "esterno-lateral", isto é, com os membros anteriores dobrados para baixo, um de cada lado do esterno, enquanto os membros posteriores levemente flexionados ficam ambos esticados para o mesmo lado do corpo. Animais saudáveis às vezes se deitam completamente de lado, com os membros anteriores e posteriores totalmente esticados; porém, essa "posição de lado" também é adotada em doenças dolorosas dos membros ou que afetam o estado geral do animal. Uma "postura de sapo", com um ou ambos os membros posteriores esticados para a frente, indica ruptura dos músculos adutores ou deslocamento da anca; uma postura similar, com os membros posteriores flexionados, indica paralisia do nervo obturador (Figs. 453 e 454). Pacientes com inflamação (miosite) ou degeneração (miodegeneração) dos músculos extensores do carpo deitam em decúbito esterno-lateral, sem flexionar os membros anteriores, esticando-os para a frente (Fig. 427). Um puxão brusco de um ou mais membros para o tronco é sintoma de afecção dolorosa nos cascos (por exemplo, laminite ou fratura da terceira falange). Uma torção anormal e permanente do pescoço (torcicolo) se deve a uma doença das vértebras, dos músculos, dos tendões ou dos nervos cervicais. O desvio de parte de um membro do seu eixo normal deve ser avaliado como indício de fratura óssea, epifisiólise ou arrancamento dos tendões articulares (luxação) na região do desvio (Fig. 445). Nos cascos, devem-se notar o formato e o estado de cuidado, bem como qualquer inchação ou solução de continuidade no sulco coronário, no talão ou na pele do espaço interdigital (ver mais adiante nesta Seção).

Inspeção ao levantar. Após o animal ter sido observado deitado, ele é forçado a se levantar (Seção 1.2), prestando-se atenção a quaisquer desvios da normalidade. Em geral, o bovino levanta rapidamente, primeiro com os membros posteriores e, em seguida, com os anteriores, "balançando acentuadamente" a cabeça e o pescoço. Se um animal levanta primeiro com os membros anteriores (como o cavalo), pode ser devido ao método inadequado de estabulação por amarração (beirada da manjedoura alta, pouca liberdade de movimentação para a frente), e peso corporal elevado (touros de engorda ou de reprodução pesados) ou a algum distúrbio locomotor das extremidades posteriores. Se um animal "ajoelha-se" mais prolongadamente sobre os carpos flexionados (chamado de "carpear", Fig. 428), este é um sintoma de doença dolorosa do esqueleto (osteomalacia, fluorose), das falanges dianteiras (laminite, fratura da terceira falange, abscesso do cório) ou de seus tendões flexores (tendinite de sobrecarga, calcinose). Os distúrbios no levantar e posicionar dos membros posteriores (permanência em postura de "cão sentado", balanço, deficiência das articulações do jarrete ou do boleto, deslizamento para fora, colapso) podem resultar de paralisia de nervos, ruptura muscular, fratura pélvica ou lesão na coluna vertebral. (Se o paciente está impossibilitado de se levantar, deve ser examinado conforme método para bovino caído descrito mais adiante nesta Seção.)

Inspeção do bovino em estação. No animal em estação, observar a posição dos membros entre eles mesmos e suas posturas com relação ao tronco e quaisquer movimentos espontâneos dos membros. As extremidades podem estar em posição regular, para dentro (= adução ou próximo ao solo), para fora (= abdução ou longe do solo), para a frente ou para trás. Nos membros anteriores, diferencia-se posicionamento em forma de X ou de O, arqueado para a frente e de "dachshund" (Fig. 425); nos membros posteriores, porém, uma postura em forma de X, membros arqueados, curvados e em pé de cadeira (= escarpada ou espástica). Desvios do eixo digital reconhecíveis de lado são denominadas "aboletado" (boleto para a frente) ou "aquartelado" (Fig. 431); anomalias constatáveis de frente são denominadas de postura em dígitos estreitos ou dígitos afastados. Uma colocação dos membros dianteiros extremamente para a frente e/ou colocação dos membros posteriores extremamente para baixo do abdome indicam dores na região anterior dos cascos (laminite, abscesso na ponta dos cascos, muda crônica do casco), enquanto a colocação para trás dos membros posteriores acompanha as alterações dolorosas na região posterior da sola ou talão. O paciente com tétano ou espasmos (mas também com dores abdominais, Fig. 130) assume uma postura de "cavalete"; o cruzamento dos membros anteriores é um sintoma característico de fratura da terceira falange do casco medial (Fig. 429). Aumentos de volume, atrofias musculares ou lesões em um membro são reconhecíveis numa observação mais profunda, através da falta de simetria entre um par de membros no referido local; tais desvios indicam, muitas vezes, a localização do distúrbio. Um comportamento anormal do bovino em estação oriundo do sistema locomotor se manifesta por elevação freqüente ou espástica (alívio) da

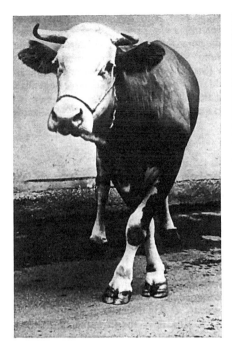
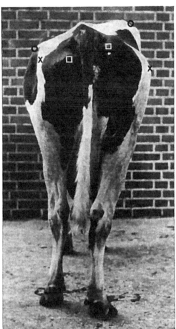
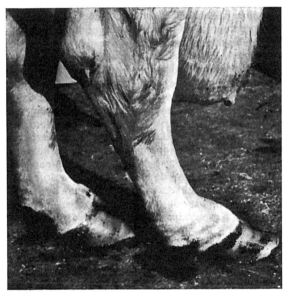

Figs. 429, 430 e 431 Exemplos de postura anormal devida a distúrbios locomotores: à esquerda, em cima, cruzamento dos membros anteriores devido a uma lesão altamente dolorosa na unha média do membro anterior esquerdo (fratura da terceira falange); à direita, em cima, afundamento no lado esquerdo da pelve intacta, devido à luxação da articulação da anca esquerda e ao deslocamento para a frente da cabeça femoral (○ = tuberosidade das ancas esquerda e direita; □ = tuberosidades isquiáticas esquerda e direita; X = trocanteres maiores esquerdo e direito); embaixo, à esquerda, postura de "pé de urso", isto é, angulação "aquartelada" das articulações digitais em ambos os membros posteriores (fraqueza de ligamentos e tendões).

extremidade afetada, constante movimento para frente ou para trás, balanço, colapso de um membro ou queda. A elevação alternada dos dois membros posteriores pode ser a expressão de uma inflamação do cório do casco ou de uma doença esquelética (osteomalacia, fluorose, calcinose). Finalmente, deve-se observar como são suportados cabeça, pescoço e cauda. Os primeiros, o animal não deve manter nem constantemente muito baixos (emprostótono = indicação de lesão na região do pescoço) nem constantemente esticados ou elevados (opistótono = indicação de pressão aumentada do líquido cerebroespinhal). O bovino levanta a cauda normalmente para defecar e urinar (Seções 7.2 e 8.5) e não a deixa relaxada completamente (= "cauda de carneiro"). Às vezes, tal comportamento é um sintoma parcial de paralisia de ânus, bexiga e cauda (neurite da cauda eqüina), a qual muitas vezes aparece em conjunto com afundamento bilateral do jarrete ou do boleto (paralisia dos nervos tibiais) (= paralisia posterior de origem central). Outros desvios patológicos da posição e da postura de partes individuais do corpo devem ser vistos nos livros didáticos sobre doenças de bovinos.

Inspeção do bovino em marcha. Para detectar eventuais anormalidades na marcha, o bovino deve ser encaminhado para uma superfície dura, se necessário também macia. Se a fase de apoio (= pisar e desenrolar) ou a fase de elevação (= levantar e conduzir para a frente) do membro doente é encurtada, trata-se de uma *claudicação de apoio* ou de *elevação*. Se ambas as fases de movimentação de uma extremidade estão alteradas, trata-se de uma *claudicação mista*. De acordo com a extensão do distúrbio funcional, deve-se diferenciar entre claudicações de primeiro (= leve), segundo (= moderada), terceiro (= pronunciada), quarto (= grave) e quinto *graus* (= extremamente grave). Na última forma, o membro manco não é elevado nem trazido para a frente (claudicação de apoio e de elevação, respectivamente, de quinto grau): O paciente, então, anda "em três pernas". Na *claudicação de apoio*, o animal sente dor ao sustentar o peso no membro acometido. Acelera, portanto, o apoio sobre a extremidade conduzindo o membro vizinho mais rapidamente para a frente, "caindo" para o lado íntegro (aliviando o lado doente). Por isso, o passo do membro manco parece ser encurtado para trás. Virando subitamente sobre o membro manco, este distúrbio na movimentação é particularmente acentuado. A causa da claudicação de apoio se situa, na maioria dos casos, na região distal da extremidade, isto é, principalmente nos cascos. Se o membro é mantido acentuadamente em abdução, a lesão será, na maioria dos casos, no casco lateral, ao passo que, se o membro manco está com lesão dolorosa no casco medial, o membro é colocado amplamente para o meio ou até na frente da extremidade vizinha (fratura da terceira falange, Fig. 429). Animais com dores no terço posterior da sola, nos talões ou tendões flexores pisam mais nas pontas dos cascos, quando estão com os membros em posição para trás e jarrete reto. Forte sensibilidade na região anterior dos cascos (por exemplo, laminite ou abscesso na ponta do casco) leva o animal a manter um membro para a frente e pisar no talão. Uma andadura rígida, com passos curtos, pode ser motivada por lesões simultâneas em ambos os cascos de um par de membros com alterações locais independentes ou doença generalizada (= sistêmica ou multifocal) (polissinovite "reumatóide", ostemalacia, fluorose, calcinose). O colapso de um membro posterior no momento do apoio é típico de paralisia do nervo femoral e, com isso, do músculo quadríceps (= extensor da articulação da soldra). Na *claudicação de elevação*, os distúrbios de movimentação, resultantes de dores ou outras condições, se manifestam durante a apresentação da extremidade acometida, principalmente em solo macio e irregular, morro acima ou ao transpor obstáculos (vara horizontal com 10 a 20 cm de altura acima do solo); este distúrbio da fase de elevação pode ser reconhecido mais facilmente quando o animal anda em círculo com a perna manca para o lado de fora, já que assim ela tem que ser trazida mais para adiante. Em casos típicos, o membro acometido é elevado só um pouco e, depois, levado à frente com relutância, com as articulações meio flexionadas e posicionadas mais adiante que o normal; por isso, o passo parece encurtado para a frente. Na claudicação grave, as pontas do casco do membro acometido são arrastadas pelo chão. Claudicações de elevação são provocadas, na maioria dos casos, por alterações patológicas, cuja sede está localizada na parte proximal, isto é, na região do ombro, da anca ou da pelve. Tais processos localizados perto do tronco também podem levar à *claudicação mista*, como se observa principalmente em acometimentos na parte do membro situada entre o codilho e o carpo ou entre a soldra e o jarrete. Claudicações *repentinas* muitas vezes estão associadas a um traumatismo (passo em falso, acidente, outras lesões), o qual provocou lesão no casco (pisar em prego, arrancamento de partes do corno do casco), fissura ou fratura (especialmente da terceira falange), laceração de tendão, ligamento ou músculo (tendão calcâneo, ligamento lateral cruzado da articulação da soldra, músculo gastrocnêmio), entorse ou deslocamento de uma articulação ou paralisia do nervo. Uma claudicação que aumenta *gradativamente* deixa concluir, porém, um processo patológico lento progressivo (inflamação, degeneração, neoplasia e outros) que, com sintomatologia correspondente (similar ao bilateral = sinais de distúrbio funcional), pode ser de origem central.

Inspeção ao deitar-se. O deitar fisiológico começa com o abaixamento da cabeça para controle do local e ajustamento dos membros embaixo do corpo, depois seguem o abaixamento dos membros anteriores sobre as articulações do carpo dobradas e ligeira permanência na "posição de parada", antes de o animal baixar a parte traseira do corpo sob flexão das articulações da soldra, do jarrete e do boleto e ficar na posição esterno-lateral. Se o paciente começa deitando-se com os membros posteriores ("deitar de mão traseira"), podem ser considerados como causa patologias dolorosas na região do carpo, superfície para deitar ou amarração inadequadas ou também outros impedimentos. O dobramento abrupto dos membros posteriores na fase de abaixamento pode ser sintoma de patologia local (paresia neuromioteógena do membro posterior, lesão dolorosa dos cascos ou articulações) ou também expressão de doenças generalizadas, como miodistrofia, cetose nervosa, hipocalcemia, caquexia, botulismo e outras (ver também Seção 123). Após o paciente ter sido observado deitado, em pé e caminhando, procede-se ao exame minucioso do *membro* ou da *parte do membro* considerada doente, a ser descrito nas próximas seções, aplicando os procedimentos e meios de contenção (Seção 1.2) de acordo com a situação. Enquanto houver dúvida sobre o local da afecção, deve-se realizar um exame sistemático de distal para proximal, visto que, no bovino, cerca de quatro quintos das claudicações têm localização na região do casco.

Cascos

Cascos sujos devem ser bem *raspados* (com o dorso da faca para cascos) antes do exame ou, melhor, *limpos minuciosamente* com água e escova, visto que alterações patológicas podem estar facilmente escondidas debaixo da camada de excremento, terra ou exsudato; outrossim, a limpeza representa condição importante para uma intervenção cirúrgica necessária após o exame. À inspeção dos cascos, deve-se verificar, primeiro, se os mesmos têm *forma* normal, isto é, *regular* e se o tamanho corresponde à estatura, bem como ao peso corporal do animal: a parede anterior e as laterais devem correr em linha reta, da faixa coronária para a margem solear. O ângulo entre a parede frontal da unha e a superfície da sola deve medir cerca de 50° (45° a 55°) e a proporção do comprimento da parede frontal para o comprimento da parede do talão deve ser aproximadamente de 2:1. As unhas posteriores em muitos casos são um pouco mais longas e também têm ângulo mais agudo que as unhas anteriores; além disso, as unhas laterais dos membros posteriores se apresentam muitas vezes um pouco maiores do que as unhas mediais. O tecido córneo dos cascos sãos deve ser sólido, com uma superfície selada e possivelmente lisa, a última geralmente apresentando várias cavidades estriadas regulares, os chamados "anéis de nutrição", que correm em distância eqüidistante (= paralelamente ao sulco coronário) circularmente em torno do tecido córneo do casco. O tecido córneo dos cascos cresce em média de 6 a 7 mm por mês, embora diversos fatores (nutrição, estabulação *versus* pastagem, taxa de desgaste) façam-na variar de 3 a 9 mm por mês. A pele da coroa, do talão e do espaço interdigital deve estar intacta, seca e firmemente aderida ao tecido córneo do casco, composto da parede axial e abaxial (isto é, parede virada para o espaço interdigital ou afastada do mesmo) e da sola. O eixo digital, uma linha imaginária pelo meio das três falanges, deve ser reto quando visto de frente.

Eventuais *alterações no formato* do casco resultantes de desgaste lento ou desigual dos cascos devido à negligência no cuidado do casco, de distúrbios nutricionais ou de postura defeituosa da extremidade do membro podem ser reconhecidas, em parte, ainda com o animal em estação, ou senão no membro levantado. As anomalias de formato existentes em cada caso individual, são denominadas de casco de estábulo, achinelado, em corneta, em tesoura, encastelado etc. (Figs. 432 e 433). Como em todos os outros achados patológicos na região dos cascos, deve-se observar se a alteração afetou apenas um casco, ambos os cascos de um membro, ambas as unhas mediais e laterais de um par de membros ou até todas as oito unhas simultaneamente. Nos dois últimos casos, a afecção dos cascos pode ser resultante de uma doença sistêmica (acidose láctica do conteúdo ruminal, febre aftosa) ou predisposição hereditária. Assim, a deformação denominada hipoplasia do casco, casco em bico ou casco em saca-rolha não tem apenas (muitas vezes surgindo unilateralmente) uma forma adquirida, mas também uma hereditária, a qual afeta regularmente as unhas laterais de ambos os membros posteriores. O aumento acentuado de tamanho na área do talão de um casco pode ser o único indício da existência de um processo inflamatório crônico (úlcera da sola de Rusterholz), que pode ser descoberto com o animal em estação. Além disso, a atenção do examinador se dirige para eventuais *soluções de continuidade e perdas de substância do tecido córneo do casco*, como rachaduras no tecido

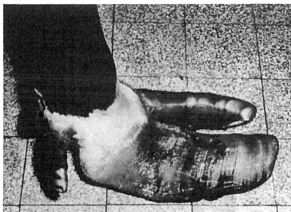
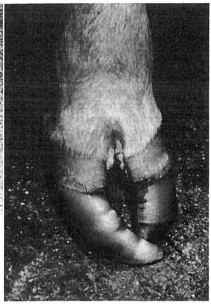

Figs. 432 e 433 Exemplos de formatos anormais do casco: à esquerda, casco achinelado (casco raso, cheio), bem como assimetria normal entre as unhas medial e lateral; à direita, cascos em tesoura (cruzamento dos cascos excessivamente compridos e convergentes das pontas para o espaço interdigital).

córneo correndo verticalmente ao sulco coronário e à faixa de apoio, fendas no tecido córneo, separações circulares paralelas ao sulco coronário, desfiadura, quebra ou demolição do tecido córneo na faixa de apoio ou na ponta do casco (Figs. 434 e 435). Anéis circulares mais profundos que correm ao contrário dos "anéis de nutrição", divergindo da faixa de apoio ou verdadeiras fendas da parede abaxial do tecido córneo levam à conclusão, caso ocorram em vários ou todos os cascos simultaneamente, de que há uma inflamação antiga ou recidivante difusa não-purulenta do córion laminar (= laminite), talvez em conseqüência de uma grave indigestão ou febre aftosa. Se a mesma alteração, porém, puder ser observada apenas em um único casco, pode-se presumir que a afecção é resultante de um processo inflamatório limitado a um foco (flegmão no sulco coronário). O tecido córneo da sola deve ser examinado quanto à maciez e à presença de maceração excessivas (reações de maceração), exposição do córion (geralmente na região próxima ao eixo da unha lateral posterior, isto é, no limite entre a sola e o talão = úlcera da sola de Rusterholz), soluções de continuidade entre a sola e a parede ("parede solta"), formação de sola dupla ou descoloração do tecido córneo da sola. Às vezes, porém, tais alterações só são reconhecíveis após o desgaste das camadas superficiais do tecido córneo da sola (ver mais adiante nesta Seção).

Outros achados patológicos a serem constatados facilmente durante a inspeção de coroa e talão, como vermelhidão e inchação inflamatórias, pêlos colados ou encrustados por exsudato, solução

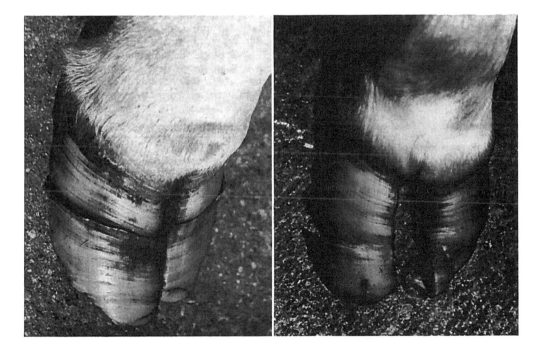

Figs. 434 e 435 Exemplos de soluções de continuidade e perdas de substância no tecido córneo do casco: à esquerda, fissura córnea circular (= "desgaste crônico" do casco após laminite grave); à direita, quebra e laceração de parte do tecido córneo do casco após uma caminhada para o pasto, devido à negligência nos cuidados com os cascos durante o período de estabulação.

de continuidade da pele e do tecido subcutâneo, ou da banda coronária, surgimento de pus ou defeitos fistulantes, também fornecem indícios da *localização* da afecção dos cascos, que então deve ser esclarecida por outros meios. Num eventual aumento de volume, tem que ser examinado se o mesmo circunda regularmente toda a coroa (flegmão do sulco coronário, "panarício") ou está limitado àquelas áreas, nas quais, conforme experiências, uma cápsula da articulação se distende em conseqüência a uma inflamação. Atenção especial deve ser prestada à pele interdigital, freqüentemente envolvida em alterações patológicas; nela, devem ser observados os já mencionados sintomas, principalmente, porém, a existência de necrose superficial ou profunda (= necrose interdigital) e hiperplasia interdigital (= límax). A última geralmente está associada a uma laminite crônica quando ocorre unilateralmente, ao passo que, se afeta ambos os membros posteriores e/ou anteriores, pode-se tratar de uma condição hereditária ou erros nutricionais e rápido aumento de peso. Unhas bem abertas podem ser um defeito adquirido ou hereditário.

À *palpação manual*, que se segue à inspeção, o examinador pega com as mãos primeiro a coroa e a parede abaxial das duas unhas do membro levantado, para comparar a temperatura entre ambos. Em seguida, são examinados o sulco coronário, o talão e a sola das unhas medial e lateral, através de forte pressão do dedo polegar para verificar sua consistência e eventual sensibilidade à dor; em muitos casos, essa palpação de pressão já fornece evidência sobre qual das duas unhas está acometida. Em seguida, uma das unhas é segurada na posição natural, enquanto a outra é, por sua vez, *flexionada, estendida e torcida* ao máximo em seu eixo longitudinal (Fig. 436); nessa ocasião, devem ser observadas as reações do animal (contração brusca, puxar o membro, movimento lateral, coice): se todos os movimentos passivos acima mencionados parecem ser fortemente dolorosos, pode-se tratar de uma afecção primária ou secundária da articulação do casco; caso a reação seja mais violenta na prova de flexão e extensão do que na rotação, o achado indica fratura da terceira falange, enquanto a preponderância clara da dor de torção indica entorse (distorção) (Quadro 66).

Na claudicação de apoio de um membro anterior que não pôde ter sua localização determinada, a afecção do casco às vezes só pode ser constatada por *exame comparativo da pulsação nas artérias principais* que correm do lado volar (ou plantar) para o lado distal do metacarpo ou metatarso; no entanto, o reconhecimento da pulsação aumentada exige experiência considerável.

O teste de pressão com a pinça de casco é muito útil quando o exame do casco não apresentou alterações detectáveis externamente. Para isso, pode-se usar uma pinça de casco comum,[1] sendo melhor, porém, a pinça de casco de Knezevic,[2] desenvolvida

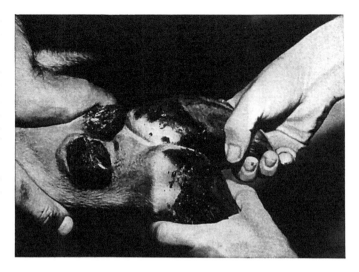

Fig. 436 Prova de flexão, extensão e rotação nos cascos do membro esquerdo levantado.

para o exame do casco de cavalos, bem como para o casco de bovinos. No começo, uma mandíbula da pinça de casco é colocada na sola, a outra, na parede abaxial do casco e, assim, o casco é sistematicamente palpado da ponta até o talão, através de pressão moderada na pinça (Fig. 437); a seguir, são comprimidas lateralmente a parede axial e abaxial em diversos pontos, com a pinça colocada distalmente. Como os animais com o tecido córneo da sola ou da parede macio e fino normalmente já reagem ao teste da pinça com desvio ou coice, o teste de pressão deve ser executado sempre em ambos os cascos, de modo que a comparação entre as reações indique a sensibilidade aumentada de um deles (ou de um certo segmento). Em outros casos, principalmente nos cascos dianteiros, a espessura e a firmeza da cápsula córnea dão a falsa impressão de que não existe sensação de dor, apesar da compressão da mandíbula da pinça; então, recomenda-se, para amolecimento do tecido córneo, colocar uma compressa úmida na extremidade do membro por 24 horas, voltando sempre a umedecê-la, debastar o corno da sola até atingir uma medida normal e repetir a prova de pressão com pinça.

O exame de sensibilidade à palpação e mediante pressão por pinça sempre deve ser acompanhado pela *percussão* comparativa da parede e da sola do casco vizinho, acometido ou íntegro. Para tal finalidade, usa-se um martelo especial para casco, um

Quadro 66 Esclarecimentos sobre o local e a natureza de doenças de casco sem alterações externamente evidentes

Inspeção quando em movimento	Exame do casco com o pé elevado				Resultado da tentativa de aplicação de uma compressa de Priessnitz embebida em álcool	Diagnóstico
Grau de claudicação de apoio	Alterações patológicas visíveis na inspeção	Reação de dor durante o movimento passivo		Reação de dor durante compressão do casco com pinça de casco		
		Prova de flexão e extensão	Prova de rotação			
II-IV	–	–	–	+	Melhora rápida e recuperação total	Pododermatite não-purulenta aguda
III-V	(+)	(+)	(+)	+	Melhora apenas leve ou nenhuma, sem recuperação (ruptura para o lado de fora)	Pododermatite purulenta aguda
IV-V	–	+	(+)	+	Inalterado	Fratura da terceira falange
II-V	(+)	+	+	–	Melhora (gradual) e recuperação	Distorção da articulação interfalangiana distal e proximal

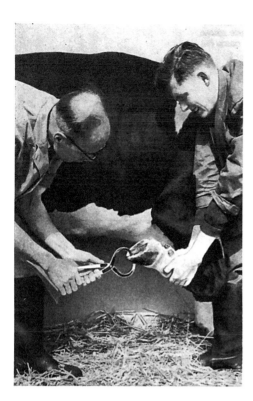

Fig. 437 Testando a unha lateral de um membro anterior levantado, com auxílio de uma pinça de casco, para verificar a sensibilidade da região da pinça.

diagnóstico na sondagem, são necessários sólidos conhecimentos anatômicos, sensibilidade na ponta dos dedos e certa experiência para reconhecer as estruturas (osso, articulação, tendão, bainha do tendão ou bolsa serosa) já atingidas pelo processo patológico, se o osso ainda está coberto pelo periósteo ou já se tornou áspero, ou se uma fístula conduz para a bolsa podotroclear ou para a articulação do casco. Para evitar incertezas topográficas, recomenda-se ter um casco para comparação (formolizado e serrado em seu comprimento), no qual a sola é preparada na mesma direção e profundidade, de modo a possibilitar uma imagem plástica da extensão da área acometida.

Nos casos em que os processos descritos não conduzirem ao diagnóstico, o casco acometido (dolorido) pode ser identificado ao deixar o animal pisar com a unha medial, seguido da lateral, do membro acometido pela claudicação de apoio num *bloco de madeira* ou fixando o bloco nos cascos. A claudicação se acentua quando o bloco está sob o casco acometido e desaparece ao colocá-lo sob o casco íntegro (visto que o casco doente, então, não sofre carga). O mesmo efeito pode ser conseguido colocando-se um pedaço de madeira idêntico à superfície da sola, por meio de uma resina sintética polimerizada.[8]

Outra possibilidade para se obter o diagnóstico diferencial de doenças do casco não-determináveis de outra maneira, visto que ocorrem sem alterações externas significativas, consiste no tratamento experimental, por alguns dias, com uma *compressa de Priessnitz*, isto é, com uma bota de algodão bem vedada para fora por uma folha plástica ou pano de borracha, molhada

martelo de percussão acústica[3] (virado) (Fig. 438), ou o dorso da pinça de exame de casco.[1,2] O objetivo é detectar não apenas a sensibilidade a golpes, mas também alterações do som normal à percussão, para então reconhecer eventuais espaços ocos no corno (sola dupla, parede oca). Os achados obtidos por palpação, teste de pressão por pinça e percussão em geral oferecem informação definitiva sobre a extensão do processo doloroso por todo o casco (pododermatite difusa) ou não, e se a sensibilidade está restrita a uma área delimitada, isto é, particularmente acentuada num determinado ponto (pododermatite circunscrita). Uma sensibilidade extrema na ponta do casco em muitos casos tem sua origem numa inflamação purulenta localizada na ponta da sola e na parede do córion, enquanto uma fratura da terceira falange muitas vezes é evidenciada por uma região dolorosa no terço posterior de sola e parede.

Um meio auxiliar importante para a determinação da localização e do tipo das alterações situadas na região do casco é o *desbaste* cuidadoso *do tecido córneo*, uma medida muitas vezes inevitável, particularmente em cascos demasiadamente longos e mal cuidados. Para esse fim, usa-se uma faca para casco[4] ou uma esmerilhadeira angular[5], cortando-se o corno apenas na região reconhecidamente sensível e, conseqüentemente, doente ou afinando-se primeiro toda a sola para, então, desbastar os pontos suspeitos até o aparecimento da pele do córion suprida com sangue, a saída de pus (abscesso do córion) ou a abertura de uma cavidade contendo sangue ou líquido seroso (pododermatite circunscrita traumática, sola dupla). Nesses casos, o processo diagnóstico torna-se o início de uma intervenção cirúrgica terapêutica.

Caso o exame de inspeção ou o desbaste permitam reconhecer soluções de continuidade no tecido córneo do casco ou no sulco coronário, os mesmos são minuciosamente limpos e desinfetados e a região examinada por meio de *sonda de metal*[6] ou *de plástico*[7] estéreis, para verificar sua extensão e a participação de tecidos mais profundos do casco (Fig. 439). Para basear o

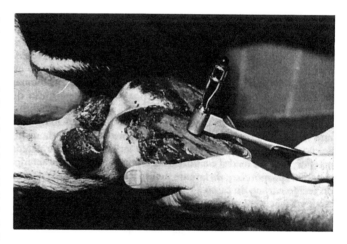

Fig. 438 Percussão da sola do casco para reconhecer e localizar processos dolorosos ocultos ou regiões da sola descoladas.

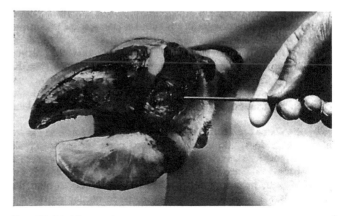

Fig. 439 Verificação da extensão de uma cavidade de abscesso situada na região do talão e que se rompeu para fora (= "fistulante"), com o auxílio de uma sonda de metal.

duas a três vezes ao dia com uma solução de álcool de 40 a 50%. A resposta a esse tratamento permite tirar conclusões sobre a afecção existente (Quadro 66).

Informação segura quanto à localização da claudicação de apoio numa certa unha ou não é fornecida pela *anestesia diagnóstica* dos nervos digitais. Para isso, aplicam-se 10 a 15 ml de um anestésico local primeiro na ramificação dorsal e, depois, na volar (isto é, plantar) do nervo digital do casco externo; após verificar o efeito dessa medida, repete-se a ação no casco interno (dois a três dedos acima da articulação do boleto, imediatamente lateral aos tendões extensores e medial aos tendões flexores) (ver Seção 1.3). A sensibilidade de ambos os cascos também pode ser suspensa simultaneamente pela anestesia intravenosa regional da extremidade do membro aplicando-se torniquete por atadura elástica (mangueira de Esmarch), descrita na Seção 1.3. Se a claudicação desaparecer (ou não) depois dessa medida, a localização da afecção deve ser procurada na região antes dessensibilizada (ou nas áreas mais próximas aos membros). Em clínicas veterinárias com instalações adequadas, o *exame radiológico* do casco no plano látero-medial e dorso-volar ou dorso-plantar fornece valiosas informações sobre alterações concernentes a lesões das falanges terceira e média, dos ossos sesamóides e da articulação interfalangiana distal. Na suspeita de pododermatite asséptica difusa aguda ou crônica (laminite aguda ou crônica), ou na tendência insatisfatória de cura de abscessos da sola, a apresentação radiológica do suprimento sanguíneo arterial (*arteriografia, angiografia*) pode fornecer valiosos indícios sobre a etiologia e/ou patogenia.

Julgamento da qualidade do tecido córneo do casco e outros exames. Para suplementar e objetivar os achados obtidos com os exames antes mencionados, é preciso verificar outros *parâmetros físico-mecânicos* do casco e do tecido córneo do casco, assim como seu *aspecto estrutural e a composição química*. Estes processos, porém, não podem ser considerados para o diagnóstico no animal individual, e sim para o esclarecimento de problemas de rebanho e para fins científicos (por exemplo, pesquisa de parâmetros influenciados pela genética para a seleção reprodutiva quanto à "sanidade dos cascos"): medição da superfície de contato dos cascos com o solo e de carga sobre os cascos, da distribuição da pressão na sola, do ângulo de inclinação entre a parede anterior, lateral e medial e a sola, do comprimento da parede anterior e medial (proporção), da largura do espaço interdigital, da dureza do tecido córneo do casco (= resistência que um material oferece à penetração de um corpo mais duro), do teor de água (gravimetricamente por secagem ou por determinação da condutividade elétrica) e da capacidade de absorção de água, assim como da resistência à abrasão (= perda de peso em miligramas de um corpo de prova definido, que entra sob força constante de pressão contra um material de atrito em movimento constante de determinada aspereza). A morfometria da microarquitetura do tecido córneo abrange o número de lâminas córneas por mm², o diâmetro, a largura da casca e o espaço medular dos túbulos córneos, a superfície transversal total dos túbulos por mm², assim como a formação córnea axial e sua limitação às lâminas córneas. A análise química e clínico-química da composição do tecido córneo se refere ao teor de cinzas e componentes inorgânicos (Na, K, Ca, Mg, P, Cl, Fe, Cu, Mn, Zn), ao teor de proteínas solúveis, aminoácidos sulfurosos e outros, à comparação entre pai e filhas com relação às medidas dos cascos e estimativa de sua hereditariedade.

Dos dados até agora existentes, pode-se concluir o seguinte: a qualidade do tecido córneo do casco pode ser caracterizada suficientemente através da resistência à abrasão, da dureza e da resistência à pressão; os três critérios são influenciados, em grande parte, pelo teor de água do tecido córneo, o qual, de acordo com a umidade do ambiente, pode oscilar entre 14 e 32% ou mais (Müller, 1976; Pflug, 1978). Tanto o ressecamento excessivo (teor de água inferior a 15%; tecido córneo duro, sem elasticidade, poroso) quanto a umidade excessiva (teor de água

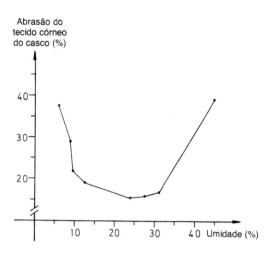

Fig. 440 Desgaste do tecido córneo do casco por abrasão, na dependência de sua umidade (Pflug, 1978).

superior a 25%; tecido córneo macio, elástico) aumentam a abrasão (Fig. 440) e a sensibilidade ao traumatismo. Neste contexto, deve ser mencionado que um examinador experiente em muitos casos consegue informações de efeito prático sobre a qualidade do tecido córneo mediante a inspeção (banda de apoio lascada), palpação por pressão com dedo e pinça, percussão sonora com o dorso do martelo de percussão (som alto, duro, em tecido córneo seco; som abafado em tecido córneo úmido), assim como excisão superficial do tecido córneo com a faca para casco.

No quadro histológico, os diâmetros grandes e as superfícies transversais grandes dos túbulos com pequena participação simultânea do tecido intermediário podem oferecer indícios para tecido córneo do casco macio (Distl e colab., 1982). Os teores de componentes inorgânicos aparentemente estão sujeitos a vastas oscilações individuais e de grupos, porém, os resultados do exame físico-mecânico de Dietz e colaboradores (1986) foram tanto mais favoráveis quanto menor o teor de cinza. Com base na relação entre pai e filha, comprovável nas diversas medidas dos cascos, parece provável, no futuro, selecionar bovinos pela "sanidade dos cascos" (Distl e colab., 1982; Baumgartner, 1988).

Partes proximais dos membros

Se a causa da claudicação aparentemente não fica na região do casco, devem ser examinadas sistematicamente as partes das extremidades mais próximas ao corpo, quanto à existência de alterações patológicas. Na prática, procede-se setorialmente, considerando todas as estruturas situadas na referida região; porém, para uma visão mais fácil, a apresentação da técnica de exame será feita conforme os diferentes componentes dos membros.

Articulações, bainhas de tendões e bolsas serosas

À *inspeção* das estruturas sinoviais, deve-se prestar atenção às cápsulas das articulações (abaulamentos), ao traçado das bainhas dos tendões, assim como aos locais onde estão (ou podem estar) localizadas bolsas serosas. Estas se mostram circunscritamente abauladas, em especial no decorrer de processo subagudo ou crônico combinado com aumento do líquido sinovial; porém, se os tecidos vizinhos também forem atingidos pelo processo patológico, como é muitas vezes o caso na sinovite séptica aguda, então a inchação será mais difusa, de maneira que a parte acometida do membro apresentará dilatação fusiforme. O desvio excepcional do percurso do eixo fisiológico ou da angulação normal da articulação faz com que se pense num deslocamento articular (luxação). Ferimentos recentes dos quais estão correndo líquido sinovial mostram a abertura de uma cavidade sinovial. Outros indícios da localização da afecção podem resultar da atrofia de um grupo de músculos responsável pelo movimento de determinada articulação (ou tendão) ou — no caso de deslocamento da anca — do aparente aumento de volume de determinados músculos (no caso, na região da garupa) (Fig. 430).

A *palpação* que se segue da região presumivelmente acometida serve, em primeiro plano, para constatar uma eventual flutuação existente, uma vez que se pode concluir pela presença de alterações nas estruturas sinoviais. Tal palpação, que deve ser realizada com as pontas dos dedos, exige conhecimentos precisos sobre a anatomia topográfica, visto que uma distensão (derrame sinovial) só pode ser detectada com segurança onde a cápsula sinovial não esteja coberta por tendões, ligamentos, músculos ou outras camadas espessas de tecido. Os pontos específicos que devem ser palpados nas diversas articulações, bainhas de tendões e bolsas serosas correspondem essencialmente aos pontos habituais de punção. À palpação, deve-se observar em detalhes a consistência da cápsula e dos tecidos perissinoviais (hematoma, edema, flegmão, abscesso, induração crônica; ver Seção 3.3), bem como as seguintes alterações: sensibilidade à pressão, calor aumentado, exostoses, concreções intra-sinoviais que se desviam do dedo e, às vezes, rangem, pêlos grudados etc. Uma luxação completa ou incompleta da articulação do ombro, da anca ou do joelho se apresenta por crepitação, que também ocorre em alguns casos de artrose deformante crônica. A crepitação é mais fácil de ser reconhecida pela palpação da articulação acometida com a palma da mão, no animal em movimento.

Em seguida, ocorre o *movimento passivo* dos setores individuais das extremidades em forma de *teste de flexão, extensão e torção*; para isso, o membro elevado é sustentado por um auxiliar próximo à articulação a ser testada, enquanto o examinador agarra a perna distalmente à articulação para dobrar, esticar ou torcer a mesma pelo eixo longitudinal vagarosamente, mas com vigor. Com isso, ele verifica quais desses movimentos causam dor ao animal, se a mobilidade na articulação é normal, está limitada ou aumentada, se ocorre crepitação (crepitação ou estalo audível e/ou perceptível) e se são constatáveis "fenômeno de retirada" ou outras anormalidades (Fig. 441).

Caso a afecção não possa ser localizada, apesar da minuciosa execução dos testes acima citados, a *anestesia diagnóstica intra-articular* pode ajudar quando há suspeita de patologia articular. Para tanto, injeta-se um anestésico local comum na articulação presumivelmente acometida, sob precauções estéreis e em volume (10 a 30 ml) e concentração (Quadro 3) de acordo com o tamanho da cavidade sinovial. O resultado é positivo quando a claudicação desaparece dentro de 15 a 30 minutos, para reaparecer após a anestesia ter passado. Tais pacientes não devem ser movimentados demasiadamente durante a anestesia intra-articular, já que a afecção pode agravar-se, devido à sobrecarga incontrolada na articulação atingida.

A *punção diagnóstica* da estrutura sinovial reconhecidamente doente (Fig. 442) deve ser realizada quando já tiver sido constatada uma distensão, porém a natureza da afecção (sinovite hemorrágica, serofibrinosa, purulenta ou icorosa) não tiver sido estabelecida a partir dos achados de inspeção e palpação; além disso, a punção e a avaliação macroscópica do material retirado são pré-requisitos importantes para um eventual tratamento intra-sinovial. Os pontos adequados pelos quais pode ser retirado o líquido sinovial das diversas articulações, bainhas de tendões e bolsas serosas devem ser estudados nos livros didáticos de anatomia ou especiais sobre as doenças de bovinos. Para evitar infecções decorrentes da inoculação, o local da punção deve ser lavado, tricotomizado, secado e desinfetado com álcool e iodo antes da introdução da agulha. Após a retirada da agulha, o local deve ser fechado com um adesivo próprio ou um esparadrapo. A agulha não deve ser fina demais (de preferência, ter 1,5 a 2,0 mm), para possibilitar também o escoamento de líquido mais viscoso ou sua aspiração pela agulha. Os achados a serem

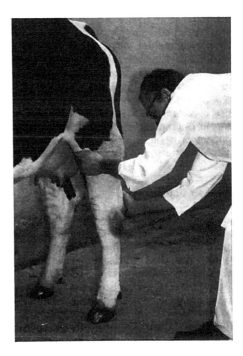

Fig. 441 Exemplo do exame palpatório de uma articulação quanto à mobilidade passiva anormal: a mão esquerda do examinador está colocada na articulação do joelho, para controlar o aparecimento de desvios crepitantes nas superfícies articulares (exame para subluxação da articulação femorotibial), enquanto a mão direita faz movimentos bruscos da ponta do jarrete para dentro e para fora.

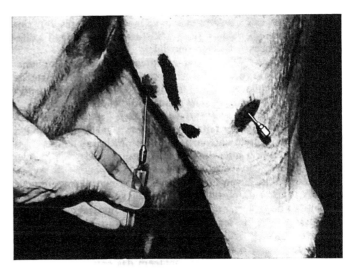

Fig. 442 Exemplo de punção de uma articulação: obtenção de líquido sinovial da articulação femoropatelar (agulha longa) e da articulação femorotibial (agulha curta) do membro posterior esquerdo de um animal em estação, adequadamente contido; a lista preta corresponde ao ligamento patelar mediano.

levantados no líquido sinovial e nas bainhas sinoviais e suas avaliações serão descritos no próximo capítulo.

Exames de sangue. Dentre as *características sanguíneas* mencionadas, bem como apresentadas nos Quadros 21 e 22, as seguintes podem fornecer, conforme o caso, esclarecimento a respeito da natureza da patologia das estruturas sinoviais: leucograma (neutrofilia e "desvio nuclear de neutrófilos para a esquerda" no caso de inflamação grave das articulações ou das bainhas dos tendões), teor sérico de cálcio e fósforo inorgânico (indício de calcinose, osteomalacia ou raquitismo), atividade da fosfatase alcalina (aumentada no crescimento ou na reestruturação intensivada dos ossos) assim como prova de anticorpos sorológicos ou intradérmicos para brucelose, salmonelose ou tuberculose.

Exames genéticos. Em bezerros com articulação rígida congênita, são necessárias, para o esclarecimento de suas causas, especialmente no aparecimento freqüente de alterações similares, informações genéticas (aparecimento da alteração em ancestrais dos portadores da característica ou outros descendentes), bem como o controle da alimentação das vacas durante a prenhez (tremoços podem causar a "síndrome do bezerro torto"), além de exames virológicos e sorológicos (especialmente para o vírus Akabane).

Líquido sinovial e bainha sinovial

Da qualidade do líquido sinovial podem ser tiradas conclusões não apenas sobre a existência de uma doença sinovial, como também, na maioria dos casos, sobre o tipo e o grau da afecção (Quadro 18). Para isso, deve-se prestar atenção, durante a avaliação sensorial do líquido obtido, às seguintes características: quantidade, cor, transparência, odor, viscosidade e coagulação espontânea. Além disso, têm significado diagnóstico especial o exame citológico, a determinação do teor de proteína, a qualidade da precipitação de mucina e a determinação do agente etiológico (Quadro 67). Outros exames possíveis, como a averiguação das frações proteicas, da concentração de glicose, lactato, cálcio e outras substâncias minerais, bem como da atividade de enzimas (fosfatase alcalina), têm comparativamente menor valor.

Avaliação das características. O *líquido sinovial normal* é claro, em bovinos adultos na maioria dos casos amarelo-claro, enquanto em animais jovens via de regra é incolor, inodoro, viscoso e não coagula à temperatura ambiente dentro de uma hora, permanecendo líquido por até 48 horas quando guardado a 4°C. Como está demonstrado no Quadro 67, estes critérios se modificam qualitativa e quantitativamente de maneira diferente em doenças do espaço sinovial.

Coagulação precoce sempre expressa uma doença inflamatória grave da estrutura sinovial correspondente. À parte da amostra destinada ao exame citológico, deve-se adicionar, portanto, um dos anticoagulantes citados no Quadro 19.

Métodos físicos, químicos e citológicos simples. A avaliação da *viscosidade* deve ser feita imediatamente após a punção; uma estocagem do líquido sinovial por mais de uma hora à temperatura ambiente acarreta uma diminuição mensurável da viscosidade. Para uma medição exata, são necessários dispendiosos viscosímetros; na prática, são suficientes métodos essencialmente mais simples, como o comprimento do fio que se forma ao retirar-se um bastão de vidro mergulhado no líquido sinovial ou expandir o mesmo entre o polegar e o indicador. Normalmente, ele se rompe em uma altura de 3 a 4 cm; em provas liquefeitas patologicamente, porém, o faz mais cedo. Além disso, a viscosidade pode ser estimada através da contagem das gotas que caem do bocal do cilindro de uma seringa de 20 ml dentro de 15 segundos a 20°C ("teste de sedimentação" de Hollander, 1961). Outro teste simples, que permite obter afirmações sobre o teor e o grau de polimerização da proteína hialurônica, é a *precipitação de mucina*: na modificação apropriada para o bovino de Van Pelt e Conner (1963), 1 ml do sobrenadante claro do material de punção centrifugado é transferido para 4 ml de uma solução a 2,5% de ácido acético (sem umedecer as paredes do tubo de ensaio), misturado por agitação leve e a precipitação formada é avaliada após repouso de uma hora à temperatura ambiente; no líquido sinovial sadio, forma-se por este processo um torrãozinho de mucina compacto e elástico no líquido claro, enquanto num líquido sinovial patologicamente alterado forma-se um conglomerado de aparência mais fibrosa, uma mera floculação e/ou turvação de grau diferente, de acordo com o tipo e o grau da doença existente.

O *teor de proteína* do líquido sinovial fornece informação sobre o estado de permeabilidade do tecido sinovial e, com isso, indiretamente sobre a intensidade da inflamação aqui presente. Sob condições práticas, a concentração pode ser estimada no material de punção recém-retirado por meio de um refratômetro manual[9] (Fig. 316). A *densidade*, também determinável pelo refratômetro, e o *valor do pH* (teste de tira; medidor manual de pH) já oscilam fisiologicamente em amplas faixas, de modo que não têm significado para o diagnóstico diferencial. A *determinação semiquantitativa do teor de células* por meio do teste de Schalm é descrita nos métodos citológicos.

Exames laboratoriais clínico-químicos. A medição quantitativa do *teor de proteína* é efetuada por colorimetria, pelo método do biureto de Weichselbaum (1946).

De acordo com os exames realizados até agora, as alterações na composição relativa das diversas *frações proteicas* não oferecem indícios que ultrapassem a relevância diagnóstica do teor total de proteínas. A diminuição da parte da albumina e o aumento da parte da globulina, porém, em geral podem ser avaliados como características da gravidade do processo inflamatório.

Nas afecções do espaço sinovial de origem infecciosa, o *teor de glicose* do líquido sinovial pode estar diminuído para menos de 60% do valor correspondente do plasma; devido à pequena sensibilidade diagnóstica, porém, a relevância diagnóstica deste exame é de significado secundário.

Concentrações de lactato no líquido sinovial superiores a 30 mg/dl indicam a existência de uma infecção, porém a relevância diagnóstica deste parâmetro no bovino também é limitada pela percentagem bastante elevada (aproximadamente 40%) de resultados negativos falsos.

As *enzimas* existentes no líquido sinovial inalterado parecem resultar, em sua maioria, das células da membrana sinovial, assim como dos condrócitos da cartilagem articular. Nos processos inflamatórios, ocorre um aumento na permeabilidade da barreira hematossinovial e, conseqüentemente, há maior passagem de enzimas séricas; além disso, é possível uma liberação de enzimas dos granulócitos neutrófilos imigrados. Das enzimas examinadas do líquido sinovial no bovino, parece que só a fosfatase alcalina tem um certo significado diagnóstico; embora sua atividade em doenças assépticas dificilmente ultrapasse os valores normais (nos animais jovens, em média 135 U/l; em animais adultos, 52 U/l), ela aumenta duas e meia a dez vezes no líquido sinovial de articulações infeccionadas (Karatzias e Scholz, 1986). Entretanto, a grande dispersão individual dos valores pode dificultar a conduta diagnóstica.

Em processos inflamatórios, o *teor de minerais* do líquido sinovial, que depende da intensidade da inflamação, se aproxima cada vez mais daquele do soro sanguíneo. Isto atinge, em primeiro lugar, a concentração de cálcio. Normalmente, ela corresponde a apenas 40% do valor sérico; em artrites infeccionadas, porém, pode ser assinalado um aumento de até 100% (Scholz, Karatzias e Stöber, 1983).

Métodos citológicos. Não sendo possível estabelecer um diagnóstico correto com os métodos simples de exame, os indícios mais importantes do tipo e do grau da doença são fornecidos pelo *número total de células nucleadas* por μl de sinóvia, bem como pela *contagem celular diferencial*. Para isso, usam-se os aparelhos comuns na hematologia (pipeta de leucócitos, câmara de contagem ou contador celular eletrônico) e suas técnicas; a proporção da diluição a ser escolhida depende do número presumido de células. Como líquido de contagem, a solução de Türck em geral usada no exame de sangue não é apropriada, pois o ácido acético nela contido determina uma floculação da mucina, levando junto grande parte das células, que assim escapam da contagem. Por essa razão, usa-se uma solução fisiológica de cloreto de sódio, com adição de 1% de azul-de-metileno ou violeta de genciana, conforme Matrenin (Lange, 1961), ou com líquido sinovial contendo sangue (uma solução de cloreto de sódio de 0,3%, que hemolisa os eritrócitos). Com o auxílio do *teste de Schalm modificado*, é possível também sob condições práticas

Prancha 18

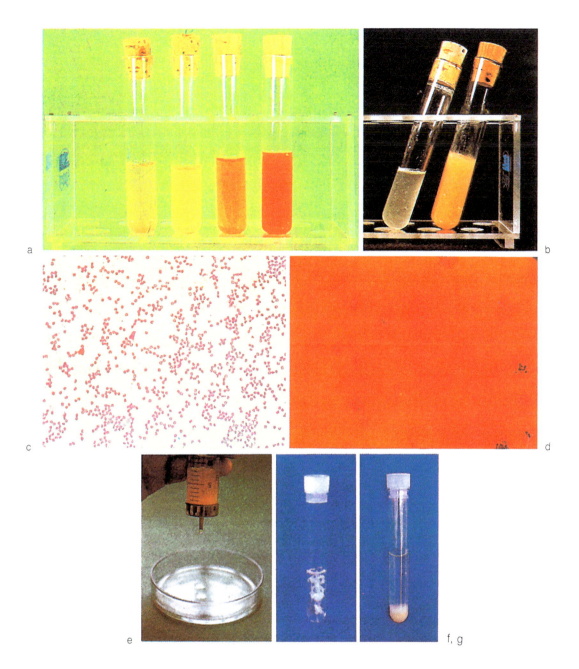

Avaliação do líquido sinovial obtido por punção

a. Líquidos puncionados de articulações (da esquerda para a direita): artrite não-purulenta aguda após ruptura de ligamento intra-articular (ruptura do ligamento cruzado medio da articulação femorotibial), artrite asséptica aguda; hidrartrose; líquido sinovial normal
b. Líquidos puncionados de articulações após repouso de meia hora: à esquerda, artrite asséptica crônica (não coagulou); à direita, artrite séptica (coagulou)
c, d. Esfregaço do sedimento de líquidos sinoviais obtidos por punção (coloração de May-Grünwald/Giemsa, aumento de 200 ×); quadro celular de uma articulação inflamada de forma purulenta com muitas células, principalmente granulócitos neutrófilos (c); ocorrência elevada de bactérias em bastonete, parcialmente em células fagocitárias (d)
e. Prova de sedimentação (contagem das gotas sinoviais que caem de uma seringa Rekord segurada verticalmente por unidade de tempo, como medida da viscosidade do líquido articular)
f. Prova de precipitação da mucina em líquido sinovial fisiológico: conglomerado compacto, elástico, em líquido claro
g. Prova de precipitação da mucina em líquido sinovial alterado patologicamente: depósito formado por flocos sedimentados em sobrenadante difusamente turvo

Quadro 67 Achados no líquido sinovial puncionado de articulações saudáveis e alteradas, vaginas sinoviais tendinosas ou bolsa sinovial

Quantidade	Cor	Transparência	Alterações na cor	Viscosidade	Precipitação de mucina	Coagulação espontânea em 1 hora	Conteúdo de proteína (g/100 ml)	Células nucleadas/μl	Percentagem de granulócitos neutrófilos (%)	Eritrócitos**	Diagnóstico
Pequena	Incolor a amarelada	Claro	–	Normal	Normal	–	<2	<500	<10	Poucos	Valores normais, estruturas sinoviais saudáveis
Aumentada	Incolor a amarelo-âmbar	Claro a levemente turvo	–	Normal ou levemente diminuída	Geralmente normal	–	<2	<500	<10	Levemente aumentados	Hidropsia/artrose
Aumentada	Amarelada/leitosa/acastanhada	Turvo	–	Diminuída	Conglomerado filamentoso a flocos	–/+	Até 4	Geralmente <5.000	Geralmente <50	Poucos	Sinovite asséptica crônica
Aumentada	Amarelada a avermelhada	Turvo	–	Diminuída	Flocos grossos em líquido claro ou levemente turvo	– +	Até 4	Mil a > dez mil	Até 85	Freqüentemente aumentados	Sinovite asséptica aguda
Aumentada	Amarelada/leitosa/acastanhada	Muito turvo	–	Diminuída	Flocos grossos a finos em líquido levemente ou bem turvo, às vezes amarelado	++	>4	Geralmente >10.000	>90	Aumentados	Suspeita de sinovite séptica
Aumentada	Amarela/leitosa/castanho-avermelhada	Muito turvo	–/+	Geralmente diminuída ou cremosa-purulenta		+++*	>4	Dez mil até acima de cem mil	>90	Aumentados	Sinovite séptica

*No caso de ter a na ureza de líquido sinovial.
**A quantidade será maior do que a demonstrada se houve adicionamento de sangue devido à punção.

fazer uma estimativa semiquantitativa do conteúdo de células. Para isso, pipeta-se 0,5 ml de líquido sinovial num vidro de relógio maior ou numa placa de teste utilizada em exames de leite, adicionando 2 ml de líquido de teste[10] e homogeneizando com movimentos circulares durante cinco a dez segundos. No início do processo de homogeneização, pode ocorrer a formação de estrias devido à viscosidade, de modo que, às vezes, é simulada uma reação fracamente positiva, apesar de o conteúdo celular ainda estar na faixa fisiológica. No entanto, quando há um número de células bem aumentado, como acontece particularmente em doenças do espaço sinovial infeccionadas, ocorre um espessamento imediato da mistura ou uma formação expressa de gel e, com isto, forte reação positiva do teste. Outros detalhes podem ser obtidos dos Quadros 68 e 69.

Para fazer a *contagem celular diferencial*, devem ser contadas no mínimo cem células da amostra em forma de esfregaço corado panopticamente (Seção 5.6); as amostras com poucas células devem ser enriquecidas antes da preparação do esfregaço, através de cuidadosa centrifugação ou pelo método da câmara de sedimentação segundo Sayk (Gängel, 1971). Deve ser observado que principalmente em processos infecciosos a taxa de citólise dos granulócitos neutrófilos é relativamente alta, atingindo 40% ou mais; ao mesmo tempo, são observadas formas de involução, que podem dificultar a diferenciação. Fragmentos de cartilagem e condrócitos, cuja existência indica a decomposição da cartilagem articular e cuja quantidade deixa concluir a extensão da destruição, podem ser mais bem reconhecidos com o auxílio de coloração por imunofluorescência indireta ou hematoxilina (Tew, 1980; Tew e Hackett, 1981) ou por coloração do sedimento com solução de azul de ortotoluidina (von Pelt, 1974).

Exames microbiológicos. O exame *bacteriológico* do líquido sinovial obtido por punção não raramente é negativo, apesar da evidente existência de infecção; na cultura, o resultado "estéril", portanto, não é necessariamente prova contra a existência de infecção bacteriana. Os agentes etiológicos também só raras vezes podem ser comprovados na preparação de esfregaço corado por Gram dessas amostras. Exames *virológicos* das amostras de líquido sinovial, como o teste para *micoplasmas*, são considerados apenas em casos particularmente especiais.

Exames histológicos. De acordo com as experiências colhidas por van Pelt (1962), na articulação do tarso o exame histológico de biopsias de tecido capsular permite obter bons indícios sobre as alterações morfológicas aí ocorridas.

Avaliação final. Na avaliação clínica do líquido sinovial puncionado, devem ser levados em consideração todos os desvios do estado normal, visto que as características individuais desse líquido se alteram de maneira diferente de acordo com a causa, o tipo, o grau e o estágio da afecção. Uma diferenciação até os últimos detalhes de todas as formas patológicas da estrutura sinovial por este caminho ainda não é possível; como pode ser deduzido do Quadro 67, hoje, porém, mesmo sob condições práticas, na maioria dos casos pode-se diferenciar se o líquido sinovial apresenta-se em estado fisiológico ou está ligeiramente alterado, se suas alterações indicam um processo asséptico ou se existe suspeita ou indício seguro de um processo infeccioso. Para efetuar o diagnóstico definitivo (Seção 14.1), naturalmente também devem ser avaliadas outras alterações levantadas no próprio animal.

Exame radiológico. Em casos diversos, os exames radioscópico e radiográfico das articulações (eventualmente também das bainhas de tendões e bolsas serosas) formam um suplemento valioso para os outros métodos de exame clínico. Deve-se prestar atenção especial à posição, à distância e à consistência da superfície das diáfises dos ossos articulares, alterações na forma ou exostoses (Figs. 443 e 444). A evolução e a extensão das bainhas dos tendões podem ser demonstradas mais nitidamente por insuflação de ar. Os detalhes sobre a técnica e a avaliação das chapas de raios X devem ser consultados nos livros didáticos de radiologia.

Exame cintilográfico. Para complementar o diagnóstico radiológico em eqüinos e pequenos animais, usa-se cada vez mais a cintilografia (*scintillare* = faiscar), que permite o reconhecimento de alterações patológicas nas diáfises dos ossos articulares, eventualmente também da bainha sinovial. O alto custo do equipamento, bem como as restrições devido ao aspecto sanitário, reduzem consideravelmente o uso desse método de diagnóstico de patologias no bovino, porém, em princípio, também é viável nessa espécie animal e, em casos específicos, pode oferecer auxílio valioso. Após injeção intravenosa de um nucleotídio radioativo (por exemplo, uma composição de tecnécio-99 e fosfato) com meia-vida curta (seis horas), sua atividade é comprovável (raios gama) primeiro nos grandes vasos sanguíneos, depois no tecido mole (cama capilar, líquido extracelular) e, em seguida (fase 3), no sistema esquelético. Áreas de tecido alterado são reconhecidas no cintilograma (= imagem da radiação em uma camada fluorescente), através de atividade aumentada.

Exame artroscópico. Por este método, pode-se avaliar visualmente o estado da cartilagem articular, da membrana sinovial e de outras estruturas intra-articulares das articulações mais próximas ao corpo. Devido ao custo relativamente elevado e ao risco de complicações (traumatismo, exsudação de fibrina, infecção), a artroscopia se restringe a casos especiais.

Ossos

Durante o exame clínico dos ossos dos membros (inclusive a cintura pélvica), tentam-se comprovar ou excluir as seguintes alterações: *soluções de continuidade* (fissura, fratura, epifisiólise), *aumentos de volume* (processo inflamatório ou infeccioso, malformação ou neoformação) assim como *osteopatias oriundas de distúrbios metabólicos* (distúrbios do metabolismo mineral e suprimento de vitamina D, carência de proteína); as últimas surgem, ao contrário das doenças dos dois primeiros grupos, na maioria dos casos sistematicamente, isto é, de forma generalizada e com maior freqüência no rebanho.

Muitas vezes, a *inspeção* do animal ao deitar-se, ao levantar-se, em decúbito, em estação e em movimento (ver no início desta Seção) fornece informações claras sobre a existência de

Quadro 68 Avaliação do teste de Schalm na comprovação semiquantitativa de células no líquido sinovial de bovinos (Doll, 1980)

Símbolo	Significado	Descrição das reações
−	Negativo	Amostra permanece líquida
±	Duvidoso	Leve formação de estrias, que se dissolvem após algum tempo
+	Fracamente positivo	Acentuada formação de estrias
+ +	Visivelmente positivo	Mistura se engrossa imediatamente, leve formação de gel
+ + +	Fortemente positivo	Acentuada formação de gel, que determina uma aglomeração da mistura no centro do recipiente

Quadro 69 Correlação entre a quantidade de células do líquido sinovial (células nucleares/μl) e o resultado do teste de Schalm (Doll, 1980)

Teste de Schalm	Células nucleadas			
	n	$\bar{x}$	$x_{mín.}$	$x_{máx.}$
−	39	146	9	491
±	17	261	34	681
+	16	820	156	3.628
+ +	9	2.787	503	6.781
+ + +	18	42.177	7.875	266.000

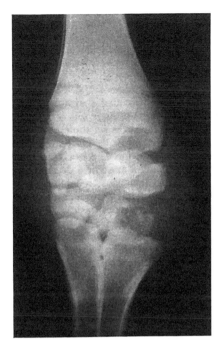
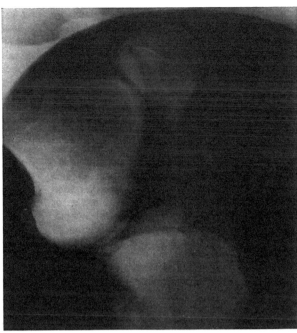

Figs. 443 e 444 Exemplos de diagnóstico radiológico de afecções articulares: à esquerda, inflamação purulenta crônico-destrutiva da articulação do carpo em um bezerro; alargamento dos espaços articulares, perda de estrutura quase que total do segundo e do terceiro ossos do carpo, início de ossificação colateral (segundo Verschooten e De Moor, 1974); à direita, luxação completa da articulação femorotibial direita: o côndilo do fêmur está apoiado no bordo posterior da superfície articular proximal da tíbia.

uma doença óssea. Em detalhe, devem ser observados a posição não-fisiológica, a postura (Figs. 425, 430, 431, 453 e 454) e a angulação dos membros, o curso anormal do eixo das extremidades, eventuais aumentos de volume da perna ou perfurações da pele. A assimetria da cintura pélvica, por exemplo, o rebaixamento unilateral da tuberosidade da coxa ou tuberosidade isquiática, indica fratura pélvica. Na suspeita de uma osteopatia de origem metabólica ou tóxica (ossos moles = raquitismo, amolecimento ósseo = osteomalacia, osteoartrose generalizada, calcinose ou fluorose), o examinador presta atenção principalmente aos ossos metacarpianos e metatarsianos (pernas tubulares), às tuberosidades das articulações do carpo, do tarso e falangianas, assim como à tuberosidade calcânea, visto que aqui as inchações características dos ossos podem ser constatadas primeiro.

A *palpação* do esqueleto dos membros, principalmente das áreas alteradas ou suspeitas diagnosticadas por inspeção, poderá fornecer indícios seguros somente onde os ossos não estão envoltos por músculos espessos ou tendões fortes. Para isso, pega-se a extremidade com as duas mãos e palpa-se o local afetado com os dois polegares, através de pressão mais ou menos forte; se o achado não for claro, palpa-se por comparação o local correspondente do membro saudável vizinho. Em caso de fratura, às vezes, pode-se apurar, além do aumento de volume (hematoma, edema inflamatório) e da sensibilidade à dor, o ruído de fragmentos ósseos (crepitação). Se as circunstâncias levam à suspeita de fratura pélvica, deve ser efetuado no animal em estação ou andando — adicionalmente à palpação externa — um *exame retal* (eventualmente vaginal) da cintura óssea pélvica, para verificar se sua simetria foi mantida ou suspensa por partes ósseas salientes, deslocadas, inchação edematosa ou hematoma, ou se (especialmente no deslocamento da carga de um membro posterior para o outro) pode ser constatado movimento passivo anormal.

Caso se suspeite de uma fratura, procede-se à palpação contínua com o *movimento passivo* da região acometida do membro (Fig. 445). Para isso, a extremidade é segurada por um assistente com as duas mãos acima da parte a ser examinada — similarmente à constatação de doenças articulares —, enquanto o veterinário abduz e aduz alternadamente, flexiona, estica e roda a parte distal em torno do seu eixo longitudinal. Com isso, deve-se controlar se o movimento passivo aumenta em todas as direções ou, talvez (por exemplo, epifisiólise distal total do metacarpo ou do metatarso), só aumentado em uma direção e restrito em outra; além disso, deve-se observar, por palpação ou auscultação (diretamente com o ouvido ou com o fonendoscópio), uma even-

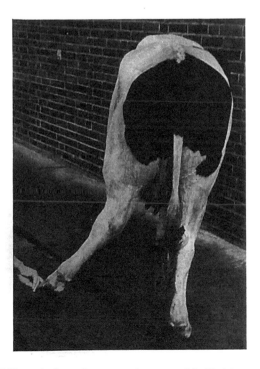

Fig. 445 Exemplo de movimento passivo anormal devido à fratura óssea: fratura da tíbia do membro posterior esquerdo.

tual crepitação. Para não enquadrar erroneamente outros ruídos, oriundos de atritos musculares ou articulares, como causados por fraturas, recomenda-se efetuar o mesmo exame também na perna saudável vizinha.

A *percussão* de ossos acessíveis dos membros com um martelo apropriado[3] (Fig. 126) serve principalmente para a comprovação (ou exclusão) de sensibilidade aumentada a golpes e, por isso, é empregada particularmente em doenças esqueléticas crônicas de origem metabólica (raquitismo, osteomalacia, calcinose e fluorose). Outrossim, pode ajudar a esclarecer uma suspeita de fratura óssea, visto que o som da percussão é interrompido no lugar da fratura (percussão e auscultação simultâneas, com palpação acima ou abaixo, respectivamente, do local alterado).

Embora os métodos acima descritos possibilitem um diagnóstico claro de fratura dos membros ou da pelve, deve ser feito um *exame radiológico* da parte acometida do membro nos casos previstos para uma tentativa de cura. Com a ajuda da radioscopia, especialmente, porém, da radiografia, devem ser determinados exatamente o percurso das linhas de fratura e a posição das partes ósseas fraturadas, o que permitirá um prognóstico seguro e facilitará a decisão referente as medidas terapêuticas necessárias. Tais vantagens têm especial importância em pacientes nos quais a existência de uma fratura óssea não pode ser apurada com segurança ou excluída por outros métodos. O mesmo é válido para o esclarecimento diagnóstico de doenças esqueléticas oriundas de distúrbios metabólicos (controle da evolução da cartilagem epifisária na suspeita de raquitismo, do grau de mineralização dos ossos na suspeita de osteomalacia ou de osteomielosclerose devido à calcinose enzoótica) e de alterações da osteomielite. Detalhes sobre os exames radiológicos devem ser obtidos nas publicações apropriadas (ver bibliografia).

Como o tecido ósseo ferido ou alterado de outra forma demonstra uma capacidade de armazenamento anormal de substâncias afins ao osso, esta propriedade pode ser aproveitada para estabelecer o diagnóstico. Assim, o *exame cintilográfico* pode fornecer indícios auxiliares não só em casos de fissuras e fraturas de difícil demonstração radiológica, como também em doenças esqueléticas locais (neoplasia osteolítica, osteodistrofia, metástases de infecções focais, processos osteoplásicos) ou sistêmicas. Presume-se que esse método, por enquanto, ficará restrito a indicações especiais.

Outros métodos de exame servem principalmente para o diagnóstico de osteopatias sistêmicas de origem metabólica ou tóxica. Caso a suspeita do examinador seja conduzida nesta direção, devido à ocorrência freqüente de uma doença esquelética no rebanho, devem-se verificar, primeiramente, os *dentes dos bovinos adultos* quanto à aparência mosqueada e ao aspecto gredoso (cálculos) da superfície, característicos de fluorose. Na falta de tais alterações, deve ser verificada a *alimentação* do rebanho, especialmente dos grupos de faixa etária e produção afetados, quanto ao seu *teor de minerais* (P, Ca), *vitamina D* e *proteína*. Para tal, são necessários dados exatos do criador, referentes à ração dada durante os últimos seis a nove meses e as porções diárias, visto que carências no suplemento mineral só se manifestam clinicamente depois de um período prolongado. Com o auxílio das tabelas de teores da Associação Alemã de Agricultura, pode ser determinada a existência de uma carência significativa ou não. Em casos duvidosos, recomenda-se providenciar uma análise do teor mineral dos componentes quantitativamente mais importantes da ração (rações básicas de produção própria). Se os achados clínicos indicam uma osteosclerose no sentido de calcinose, deve ser esclarecido ainda se o alimento verde da criação contém parte considerável de aveia silvestre dourada (*Trisetum flavescens*) ou outra planta calcinogênica, ou se foram dadas quantidades excessivas de vitamina D.

Paralelamente ao controle da oferta de substâncias minerais na alimentação, é aconselhável também examinar o *soro sanguíneo* quanto aos seus *teores de fósforo inorgânico e cálcio,* assim como a *atividade da fosfatase alcalina*. As amostras devem ser colhidas de vários animais adoecidos simultaneamente e com sintomas similares (média do rebanho, "perfil metabólico do rebanho", Seção 143), isto é, antes de uma necessária mudança de alimentação ou tratamento, visto que os achados patológicos podem-se normalizar rapidamente, o que dificulta de forma considerável o reconhecimento da doença. Valores baixos de fosfato com atividade aumentada da fosfatase alcalina são indícios de ossos moles (animais jovens) ou osteomalacia (bovinos adultos), enquanto um alto teor de fosfato inorgânico com atividade reduzida dessa enzima indica calcinose (por aveia silvestre dourada) (Quadro 22).

Outros métodos que possibilitam o esclarecimento de osteopatias de origem metabólica são os *exames histológico* e/ou *analítico mineral* das amostras de tecido ósseo colhidas no animal vivo ou pós-morte. A colheita da biopsia óssea pode ser feita sob controle visual (ressecção de uma apara da costela ou exoarticulação de uma vértebra coccígea) ou com o auxílio de instrumentos semelhantes a trocarter ou trépano, para puncionar, fresar ou cortar a amostra de tecido (geralmente na tuberosidade

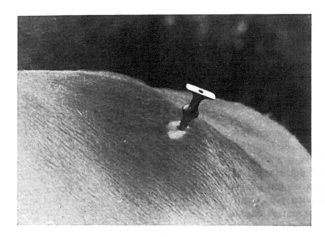
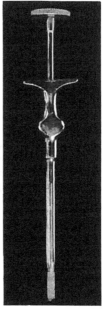

Figs. 446 e 447 Instrumento para colheita de amostras de biopsias ósseas (segundo Graebner, 1961): à esquerda, cânula de biopsia inserida na tuberosidade esquerda da coxa; à direita, a mesma cânula com o cilindro ósseo retirado.

da coxa, Figs. 446 e 447). A intervenção a ser efetuada sob cuidados como assepsia e anestesia local pode ser repetida várias vezes no mesmo animal (amostragem seriada). A amostra óssea obtida deve ter aproximadamente 5 mm de espessura e 10 a 20 mm de comprimento; para fins histológicos, ela tem que ser transferida imediatamente para um líquido fixador (formaldeído de 5 a 10%, solução de Bouin). Para a comprovação histológica das alterações causadas pelo raquitismo, é mais indicado colher material da cartilagem epifisária distal do metacarpo ou metatarso, sendo um local de difícil acesso para uma biopsia e, portanto, é melhor colher esse material por ocasião de um abate de emergência ou de controle. A avaliação histológica de tecido ósseo exige grande experiência; o mesmo é válido para a interpretação dos resultados das análises de substâncias minerais no osso (teor de cinzas na substância seca livre de gordura, teor de Ca, P, Mg, F na cinza óssea), visto que os valores podem variar, dependendo do local de retirada, da raça e da idade do animal, bem como das condições regionais. Por isso, é recomendável, para fins de comparação, colher e enviar amostras de biopsias ósseas da mesma localização de animais sadios da mesma idade. Outra indicação para colheita e remessa de uma biopsia óssea de um animal vivo é o *esclarecimento histológico de malformações e neoformações* ósseas; as últimas podem ser benignas ou malignas (granulomas infecciosos, por exemplo actinomicose, ou osteossarcoma).

Quando ocorrem múltiplos casos de *deformação ou rigidez neonatal do esqueleto dos membros*, é tarefa do veterinário constatar se se trata de um defeito hereditário ou de uma deformação *adquirida* durante o desenvolvimento intra-uterino dos bezerros. Para tanto, é necessária uma investigação minuciosa dos ancestrais (grau de parentesco, ocorrência da mesma doença em outros descendentes dos mesmos ancestrais), da alimentação e do manejo das fêmeas prenhes (quanto a substâncias patogênicas ao embrião ou feto), assim como controles sorológicos e virológicos de vacas e bezerros (quanto à infecção viral que afeta o amadurecimento do feto no ventre materno). Assim, por exemplo, é explicada a "síndrome do bezerro torto" caracterizada por artrogripose, ancilose, torcicolo e escoliose; as mães desses bezerros receberam alimentação com tremoços (*Lupinus sericus* ou *L. caudatus*) durante o segundo e o terceiro meses de prenhez, enquanto na Nova Zelândia, no Japão e em Israel surgiram múltiplos casos de deformações artrogripóticas dos membros em bezerros cujas mães foram infectadas com o vírus Akabane.

Músculos, tendões e nervos

Nos *exames mio, tendino ou neurológicos*, deve-se constatar se a claudicação foi provocada por ferimento, inflamação, rompimento ou deslocamento de um músculo ou tendão, se existe alguma anormalidade ou paralisia muscular ou se a doença tem sua origem na malformação ou neoformação de tecido muscular, tendinoso ou nervoso.

Nas doenças mencionadas, a *inspeção* cuidadosa do paciente em decúbito, em estação ou em movimento (ver anteriormente nesta Seção) tem um significado especial, pois dela podem ser obtidas as informações decisivas para o diagnóstico (Figs. 448 a 451). Pré-requisitos para isso, porém, são bons conhecimentos do examinador sobre topografia, método de funcionamento e inervação dos músculos dos membros e que ele tenha gravado bem o quadro patológico das diversas paralisias de nervos, bem como rupturas de músculos com base em figuras ou na experiência própria. No Quadro 70, foram compilados os achados mais característicos e importantes nas paralisias e miorrexias que ocorrem na região das extremidades; no mais, chama-se a atenção para os livros didáticos referentes à sintomatologia específica dessas doenças.

A observação do animal é seguida pela *palpação* da parte acometida do membro, se necessário com forte pressão digital

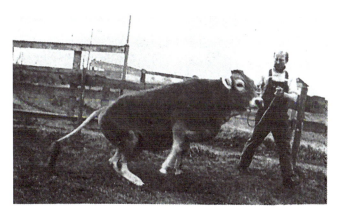

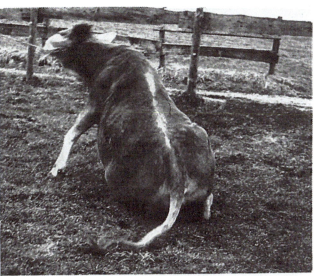

Figs. 448 e 449 Exemplo de distúrbios locomotores oriundos do sistema nervoso central: paresia dos membros posteriores aumentando gradativamente, com tônus caudal mantido em conseqüência de mieloencefalopatia degenerativa progressiva ("síndrome do tecelão") em um bovino do cruzamento Pardo Suíço.

permitindo a diferenciação (como mostra o Quadro 70) entre rupturas e paralisias musculares, que são similares quanto à sintomatologia de inspeção (isto é, perda de função), porém diferentes nos achados à palpação. Desse modo, aumentos de volume com difícil ou impossível deslocamento da pele devido à reação perimuscular (inchação edematosa hemorrágica) e ao aumento da tensão cutânea são indícios de ruptura fibrilar dos *músculos* situados abaixo. Essencialmente mais consistentes e dolorosos, assim como mais quentes, são os aumentos de volume causados por flegmões musculares acompanhados por um estado geral com distúrbios febris. Indurações duras como tábuas de músculos inteiros ou grupos musculares podem ser constatadas não apenas nas degenerações musculares (miodistrofia) acompanhadas de mioglobinúria, como também em contrações musculares espásticas contínuas (como no tétano ou na paresia espástica do membro posterior). A contração passageira de alguns ou muitos músculos, que se repete mais ou menos ligeiramente (convulsões tônico-clônicas), caracteriza a tetania (tetania de pasto, estábulo, transporte e bezerro) e também pode ser observada (restrita ao membro posterior) na chamada "cãibra". Indurações intramusculares circunscritas indicam a existência de um abscesso, tumor, granuloma ou foco de calcificação. Músculos completamente relaxados e que não se contraem quando estimulados por um aguilhão elétrico levam à conclusão de que se trata de uma paralisia do nervo correspondente. *Tendões* com forte contração

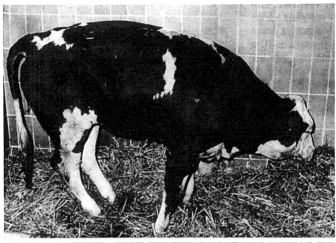

Figs. 450 e 451 Exemplos de desvios da postura e do comportamento devidos a afecções musculares multifocais:

o animal fica em estação de forma não articular rígida, tremendo, com os membros posicionados embaixo do corpo e o dorso arqueado no caso de mioglobinúria paralítica (o animal se deitou imediatamente após ter sido obrigado a se levantar para a fotografia);

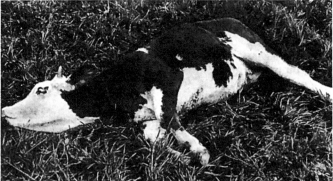

animal em decúbito lateral em conseqüência de dores musculares graves no caso de mioglobinúria paralítica; esclarecimento por palpação da musculatura lombar e sacral (firme, quente, dolorosa) e exame de amostra de urina (marrom-avermelhada, contendo mioglobina).

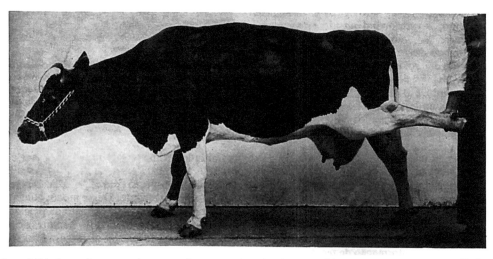

Fig. 452 Exemplo de mobilidade passiva anormal em caso de ruptura de músculo ou tendão: nesta vaca com ruptura fibrilar do músculo fibular terceiro (= "tensor" cranial do membro posterior), a articulação do joelho pode ser flexionada extremamente, apesar da simultânea extensão máxima da articulação do jarrete, enquanto o tendão calcâneo (= "tensor" caudal de ambas as articulações) "balança livremente".

do respectivo músculo apresentam-se bem tensos ao tato (por exemplo, o tendão calcâneo em pacientes com paresia espástica); no entanto, quando há paralisia desse músculo ou falha do músculo antagonista, eles ficam frouxos e soltos (como o tendão calcâneo no caso de ruptura do músculo fibular terceiro). No estado avançado da calcinose por aveia silvestre dourada, os tendões flexores superficial e profundo, normalmente com limites bem palpáveis acima das unhas auxiliares, perdem seus contornos normais em conseqüência do crescente revestimento com tecido conjuntivo denso. Caso resulte do exame dos membros posteriores a suspeita de paralisia de um ou mais *nervos*, deve-se incluir no exame palpatório uma exploração retal minuciosa (para comprovar alterações compressivas ou inflamatórias).

A *percussão sonora* de partes do membro cobertas por músculos só proporciona um diagnóstico positivo (som subtimpânico até timpânico) quando há formação intramuscular de gás, isto é, na miosite enfisematosa icorosa e no carbúnculo sintomático (Seção 3.3). Também a *mobilidade passiva* de partes dos membros é muitas vezes insatisfatória para o reconhecimento de doenças de músculos, tendões e nervos; poderá, porém, ser útil para o diagnóstico diferencial entre a paresia espástica e outras moléstias (prova de flexão), para verificação da adução de um membro ou como medida para provocar dor (ver Figs. 445 e 452). O *teste de sensibilidade* se baseia no fato de que os nervos dos membros, além de possuírem partes motoras, também têm fibras sensíveis que suprem determinadas regiões da pele: se não há

Quadro 70 Achados característicos das paralisias dos nervos e rupturas musculares mais freqüentes na região dos membros do bovino

Manifestações	Diagnóstico
Afundamento do tórax entre os membros dianteiros, de modo que uma ou ambas as escápulas sobressaem da linha do dorso	Paralisia ou ruptura dos músculos da cintura escapular
"Destacamento" uni ou bilateral das escápulas do tronco	Paralisia ou ruptura dos músculos peitorais
Incapacidade de estender ativamente o dígito e a articulação do carpo; quando o membro é levado cranialmente, as articulações do ombro e do cotovelo deixam de flexionar e os dígitos flexionados se arrastam pelo chão; insegurança até colapso na fase de apoio	Paralisia do nervo radial
"Postura de sapo" com um ou ambos os membros posteriores estendidos; quando em estação, "afastamento" de um ou ambos os membros posteriores; pele sob tensão, edemaciamento e sintomas de inflamação na superfície medial da coxa	Ruptura dos músculos adutores (diagnóstico diferencial: luxação ou fratura femoral, paralisia do nervo obturador)
"Postura de sapo" com os membros posteriores flexionados; incapacidade de adução do animal quando em estação (postura de "afastamento", espalhada); sem alteração muscular local	Paralisia do nervo obturador
Colapso dos membros posteriores na articulação da soldra no momento de apoio	Paralisia do nervo femoral
Extensão incompleta da articulação do jarrete (afundamento da tuberosidade do calcanhar), "aboletado" (apoio) na articulação do boleto com inchação, edemaciamento na região do m. gastrocnêmio, às vezes também alargamento da bainha do tendão na tuberosidade calcânea	Ruptura fibrilar do m. gastrocnêmio ou destacamento incompleto do tendão calcâneo da tuberosidade calcânea
Extensão incompleta da articulação do jarrete (afundamento da tuberosidade do calcanhar) e "aboletado" (apoio) na articulação do boleto, porém *sem* alterações musculares inflamatórias; após algum tempo, atrofia do m. gastrocnêmio	Paralisia do nervo tibial
Incapacidade de flexionar ativamente a articulação do jarrete e estender o dígito; apoio na cabeça do boleto	Paralisia do nervo fibular
Incapacidade de flexionar ativamente a articulação do jarrete; é possível a flexão passiva extrema da articulação da soldra, apesar da extensão da articulação do jarrete, acompanhada de "balançar livre" do tendão calcâneo	Ruptura do m. fibular terceiro
Extensão extrema da articulação do jarrete (como "perna de cadeira"); contração permanente do m. gastrocnêmio com tensão do tendão calcâneo; flexão passiva possível	Paresia espástica dos membros posteriores
Fixação rígida das articulações da soldra e do jarrete em posição de extensão; a flexão passiva não é possível	Luxação da patela para proximal (habitualmente)
Ataques de contração do músculo isquiático longo, com um ou ambos os membros posteriores bem estendidos para trás	"Cãibra" (paramioclonia)

sensibilidade à dor de uma dessas regiões à prova da picada com agulha, pode-se concluir que o nervo está fora de ação por inteiro (Seção 12.8).

Caso se suspeite de grave lesão muscular (degeneração ou ruptura), deve ser feito imediatamente um *exame de urina* para detectar a presença de mioglobina. Há de ser observado que tanto a hemoglobina quanto a mioglobina implicam uma reação positiva para hemoglobina na referida faixa de reação das tiras usuais de teste. Portanto, para dar o diagnóstico diretamente no animal, precisam ser levados em consideração os seguintes achados: reação ácida da urina e prova de glicose positiva, assim como fraqueza muscular e inchações musculares circunscritas com circulação sanguínea fisiológica ou aumentada nas mucosas e vasos episclerais indicam mioglobinúria, porém mucosas pálidas, anêmicas, denunciam a hemoglobinúria. Muitas vezes, os pigmentos sanguíneo e muscular podem ser diferenciados na urina, com o auxílio do método da dessalinização (Seção 8.5) facilmente realizável no laboratório clínico. Para comprovar especificamente a mioglobina no sangue e na urina, atualmente se recomenda um método simples imunológico (Holmgren, 1988). Como a excreção de mioglobina pelos rins geralmente cessa no segundo ou terceiro dia da doença, um teste negativo de mioglobina na urina não exclui a existência de lesão muscular. Em caso de miodistrofia enzoótica, a excreção de creatinina na urina também está aumentada.

Outras referências diagnósticas muitas vezes resultam de *exames de sangue* ou *soro* para detectar os seguintes *parâmetros*: eritrograma (anemia quando há hemoglobinúria, porém não com mioglobinúria), leucograma (leucocitose em caso de inflamação grave); atividade da creatinocinase sérica (CK; aumento grande na miodistrofia e em outras lesões graves dos músculos, porém rápida eliminação; Seção 5.6), da aspartato aminotransferase (AST/GOT), da lactato desidrogenase (LDH); fosfato inorgânico (tendência para rupturas de músculos e tendões e o animal ficar caído por hiperfosforose) e outros eletrólitos (paresia); valor do pH e gasometria sanguínea (acidose sanguínea na mioglobinúria paralítica); glicose, ácido láctico, ácido pirúvico, creatinina, uréia (aumenta na mioglobinúria paralítica); atividade da glutatião peroxidase (GSHP) em eritrócitos (diminuída na falta de selênio) etc. (Seção 5.6).

A *eletromiografia* (isto é, a medição dos potenciais de ação das unidades motoras) e a *eletroneurografia* (determinação da velocidade de condução de estímulos em fibras nervosas motoras) até agora só encontram aplicação experimental no bovino, devido à grande necessidade de aparelhos e às dificuldades ligadas a esse tipo de exame em grandes animais, se bem que já são aplicadas como rotina na medicina humana e em clínicas de pequenos animais. Esses processos servem para diferenciar paralisias neurogênicas e miogênicas, bem como para localizar lesões neurológicas.

Um método de exame até agora pouco usado na buiatria é a *biopsia de músculo*, que permite esclarecer histologicamente (se necessário, também histoquimicamente), em animais vivos, as alterações musculares inflamatórias, degenerativas e traumáticas. Até agora, o *diagnóstico por ultra-som* (ecografia) tem sido pouco empregado em doenças musculotendinosas do bovino.

De acordo com o tipo de doença presente, podem ser aproveitados para o esclarecimento de suas causas os seguintes exames: *análise do alimento* (quanto ao teor de vitamina E, selênio e peróxidos na distrofia muscular enzoótica; quanto a vegetais que, conforme experiência, causam miopatias no feto), *investigação dos ancestrais e seus descendentes* (quanto à presença de malformações musculares hereditárias), *terapia experimental* (por exemplo, com vitamina E e selênio em casos de suspeita de doença protraída do músculo branco).

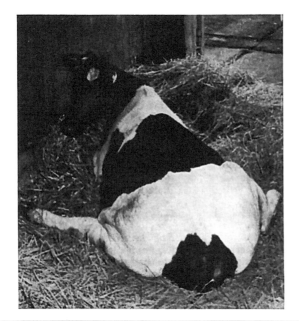

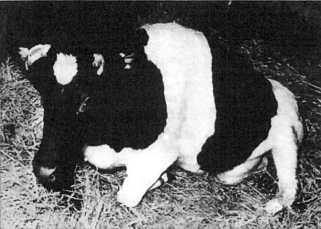

Figs. 453 e 454 Exemplos de diferentes posturas em pacientes caídos: em cima, animal caído devido à ruptura dos músculos adutores no membro posterior esquerdo: "postura de sapo", com o membro posterior esquerdo esticado em abdução; embaixo, animal caído no caso de paralisia do nervo obturador: "postura de sapo" ou postura de "cão sentado", com os membros posteriores flexionados.

Exame de vacas caídas

Paresias e paralisias neuro, mio, osteo e artrogênicas dos membros posteriores estão sendo observadas no bovino como sintoma principal ou secundário de diversas doenças. Porém, sob a denominação de "*síndrome da vaca caída*", no sentido mais estreito, entende-se principalmente a ligação causal ou temporária com a incapacidade do animal de levantar-se após a parição. O esclarecimento das causas de tais distúrbios na movimentação é uma tarefa das mais difíceis do veterinário praticante. No exame de vacas caídas, deve-se proceder sempre sistematicamente (Quadro 71).

▷ *Redação da anamnese:* momento do adoecimento antes, durante ou após a parição ou sem qualquer ligação com o momento do parto; curso da parição com ou sem assistência, número de auxiliares, posição do bezerro e da mãe; observação especial antes do adoecimento, por exemplo, afastamento dos membros posteriores ao deitar, monta por outro animal; doenças anteriores do paciente; freqüência de "síndrome da vaca caída", assim como paresia hipocalcêmica puerperal típica no rebanho; alimentação e suplementação mineral durante as últimas seis a oito semanas antes do parto; mudança no tipo de estabulação ou de estábulo etc.

▷ *Exame clínico geral:* verificação se há alterações do estado geral do paciente e/ou do sensório e se existem indicadores de uma participação de outros órgãos, em particular de circulação (Seção 5.1), sistema nervoso central (Seção 12.1), canal do parto mole (Seção 10.2) ou úbere (Seção 10.3). Nunca se deve desistir do controle retal e vaginal das cavidades pélvica e abdominal em vacas caídas.

▷ *Exame especial do sistema locomotor:* inspeção para detectar desvios no comportamento normal quando deitado (ver anteriormente nesta seção). Aqui, deve-se prestar atenção às alterações que, por experiência, levam a concluir pela presença de um traumatismo anterior, como escoriações, corno abrasado, hematomas ou lesões de decúbito na pele sobre ossos proeminentes, marcas de arranhões e arrastões no piso, cauda relaxada, "posição de sapo" dos membros posteriores (Fig. 453), inchação na região dos músculos adutores, do músculo isquiático longo ou do gastrocnêmio etc., palpação dos músculos em cuja região presume-se que haja uma ruptura. Segue-se agora o movimento passivo dos membros posteriores no paciente colocado primeiro em decúbito lateral esquerdo e, depois, direito, sendo que, nessa ocasião, um assistente agarra a perna posterior que está por cima flexionando, esticando, abduzindo, aduzindo a mesma e fazendo movimentos circulares com a perna estendida. O examinador não controla apenas as reações de defesa ou dor do animal, como também palpa, no decorrer dos movimentos, os setores individuais do membro que está por cima. Enquanto o movimento passivo é repetido, o examinador verifica, em seguida, através do reto, o movimento dos ossos pélvicos, considerando especialmente o ligamento sacroilíaco, o corpo do ísquio, o acetábulo, o forame obturador e a sínfise. Sua atenção é dirigida para movimentos passivos anormais de partes dos membros ou osso pélvico, crepitação palpável ou audível que pode ser verificada com ajuda de um fonendoscópio, assim como para inchações ou indurações nos tecidos perianal e perivaginal, normalmente frouxos e macios (→ indicação de compressão dos nervos que aqui correm). Neste contexto, deve ser examinado o tônus muscular da cauda, do ânus, do reto e da bexiga. Em caso de lesão dos nervos sacros que inervam o reto e a bexiga (paralisia da cauda eqüina), esses órgãos aparecem relaxados e constantemente cheios de fezes ou urina, respectivamente. O sacro é examinado quanto à presença de fratura ou de afrouxamento dos ligamentos sacroilíacos através de pressão alternadamente forte na extremidade anterior e posterior do mesmo; em caso positivo, pode ser constatado um movimento passivo anormal e, às vezes, também crepitação.

Com auxílio do subseqüente *controle de sensibilidade*, é testada no paciente a capacidade de sentir dor e para movimentos ativos de desvio e defesa, começando na extremidade distal do membro ou cauda e continuando em direção proximal, mediante estimulações quase uniformes com uma agulha (Seção 12.8). Através da localização e da extensão de uma região da pele dessensibilizada, pode ser possível determinar quais os nervos acometidos.

Pelo exame subseqüente, em geral também fácil de realizar em vacas caídas, de uma *amostra de urina* (Seção 8.5) quanto à presença de mioglobina, hemoglobina, pigmentos biliares e corpos cetônicos, às vezes podem ser obtidos rapidamente indícios essenciais sobre a causa da queda, de modo que se tornam desnecessários outros exames que sobrecarregam e são perigosos para homem e animal. Outrossim, pode-se determinar o *teor de cálcio sérico* no animal, mediante a verificação semiquantitativa em teste rápido, de modo que se obtenha informação sobre uma possível hipocalcemia. O resultado positivo do *teste de glutaraldeído* (Seção 5.6) confirma a existência de um processo

Quadro 71 Achados característicos para o diagnóstico diferencial de vacas "caídas" antes e após a parição

---

Sensório não-afetado
  Estado geral *inalterado*:
    Queda devida a ferimentos graves:
      Mobilidade passiva anormal de partes dos membros e crepitação: fratura óssea, hiperextensão dos ligamentos sacroilíacos, luxação articular (da anca)
      Mobilidade passiva anormal sem crepitação, mas com inchação dolorosa de certos músculos:
        Ruptura muscular, degeneração ou necrose muscular (principalmente músculos adutores, m. gastrocnêmio, m. fibular terceiro): CK sérico aumentado, às vezes mioglobinúria
      Mobilidade ativa e/ou passiva anormal com perda localizada da sensibilidade da pele:
        Paralisia de nervos (principalmente cauda eqüina, n. isquiático, n. tibial, n. fibular, n. obturador):
          aparecimento rápido: origem traumática
          aparecimento gradual: paralisia por pressão (processo volumoso dentro do canal vertebral: abscesso, parasitas, tumor)
    Queda devida a *distúrbios metabólicos*:
      Distúrbio funcional dos nervos motores ainda pouco esclarecidos, que ocorre em casos de hipofosforemia, hipocalcemia fora do período de tempo imediatamente após a parição (?), hipopotassemia
    Queda devida à *imobilidade psicológica*:
      Estado de obstinação ou reação de medo
  Estado geral *alterado*:
    Queda devida a *afecções intra-abdominais graves*:
      Sintomas de cólica: íleo avançado, reticuloperitonite traumática atípica
      Sintomas de choque: úlcera perfurada do abomaso (melena), esmagamento ou ruptura intestinal (piora rápida, principalmente após aplicação intravenosa de cálcio), peritonite generalizada de outra origem (líquido peritoneal obtido por punção rica em proteína, de odor fétido e contendo muitos leucócitos)
      Sintomas de intoxicação: endometrite puerperal (levantamento dos achados do útero)
    Queda devida a *afecções do úbere*: mastite paralítica (levantamento dos achados do úbere)

Sensório afetado:
  Queda devida à *paralisia flácida*:
    Estado comatoso pouco tempo após parição sem complicações, pupilas dilatadas, língua não-protraída, temperatura normal e subnormal: paresia hipocalcêmica da parturiente ("febre do leite" ou "febre da parição"), melhora rápida após aplicação intravenosa de cálcio
  Queda devida à *paralisia convulsiva*:
    Convulsões tônico-clônicas, queda em decúbito lateral com posição opistótona da cabeça de vacas leiteiras lactantes: tetania de pasto, do estábulo ou do transporte (melhora rápida após aplicação intravenosa de magnésio)
  Queda *devida a coma hepático:* apatia completa, icterícia, campo de percussão hepática aumentado e doloroso, temperatura corporal elevada, bilirrubinúria, piora rápida do estado geral após infusão inadvertida de cálcio
  Queda *devida à acetonemia* (muito rara): sintomas de excitação (acetonemia "nervosa"); urina, leite e ar respirado contendo muitos corpos cetônicos

---

inflamatório antigo.

Caso os exames de urina e sangue sejam negativos, deve-se fazer uma *tentativa de levantar* o animal através de aparelhagem adequada às circunstâncias, para poupá-lo (Figs. 64 e 65); os sintomas característicos de algumas doenças dos órgãos locomotores que provocam a queda do animal podem ser detectados com mais facilidade num animal levantado do que num em decúbito; isto vale para o afastamento das pernas na paralisia ou ruptura dos adutores, a flexão da articulação do jarrete na ruptura do músculo gastrocnêmio ou a paralisia do nervo tibial, a assimetria pélvica ou movimento anormal das partes proximais dos membros etc. Também se recomenda repetir a exploração retal no paciente levantado, pois assim a localização e o estado dos órgãos palpáveis pelo reto podem ser mais bem avaliados do que antes. Abaixando lentamente o paciente, verifica-se sua capacidade de ficar em estação ou receber peso em cada um dos membros.

▷ *Terapia diagnóstica:* caso os exames citados não forneçam indício algum sobre um distúrbio patológico do estado geral (Quadro 71), uma queda do animal condicionada a traumatismo ou um adoecimento de um determinado sistema de órgãos fora do sistema locomotor, pode-se presumir a existência de um distúrbio funcional na inervação motora dos músculos em conseqüência de um deslocamento da concentração dos eletrólitos no sangue, em particular cálcio, magnésio ou fosfato inorgânico. Somente nesta altura dos exames é justificável, de acordo com o estado geral, um tratamento diagnóstico por aplicação intravenosa ou subcutânea de solução de cloreto de sódio. Do sucesso ou insucesso de tal procedimento, pode-se concluir, até certo grau, sobre a autenticidade da medida e o distúrbio metabólico existente.

Em rebanhos com elevada incidência de animais caídos, devem ser realizadas, necessariamente, para o esclarecimento etiológico, *análises do alimento* e *dos ossos* (Seção 7.1).

Outras partes do corpo

O exame de outras partes do corpo animal não pertencentes ao sistema locomotor no sentido mais estrito (cabeça, pescoço, tronco e cauda) está sendo exposto em diversos outros capítulos deste livro, mais ou menos em detalhes. As exposições seguintes, portanto, podem ser restritas essencialmente a informações suplementares e indicativas.

Cabeça: inspeção, palpação, percussão, verificação e exploração da cabeça são descritos particularmente no contexto do exame dos aparelhos respiratório e digestivo (Seções 6.1, 6.2, 6.3 e 7.1), mas também do sistema nervoso central (Seção 12.1), dos órgãos dos sentidos (Seções 13.1 e 13.2) e do sistema linfático (Seção 4.1). Indícios da sede da doença e, em decorrência, dos passos necessários para o esclarecimento de sua natureza resultam particularmente da observação de frente de ambos os lados do "rosto": cada assimetria baseada em aumento ou diminuição unilateral de volume deve ser acompanhada para fins comparativos por palpação, percussão e verificação da capacidade funcional da parte alterada. Para o controle da movimentação ativa e passiva normal da mandíbula, esta é agarrada na parte sem dentes e movimentada para cima, para baixo e para os lados; informação sobre a capacidade de mastigação do paciente são fornecidas pela inspeção da cavidade oral e pela palpação dos músculos da mastigação. Doenças freqüentes, reconhecíveis por esse método e diferenciáveis uma das outras são as seguintes: abscesso bucal, actinobacilose dos tecidos moles, actinomicose óssea, paralisia mandibular, tétano, anomalias da dentição, fratura mandibular, doenças da articulação mandibular, impedimentos da mastigação e deglutição (alimento impactado nas bochechas ou na faringe), paralisia ou lesão da língua etc.). Dependendo da alteração existente em cada caso, são necessários mais exames adicionais (sondagem, punção, biopsia, trepanação diagnóstica, radiografia).

Pescoço: o exame das vértebras cervicais (Seção 12.7) e da musculatura do pescoço se baseia essencialmente na comparação bilateral por inspeção, palpação, movimento passivo (flexionando e esticando a articulação atlantoccipital, girando o pescoço em torno do seu eixo longitudinal e fazendo dobramento lateral) e radiografia. Opistótono ou "balançamento horizontal" da cabeça e do pescoço indicam necrose cerebrocortical, torcer o pescoço (torcicolo) indica fratura, fissura ou luxação de vértebras, paralisia dos nervos cervicais ou doença dos músculos cervicais. A extensão rígida de cabeça e do pescoço com expressiva tensão da musculatura cervical é observada em pacientes que sofrem de abscesso situado no canal vertebral, tétano ou tetania latente. Animais com lesões inflamatórias ou degenerativas na musculatura cervical (por exemplo, em decorrência de injeção intramuscular de medicamentos irritantes; Figs. 540 e 541) mostram uma inchação edematosa mais ou menos circunscrita ou um endurecimento substituindo o músculo normalmente de consistência macia e elástica.

Tronco: detalhes sobre o exame das paredes abdominal e torácica podem ser lidos nos capítulos sobre os sistemas respiratório e digestivo (Seções 6.1, 6.2, 6.3 e 7.1); o exame clínico das vértebras torácicas e lombares é tratado no sistema nervoso central (Seção 12.7). É importante que seja mencionado, em contexto com o diagnóstico de doenças do sistema locomotor, que a palpação e a percussão das costelas permitem a distinção entre osteomalacia e fluorose de um lado (exostoses, calosidades e sensibilidade óssea perceptível) e osteosclerose originária de calcinose de outro lado (superfície óssea lisa, indolor). À palpação forte das costelas, deve-se observar um eventual movimento passivo anormal (fratura). A coluna vertebral do tronco só é palpável (especialmente em animais magros) por cima e pelo reto e externamente acessível à percussão dolorosa em seu setor caudal. Exames radiológicos da coluna vertebral torácica são bastante difíceis, devido ao grande diâmetro do tórax; as vértebras lombares e o sacro podem ser radiografados introduzindo-se no reto uma cassete flexível e irradiando na direção dorso-ventral. O esterno pode ser examinado por palpação de pressão e radiografia; na formação eventual de fístula, também por sondagem. Alterações patológicas da parede abdominal (hérnias, abscesso, rupturas musculares, fístulas intestinais) são delimitadas umas das outras por palpação intensiva, se necessário com punção ou introdução de uma sonda. Miorrexias da musculatura abdominal no estágio inicial, bem como os processos de distrofia da musculatura torácica, são acompanhadas de mioglobinúria (→ exame de urina, Seção 8.5).

Cauda: primeiramente, pega-se a cauda e efetua-se seu movimento passivo, se necessário usando picadas de agulha para verificar se o tônus muscular, a motilidade ativa e a sensibilidade estão mantidos ou alterados; normalmente, o bovino puxa a cauda prontamente em direção ao períneo em todos esses testes, enquanto uma cauda completamente paralisada fica "balançando" de forma relaxada ("cauda de carneiro"). Em seguida, para a constatação de uma eventual luxação ou fratura das vértebras coccígeas, é segura em sentido proximal para distal progressivamente cada vez uma parte, e aquela em direção à ponta é movida passivamente; deve-se levar em consideração que também uma cauda paralisada mostra aumento da flexibilidade. Portanto, em casos duvidosos, deve-se aplicar o exame radiológico relativamente fácil na região da cauda. Hoje em dia, também serve para controlar a mineralização do esqueleto e, com isso, o suplemento de cálcio e fósforo. Finalmente, deve-se chamar a atenção para os exames de rotina da pele e dos pêlos (Seção 3.1), pois a cauda participa nas doenças ligadas a esses tecidos ou é afetada primariamente por elas. A inflamação da ponta da cauda às vezes surge enzooticamente em bovinos de engorda e é facilmente reconhecida por minucioso exame visual ou palpatório da ponta da cauda sem vértebras.

Fabricantes e Representantes

1. Pinça para casco de cavalo: Aesculap/D-7200 Tuttlingen, N.º VC 380 N; Chiron/D-7200 Tuttlingen, N.º 515 150, 515 155; Hauptner/D-5650 Solingen, N.º 40 450
2. Pinça para casco de ungulados: Aesculap/D-7200 Tuttlingen, N.º VC 377 N
3. Martelo de percussão: Chiron/D-7200 Tuttlingen N.º 510 050; Hauptner/D-5650 Solingen, N.º 00510
4. Faca para casco (faca de desbaste): Aesculap/D-7200 Tuttlingen, N.º VC 300-VC 317; Chiron/D-7200 Tuttlingen, N.º 515 110, 515 120, 515 125; Hauptner/D-5650 Solingen, N.º 40 590, 40 591, 40 602, 40 603, 40 641, 40 642, 40 671, 40 672
5. Esmerilhadeira angular para casqueamento: Metabo/D-7440 Nürtingen
6. Sondas metálicas: Aesculap/D-7200 Tuttlingen, N.º BN 95, BN 96, BN 113R, BN 114 R, BN 116 R, BN 118 R, BN 120 R, BN 125 R, BN 133 R, BN 134 R, BN 136 R, BN 138 R, BN 140 R; Chiron/D-7200 Tuttlingen, N.º 500 165; Hauptner/D-5650 Solingen, N.º 06 351, 06 352
7. Sonda de ponta romba elástica: Hauptner/D-5650 Solingen, N.º 06 140
8. Technovit-Külzer: Wirtschaftsgenossenschaft Deutscher Tierärzte/D-3000 Hannover
9. Refratômetro manual: Atago/Laborhandel, N.º SPR-N oder HRM 18
10. Líquido para teste de mastite de Schalm: Iffa Merieux/D-7958 Laupheim

Bibliografia

AHLSTRÖM, G., GUNILLA RAL, BRITT BERGLUND, and C. SWENSSON (1986): Hoof and leg traits of Swedish dairy cattle. J. Vet. Med. A *33*, 561–587.
BAUMGARTNER, CH. F. (1988): Untersuchungen über Klauenmaße als Hilfsmerkmale für die Selektion auf Klauengesundheit an Töchtergruppen von deutschen Fleckviehbullen. München, Vet.-Med. Diss. — BAUMGARTNER, W., und R. PANGERL (1984): Harnsaufen bei Maststieren — verursacht durch Natriummangel und schlechte Trinkwasserqualität. Proc. 13. World Congr. Diseases of Cattle, Durban, *2*, 568–571. — BERGQUIST, A., and J. JANSSON (1978): Load measurements. Acta Agric. Scand. *28*, 336–341. — BOGNER, H. (1978): Einige Aspekte zur Haltung und Fütterung von Kälbern aus der Sicht des Tierschutzes. Berl. Münch. Tierärztl. Wschr. *91*, 459–463. — BOOSMAN, R., and C. W. A. A. M. MUTSAERS (1988): Arteriography of the bovine claw in relation to chronic laminitis. Proc. 15. World Congr. Buiatrics, Palma de Mallorca, *2*, 1077–1082. —

BOXBERGER, J. (1983): Wichtige Verhaltensparameter von Kühen als Grundlage zur Verbesserung der Stalleinrichtung. Fak. Landwirtschaft und Gartenbau Weihenstephan, TU München, Habil.-Schrift. — BOXBERGER, J., und M. KIRCHNER (1984): Sind die Stallmaße für die Milchkühe heute noch aktuell? DLG-Mitteilungen, H. 9, 513–514. — BSCHORER, W. M. (1988): Klinische, röntgenologische und szintigraphische Untersuchung der Halswirbelsäule des Pferdes unter spezieller Berücksichtigung der spinalen Ataxie. München, Vet. Med. Diss.

DIETZ, O., J. NAUMANN und G. PRIELT (1985): Untersuchungen zur anorganischen Zusammensetzung und zur Stabilität des Klauenhorns. 5. Internat. Symp. Disorders of the Ruminant Digit, Belfast, S. 14–23. — DIRKS, CL. (1985): Mikroskopische, licht- und elektronenmikroskopische Untersuchungen über den Rückenteil der Rinderklaue. FU Berlin, Vet. Med. Diss. — DIRKSEN, G. (1970): Acidosis. In: PHILLIPSON, A. T. (ed.): Physiology of digestion and metabolism in the ruminant. Oriell Press, Newcastle upon Tyne. — DIRKSEN, G. (1970/77): Krankheiten des Bewegungsapparates. In: ROSENBERGER, G. (Hrsg.): Krankheiten des Rindes. Parey, Berlin, Hamburg, S. 430–627. — DIRKSEN, G. (1980): Klauenkrankheiten — Vorbeugen besser als Heilen! Prakt. Tierarzt 61: Colleg. Vet. 10, 50–55. — DIRKSEN, G. (1985/86): Der Pansenazidose-Komplex — Neuere Erkenntnisse und Erfahrungen. Tierärztl. Praxis 13, 505–512; 14, 23–33. — DISTL, O., F. GRAF und H. KRÄUSSLICH (1982): Genetische Variation von morphologischen, histologischen und elektrophoresischen Parametern bei Rinderklauen und deren phänotypischen und genetischen Beziehungen. Züchtungsk. 54, 106–123. — DISTL, O., und P. SCHNEIDER (1981): Physikalische Kenngrößen von physiologischen und pathologischen Klauenformen bei Bullen. Zbl. Vet. Med. A 28, 601–607. — DOLL, K. (1980): Untersuchung über die Brauchbarkeit des Cytur®-Tests und des SCHALM-Tests zum semiquantitativen Zellnachweis in Körperflüssigkeiten beim Rind. München, Vet. Med. Diss. — DOLL, K. (1983): Synovialdiagnostik beim Rind. In: KNEZEVIC, P. F. (Hrsg.): Orthopädie bei Huf- und Klauentieren. Internat. Tagung über Orthopädie bei Huf- und Klauentieren, Wien, 1983. Schlütersche Verlagsanstalt, Hannover, 1984. — DOLL, K. (1986): Zur diagnostischen Bedeutung der Lactatkonzentration in der Synovialflüssigkeit beim Rind. Proc. 14. World Congr. Diseases of Cattle, Dublin, 2, 1064–1068.

GÄNGEL, H. (1971): Diagnostische Aspekte der Synovialzytologie bei Pferd und Rind. Arch. Exp. Vet. Med. 25, 65–132. — GROTH, W. (1985): Kriterien für die Beurteilung von Haltungssystemen für Milchkühe und Mastbullen aus klinischer Sicht. Tierärztl. Umsch. 40, 739–750. — GRÜN, E., H. PANNDORF und U. SCHUHMACHER (1978): Zum Vorkommen einiger Enzyme in der Gelenkflüssigkeit von Rind und Schwein. Arch. Exp. Vet. Med. 32, 907–920. — GRÜN, E., und CH. WEBER (1978): Zur Bestimmung der Enzymaktivitäten in der Synovialflüssigkeit landwirtschaftlicher Nutztiere. Arch. Exp. Vet. Med. 32, 811–821.

HAIDN, B. (1986): Ermittlung von Maßen der Klauensohle bei Mastbullen zur Gestaltung tiergerechter Schlitzweiten von Spaltenböden. TU München, Weihenstephan, Agr. Diss. — HOLMGREN, N. (1988): Immunological Determination of Myoglobin as a diagnostic and prognostic aid in downers. Proc. 15. World Congr. Buiatrics, Palma de Mallorca, 1, 276–281. — HORTIG, H. (1979): Prüfung etwaiger Zusammenhänge zwischen dem Auftreten von Lahmheiten im Klauenbereich und der Klauenpflege sowie den Haltungsbedingungen des Rindes. Hannover, Tierärztl. Hochsch., Inaug.-Diss.

IRPS, H., R. DAENICKE, J. KOBERG und W. HOFMANN (1988): Mastbullen auf gummierten Betonspaltenböden. Landtechnik 43, 146–148.

KARATZIAS, H. (1982): Untersuchungen zur Diagnose und Therapie von Gelenkserkrankungen beim Rind. Hannover, Tierärztl. Hochsch., Diss. — KARATZIAS, H., A. MEERMANN und M. STÖBER (1986): Eiweißgehalt und Eiweißfraktionen in der Synovia und im Serum von gelenksgesunden Rindern sowie von Rindern mit aseptischer oder infizierter Arthritis. J. Vet. Med. A 33, 504–508. — KARATZIAS, H., und H. SCHOLZ (1986): Untersuchungen zur Aktivität der alkalischen Phosphatase in Blutserum und Synovia von gesunden und an infizierter sowie nicht infizierter Gelenksentzündung leidenden Rindern. J. Vet. Med. A 33, 231–235. — KIRCHNER, M. (1987): Verhaltensdaten von Mastbullen in Vollspaltenbodenbuchten und Folgerungen für die Buchtengestaltung. TU München, Weihenstephan, Agrartechn. Diss. — KNEZEVIC, P. (1966): Eine kombinierte Untersuchungszange für Rinderklauen und Pferdehufe — Beitrag zur Lahmheitsdiagnostik beim Rind. Wien. Tierärztl. Mschr. 53, 282–292. — KOBERG, J., und H. IRPS (1989): Einfluß unterschiedlich gestalteter Spaltenböden auf Gesundheit und Leistung von Mastbullen unter besonderer Berücksichtigung des Tierschutzes. Prakt. Tierarzt 70: Colleg. Vet. 19, 61–63. — KOHLI, H. (1986): Vergleich des Abliegeverhaltens von Milchkühen auf der Weide und im Anbindestall: Neue Aspekte des Abliegeverhaltens. KTBL-Schrift 319, 18–38. — KOLLER, G. (1979): Rindviehställe. BLV Verlagsgesellschaft, München.

LAMB, R. L., and P. D. KOHLIK (1988): Scintigraphic evaluation of sceletal disease and its application to the horse. Vet. Radiol. 29, 16–27. — LANGE, W. (1961): Zur klinischen Verwertbarkeit cytologischer Synoviauntersuchungen beim Rind. Arch. Exp. Vet. Med. 15, 993–1011.

MAIR, A., C. SPIELMANN, W. DIERSCHLAG, H. KRÄUSSLICH, F. GRAF und O. DISTL (1988): Druckverteilungsmessungen an Sohlenflächen von Rinderklauen — grundlegende Untersuchungen mit einem neuartigen Meßsystem. Dtsch. Tierärztl. Wschr. 95, 325–329. — MARTIG, J., W. P. LEUENBERGER und M. DOZZI (1979): Häufigkeit und Art von Klauenläsionen in Abhängigkeit von verschiedenen Faktoren. Schweiz. Arch. Tierheilk. 121, 577–591. — MATON, A., and A. DE MOÒR (1975): A study of the relations between the housing conditions and behaviour patterns and injuries in dairy cattle. Vlaams Diergeneesk. Tijdschr. 44, 1–18. — MÜLLER, G. (1976): Untersuchungen des Feuchtigkeitsgehaltes des Sohlenhornes bei verschiedenen strohlosen Haltungsvarianten sowie dessen Beteiligung bei der Entstehung von Veränderungen und Erkrankungen der Klauen. Berlin, Humboldt-Universität, Vet. Med. Diss.

NAUMANN, J. (1984): Untersuchungen zur Hornqualität bei Rind und Pferd unter besonderer Berücksichtigung der anorganischen Zusammensetzung. Berlin, Humboldt-Universität, Prom. B.

PELT, R. W. VAN (1962 a): Arthrocentesis and injection of the bovine tarsus. Vet. Med. 57, 125–132. — PELT, R. W. VAN (1962 b): Punch biopsy of the bovine tarsus. Vet. Med. 57, 490–497. — PELT, R. W. VAN (1974): Interpretation of synovial fluid findings in the horse. J. Am. Vet. Med. Ass. 165, 91–95. — PELT, R. W. VAN (1975): Tarsal degenerative joint disease in cattle: Blood and synovial fluid changes. Am. J. Vet. Res. 36, 1009–1014. — PELT, R. W. VAN, and G. H. CONNER (1963): Synovial fluid from the normal bovine tarsus. 1. Cellular constituents, volume and gross appearance. 2. Relative viscosity and quality of mucopolysaccharide. 3. Blood, plasma and synovial fluid sugars. Am. J. Vet. Res. 24, 112–121, 537–544, 735–742. — PFLUG, W. (1978): Die Anpassung des Fleckviehs in Süd- und Südwest-Afrika, unter besonderer Berücksichtigung der Klauen. München, Vet. Med. Diss. — POLITIEK, R. D., O. DISTL, T. FJELDAAS, J. HEERES, B. T. MCDANIEL, E. NIELSEN, D. PETERSE, A. REURINK, and P. STRANDBERG (1985): Importance of claw quality in cattle: recommendations to achieve genetic improvement. Rep. E. A. A. P. working group "Claw quality in cattle"; 36th Ann. Meeting E. A. A. P. — Cattle Prod. Comm., Kallithea, Halkidiki, Greece.

SAMBRAUS, H. H. (1984): Spezielle Aspekte bei der Haltung von Rindern. Prakt. Tierarzt 65, 439–445. — SAMBRAUS, H. H., MONIKA KIRCHNER und B. GRAF (1984): Verhaltensstörungen bei intensiv gehaltenen Mastbullen. Dtsch. Tierärztl. Wschr. 91, 56–60. — SCHNEIDER, P. (1980): Einfluß des Vaters auf Gliedmaßenstellung und Klauenformen, sowie Abriebfestigkeit und Wassergehalt des Klauenhornes der Nachkommen. München, Vet. Med. Diss. — SCHOLZ, H., H. KARATZIAS und M. STÖBER (1983): Mineralstoffkonzentration in der Synovia des gelenksgesunden Rindes. Zbl. Vet. Med. A 30, 348–354; 355–362. — STÖBER, M. (1984): Klauenkrankheiten des Weiderindes. Prakt. Tierarzt 66: Colleg. vet. 15, 87–90.

TEW, W. P. (1980): Synovial fluid particle analysis in equine joint disease. Mod. Vet. Pract. 61, 993–995. — TEW, W. P., and R. P. HACKETT (1981): Identification of cartilage wear fragments in synovial fluid from equine joints. Arthr. Rheumatism 24, 1419–1424.

VERSCHOOTEN, F., and A. DE MOOR (1974): Infectious arthritis in cattle: a radiographic study. J. Am. Vet. Radiol. Soc. 15, 60–69.

WALZ, J. (1979): Histologische Untersuchungen zur Erfassung der Klauenhornqualität. München, Vet. Med. Diss. — WEICHSELBAUM, T. E. (1946): An accurate and rapid method for the determination of proteins in small amounts of blood serum and plasma. Am. J. Clin. Path. 16, 40. — WIERENGA, H. K., and D. J. PETERSE (Eds.) (1987): Cattle housing systems, lameness and behaviour. Nijhoff Publ., Dordrecht, Boston, Lancaster. — WILT, J. G. DE (1985): Behaviour and welfare of veal calves in relation to husbandry systems. Thesis, Wageningen.

ZEEB, K. (1987): Tierschutzprobleme bei der Haltung von Rindern. Tierärztl. Umsch. 42, 526–532.

CAPÍTULO 12
Sistema Nervoso Central

M. STÖBER

Ao examinar o cérebro e a medula espinhal (bem como os nervos correspondentes) de bovinos acometidos por enfermidades do sistema nervoso central, o veterinário depende da observação das *alterações* nem sempre aparentes nas *"reações" espontâneas e provocadas dos pacientes,* comparadas com o comportamento normal de animais (examinados) na mesma idade e mantidos nas mesmas condições. Para tal, necessita-se de *talento de observação, experiência* correspondente e *paciência.*

12.1 Anamnese

Todas as informações da anamnese (como inquietação, depressão ou funções do sistema nervoso central alteradas) merecem atenção, entre outros, devido ao fato de que certas afecções do sistema nervoso central ocorrem somente em *ataques recidivantes* ou em *determinadas situações circunstanciais.* Além disso, torna-se perigoso para auxiliares e o veterinário o contato com um bovino *com raiva* (Fig. 455) reconhecida tardiamente, obrigando muitas vezes à vacinação de todas as pessoas participantes. (Antes de examinar detalhadamente um bovino com histórico de distúrbios no sistema nervoso central, é necessário excluir a suspeita de raiva; senão, deve-se colocar também nos braços e nas mãos adequada vestimenta de proteção.) Para *completar o histórico* — de acordo com o caso — as seguintes perguntas adquirem importância para o esclarecimento de afecções do cérebro e da medula espinhal: freqüência de doenças dentro de uma mesma linhagem, em grupos de certa faixa etária, sob certas condições de criação ou de nutrição; correlação de tempo entre o aparecimento da doença e o transporte, mudança de lote, situação climática extrema no estábulo, época de pastoreio/troca de pastagem, cio, cobertura, parto, pico de lactação ou doenças de outros sistemas orgânicos; febril ou afebril, evolução rápida (hiperaguda a aguda) ou mais lenta (subaguda a crônica), progressiva ou estacionária; acometimento simultâneo de animais de outras espécies ou contato do paciente com estes.

12.2 Exame clínico geral

Às vezes, os indícios da presença de afecção no cérebro e/ou medula espinhal surgem apenas durante o exame do estado geral do animal acometido, principalmente no controle da *postura corporal* e do *comportamento* (seção 9.6, Prancha 19). Os indícios são irritabilidade sensomotora (localizada ou generalizada) diminuída, aumentada ou alterada de outra forma. Esses sintomas devem sempre ser motivo para um exame específico do sistema nervoso central (bem como de outros órgãos claramente afetados).

12.3 Método de exame

O objetivo do exame neurológico é, primeiramente, identificar a *sede da patologia* no cérebro ou medula espinhal; em seguida, tenta-se (através de exames complementares) esclarecer sua *causa.* Para conseguir tal intento, deve-se *prosseguir* da seguinte maneira e considerar que muitas doenças do sistema nervoso central próprias dos bovinos são acompanhadas de *sinais* bem *característicos* (= patognomônicos) (ver Quadro 73).

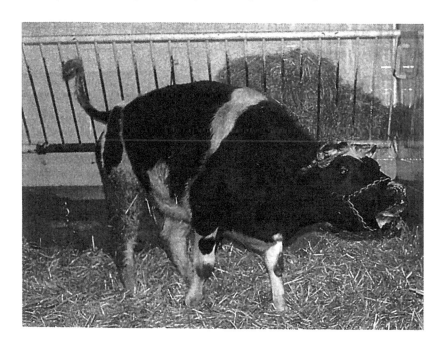

Fig. 455 Comportamento de uma vaca com raiva: ataques de mugido, salivação, relaxamento na higiene corporal, paresia dos membros posteriores, pressão para defecar e urinar (tenesmo).

Em primeiro lugar, são observados atentamente os *parâmetros gerais controlados pelo sistema nervoso central* do (ou dos) paciente(s), em comparação com os dos animais saudáveis do rebanho e avalia-se o *estado de consciência (sensório)* do animal acometido. Durante esse procedimento, deve-se tomar o cuidado de não considerar como distúrbios nervosos centrais os comportamentos anormais desencadeados por dor ou pelo tipo de criação (Quadros 1 e 12). Em seguida, o *crânio (cabeça)* e a *medula espinhal (pescoço, dorso e cauda)* são submetidos a inspeção, palpação, prova de mobilidade e percussão dolorosa. Para uma localização mais exata da sede da lesão e de sua gravidade, dependendo do caso, podem-se realizar *exames neurológicos ou de reflexo na região possivelmente atingida.* (Os distúrbios de inervação dos membros são abordados no capítulo sobre o Sistema Locomotor (Seção 11.2) e a avaliação dos Órgãos dos Sentidos é abordada em um capítulo especial (Seção 13.1).

Se os achados clínicos levam à suspeita de presença de doença infecciosa, distúrbio metabólico ou intoxicação afetando o sistema nervoso central, é de suma importância, para o estabelecimento do diagnóstico, *controlar as instalações e a alimentação,* bem como as *demais circunstâncias ambientais;* no esclarecimento etiológico de malformações congênitas do cérebro ou da medula espinhal, o mesmo é válido para a *investigação e a comparação dos antecedentes do portador.* O *reconhecimento imediato* de doenças incuráveis do sistema nervoso central é um pré-requisito para que se possam, então, tomar as decisões cabíveis relativas com a sanidade animal, a lei de proteção aos animais e/ou considerações de ordem econômica, como sacrificar o animal doente e eliminá-lo sanitariamente ou abater o mesmo e aproveitá-lo. No caso de doenças neurológicas com incidência elevada em um rebanho, transmissíveis ou oriundas de intoxicações, é essencial *descobrir a origem do problema o mais rapidamente possível,* para eliminá-la e evitar, assim, que o prejuízo aumente. Em síndromes hereditárias do sistema nervoso central, o mesmo é válido para a exclusão de portadores do caractere, bem como de seus antecedentes portadores do rebanho. Algumas patologias do sistema nervoso central de bovinos são, no entanto, *passíveis de cura* sempre que diagnosticadas a tempo e tratadas adequadamente.

Conforme os achados neurológicos levantados em um animal doente, podem ser finalmente conclusivos os *exames complementares,* como por exemplo a *punção de liquor* (com o preparo laboratorial do líquido cerebral ou da medula espinhal), o *teste de transcetolase* ou (após a morte) *exames* anatomopatológicos, histológicos, bacteriológicos ou virológicos *do tecido cerebral ou medular.* Em determinadas patologias nervosas centrais de bezerros, o mesmo vale para o *exame radiológico* dos envoltórios ósseos, bem como das cavidades craniana e medular. A *eletroencefalografia* atualmente só é usada em bovinos para fins de pesquisas fundamentais não-clínicas.

12.4 Alterações do comportamento

Os conhecimentos obtidos pela pesquisa comportamental moderna de animais domésticos (*etologia*) vêm adquirindo cada vez mais importância para a diferenciação entre reações normais e aquelas de origem nervosa central. A etiologia diferencia os seguintes "*ciclos funcionais*", dentro dos quais também há "*modelos comportamentais*" para o bovino, os quais, em sua maioria, estão descritos mais detalhadamente em outros capítulos deste livro e significam saúde e bem-estar, isto é, são considerados "normais".*

▷ *Comportamento relacionado com o meio ambiente:* comportamento com relação ao pessoal da fazenda e a pessoas "estranhas", outras espécies animais, objetos não-vivos ou em situações perigosas (curiosidade, desvio, fuga, defesa, agressão).
▷ *Comportamento de ingestão* (Seção 7.2): ingestão de alimento no estábulo ou no pasto, ingestão de água, mamar ou beber de bezerros, ruminação.
▷ *Comportamento de eliminação:* eructação (Seção 7.2), defecação (Seção 7.3), micção (Seção 8.5).
▷ *Comportamento de locomoção:* levantar, permanecer em estação, caminhar, trotar, deitar** (Seção 11.2).
▷ *Comportamento recreativo:* deitar, repousar, dormitar (Ruckebusch, 1984).
▷ *Comportamento reprodutivo:* cio, comportamento dos parceiros sexuais durante o acasalamento, parturição (Seção 9.5, 10.1 e 10.2).
▷ *Comportamento social:* reação a outros indivíduos da mesma espécie, à prole ou ao rebanho como um todo (brincadeiras, "interesse" ativo e passivo, brigas de hierarquia).
▷ *Comportamento de conforto ou higiene corporal:* lamber a própria pelagem ou a de outros animais do rebanho, repulsão de insetos, seleção de um local protegido do tempo ou de outro local agradável de permanência.

Durante a observação detalhada e, se necessário, repetida do comportamento do paciente, deve-se prestar atenção principalmente às funções consideradas como alteradas, descritas no histórico ou averiguadas no exame clínico geral. Tal avaliação deve ser realizada de preferência no ambiente normal do paciente (mas, se possível, manter este calmo), como também em um ambiente estranho a ele, com relação a locomoção, ainda mais em repouso e em movimento. Animais caídos devem ser neurologicamente examinados em decúbito lateral e esternal. Qualquer *comportamento anormal* demonstrado por um animal ou por um grupo, seja no pasto, estábulo ou sob amarração, sejam bezerros, bovinos de recria ou engorda, vacas de leite, vacas-amas, touros de monta natural ou inseminação artificial, será logo notado pelos *tratadores,* assim como pelo *médico veterinário experiente* (Figs. 134, 135, 448, 449, 455, 456, 457; Prancha 19/a, c, e, f). No entanto, deve-se ter cuidado para que os chamados "*vícios*" (movimentos estereotipados, dando a impressão de "dementes" ou robô, que têm sua origem em erros de manejo ou de alimentação; (Quadro 12) ou as alterações comportamentais devido a processos dolorosos (Quadro 1) não sejam avaliados erroneamente como doença do sistema nervoso central. Os distúrbios comportamentais verificados em casos isolados, são um ponto de partida para decidir quais órgãos, incluindo suas inervações cerebrais ou medulares, devem ser examinados mais detalhadamente.

12.5 Sensório

A mencionada observação detalhada do paciente transmite, simultaneamente, uma impressão de seu *estado de consciência.* Os distúrbios de consciência em bovinos se manifestam por "*reações*" anormais aos *estímulos óticos, sonoros, olfatórios, gustativos ou táteis* provenientes do meio ambiente, como alimentação, ingestão de água, limpeza, ordenha, limpeza do estábulo, contato com animais vizinhos (criação estabulada) ou com o rebanho (pasto). De caso em caso, pode-se verificar uma reatividade intensificada ou diminuída a esses estímulos:

▷ *Excitação (excitabilidade sensomotora aumentada):* caracteriza-se por inquietação, medo, maldade, tendência aumentada

---

*A sincronização entre métodos intensivos de criação e formas de alimentação racionais, no que diz respeito às necessidades do bovino como animal produtivo dentro dos mencionados "ciclos funcionais" (suprimento de necessidades e prevenção de danos), não é somente uma exigência legal da Lei de Proteção aos Animais, como também é de importância vital para a rentabilidade de uma criação moderna.

**A possibilidade de um bezerro ou bovino se levantar ou se deitar a qualquer momento e sempre que assim o desejar é um importante critério do ponto de vista da Lei de Proteção aos Animais para a avaliação do bem-estar do animal estabulado.

SISTEMA NERVOSO CENTRAL 343

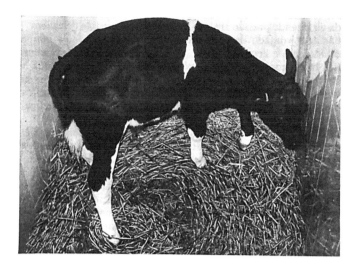

Fig. 456 Bezerro cego, com ataxia e que anda em círculo ("movimento de rodeio"), como pode ser notado pela disposição da cama de feno, que se enrolou em torno do membro posterior direito ("movimento de ponteiro de relógio") afetado por doença nervosa central (necrose cerebrocortical).

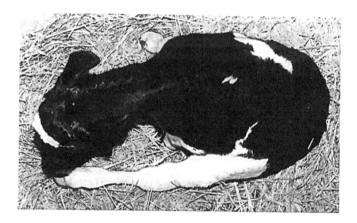

Fig. 457 Bezerro com paralisia total de ambos os membros posteriores (paraplegia posterior) devido a um trauma de parto por hiperextensão da medula espinhal entre a região lombar e sacral: o animal, que foi fotografado de cima, só consegue levantar-se até a posição de cão sentado.

para reagir ou agredir, às vezes somente jogo "nervoso" ou tremores dos olhos e das orelhas e, em casos extremos, mugidos, rebelião, libertação, fuga ou convulsões. Este comportamento ocorre permanentemente ou sob ataques provocados por estímulos leves.

▷ *Depressão (excitabilidade sensomotora diminuída):* o animal demonstra pouco ou nenhum interesse em comer e beber, quando em estação apresenta-se desanimado e, quando deitado, apóia a cabeça no chão, com o olhar fixo e triste. Não reconhece o pessoal e não tem vontade de se mexer. Podem estar reduzidas as lambidas do focinho, a movimentação das pálpebras (→ córnea seca), o jogo das orelhas e as abanadas da cauda (→ não repele as moscas). De acordo com o grau de tais distúrbios de consciência deve-se diferenciar entre *apatia, sonolência, sopor* (prostração mórbida), *estupor* e *coma* (inconsciência completa com suspensão de todas as funções corporais e dos reflexos, exceto a circulação, a respiração e o reflexo corneano).

12.6 Crânio e coluna vertebral

À *inspeção,* são examinados *cabeça, pescoço, dorso* e *cauda* do paciente, quanto à forma e à postura, bem como possíveis aumentos ou reduções de volume (assimetrias) ou ferimentos. Nessa ocasião, também se deve verificar a posição das orelhas, pálpebras, bulbo ocular e lábios com relação à cabeça, bem como o posicionamento da língua e da fenda bucal. Quaisquer desvios do normal devem ser examinados subseqüentemente por *palpação* (protuberância na região frontal; ptose uni ou bilateral de orelha, pálpebra superior ou lábio superior; falta de fechamento palpebral, enoftalmia ou exoftalmia, estrabismo convergente, divergente, de vergência para cima ou para baixo ou nistagmo rotatório; prolapso lingual, "maxilar trancado" ou "maxilar mole", "focinho torto", mastigar vazio; opistótono, emprostótono, torcicolo lateral ou rotatório; lordose, cifose, escoliose ou torção da coluna vertebral; atrofia muscular circunscrita; cauda baixa, em forma de cunha, dobrada ou rotatória, "cauda de carneiro" ou cauda elevada constantemente em forma de braço de bomba manual, necrose da ponta da cauda). O respectivo local deve ser examinado quanto a consistência anormal, ocorrência de espasmos musculares, crepitação ou dor à pressão, bem como mobilidade ativa ou passiva aumentada ou reduzida; para isto, explora-se se necessário, também a cavidade oral, a faringe e o reto (para averiguação do tônus labial, lingual, da musculatura de mastigação e deglutição, ou do ânus e do reto, bem como para palpação das vértebras lombares e sacrais por baixo). Em caso de suspeita correspondente, realiza-se também uma *percussão dolorosa* (Seção 2.3) no crânio, nos processos transversais das vértebras cervicais e nos processos espinhosos de toda a coluna vertebral. Na região frontal, efetua-se, além disso, uma *percussão sonora* do seio frontal (Seção 2.3). Eventuais lesões próximas do sistema nervoso central podem ser cuidadosamente *sondadas* sob condições usuais de cautela (Seção 2.3) no animal bem contido e, se necessário, sedado.

12.7 Capacidade de movimentação

Os subseqüentes *exames de inspeção e palpação da movimentação ativa ou passiva (motricidade) e da mobilidade passiva ou provocada (motilidade)* de cada parte corporal, bem como do *estado de tensão muscular (tônus muscular)* averiguado simultaneamente, fornecem, de acordo com o caso, as alterações descritas a seguir.

▷ *Paralisias:* deve-se diferenciar, de acordo com o grau do distúrbio funcional, entre *paresia* e *paralisia* (paralisia incompleta ou completa); conforme o tônus muscular associado, entre paralisia *flácida* e *espástica;* de acordo com a localização da lesão nervosa, entre paralisia *central* e *periférica,* bem como de acordo com o membro afetado entre *mono* ou *paraparesia* (ou *plegia;* Figs. 448, 449, 453, 454, 457) *anterior* ou *posterior, hemiparesia* (ou *hemiplegia*) *direita* ou *esquerda,* ou *tetraparesia* (ou *tetraplegia*). Para a paralisia de outras partes corporais, são válidas as denominações correspondentes. A estimulação (agulhada leve ou toque com o estimulador elétrico) do membro paralisado provoca uma reação fraca ou ausente do mesmo (respectivamente, paresia e paralisia) quando a inervação sensorial estiver mantida (inclusive as vias sensoriais espinhais) e o animal apresentar outras reações de dor (tremores dos músculos cutâneos, movimentação com a cabeça, movimentos com a cauda etc.). O exame conscencioso da motilidade passiva e do tônus muscular das extremidades exige que o mesmo seja feito no animal em decúbito, o que, na prática, dificilmente é realizável no bovino adulto. Paralisias flácidas prolongadas provocam *atrofias por inatividade* nos músculos afetados.

▷ *Contrações musculares patológicas:* A tensão *tônica* excessiva, *persistente,* da musculatura esquelética se manifesta por *espasmos* localizados ou generalizados e *contrações tetanóides* (semelhantes às do tétano). Nas *contrações musculares clônicas, em ataques,* ocorrem — de acordo com a extensão — *tremores* (tremores musculares como em forma de nistagmo, Seção 13.3), *mioclonias* (contrações musculares no animal em estação) ou *convulsões* ("movimentos de andar ou pedalar" contraídos e repetidos no animal com síndrome da vaca caída, como por exemplo na tetania do pasto). Após uma crise grave de convulsões clônicas, geralmente se segue uma fase de esgotamento sem convulsões. Um espasmo persistente da musculatura de mastigação é chamado de *"maxilar fechado"* ou *trismo,* enquanto espasmos rápidos e *mastigar vazio* acompanhado de ranger de dentes são denominados de *bruxismo.*

▷ *Capacidade de coordenação:* bovinos em estação normalmente possuem uma ordenação harmônica de suas partes corporais, resumidas pelo termo "postura" (Seção 2.4) e realizam *movimentos "coordenados"* ao levantar, andar, trotar e deitar. O *controle* da sincronização desses movimentos é efetuado por proprioceptores periféricos, nervos sensoriais aferentes, nervos espinhais ascendentes, cerebelo (como reguladores superiores também os analisadores ótico e de equilíbrio, bem como o córtex cerebral), nervos espinhais descendentes e nervos motores eferentes junto com seus músculos efetores. A capacidade de coordenação motora, portanto, também deve ser verificada em pacientes providos de *venda nos olhos.* Eventuais falhas nessa coordenação — nos casos em que a musculatura está com funcionamento normal — se apresentam na forma de ataxias, dismetrias e movimentos compulsivos. As *ataxias* estão baseadas, de acordo com o caso, em captação, transmissão, efetuação ou controle insuficientes dos estímulos dos proprioceptores (ataxia periférica, espinhal, cerebelar ou cortical). Os animais com ataxia mantêm os membros afastados e ficam em estação com insegurança; ao andar, posicionam os membros de forma incerta; em casos graves, há impossibilidade de se levantar e permanecer em estação (astasia). Como *dismetria* se compreendem movimentos não efetuados ou realizados de forma errada, em geral devidos a lesões cerebelares, determinando por exemplo tremores intencionais ou levantamento da cabeça com dificuldade ou incapacidade de se levantar ou andar tipo "marcha militar" com levantamento exagerado (hipermétrico) dos membros anteriores. Uma locomoção hipométrica, isto é, rígida com pouca flexão dos membros ("semelhante a soldado de chumbo") indica lesão medular; em caso de aparecimento unilateral, porém, paralisia vestibular do lado oposto. *Movimentos compulsivos* são movimentos locomotores anormais persistentes ou estereotipados repetitivos, como pressão para a frente ou para o lado (propulsão ou lateropulsão), "pressão da cabeça", "balançar" da cabeça e do pescoço, encostar o ombro ou a anca nas estruturas do estábulo, andar (em caso de animais com síndrome da vaca caída, se arrastar) contínuo em círculo (= *"movimento de rodeio"*) ou rodar em círculo sobre um membro posterior mantido em um mesmo lugar (*"movimento de ponteiro de relógio"*, Fig. 456; Prancha 19/f).

12.8 Síndromes nervosas centrais

A partir dos sintomas de mau funcionamento averiguados pelos exames descritos, é possível obter certos indícios sobre a localização da lesão ao sistema nervoso central. Os vários sintomas ocorrem juntos, como síndromes que são descritas adiante. Outros indícios sobre a localização das lesões patológicas podem ser obtidos pelos controles dos reflexos cerebrais, cerebelovestibulares e espinhais, a serem descritos subseqüentemente.

▷ *Síndrome de pressão intracerebral:* o animal fica teimoso, estúpido e até sonolento ou mesmo comatoso, isto é, fica isolado, com olhar vago ou olhos semifechados, a cabeça abaixada, apoiada ou fazendo pressão em algum obstáculo ("pressão da cabeça"); não tem vontade de se movimentar; ao ser guiado, a marcha é indolente e arrastada, mas coordenada; finalmente, o animal fica caído com opistótono, demonstrando reação diminuída ou inexistente aos estímulos dos proprioceptores e à dor; em casos individuais, podem ocorrer distúrbios visuais (com reflexo pupilar mantido), pressão para a frente, movimento em círculo ou bradicardia.

▷ *Síndrome cerebral:* comportamento "demente", sem consciência do que o cerca; visão alterada ou ausente (porém com reflexo pupilar mantido); ingestão como robô de alimento e água, e marcha como "máquina".

▷ *Síndrome cerebelar:* membros mantidos afastados quando em estação, marcha incoordenada, hipermétrica, em alguns casos opistótono, movimentos de rodeio ou de ponteiro de relógio, paresias, tremores de intenção, movimento balançante de cabeça e pescoço, nistagmo, apoio ou queda para o mesmo lado, em bezerros recém-nascidos também incapacidade de ficar em estação ou levantar; não há fraqueza muscular (reflexos de tendões mantidos).

▷ *Síndrome da base cerebral:* paralisia da mandíbula, que fica mais ou menos "balançante", com ou sem o envolvimento da língua, bem como impedimento mais ou menos pronunciado da apreensão, mastigação e deglutição de alimentos (em menor grau também de água); às vezes, ausência das funções dos nervos cerebrais.

▷ *Síndromes dos nervos cranianos:* nas lesões centrais dos nervos cranianos ocorrem sintomas de mau funcionamento, com grau variável, geralmente nas regiões inervadas descritas a seguir:

— *I. Nervo olfatório:* a perda da capacidade olfatória possivelmente determina a falta de movimentos evasivos quando se sopra fumaça dentro das narinas de um animal provido de venda nos olhos, porém não há experiências práticas a esse respeito; além disso, também são estimuladas por esse teste as vias sensoriais do nervo trigêmeo.

— *II. Nervo óptico:* capacidade visual alterada ou ausente; o animal esbarra em obstáculos; perda de reflexo de ameaça; o reflexo pupilar é mantido em caso de cegueira "central", localizada no córtex cerebral.

— *III. Nervo oculomotor:* queda completa (ptose) da pálpebra superior, dilatação da pupila (midríase), estrabismo divergente e para cima; perda do reflexo pupilar.

— *IV. Nervo troclear:* estrabismo rotatório (ângulo pupilar nasal virado para cima em decorrência de rotação do bulbo por seu eixo visual, ângulo temporal, ao contrário, virado para baixo) com simultâneo estrabismo divergente e para cima.

— *V. Nervo trigêmeo* (Fig. 458/a-d, f-h): de acordo com a localização e a extensão da lesão do *ramo oftálmico* e/ou *ramo maxilar,* ocorre falta de sensibilidade na linha mediana da cabeça, no chifre e na fossa temporal (nervo zigomático), região frontal (nervo frontal), pálpebras (nervos frontal, nasociliar, lacrimal, zigomático), chanfro e narina (nervos nasociliar, infra-orbitário), boca (nervo auriculotemporal), lábio superior ou inferior (nervos infra-orbitário ou mentoniano) e/ou língua (nervo lingual); "boca torta", paralisia; posteriormente, também atrofia da musculatura mastigatória e temporal, com restrição da mastigação ao lado saudável e "mascar" no lado acometido (*ramo mandibular*); no caso de paralisia mandibular bilateral, incapacidade de levantar o maxilar ("maxilar balançante") ou captar o alimento; neste caso, há perda dos respectivos reflexos (reflexo do lábio superior, de sucção, de pressão no palato, de mastigação, reflexo palpebral e/ou corneano).

— *VI. Nervo abducente:* proeminência do bulbo ocular para fora da órbita (exoftalmia), com simultâneo estrabismo convergente.

— *VII. Nervo facial:* geralmente, paralisia da musculatura da mímica unilateral e de caso em caso mais ou menos pronunciada → orelha, pálpebra superior e lábio superior pendurados flacidamente (ptose), bem como corrimento de saliva pela fenda

Prancha 19

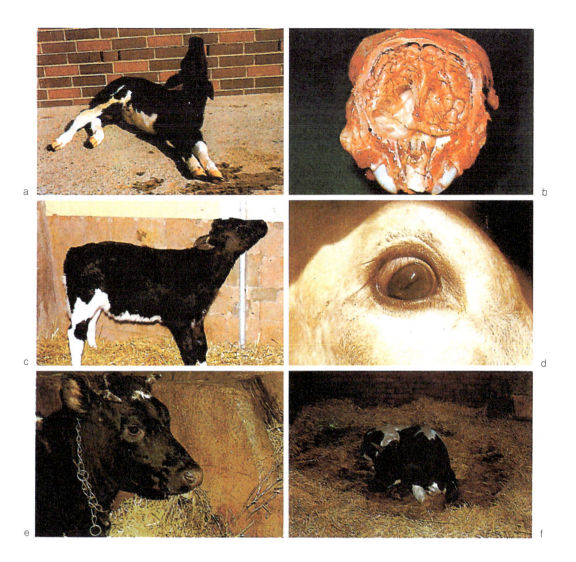

Exame do sistema nervoso central: controle da postura e do comportamento do paciente (Seções 2.4 e 12.4)

a. Bezerro com síndrome oculocerebelar devido a uma infecção intra-uterina com o vírus da diarréia viral bovina: astasia; opistótono; tentativas fracassadas de se manter em decúbito esternal; extensão espástica dos membros anteriores; cegueira
b. Cavidade craniana (achado de necropsia) na síndrome oculocerebelar devido a uma infecção intra-uterina com o vírus da diarréia viral bovina: hidranencefalia, hipoplasia cerebelar
c. Necrose cerebrocortical em um bovino jovem: cegueira repentina, postura opistotônica da cabeça, marcha atáxica, posição "de escuta" das orelhas, sem orientação no meio ambiente
d. Estrabismo rotatório na necrose cerebrocortical: a fenda da pupila não corre mais paralelamente à fenda palpebral
e. Abscesso para-hipofisário (síndrome da base cerebral, "maxilar balançante"): incapacidade para mastigar e deglutir o alimento apreendido ("fumar cachimbo"), paralisia do maxilar, da faringe e da língua, a relação com o meio ambiente está mantida
f. Listeriose ("doença do circular"): vaca caída com cabeça mantida para o lado e o membro anterior esticado; além disso, ptose de orelha, pálpebra superior e lábio superior (paralisia facial) no lado virado para o observador; arrastamento em círculo (identificado pela disposição do feno)

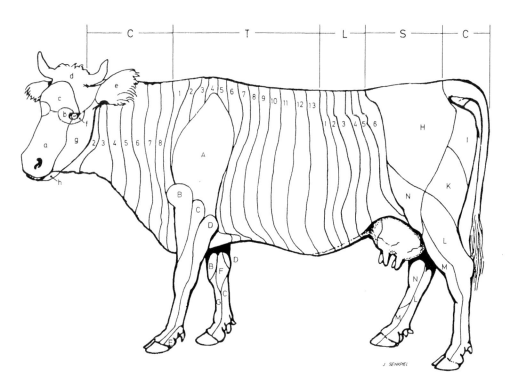

Fig. 458 Esquema das áreas cutâneas sensíveis correspondentes aos nervos cranianos e espinhais, que no animal vivo, no entanto, se sobrepõem: a = n. infra-orbitário; b = n. nasociliar; c = n. frontal; d = n. zigomático (ramo cornual para o chifre); e = parte sensorial do n. vago; f = n. lacrimal; g = n. auriculotemporal; h = n. mentoniano; C2-8 = nervos cervicais; T1-13 = nervos torácicos; L1-6 = nervos lombares; S = nervos sacrais; C = nervos coccígeos; A = n. braquiointercostal; B = n. axilar; C = n. radial; D = n. ulnar; E = n. mediano; F = n. musculocutâneo; G = n. mediano e n ulnar; H = nn. nervo cranial das nádegas; I = nn. nervo caudal das nádegas; K = n. glúteo caudal; L = n. tibial; M = n. fibular; N = n. safeno.

bucal do lado acometido; a incapacidade para fechamento das pálpebras (paralisia do músculo orbicular ocular) e a secreção reduzida de lágrimas podem levar a queratite por exposição; ausência dos reflexos auricular, de ameaça, palpebral, corneano e do lábio superior (em caso de forte irritação local, porém, há — devido à sensibilidade mantida nas áreas cutâneas e/ou mucosas atingidas — outras reações, como por exemplo desvio da cabeça; em processos patológicos prolongados, ocorre coloração escura dos dentes incisivos do lado acometido).

— *VIII. Nervo vestibulococlear:* surdez de grau variável e/ou cabeça em posição oblíqua (o lado acometido fica mais baixo que o lado saudável); ocasionalmente, nistagmo e distúrbios de equilíbrio (estrabismo para baixo no lado acometido, estrabismo para cima no lado saudável; encostar, pressão para o lado, andar em círculo, queda para o lado; hemiparesia dos membros ou impossibilidade de se levantar do decúbito lateral); ausência do reflexo labiríntico. Distúrbios das funções vestibulares ocorrem muitas vezes junto com paralisia do nervo facial do mesmo lado.

— *IX. Nervo glossofaríngeo:* distúrbios sensoriais na região faríngea e laríngea; paralisia lingual parcial; em alguns casos, também dificuldade de deglutição (regurgitação); voz rouca; incapacidade ao reflexo de deglutição.

— *X. Nervo vago:* incapacidade de deglutir, regurgitação. Alteração da voz, estertorar, roncar, distúrbio da motilidade proventricular, timpanismo, sensibilidade reduzida na porção interna da concha auricular; perda do reflexo auricular e/ou de deglutição.

— *XI. Nervo acessório:* paralisia parcial da musculatura cervical (músculos trapézio, esternocefálico e braquicefálico); a cabeça é dirigida mais ou menos para o lado oposto.

— *XII. Nervo hipoglosso:* paralisia de língua, que fica levemente pendendo para fora da fenda bucal no lado acometido; porém, em caso de lesão bilateral grave deste nervo, a língua pende pronunciadamente para fora da fenda bucal; incapacidade para ingerir alimento; perda do reflexo lingual (em caso de irritação maior da língua, porém, ocorrem — devido à sensibilidade mantida na mesma — outras reações, como por exemplo desvio da cabeça).

▷ *Síndrome espinhal:* as paralisias por compressão da medula espinhal se manifestam (com a consciência do meio ambiente mantida) por perdas parciais ou totais da sensibilidade, dos proprioreceptores e/ou da motricidade (re)ativa dentro da região inervada pelo respectivo segmento medular, aparecendo subitamente (traumatismos) ou mais gradativamente (abscesso, inflamação circunscrita, degeneração ou tumor), de forma localizada ou generalizada. No caso de paraplegias, as perdas mencionadas também ocorrem nas partes corporais localizadas caudalmente da região inervada pelo respectivo segmento medular. Dessa forma, as lesões da medula espinhal cervical podem ter conseqüências mortais (participação da medula oblonga com paralisia respiratória, timpanismo e tetraplegia) ou determinar "pescoço torto" (torcicolo), bem como marcha rígida, atáxica hipométrica nos membros anteriores, ocasionalmente também queda devido a movimentos passivos da coluna vertebral cervical. Na vizinhança imediata de lesões agudas na medula espinhal torácica ou lombar (Fig. 457), às vezes ocorre uma hiperestesia pronunciada da pele, que se apresenta nitidamente fria na região caudal à lesão. Os seguintes indícios e os exames dos reflexos espinhais (ver adiante) servem para determinar de maneira mais exata a localização das lesões espinhais.

— *Lesão entre C_1 e C_5:* ataxia e fraqueza das extremidades do lado acometido ou de todos os quatro membros, principalmente nos posteriores; reflexos de dor hiper-reativos nas extremidades; perda dos reflexos de tropeçar, se posicionar bem e dos tendões; perda da sensibilidade superficial nas áreas cutâneas relacionadas com a lesão (Fig. 458).

— *Lesões entre C_6 e T_2:* ataxia e fraqueza muscular, afetando com a mesma intensidade os membros anteriores e posteriores: reflexo de dor diminuído nas extremidades anteriores e aumentado nas extremidades posteriores; perda dos reflexos de tropeçar, se posicionar e dos tendões; perda da sensibilidade superficial nas regiões cutâneas correspondentes.

— *Lesão entre T_2 e L_3:* nos membros anteriores, não há características neurológicas; reflexos de dor hiper-reativos nos membros posteriores; ataxia e fraqueza muscular nos membros posteriores; em alguns casos, também perda dos reflexos de tropeçar, se posicionar bem e dos tendões nos membros posteriores; em certas circunstâncias, também postura de "cão sentado" (Fig. 457); perda de sensibilidade na região cutânea relacionada com a lesão.

— *Lesão entre L_4 e S_2:* reflexos de dor inalterados na frente

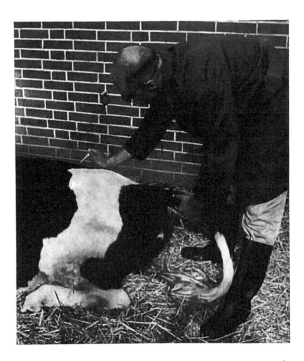

Fig. 459 Exame da sensibilidade superficial em uma vaca com síndrome da vaca caída: o examinador segura em uma das mãos a cauda da paciente, para controlar possíveis reações (tremor, puxão), e, com a outra mão apoiada no animal, provoca estímulos (picadas leves com agulha), de preferência com a mesma intensidade ao longo da linha média do dorso; simultaneamente, também observa a cabeça do animal, para verificar possíveis movimentos de defesa.

e diminuídos atrás; ataxia e paresia dos membros posteriores; paresia de cauda; em alguns casos, postura de "cão sentado" (Fig. 457); perda da sensibilidade superficial na região cutânea que corresponde ao local da lesão.

— *Lesão entre S_1 e S_3:* cauda e ânus flácidos; intestino (reto) e bexiga repletos.

Controle dos reflexos: eventuais distúrbios na *capacidade sensorial* ou *de sentir dor,* localizada na superfície corporal (Fig. 458) e na *capacidade sensorial dos propriorreceptores (sensação de profundidade, "reflexos tendíneos")* localizados nos músculos só podem ser detectados mais detalhadamente em ambiente calmo, conhecido pelo animal (com relação ao último reflexo mencionado, o paciente deve estar deitado relaxadamente). Nesse exame, devem-se averiguar a localização e a extensão da região acometida o mais exatamente possível, porque isso permite tirar conclusões sobre a sede da lesão no sistema nervoso central. Além disso, deve-se prestar atenção ao fato de que as reações reflexas específicas esperadas ao se efetuar o estímulo correspondente só podem ocorrer se todo o arco reflexo correspondente estiver inalterado. Nos *reflexos de proteção e defesa "diretos",* os arcos reflexos são formados somente de nervos aferentes (sensoriais ou proprioceptivos), local central de comutação e nervos motores eferentes junto com músculo(os) efetor(es). Nos *reflexos de postura e correção "indiretos",* participam também nervos espinhais ascendentes e descendentes, bem como cerebelo e labirinto, e as respectivas reações podem ser corrigidas através de impressões ópticas ou "conscientemente" (córtex cerebral). Por isso o exame dos reflexos deve ser realizado sempre em animais providos de venda nos olhos.

Para o controle da *sensibilidade superficial* (Fig. 459), são estimuladas as áreas consideradas hipersensíveis ou insensíveis, em comparação com as áreas cutâneas aparentemente com sensibilidade normal. Para isto realiza-se pressão digital gradativamente aumentada (= palpação profunda ou dolorosa, Seção 2.3), picadas leves com agulha (Fig. 459), beliscões de dobras cutâneas (se necessário com a pinça para exame de cascos[7]), percussão de partes ósseas proeminentes (com a extremidade romba do martelo de percussão[8]) ou estímulos elétricos (estimulador elétrico[9]; Fig. 60). Os *reflexos proprioceptivos* ou *"dos tendões"* são examinados por meio da percussão de certos tendões (= pontos de inserção dos músculos no esqueleto). Para o controle dos *reflexos de postura* e *correção,* o paciente é colocado em certas posições ou situações.

As *respostas obtidas aos estímulos* provocados durante o exame dos reflexos só podem ser *avaliadas* como *"válidas"* quando é possível reproduzi-las por exames repetidos. Se for o caso, devem ser avaliadas da seguinte maneira:

▷ *qualitativamente* — no lugar da reação esperada (por exemplo, puxar o membro ao se picar a pele interdigital deste membro),

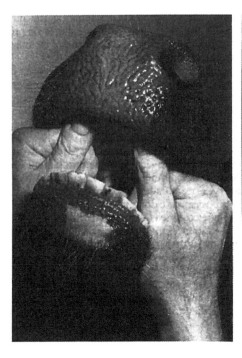
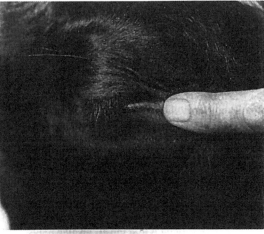

Figs. 460 e 461 À esquerda: exame do reflexo palatal; à direita: exame do reflexo palpebral.

SISTEMA NERVOSO CENTRAL 347

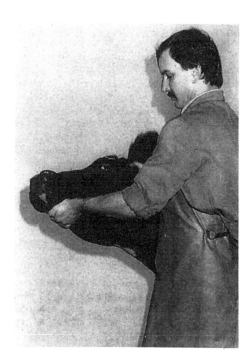

Fig. 462 Exame do reflexo oculocervical.

pode ocorrer um espasmo com extensão do membro contralateral (como expressão de uma paraplegia) ou um movimento de desvio com cabeça e pescoço (indica perda do nervo motor do arco reflexo "direto" e manutenção dos nervos sensoriais aferentes periféricos e espinhais);
▷ *quantitativamente* — de acordo com a intensidade da reação observada, esta é avaliada como ausente (−), normal (○) ou excessiva (+);
▷ *reflexos cerebrais:* a *sensibilidade superficial* da pele da cabeça é examinada da maneira já descrita (leves picadas com agulha com olhos tapados ou vendados); os ramos do nervo trigêmeo responsáveis pela inervação sensorial das diversas partes da cabeça estão demonstrados na Fig. 458/a até h. No mais, de acordo com o caso, os seguintes reflexos a serem examinados na região da cabeça podem ser esclarecedores.

— *Reflexo do lábio superior:* na palpação do lábio superior, este se apresenta normalmente como "teso", mas na paralisia facial está nitidamente flácido (palpação comparativa simultânea de ambos os lados do lábio superior); arco reflexo: nervo trigêmeo/nervo facial.

— *Reflexo palatal* (Fig. 460): após introduzir-se a mão na fenda bucal (na região sem dentes), a boca se abre reflexamente ao pressionar-se o palato duro com o polegar; arco reflexo: nervo trigêmeo/nervo mandibular, nervo facial.

— *Reflexo lingual:* o beliscar ou picar da ponta da língua determina a retração da língua; arco reflexo: nervo lingual trigêmeo/nervo hipoglosso.

— *Reflexo de sucção:* a introdução de um dedo na boca de um bezerro determina movimentos de sucção; arco reflexo: nervo lingual trigêmeo/nervo hipoglosso, ramo mandibular do trigêmeo.

— *Reflexo de mastigação:* a introdução de alimento fibroso na boca de bovinos adultos leva a mastigação reflexiva do mesmo; arco reflexo: nervo trigêmeo/ramo mandibular do trigêmeo.

— *Reflexo de deglutição:* o alimento ou bolo medicamentoso depositado atrás da proeminência da língua é deglutido; arco reflexo: nervo trigêmeo/nervo glossofaríngeo, nervo vago; a perda desse reflexo determina um "mastigar formando bolo" e/ou regurgitação.

— *Reflexo de ameaça* (Figs. 487 e 488): uma aproximação rápida da ponta do dedo indicador em direção ao olho, não acompanhada de movimento perceptível de ar (!) (também estalar com os dedos ou afastamento dos dedos na frente do olho), normalmente determina um desvio de refugo de cabeça e pescoço, bem como o fechamento das pálpebras; arco reflexo: nervo óptico/nervo acessório, primeiros nervos cervicais, isto é, nervo facial, por isso também chamado de reflexo opticofacial.

— *Reflexo palpebral* (Fig. 461): ao tocar cuidadosamente o canto medial do olho, aproximando-se pelo chanfro (quer dizer "sem ser visto"), as pálpebras do respectivo olho, e não raramente também as do outro olho, se fecham (arco reflexo: nervo infratroclear trigêmeo/nervo facial) e o olho do lado tocado se retrai para dentro da órbita (arco reflexo: nervo infratroclear trigêmeo/nervo abducente).

— *Reflexo corneano* (só deve ser examinado em animais

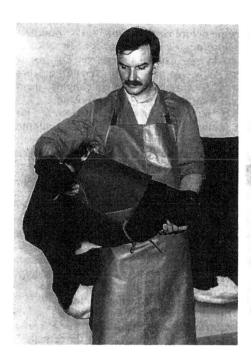 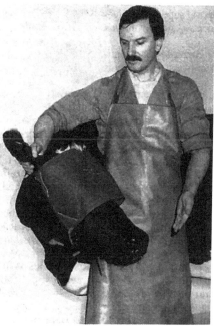

Figs. 463 e 464 Exame do reflexo labirinto-proprioceptivo.

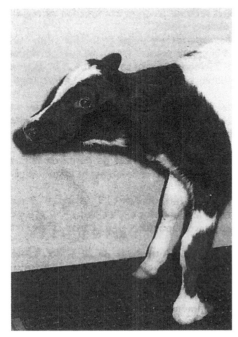 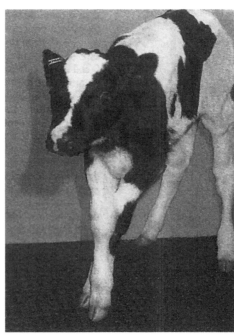

Fig. 465 e 466 Exames dos reflexos do boleto e do cruzamento dos membros (à esquerda e à direita, respectivamente).

em coma ou anestesiados): um toque leve na córnea com um chumaço de algodão previamente umedecido em água (= estímulo do nervo nasociliar trigêmeo) determina uma retração imediata do bulbo (nervo oculomotor, nervo abducente), bem como o fechamento das pálpebras (nervo facial).

— *Reflexo pupilar* (Figs. 480 e 481): após tampar ambos os olhos (→ dilatação da pupila), o feixe de luz forte que incide no olho aberto para este fim determina um estreitamento visível da pupila do olho aberto (= reflexo pupilar direto) *e* do olho ainda fechado (= reflexo pupilar consensual), no qual a pupila se apresenta primeiramente vertical ovalado (= midríase) e, então, vertical em forma de fenda (= miose); arco reflexo: nervo ótico/nervo oculomotor. (Cuidado: na cegueira "central", isto é, localizada no córtex cerebral, há perda do reflexo de ameaça, mas não do reflexo pupilar.)

— *Reflexo auricular:* a introdução de um dedo na concha auricular e no meato acústico externo leva a movimentos "pendulares" de defesa da respectiva orelha, bem como retirada da cabeça; arco reflexo: nervo vago, nervo temporal superficial trigêmeo/nervo facial, ou seja, nervo acessório e primeiros nervos cervicais.

▷ *Reflexos cerebelovestibulares de postura e correção* são examinados quanto ao seu pleno funcionamento também em animais providos de venda nos olhos.

— *Reflexos de levantar:* normalmente, os bovinos em decúbito lateral ou os bezerros colocados nesta posição são capazes (se necessário, após leve toque; Seção 1.2) de se posicionarem em decúbito esternal através de movimentos laterais oscilantes com a cabeça e o pescoço, bem como por "ajuntar" coordenadamente os membros embaixo do corpo e, em seguida, de se levantarem com a ajuda de cabeça e pescoço (movimento para cima e para baixo), primeiro pelos membros posteriores e "carpeando" com a parte anterior do corpo, para então se levantarem também pelos membros anteriores. Em caso de distúrbio nas estruturas nervosas centrais que participam desse processo (principalmente do cerebelo), o procedimento só é realizável de forma hesitante e trabalhosa, incompleta, ou pode até não ser realizável (permanência em decúbito, permanência na posição meio levantada, volta à posição inicial ou queda; Prancha 19/a).

— *Reflexo oculocervical:* durante o virar passivo rápido da cabeça ao longo de seu eixo longitudinal (Fig. 462), o eixo ocular permanece praticamente na posição original, isto é, na direção adquirida antes desse movimento, enquanto a fenda pupilar sempre fica horizontal, independentemente da respectiva posição da cabeça (baixa, normal, elevada).

— *Reflexo labirinto-proprioceptivo:* após movimentos forçados para cima, para baixo ou para o lado da cabeça provida de venda nos olhos, com o subseqüente soltar da cabeça, normalmente seguem-se movimentos de correção correspondentes (retorno à posição inicial), sem que ocorram distúrbios de equilíbrio (Figs. 463 e 464).

— *Reflexo de nistagmo vestibular:* o virar passivo rápido da cabeça em direção lateral determina um nistagmo horizontal para o respectivo lado.

— *Reflexo do boleto:* o membro obrigado a se apoiar sobre o boleto é colocado imediatamente na posição correta após soltar-se o mesmo; em caso de patologia, o membro continua sendo apoiado sobre o boleto (Fig. 465).

— *Reflexo de cruzamento dos membros* (Fig. 466): quando um membro é colocado em frente ao membro oposto de forma "cruzada", normalmente ocorre correção imediata da posição.

— *Reflexo de sobrepasso ou de tropeço:* um empurrão de surpresa vindo do lado do animal ou uma pressão forte na região do ombro ou da anca, de forma que o peso da parte corporal anterior ou respectivamente posterior fique em cima dos membros anteriores ou contralaterais respectivamente posteriores, determina um passo pequeno e rápido para o lado (sobrepasso), a fim de retornar à postura inicial com distribuição uniforme do equilíbrio.

▷ Os *reflexos espinhais* devem ser examinados de preferência em animais com venda nos olhos e, no que concerne aos membros, deitados relaxadamente. Nesse procedimento, deve-se distinguir entre *reflexos de proteção ou de defesa* (sensibilidade corporal superficial, reflexo da cernelha, da cauda, do ânus, do saco escrotal e interdigital) e *"reflexos tendíneos" proprioceptivos* (reflexo dos ancôneos, reflexo do carpo, patelar, do tarso e do boleto, defecação e micção reflexa):

— *Sensibilidade corporal superficial:* é examinada da maneira anteriormente descrita, sendo que a localização e a extensão das regiões com sensibilidade diminuída, ausente ou excessivamente aumentada têm valor diagnóstico (Fig. 459).

— *Reflexo da cernelha:* puxões fortes, em forma de beliscões de dobras de pele na cernelha, determinam um curvamento reflexo para baixo da coluna vertebral (ver "prova da cernelha",

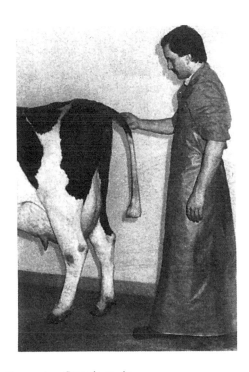

Fig. 467 Exame do reflexo da cauda.

Seção 7.5); em pacientes com focos piêmicos metastáticos e em touros idosos com espondilartrose deformante crônica, esta prova é sempre negativa ("coluna vertebral rígida").

— *Reflexo da cauda:* ao se tocar ou pegar a base da cauda, esta é puxada reflexamente para o períneo.

— *Reflexo do ânus:* o tocar do ânus ou a introdução de um dedo determina uma nítida contração do esfíncter anal, que em machos é bem mais forte do que em fêmeas.

— *Reflexo do saco escrotal:* o tocar ou passar o dedo determina um enrugamento da pele escrotal; este reflexo deve ser examinado em ambiente quente, pois do contrário o saco escrotal já se apresenta enrugado.

— *Reflexo interdigital:* o beliscar ou picar da pele interdigital determina uma retração reflexa do membro correspondente.

— *Reflexos dos tendões:* a percussão dos tendões de inserção nos ancôneos (um pouco acima do olécrano), do tendão do músculo extensor do carpo (dorsalmente, um pouco acima da articulação carpometacarpiana, Fig. 468), do ligamento patelar intermédio (um pouco dorsal na tuberosidade tibial), do tendão calcâneo comum (um pouco acima da tuberosidade calcânea, Fig. 469) ou do tendão do músculo extensor digital (dorsalmente, um pouco acima da articulação metacarpo(metatarso)falangiana) determina uma contração do músculo respectivo, ou seja, uma extensão da articulação respectiva, isto quando o arco reflexo está mantido.

— A *defecação* e a *micção* normalmente ocorrem após ser atingido um certo grau de enchimento do intestino/reto ou bexiga, que determina um estímulo reflexo por dilatação, "reconhecido" proprioceptivamente. Esses dois procedimentos são realizados conforme um "*modelo de comportamento*" (Seções 7.2 e 8.5).

12.9 Líquido cefalorraquidiano

A colheita de líquido cefalorraquidiano, que também pode ser feita em condições de campo, é realizada no bovino através de punção do espaço subaracnóideo, na região pós-occipital ou lombar. Quando vários animais estão doentes simultaneamente, é recomendável puncionar aqueles que apresentarem os sintomas nervosos centrais mais nítidos. Para evitar o carreamento de germes para o espaço do liquor, devem ser respeitados ao máximo os cuidados com a assepsia durante a introdução da agulha e a aspiração. Além disso, devem ser evitados quaisquer movimentos desnecessários com a agulha, bem como aspirações fortes com a seringa, para que não ocorram sangramentos devido à punção (que dificultam o exame). A agulha a ser usada (80 a 100 mm de comprimento, 1,2 a 1,8 mm de espessura)[1] deve ter um mandril esmerilhado. O lúmen das seringas e agulhas deve ser umedecido com um agente anticoagulante (citrato de sódio, heparina ou solução de EDTA), para impedir uma eventual floculação ou coagulação de liquor rico em fibrinogênio.

▷ *Punção pós-occipital:* o animal é derrubado e amarrado, se necessário também sedado, para efetuar-se esta intervenção. A cabeça é flexionada ao máximo em direção ventral e bem contida junto com o pescoço (Figs. 471 e 472). A agulha é segurada com ambas as mãos e, sob contato (polpa da mão, antebraço) com o corpo do animal, é introduzida no meio de uma linha que liga as bordas anteriores de ambas as asas do atlas, isto é, paralelamente à linha do chanfro do paciente. Durante o avanço lento, a agulha passa pela borda inferior do occipital para o forame magno, alcançando a dura-máter (clara reação de defesa) e, após perfurar a mesma, entra na cisterna cerebelomedular (Fig. 470), que se comunica com o quarto ventrículo cerebral. Agora, o mandril é retirado, ocorrendo então geralmente a saída espontânea de líquido cefalorraquidiano (ou aspirando-se o mesmo por meio de uma seringa; Fig. 473); caso contrário, o mandril

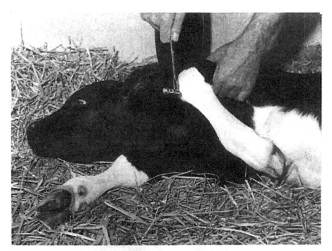

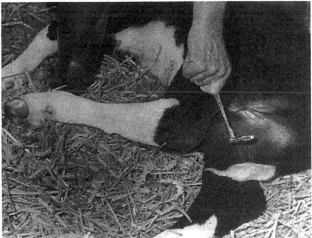

Figs. 468 e 469 Exame do reflexo do carpo (em cima) e do reflexo do tendão calcâneo comum (embaixo) em um bezerro deitado relaxadamente.

Fig. 470 À direita: corte longitudinal do crânio e do encéfalo do bovino, para demonstrar a localização da cisterna cerebelomedular (modificado segundo Pasquini, 1982; a seta mostra a direção da introdução da agulha na punção pós-occipital).

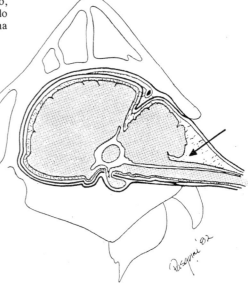

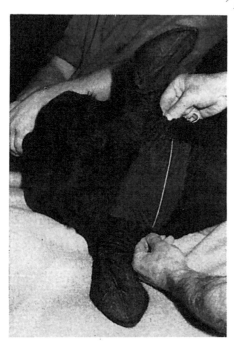

Figs. 471, 472 e 473 Punção de liquor na região pós-occipital em um paciente derrubado e amarrado, cuja cabeça é flexionada ao máximo em direção ventral e bem contida para este procedimento; à esquerda: colocação da linha de orientação na borda cranial de ambas as asas do atlas; embaixo à esquerda: introdução da agulha de punção no ponto de interseção da linha de orientação com a linha média; embaixo à direita: aspiração de liquor da cisterna cerebelomedular.

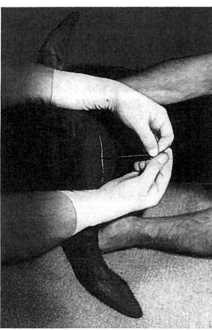
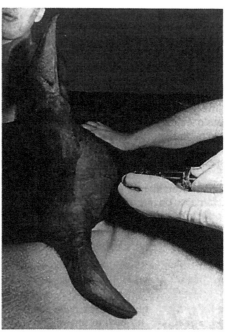

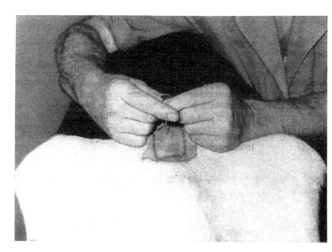 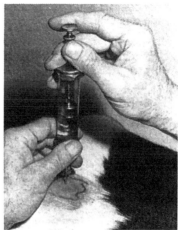

Figs. 474 e 475 Colheita de liquor por meio de punção lombar no bovino em estação. À esquerda (visão cranial): direcionamento da agulha com ambas as mãos para introduzi-la no espaço subaracnóideo (no meio do "sulco" entre os dois ângulos mediais do íleo); à direita (visão lateral): aspiração do líquido medular sob fixação simultânea da agulha de punção.

deve ser introduzido novamente e a agulha hipodérmica avançada ou recuada poucos milímetros. A colheita do liquor é efetuada preferencialmente de forma fracionada, recolhendo-se o líquido que sai da agulha em três a quatro tubos de ensaio colocados embaixo seguidamente. Caso seja necessário, excepcionalmente, aspirar o líquido cefalorraquidiano; devem ser usadas três a quatro seringas transparentes colocadas seguidamente com cuidado.

▷ *Punção lombar:* a colheita lombar do liquor é viável no animal em estação (contido nos dois lados por pega na dobra do joelho) ou colocado em decúbito. A introdução da agulha é feita no meio do "sulco" elástico (Fig. 474) situado entre os ângulos mediais do íleo, o processo espinhoso da última vértebra lombar e o sacro, segurando novamente a agulha com as duas mãos e introduzindo-a verticalmente, entrando as mãos em contato com o dorso do paciente. O alcance e a penetração na dura-máter são reconhecíveis por uma reação de dor súbita do animal. Aqui, ou poucos milímetros mais profundamente, pode ser obtido o liquor após a retirada do mandril.

▷ A *avaliação do líquido cefalorraquidiano* baseia-se nas características descritas a seguir.

— *Transparência e cor:* o liquor normal é incolor e claro como água. O mesmo vale para o liquor em todas as afecções encefalomielíticas não ligadas a um aumento considerável do teor de células e proteínas (processos inflamatórios bem delimitados, circunscritos, determinados por bactérias, listeriose, infecções virais, necrose cerebrocortical, intoxicação por chumbo). Extensas meningoencefalomielites bacterianas, porém, são acompanhadas de uma turvação mais ou menos pronunciada do líquido cefalorraquidiano, o que corresponde a um teor celular de, no mínimo, 200 leucócitos/μl ou 500 eritrócitos/μl. Além disso, o liquor pode espumar, flocular ou até coagular quando tiver um teor protéico particularmente alto; a coagulação corresponde a um teor protéico de mais de 10 g/l. Se o líquido cefalorraquidiano se apresentar contínua e uniformemente avermelhado na colheita fracionada correta, deve-se supor que há uma *mistura sanguínea de origem patológica;* porém, uma coloração avermelhada que aumenta ou diminui notavelmente durante a colheita do liquor indica *hemorragia devido a punção.* (No último caso, devem ser contados tanto os leucócitos quanto os eritrócitos do material puncionado, para apurar se os primeiros estão aumentados devido à doença ou artefato; para isso, compara-se a relação entre leucócitos e eritrócitos apurados no liquor com aquela do sangue e procede-se a uma correção correspondente. Caso o hemograma do animal seja desconhecido, efetua-se essa correção com base no fato de que a relação de leucócitos e eritrócitos no sangue situa-se na proporção de 1:1.000.)

— *Teor de proteínas:* para averiguação do teor de globulinas, deixam-se fluir duas gotas do liquor em 1 ml de reagente de Pandys[2] em um vidro de relógio, a partir da sua margem. A reação pode ser lida, então, perante um fundo escuro, como sendo −, +, ++ e +++ com turvação ausente, ligeiramente como fumaça, clara ou forte. O teor total de proteínas no líquido cefalorraquidiano, normalmente situado entre 0,1 e 0,4 g/l, está ligeiramente aumentado na necrose cerebrocortical (0,5 a 2,0 g/l), porém, na meningite (isto é, na meningite bacteriana, mais que na meningite viral) e após traumatismos (hemorragia subaracnóidea) notável a fortemente aumentado (1,0 até mais de 10,0 g/l). Um distúrbio funcional da barreira hematoliquórica deve ser admitido quando o teor protéico contido no líquido cefalorraquidiano colhido na região pós-occipital ou lombar ultrapassa um valor que corresponde a 7,0, respectivamente 8,7% do teor protéico no soro sanguíneo do paciente; quando o teor de imunoglobulina G no líquido cefalorraquidiano colhido na região pós-occipital ou lombar importa em mais de 0,7, respectivamente 0,8% do teor de IgG (reação imune local) (Schlote, 1988). (Na medicina humana, o último é válido também para o caso no qual o quociente de IgG/albumina apurado no liquor é maior do que o quociente IgG/albumina no soro sanguíneo.)

— *Teor de células:* a contagem das células contidas no líquido cefalorraquidiano é efetuada na câmara de Fuchs-Rosenthal,[6] com capacidade para 3,2 μl, preenchida, de acordo com o número esperado de células (baixo ou alto), com liquor nativo ou com líquido cefalorraquidiano diluído (em uma pipeta de leucócitos, na proporção de 1:10 com solução de Türk[3] ou de Samson[4]), corando assim seus leucócitos ao mesmo tempo. (Para expressar que todo o conteúdo de uma câmara de contagem foi apurado, muitas vezes se indica o número de células do liquor em N/3,2.) O liquor normal contém menos de 10 leucócitos/μl; seu número de células geralmente é um pouco mais alto na região lombar do que na pós-occipital. Na meningoencefalomielite não-purulenta, na listeriose e na necrose cerebrocortical, o número de células muitas vezes só está ligeiramente mais elevado (> 20 até 200/μl); o mesmo vale para processos circunscritos de origem bacteriana na região do cérebro ou da medula espinhal. Porém, na meningoencefalomielite purulenta, o número de células do líquido cefalorraquidiano é, na maioria dos casos, bem elevado, > 200 até 6.000/μl (pleocitose).

— *Quadro celular:* a fim de poder diferenciar melhor os leucócitos contidos no liquor, os mesmos devem ser concentrados mediante centrifugação cuidadosa (centrífuga de células[11]), no caso de teor celular menor que 500/μl, porém é melhor usar a câmara de sedimentação de Sayk[5] e o esfregaço assim confeccio-

Quadro 72 Achados obtidos com liquor nas principais afecções do sistema nervoso central de bovinos (praticamente de acordo com Doll, 1988)

Parâmetro	Valores normais	Necrose cerebrocortical	Encefalopatia por chumbo	Encefalite viral	Listeriose	Abscesso cerebral	Meningoencefalite bacteriana
Pressão (kPa)[a]	< 2,5	Aumentada	Aumentada	Normal até moderadamente aumentada	Normal até levemente aumentada	Normal até levemente aumentada	Nitidamente aumentada (até 6,0)
Cor	Incolor	Incolor	Incolor	Incolor	Incolor	Incolor	Incolor até branco-amarelada
Transparência	Clara	Clara, raras vezes levemente turva	Clara	Clara, raras vezes levemente turva	Clara	Clara	Turvação leve até forte
Teor de células nucleadas/μl[d]	0-10	25-200 Raramente mais	Em geral, < 10; raramente mais	Raramente > 100	20-200	Raramente > 100	200->1.000
Contagem celular diferencial:[d]							
Linfócitos	60-80%	Inicialmente, até 90%	55-75%	75-100%	20-60%	Em geral, predominantemente	Alguns
Monócitos	20-40%	Mais tarde predominantemente	25-45%	Poucos	40-80%		
Granulócitos neutrófilos	Raros, alguns	Nenhum	Nenhum	Poucos	< 10%	Circunstancialmente, até 80%	80-95%
Macrófagos		Mais tarde, presentes	0-10%		Presente		Alguns
Eritrócitos	Muito poucos, geralmente devido a punção	Aumentado (3.000-5.000 μl)	Muito pouco	Muito pouco	Muito pouco	Muito pouco	Moderadamente aumentado
Teor protéico (g/l)	0,1-0,4	Geralmente > 2,0	0,1-0,4	Geralmente, < 2,0	0,4-1,0	Geralmente < 2,0	Geralmente > 2,0
Reação de Pandy	–	–/+	–	–/++	–/+	–/+	++/+++
Teor de glicose (em % do teor plasmático de glicose)	0-80	80-100	70-80	70-80	80-140	60-80	10-60

a = medida em decúbito lateral; b = com terapia eficaz, às vezes há uma "queda leucocitária" sob concomitante aumento da proporção de monócitos e linfócitos; c = por exemplo, meningoencefalitemielite infecciosa septicêmica trombótica (MEMIST) dos bois de engorda; d = com relação à contagem celular através do teste de Schalm, ver Doll e Dirksen (1981).

nado deve ser corado panopticamente. Este enriquecimento deve ser efetuado imediatamente após a colheita do líquido cefalorraquidiano (no máximo, dentro de 30 minutos), visto que a durabilidade das células é pequena. No liquor normal, estão contidas quase que exclusivamente células mononucleares (isto é, linfócitos — 60 a 80% — e monócitos — 20 a 40%). O "liquor irritativo", bem como o líquido cefalorraquidiano de pacientes com necrose cerebrocortical ou listeriose, demonstram, ao lado de uma pequena parte de linfócitos (20 a 60%), mais monócitos (40 a 80%), mas só poucos granulócitos neutrófilos; na necrose cerebrocortical também eritrófagos bem como eritrócitos. Processos purulentos (abscesso cerebral ou medular e meningoencefalomielites sépticas) provocam um aumento celular muito acentuado, quase que exclusivamente de granulócitos neutrófilos polimorfonucleares.

— *Teor de glicose:* o líquido cefalorraquidiano normal contém 2,2 a 2,4 mmol de glicose por litro; seu quociente liquor-plasma sanguíneo-glicose importa 0,6 a 0,8 (Binkhorst, 1984; Grottker, Martens e Rüdiger, 1984). Nas afecções do sistema nervoso central de origem bacteriana, esse quociente é muitas

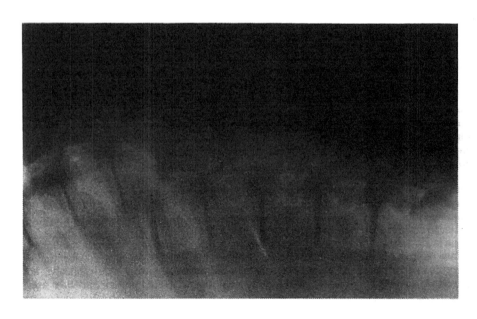

Fig. 476 Radiografia da coluna vertebral de um bezerro (luxação na região lombar devido a parto distócico).

SISTEMA NERVOSO CENTRAL 353

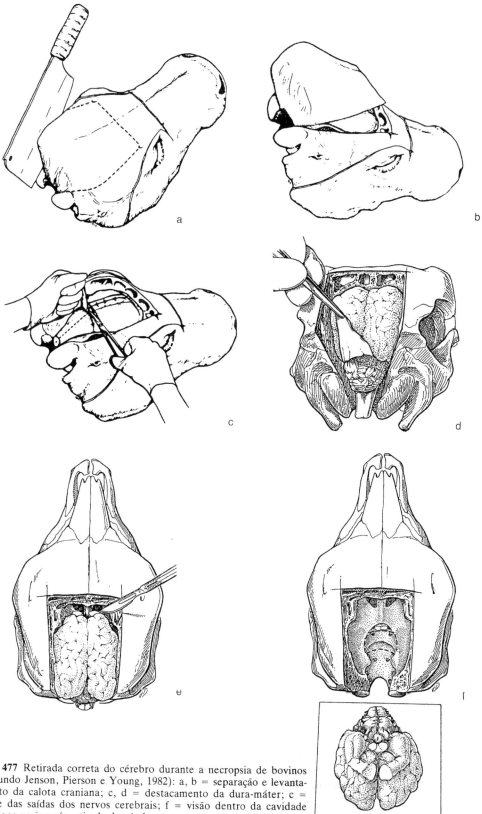

Fig. 477 Retirada correta do cérebro durante a necropsia de bovinos (segundo Jenson, Pierson e Young, 1982): a, b = separação e levantamento da calota craniana; c, d = destacamento da dura-máter; c = corte das saídas dos nervos cerebrais; f = visão dentro da cavidade craniana vazia após retirada do cérebro.

Quadro 73 Critérios aproveitáveis para a diferenciação das principais afecções do sistema nervoso central do bovino (segundo a bibliografia; ver também nota de rodapé no final deste Quadro)

Achados clínicos	Circunstâncias acompanhantes	Exames diagnósticos	Diagnóstico
Defeitos hereditários e malformações			
Morte antes ou pouco depois do nascimento, aumento de volume no crânio frontal, em alguns casos incapacidade de ficar em estação e/ou nanismo desproporcional	A: hereditariedade simples autossômica recessiva; ocorre em muitas raças bovinas	N: hidrocefalia interna, às vezes também hipo ou displasia cerebelar (oportunamente também acondroplasia)	Hidrocefalia interna hereditária (com ou sem acondroplasia)
Incapacidade de levantar ou ficar em estação, incoordenação, decúbito lateral com opistótono e membros estendidos, movimentos pendulares com a cabeça, sem distúrbios de visão	A: provavelmente hereditária simples autossômica recessiva; Hereford, Ayrshire, Shorthorn, Angus etc.	N: cerebelo menor do que o normal ou ausente	Hipoplasia cerebelar hereditária
Ataxia progressiva, fica muito em decúbito, finalmente incapacidade para levantar	A: hereditariedade simples autossômica recessiva; Shorthorn, Hereford, Angus, Jersey	H: substância branca do cerebelo em forma de malha fibra, sem mielina	Hipomielogênese cerebelar hereditária (ataxia cerebelar)
Incapacidade de ficar em estação, extensão espástica	A: provavelmente hereditariedade simples autossômica recessiva; Hereford	H: edema nas porções terminais dos feixes de mielina, bem como na substância cinza	Edema neuroaxial e edema cerebral congênito hereditários
Incoordenação, espasmos musculares, respiração dificultada, nistagmo	A: hereditariedade simples autossômica recessiva; Hereford	H: calcificação de neurônios cerebelares e medulares	Bezerros "cambaleantes" (*Doddler*)
Ataques convulsivos epileptiformes quando se movimentam ou são tocados para diante	A: hereditariedade simples autossômica recessiva (Gado vermelho sueco), simples autossômica dominante (Pardo Suíço) ou não-esclarecida (Brahman)	N, H: desconhecidos	Epilepsia hereditária idiopática
Ataxia, incoordenação, tremor da cabeça, agressividade, ausência do crescimento	I/P: raramente já desenvolvida no nascimento, em geral aparece só após algumas semanas/meses e letal em um ano; A: hereditariedade simples autossômica recessiva; Angus, Murray Grey	H: vacuolização dos neurônios; falta de manosidase; acúmulo de oligossacarídios contendo glicosamina e manose em neurônios e macrófagos fixos	Manosidose hereditária
Leve cambalear dos membros posteriores, desânimo para se movimentar, marcha rígida	A: possivelmente hereditário; Holandesa	H: deficiência de β-galactosidase, acúmulo de glicopeptídios dentro dos neurônios	Gangliosidose GM_1 hereditária
Fraqueza muscular, incoordenação	A: hereditariedade simples autossômica recessiva; Shorthorn, Hereford, Brahman	H: deficiência de α-1,4-glicosidase, acúmulo de grânulos diastase solúveis, PAS-positivos dentro das células de diversos tecidos	Gliconeogênese do tipo II hereditária
Fraqueza progressiva dos membros posteriores (ataxia, dismetria), que primeiramente é reconhecida no andar mais rápido e que piora gradativamente	I/P: aparece na idade de seis a oito meses e leva a incapacidade de levantar em um e meio a dois anos; A: hereditariedade possivelmente simples autossômica recessiva; Pardo Suíço, Angler vermelho	N: sem alterações; H: degeneração de axônios e vacuolização da substância branca da medula espinhal	Mieloencefalopatia degenerativa progressiva hereditária (Síndrome do "Tecelão")
Alteração da capacidade de andar, ficar em estação (se levantar) e de visão, crânio frontal proeminente; em casos graves, decúbito lateral, opistótono/jogar a cabeça para cima, extensão espástica dos membros anteriores e andar ou remar com os membros posteriores	E,S,M: indícios de infecção intra-uterina com o vírus da diarréia viral bovina (incidência repentina de vários casos, soroconversão nas mães, aparecimento de eliminadores permanentes)	N: hipoplasia cerebelar, hidrocefalia interna ou hidranencefalia, hipopigmentação da íris	Síndrome "oculocerebelar" devido a infecção intra-uterina com o vírus da diarréia viral bovina
Distúrbios locomotores de diversos graus nos membros posteriores, defeito dorsalmente na região da coluna vertebral lombar (às vezes coberto por pele, senão "aberto")	A: hereditariedade não esclarecida, observada em muitas raças bovinas	N: vários arcos vertebrais lombares abertos dorsalmente, em alguns casos também anomalias de cérebro, medula espinhal, ânus/intestino, reto ou artrogripose	Espinha bífida (raquisquise)

Quadro 73 Critérios aproveitáveis para a diferenciação das principais afecções do sistema nervoso central do bovino (segundo a bibliografia; ver também nota de rodapé no final deste Quadro) (cont.))

Achados clínicos	Circunstâncias acompanhantes	Exames diagnósticos	Diagnóstico
Defeitos hereditários e malformações			
No animal em estação: contração permanente dos músculos que vão para o tendão calcâneo comum do membro posterior (jarrete "reto"; em casos extremos, não coloca peso no membro mais afetado)	A: disposição hereditária piligênica (principalmente Holandesa, mas também muitas outras raças)	N, H: não são conhecidas lesões específicas	Paresia espástica posterior ("calcanhar Elso")
Extensão para trás e para fora, em forma de ataque e parecendo "doloroso" de ambos os membros posteriores trêmulos ao receberem peso	A: nada se conhece sobre hereditariedade	Exame dos casos: sem alterações patológicas; N, H: nenhuma lesão específica é conhecida	Espasticidade periódica (cãibra)
Afecções esporádicas (com relação à perda de disfunção de alguns nervos cerebrais ou dos membros, ver Seções 11.1 e 11.2)			
Cabeça mantida obliquamente (lado afetado mais baixo do que o lado saudável), proeminência frontal "elástica", dolorosa à pressão, com lacrimejamento, fotofobia, conjuntivite, apatia, às vezes também roçar a cabeça ou perda unilateral de nervos cerebrais (IX-XII)	E: esporádica; I/P: animal adulto, descornado há algum tempo com abertura do seio frontal (ferida muitas vezes completamente cicatrizada) ou disseminada a partir de fratura do processo cornual	Percussão e trepanação do seio frontal positiva; N: sinusite frontal purulenta crônica com participação direta ou Hematolinfogênica das meninges cerebrais	Complicação meningítica tardia devido à descorna
Inicialmente, relação inalterada com o meio ambiente, com distúrbio amplamente simétrico e progressivo da apreensão, mastigação e deglutição de alimento/água (paralisia maxilar, faríngea e lingual)	E: esporádica; I/P: predominantemente em bovinos adultos; muitas vezes sem indício de afecção piêmica disseminada prévia	L: teor protéico e celular nem sempre nitidamente aumentado; N: foco purulento na proximidade da sela túrcica	Abscesso para-hipofisário, da base cerebral ou da *rete mirabilis* ("maxilar balançante")
Ptose de orelha (muitas vezes apresenta secreção); pálpebra superior e lábio superior no mesmo lado; em alguns casos também posição oblíqua da cabeça (lado afetado mais baixo que o saudável), bem como distúrbios de equilíbrio	E: esporádica; I/P: preferencialmente em bezerros; introdução de germes em parte por via hematogênica (septicemia), em parte por via otogênica (aspiração), em parte por via tubogênica	N: acúmulo de exsudato icoroso ou purulento no meato auditivo externo e no ouvido médio; em certas circunstâncias, também na região do ouvido interno	Otite icorosa ou purulenta média (com paralisia facial) ou interna/labirintite (com paralisia vestibular)
Distúrbios locomotores e sensoriais repentinos de extensão e grau variados na região do pescoço, do tronco, dos membros ou cauda	E: esporádica; I/P: todas; CA: correlação de tempo com o traumatismo desencadeador	AN: perda dos reflexos espinhais localizados na região afetada; bezerros: radiografia; L: muitas vezes contendo sangue, eritrófagos	Traumatismos da coluna vertebral e medula espinhal
Distúrbios locomotores e sensoriais gradativos de extensão e grau variados na região do pescoço, do tronco, dos membros ou cauda	E: esporádica; I/P: todas; CA: muitas vezes não há indícios de uma infecção piêmica por germes (por exemplo, necrose da ponta da cauda etc.)	AN: perda dos reflexos espinhais localizados na região afetada; bezerros: radiografia; L: teor protéico e celular (granulócitos neutrófilos) nem sempre nitidamente aumentado; N: abscesso no/dentro do canal vertebral	Abscesso vertebral ou meníngeo
Distúrbios locomotores e sensoriais gradativos de extensão e grau variados na região do pescoço, do tronco, dos membros ou cauda	E: esporádica; I/P: geralmente, animal adulto; às vezes outros tumores	AN: perda de reflexos espinhais; participação dos linfonodos regionais; N: compressão da medula espinhal ou cauda eqüina pelo tumor	Tumor vertebral ou medular (por exemplo, leucose)
Perda gradativa da vontade de se movimentar, principalmente ao levantar/pular, mais tarde também ao andar (passos curtos, rígidos, com os membros afastados, coluna vertebral rígida, tronco balançante); finalmente, incapacidade de levantar	E: esporádica; I/P: touro de monta ou inseminação mais velho, que anteriormente apresentava forte libido; infecções ou traumatismos não são detectáveis	N: formação nítida de grampos ossificados entre os processos das últimas vértebras torácicas e das vértebras lombares	Espondilartrose ossificante, crônica deformante

Quadro 73 Critérios aproveitáveis para a diferenciação das principais afecções do sistema nervoso central do bovino (segundo a bibliografia; ver também nota de rodapé no final deste Quadro (cont.))

Achados clínicos	Circunstâncias acompanhantes	Exames diagnósticos	Diagnóstico
Doenças infecciosas			
Rápida piora do estado geral de pacientes com afecção primária bacteriana, devido à participação do sistema nervoso central; hiperestesia, opistótono, aumento da apatia, finalmente incapacidade de se levantar devido ao coma	E: geralmente esporádica: CA: má higiene, falta de ingestão de colostro; I/P: predominantemente bezerros mais jovens com onfalite (germes piogênicos), diarréia (*E. coli*, salmonelas) ou broncopneumonia (pasteurelas)	L: teor protéico e celular (granulócitos neutrófilos) nitidamente aumentado, quociente de glicose no liquor ou no plasma diminuído; N: claros indícios da passagem dos germes citados para o espaço do liquor	Meningoencefalomielite por septicemia
Doença febril de curso rápido: comportamento apático, marcha dificultada, paresia posterior (paralisia de cauda, ânus e bexiga), em breve fica sonolento em decúbito esternal ou lateral (cabeça esticada/levemente elevada ou virada lateralmente, em geral com um membro anterior esticado), capacidade de visão mantida, pálpebras "sonolentamente" fechadas (também quando o animal recebe estímulo acústico), estrabismo ventromedial unilateral, aumento da apatia, coma, morte	I/P: animais de engorda de 350-500 kg de peso vivo; E: enzoótica; IE: predominantemente no outono/inverno, morbidade até 10%, mortalidade em torno de 90%; CA: geralmente em conseqüência de um estresse, estágio prodrômico respiratório (corrimento nasal, tosse)	L: espumoso até turvo, teor protéico e celular (predomínio de granulócitos neutrófilos) elevado, teor de glicose diminuído; N: infartos hemorrágicos em vários órgãos, principalmente no sistema nervoso central, determinados por trombose; poliartrite serofibrinosa; M: comprovação de *H. somnus*	Meningoencefalomielite infecciosa septicêmica trombótica (MEMIST, "doença do sono" dos bois de engorda)
Paralisia facial central unilateral, às vezes também salivação (coloração marrom dos incisivos), impedimento para apreender, mastigar e deglutir o alimento e/ou queratite por exposição neste lado e virar da cabeça para este mesmo lado, necessidade de encostar o outro lado do corpo ou pressão para a frente e para o lado; marcha em círculo; finalmente incapacidade para levantar (arrastar em círculo)	E: esporádica até enzoótica; I/P: predominantemente animais adultos jovens; AL: geralmente silagem (milho); IE: com preferência na primavera; evolução letal nos casos não tratados	L: pleocitose leve até moderada, predomínio de elementos monocitários, teor protéico e de glicose levemente aumentado; H: múltiplos microabscessos no tronco encefálico; M: comprovação de *L. monocytogenes* (se necessário, após enriquecimento a frio)	Listeriose ("doença do círculo" ou "da silagem")
Após estágio prodrômico "curioso": olhar fixo/estrábico, salivação persistente, perda da higiene corporal e não ingestão de água, "comportamento como macho", elevação da base da cauda, mugido em ataques/tornando-se rouco, pressão para defecar e urinar, aumento gradativo da paresia/paralisia dos posteriores, incapacidade para levantar, coma, morte	E: esporádica, às vezes porém vários casos em um rebanho; IE: preferencialmente no final do outono; I-P: geralmente animais adultos; CA: contato com raposa não pode ser sempre comprovado; evolução letal dentro de três a quatro dias	H: encefalite não-purulenta; M: comprovação do vírus da raiva no cérebro por microscopia fluorescente	Raiva
Desenvolvimento rápido, quadro patológico febril puramente respiratório (respiração com freqüência elevada, polipnéia, suor, inquietação) ou, além disso, também nervoso central; andar dando impressão de "pressa", deitar com freqüência (timpanismo) e levantar de novo (desaparecimento do timpanismo), vontade incessante de coçar (lamber, esfregar, coçar, bater, escorregar), repetida ingestão de pequenas quantidades de água; coma, morte	E: muitas vezes, vários casos em um rebanho, predominantemente no inverno; CA: contato direto ou indireto com suínos; adoecimento de leitões, cães ou gatos da fazenda; evolução letal em dois a três dias	Glicosúria; no sangue, leucocitose grave com desvio nuclear para a esquerda; H: encefalomielite não-purulenta; M: comprovação do vírus de Aujeszky no sistema nervoso central por microscopia fluorescente	Doença de Aujeszky (pseudo-raiva, "coçar raivoso", "peste do coçar")

Quadro 73 Critérios aproveitáveis para a diferenciação das principais afecções do sistema nervoso central do bovino (segundo a bibliografia; ver também nota de rodapé no final deste Quadro (cont.))

Achados clínicos	Circunstâncias acompanhantes	Exames diagnósticos	Diagnóstico
Doenças infecciosas			
Doença altamente febril, caracterizada por inflamação catarrofibrinosa da mucosa oral e nasal, ceratoconjuntivite, dermatite papular e diarréia, levando à morte em oito a 10 dias, inicialmente associada a excitação e, depois, a fortes depressões	E: esporádica, às vezes também vários casos em um rebanho; I/P: animais adultos, geralmente com dois a três anos; CA: contato prévio com carneiros	H: encefalite não-purulenta	Febre catarral maligna (coriza gangrenosa)
Doenças parasitárias			
Aumento gradativo da paresia posterior, que não raramente progride até paralisia completa (incapacidade para levantar, posição de cão sentado), mas que também pode melhorar espontaneamente	E: incidência aumentada em um rebanho; IE: dezembro/janeiro; I/P: bovinos jovens, que no verão foram ao pasto pela primeira vez; CA: não há indícios de traumatismo prévio	N: larvas migrantes de *Hipoderma* no espaço epidural do canal vertebral na região lombar (hemorragias)	Hipodermose espinhal ("paralisia por larva")
Em animais com diarréia sanguinolenta grave, ocorrem sintomas nervosos em forma de ataques: estrabismo, tremores e espasmos ou convulsões musculares, em alguns casos também cegueira, opistótono, "virar repetido" do pescoço	E: esporádica ou incidência aumentada dentro de um rebanho; IE: outono, inverno; I/P: bezerros/novilhas; CA: estresse prévio	Comprovação de oocistos de *E. zürnii* ou *E. bovis* nas fezes; H: edema cerebral	"Forma nervosa" da coccidiose (hoje, é reconhecida como intoxicação específica)
Intoxicações			
Cegueira gradativa ou repentina, ataxia, aboletamento, irritação e incapacidade para levantar, não raramente também diarréia, sede, micção freqüente de pequenas porções de urina	E: geralmente, incidência maior em um rebanho; CA, AL: acesso a cloreto de sódio ou teor de cloreto de sódio elevado demais no alimento/água, falta do suprimento de água	Teor de sódio elevado no plasma sanguíneo, no liquor e no suco ruminal; N: inflamação das mucosas do trato proventricular-intestinal, edema cerebral	Deficiência de água/intoxicação por cloreto de sódio
Hemoglobinúria repentina com tremores musculares, apatia, timpanismo, diarréia, edema palpebral, inquietação semelhante à cólica, irritabilidade aumentada, oscilar, cambalear, incapacidade para levantar (opistótono, cãibras no andar) e dispnéia	E: não raramente, vários animais afetados simultaneamente; I/P, AL: bezerros antes alimentados exclusivamente com leite/substituto do leite; CA: adoecimento meia a duas horas após livre acesso à água	N: edema pulmonar, edema da parede ruminal, edema cerebral	Hemoglobinúria por ingestão excessiva de água (*overwatering*)
Medo, exoftalmia, nistagmo, tremores musculares, irritabilidade aumentada, salivação, freqüência respiratória aumentada, timpanismo, defecação e micção freqüentes, incoordenação progressiva, deitar com os membros anteriores esticados, convulsões, incapacidade para levantar (opistótono, convulsões clônico-tônicas), ar expirado tem odor de amoníaco	E: em geral, vários animais afetados simultaneamente; I/P: bovinos adultos, AL: administração de nitrogênio não-conjugado a proteína ("Carbamid") no alimento, adoecimento dentro de uma hora após a alimentação; sem tratamento, tem evolução letal em quatro horas	N: pulmões congestos e edemaciados, hemorragias petequiais subserosas/submucosas; suco ruminal recém-colhido contém quantidades anormalmente elevadas de amoníaco	Intoxicação por amoníaco ou "uréia"
Inapetência, salivação, tremores, espasmos musculares breves, irritabilidade aumentada, marcha como dançar sapateado ou andar furioso contra a parede, pular para cima	E: às vezes, vários animais acometidos simultaneamente; I/P, CA: bezerros mais jovens tratados com furazolidona por via oral devido a diarréia, adoecimento poucas horas após a administração de furazolidona	N: hemorragias no cérebro e em outros órgãos	Intoxicação aguda com furazolidona

Quadro 73 Critérios aproveitáveis para a diferenciação das principais afecções do sistema nervoso central do bovino (segundo a bibliografia; ver também nota de rodapé no final deste Quadro (cont.))

Achados clínicos	Circunstâncias acompanhantes	Exames diagnósticos	Diagnóstico
Intoxicações			
Tremores musculares, cegueira, pressão para a frente ou andar sem rumo, incoordenação, mastigação vazia rápida, picada, com salivação espumosa	E: afeta alguns ou vários animais; I/P: sem predomínio de uma faixa etária; CA: acesso a materiais contendo chumbo; sem tratamento é muitas vezes letal; melhora e cura após aplicação intravenosa de versenato de cálcio	T: diminuição da atividade do ácido desidratase delta-aminolevulínico (ALAD) do sangue: teor aumentado de chumbo nos rins e fígado; N: erosões lateralmente da proeminência da língua causadas por mordidas durante a mastigação	Intoxicação aguda por chumbo (saturnismo)
Salivação, assustado, tremores (primeiro na cabeça e no pescoço, depois também nas outras partes do corpo), movimentos mastigatórios de freqüência elevada, em alguns casos também febre, irritabilidade aumentada, em certas circunstâncias até ataques de raiva com mugido, queda, convulsões tônico-clônicas, morte	E, CA: correlação de tempo com o acesso oral, pulmonar ou transcutâneo de inseticidas organoclorados (proteção de plantas, combate de ectoparasitas); primeiros sintomas em menos de 48 horas após a exposição	M: músculos com aparência de "cozidos"; T: comprovação da substância tóxica no meio ambiente ou na gordura do animal	Intoxicação por hidrocarbonetos clorados (organoclorados, inseticidas)
Salivação, diarréia, cólica, tremores musculares, bradicardia, capacidade de visão diminuída, miose, respiração dificultada, espasmos musculares breves, paresia, queda, convulsões clônicas, opistótono, morte	E, CA: muitas vezes, vários animais afetados simultaneamente, correlação de tempo (12 a 48 horas) entre exposição oral ou dérmica a inseticidas "sistêmicos" e início da afecção	T: comprovação do inseticida patológico no meio ambiente; melhora após aplicação de sulfato de atropina e/ou de reativadores da colinesterase	Intoxicação por inseticidas sistêmicos (ésteres de ácido fosfórico orgânico ou carbamatos)
Incoordenação, "passos como marcha militar", sensório alterado, apatia, ptose da pálpebra superior, fica freqüentemente em decúbito esternal, incapacidade para levantar ficando em decúbito lateral, convulsões tônico-clônicas	E: muitas vezes, vários animais afetados simultaneamente; CA: correlação de tempo com início do funcionamento do aparelho de mexer o esterco líquido e o aparecimento de mortes hiperagudas (asfixia por H_2S)	N, H: alterações cerebrais semelhantes àquelas de necrose da córtex cerebral	Forma protraída, "nervosa" da intoxicação pelo gás do esterco líquido
Rápida progressão, levando à morte em três dias, da paralisia flácida de toda a musculatura esquelética: paralisia lingual, maxilar/mastigatória e faríngea; incapacidade de levantar, ficando primeiro em decúbito esternal e, depois, lateral; ptose de orelhas e pálpebras superiores, paralisia da cauda, parada respiratória	E: muitas vezes vários animais adoecem sucessivamente; CA, AL: restos cadavéricos são achados dentro ou perto do alimento/água, administração de alimento rico em proteínas (resíduos de cerveja, silagem murchada) que teve contato com terra, ou osteofagia	L: negativo; N: negativo; T: muitas vezes não há comprovação de toxina no conteúdo gastrintestinal; a administração desse alimento com toxina a pequenos roedores determina quadro patológico típico	Botulismo (neurointoxicação pela toxina botulínica ingerida por via oral)
Progresso rápido dos espasmos persistentes em toda a musculatura estriada: postura de cavalete, cifose, cabeça e pescoço esticados, cauda mantida afastada, trismo, olhos arregalados, prolapso da terceira pálpebra, orelhas rígidas, timpanismo moderado, finalmente incapacidade de levantar e morte	E: geralmente esporádica; CA: adoecimento uma a duas semanas após ferimento acidental às vezes não observado ou intervenção cirúrgica	L: negativo; N: negativo; M, T: em geral, não há comprovação do agente etiológico e da toxina; quadro clínico geralmente convincente, em caso de tratamento adequado: cura	Tétano (neurointoxicação pela toxina tetânica formada em feridas cobertas)
Paralisia progressiva de trás para a frente (aparelho locomotor, musculatura mastigatória, músculos respiratórios), leva a incapacidade de levantar e a morte por parada respiratória	E: geralmente, acomete só animais jovens; CA: correlação com infestação por carrapatos (*Haemophysalis punctata, Dermacentor, Ixodes, Rhipicephalus*)	T: comprovação dos carrapatos citados; melhora após retirada a tempo dos parasitas	Parasilia por carrapato (intoxicação pela neurotoxina proveniente das glândulas salivares do carrapato)

Quadro 73 Critérios aproveitáveis para a diferenciação das principais afecções do sistema nervoso central do bovino (segundo a bibliografia; ver também nota de rodapé no final deste Quadro (cont.))

Achados clínicos	Circunstâncias acompanhantes	Exames diagnósticos	Diagnóstico
Distúrbios metabólicos e doenças carenciais			
Inapetência, diarréia, febre, tremores, espasmos musculares breves, sem vontade para se movimentar, marcha rígida como perna de pau, queda súbita, pular para cima, agressividade	E: às vezes, vários animais jovens acometidos simultaneamente; AL: administração de gramas/cereais (produtos cereais) ricos em ergot; primeiros sintomas três dias até três semanas após início de tal alimentação	T: comprovação de ergot ou seus alcalóides no alimento; mais tarde, aparecimento de lesões cutâneas mumificadas nas extremidades dos membros posteriores, na ponta da cauda e nas orelhas	Estágio nervoso da intoxicação por ergot (ergotismo "nervoso")
Alteração progressiva da capacidade de visão (primeiro, cego só à noite, depois também durante o dia; "cegueira bela", edema da papila do nervo ótico), midríase, exoftalmia, marcha cambaleante aboletada (ataxia, incoordenação), queda por desmaio, convulsões epileptiformes	E: muitas vezes vários animais acometidos sucessivamente; I/P: bezerros e bovinos de engorda até um ano e meio; AL: alimentação pobre em caroteno (sem verde, feno ruim, palha, produtos cereais, tubérculos, resíduos industriais)	L: pressão aumentada; teor de vitamina A reduzido no plasma e no fígado; H: metaplasia córnea do epitélio do duto da glândula salivar parótida, desaparecimento da camada de células ganglionares óticas na retina	Deficiência de vitamina A
Quadro patológico nervoso central afebril, que sucede a um estágio prodrômico gastrintestinal (indigestão, diarréia): opistótono, cegueira, posição das orelhas em forma de "radar" (orientação acústica), mastigar vazio, rotação bulbar, cabeça pêndula, ataxia, incoordenação, fica em estação com os membros afastados, pressões da cabeça, passos como marcha militar, irritabilidade acústica e tátil aumentada (os olhos semifechados são arregalados), incapacidade para levantar demora mais do que na MEMIST, "posição de olhar estrelas" (opistótono), extensão espástica dos membros anteriores e espasmos para andar/remar com os membros posteriores	E: muitas vezes, vários animais acometidos simultânea ou sucessivamente; I/P: animais jovens entre quatro e 18 meses; AL: alteração da alimentação, principalmente aumento dos carboidratos de fácil digestão e/ou diminuição da percentagem de fibra bruta	L: pressão aumentada, teor protéico e celular (elementos mononucleares) levemente aumentado, eritrófagos; teste de transcetolase positivo (ver Seção 12.10); melhora após administração de vitamina B_1; N: forte aumento de liquor, cérebro edemaciado, córtex diminuído e semelhante à cera nos ápices das circunvoluções cerebrais, cerebelo deslocado em direção à cauda; H: necrose da substância cinza do córtex cerebral	Necrose cerebrocortical (deficiência de tiamina, poliencefalomalacia)
Irritabilidade neuromuscular completamente ausente e mais ou menos rápida: fraqueza muscular, levantar sucessivo e breve dos membros, apatia, incapacidade de levantar ficando em decúbito esternal com cabeça apoiada e virada para o tórax, mais tarde fica em decúbito lateral, coma, colapso circulatório, morte	E: esporádica; I/P: vacas leiteiras mais velhas e com lactação boa; CA: parto sem complicações, pouco tempo após a data do parto (primeiro até terceiro dia)	Teor de cálcio sérico nitidamente reduzido; melhora/cura após aplicação de solução de cloreto de cálcio; N: sem alteração característica	Paresia hipocalcêmica do parto ("febre do leite" ou febre do parto")
Irritabilidade neuromuscular aumentada repentinamente; tremores, espasmos musculares breves, nistagmo, mastigar vazio repetidamente, salivação, olhos arregalados, orelhas para trás, mugidos, ataxia, incapacidade para levantar ficando em decúbito lateral com opistótono, convulsões (espasmos para andar)	E: esporádica ou alguns casos sucessivos; I/P: vacas leiteiras ou amas (tetania do pasto), bezerros "leiteiros" com três a quatro meses de idade (tetania dos bezerros); CA, AL: mudança para pastos com grama jovem ou com cereais (tetania do pasto) ou criação por muito tempo no pasto (tetania do inverno) ou transporte estressante (tetania de transporte), sem relação estreita com a data do parto; alimentação exclusiva com leite de vaca (tetania dos bezerros)	Teor de magnésio nitidamente diminuído no soro e no liquor; melhora/cura após administração de solução de cloreto de magnésio; N: sem achado característico, teor de magnésio diminuído no humor vítreo do olho	Tetania por hipomagnesemia (tetania do pasto, do estábulo, do transporte ou dos bezerros)

Quadro 73 Critérios aproveitáveis para a diferenciação das principais afecções do sistema nervoso central do bovino (segundo a bibliografia; ver também nota de rodapé no final deste Quadro (cont.))

Achados clínicos	Circunstâncias acompanhantes	Exames diagnósticos	Diagnóstico
Distúrbios metabólicos e doenças carenciais			
Primeiro, inapetência e apatia, cheiro de cetona; posteriormente, porém, excitação, tremores, lamber furioso (do corpo ou de objetos vizinhos), e/ou mastigar vazio, marcha cambaleante ou andar cego (?) sem rumo, às vezes ocorrendo contra a parede e comportamento raivoso, queda	E: animais individuais (cetose secundária) ou incidência aumentada em um rebanho (cetose primária, de origem alimentar); I/P: vacas leiteiras bem alimentadas, "gordas"; CA, AL: adoecimento duas a quatro semanas após o parto, no pique de lactação, relação causal com carências alimentares quantitativas/qualitativas (carência energética: cetose primária) ou outras afecções (deslocamento do abomaso, reticuloperitonite, metrite: cetose secundária), o que leva sempre à hiperlipomobilização	Teor de corpos cetônicos aumentados em urina, leite e plasma, nível sanguíneo de glicose diminuído; melhora após administração de glicose; N: degeneração gordurosa difusa no fígado	Forma "nervosa" da cetose ou acetonemia

A = análise dos antecedentes; AN: achados neurológicos; AL: alimentação; CA = condições ambientais (tipos de criação, macro e microclima; contato com animais de outras espécies); E = averiguação epidemiológica; H = achados histológicos; IE = incidência estacional; I/P = idade ou classe de peso preferencialmente afetada; L = achados no liquor; M = achado microbiológico (bacteriológico, virológico); N = achados na necropsia; S = achado sorológico; T = achado toxicológico.

vezes diminuído, porém está aumentado na necrose cerebrocortical e na listeriose (Grottker, 1985).

— *Atividades enzimáticas:* a atividade da creatinoquinase (CQ) própria do liquor aumenta evidentemente nas lesões do tecido cerebral ou da medula espinhal.

— *Exames bacteriológicos* do líquido cefalorraquidiano são pouco promissores, conforme experiências. Particularmente, quase nunca é possível provar, no liquor, a presença do agente etiológico da listeriose (*Listeria monocytogenes*), mesmo na existência certa de uma listeriose. Numa infecção maciça do espaço subaracnóideo devido a septicemia (*E. coli*, salmonelas, pasteurelas, agentes piogênicos), o exame bacteriológico é muitas vezes positivo.

12.10 Exame de transcetolase

A transcetolase de eritrócitos tem um papel importante no ciclo do fosfato de pentose do metabolismo de carboidratos. Um aumento do seu grau de reativação (= efeito do pirofosfato de tiamina) para valores acima de 40% leva a concluir por uma deficiência de vitamina B_1, e valores acima de 50% com simultânea presença de sintomas nervosos centrais indicam necrose cerebrocortical. O teste é efetuado de acordo com o método descrito por Clausen (1977), viável apenas em laboratório.

12.11 Exame radiológico

Em bezerros, a *radiografia* fornece informações claras sobre malformações, luxações e fraturas na região da coluna vertebral, e também permite o controle da estrutura dos ossos cranianos. Em bovinos adultos, ela tem muitas vezes valor diagnóstico somente na região do pescoço e da cauda, devido a suas massas corporais grandes. A representação das cavidades cerebrais e da medula espinhal com o auxílio de meios de contraste injetados (*ventriculografia, mielografia*) no bezerro é tecnicamente viável; porém, até hoje, só é usada em casos especiais, devido ao alto custo com material e ao dispendioso trabalho.

12.12 Colheita de amostras de tecido

Quando o cérebro e/ou a medula espinhal são expostos em animais mortos ou abatidos devido a uma afecção nervosa central, deve-se ter o máximo de cuidado no tratamento de ambos os órgãos se um exame histológico estiver previsto. Tecido cerebral de bovinos abatidos com pistola de dardo não é mais adequado para tal finalidade. A *retirada correta* deve ser efetuada conforme a Fig. 477. Imediatamente depois, o cérebro e a medula espinhal devem ser transferidos para uma solução de formaldeído de 5 a 10% ou uma solução de Bouin.[10] No *relatório que acompanha o material*, devem ser descritos os sintomas clínicos observados ainda no animal vivo e os achados macroscópicos da necropsia. Amostras de tecidos cerebral e da medula espinhal destinadas a *exames bacteriológicos* ou *virológicos* devem ser enviadas sem fixação, em um recipiente estéril e sob refrigeração, o mais rápido possível.

12.13 Diagnóstico diferencial de afecções do sistema nervoso

Como já foi descrito, os sintomas neurológicos, os achados referentes ao meio ambiente e os exames complementares servem para a diferenciação das diversas afecções do sistema nervoso central que acometem bovinos. Maiores detalhes devem ser obtidos no *Quadro 73*.

Fabricantes e Representantes

1. Agulha para punção de liquor na região pós-occipital ou lombar: Aesculap/D-7200 Tuttlingen, N.º SR 412; Hauptner/D-5650 Solingen, N.º 06 290
2. Reagente de Pandys (solução saturada de ácido fênico): Merck/D-6100 Darmstadt, N.º 90 470 250
3. Solução de Türk (1,0 ml de ácido acético glacial, 1,0 ml de solução de violeta de genciana a 1%, água destilada até 100 ml): Merck/D-6100 Darmstadt, N.º 9 277
4. Solução de Samson: 30 ml de ácido acético glacial, 2 ml de fenol a 85%, 2 ml de solução de fucsina alcoólica a 10%, água destilada até 100 ml

5. Câmara de sedimentação (de Sayk): Laborbedarf J. Schmid/D-1000 Berlin 33
6. Câmara de contagem (de Fuchs-Rosenthal): Brand/D-6980 Wertheim, Postfach 310
7. Pinça para exame de casco: Aesculap/D-7200 Tuttlingen, N.° VC 380 N; Chiron/D-7200 Tuttlingen, N.° 515 155 N; Hauptner/D-5650 Solingen, N.° 40 450
8. Martelo de percussão: Chiron/D-7200 Tuttlingen, N.° 510 050; Hauptner/D-5650 Solingen, N.° 051 000
9. Estimulador elétrico: Aesculap/D-7200 Tuttlingen, N.° VB 1, VB 5, VB 13; Chiron/D-7200 Tuttlingen, N.° 533 060; Hauptner/D-5650 Solingen, N.° 06 095
10. Solução de conservação de Bouin: 750 ml de ácido pícrico aquoso saturado, 250 ml de formol a 35%, 50 ml de ácido acético glacial; Riedel de Haën/D-3000 Hannover 61, N.° 27.745 (= ácido pícrico), 14.412 (= formol), 33.209 (= ácido acético glacial)
11. Centrífuga celular: A. Hettich/D-7200 Tuttlingen

Bibliografia

BAKER, J. C. (1987): Bovine neurologic diseases. Vet. Clin. North Am. Food Anim. Pract. 3: 1, 1–216. — BARLOW, R. M. (1986): Bovine neurological disorders — an overview. Proc. World. Congr. Diseases of Cattle 12, 859–863. — BEEMAN, K. B. (1985): Haemophilus somnus of cattle — an overview. Comp. Cont. Educ. Pract. Vet. 7, 259–263. — BELLI, P., et A. LAVAL (1981): Apparition de troubles paralytiques sur des broutards Charolais faisant l'objet d'une infestation massive par des larves d'hypodermes. Rev. Méd. Vét. 132, 63–66. — BINKHORST, G. J. (1982): Cerebrospinal fluid as an aid in the differential diagnosis of nervous diseases. Proc. World Congr. Diseases of Cattle 12, 864–868. — BLAKLEY, B. R. (1984): A retrospective study of lead poisoning in cattle. Vet. Hum. Tóxicol. 26, 505–507. — BRATTON, G. R., and J. ZMUDZKI (1984): Laboratory diagnosis of Pb poisoning in cattle — a reassessment and review. Vet. Hum. Toxicol. 26, 387–392. — BRAUND, K. G. (1985): Localizing lesions using neurologic syndromes. 1. Brain syndromes; 2. Spinal cord syndromes; 3. Neuropathic, myopathic, multifocal, and paroxysmal syndromes. Vet. Med. 80: 7, 40–54; 8, 54–63; 9, 20–34. — BRENTRUP, H., L. ROMING, M. STÖBER, G. TRAUTWEIN, B. LIESS und W. PETERS (1985): Gehäuftes Auftreten des okulozerebellären Syndromes unter neugeborenen Kälbern eines Milchrinderbestandes — Folgen einer intrauterinen BVD-Virusinfektion? Tierärztl. Umsch. 40, 852–860. — BREWER, B. D. (1987): Examination of the bovine nervous system. Vet. Clin. North. Am. Food Anim. Pract. 3: 1, 13–24. — BRUNKHORST, S. (1988): Angeborene Stoffwechselstörungen beim Rind (Schrifttumsübersicht). Hannover, Tierärztl. Hochschule, Diss.

CHANDNA, I. S., K. S. DESHPANDE, J. M. NIGAM, and A. P. SINGH (1981): Cerebral contrast ventriculography in bovines. Indian J. Vet. Surg. 2, 86–89. — CLAUSEN, H. H. (1977): Der Transketolasetest: ein Mittel zur Erkennung subklinischer und klinischer Thiamin-Mangelzustände beim Rind. Dtsch. Tierärztl. Wschr. 84, 462–465. — CLAUSEN, H. H., U. J. E. EIGENMANN, G. AMTSBERG, J. MARTENS und K. MEIER (1980): Klinisch-neurologische und bakteriologische Untersuchungsergebnisse bei der bakteriellen Meningoenzephalitis des Rindes. Schweiz. Arch. Tierheilk. 122, 661–672. — CLAUSEN, H. H., U. J. EIGENMANN und J. MARTENS (1980): Darstellung einiger wichtiger Methoden zur Untersuchung des Liquor cerebrospinalis beim Rind. Proc. Int. Congr. Diseases of Cattle 11, 1448–1453. — CLAUSEN, H. H., U. J. EIGENMANN, J. MARTENS, H. RÜSSEL und K. H. SCHUBERT (1980): Klinisch-neurologische, biochemische und chemische Untersuchungsergebnisse bei der Bleienzephalopathie des Rindes. Berl. Münch. Tierärztl. Wschr. 93, 437–440. — CONSTANTIN, A. (1984): Les troubles nerveux d'origine parasitaire. Journ. Neuropathol. Bovine, Soc. Française Buiatrie (Lyon), S. 155–156.

DAHME, E., TH. BILZER und G. DIRKSEN (1983): Zur Neuropathologie der Jauchegas-(H_2S-)Vergiftung beim Rind. Dtsch. Tierärztl. Wschr. 90, 316–320. — DIRKSEN, G., und E. DAHME (1971): Über Klinik, Diagnose und Therapie der Cerebrocorticalnekrose (CCN) bei Kalb und Jungrind. Tierärztl. Umsch. 26, 517–525. — DIRKSEN, G., und E. DAHME (1983): Jauchegasvergiftung beim Rind und ihre Differentialdiagnose. Prakt. Tierarzt 64: Colleg. vet. 14, 104–108. — DIRKSEN, G., E. KAISER und H. SCHELS (1978): Erstes Auftreten der infektiösen septikämisch-thrombosierenden Meningoenzephalitis (ISTME) bei Mastrindern in Süddeutschland. Prakt. Tierarzt 59, 766–770, 775. — DOLL, K. (1988): Liquorentnahme und Liquordiagnostik in der Praxis. Prakt. Tierarzt 69: Colleg. vet. 18, 75–78. — DOLL, K., und G. DIRKSEN (1981): Untersuchungen über die Brauchbarkeit des SCHALM-Tests und des Cytur-Tests zum semiquantitativen Zellnachweis in Harn, Liquor, Synovia und Peritonealflüssigkeit. Berl. Münch. Tierärztl. Wschr. 94, 292–295. — DUKES, T. W. (1971): The ocular lesions in thromboembolic meningoencephalitis (ITEME) of cattle. Can. Vet. J. 12, 180–182.

EIGENMANN, U. J., H. H. CLAUSEN und J. MARTENS (1980): Differentialdiagnose von Bleienzephalopathie, Cerebrocorticalnekrose und infektiöser septikämisch-thrombosierender Meningoenzephalitis. Proc. Int. Congr. Diseases of Cattle 11, 1398–1411. — EIGENMANN, U. J., H. H. CLAUSEN, J. MARTENS und M. STÖBER (1980): Neurologische Untersuchungsergebnisse bei an infektiöser septikämisch-thrombosierender Meningoenzephalitis (ISTME) erkrankten Rindern. Dtsch. Tierärztl. Wschr. 87, 117–120. — EIGENMANN, U. J. E., J. MARTENS und H. H. CLAUSEN (1982): Differentialdiagnose von Bleienzephalopathie, Zerebrokortikalnekrose und infektiöser septikämisch-thrombosierender Meningoenzephalitis des Rindes. Tierärztl. Praxis 10, 23–33. — ENGELHARDT, P., H. J. AVENARIUS und P. HEIDELBERG (1976): Zur Methodik der Liquorzellgewinnung — Kritik der Verfahren. Ärztl. Lab. 22, 366–370. — ESPINASSE, J., Y. RUCKEBUSCH, M. SAVEY et A. LAVAL (1983): Méthodologie d'approche clinique des maladies du système nerveux central des bovins. Point vét. 14: 70, 39–49.

FANELLI, H. H. (1983): Observations on "nervous" coccidiosis in calves. Bovine Pract. 18, 50–53. — FINN, J. P., and B. TENNANT (1974): Hepatic encephalopathy in cattle. Cornell Vet. 64, 136–153. — FRANZ, I. (1987): Angeborene Mißbildungen des zentralen Nervensystems beim Kalb — Schrifttumsübersicht bis 1985. Hannover, Tierärztl. Hochsch., Diss.

GOETZE, L., M. SIMON und N. PIWATZ (1985): Progressive Ataxie und Inkoordination der Nachhand bei einem Anglerrind. Tierärztl. Umsch. 40, 120–123. — GROTTKER, S. (1985): Liquor-Untersuchungen bei der listerienbedingten Meningoenzephalitis des Rindes. Dtsch. Tierärztl. Wschr. 92, 257–259. — GROTTKER, S., J. MARTENS und B. RÜDIGER (1982): Vergleichende Untersuchungen postokzipital und lumbal entnommener Liquorproben (Liquorzytologie, Glukose, Gesamteiweiß). Proc. World Congr. Diseases of Cattle 12, 869–873.

HOFMANN, W. (1979/81): Erkrankungen des Zentralnervensystems beim Rind. 1. Die wichtigsten Erkrankungen der Kälber. 2. Die Krankheiten jugendlicher und erwachsener Rinder. Tierärztl. Praxis 7, 13–14; 9, 23–42. — HOWARD, J. R. (1968): Neurological examination of cattle. Vet. Scope 13: 2, 2–11. — HOWARD, J. R. (1969):

Neurologic disease differentiation. J. Am. Vet. Med. Ass. *154,* 1174–1175. — HUMPHREY, J. D., and L. R. STEPHENS (1983): Haemophilus somnus — a review. Vet. Bull. *53,* 987–1004.

JENSEN, R., R. PIERSON, and ST. YOUNG (1982): A method for removing brains from ruminant heads at field necropsies. Bovine Proc. *14,* 88–90. — JUBB, T. F. (1988): Nervous disease associated with coccidiosis in young cattle. Aust. Vet. J. *65,* 353–354.

KLEE, W. (1987): Diagnose und Therapie der Listeriose beim Rind. Prakt. Tierarzt *68:* Colleg. vet. *17,* 53–54.

LAHUNTA, A. DE (1977): Veterinary neuroanatomy and clinical neurology. Saunders, Philadelphia, London. — LAVAL, A., M. SAVEY, D. HOORELBEKE et J. ESPINASSE (1984): Enzooties d'hémiplégie faciale dans plusieurs élevages de taurillons de boucherie. Proc. Int. Congr. Diseases of Cattle *13,* 879–883. — LEIPOLD, H. W., and S. M. DENNIS (1987): Congenital defects of the bovine central nervous system. Vet. Clin. North Am. Food Anim. Pract. *3:* 1, 159–177. — LITTLE, P. B. (1986): Diagnosis and therapeutic considerations in thrombotic meningoencephalitis and polioencephalomalacia. Proc. World Congr. Diseases of Cattle *14,* 884–885. — LIGNÉREUX, Y. (1984): Introduction à la neurologie clinique bovine — anatomie fonctionelle du système nerveux des bovins. Journ. Neuropathologie Bovine, Soc. Française Buiatrie (Lyon), S. 15–72.

MAHIN, L. (1981): Labyrinthite chez un bovin. Point vét. *12:* 60, 49–51. — MARTENS, J. (1980): Liquorzytologische Untersuchungen bei Bleienzephalopathie, Cerebrocorticalnekrose und infektiöser septikämisch-thrombosierender Meningoenzephalitis des Rindes. Hannover, Tierärztl. Hochsch., Diss. — MCALLISTER, H., T. TWOMEY, and J. K. KEALEY (1986): A radiographic survey of vertebral lesions in calves. Proc. World Congr. Diseases of Cattle *14,* 1211–1216.

OLIVER, J. E., and M. D. LORENZ (1983): Handbook of veterinary neurologic diagnosis. Saunders, Philadelphia. — OYCE, K. M., en J. C. WENSING (1983): Anatomie van het rund. Bohn, Scheltema & Holkema, Utrecht, Antwerpen.

PALMER, A. C. (1976): Introduction to animal neurology. 2nd ed. Blackwell, Oxford. — PALMER, A. C. (1985): Méthodes d'examen neurologique des bovins — interprétation des signes et des symptômes. Point vét. *17:* 89, 243–249. — PERDRIZET, J. A., and R. P. DINSMORE (1986): Pituitary abscess syndrome. Comp. Cont. Educ. Pract. Vet. *8,* S 311–S 318; Proc. World Congr. Diseases of Cattle *14,* 1207–1210. — PIERSON, R. E. (1982): Approach to the clinical diagnosis of neurological disease in feedlot cattle. Bovine Proc. *14,* 79–82. — PIERSON, R. E., and ST. YOUNG (1982): Common CNS diseases of feedlot cattle. Bovine Proc. *14,* 82–86.

RANDHAWA, S. S., P. C. CHOUDHURI, and S. K. MISRA (1980): Physicochemical changes in cerebrospinal fluid in experimental ruminal acidosis in buffalo calves. Res. Vet. Sci. *29,* 118–119. — REBHUN, W. C., and A. DE LAHUNTA (1982): Diagnosis and treatment of bovine listeriosis. J. Am. Vet. Med. Ass. *180,* 395–398. — REBHUN, W. C., A. DE LAHUNTA, K. H. BAUM, J. KING, and L. ROTH (1984): Compressing neoplasms affecting the bovine spinal cord. Comp. Cont. Educ. Pract. Vet. *6,* S 396–S 400. — RUCKEBUSCH, Y. (1984): Les états de veille et sommeil chez les animaux domestiques: cas des ruminants. Vlaams Diergeneesk. Tijdschr. *53,* 358–365.

SAVEY, M. (1984): Les affections congénitales du système nerveux central. Journ. Neuropathologie Bovine, Soc. Française de Buiatrie (Lyon), S. 103–104. — SAVEY, M. (1984): Labyrinthite chez les bovins — étiologie, clinique et contrôle. Journ. Neuropathologie Bovine, Soc. Française de Buiatrie (Lyon), S. 135–140. — SCHLOTE, D. (1988): Liquorproteinuntersuchungen an neurologisch gesunden und zentralnervös erkrankten Rindern. Hannover, Tierärztl. Hochsch., Diss. — SCHMIDT, U. (1975): Zur Methodik der Liquorzellanreicherung durch Sedimentation. Kleintier-Prax. *20,* 136–139. — SHERMAN, D. M. (1987): Localized diseases of the bovine brain and spinal cord. Vet. Clin. North Am. Food Anim. Pract. *3:* 1, 179–191. — SHERMAN, D. M., and T. R. AMES (1986): Vertebral body abscesses in cattle — a review of five cases. J. Am. Vet. Med. Ass. *188,* 608–611. — SINGH, G. R., I. V. MOGHA, and A. K. BHARGAVA (1981): Radiographic diagnosis of encephalic malformation in calves. Mod. Vet. Pract. *62,* 637–638. — SINGH, J., K. MIRAKHUR, B. PRASAD, and R. N. KOHLI (1981): Acid-base status and gases in cerebrospinal fluid of healthy calves and buffaloe calves. Zbl. Vet. Med. A *28,* 131–134. — SOLIMAN, M. K., S. EL AMROUSI, and L. BOTROS YOUSSEF (1965): Some studies on the cerebrospinal fluid of healthy cattle. Zbl. Vet. Med. A *12,* 769–776. — STEPHENS, L. R., P. B. LITTLE, B. N. WILKIE, and D. A. BARNUM (1981): Infectious thromboembolic meningoencephalitis in cattle. J. Am. Vet. Med. Ass. *178,* 378–384. — STÖBER, M. (1983): Erfahrungen bei der ätiologischen Aufklärung zentralnervöser Krankheiten des Rindes (Tetanus, Bleivergiftung, Botulismus). Prakt. Tierarzt *64:* Colleg. vet. 14, 82–85. — STÖBER, M. (1984): Affections congénitales du système nerveux central du veau d'origine virale. Journ. Neuropathologie Bovine, Soc. Française de Buiatrie (Lyon), S. 105–107. — STÖBER, M. (1987): Symptomatologie différentielle de quelques affections du système nerveux des bovins. Ann. Méd. Vét. *131,* 401–410. — STÖBER, M. (1987): Differential-Symptomatologie schmerzhafter Erkrankungen des Rindes. Dtsch. Tierärztl. Wschr. *94,* 471–473. — STÖBER, M. (1988): Aujeszkysche Krankheit und Botulismus beim Rind — Anleitung zur Erkennung sowie zur Verhütung für den Praktiker. Prakt. Tierarzt *69:* Colleg. vet. 18, 70–74. — STÖBER, M., and G. DIRKSEN (1982): The recumbent cow — differential diagnosis and differential therapy. Vet. Annual *22,* 81–94. — STUART, L. D., and H. W. LEIPOLD (1983): Bovine progressive degenerative myeloencephalopathy ("Weaver") of Brown Swiss cattle. Bovine Pract. *18,* 129–146.

TSCHANZ, B. (1985): Kriterien für die Beurteilung von Haltungssystemen für landwirtschaftliche Nutztiere aus ethologischer Sicht. Tierärztl. Umsch. *40,* 730–738.

VANDEVELDE, M., und R. FANKHAUSER (1987): Einführung in die veterinärmedizinische Neurologie. Parey, Berlin, Hamburg.

WILSON, J. W. (1977): Clinical application of cerebrospinal fluid creatine phosphokinase determination. J. Am. Vet. Med. Ass. *171,* 200–202. — WILSON, J. W., and J. B. STEVENS (1977): Effects of blood contamination on cerebrospinal fluid analysis. J. Am. Vet. Med. Ass. *171,* 256–258. — WISEMAN, A., E. ALLAN, I. E. SELMAN, H. M. PIRIE, and P. M. MSOLLA (1981): Encephalitis and infectious bovine rhinotracheitis. Vet. Rec. *108,* 151–152. — WOJCIECHOWSKA, A., A. STEC, and E. MADEJ (1988): The advantage of magnesium determination in vitreous humor and cerebrospinal fluid for recognizing hypomagnesemia in dairy cows. World Congr. Diseases Cattle *15,* 298–302. — WRIGHT, J. G., and J. R. DUNCAN (1981): Erythrocyte protoporphyrin in experimental lead poisoning in calves. Am. J. Vet. Res. *42,* 1630–1637.

YOUNG, S. (1984): Examen anatomo-pathologique du système nerveux chez les bovins. Journ. Neuropathologie Bovine, Soc. Française de Buiatrie (Lyon), S. 79–88. — YOUNG, S. (1984): Otite moyenne. Journ. Neuropathologie Bovine, Soc. Française de Buiatrie (Lyon), S. 137. — YOUNG, S. (1984): Convulsions associées à la coccidiose. Journ. Neuropathologie Bovine, Soc. Française de Buiatrie (Lyon), S. 157.

CAPÍTULO 13
Órgãos dos Sentidos

G. Rosenberger† e M. Stöber

No exame clínico dos órgãos dos sentidos de animais domésticos é importante, similarmente ao exame do sistema nervoso central (ver Seção 12.1), levantar vários achados objetiváveis, para reconhecer seguramente a afecção existente. A extensão e necessidade de ter o sentido olfatório e o paladar em funcionamento normal são pouco conhecidas no bovino; também não existem até então métodos de controle seguros e apropriados, a não ser métodos bem grosseiros como soprar fumaça nas fossas nasais → reação de defesa do animal, oferecer o mesmo alimento com e sem cloreto de sódio ou açúcar → preferência para o primeiro. Para o exame das partes do corpo nas quais esses sentidos estão localizados, consultar os capítulos sobre o nariz e a cavidade oral (ver Seções 6.10 e 7.5). O exame do tato (*sensibilidade a superfície e profundidade*), por motivos práticos, será discutido em conjunto com o sistema nervoso central (ver Seção 12.8).

Uma redução leve da *visão* ou da *audição* sem outras complicações é de pouca importância, pelo menos em gado estabulado, pois não afeta significativamente a produção. Tais distúrbios podem ser desconsiderados, desde que não sejam acompanhados por lesões externamente detectáveis. Por outro lado, uma simples inflamação da córnea e conjuntiva (ceratoconjuntivite) pode afetar gravemente o estado geral do animal.

13.1 Anamnese (ver Seção 2.2)

Raramente fornecerá informações úteis sobre a existência de uma doença do olho ou do ouvido. Conforme o caso, pode-se completar a anamnese perguntando-se se o animal enxerga somente à noite ou durante o dia, parcial ou totalmente, tem visão uni- ou bilateral, o problema vem desde o nascimento ou após, ocorre apenas no paciente em questão ou em outro animal no rebanho; existem outros sintomas locais ou gerais, sob quais condições (tipo de criação, alimentação, acidente), a doença se instalou rápida ou gradualmente. Para eventuais problemas na audição, o procedimento é semelhante.

13.2 Achados do exame clínico geral

Em seguida, os achados do exame clínico geral (ver Seção 2.4) deverão desencadear o exame específico do olho ou ouvido: lágrimas ou outras secreções saindo das pálpebras, sensibilidade à claridade ou fechamento constante (parcial ou completo) das pálpebras, aumento de volume ou perda de substância na região palpebral, globo ocular nitidamente protraído ou retraído, vasos esclerais congestos, opacidade de córnea, saída de líquidos do pavilhão auricular, edema ou lesão da orelha.

O clínico veterinário observador pode detectar uma disfunção séria da visão ou da audição durante o exame geral, mesmo na ausência de lesões extraordinárias, através do *comportamento* de um animal sem contato com o seu meio ambiente. (Por exemplo: virar a cabeça em direção a um ruído, com orelhas em posição de radar, no caso de cegueira devido a deficiência de vit. A, intoxicação por chumbo ou necrose cerebrocortical.) A desorientação óptica ou acústica é particularmente notada em um membro de um rebanho solto e, neste caso, é possível suplementar o histórico do caso com perguntas específicas. Talvez seja importante averiguar se o distúrbio sensorial é *idiopático* ou *sintomático* (envolvido em uma doença que afeta outra parte do corpo). Como o envolvimento sintomático costuma estar associado à *doença cerebral*, o SNC precisa ser examinado cuidadosamente (ver Seção 12.1) em qualquer caso de doença dos olhos ou ouvidos. Por outro lado, os resultados do exame dos olhos ou dos ouvidos podem indicar a natureza da condição primária subjacente (por exemplo: ceratoconjuntivite bilateral grave e opacidade de córnea na febre catarral maligna).

13.3 Olhos

Para o exame do olho e de seus anexos, conforme o caso e os métodos necessários para o caso, deve-se considerar sempre uma *seqüência lógica* de procedimentos adequados. Entre outros exemplos, deve-se ter em mente que os reflexos palpebral, corneano e pupilar não podem ser verificados ou avaliados após a realização de uma anestesia superficial ou atropinização, que a administração de sedativos ou medicamentos ou soluções corantes influencia a realização de esfregaços de conjuntiva para exames microbiológicos, e que a manipulação apressada de um olho acometido e de suas proximidades pode dificultar inspeções mais detalhadas, pela irritação ou espasmo palpebral, assim como pela produção excessiva de lágrimas. O exame oftalmológico é mais bem realizado em *ambiente tranqüilo e sombreado*. *A cabeça do animal é contida* agarrando-se por baixo. Os métodos mecânicos de contenção devem ser evitados e, se necessário, pode-se *sedar o animal*.

Inspeção e oftalmoscopia. As partes do olho que podem ser examinadas a *olho nu*, em luz difusa, incluem as vizinhanças do bulbo ocular, pálpebras, córnea e esclera. Aplicando-se tangencialmente uma luz de lanterna à córnea, a câmara anterior, a íris e o cristalino podem ser vistos. O *equipamento especial* para exame minucioso compreende o ceratoscópio[1] para córnea, uma lente de aumento[2] para a córnea, a câmara anterior, a íris, o cristalino e o fundo; vários tipos de oftalmoscópio para exames de fundo (oftalmoscópio simples de Helmholtz[3], equipamento operado a pilha ou lâmpada de fenda).

Estes instrumentos são praticamente indispensáveis para o diagnóstico de lesões internas no olho. É sempre aconselhável proceder a um exame sistemático do olho, não se devendo inspecionar a conjuntiva antes da oftalmoscopia, porque fará com que o animal pisque muito. O mesmo aplica-se à palpação de lesões sensíveis, próximas ao olho.

A primeira etapa é o exame das *adjacências de ambos os olhos*, para verificação de qualquer eventual assimetria, que possa ser causada por tumoração devida a um abscesso, hematoma, celulite ou neoplasia e perda de substância (placas sem pêlo, lesões, escaras). Deve-se prestar muita atenção ao lacrimejamento — drenagem de lágrimas para o ducto lacrimal no canto medial; isto pode não ser aparente enquanto o animal não for exposto a uma luz brilhante. Quando relevante, notar se a secreção é aquosa, mucóide ou purulenta e investigar sua origem (lacrimejamento aumentado, obstrução do ducto lacrimal, inflamação da conjuntiva ou da glândula lacrimal).

A seguir, examina-se, nas *pálpebras superior ou inferior*, qualquer tumoração, lesão, posição e movimento. As tumorações, inflamatórias ou não (flegmão, edema, hematoma etc.), são bastante comuns, porque a pele da pálpebra é razoavelmente solta e finamente dobrada. Geralmente, essas tumorações resultam de um golpe com um objeto rombudo ou pontiagudo, embora possam resultar de uma doença generalizada, como a urticária. As neoplasias que acometem as pálpebras são principalmente papilomas, embora um carcinoma possa ser um problema em rebanhos Hereford ("câncer do olho"). A inversão (entrópio) e a eversão (ectrópio) são, com mais freqüência, resultantes da constrição de escaras após lesão do que de alguma malformação congênita: essas condições provavelmente causarão irritação permanente do olho. O movimento livre de uma ou ambas as pálpebras pode ser prejudicado pela contração muscular espasmódica (blefaroespasmo), por interferência mecânica (edema; infiltração inflamatória ou neoplásica do tecido), paralisia (ptose) e por aderências congênitas ou adquiridas entre as pálpebras (anquilobléfaro).

A *membrana nictante ou terceira pálpebra* (prega semilunar da conjuntiva) normalmente é visível apenas quando a cabeça está virada (Fig. 167) ou após a córnea ter sido tocada. A protrusão da membrana é ocasionada por tumoração inflamatória ou neoplásica de sua camada conjuntival ou por contração permanente do músculo retrator do bulbo (como em tétano, envenenamento por nicotina e envenenamento por estricnina). Em geral, a mucosa da membrana nictante é envolvida em qualquer processo patológico do resto da conjuntiva (ver Seção 3.4; em bovinos com pigmentação em todo o corpo, a congestão dos vasos conjuntivais da terceira pálpebra é o único indício de fotossensibilização (ver Seção 3.2).

Fissura palpebral. O formato e a extensão da fenda entre as pálpebras (rima palpebral) são determinados pelas anomalias da pálpebra já mencionadas e também pelo tamanho e pela posição do globo ocular. As seguintes condições patológicas estreitam ou obliteram a fissura palpebral: anquibléfaro completo e parcial; microftalmia congênita e adquirida, anoftalmia e enoftalmia; fotofobia ou outras formas de blefaroespasmo devidas à irritação do olho; edemas inflamatórios; espessamento neoplásico; paralisia de pálpebra. A queda paralítica da pálpebra superior (ptose) de um olho pode ser devida apenas à paralisia dos nervos oculomotores ou faciais (ver Seção 12.8, Prancha 19/f), quando outra lesão não é visível. A ptose bilateral segue a administração de neurolépticos (ver Seção 1.3) e também ocorre em estados comatosos, como paresia da parturiente (febre vitular) e lesão cerebral grave (meningoencefalite trombótica infecciosa septicêmica — "síndrome do sono") ou botulismo. O extremo oposto, quando as pálpebras estão mais afastadas que o habitual, é causado por macroftalmia ou exoftalmia (ver adiante). Essas condições podem impedir que as pálpebras se encontrem (lagoftalmia).

O *globo ocular em um todo* é examinado quanto ao tamanho, à posição, ao movimento e à direção do eixo visual. O globo ocular pode ser maior (macroftalmia) ou menor (microftalmia) do que o normal; estas são anormalidades congênitas ou adquiridas. A retração do globo ocular para a órbita é chamada de enoftalmia (Fig. 478) e ocorre durante a desidratação e a caquexia, resultando do encolhimento do tecido conjuntivo ou da perda do tecido adiposo retrobulbar ou como resultado de espasmo do músculo retrator do bulbo; outra causa é um olho excepcionalmente pequeno. O olho exoftálmico protrai-se da fissura palpebral em decorrência de inflamação generalizada grave do olho (panoftalmia), proliferação do tecido linfóide intra-orbitário (a forma neoplásica da leucose), proliferação neoplásica de tecidos adjacentes ("câncer do olho") ou paralisia do retrator do globo ocular (devido à paralisia do nervo abducente). Em repouso, o ângulo de visão dos bovinos é geralmente de 50°. no sentido medial para temporal; o *campo de visão* alcança, nos dois lados, aproximadamente 135°. da linha média para a lateral; a região de visão binocular dianteira é relativamente pequena. O desvio anormal do eixo visual (*estrabismo*) geralmente é divergente em ambos os olhos, mas também pode ser convergente, para cima e para baixo, unilateral ou bilateral (eso, exo, hiper ou hipotropia). Há também uma forma especial de estrabismo (estrabismo rotatório ou extorção do olho): neste caso, o bulbo se encontra rodado em torno do seu eixo, de maneira que o ângulo medial da pupila aponta para cima e o lateral aponta para baixo (Prancha 19/d). Tais distúrbios podem ser congênitos (geralmente hereditários) ou adquiridos e resultam da paralisia dos nervos abdu-

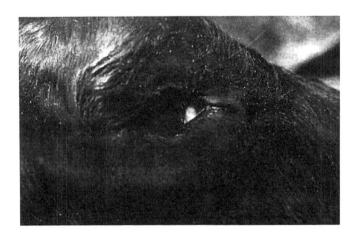

Fig. 478 Acima: enoftalmia (globo ocular retraído), como conseqüência de perda de líquido muito grande (exsicose, desidratação) em um bezerro.

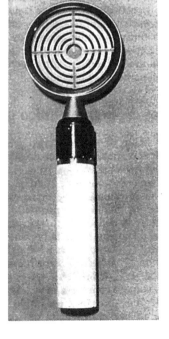

Fig. 479 À direita: ceratoscópio de Klein (baseado no princípio de Placido), com iluminação a pilha.

cente, oculomotor e troclear (ver Seção 12.8). Outras causas são lesões nos músculos do olho, ou tumoração dentro da órbita (estrabismo paralítico ou mecânico). Movimentos bulbares mais ou menos rápidos ou pronunciados, horizontais ou verticais-pendulares, isto é, circulares, estereotipados e que independem de influências ambientais, são chamados de *"tremores"* ou *"rolamentos" oculares*. Tal *nistagmo* oxilatório (horizontal, vertical) ou rotatório indica lesão cerebral com participação do nervo vestibular coclear (ver Seção 12.8), mas também ocorre não raramente em bovinos clinicamente sadios.

A próxima etapa do exame é *girar a cabeça do animal* para um lado, como mostra a Fig. 167, observar as partes do olho expostas durante este movimento (ver Seção 12.8). Para ver o olho de pacientes com fotofobia ou blefaroespasmo, será necessário induzir anestesia local (ver Seção 13) ou manter as pálpebras cuidadosamente separadas. Se necessário, remove-se qualquer muco, fibrina, sangue, pus ou material estranho cuidadosamente, por meio de um jato de solução antibacteriana ou adstringente ou com um *swab*. Na esclera e em sua camada conjuntival, examinam-se alterações na coloração, presença de inflamação e defeitos e o aspecto dos vasos episclerais (ver Seção 5.3 e seguintes). A seguir, examina-se o *globo ocular, progressivamente da frente para trás* (da córnea para a retina) a olho nu ou com um oftalmoscópio.

A *córnea de bovinos* pode ser observada adequadamente a olho nu sob iluminação difusa ou tangencial (a última por uma lanterna de bolso), mas, para detalhes mais minuciosos, é necessário usar um instrumento provido de luz focalizada. Na córnea, são examinadas reflexibilidade, maciez, regularidade, transparência, protuberâncias e a presença de material depositado. Um ceratoscópio é útil para o estudo da superfície da córnea. Através de uma abertura central, vê-se um reflexo dos anéis preto e branco concêntricos do instrumento. Esta imagem é nítida e regular quando a córnea é lisa, refletiva e de curvatura normal. Uma curvatura irregular (astigmatismo) produz embaçamento. A imagem ceratoscópica também fica embaçada ou interrompida por lesões, inflamação localizada (ceratite circunscrita), úlceras corneanas e escaras. Uma desvantagem da utilização de um ceratoscópio destinado a uso humano[1] (Fig. 479) é a de que ele não recobre por completo o olho do bovino, que é relativamente grande, de modo que se tem que examiná-lo uma parte de cada vez. (Em caso de emergência, coloca-se o animal perto de uma janela do estábulo, de modo que a luz se reflita na córnea.) Quando as córneas são saudáveis, com superfície lisa, brilhante e curvatura normal, as imagens refletidas se apresentam nítidas e de formas regulares e lisas. Lesões circunscritas da estrutura corneana, como pequenas lesões, inflamações locais, tumores ou cicatrizes (ceratite circunscrita, úlcera ou cicatriz córnea) provocam a reflexão de imagens pouco nítidas.

Os defeitos corneanos particularmente pequenos e superficiais tornam-se visíveis quando se instilam algumas gotas de um corante (solução de fluoresceína a 2% ou de azul de metileno a 0,5%) no saco conjuntival (ver Seções 1.3 e 15.2), uma vez que o tecido danificado absorve o corante. O excesso de corante é lavado com uma solução salina normal.

Um desvio pronunciado da curvatura normal da córnea pode ser visto a olho nu, particularmente quando observado de lado, enquanto o olho é iluminado pela frente. Este desvio pode tomar a forma de protuberância (ceratocone, ceratoglobo) ou achatamento (córnea aplanática). As seguintes lesões corneanas também podem ser vistas a olho nu: corpos estranhos (cascas de cereais, outros fragmentos vegetais, às vezes um pêlo ou um inseto), ferimentos perfurantes, dermóides (uma ilhota de pele com pêlo), filamentos de tecido conjuntivo entre as pálpebras e o bulbo (pterígio), estafiloma (protrusão de um segmento ulcerado da córnea que pode conter uma porção da íris prolapsada) e pano (uma placa de tecido de granulação vascularizado).

A córnea é de transparência normal quando é possível enxergar a câmara anterior, a íris e a pupila, embora seja necessária uma fonte de luz forte e focalizada para detectar uma leve opacidade. Se está presente qualquer opacidade, notar sua posição, extensão, margens, cor e consistência superficial; verificar também se um ou ambos os olhos estão afetados (no último caso, se as lesões são simétricas ou não). Pintas unilaterais na córnea podem ser cicatrizes após uma lesão, enquanto lesões uniformes bilaterais constituem uma característica de opacidade corneana, febre catarral maligna e ceratite de fotossensibilidade devida à fenotiazina. A ceratoconjuntivite infecciosa bovina se caracteriza por opacidade unilateral ou bilateral assimétrica. As pequenas lesões opacas da córnea denominam-se máculas e as grandes são os leucomas.

Quando as margens de uma área de opacidade são indistintas e a superfície está áspera e entorpecida, isto significa que o processo patológico ainda está ativo e expandindo-se. Uma pinta nitidamente demarcada é de longa duração e irreparável. Opacidade de cor castanha e preta em geral se deve a aderências da íris ao fundo da córnea (sinéquia anterior). A transparência da córnea também diminui pela vascularização que ocorre durante a ceratite. Quando os vasos sanguíneos estão ramificados como uma árvore, eles se orginaram da esclera, ao passo que, quando formam feixes ou tufos, são derivados do corpo ciliar. Esta diferença possibilita distinção entre ceratite superficial e profunda e também uma inflamação que envolve todas as camadas da córnea.

A dificuldade em ver as estruturas mais profundas do olho, em virtude de opacidade extensiva, pode ser superada por meio de *fotografias com luz infravermelha*.

Na *câmara anterior do olho*, são examinados seu conteúdo e sua profundidade por iluminação de foco lateral ou lâmpada de fenda.[3] Normalmente, ela contém líquido tão claro como água. Sua transparência é perdida quando estão presentes sangue, fibrina ou pus como pequenos pontos, que podem ou não ser coloridos e estar soltos, flutuando. Um acúmulo de pus no fundo da câmara anterior é chamado de hipópio. A profundidade da câmara pode ser normal, subnormal ou excessiva, e é avaliada observando-se a cúpula corneana pelo lado temporal (de fora). A profundidade excessiva ocorre com córnea protuberante, luxação posterior do cristalino e aumento do humor aquoso. A profundidade subnormal acompanha a redução do olho em tamanho, a luxação anterior do cristalino e a perda do humor aquoso. Uma lesão penetrante na córnea ou uma inflamação grave da íris pode resultar em aderências dessas duas estruturas (sinéquia anterior), levando à obliteração da câmara anterior.

A *íris* é examinada quanto à cor, ao padrão de pigmento, ao relevo, à largura e à reação da pupila. A coloração às vezes é encontrada como anomalia congênita de pigmentação — heterocromasia e albinismo. A inflamação da íris (irite) se caracteriza por uma reação lenta da pupila, padrões de pigmentos embaçados ou uma aparência mofada. Rupturas pupiliformes na íris (coloboma da íris) surgem em decorrência de malformação, traumatismo ou inflamação. A pupila normal de bovino é horizontalmente oval e contrai-se bem rapidamente, chegando a ficar como uma fenda horizontal, quando exposta à luz brilhante (reflexo pupilar). A borda superior da pupila de grandes ruminantes domésticos possui grânulos redondos (grânulos da íris ou corpos negros) cujo tamanho varia. O formato anormal da pupila se deve, principalmente, a aderências entre a íris e a superfície posterior da córnea (sinéquia anterior) ou à superfície anterior do cristalino (sinéquia posterior) e ao deslocamento do cristalino. Um bordo rompido ou rasgado para a pupila também é sintoma de aderência da íris ao cristalino e pode ser consequência de inflamação dos grânulos da íris (uveíte). Em bovinos com necrose cerebrocortical, o eixo da fenda pupilar pode estar girado em até 45° (extorção: ângulo medial da pupila mais alto e ângulo lateral da pupila mais baixo que o normal).

Reflexo pupilar. A capacidade de as pupilas se contraírem quando expostas à luz brilhante (de uma lanterna) é testada após os olhos terem sido expostos à escuridão ou cobertos por algum tempo (Figs. 480 e 481). Em geral, a pupila se contrai

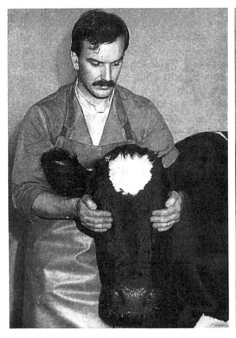
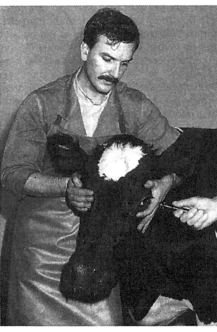

Figs. 480 e 481 Avaliação do reflexo pupilar no olho esquerdo: Oclusão de ambos os olhos para provocar midríase (à esquerda); liberação do olho esquerdo enquanto se continua ocluindo o olho direito, iluminando o esquerdo com o auxílio de uma lanterna de bolso (à direita); em condições normais, não só a pupila do olho que sofre a iluminação deverá estar contraída, mas também a pupila do olho (consensual) que foi mantido fechado deverá estar miótica.

rapidamente, sem demora. Uma pupila que deixa de reagir à luz assume um formato mais ou menos circular (Fig. 483), condição conhecida como *rigidez pupilar* ou *midríase*. Na ausência de lesões óbvias, isto pode-se dever ao estímulo do nervo simpático ou à paralisia do nervo oculomotor, cuja causa pode ser inflamatória ou lesão compressiva da retina, do nervo óptico, das meninges ou cérebro. Ocorre também durante a deficiência de vitamina A, o envenenamento por atropina e o envenenamento por estricnina. A pupila está permanentemente *contraída* (*miose,* Fig. 482) quando o nervo parassimpático é estimulado, o músculo pupilar paralisado ou o músculo constritor pupilar contraído. Acompanha ou segue ceratite aguda ou iridociclite e é um sintoma de envenenamento por compostos orgânicos de fósforo; o envenenamento por outras substâncias que produzem miose (nicotina, muscarina e morfina) raramente ocorre em bovinos.

O *cristalino* pode ser examinado a olho nu, à luz do dia, ou com um oftalmoscópio (Fig. 484) ou, de preferência, sob o foco de luz de uma lâmpada de fenda.[3] As alterações patológicas afetam principalmente sua transparência e sua posição; miopia e hipermetropia devidas a astigmatismo do cristalino parecem não ser problemáticas em bovino. A opacidade (catarata) do cristalino mostra-se cinza ou esbranquiçada. Pode ser parcial ou completa; esta última, inevitavelmente, afeta de modo sério a visão. A catarata pode ser lenticular ou capsular, dependendo da localização da opacidade (dentro da substância do cristalino ou apenas em sua cápsula). A melhor maneira de diagnosticar essas diferentes formas é em um quarto escuro, mantendo-se uma fonte de luz (vela ou oftalmoscópio provido da fenda semicircular) a pouca distância do olho e movendo-se de cima para baixo e de um lado para o outro. Quando a córnea e o cristalino são transparentes, as três imagens da fonte de luz são visíveis (fenômeno de Purkinje-Samson): a primeira imagem refletida fora da córnea é vertical e nítida, a segunda, refletida fora da face anterior do cristalino, também é vertical, embora menor e mais pálida do que a primeira, e a terceira imagem surge do fundo do cristalino, é invertida e ainda menor. esta terceira imagem move-se na direção oposta à das outras duas, quando a fonte de luz é movida de um lado para outro ou em círculos. Quando estão faltando as duas imagens do cristalino, este pode estar ausente (afacia) ou o reflexo da frente do cristalino pode ter sido abolido por alterações patológicas. Quando está faltando apenas a terceira imagem invertida, pode haver opacidade do núcleo do cristalino ou da parte posterior da cápsula do cristalino. O cristalino pode estar deslocado, como resultado de um traumatismo ou de iridociclite grave, e isto também pode alterar as imagens refletidas. A subluxação e a luxação do cristalino dentro da câmara anterior são facilmente reconhecíveis. O deslocamento completo do cristalino para trás dá a impressão de ausência do

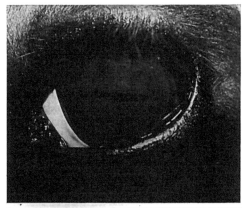

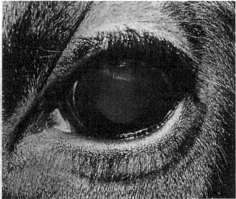

Fig. 482 e 483 Acima: miose — uma pupila reduzida a uma fenda por reação reflexa à luz forte. Embaixo, à esquerda: midríase — dilatação extrema da pupila após instilação de atropina.

ÓRGÃOS DOS SENTIDOS 367

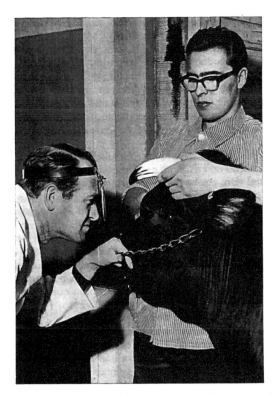

Fig. 484 Uso do oftalmoscópio de Helmhotz para observar o cristalino e o fundo do olho.

cristalino; o movimento do globo ocular pode, então, resultar em torção da íris.

O *corpo ciliar* e a *câmara posterior* estão escondidos por trás da íris e, conseqüentemente, não estão diretamente visíveis. A emergência de exsudato (sangue, fibrina ou pus) além do bordo da pupila e uma saliência da íris para diante são evidências de inflamação da íris e/ou do corpo ciliar (irite, iridociclite, ciclite).

O *corpo vítreo* é examinado com luz incidente por um espelho ocular de Helmholtz ou um oftalmoscópio[3] (Figs. 485 e 486). Qualquer eventual opacidade devida a fibrilas, flóculos ou membranas será resultado de produtos originários de inflamação (sangue, pus, fibrina) penetrando no vítreo. Esses conteúdos anormais podem aderir ao fundo ou ser vistos flutuando em um vítreo anormalmente líquido, após a cabeça do animal ter sido virada rapidamente.

O *fundo de olho* é examinado após instilar-se um midriático adequado no saco conjuntival para dilatar a pupila (Fig. 72). A droga convencional para este fim é a atropina, em solução de 0,5 a 1,0%. Após 10 a 20 minutos, a pupila começa a dilatar-se e, após duas horas, alcança seu efeito máximo e a ação persiste por diversos dias. Como esta ação prolongada não é necessária para fins diagnósticos, dá-se preferência, hoje em dia, a *midriáticos de curta duração*.[4] A midríase é produzida após 15 a 20 minutos da administração e persiste por apenas quatro a seis horas.

O exame de fundo de olho pode então ser realizado, ou com o uso do espelho ocular idealizado por Helmholtz em 1852, ou de preferência com o uso de um oftalmoscópio.[3] No primeiro caso, o animal a ser examinado deve ser colocado à entrada do estábulo, de costas para a luz e com a cabeça à sombra do prédio. O médico veterinário coloca-se à frente da cabeça do animal, com o instrumento a aproximadamente 20 cm do olho. A luz do espelho plano (ou convexo) é refletida no olho, enquanto o fundo do olho é observado através do orifício no centro do espelho (Fig. 484).

O oftalmoscópio de pilha[3] (Fig. 485) tem uma fonte de luz que pode ser focalizada no olho e, assim, é mais fácil acompanhar o olho quando o animal mover a cabeça (Fig. 486). Além disso, o diafragma ajustável e um disco rotativo Rekoss, com lentes de medição, assim como o aumento de lupa, que este aparelho possui, oferecem recursos adicionais valiosos; para o exame de fundo de olho, as lentes de uma a cinco diotropias são as mais adequadas. Os achados normais do exame de fundo de olho do bovino se caracterizam pelos seguintes sinais (Prancha 20/e): o tapete lúcido de formato crescente, que ocupa a metade superior do fundo, é verde-azulado ou amarelado; no seu quadrante dorsonasal, há uma área mais ou menos triangular, de manchas pigmentadas preto-acastanhadas; no resto do tapete lúcido, há pontos vermelho-acastanhados, tendo centros de luz que marcam os pontos de emergência de finos vasos sanguíneos que se ampliam na camada coriocapilar. O restante do fundo é o tapete negro, uma área vermelho-ferrugem ou castanho-escura, não claramente demarcada do tapete lúcido.

A papila do nervo óptico repousa na zona do fundo ventro-

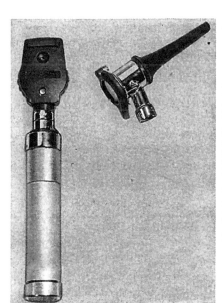
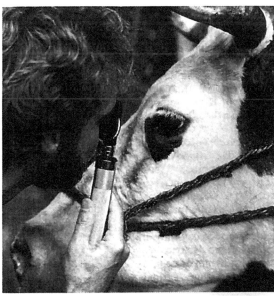

Figs. 485 e 486 À esquerda: oftalmoscópio bifocal com lente de aumento e diafragmas intercambiáveis e incorporando um disco Rekoss de medição de lente, com iluminação a pilha (visto pelo lado do examinador). A figura mostra também o otoscópio, acessório que pode ser usado no lugar do oftalmoscópio. À direita: exame de fundo de olho (fundoscopia) com o auxílio de um oftalmoscópio bifocal (ver também Prancha 20/e).

temporal, livre do tapete, seu limite superior adjacente ao tapete lúcido. É redonda ou levemente oval e vermelho-amarelada, com um anel limitante claro (bainha do nervo). O bordo livre da papila é elevado acima do nível do fundo, como uma terraplanagem; às vezes, toda a área da papila parece estar elevada. A papila é a origem dos três (ou, raramente, quatro) pares de vasos sanguíneos convolutos que se cruzam e, depois, correm nas direções dorsal, temporal, nasal e ventral, antes de se ramificarem. As artérias vermelhas brilhantes e mais finas surgem próximas ao bordo da papila, enquanto as veias mais escuras deixam a papila mais no meio.

As anormalidades que podem ser vistas no fundo incluem hemorragias, defeitos (coloboma) e neoplasias; também alteração na cor, do branco-acinzentado ao amarelado (uma indicação de degeneração após inflamação). O descolamento completo ou localizado da retina pode ser, em bovinos, de origem hereditária ou causado por acúmulo de exsudato, sangue ou por neoplasia. Seu quadro fundoscópico varia de caso para caso. Às vezes, a porção descolada é vista como uma vesícula ou funil rosa-esverdeado, cinza-amarelado ou prateada, protraindo dentro do corpo vítreo; há uma demarcação nítida da retina intacta. As hemorragias retinianas surgem como veios ou pontos, com bordos indistintos, vermelho-claros ou vermelho-acastanhados; ocorrem em bovinos como resultado de contusão traumática do olho e durante inflamação idiopática ou sintomática da retina e da camada coróide (por exemplo, durante meningoencefalite trombótica septicêmica infecciosa e diátese hemorrágica; Seção 5.6). As neoplasias de fundo de olho podem ser retinoblastomas ou melanossarcomas; eles surgem como pontos circunscritos ou estruturas de tamanho variável. A papila também pode apresentar cor e formato anormais — palidez indica atrofia e abaulamento é sinal de edema (papila congesta).

Palpação. O exame para observar a consistência da pálpebra, a cor e o aspecto superficial da conjuntiva, assim como o reflexo palpebral, exige a fixação digital de uma parte sensível do olho, o que pode resultar em alguma irritação. Por este motivo, é deixada para esta etapa do exame, após a oftalmoscopia, instilando-se um anestésico no saco conjuntival (ver Seção 1.3; Fig. 72) em caso de necessidade.

A palpação cuidadosa das *pálpebras superior* e *inferior* revelará qualquer reação inflamatória (edema, calor aumentado, sensibilidade extrema). A consistência de qualquer tumoração pode ser testada e diferenciada do tecido normal, solto e macio das pálpebras — as tumorações podem ser flácidas, flutuantes, firmes ou crepitantes, e os mesmos critérios descritos no capítulo sobre a pele (Tegumento) são utilizados para interpretá-las (ver Seções 3.2 e 3.3). É importante descobrir se os tumores são circunscritos ou crescem dentro de órgãos adjacentes, uma vez que isto indica se o tumor é benigno ou maligno.

A *conjuntiva* torna-se visível evertendo-se as pálpebras através de pressão do polegar e do indicador, envolvidos em gaze, se necessário, para impedi-los de escorregar. A interpretação das alterações na cor rosa-pálido normal é a mesma já descrita para membranas mucosas (ver Tegumento; Seção 3.4). A inflamação local (conjuntivite) é acompanhada por lacrimejamento (ver anteriormente) e faz com que a superfície da membrana mucosa torne-se mole, seca e mais ou menos coberta com exsudato, o que pode formar pseudomembranas. O edema que acompanha a conjuntivite grave pode causar o prolapso da conjuntiva para além das pálpebras, formando um círculo de membrana mucosa em torno do globo ocular (quemose). Quando ocorrem diversos casos de conjuntivite em um rabanho, será necessário enviar amostras de secreção aspirada ou *swabs* para exame microbiológico, a fim de estabelecer a causa (ver Seção 13.3). Nematóides do gênero *Thelazia* podem estar presentes no saco conjuntival, nos ductos excretores das glândulas lacrimais ou no ducto nasolacrimal (ver Seção 13.3). São fios brancos de 5 a 20 mm de comprimento e podem ser vistos na pálpebra evertida, em lágrimas ou em lavados do ducto nasolacrimal.

Reflexo corneano. Este não deve ser tentado tocando-se a córnea com um dedo, em virtude do risco de se lesar a córnea e abrir uma porta de entrada para infecções. Usar, em vez disso, uma tira de algodão em rama comprido ou envolvido em um fio metálico de *swab*, previamente embebido com um anti-séptico suave. A reação normal é o fechamento imediato das pálpebras, assim como uma retração do globo ocular para dentro da órbita (ver Seção 12.8). Esta reação pode ser prejudicada ou anulada pela abolição periférica da inervação sensorial corneana por anestesia local.

Verificação da capacidade de visão. Distúrbios na *capacidade de acomodação* do cristalino e a conseqüente diminuição da acuidade visual têm, em bovinos, importância secundária. O engano freqüente de se confundir acuidado visual com *reflexo pupilar* já foi descrito anteriormente (ver Seção 13.3). A *avaliação da deficiência visual* deve ser realizada à luz do dia e, no caso de suspeita de cegueira noturna (hemeralopia), também no escuro. Um exame simples e passível de ser repetido várias vezes consiste em aproximar a mão fechada das adjacências do olho, *movimentando os dedos rapidamente* a uma distância pequena do olho (*reflexo de defesa*: Figs. 487 e 488), evitando que o animal seja tocado ou que o movimento provoque vento, o que poderia assustá-lo. Se o animal estiver enxergando, o olho se fechará a cada movimento e, em muitos casos, até a cabeça do animal se afastará. Outro método para se testar a capacidade visual do animal consiste em *soltá-lo para que ande livremente*. Neste caso, deve-se ter em mente que animais cegos têm uma certa segurança nos locais onde estão ambientados. Animais que te-

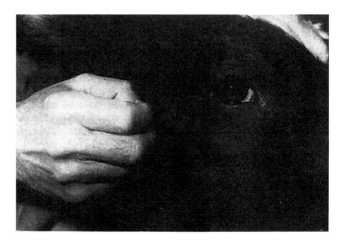

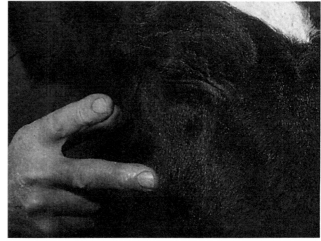

Figs. 487 e 488 Avaliação do reflexo de defesa: se o animal estiver com a capacidade visual em ordem, haverá o fechamento reflexo imediato das pálpebras após o movimento do dedo.

Prancha 20

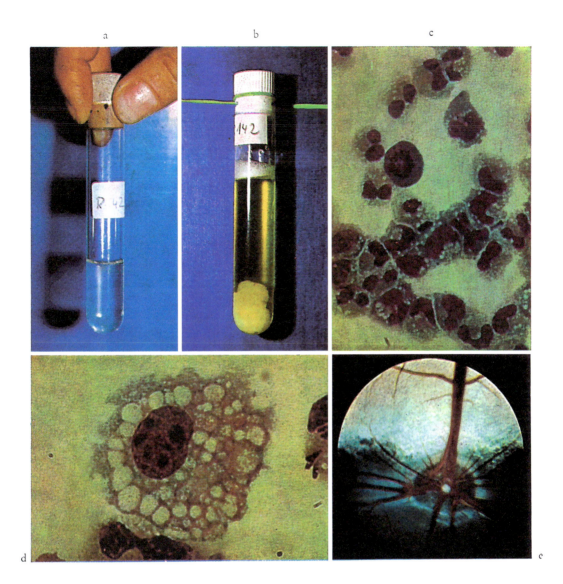

Exame do liquor cerebroespinhal e imagem oftalmoscópica do fundo de olho do bovino

a. Punção lombar do liquor de um bovino sadio: incolor, claro, não-coagulado; teor de proteína, 0,35 g/l; conteúdo celular, 45/mm³, quase que só composto por linfócitos
b. Punção occipital do liquor cerebroespinhal de um boi em confinamento acometido por uma meningoencefalite trombótica septicêmica: coloração semelhante à do soro, turvação, coágulos de sedimentação rápida; teor de proteína, 6,90 g/l; conteúdo celular, 870/mm³ (na maioria, neutrófilos granulócitos)
c,d. Esfregaço de sedimento de punção de liquor (Steinberg & Vandevelde, 1974; coloração May-Grünwald/Giemsa, aumento de 1.000 vezes
   c. Esfregaço do sedimento do liquor de um bezerro acometido por meningite purulenta: grande quantidade de neutrófilos granulócitos, dentre os quais segmentados e formas jovens, assim como uma mitose
   d. Esfregaço de um sedimento de liquor de uma vaca acometida por meningoencefalite por listeria: macrófago
e. Fundo do olho direito de um bovino (Müller, 1969): papila do nervo óptico = estrutura semicircular marrom-escura no centro da foto; tapete lúcido azul-esverdeado (acima); manchas claras na saída do nervo óptico = resto embrionário da artéria hialóidea.

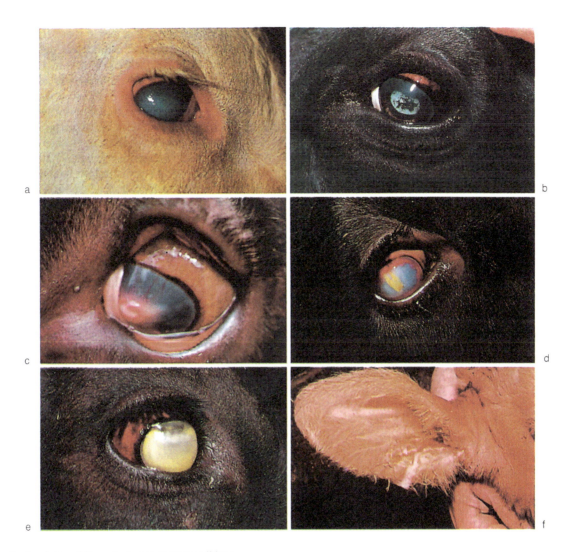

Exame dos órgãos dos sentidos: achados oculares e auditivos

a. Ceratoconjuntivite difusa: sensibilidade à luz, secreção lacrimal aquosa, congestão da conjuntiva, opacidade da córnea
b. Opacidade do cristalino ("estrela cinza") e sinéquia posterior em conseqüência de uma iridociclite; olho atropinizado
c. Ceratite de pasto (ceratoconjuntivite infecciosa; estágio avançado): úlcera de córnea com proliferação de vasos superficiais, opacidade da córnea, ceratocone
d. Ceratite disseminada profunda por irritação de contato com um fiapo de feno, proliferação de vasos profundos ("olho rosa")
e. Hipópio: coleção de pus na câmara anterior (acima, uma bolha de gás), ceratoglobo
f. Secreção purulenta da orelha (otorréia) na otite externa

nham cegueira de origem central apresentam, em ambientes estranhos, o seguinte comportamento: giram a cabeça regularmente na direção de sons que eventualmente ocorram ao seu redor, sendo que as orelhas assumem movimentos semelhantes ao de radar; marcha cuidadosa com a cabeça levemente erguida, como que "sentindo o terreno", e com passos curtos, como que "tateando", assim como dando eventuais passos para trás para se orientar; procura alimentos através da inspiração de ar. Nestes movimentos, sempre acontece do animal topar com alguma estrutura, apesar de todo o "cuidado", e, quando isto ocorre, ele se assusta. Obtêm-se resultados bastante objetivos quando o animal é *puxado por uma pessoa de sua convivência,* que o guia com um cabresto longo — e sem ficar parado — frente a um obstáculo colocado para testar a visão do animal (caixa de papelão, caixote, tambor etc.). Pacientes cegos trombam com tais obstáculos. Para se testar um olho em separado de cada vez, deve-se usar um tampão ou um tapa-olho (lenço, compressa), e aí repetir os métodos citados anteriormente.

De acordo com estudos recentes, os bovinos possuem uma boa capacidade de diferenciar cores, embora não consigam diferenciar azul de púrpura e diferenciem amarelo de laranja com muita dificuldade.

Lágrimas. As glândulas lacrimais de bovinos adultos com olhos sadios produzem, por olho, por minuto, aproximadamente 30 mm cúbicos (em bezerros de 5 a 15 mm cúbicos) de secreção lacrimal incolor e de baixa viscosidade. Esta secreção pode ser coletada através da cateterismo do ducto nasolacrimal, sendo normalmente composta dos seguintes elementos: proteína, 7 ± 0,4 g/l; sódio, 138 ± 1,0 mmol/l; potássio, 20 ± 0,5 mmol/l; cálcio, 0,79 ± 0,04 mmol/l; magnésio, 0,56 ± 0,02 mmol/l; cloro, 133 ± 1,5 mmol/l; fosfato inorgânico, 0,18 ± 0,03 mmol/l. Alterações patológicas da secreção se caracterizam pela presença de produtos inflamatórios (mucoso, mucopurulento, purulento, pútrido, sanguinolento). Uma suspeita eventual de produção insuficiente de lágrimas que leve a um ressecamento da córnea pode ser esclarecida com o teste Schirmerschen. Neste teste, usam-se tiras curtas (5 cm de comprimento) de papel filtro normal (Whatman n° 42), introduzidas sob a pálpebra inferior do olho a ser examinado, e uma tira de controle introduzida da mesma forma no olho são; após um minuto, pode-se verificar então quanto as tiras se encharcaram de secreção lacrimal (normal, > 15 mm; produção deficiente, < 10 mm).

O exame microbiológico de *swabs* da secreção lacrimal ou do saco conjuntival raramente é usado na prática buiátrica, mas pode ser de grande valia no caso de um rebanho estar afetado por determinado problema ocular. De acordo com o caso, devemse considerar como oculopatogênicas facultativas as seguintes cepas: vírus IBR, *Mycoplasma bovoculi, Moraxella bovis* e *A. pyogenes.*

Sondagem e lavagem do ducto nasolacrimal. É preciso verificar a patência do ducto nasolacrimal quando ocorre lacrimejamento permanente e lágrimas descem pelas bochechas, assim como "focinho seco" indicando obstrução congênita ou adquirida. Para isso, pode-se pingar no saco conjuntival solução fisiológica de cloreto de sódio corada com azul de metileno (ver Seções 1.3 e 15.2); se o ducto estiver com passagem livre, então a solução corada aparece logo em seguida no orifício nasal do lado correspondente. O acesso ao ducto pode ser pelo orifício lacrimal na borda livre da pálpebra inferior no canto nasal ou, mais facilmente, por sua abertura nasal na parede lateral do vestíbulo da cavidade nasal, escondida pela dobra alar. Quando necessário, passa-se no orifício um *swab* com anestésico local, depois introduz-se, cuidadosamente, um tubo plástico flexível de 30 a 50 cm de comprimento que não exceda 2 mm de diâmetro[5] (Fig. 490). Esse tubo pode passar através de todo o comprimento do ducto e também pode ser usado para lavagem; para este procedimento, o tubo é mais apropriado do que uma cânula rígida de tamanho adequado, devido ao menor risco de lesão. Na injeção do líquido suavemente anti-séptico, de preferência corado (por exemplo, corante de acridina), deve-se prestar atenção ao seu escoamento na outra extremidade do ducto nasolacrimal (Fig. 491), bem como à presença de substâncias estranhas (sangue, muco, fibrina, pus ou parasitas). Após a introdução de uma substância de contraste, o ducto nasolacrimal também pode ser examinado radiograficamente.

Esfregaço citológico, biopsia. Preparados citológicos podem ser feitos esfregando-se uma lâmina de microscopia sobre a superfície ocular onde se suspeita da ocorrência de tumor. O método de coloração mais adequado é o de *Papanicolaou,* onde, após a coloração, se investiga, ao microscópio, a presença de estruturas malignas (indícios de carcinoma de células escamosas ou "câncer de olho"). São obtidos resultados mais claros do exame histológico onde se retira, com os cuidados habituais, uma amostra da parte externa do tumor com no mínimo o tamanho de uma avelã, fixando-a em uma solução a 10% de formaldeído.

Tonometria. Testar a pressão intra-ocular não é muito importante em bovinos. Pode-se avaliá-la pressionando-se cuidadosamente o globo ocular através das pálpebras fechadas, com as pontas de ambos os dedos indicadores mantidas unidas. O grau de flutuação sentido dessa maneira pode ser excessivamente macio, normal ou anormalmente tenso (hipo, normo e hipertonia ocular). Deve ser feita sempre uma comparação com o outro

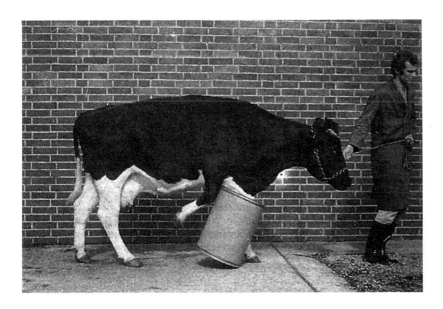

Fig. 489 Avaliação da capacidade visual ao se puxar o animal em um ambiente estranho: em caso de cegueira, o animal tromba com o tambor que está em seu caminho.

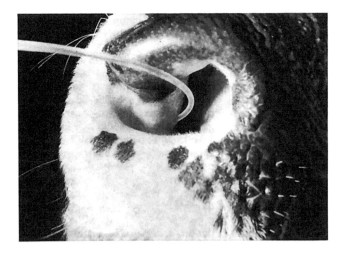

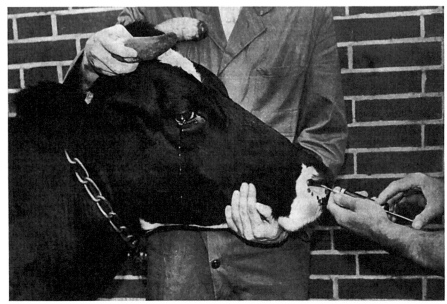

Fig. 490 e 491 Sondagem e lavagem do canal nasolacrimal. Acima: introdução de uma sonda de plástico mole no orifício nasal do canal. Embaixo: testando a patência do canal instilando uma solução de acridina.

olho ou com os olhos de outro animal. Este método digital logicamente é apenas aproximado e não pode detectar leves diferenças na pressão, para as quais é necessário um tonômetro. O tonômetro humano que pode ser utilizado em bovinos é o pneumotonômetro.[6] A sonda, controlada pneumaticamente, tem a forma semelhante à de uma caneta e deve ser colocada em ângulo reto sobre a córnea previamente tratada com anestésico local. A pressão necessária para se aplainar uma determinada superfície corneana é expressa pelo aparelho, por meio de uma curva. Esta curva tonométrica mostra variações determinadas pelo pulso, devendo-se considerar a média aritmética de várias ondas máximas e mínimas. Em bovinos com olhos sadios, encontrou-se, com esse método, uma pressão intra-ocular média de 16,55 (± 2,99) mmHg, com valores extremos entre 8,0 e 27,5 mmHg (Rosenberger, 1978). Em bovinos com patologia ocular, não se procedeu ainda a nenhuma coleta sistemática de dados, devido ao alto custo da aparelhagem.

A pressão intra-ocular excessiva (hipertonia) denomina-se glaucoma, condição geralmente ocasionada devido à absorção deficiente de humor aquoso por uma iridociclite ou luxação do cristalino. A atrofia do corpo ciliar ou uma perda anormal de humor aquoso resulta em hipotonia ocular.

Análise pós-morte do humor vítreo ou humor aquoso. A análise desses elementos fornece informações sobre a concentração de determinadas substâncias no soro sanguíneo, sempre que as seguintes condições sejam respeitadas: armazenamento do cadáver em câmara fria, coleta do líquido (por punção) dentro de 24 horas após a morte; para o exame do humor vítreo, também é necessária a imediata filtragem do líquido. Conforme o caso, a correspondência dos achados dos níveis de magnésio, sódio e uréia no soro sanguíneo e no humor vítreo é satisfatória. No entanto, o nível de cálcio no humor vítreo representa apenas 60% do nível do soro sanguíneo. O humor aquoso é adequado para a determinação dos níveis de uréia e creatinina, mas não se presta para a constatação de atividade das principais enzimas séricas presentes no animal vivo.

13.4 Orelhas

O exame especial das orelhas deve seguir a *seguinte ordem*:

Inspeção: Ao comparar as duas aurículas (abas da orelha) e suas vizinhanças, observar as seguintes características:

▷ *Tamanho, formato e posição*: no que se refere às malformações, microtias, anotias, sinotias e orelhas distópicas.
▷ *Postura e mobilidade:* Normalmente, as orelhas são mantidas na horizontal ou levemente elevadas* e movem-se constantemente em resposta a ruídos. Uma orelha pode pender devido

---
* Exceto em zebus, que têm orelhas pendentes.

ao peso de um hematoma ou paralisia do nervo facial (que é o responsável por ela ficar de pé) e em conjunto com ptose da pálpebra e lábio superior do mesmo lado em caso de paralisia facial de origem central (ver Seção 12.8) e listeriose (Prancha 19/f), ou quando a cabeça também é mantida para um lado, na otite média e na otite interna envolvendo o nervo acústico (ver Seção 12.8; Fig. 492). Ambas as orelhas caem durante botulismo, distúrbios cerebrais graves e coma, ao passo que, durante o tétano, são mantidas rijas para trás.

▷ *Cor da pele não-pigmentada da orelha* (Seção 3.2).
▷ *Lesões de pele com perda de substância,* que podem ou não envolver a cartilagem auricular.
▷ *Tumorações* devidas a flegmão (muitas vezes na base da orelha), hematoma (geralmente no centro da aurícula), edema de natureza inflamatória ou alérgica (em particular ao longo da borda livre), neoplasias (papiloma) e excrescências (corno cutâneo).
▷ *Ectoparasitas* (carrapatos, piolhos e larvas da mosca-varejeira).
▷ *Corrimento* do meato acústico = otorréia (com filetes de corrimento na pele abaixo da orelha).

Palpação. As aurículas são passadas entre os dedos para verificar a *consistência,* o *calor* ou *qualquer sensibilidade.* Normalmente, as orelhas são macias e elásticas, apenas um pouco mais frias do que o resto da superfície corporal e de modo algum sensíveis — o animal só reagirá se não estiver acostumado a ter as orelhas tocadas. No estado sadio, todas as três camadas (pele interna, cartilagem e pele externa) são mais ou menos da mesma espessura. Apenas a pele e o tecido subcutâneo são envolvidos nas inflamações, o que se caracteriza por calor e sensibilidade aumentados, juntamente com vermelhidão das placas não-pigmentadas da pele. A parte afetada da pele torna-se mais grossa e firme (na celulite) ou edematosa, sendo a última particularmente pronunciada em reações de fotossensibilização (ver Seção 3.2). Um inchaço flutuante da orelha geralmente é um hematoma. A necrose da ponta da orelha (otomumificação) resulta em pele coriácea que depois se desprende. Orelhas extraordinariamente "frias" são um sintoma de fluxo sanguíneo inadequado (ver Seção 2.4). A compressão repetida do meato auditivo externo entre os dedos produzirá um ruído de "esmagamento" característico quando estiver presente exsudato líquido, como na otite externa e otorréia (Fig. 493).

Coleta de amostras. O canal auditivo pode estar cheio de um exsudato seroso, mucóide ou purulento, muitas vezes misturado com sangue e freqüentemente apresentando odor fétido. Os sintomas desta otite externa são a manutenção da cabeça para um lado e o ruído de esmagamento mencionado anteriormente. Se a otite é um problema do rebanho, uma amostra do exsudato (ou um raspado de pele dentro do pavilhão auricular) deve ser enviada para exame bacteriológico. Em países quentes, é mais provável que a amostra necessite de um exame parasitológico para pesquisa de ácaros da sarna ou carrapatos ou, ainda, nematóides.

Otoscopia. No animal bem contido, e se necessário também sedado, cortam-se e retiram-se primeiramente os pêlos na face interna da concha auricular. Muitas vezes também é necessário

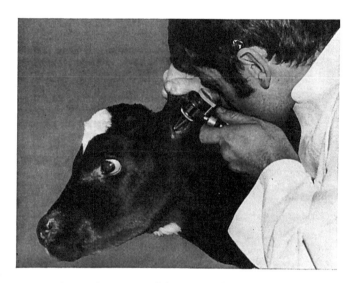

Fig. 494 Exame do meato auditivo externo (que está sendo puxado), usando-se um otoscópio.

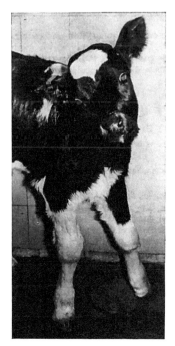
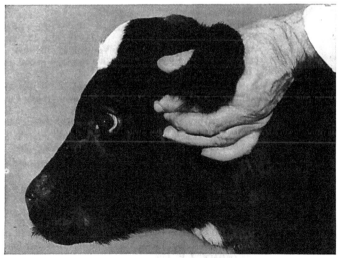

Figs. 492 e 493 À esquerda: bezerro com otite média e externa (com participação do nervo vestibulococlear) mantendo a cabeça pendida para o lado. Acima: apertando a base da orelha para verificar a eventual presença de exsudato crepitante (e geralmente fétido) (ver também Prancha 21/f).

limpar o meato auditivo externo, que para isto é esticado através de fortes puxões da orelha para trás. Para a limpeza usa-se um *swab* auricular elástico ou repetidamente um pedaço de algodão limpo envolto em uma pinça hemostática fina e reta. Como líquido de limpeza são apropriados àgua oxigenada a 3% ou éter (dissolver o cerúmen). O otoscópio, em forma de funil,[7] pode ser introduzido no meato auditivo externo (Fig. 485) puxando-se a aba da orelha para retificá-lo. O operador olha através do instrumento ao inseri-lo, para evitar lesões durante a inserção e que ocorra penetração profunda demais (Fig. 494). As características procuradas são vermelhidão (erosões, ulceração), tumorações e corpos estranhos dentro do meato auditivo. Na membrana timpânica são examinadas cor e protuberância — será amarelada ou avermelhada, em vez de branca-acinzentada (normal), na ocorrência da otite média. O ouvido médio não pode ser visto desta maneira.

Teste de função do ouvido. Estudos recentes indicam que os bovinos têm uma capacidade auditiva muito boa. Sob uma pressão acústica de 60 db, os bovinos captam sons entre os comprimentos de onda de 23 Hz até 35 kHz, com um valor ótimo na faixa de 8 kHz (Heffner, 1983).

A audição do bovino é avaliada observando-se, a distância, sua reação a ruídos repentinos, como bater palmas, bater uma porta, dar pancadas em uma vasilha de água, ligar a máquina de ordenha etc. Normalmente, o bovino demonstra sua capacidade de audição por "responder" imediatamente a estímulos acústicos: mexendo a orelha, virando a cabeça, ouvindo com as orelhas em posição lateral e olhando na direção do ruído ou encaminhando-se para aquela direção. Esta é a única maneira possível de detectar surdez completa ou extensiva; defeitos leves não podem ser detectados. Deve-se tentar descobrir se a causa da surdez está no ouvido ou no cérebro — esta última hipótese pode ser admitida quando há outros sintomas de distúrbio nervoso (ver Seção 12.8).

Fabricantes e Representantes

1. Ceratoscópio: L. Klein/D-6900 Heidelberg
2. Lente de aumento: Aesculap/D-7200 Tuttlingen, Nr. AC662; Chiron/D-7200 Tuttlingen, Nr. 510226
3. Oftalmoscópio: Aesculap/D-7200 Tuttlingen, Nr. AC660; Albrecht/D-7960 Aulendorf, Modell WELCH ALLYN; Chiron/D-7200 Tuttlingen, Nr. 510215C; Hauptner/D-5650 Solingen, Nr. 01558
4. Midriático: Hoffmann-La Roche/D-7889 Grenzach-Wyhlen
5. Sonda de plástico: Willy Rüsch/D-7050 Waiblingen, Nr. 475000 (Vertrieb: L. Bertram/D-3000 Hannover)
6. Pneumotonógrafo de aplanação: Alcon Laboratories/Fort Worth (Texas), USA (Vertrieb: Alcon-Pharma/D-7800 Freiburg)
7. Otoscópio: Aesculap/D-7200 Tuttlingen, Nr. AC615C; Chiron/D-7200 Tuttlingen, Nr. 510200C — 510202C; 510205C, 510206C; Hauptner/D-5650 Solingen, Nr. 01540, 01545

Bibliografia

BARBER, D. M. L., G. E. JONES, and A. WOOD (1986): Microbial flora of the eyes in cattle. Vet. Rec. *118*, 204–206. — BISTNER, ST. (1983): Techniques and advances in ophthalmology. Vet. Med. Small Anim. Clin. *78*, 489–491. — BLOGG, J. R. (1980): The eye in veterinary practice. Saunders, Philadelphia. — BÖSCH, B. (1983): Die chemische Untersuchung des Augenkammerwassers als ergänzende Möglichkeit in der postmortalen Diagnostik? Zürich, Univ., Vet. Med. Diss.

CLERC, B. (1981): Ophathalmologie vétérinaire. Point vét; Maisons Alfort.

DOLL, K. (1988): Otitis — ein Herdenproblem in Mastbeständen. Prakt. Tierarzt *69:* Colleg. vet. 18, 98–100. — DRAEGER, J., L. KÖHLER, G. ALLMELING und B. DEGERING (1982): Handapplanationstonometrie am Tierauge. Tierärztl. Praxis *10,* 189–195.

GELATT, K. N. (1981): Textbook of veterinary ophthalmology. Lea & Febiger, Philadelphia. — GRÄF, R., und H. H. SAMBRAUS (1978): Untersuchungen über das Farbsehvermögen von Rindern. Tierärztl. Umsch. *33,* 579–583.

HEFFNER, R. S., and H. E. HEFFNER (1983): Effect of cattle ear mite infestation on hearing in a cow. J. Am. Vet. Med. Ass. *182,* 612–614. — HOFFMANN, D., and P. B. SPRADBROW (1978): A method for collecting lachrymal fluid from cattle. Res. Vet. Sci. *25,* 103–104. — HOFFMANN, D., P. B. SPRADBROW, and B. E. WILSON (1978): An evaluation of exfoliative cytology in the diagnosis of bovine ocular squamous cell carcinoma. J. Comp. Pathol. *88,* 497–504.

JENSEN, R., L. R. MAKI, L. H. LAUERMAN, W. R. RATHS, B. L. SWIFT, D. E. FLACK, R. L. HOFF, H. A. HANCOCK, J. O. TUCKER, and D. P. HORTON (1983): Cause and pathogenesis of middle ear infection in young feedlot cattle. J. Am. Vet. Med. Ass. *182,* 967–972. — JOYCE, J. R. (1977): Eye problems of cattle — how many of these can you diagnose? Vet. Med. Small Anim. Clin. *72,* 214–216.

KRISHNAMURTHY, D., P. K. PESHIN, J. M. NIGAM, D. N. SHARMA, and R. KUMAR (1981): Radiographic visualization of the nasolacrimal duct in domestic animals. Ind. J. Anim. Sci. *51,* 646–651.

LINCOLN, S. D., and V. M. LANE (1985): Postmortem chemical analysis of vitreous humor as a diagnostic aid in cattle. Mod. Vet. Pract. *66,* 883–886.

MAHIN, L. (1981): Syndrome vestibulaire et labyrinthite chez les bovins — connaissances actuelles. Point vét. *12,* 53–58. — MAIDMENT, D. C. J., D. E. KIDDER, and M. N. TAYLOR (1985): Electrolyte and protein levels in bovine tears. Br. Vet. J. *141,* 169–173. — MASSIP, A., M. JOSSE, et M. GOUFFAUX (1977): Otite moyenne bilatérale chez le veau. Ann. Méd. Vét. *121,* 109–110. — MCCONNON, J. M., M. E. WHITE, M. C. SMITH, E. S. STEM, and G. HICKEY (1983): Pendular nystagmus in dairy cattle. J. Am. Vet. Med. Ass. *182,* 812–813. — MCCORMACK, J. E. (1974): Variations of the ocular fundus of the bovine species. Vet. Scope *18:* 1, 21–28. — MCCORMACK, J. E. (1977): Appearance of the normal optic disc in cattle. Vet. Med. Small Anim. Clin. *72,* 1494–1495.

NATION, P. N., P. F. FRELIER, G. A. GIFFORD, and B. D. CARNAT (1983): Otitis in feedlot cattle. Can. Vet. J. *24,* 238.

PERRUCCIO, C., F. MONTI, e A. SOLARINO (1985): Atlante di oftalmologia veterinaria. Edizioni Medico Scientifiche, Torino.

RÖHLINGER, P. (1978): Beitrag zur Otitis des Kalbes. Mh. Vet. Med. *33,* 54–56. — ROSENBERGER, V. (1978):

Beitrag zur Messung des intraokularen Druckes beim Rind — Prüfung einiger Tonometer auf ihre Brauchbarkeit. Hannover, Tierärztl. Hochsch., Diss.

Sambraus, H. H., und P. A. Hecker (1985): Zum Einfluß von Geräuschen auf die Milchleistung von Kühen. Berl. Münch. Tierärztl. Wschr. *98*, 298–302. — Sambraus, H. H., M. Kirchner und B. Gräf (1984): Verhaltensstörungen bei intensiv gehaltenen Mastbullen. Dtsch. Tierärztl. Wschr. *91*, 56–60. — Savey, M. (1984): Labyrinthite chez les bovins, étiologie clinique et contrôle. Journ. Neuropathologie Bovine, Soc. Française de Buiatrie (Lyon), S. 135–137. — Schütz-Hänke, W., M. Stöber und W. Drommer (1978): Klinische, genealogische und pathomorphólogische Untersuchungen an schwarzbunten Rindern mit beiderseitigem exophthalmisch-konvergierendem Schielen. Dtsch. Tierärztl. Wschr. *86*, 185–191. — Slatter, D. H. (1981): Fundamentals of veterinary ophthalmology. Saunders, Philadelphia. — Slatter, D. H., and M. E. Edwards (1982): Normal bovine tear flow rates. Res. Vet. Sci. *33*, 262–263. — Stewart, J. H., A. Thrall, A. Glenn, H. Lanerman, and J. D. Lavach (1985): Laboratory evaluation of aqueous humor in the healthy dog, cat, horse, and cow. Amer. J. Vet. Res. *46*, 657–659. — Stöber, M. (1978): Symptomatologie einiger Augenkrankheiten des Rindes. Prakt. Tierarzt *59:* Colleg. vet. 53–55.

Thines, G., and M. Soffie (1977): Preliminary experiments on colour vision in cattle. Br. Vet. J. *133*, 97–98.

Wilkie, I. W., and J. E. C. Bellamy (1982): Estimation of antemortem serum electrolytes and urea concentrations from vitrous humor collected postmortem (cattle and dog). Can. J. Comp. Med. *46*, 146–149.

CAPÍTULO 14

Avaliação dos Resultados do Exame

M. STÖBER

Após terem sido apresentados os métodos de exame aplicáveis aos bovinos e seus achados, tanto com relação ao estado geral do animal, assim como aos diversos sistemas orgânicos (incluindo achados normais e anormais), serão abordadas, neste capítulo, *as conclusões e conseqüências* que podem ser deduzidas da *soma das manifestações clínicas,* assim como do *"quadro clínico"* desenvolvido pela doença. Isto compreende o *diagnóstico e o diagnóstico diferencial da enfermidade, o prognóstico,* assim como o *planejamento do tratamento e da profilaxia da doença* e, em caso dos chamados *"problemas de rebanho",* compreende também a *queda da produção.*

14.1 Diagnóstico e diagnóstico diferencial

"O estabelecimento de um diagnóstico é um ato criador"
PETER BAMM (Curt Emmrich) — Berlim

Embasamento teórico: Um complexo sintomático (síndrome) levantado em certo momento em um animal doente (ou em um rebanho comumente atingido) é correlacionado através da diagnose a uma *certa unidade de um sistema nosológico reconhecido,* isto é, uma doença claramente delineada neste sistema.

Ao conjunto de todo o raciocínio e medidas necessárias para se chegar a esta ordenação se dá o nome de *"diagnóstico".*

Ao *diagnóstico crítico* pertencem não só os métodos de exame (e seus achados) adequados à resolução do caso (procedimento "pergunta e resposta", Seção 2.3) como também *o raciocínio médico "teórico" ou "analítico",* cujo conceito dá a relação entre sintomas e doenças (ver Quadro 74).

A *sensibilidade diagnóstica* de um achado organoléptico qualquer (ou de um resultado de teste laboratorial) com relação a determinada doença corresponde ao grupo dos indivíduos afetados pela doença que apresentam o tal sintoma. Essa informação é fornecida pelos compêndios de medicina, sob a forma de uma apreciação baseada em experiências anteriores ("sempre", "muito freqüente", "freqüente", "de vez em quando", "poucas vezes", "raramente"), ou então como fatores estatísticos ("em 70% dos casos").

A *especificidade diagnóstica* de um sintoma com relação a determinada enfermidade corresponde ao conjunto de indivíduos que não o apresentam (ou seja, a soma dos animais sadios e dos acometidos por outras enfermidades). Esta definição pode parecer estranha, em princípio, mas é necessária para realizar quantificações na área de medicina analítica. Se, excepcionalmente, a especificidade diagnóstica alcançar 100% (ou 1,0), então o sintoma em estudo só se apresenta nessa determinada doença e pode ser considerado uma prova da presença dessa enfermidade.

O *valor predicativo* de um sintoma indica — em relação a uma certa doença — a proporção de indivíduos portadores destes sintomas e afetados pela respectiva doença. Esta informação portanto é de importância decisiva para o diagnóstico.

O valor predicativo de um sintoma, no entanto, não depende apenas da sensibilidade e da especificidade diagnósticas, o que é óbvio, mas também da chamada "prevalência".

Prevalência significa a freqüência atual de uma enfermidade em um grupo de indivíduos numa população, com relação a outras enfermidades em determinado momento. A prevalência corresponde à chamada *"probabilidade a priori",* que já se conhece sobre determinada enfermidade, mesmo antes que seja investigado o sintoma em questão. Esta relação é menos evidente e, em geral, não é muito observada. (Explicação: em uma propriedade onde um terço do total de animais já está acometido de febre aftosa, a probabilidade de que um animal se infecte repentinamente com este vírus é muito alta; em uma situação normal, ou seja, para uma prevalência de febre aftosa perto de zero, a probabilidade seria quase nula.)

Maiores detalhes sobre medicina analítica podem ser consultados nas referências bibliográficas fornecidas no final deste capítulo. Essa área tem ganho importância com o crescente uso da informática na criação intensiva de bovinos.

Raciocínio prático. Após a verificação do estado geral do paciente (ver Seção 2.4) e o exame específico do sistema orgânico que provavelmente está envolvido (ver Cap. 3), todos os achados dignos de nota, ou seja, que não correspondam à normalidade (= "sintomas" ou "manifestações clínicas") vão compor o *"quadro clínico"* (ou síndrome).

Finalmente, na *procura ao diagnóstico correto,* ou seja, ao se *compararem os achados aos complexos nosológicos conhecidos,* podem ser usados como "modelos" as enfermidades dos bovinos cujas descrições ou características são fornecidas pelos compêndios de buiatria. Eles contêm, de forma bem resumida, as *características principais* das enfermidades descritas e, com isso, pode-se diferenciar uma das outras com maior ou menor precisão (*"natureza"* ou *"perfil"* da enfermidade). A esses *achados* se incluem não apenas os sintomas esperados, mas também a causa, a incidência, a disseminação (morbidade), a evolução (duração, desfecho) e influências econômicas (queda da produção, mortalidade e letalidade) da enfermidade em questão, assim como outros fatores acompanhantes que possam ser úteis (como raça, idade,

Quadro 74 Representação das relações diagnósticas relevantes em medicina analítica entre um achado (ou sintoma) e uma enfermidade (ou síndrome)

	A	Ā
a	a ∧ A	a ∧ Ā
ā	ā ∧ A	ā ∧ Ā

A = número de indivíduos com a enfermidade X; Ā = número de indivíduos sem a enfermidade X; a = número de indivíduos com o sintoma y; ā = número de indivíduos sem o sintoma y; a ∧ A/A = *sensibilidade diagnóstica* do sintoma y com relação à doença X; ā ∧ Ā/Ā = *especificidade diagnóstica* do sintoma y com relação à doença X; a ∧ A/a = *valor predicativo* do sintoma y com relação à doença X.

peso corporal, sexo, utilidade, influências sazonais ou climáticas, tipo de criação, manejo alimentar, fatores etiológicos, entre outros); também se utilizam os achados de necropsia observados no paciente em questão, para se proceder à diferenciação nosológica.

Ao se converterem os resultados do exame em um laudo diagnóstico legal, o médico veterinário não deve basear-se apenas em sua *experiência profissional,* mas também em considerações e esclarecimentos teóricos, para evitar *imprevistos!*

Diagnóstico individual

Uma *descrição completa de uma enfermidade* ou diagnose deve conter informações muito precisas sobre:

▷ **(a)** *localização da enfermidade:* nominar ou citar o órgão ou sistema orgânico acometido (usando ou não termos técnicos de medicina veterinária para as descrições);
▷ **(b)** *tipo da enfermidade:* especificar quais tecidos ou líquidos corporais estão alterados pela enfermidade ou outras características do quadro clínico.
▷ **(c)** *grau da enfermidade:* avaliar pela influência causada no estado geral do animal (ver Seção 2.4), assim como distúrbios constatados nos órgãos atingidos;
▷ **(d)** *duração da enfermidade:* hiperaguda, aguda, subaguda ou crônica (ver Seção 2.2);
▷ **(e)** *causa da enfermidade:* problema genético, malformação, contusão, infecção local ou generalizada, infestação parasitária, manejo alimentar deficiente, distúrbio no metabolismo, caquexia, envenenamento, reação de sensibilidade, deficiência imunológica, entre outras (algumas descrições de enfermidades veterinárias abordam a etiologia sem citar uma causa específica);
▷ **(f)** *eventual complicação de doença primária:* como problema circulatório, cetose secundária, atrofia muscular por inatividade, exsicose, entre outras.

Exemplos: "inflamação purulenta (a, b) da articulação da unha — articulação interfalangiana distal — grave (c), acompanhada de febre (f), na unha lateral do membro posterior direito (a), devido à contaminação (d) de uma inflamação necrótica da sola (e) com endocardite valvular por metástase (f)."

"Indigestão alimentar com decomposição pútrida do conteúdo do estômago (a, b) de grau médio (c), subagudo (d), devido à alimentação com silagem estragada (e), com diarréia secundária (f)."

"Reticuloperitonite (a, b) traumática (e), aguda (d), circunscrita (c), sem comprometimento circulatório (f)."

"Febre catarral maligna (a, b, e), da forma oculo-cefálica (a), estágio final (c, d), com decúbito agônico (c, d, f)."

Geralmente, não se consegue estabelecer um *diagnóstico* assim *tão bem fundamentado com relação à etiologia,* principalmente num primeiro exame em um bovino doente. Isto vale principalmente para patologias com sintomatologia pouco característica, para casos em que os *sintomas patognomônicos* estão pouco nítidos ou são encobertos por outra enfermidade que esteja ocorrendo simultaneamente. Nesses casos, as alterações patológicas principais podem ser expressas em um *diagnóstico sintomático,* como "claudicação de apoio moderada crônica do membro traseiro esquerdo" ou "dispnéia inspiratória, febril, aguda com estridor estertoroso." Isto também pode ser incorporado ao diagnóstico presumível como "aumento do contorno abdominal com flutuação extrema, provavelmente ascite". Um diagnóstico correto pode ser feito por um exame mais minucioso e repetido do animal ou ao receber os resultados do exame de laboratório das amostras. Outras tentativas incluem os resultados de um tratamento experimental baseado no diagnóstico presumível e uma *busca de sintomas orientadores confirmatórios ou suplementares.*

A fim de assegurar que a condição é de fato aquela diagnosticada, devem ser excluídas as doenças similares que poderiam ser confundidas com a condição em questão ou poderiam dar origem a um diagnóstico falso. Isto se denomina diagnóstico diferencial e envolve uma comparação crítica dos sintomas exibidos pelo paciente com os sintomas característicos de determinada doença. Deve-se, também, lançar mão da medicina analítica (ver anteriormente nesta mesma seção).

Os seguintes exemplos referem-se a seis vacas impossibilitadas de se levantar. Em cada caso, o diagnóstico presumível é confirmado (i. e., condições similares são excluídas) pela presença de certos sintomas dominantes.

▷ Uma vaca de alta produção, que pariu normalmente dois dias antes, está deitada em decúbito esternal com a cabeça virada em direção ao flanco, em estado de apatia e sonolência. Não há evidência de causa traumática. Diagnóstico presumível: paresia puerperal hipocalcêmica. (Características específicas: histórico do caso, cálcio sérico baixo e recuperação rápida após infusão de cálcio.)
▷ Uma vaca em decúbito, com paralisia flácida de toda a musculatura. Ingestão de alimento e água praticamente impossível. Queda de alimento parcialmente mastigado pela boca, protrusão da língua e cauda flácida. Diagnóstico provisório: *botulismo.* (Características patognomônicas: ocorrência simultânea de outros casos no rebanho, descoberta de cadáver decomposto no alimento, conseqüência letal, detecção de toxina botulínica nos conteúdos pré-estomacais.)
▷ Em um rebanho colocado para pastar capim novo, há poucos dias foi encontrada uma vaca de alta produção, em decúbito lateral, com convulsão e a cabeça voltada para trás. Foi vista tremendo antes de cair. Diagnóstico presumível: *tetania de pasto (hipomagnesemia).* (Características confirmatórias: histórico do caso, crises de convulsões tônico-clônicas, magnésio sérico baixo, recuperação após infusão intravenosa de gluconato de magnésio.)
▷ O paciente caiu após dois a três dias de doença, com esforço freqüente para defecar e urinar (tenesmo), mugido estranho associado a inquietação. Diagnóstico: *raiva.* (Características patognomônicas: histórico do caso, recusa beber água, mugido, evidência de ter sido mordido por uma raposa, morte rápida. Resultado positivo do teste de imunofluorescência em tecido cerebral.)
▷ Colapso repentino de uma vaca durante a cobertura, ficando, desde então, impossibilitada de se levantar. Diagnóstico presumível: *traumatismo grave das vértebras lombar ou sacra, pelve e/ou membros traseiros.* (Confirmação pela presença de fratura sacroilíaca ao exame retal.)
▷ A vaca desenvolveu fraqueza progressiva dos membros traseiros, resultando paulatinamente na sua queda, sem sinais de outras doenças. Diagnóstico provisório: *lesão na parte caudal da medula espinhal ou da cauda eqüina por processo tumoral.* (Característica patognomônica: paralisia simétrica progressiva. Causa exata determinada geralmente só após a morte: abscesso, migração de larvas da mosca do berne [*Hipoderma bovis*] ou tumor no canal espinhal.)

Diagnóstico do rebanho

Existe atualmente, na *pecuária intensiva,* uma *concorrência muito grande,* que exige *racionalização* da criação que, por ser *intensiva,* reúne em espaços pequenos um grande número de animais semelhantes e com a mesma função (por exemplo: bezerros para engorda ou produção, garrotes, novilhas e vacas leiteiras) e se caracteriza por lotação das instalações, automatização das influências ambientais e mecanização do trabalho. A criação intensiva é, por isso tudo, trabalhosa e de alto custo, mas tem, em compensação, várias *vantagens potenciais* (Quadro 75). Existem, é obvio, determinadas *desvantagens latentes* relacionadas com a criação

Quadro 75 Resumo das principais vantagens e desvantagens da criação intensiva de animais domésticos (por Bogner, 1981)

Vantagens potenciais	Desvantagens latentes
Especialização da propriedade numa determinada linha de produção	Alto nível de exigência administrativa (conhecimento especializado, capacidade de organização)
Aproveitamento ótimo do espaço físico	Investimento de alto custo
Diminuição gradual do investimento	Adaptação às inovações tecnológicas
Aumento da produtividade da mão-de-obra (mecanização, informática)	Vulnerabilidade (aparelhos e máquinas)
Melhora da qualidade do ambiente de trabalho	Escolha do local ideal
Trabalho com grupos específicos de animais (raça, sexo, idade, peso corporal etc.)	Problemática de abastecimento de insumos e eliminação de excrementos
Viabilização de programas sanitários ("*all in — all out*")	Risco de infecções, custo de medidas higiênicas
Controle climático do estábulo	Aparecimento de etopatias (ver Quadro 12)
Redução de problemas sociais	Necessidade de controle geral, observação de um animal, porém dificultada
Visão geral do rebanho	Contato individual diminuído entre o animal e seu tratador (tendência à "selvageria")

intensiva, em casos de concepção equivocada nas instalações, apoio técnico falho ou inspeção e controle deficientes, que podem levar à queda de produção ou mesmo facilitar o aparecimento de doenças. A identificação da causa ou da existência de tais *eco*, *tecno* e *etopatias* (ou seja, problemas ambientais, de aparelhagem e comportamentais) tem, portanto, uma importância prática muito grande na criação intensiva de bovinos. Por essas razões, deve ser a meta do médico veterinário, em criações bovinas modernas, prevenir a instalação desses problemas através de um controle constante de determinados parâmetros (ver controle sanitário do rebanho, Seção 14.3), o que corresponde a promover uma mudança no papel do médico veterinário de "*bombeiro*" para "*conselheiro*".

Mesmo quando um *problema do rebanho* parece insolúvel e é muito aflitivo, o médico veterinário deve ter sempre em mente que a solução repousa nos *métodos de investigação* existentes, de segurança comprovada, e que este profissional, através da utilização constante, deve conhecer bem, cujos princípios são os seguintes:

▷ *Verificação dos parâmetros da propriedade* para controle da produção (Quadro 76), assim como *controle periódico do manejo alimentar* (composição da ração) e de determinados líquidos corporais para verificação de substâncias ligadas à produção ou patologias ("perfil metabólico", Seção 14.3), assim como *comparação do desempenho no período em questão* (lactação, fertilidade, ganho de peso, sanidade) *com as metas preestabelecidas ou alcançadas por propriedades semelhantes*. Controle e comparações, no entanto, somente são confiáveis quando a parte administrativa da propriedade funciona bem no que se refere à coleta de dados. Por outro lado, em geral é o proprietário, pelo desejo de ver resolvido o problema do seu rebanho, que acaba percebendo a importância de tais anotações e controles. O médico veterinário, ao dar assistência a uma propriedade cujo proprietário já tenha "aprendido a lição", deve incluir nessas anotações todos os casos de doença (animal, data, diagnóstico, tratamento individual, medidas gerais e instruções).

▷ *Exame clínico minucioso de vários animais com produtividade reduzida ou afetados pela doença*, para definir o respectivo "*problema*" *da maneira mais exata possível*. Devido à grande quantidade de dados então obtidos e seus significados, deve-se assegurar os mesmos por escrito (ver antes), pois só assim haverá dados utilizáveis para posteriores comparações, caso o problema retorne; com isso, adquire-se experiência referente a tal rebanho. Os resultados do exame clínico transmitem a um veterinário treinado indícios sobre quais fatores ambientais devem ser examinados mais minuciosamente, qual o tipo de amostra que deve ser coletado e enviado para exame laboratorial, assim como em que deve prestar atenção, no caso de necropsia de animais mortos ou abatidos (de emergência). Quando se faz um esclarecimento de "problemas de rebanho", não há dúvida de que um exame clínico realizado sistematicamente é muito útil, apesar de não raras vezes ser inicialmente subestimado em tais situações.

▷ *Verificação minuciosa das condições ambientais* sob as quais o rebanho afetado pelo "problema" foi mantido (estábulo, pastagem, ração, água de beber e manejo), principalmente com referência à correlação do tempo entre a mudança de um ou vários desses fatores e o aparecimento do "problema".

▷ *Achados pós-morte.* Se não há nenhum animal morto disponível para este fim, um ou mais casos típicos podem ser abatidos para este exame. Quando houver muitos doentes, talvez precisem ser abatidos no local. Um abate de emergência, com o intuito de utilização da carne, deve ser acompanhado por incisão de ambas as artérias carótidas e veias jugulares. Em outros casos, a eutanásia é mais bem realizada por injeção intravenosa rápida de 50 ml de uma solução saturada de sulfato de magnésio por 50 kg de peso vivo, levando a uma morte rápida e sem excitação. As normas de necropsia são encontradas na Seção 2.3.

▷ *Despachar as amostras* (tecidos, líquidos corporais, alimentos etc.) obtidas de animais vivos ou mortos ou do ambiente para um laboratório apropriado, para exames específicos (histológico, microbiológico, toxicológico, sorológico, hematológico, coprológico, urológico, parasitológico etc.). Assegurar-se de que as amostras são sensatamente selecionadas para que possam elucidar o problema que está sendo investigado, e que foram corretamente colhidas e embaladas. As amostras devem ser acompanhadas por uma carta descrevendo a doença observada, a causa provável e o tipo do exame necessário, além do nome e do endereço do destinatário e do endereço para cobrança. Se a situação é urgente, pedir a comunicação dos resultados por telefone. Maiores detalhes sobre tais assuntos são encontrados na Seção 2.3.

▷ *Consultar textos* para fundamentar os achados clínicos e pós-morte e os resultados dos testes. As partes deste livro que podem ter um valor especial ao investigar surtos no rebanho são: histórico do caso (Seção 2.2); impressões gerais do rebanho (Seção 2.4); sistema circulatório e composição sanguínea, plasmática, sérica (Quadros 21 e 22; "perfil metabólico": Seção 14.3); sistema respiratório (avaliação ambiental do estábulo: Quadro 28); sistema digestivo (regras sobre alimentação e ração: Seção 7.1); sistema urinário (composição da urina: Quadro 48); sistema genital feminino (esterilidade do rebanho: Seção 10.1); sistema locomotor (avaliação da estabulação: Quadro 65); consultar apêndice sobre "coleta de amostras".

▷ *Chamar peritos* do serviço de investigação veterinária ou de escolas veterinárias para a resolução de problemas que envolvam zootecnia, nutrição, doenças infecciosas, parasitose ou envenenamento. O serviço veterinário do estado deve ser informado dentro de seis meses, quando houver suspeita de uma doença que seja de notificação obrigatória.[*]

---

[*]N.T.: Esta informação está baseada nas leis alemãs. No Brasil, deve-se procurar o órgão responsável.

14.2 Avaliação das perspectivas de cura (prognóstico)

Uma vez diagnosticada a doença, é necessário *avaliar as perspectivas de recuperação do(s) paciente(s) e até que ponto a saúde e a produtividade serão recuperadas*. Como o gado é abatido para *consumo humano*, além de também ser utilizado para *reprodução, o custo das medidas terapêuticas* deve ser considerado, e não só sua eficácia — o custo do tratamento e os cuidados devem ser comparados ao aumento potencial no valor, quando curado(s), ou o decréscimo no valor de um animal que morre ou deve ser abatido *(prova de rentabilidade)*.

O *prognóstico clínico* depende da natureza da doença, de sua evolução, do sucesso ou fracasso de tratamentos prévios, do estado de saúde do paciente (apetite, condição corporal, comportamento), do envolvimento do sistema circulatório ou de qualquer outra complicação do distúrbio primário, além da extensão das lesões locais ou distúrbios funcionais. Conseqüentemente, quanto mais claro o diagnóstico, mais fácil será fazer um prognóstico (Seção 14.1).

Segundo a experiência do veterinário e a eficácia dos atuais métodos de tratamento, o prognóstico pode ser classificado como *favorável* (i. e., reticuloperitonite traumática circunscrita sem complicações), *reservado* (i. e., reticuloperitonite traumática com aderências entre os pré-estômagos, diafragma e parede abdominal), *desfavorável* (i. e., reticuloperitonite traumática complicada por abscessos no fígado e no baço) ou *péssimo* (i. e., pericardite traumática após penetração de um corpo estranho).

Aspectos econômicos do tratamento. Lembrar que certas condições podem ser tratadas, deixando para trás um leve distúrbio funcional apenas ou uma pequena marca que não afeta a saúde geral ou a produtividade, sem risco de complicações subseqüentes. Se o *custo do tratamento* excede a diferença entre o valor de mercado de um animal de saúde comparável, então aconselha-se mandar abater o animal. O mesmo aplica-se a condições que exigem um período prolongado de recuperação, com pouca perspectiva de reassumir a produtividade total (em vacas, não antes da próxima lactação). O animal que tem alto valor de produção constitui uma exceção. Pode-se justificar uma tentativa de tratamento quando o animal seria rejeitado como inadequado para consumo humano, como, por exemplo, num caso de anemia hemolítica acompanhada de icterícia grave ou de tétano.

O tratamento de um *bovino que se encontra depauperado* pela doença é, em geral, inviável economicamente, pois tais animais, mesmo após uma terapia bem-sucedida, necessitariam de grande quantidade de alimentos de boa qualidade para voltarem a produzir, o que implica um custo muito alto.

Doenças do rebanho. Quando todo um rebanho, mantido sob as mesmas condições de manejo e alimentação, é envolvido, os animais devem ser divididos em três grupos: (a) aqueles que são *incuráveis* ou foram considerados antieconômicos são enviados para abate ou para uma fábrica de aproveitamento de carcaça; (b) aqueles em que o tratamento provavelmente será *custo-eficaz;* (c) aqueles que ainda são *saudáveis,* a serem mantidos sob observação e, talvez, tratados profilaticamente.

14.3 Tratamento (terapia) e prevenção (profilaxia)

Objetivo da terapia. Um *tratamento causal ou etiológico* é o objetivo primário de qualquer terapia, ou seja, remover ou superar o agente causal (ou seja, corpo estranho no olho, no esôfago ou no retículo; um parasita ou agente infeccioso; ou uma ração deficiente ou prejudicial).

Recorre-se a um *tratamento sintomático* quando a causa exata é desconhecida ou quando não se dispõe de tratamento específico. O objetivo do tratamento é suprimir os sintomas, como, por exemplo, a administração de um sedativo para um estado de excitação ou de um agente antidiarréico para um animal com diarréia.

Um *tratamento é paliativo* quando usado para suprimir os sintomas de uma doença incurável, como, por exemplo, a criação de uma fístula ruminal para amenizar um caso de estenose funcional dos pré-estômagos ou uma alimentação líquida quando há dificuldade na preensão, mastigação ou deglutição da ração. Tal tratamento pode ser usado para manter viva uma vaca em adiantado estado de prenhez, até o momento de parir.

Em muitos casos, deve-se tomar uma decisão quanto a empregar uma *terapia medicamentosa* (conservadora) ou *cirúrgica* (operatória), como, por exemplo, na actinomicose. Às vezes, os melhores resultados são alcançados por uma terapia combinada.

Planejamento da terapia. Como já se afirmou antes, o diagnóstico e o prognóstico devem estar baseados, de preferência, em um exame correto e rotineiro do paciente ou do rebanho, se for um problema de criação, com uma avaliação crítica dos achados obtidos (Seções 6.5 e 11.1). Seguindo a lógica desse princípio, é necessário que *todas as medidas terapêuticas sejam a seqüência de um diagnóstico e prognóstico bem-fundamentados* e que sejam *previamente combinados com o proprietário*. O bom senso indica que um medicamento só seja utilizado em um animal que tenha sido *examinado pessoalmente* pelo médico veterinário.

Já a *medicação preventiva* (profilaxia ou metafilaxia do rebanho) deve ser utilizada após ter sido identificado um perigo real. Além do diagnóstico da patologia, deve-se ter um *conhecimento exato da propriedade* (tipo de atividade, número de animais, compras e vendas realizadas, alimentação, estabulação, animais previamente doentes), através de um controle constante.

A respeito da conduta terapêutica, um médico veterinário atuando em buiatria deve-se ater às seguintes obrigações:

▷ *Desenvolvimento de um plano de tratamento econômico adequado ao diagnóstico e ao prognóstico*, que considere também as circunstâncias acompanhantes. Esse plano deve incluir, além da medicação adequada, conselhos sobre a dieta e a higiene ambiental, para corrigir possíveis falhas no manejo alimentar e de estabulação, sempre que estas falhas tiverem influência na patogenia da doença.

▷ *Escolha da medicação ou combinação medicamentosa adequada*. O modo de ação, a dosagem e a via de aplicação dos medicamentos indicados para o tratamento do paciente bovino podem ser encontrados no Índice Terapêutico do livro "Doenças dos Bovinos".* Ao se decidir a favor ou contra determinado medicamento, devem-se considerar sua ação, seus efeitos colaterais, seu período de carência e o custo.

▷ *Escolha do método de aplicação adequado à medicação planejada*. Neste caso, deve-se considerar o pessoal disponível para auxiliar nos trabalhos e sua experiência em tratamentos de rebanho, averiguar a existência ou a falta de instalações de contenção satisfatórias (por exemplo, um brete de contenção, Seção 1.2), além de eleger um método de aplicação que seja adequado para chegar ao órgão que se pretende; esses métodos serão abordados em um capítulo especial (Seção 15.1), pois a administração equivocada de medicamentos (mesmo que adequados) *pode provocar sérios danos ao paciente*.

▷ *Considerações sobre a viabilidade econômica do tratamento*. Maiores detalhes sobre este assunto se encontram na avaliação prognóstica da doença diagnosticada (Seção 14.2).

▷ Antes de se tomar uma decisão pró ou contra o tratamento de um bovino enfermo, considerar também a importância da *lei de proteção aos animais:* de acordo com o parágrafo 3.º da Lei de Proteção aos Animais alemã, de 1986, é proibido exigir produção de um animal — exceto em caso de emergência — que, devido ao seu estado geral, não esteja à altura de tal exigência. Isto vale, pelo bom senso, para animais de produ-

---

*N.T.: Não existe tradução em português desta obra.

ção moribundos, que, pela experiência veterinária, tenham seus tratamentos considerados como "sem chance". O médico veterinário responsável deve providenciar para que tal criatura sofredora não tenha o seu martírio prolongado somente para se aguardar o período de carência de algum medicamento aplicado para se tentar uma cura com possibilidades mínimas de sucesso. Uma decisão dessa, que varia de caso para caso, exige ponderação entre a lei de proteção dos animais e a lei de proteção ao consumidor (ver a seguir), assim como o interesse do proprietário.

▷ *Para a proteção do consumidor de alimentos de origem animal,* existem leis que normatizam o período de carência de todos os medicamentos registrados, proibindo o consumo ou comercialização de tais alimentos (leite, carne), antes de decorrido o respectivo período de carência, caso determinado medicamento tenha sido administrado ao animal. Este período de carência deve ser sempre considerado pelo médico veterinário, pois a responsabilidade legal é dividida entre este profissional e o proprietário.

▷ Cabe ao médico veterinário que estabelece um tratamento *verificar os resultados de suas medidas,* da maneira mais conveniente (retorno à propriedade, questionamento ao tratador). É aconselhável documentar a terapia através de uma prescrição que contenha detalhes do tratamento, especialmente ao atender propriedades com contrato de assistência firmado. A sociedade dos médicos veterinários alemã tem, por exemplo, um impresso apropriado para este fim (Dtsch. Tierarztebl. 36, 495 — 496 [1988]).

▷ *Problemas jurídicos* provocados por *erros ocorridos* em uma terapia, principalmente com relação à medicação usada, podem alcançar dimensões enormes. Por isso, é aconselhável (na Alemanha) o contrato de uma apólice de seguro profissional. Isto, porém, não desobriga o médico veterinário de se *atualizar constantemente,* através de cursos técnicos, congressos, simpósios, ciclos de estudo ou revistas especializadas, vídeos e livros.

Objetivo da profilaxia. Como definição de *profilaxia,* se entende o *conjunto de medidas a serem tomadas para prevenir a instalação de determinadas doenças que, com base em experiências anteriores, sejam freqüentes em determinadas atividades.* Já metafilaxia corresponde às *medidas de emergência diante de um rebanho seriamente ameaçado ou já comprometido,* para evitar ou minimizar os danos causados em uma criação por determinada doença. O objetivo da profilaxia na criação intensiva de bovinos, onde existe muita concorrência, é o de evitar doenças, tanto de manifestação *clínica,* como aquelas de *evolução subclínica,* que tenham efeitos *nocivos* sobre a *produção de leite, carne ou a reprodução.* As medidas profiláticas exigem, portanto, não apenas conhecimento de algumas áreas em veterinária (epidemiologia, etiopatogenia), como também necessitam considerar a experiência do proprietário ou de seus funcionários. Com as informações sobre a rotina da propriedade, é possível, então, formular conselhos sobre manejo alimentar, estabulação, administração etc. Geralmente, a profilaxia e a metafilaxia são orientadas para aquelas doenças ou fatores de maior importância econômica. Isto demanda bons conhecimentos de atividade (produção de leite, carne, recria) e de particularidades da criação para que se possa estabelecer um sistema eficiente de controle sanitário e da produção.

Planejamento das medidas profiláticas. Para alcançar os objetivos já descritos, deve-se providenciar uma coleta constante e confiável de dados e parâmetros sanitários e de produção, que já se tenham mostrado importantes para o controle e que podem ser retirados do *"histórico do rebanho"* (Seção 2.2). Para tal, já foram desenvolvidos vários *programas de computador*[1], que desempenham as seguintes tarefas:

▷ *Armazenamento dos dados e achados* relevantes (Quadro 76) e, conforme o caso, também o *"perfil metabólico"* (Seção 14.3) do rebanho *("check-list").*

▷ *Fornecimento de informações* sobre um período predeterminado sobre *nível de produção alcançado, perdas e prejuízos* e comparações com períodos controlados anteriormente, na

Quadro 76 Resumo dos principais parâmetros utilizados no controle sanitário e produtivo em criações intensivas de bezerros, novilhas, vacas de recria e leite. Fracassos consideráveis nas metas preestabelecidas em determinadas propriedades são devidos a erros na alimentação, na estabulação, na administração ou a doenças latentes.

Tipo de animais	Parâmetros sanitários e de produção
Bezerros lactentes	Ganho de peso médio diário; avaliação da alimentação; custo do crescimento médio por bezerro; taxa de doenças perinatais e casos fatais (em porcentagem), assim como bezerros tratados por problemas de diarréia ou broncopneumonia; momento e tipo das enfermidades; custo dos tratamentos (total por bezerro); taxa de perda total (em porcentagem); detalhes de eventuais medidas terapêuticas profiláticas
Bezerros de recria	Taxa de perda; taxa de doenças (freqüência de doenças respiratórias, alimentares e locomotoras); custo dos tratamentos; medidas profiláticas e/ou terapêuticas; custo de crescimento
Bezerros de confinamento	Taxas de doença e de perda; espectro das doenças observadas (sistemas respiratório, digestivo, locomotor); causas de descarte diário; avaliação da alimentação; relação de custo de confinamento; idade de abate; duração do confinamento
Novilhos de confinamento	Taxas de doença e de perda; doenças do sistema respiratório e locomotor; custo dos tratamentos; medidas terapêuticas e profiláticas, ganho de peso médio diário; avaliação da alimentação; relação de custo de confinamento; idade de abate; duração do confinamento
Vacas de recria	Taxa de perda; doenças do aparelho locomotor e do úbere; esterilidade; custo e tipo das medidas terapêuticas e profiláticas; intervalo entre partos; intervalo entre bezerros; relação entre vacas inseminadas e vacas prenhes; relação entre bezerros nascidos e bezerros criados
Vacas de leite	Taxa de doenças; freqüência de infertilidade, partos distócicos, retenção de placenta, paresia puerperal, hipocalcêmica e outras causas de "vaca caída", cetose, deslocamento de abomaso para a esquerda, mastites, indigestões, claudicações; tipo e custo das medidas terapêuticas e profiláticas; quantidade de leite por lactação; teor de gordura no leite, teor de proteína no leite; intervalo entre o parto e o primeiro serviço; intervalo entre partos; tempo do período seco; índice de inseminação; estado nutricional ou peso corporal no momento do parto, da fertilização e do "secamento"; relação entre vacas fertilizadas e vacas prenhes; relação entre bezerros nascidos e bezerros criados; custo de produção de leite e receita advinda do leite; idade da primeira lactação e idade do primeiro parto; idade média do rebanho; idade média dos animais descartados do rebanho

mesma propriedade ou em propriedades semelhantes.
▷ *Confecção de cronogramas de trabalho dos funcionários nas tarefas relacionadas com os animais* (higiene de cascos, controle de cio, secamento de vacas, assistência a parições, alimentação proporcional à produção, pesagem etc.), assim como as *tarefas do médico veterinário* (vacinações, assistência puerperal, exame de prenhez, controle ambiental etc.).
▷ Verificação rotineira de determinados parâmetros bioquímicos = controle do *perfil metabólico* do rebanho, ou seja, coleta e análise de certos elementos (indicadores) de determinadas amostras (sangue, soro, plasma, urina, leite, saliva etc.) com intervalos predeterminados (por exemplo, a cada três a quatro semanas, após a compra de animais, quando houver alterações na ração etc.), amostras estas coletadas de três a sete grupos de produção (vacas em lactação, vacas secas, vacas de alta produção, vacas de produção média, animais de confinamento em início ou fase terminal). Tais perfis metabólicos têm, no entanto, um fator limitante em seu alto custo, mas podem ser restritos a um número mínimo de parâmetros a serem analisados. Deve-se certificar que esses "problemas" que podem ser diagnosticados com antecedência (super ou subfornecimento de energia, proteína, minerais, microelementos, vitaminas etc.) são realmente específicos ou sua influência pode ser reconhecida por outros fatores que facilitariam e baratea- riam o diagnóstico desses problemas (como desidratação/fornecimento de água podem ser identificados por teor de hemoglobina e hematócrito). Assim, o fornecimento de energético pode ser controlado pelo teor de glicose no plasma sanguíneo, pelo nível de ácido beta-hidroxibutírico ou pela presença de corpos cetônicos na urina; o controle do fornecimento de proteína, pelo teor de albumina ou uréia no soro (ou pelo teor de uréia no leite). Maiores detalhes podem ser encontrados nos Quadros 21, 22, 37, 48 e 76. Caso algumas observações difiram dos limites de tolerância indicados, devem-se verificar detalhadamente todas as circunstâncias acompanhantes, assim como o estado de saúde do animal. Ao contrário, o controle somente dos perfis metabólicos mais ou menos abrangentes faz pouco sentido.
▷ *Alertar o tratador ou veterinário* quando algum parâmetro ultrapassar um valor limite predeterminado, o que deve resultar em imediatos controles e exames; o tipo e a extensão do "problema de rebanho" existentes em um caso individual muitas vezes só podem ser mais detalhadamente determinados por interpretação exata de todos os dados e achados levantados.

Para que este controle da produção e sanidade do rebanho não se torne superdimensionado, causando trabalho excessivo para os envolvidos, deve-se proceder a uma *escolha criteriosa* dos itens que comporão o programa do computador (Quadro 76). Porém, para que as medidas profiláticas de rebanho sejam bem-sucedidas, é necessário que todas as falhas identificadas pelo controle rotineiro da propriedade *sejam realmente corrigidas* (por exemplo: alteração de uma ração desbalanceada, melhora de instalações que se mostraram prejudiciais à saúde do rebanho, melhora do ambiente do estábulo que se constatou inadequado, entre outras). Sem esses cuidados e medidas corretivas, existe o risco de que as desvantagens latentes de uma criação intensiva superem suas vantagens (Quadro 75) e que se perca a confiança no sistema de controle. Finalmente, se faz necessário realçar que tal controle via computador não isenta da obrigação de uma *inspeção diária de cada animal individualmente* (considerando especialmente o aspecto comportamental: Seção 2.4), pois tal "sistema de monitorização" não pode "identificar" todas as eventualidades passíveis de ocorrer em uma criação intensiva de bovinos. A importância da inspeção diária é comprovada nos grandes confinamentos *(feedlots)* da América do Norte, através da ação dos "bem-remunerados" *pen riders*. Estes cavalgam pelos currais *(pens),* observando criteriosamente o comportamento dos animais para obter uma *"impressão geral do rebanho"* (Seção 2.4) e retiram do lote todo o animal que apresentar algum comportamento anormal, para ser examinado ou tratado pelo médico veterinário.

14.4 Preenchimento do prontuário médico e relatório escrito

"Um achado de exame clínico que não seja escrito imediatamente, em lugar adequado, será, dentro de pouco tempo, esquecido e perdido."
KARL DIERNHOFER — VIENA

Como na medicina humana, a *documentação* de clínicas veterinárias é atualmente colocada em *prontuários médicos*. Dependendo da disponibilidade de pessoal e do equipamento, as informações serão, mais tarde (em geral, após a alta do paciente), *inseridas em um computador*. Os "achados iniciais" que se obtêm simultaneamente ao exame clínico não dependem apenas da gravidade do caso ou da exatidão dos dados e de sua relevância científica (ou jurídica), mas também de uma anotação correta, legível e objetiva. Exemplos sobre o assunto, incluindo definições, são encontrados no capítulo sobre Regras Básicas da Técnica do Exame Clínico (Seção 2.3).

Os principais erros observados no preenchimento de um prontuário médico são: esquecimento ou interpretação equivocada de sintomas decisivos, engano ao se transcrever um achado ditado pelo clínico, transcrição de um achado em local inapropriado do prontuário médico, escrita ilegível ou repleta de abreviações (vício em abreviar), super ou subestimar um achado ao descrevê-lo, não citação de observações feitas pelos auxiliares da clínica, desconsideração de conversas paralelas do proprietário (como completar o histórico com informações de um médico veterinário que tenha transferido o caso, ou do tratador sobre tratamentos anteriores ou acertos sobre alta, eventual abate do animal etc.), não inclusão dos exames laboratoriais requeridos (e seus resultados) ou da necropsia, troca de prontuários médicos (com outro paciente ao trocá-los de baia). Em hospitais de escolas de medicina veterinária, tais erros podem acontecer principalmente ao se contratar um funcionário sem experiência. Os prontuários médicos a serem utilizados para trabalhos científicos devem, de preferência, ser preenchidos obedecendo às regras básicas, por um só clínico que examine os pacientes da mesma forma.

São dois os tipos fundamentais de *relatório veterinário*. O *atestado breve* (para fins de seguro ou para atestar saúde) e o *relatório pericial,* mais extenso (para casos que envolvam responsabilidades legais ou processos). O primeiro está restrito a um simples resumo dos principais achados e o diagnóstico completo. O último é um relatório científico que apresenta todas as características relevantes, incluindo o diagnóstico diferencial, fatores causais, duração da doença e seu efeito sobre o valor do bovino. Deve conter prova de identificação do animal ou dos animais. Se um animal morreu ou foi abatido, os achados pós-morte devem registrar a idade, a causa e os efeitos ou as lesões encontradas. A *maneira de se exprimir* varia conforme o relatório, seja dirigido a pessoas leigas (fazendeiros, companhias de seguros, tribunais etc.) ou a outros clínicos veterinários ou autoridades veterinárias. Os termos técnicos podem ser mal interpretados por pessoas leigas e, assim, também devem ser evitados ou acompanhados de explicações.

Os *relatórios dos casos preparados por estudantes* de veterinária durante a instrução clínica devem acompanhar a seqüência dos temas apresentados neste livro: identificação, histórico do caso, achados normais e patológicos pelas investigações gerais e especiais dos vários sistemas corporais; diagnóstico diferencial; prognóstico com referência à perspectiva de cura e à efetividade de custo. O relatório deve, então, descrever o tratamento e a evolução adicional da doença. Se o animal morre ou é abatido, inclui-se um breve relatório pós-morte relacionando as lesões encontradas com os sintomas observados.

Fabricantes e Representantes

1. EDV-gesteuerte Überwachungssysteme zur Leistungs- und Gesundheitskontrolle in der Rinderproduktion (Beispiele): DAISY = Dairy Herd Information System/Veterinary Epidemiology and Economics Research Unit, Department of Agri- and Horticulture, University of Reading, England; DHH & PS = Dairy Herd Health and Productivity System/Veterinary Field Station Easter Bush, University of Edinburgh, Scotland; FAHRMX = Food Animal Health Resource Management System/Department of Large Animal Clinical Sciences, Michigan State University, East Lansing, USA; KUHPLANER/Land Data, Gesellschaft zur Verarbeitung landwirtschaftlicher Daten, D-2722 Visselhövede; MILCHVIEHPROFI/Datenservice Wachendorf — Agrar, D-2814 Engeln; PAHAPS = Planned Animal Health and Production Service/Veterinary School, Melbourne, Australien; SUPERKUH/Klöpper & Wiege, D-4920 Lemgo; VAMPP = Veterinary Automated Management and Production Control Program/Afdeling herdengezondheit en bedrijfsdiergeneeskunde, Faculteit der Diergeneeskunde, Utrecht, Niederlande

Bibliografia

ANONYM (1911): Ausführungsvorschriften des Bundesrates zum Viehseuchengesetz/Anweisung für das Zerlegungsverfahren bei Viehseuchen, in: GEISSLER, A., A. ROJAHN und H. STEIN: Sammlung tierseuchenrechtlicher Vorschriften. Schulz, Percha-Kempfenhausen.

BARTLETT, P. C., J. H. KIRK, and E. MATHER (1985): Integration of computerized herd health programs into dairy practice. Agri Practice 6, 10–17. — BAUMGARTNER, W. (1977): Zur Aussagekraft klinisch-chemischer Laborbefunde in der Krankheitsdiagnostik beim Rind. Wien, Vet. Med. Univ., Habil.-Schrift. — BAUMGARTNER, W. (1986): Zur Verbesserung der Gesundheitslage von Milchkühen nach Behebung von groben Fütterungsfehlern. World Congr. Diseases of Cattle 14, 840–844. — BLOOD, D. C. (1981): The clinical examination of cattle — examination of the herd. Ann. Conv. Am. Ass. Bovine Pract. 14, 14–21. — BLOXHAM, P. A. (1986): The value of biochemical profiles in intensive dairy units. World Congr. Diseases of Cattle 14, 801–805. — BOGNER, H. (1981): Die Problematik der Massentierhaltung — acht Thesen aus der Sicht der Nutztierethologie und der landwirtschaftlichen Tierhaltung. Berl. Münch. Tierärztl. Wschr. 94, 44–49. — BRAND, A., J. P. T. M. NOORDHUIZEN, R. K. BRAUN, and G. K. VAN MEURS (1982): Herd health programs: Objectives and techniques. World Congr. Diseases of Cattle 12, 587–592. — BRAND, A., J. P. T. M. NOORDHUIZEN, J. DORRESTEIJN en G. K. VAN MEURS (1984): Veterinaire begleiding van het melkveebedrijf. Vlaams Diergeneesk. Tijdschr. 53, 391–403. — BREM, G. (1982): Ein System zur Erfassung von Gesundheitsdaten in Milchviehbetrieben und zu ihrer Verarbeitung mit Hilfe tierärztlicher Praxiscomputer. World Congr. Diseases of Cattle 12, 609–612.

COTE, J. F., and N. G. ANDERSON (1986): Monitoring performance in dairy health management. World Congr. Diseases of Cattle 14, 251–259.

DIRKSEN, G. (1987): Probleme bei Bestandstherapie und -prophylaxe in Rinderherden. Berl. Münch. Tierärztl. Wschr. 100, 294–296.

EDWARDS, A. J. (1980): Early detection of sickness in feedlot cattle: a planned approach. Vet. Med. Small Anim. Clin. 75, 1747–1759.

GROSS, R. (1969): Medizinische Diagnostik — Grundlagen und Praxis. Springer, Berlin, Heidelberg, New York.

KELLY, J. M., and D. A. WHITAKER (1982): A dairy herd health and productivity service. World Congr. Diseases of Cattle 12, 659–664. — KELLY, P., and E. D. JANZEN (1986): A review of morbidity and mortality rates and disease occurrence in North American feedlot cattle. Can. Vet. J. 27, 496–500. — KLEE, W. (1987): Die Rolle objektiver und subjektiver Elemente in der klinischen Diagnostik. Dtsch. Tierärztl. Wschr. 94, 294–298. — KLEE, W. (1987): Einführung in die klinische Entscheidungsanalyse (Vorlesungsmanuskript).

LUSTED, L. B. (1968): Introduction to medical decision making. Ch. C. Thomas, Springfield/Illinois.

MAROLD, W. (1982): The use of computerized recording in herd health management — adaptation to a one man practice. World Congr. Diseases of Cattle 12, 678–682.

NOORDHUIZEN, J. P. T. M., J. BUURMAN, H. J. WILBRINK, and P. DOBBELAAR (1986): VAMPP — a computer program to support veterinary herd health and production control of dairy farms. World Congr. Diseases of Cattle 14, 260–265.

RADOSTITS, O. M. (1983): Symposium on herd health management — cow-calf and feedlot. Vet. Clin. North Am. Large Anim. Pract. 5, 1–209. — RADOSTITS, O. M. (1986): Bovine herd health programmes — state of the art and science. World Congr. Diseases of Cattle 14, 233–250. — RADOSTITS, O. M., and D. C. BLOOD (1985): Herd health — a textbook of health and production management of agricultural animals. Saunders, Philadelphia, London, Toronto, Mexico City, Rio de Janeiro, Sydney, Tokyo. — ROWLANDS, G. J., S. LUCEY, and A. M. RUSSEL (1982): A field trial of COSREEL, a computerized animal health recording system with a versatile coding system for the diagnosis and treatment of diseases. World Congr. Diseases of Cattle 12, 688–692.

SLANINA, L. (1987): Gegenwärtige Trends und Zukunftsperspektiven der Veterinärdiagnostik. Dtsch. Tierärztl. Wschr. 94, 289–290. — STEPHENS, A. J., R. J. ESSLEMONT, and P. R. ELLIS (1982): DAISY in veterinary practice — planned animal health and production services and small computers. Vet. Annual 22, 6–17. — STÖBER, M. (1987): Das geänderte Tierschutzgesetz — Eingriffe an Rindern. Dtsch. Tierärztl. Wschr. 94, 116–117. — STÖBER, M., und L. ROMING (1985): Anleitung zur Abfassung des Krankenberichtes für Studierende. Klinik für Rinderkrankheiten; Tierärztliche Hochschule Hannover (Merkblatt).

VECCHIO, T. J. (1966): Predictive value of a single diagnostic test in unselected populations. New Engl. J. Med. 274, 1171–1173.

Perfis Metabólicos

BAUMGARTNER, W. (1977): Zur Aussagekraft klinisch-chemischer Laborbefunde in der Krankheitsdiagnostik beim Rind. Wien, Vet. Med. Univ., Habil.-Schrift. — BLOWEY, R. W., D. W. WOOD, and J. R. DAVIS (1973): A nutritional monitoring system for dairy herds based on blood glucose, urea and albumin levels. Vet. Rec. 92,

691–696. — BRAND, A., J. P. T. M. NOORDHUIZEN, J. DORRESTEIJN en G. K. VAN MEURS (1984): Veterinaire begeleiding van het melkveebedreif. Vlaams Diergeneesk. Tijdschr. *53*, 391–403.

CORNELIUS, Ch. E. (1987): A review of new approaches to assessing hepatic function in animals. Vet. Res. Comm. *117*, 423–441.

FORAR, F. L., R. L. KINCAID, R. L. PRESTON, and J. K. HILLENS (1982): Variation of inorganic phosphorus in blood plasma and milk of lactating dairy cows. J. Dairy Sci. *65*, 760–763.

GFRÖRER, F., und G. KOCH (1985): Die Bestimmung des Milchharnstoffgehaltes in der Praxis. Tierärztl. Praxis *13*, 559–563.

HAMBITZER, R., H. VELKE, K. RAMM und H. SOMMER (1987): Bewertung der Nitratbelastung von laktierenden und trockenstehenden Milchkühen anhand der Nitratwerte im Blutplasma und eines Blutprofils. Tierärztl. Umsch. *42*, 775–780.

JONES, G. M., E. E. WILDMAN, H. F. TROUTT JR., T. N. LESCH, P. E. WAGNER, R. L. BOMAN, and N. M. LANNING (1982): Metabolic profiles in Virginia dairy herds of different milk yields. J. Dairy Sci. *65*, 683–688.

KELLY, J. M. (1986): Blood hydroxy-butyrate levels as an indicator of the nutritional status of dairy cattle. Welt-Ges. Buiatrik *9*, 601–607. — KRONFELD, D. S., S. DONOGHUE, R. L. COPP, F. M. STEARNS, and R. H. ENGLE (1982): Nutritional status of dairy cows indicated by analysis of blood. J. Dairy Sci. *65*, 1925–1933.

PAYNE, J. M. (1972): The Compton metabolic profile test. Proc. R. Soc. Med. *65*, 181–183. — PAYNE, J. M., and S. PAYNE (1987): The metabolic profile test. Oxford Univ. Press, Oxford/New York/Toronto. — PAYNE, J. M., G. J. ROWLANDS, R. MANSTON, S. M. DEW, and W. H. PARKER (1974): A statistical appraisal of the results of the metabolic profile tests on 191 herds in the BVA/ADAS joint exercise in animal health and productivity. Br. Vet. J. *130*, 34–44. — PELLETIER, G., A. V. TREMBLAY et P. HÉLIE (1985): Facteurs influençant le profil métabolique des vaches laitières. Can. Vet. J. *26*, 306–311.

RADOSTITS, O. M., and D. C. BLOOD (1985): Herd Health — a textbook of health and production management of agricultural animals. Saunders, Philadelphia. — Rossow, N., und Mitarbeiter (1986): Stoffwechselüberwachung bei Haustieren (Probleme, Hinweise und Referenzwerte). Tierhygiene-Information/Eberswalde 19 (1987) 61.

SKUŠEK, F., V. GREGOROVIĆ, A. DOLENC und I. JAZBEC (1980): Metabolische Profile einer hochproduktiven Milchviehherde in der Gorensko-Region Jugoslawiens (serbokroatisch). Vet. Glasn. *34*, 523–529.

WEMHEUER, W. (1987): Auswertung von Blutparametern aus fruchtbarkeitsgestörten Milchviehbeständen. Tierärztl. Praxis *15*, 353–360.

CAPÍTULO 15

Administração de Medicamentos (Métodos de Aplicação)

M. STÖBER

Como já mencionado, todo tratamento veterinário deveria partir de um *planejamento terapêutico* (Seção 14.3) que se baseasse nos resultados do exame clínico, ou seja, no diagnóstico (Seção 14.1) e no prognóstico (Seção 14.2), assim como em considerações sobre sua viabilidade econômica.

Neste planejamento inclui-se também o discernimento, para a escolha do método indicado de administração de medicamentos ao paciente, porque o manejo precipitado e a administração imprópria podem provocar lesões consideráveis (p. ex., lesões nos animais devido à má contenção; "pneumonia por aspiração" em conseqüência da administração oral violenta de medicamentos líquidos; flegmão gasoso com perigo de vida após injeção intramuscular suja de prostaglandinas; tromboflebite séptica-icorosa após infusão paravenosa de soluções que provocam forte irritação local; retorno do cio ou parto prematuro após aplicação de prostaglandinas ou glicocorticóides em uma vaca com prenhez recente ou adiantada respectivamente; transmissão da leucose enzoótica de bovino para bovino ou da doença de Aujeszky de suíno para bovino quando é utilizado o mesmo instrumentário sem desinfecção do mesmo, etc...). Do ponto de vista *forense*, o tratamento veterinário (e quando se passam medicamentos veterinários para leigos) pode ultrapassar o "cuidado usual" para prevenir danos subseqüentes e ser realizado com "cuidado necessário". Isto vale principalmente para situações complicadas (por exemplo, aplicação intravenosa de cloreto de cálcio, em vez de borogluconato de cálcio; medicação prolongada com furazolidona oral; administração de glicocorticóide em pacientes com infecção latente etc.), assim como medidas terapêuticas em massa em criações bovinas modernas.

Ao se escolher um determinado método de aplicação, deve-se também considerar até que ponto *o tratador está ou pode ser capacitado para continuar o tratamento* quando o médico veterinário não estiver mais presente. Dependendo do caso, pode-se escolher um tratamento sem riscos, adaptado à capacidade do tratador ou funcionário (Parágrafo 58 A. M. G. na Alemanha). Eventuais *efeitos colaterais* que ocorram inesperadamente devem ser *obrigatoriamente notificados* (Parágrafo 62 A. M. G.: formulário disponível na revista técnica Dtsch. Tierärztebl. 36, 887-888, [1988]).

Antes de esquematizar os métodos de aplicação medicamentosa adequados a grandes ruminantes, deve-se esclarecer que *o grande desenvolvimento ocorrido em criações intensivas de produção bovina leiteira e de carne* leva não apenas a uma seleção de animais altamente produtivos (porém, freqüentemente, também mais suscetíveis a doenças), como também a uma economia de pessoal. Isto tem como conseqüência *a preferência por medidas curativas de menor custo e trabalho, simplificando os métodos de aplicação "não-invasivos"*. Além disso, hoje, mais do que antigamente, alguns criadores tendem a realizar uma *medicação própria* insensata, não raramente inútil e até mesmo prejudicial, enquanto as modificações de manejo necessárias para resolver problemas de rebanho ou são subestimadas ou mesmo ignoradas.

Esta tendência deve ser combatida através de um trabalho de *conscientização*, não só por motivos econômicos, mas também por questões legais (Lei de Proteção aos Animais).

Uma parte fundamental da "imagem" profissional corresponde ao *instrumental* e aos cuidados adequados para a administração correta de medicamentos. Os instrumentos devem estar sempre em *condições ótimas de conservação, limpos e, dependendo do caso, até esterilizados*. Para que isso seja possível, é essencial o uso de recipientes adequados ao transporte desses instrumentos para o local de trabalho (estábulo, curral, pasto etc.) O ideal é usar bandejas, rins e caixas cirúrgicas de fácil limpeza e desinfecção (de preferência, com suporte ou pernas dobráveis: Fig. 495), de material sintético ou, melhor ainda, de metal.

Este material deve ser acondicionado no veículo de serviço, sempre separado de outros materiais de uso veterinário.

É da responsabilidade do médico veterinário tomar todos os cuidados relativos *à contenção adequada do animal* quando da administração de medicamentos (ver Métodos de Contenção. Seção 1.2).

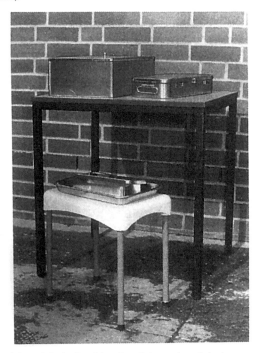

Fig. 495 Mesa dobrável prática, bandeja e caixa cirúrgica para guardar instrumentos ou trabalhar, assim como para manter estéreis os instrumentos veterinários, seja para uso em tratamentos médicos ou intervenções cirúrgicas.

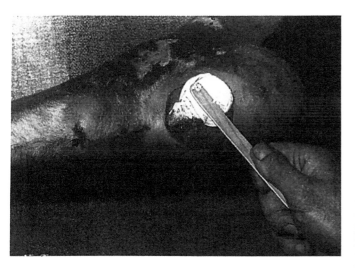

Fig. 496 Aplicação de pomada com a ajuda de uma espátula, sobre uma região granulomatosa da pele, que foi previamente limpa.

Fig. 497 Pulverização epicutânea de um medicamento líquido com o auxílio de um *spray*.

15.1 Aplicação externa (tópica)

Os medicamentos são aplicados à pele para obter seus *efeitos locais* ou *sua ação após absorção pela pele*. Antes da aplicação, é importante limpar cuidadosamente a área a ser tratada e remover secreções encrostadas, pus e, quando necessário, o pêlo, em particular no primeiro caso. Depois, o medicamento é aplicado na *forma de pó, besuntado* (com uma espátula) *na forma de geléia, ungüento, pasta* (Fig. 496), ou *derramado* ou *esfregado* (usando-se uma escova) na forma de uma *solução aquosa* ou uma *suspensão oleosa*. As fórmulas líquidas são aplicadas a todo o corpo ou a todo o rebanho, usando-se um *spray para pulverização* (Fig. 497) ou *um pulverizador tipo árvore frutífera ou de alta pressão*[1] (os quais devem ser previamente limpos de qualquer resíduo de produto químico agrícola) ou aerossol. Uma alternativa é fazer o gado passar através de uma *instalação de pulverização*,[2] *lavagem* ou *banho,* na qual são tratados com uma solução aquosa ou uma suspensão medicamentosa (Figs. 498 e 499). Os banhos são particularmente empregados nos países tropicais, para saturar toda a pelagem; a cabeça é empurrada levemente, com uma vara, para baixo da superfície líquida, a fim de garantir cobertura total. O equipamento para tratamento de ectoparasitas de gado de pasto inclui mourões de fricção (ou uma árvore) revestidos de aniagem embebida em pesticida na forma oleosa (Fig. 500). O gado esfrega-se nesses mourões ou friccionadores, a fim de aliviar a comichão causada pela parasitose. Outra forma de tratamento automático é o saco de pó (Fig. 501) contendo pesticida, sob o qual o gado tem que passar.

Para a prevenção da mastite de "verão" ou de "campo" transmitida por moscas, desenvolveu-se um *sistema de aspersão para úbere* (Anti-Wrang-Box[3]). Este sistema é formado por um comedouro-bebedouro automático colocado à disposição do rebanho a ser tratado e, a cada animal que entra, o sistema é ligado, aspergindo inseticida no ventre e no úbere (Fig. 502).

Outra forma especial de aplicação externa de medicamento é o *pedilúvio*, que pode servir para endurecer os cascos ou para diminuição de microrganismos na região das úngulas (com formalina [3 a 5% de uma solução a 35%] ou sulfato de cobre [solução a 5 ou 10%]). Este tratamento previne especialmente necrose interdigital ("panarício") e consiste em colocar o rebanho em uma banheira de aproximadamente $3,0 \times 1,0 \times 0,15$ m, preenchida com a solução (já mencionada) recém-preparada, uma vez por mês, por meia hora (limpar os cascos e dar de beber aos animais previamente!).

Os métodos de derramar ou salpicar estão sendo amplamente utilizados para o tratamento, tanto das ecto como das endoparasitoses de bovinos. Um pequeno volume da fórmula concentrada ou aquosa ou oleosa é derramado sobre a pele, na linha do dorso, onde é absorvido para produzir uma ação sistêmica (*método* "pour on": dose total inferior a 100 ml; Fig. 504) ou sobre o lombo, pingado em um local (*método* "spot on": dose total inferior a 20 ml). Então, o piretróide sintético se espalha pela pelagem na epiderme lipofílica do animal, o que assegura um efeito não só defensivo contra insetos, como também letal para estes, e de ação prolongada. Outras substâncias (levamisol, organofosforados), por outro lado, são absorvidas pela pele, agindo através de um *efeito antiparasitário sistêmico*.

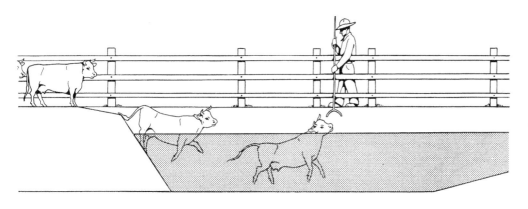

Fig. 498 Banho para aplicações de soluções aquosas ou oleosas na pele; para maior segurança de ação do medicamento, obrigam-se os animais, com uma vara, a mergulhar a cabeça.

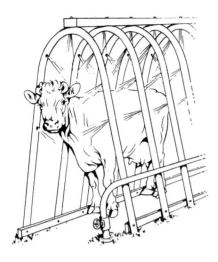

Fig. 499 Equipamento para aspersão em massa de medicamentos contra ectoparasitas.

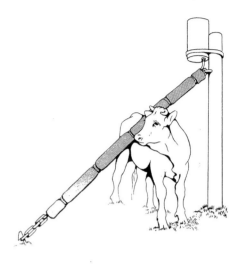

Fig. 500 "Automedicação" através de fricção do dorso.

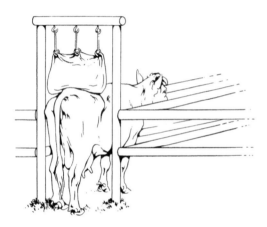

Fig. 501 Pulverização automática do dorso com inseticida através do contato com o "saco de pó".

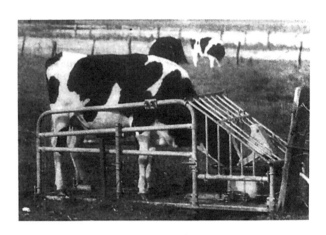

Fig. 502 Aspersão automática do ventre e do úbere com inseticida ou repelentes através de um comedouro-bebedouro automático combinado com o "Anti-Wrang-Standes" holandês (para prevenção da mastite por Pyogenes; de Liebisch, 1983).

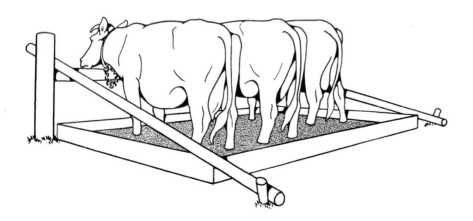

Fig. 503 Pedilúvio com anti-séptico e endurecedor de cascos para prevenção de necrose interdigital.

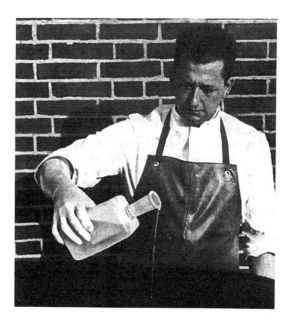

Fig. 504 Aplicação de um antiectoparasita sistêmico pelo método *pour on* equipado com um sistema dosador semi-automático.

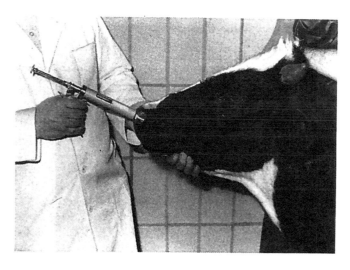

Fig. 506 Aspersão intranasal de uma vacina ativadora de imunidade local na mucosa das vias respiratórias superiores.

Nos últimos anos, também é possível aplicar inseticidas em um *brinco* de plástico mole (PVC), impregnado da substância; esses clipes são então fixados na orelha do animal como brincos de identificação (Fig. 505), mantendo o efeito da substância (piretróide sintético ou organofosforado) por três a cinco meses na pelagem e na epiderme da cabeça, do pescoço e do peito, o que diminui sensivelmente o ataque dos insetos.

Para lesões localizadas, as *membranas mucosas* são tratadas por *vaporização, instilação* ou *swab,* com preparados aquosos ou oleosos. Lesões mais extensivas da boca, da faringe, do nariz, dos seios paranasais, prepúcio e vagina são tratadas por *irrigação,* usando-se um irrigador ligado a um tubo.

Consegue-se imunização local ativa das mucosas das vias respiratórias superiores (estimulação da produção de interferon ou IgA para profilaxia da rinotraqueíte bovina ou da pasteurelose) através de aspersão de vacinas adequadas nas narinas por uma bombinha em forma de turbina (Fig. 506).

O *saco conjuntival* é tratado instilando-se os medicamentos com um conta-gotas (Seção 1.3), uma seringa provida de agulha hipodérmica romba (cânula) ou por meio de um aplicador especial de ungüento. Para este fim, a pálpebra inferior é afastada do globo ocular e o medicamento é introduzido no saco assim formado (Fig. 72). Depois, a pálpebra é mantida fechada por algum tempo, para permitir a distribuição uniforme do preparado.

Da mesma forma, também se pode aplicar pomada oftálmica entre o globo ocular e as pálpebras, se estas forem cuidadosamente fechadas com os dedos, pelo médico veterinário, que, com a mão livre, acomoda o bico especial do tubo do medicamento entre as pálpebras, pressionando-o e, assim, depositando o preparado, que se distribui uniformemente. Para se ter segurança do efeito terapêutico, deve-se proceder ao tratamento, se possível, no mínimo duas vezes ao dia. Deve-se também dar preferência a preparados que contenham polivinil alcoólico ou metilcelulose, que garantem uma ação local prolongada. Além disso, foi desenvolvido um *depósito colagenizado para o saco conjuntival,* que funciona pelo sistema de liberação lenta, mantendo níveis satisfatórios de antibiótico por longo tempo. (Com respeito a injeções subconjuntivais, o tema será abordado na Seção 15.3.)

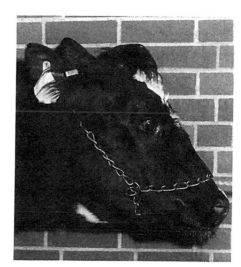

Fig. 505 Brinco de orelha de plástico mole impregnado com piretróide para espantar insetos.

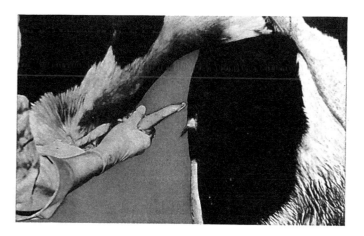

Fig. 507 Tratamento do pênis. Aplicação manual de unqüento a um pênis protraído durante um acasalamento improvisado.

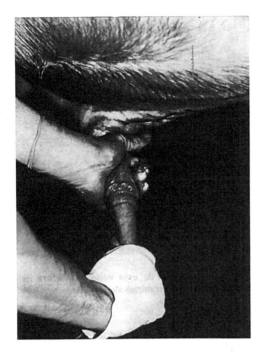

Fig. 508 Tratamento do pênis. Aplicação de ungüento à mucosa de um pênis protraído após a administração de um neuroléptico.

Mucosa prepucial e pênis de touros. Antes do tratamento, o orifício prepucial é lavado com água e sabão, os pêlos longos são cortados, reduzidos ao tamanho de um palito de fósforo, e a pele é desinfetada e, depois, seca. Os preparados e ungüentos aquosos e oleosos podem então ser aplicados, se necessário, após irrigação prévia da cavidade prepucial com um desinfetante suave. O melhor método de aplicação é permitir ao touro montar na vaca, depois defletir o pênis e esfregar nele o ungüento, como mostra a Fig. 507. Dessa maneira, ambas as camadas da mucosa e quaisquer pregas da mesma serão alcançadas pelo medicamento. Outra técnica consiste em tratar o pênis artificialmente protraído (Seção 9.2 e Fig. 508) ou introduzir o tubo de um irrigador no orifício prepucial, enquanto o orifício é fechado com uma das mãos (Fig. 509); o medicamento introduzido é então distribuído por todo o saco prepucial, por meio de uma massagem. O orifício prepucial é amarrado (com um nó corrediço!) por meia ou uma hora após o tratamento, para impedir a perda prematura do medicamento. Uma boa idéia é induzir o touro a urinar (Seção 8.5) antes de se iniciar o tratamento, para que não se corra o risco de o touro desejar urinar enquanto o prepúcio estiver amarrado.

Vagina de vacas. Pode-se introduzir pó, por meio de um insuflador, e um ungüento através do bocal longo de um tubo de ungüento ou um aplicador de ungüento, preferivelmente sob controle visual (espéculo dilatador e lanterna) ou introduzindo-se o ungüento manualmente. Antes do tratamento, a vulva deve ser cuidadosamente limpa, desinfetada e enxugada. Se necessário, a vagina é irrigada com um desinfetante suave antes do tratamento. Para a aplicação intravaginal local prolongada de estrogênios ou gestágenos foram desenvolvidas esponjas impregnadas (esponja de poliuretano, tampões, espirais de aço revestidas), que são depositadas na vagina e que liberam gradativamente o hormônio correspondente (*slow release system*). As desvantagens destes procedimentos são queda antecipada das esponjas e tampões, bem como ocorrência de vaginites purulentas determinadas por espirais contendo progesterona.

15.2 Administração interna (enteral)

A *administração oral* é adequada para medicamentos que agem nos *pré-estômagos*, no *abomaso* ou nos *intestinos*. Quando determinados animais estão sendo tratados, as substâncias que necessitam ter ação sistêmica após absorção em geral são ministradas por via *parenteral* (Seção 15.3) e hoje, em parte, também por via *percutânea* (Seção 15.1). Isto se aplica particularmente a drogas que poderiam diluir-se no rúmen ou cuja absorção poderia ser retardada, e a drogas que têm um efeito prejudicial sobre os microrganismos ruminais. Para *tratamento em massa*, como em grandes propriedades de gado de corte, o objetivo é idealizar uma fórmula que possa ser adicionada ao alimento, a fim de tratar doenças parasitárias e infecciosas do sistema respiratório, como também do digestivo. Para isso, usa-se um determinado sistema que libera o medicamento nos pré-estômagos gradativamente (os chamados sistemas de liberação lenta, ver mais adiante

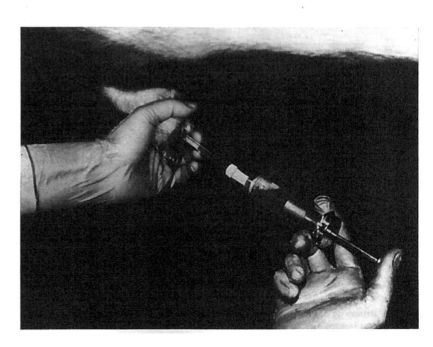

Fig. 509 Introdução de um medicamento líquido na cavidade prepucial, usando-se uma seringa fixada a um cateter plástico. O orifício prepucial é fechado pela mão esquerda e será amarrado, subseqüentemente, por algum tempo.

nesta seção) ou se fornece o medicamento misturado a ração concentrada (como veículo medicamentoso). Este *alimento medicado* é distribuído apenas sob prescrição do clínico veterinário e deve ser dado unicamente por um período estipulado. Se quantidades residuais da droga persistirem no corpo, é preciso que transcorra um tempo específico entre a administração do medicamento e o abate. Quase todos os substitutos do leite, rações de bezerros e concentrados contêm aditivos em concentração nutritiva (subterapêutica), como minerais, microelementos, vitaminas e antibióticos, mas estes não são considerados medicamentos pelo aspecto de resíduos de drogas e sim suplementos alimentares.

Medicamentos pulverizados e *sólidos (comprimidos, pílulas, cápsulas, bolos)* ingeridos espontaneamente por bovinos de qualquer faixa etária ou dados pela boca alcançam primeiro o *rúmen* ou o *retículo,* onde são distribuídos no meio da ingesta ou são primeiro dissolvidos e, depois, transportados para o abomaso e o intestino e absorvidos, levando eventualmente ao efeito desejado, porém algumas vezes ocorre um retardamento indesejável do efeito do medicamento. O caminho tomado pelos medicamentos líquidos aplicados por via oral pode ser influenciado pelos instrumentos utilizados ou por pré-medicação apropriada. Em *bezerros* e *bovinos jovens saudáveis,* o reflexo da goteira esofágica funciona quando o líquido é ingerido espontaneamente em pequenos goles, ou através da utilização de frasco tipo mamadeira ou do aplicador de líquido de Abreuvax,[4] desde que não haja uso demasiado de força ou o preparado não contenha odor ou sabor repugnantes e não seja irritante. Apenas sob tais condições, as drogas penetrarão diretamente no abomaso. O fechamento reflexo da goteira esofágica em animais jovens poderá ocorrer com certa segurança através da pré-medicação com 100 a 250 ml de solução fisiológica ou solução de bicarbonato de sódio a 10% (em bezerros lactentes, também através do leite); entretanto, na aplicação dos medicamentos, devem-se usar os procedimentos já descritos.

Não se pode confiar no fechamento da goteira esofágica em *bovinos adultos,* particularmente aqueles com distúrbios gastrintestinais, mesmo após a administração de 250 a 500 ml de solução salina. Em 90% dos casos, consegue-se o fechamento da goteira esofágica através da injeção intra-venosa de 0,08 UI de lisina-vasopressina por kg de peso vivo durante 10 a 15 minutos, direcionando para o abomaso medicamentos líquidos administrados por meio de um frasco ("garrafada") (não se deve ultrapassar a capacidade de deglutição do animal com excesso de líquido) (Scholz e colaboradores, 1987; Mikhail e Scholz, 1987). Pode-se presumir que a maior parte de um medicamento ingerido com o alimento ou administrado por via oral penetrará primeiro no rúmen, onde seu destino subseqüente provavelmente depende do grau de enchimento dos vários compartimentos do estômago e do seu conteúdo de água. A administração através de sonda gástrica não provoca reflexo de goteira esofágica, mesmo quando o tubo é introduzido no esôfago apenas até certo ponto; isso também é válido para bezerros e, por isso, foram desenvolvidas sondas rígidas metálicas e semi-rígidas plásticas (*calffeeder* = "alimentador de bezerros"[5]). Em bezerros lactentes, um tubo do diâmetro de um lápis, introduzido cuidadosamente pela narina enquanto o bezerro está mamando, geralmente atingirá o abomaso junto com o leite deglutido.

A adição de droga à ração e à água só pode fornecer *quantidades terapeuticamente ativas* quando isenta de odor ou sabor inaceitáveis e o apetite do animal é normal. Para tratamento em massa, é vital assegurar que a ração e a água sejam uniformente distribuídas, do contrário alguns animais receberão muito pouco e outros, quantidades excessivas da droga (com possíveis efeitos tóxicos). Esta complicação não surge no caso de minerais, oligoelementos, vitaminas, antibióticos ou anti-helmínticos adicionados a concentrados, em concentrações subterapêuticas, para fins *profiláticos.* Os oligoelementos e os anti-helmínticos podem ser incorporados em um *bloco de sal,* mas um suprimento adequa-

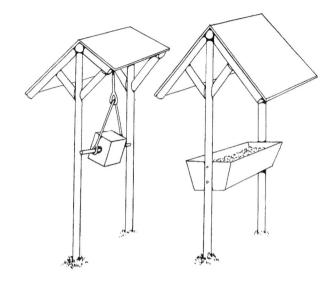

Fig. 510 Administração de ração contendo medicamentos (à direita) ou bloco de sal contendo oligoelementos (à esquerda) no pasto.

do e regular das drogas a todos os membros de um rebanho depende do apetite deles para o sal (Fig. 510).

Comprimidos, pílulas, cápsulas e *bolus* são administrados com a mão e com a ajuda de um auxiliar, que fixa a cabeça do animal segurando o focinho e com a outra mão afasta a língua, enquanto se deposita e medicamento através da protuberância da língua e fecha-se a boca até que o animal engula; muitas vezes, o medicamento é depositado anteriormente e o animal o mastiga e o expectora. Uma boa alternativa, com a cabeça um pouco elevada, é a introdução de um *espéculo tubular*[6] até a faringe, depositando-se depois a pílula (Fig. 511). Para administração de ímãs ou bolus com o *porta-pílula de Thiro,*[7] deve-se conter a cabeça (Fig. 512), introduzindo-se um dedo na boca, ajudando a introdução do aparelho paralelamente à gengiva sobre a proeminência da língua, para lançar o bolus ou ímã da câmara, lentamente, para evitar que haja lesão da mucosa da faringe (impacto parafaríngeo da pílula). Para a administração oral de pó, existe similarmente a *pistola injetora de pó,*[8] ao passo que, para pasta, existe a *pistola injetora de pasta*[9] (com bico plástico). (Atenção: sob sedação com xilazina [Seção 1.3], há perda temporária do reflexo de deglutição!)

Pequenas quantidades de líquido (até meio litro) são administradas por meio de um *frasco afunilado de plástico rijo* ou *mental*

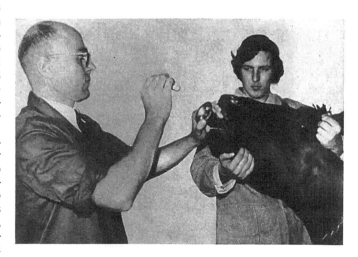

Fig. 511 Administração oral de medicamento contido em uma cápsula de gelatina, introduzida através de um espéculo tubular.

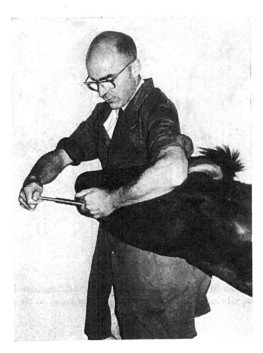

Fig. 512 Administração de uma pílula com o uso de um porta-pílulas de Thiro.

(já que um recipiente de vidro pode estilhaçar e causar lesões). Com a cabeça do animal firmemente contida e levemente elevada, a boca do frasco é inserida no canto da boca e seu conteúdo é gradualmente esvaziado diante dos molares, de onde a maior parte do líquido é deglutida (Fig. 513).

Quando um animal fica inquieto ou começa a tossir, ou quando o líquido corre para fora da boca, o tratamento deve ser interrompido e a cabeça abaixada, para impedir a inalação da droga.

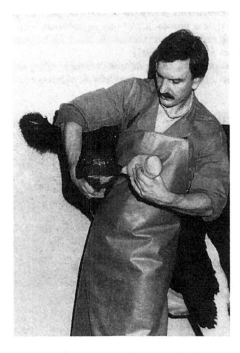

Fig. 513 Administração de um medicamento líquido por meio de um frasco de plástico.

Os frascos tipo *mamadeiras* (Fig. 518) ou o *dosador Abreuvax*[4] (Fig. 515) são adequados para bezerros, pois o procedimento de sucção se assemelha ao das tetas. Para *tratamento oral em massa,* em vez da garrafa, pode-se utilizar preferencialmente um *dosador tipo pistola* (*drencher*),[10] que tem aplicação semelhante, porém muito mais fácil e com economia de tempo (Figs. 519 e 520). Para a reidratação de bezerros diarréicos, foram especialmente desenvolvidas *sondas rígidas* e *semi-rígidas* que são introduzidas pela boca até o esôfago (*calf feeder*)[5] (Figs. 514, 516 e 517); durante o seu uso, deve-se prestar atenção para que seja realizada uma boa contenção do bezerro, de modo a evitar lesões na garganta e/ou esôfago.

Está subentendido que os *animais com dificuldade de deglutição ou sedados não podem ser tratados dessa maneira,* mas por administração através de sonda gástrica — um método que também é empregado para administrar grandes volumes de líquido e substâncias ou drogas irritantes que têm sabor desagradável. As sondas gástricas[11] são feitas de borracha ou de plástico mole grosso, com 2,0 a 5,0 cm de diâmetro. Em geral, são fáceis de introduzir pela boca, desde que a cabeça esteja bem segura (contenção por baixo ou pelo nariz) e a boca seja mantida aberta por meio de um abre-boca de madeira perfurado;[12] um pequeno segmento de tubo é inserido entre os dentes ou através de um abre-boca ou tubo de metal (Fig. 521). Se tais precauções não forem tomadas, o tubo pode ser facilmente cortado com uma mordida. As sondas nasoesofágicas[13] têm 1,0 a 1,8 cm de diâmetro e são feitas de borracha macia; sondas feitas de outros materiais podem lesar a faringe. Um assistente segura a cabeça, em contenção por baixo ou pelo nariz, sem manter a cabeça alta demais ou curvar o pescoço, enquanto o tubo é introduzido pelo nariz, como mostra a Fig. 522 (após lubrificação apropriada). A pressão do polegar garante a penetração do tubo no meato nasal ventral. Quando a ponta da sonda atinge a faringe, a deglutição é induzida, soprando-se a sonda ou inserindo-se os outros dedos no ângulo da boca. Depois, a sonda pode ser vagarosamente inserida mais para diante. A localização correta da sonda não pode ser medida sentindo-se o pescoço, mas estará correta se o animal não tossir e se for impossível aspirar ar do tubo. A inserção acidental na traquéia produzirá, quase invariavelmente, tosse pronunciada, protrusão da língua e movimentos evasivos. Se a sonda tiver ultrapassado o cárdia com êxito, haverá emissão de alguns gases ruminais, com seu odor característico. Também é possível verificar a localização correta dentro dos pré-estômagos por auscultação no flanco esquerdo, enquanto algum ar é soprado em baforadas curtas e repetidas (Fig. 523). Um funil grande ou um irrigador é então fixado à extremidade livre da sonda e o medicamento é derramado dentro dele. Se ainda houver dúvida sobre a localização da sonda, começar com água pura, o que imediatamente produzirá tosse se a sonda estiver na traquéia. A perda de medicamento é impedida segurando-se o funil no alto, enquanto está esvaziando. A seguir, a sonda é lavada com água, soprada para se retirar o líquido, a extremidade livre é dobrada (para evitar que qualquer resíduo de medicamentos caia na faringe ou na laringe) e retirada vagorosamente.

Um método especial e promissor de administração oral de medicamentos é o *"bolus de absorção prolongada"*, que proporciona uma *liberação gradual e prolongada do princípio ativo no organismo.* De aplicação simples, semelhante à administração de pílulas, esses bolus que, devido à sua densidade específica (1,8 a 2,4), permanecem no retículo podem ser usados para as seguintes finalidades, sempre dependendo de sua velocidade de degradação: manutenção do nível sanguíneo de antibióticos ou sulfonamidas por mais de três a cinco dias ou de oligoelementos, anti-helmínticos e estimulantes de crescimento por várias semanas ou até meses; liberação de medicamentos em até cinco vezes a determinados intervalos previamente estabelecidos (por exemplo, a cada 21 dias para combater parasitas com um determinado ciclo evolutivo) ou com relação a épocas do ano em que as condições ambientais favoreçam o aparecimento de doenças (brota

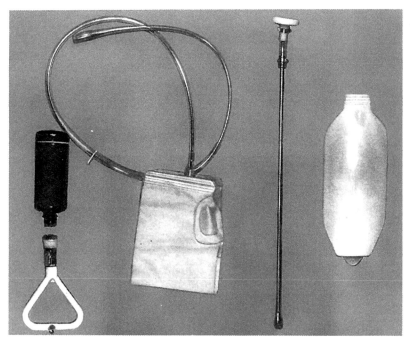
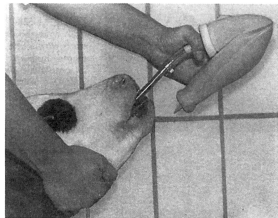
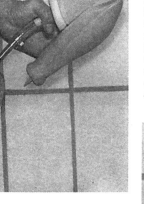

Figs. 514 a 517 Instrumentos para a administração oral de líquidos em bezerros: aparelho de Abreuvax (acima, à esquerda); sonda elástica para bezerro com reservatório de borracha (acima, no meio); sonda rígida para bezerro com adaptador na extremidade, assim como a bolsa de plástico (acima, à direita); à esquerda e embaixo, podem-se observar os aparelhos citados em uso no tratamento de bezerros.

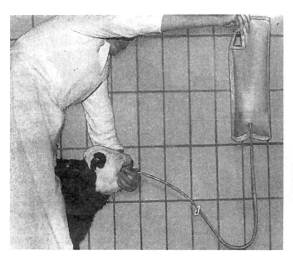
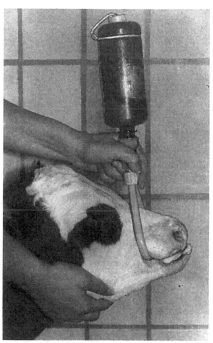

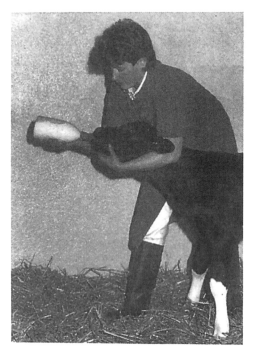

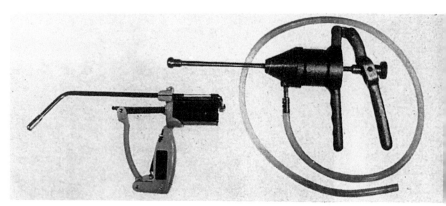

Fig. 518 Alimentação de um bezerro com um frasco tipo mamadeira.

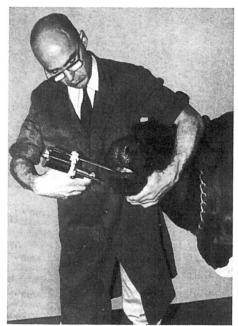

Figs. 519 e 520 Tratameno em massa oral: aparelho dosador (*cattle drencher*) para administração de medicamentos líquidos (acima); o aparelho da esquerda é recarregado pelo seu êmbolo e o da direita é recarregado por uma borracha (sugando de um recipiente reserva). Administração de medicamento líquido com o auxílio de um dosador (à esquerda).

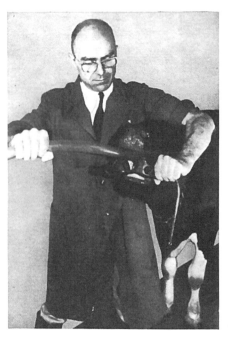

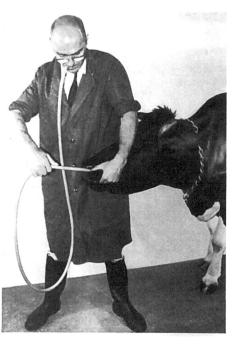

Figs. 521 e 522 À esquerda, introdução de uma sonda plástica de grosso calibre (sonda esofágica de Bosch) para administrar grandes quantidades de líquido. Um abre-boca (ver Fig. 231) é inserido para impedir que o animal morda a sonda. À direita, introdução de uma sonda nasoesofágica através da narina esquerda. A sonda está sendo forçada no meato ventral por pressão do polegar. Os dedos da mão esquerda são inseridos na boca, a fim de induzir o reflexo da deglutição.

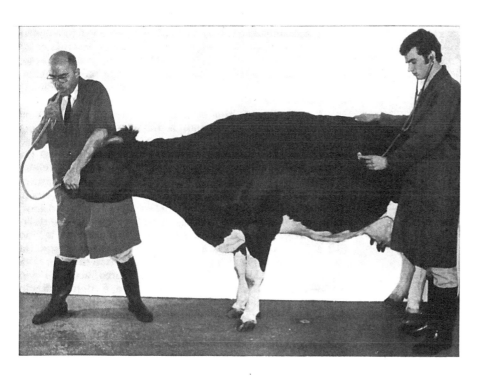

Fig. 523 Auscultação para verificação da posição correta da sonda dentro do rúmen.

de pastagem, alterações climáticas). De acordo com a meta a ser alcançada e conforme o fabricante, esses bolus têm diferentes composições. A substância principal pode estar misturada em um veículo tipo massa porosa neutra (pó de ferro ou de vidro, sulfato de bário, polietilenoglicol, cera etc.) e, com sua degradação gradual, o princípio ativo vai sendo liberado; composição tipo "sanduíche" do medicamento entre várias camadas de plástico macio perfurado; acondicionamento da droga em várias câmaras, contendo, cada uma delas, a quantidade de uma dose terapêutica, fechadas por um mecanismo que se degrada sucessivamente eletro ou hidroliticamente em um determinado intervalo, se abrindo e se esvaziando; e, finalmente, um tipo de medicamento cuja liberação seja comandada eletronicamente. As experiências realizadas até agora com esses *sistemas intra-reticulares lentos*,[14] *pulsáteis*[11] ou *de liberação controlada* comprovam sua eficiência e funcionamento. As pesquisas, porém, também mostram que se deve dar preferência a bolus que, durante o seu tempo de ação, desapareçam totalmente. Os sistemas não-biodegradáveis realmente permanecem como corpos estranhos uma vida inteira no interior do retículo, podendo lesar sua mucosa. Se o bolus ainda contiver ferro, poderá fornecer resultado positivo ao exame pelo aparelho pesquisador de metal (Seção 7.5).

A *injeção intra-ruminal* possibilita aplicação rápida e distribuição uniforme de medicamentos dentro do rúmen. É particularmente adequada para administração de inibidores de fermentação e compostos antiespumantes, em casos de timpanismo. Uma agulha de 10 a 20 cm de comprimento[16] é inserida até o fim, no flanco esquerdo, no mesmo local usado para trocaterização ruminal. O líquido é injetado através da agulha sob pressão moderada (seringa de Janet).[17] Ao mesmo tempo, a direção da agulha é variada, da frente para trás e de cima para baixo, para garantir uma distribuição uniforme do líquido (Fig. 524). Para injeção intra-ruminal em massa de anti-helmíntico, foi desenvolvida uma *seringa tipo pistola multidosadora*,[18] composta de um recipiente para o medicamento ligado à pistola por um tubo de borracha.

Enquanto não há Lisina-vasopressina disponível no mercado, como medicação veterinária (para estimulação do reflexo da goteira esofágica; ver anteriormente nesta Seção), pode-se fazer uso da *injeção intra-abomasal*, que tem a vantagem de evitar diluição, absorção, decomposição ou efeitos prejudiciais que podem ocorrer dentro do rúmen e fornece um início de ação mais rápido com uma dosagem mais baixa. O local da injeção é na barriga, na terça parte de uma linha imaginária ligando a ponta caudal do esterno (a cartilagem xifóide) ao umbigo. Após desinfecção da pele, uma agulha do tamanho usado para injeções subcutâneas é cravada com força na parede abdominal, em ângulo reto a esta, e em toda a sua extensão. O comprimento da agulha depende do tamanho do paciente: 4 cm para bovinos que pesam até 150 kg, 6 cm para bovinos de 150 a 350 kg e 8 cm para bovinos de 350 a 600 kg. Para este fim, um assistente segura a cabeça e outro fica em pé, encostado no flanco e fazendo ligeira pressão sobre o dorso. A localização correta da agulha

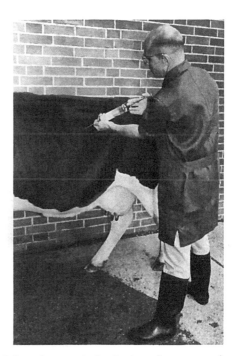

Fig. 524 Injeção intra-ruminal aplicada no flanco esquerdo.

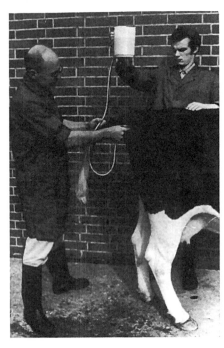

Fig. 525 Irrigação retal. O operador está segurando tanto o tubo como a pele do anel anal.

é testada imediatamente, umedecendo-se um papel indicador de pH[19] com o líquido que emerge, ou com o líquido aspirado (no caso de não emergir líquido algum).

O líquido do abomaso tem um pH entre 2 e 4, é verde-acinzentado e apresenta odor fétido. Tendo feito a prova do pH, a injeção é então aplicada rapidamente, sem mais demora (Fig. 526). Se o animal se mexer violentamente durante a aplicação, deve-se interromper a injeção e verificar novamente a localização correta da agulha. Quando o líquido emergente tem um pH entre 6 e 7, sabe-se que ele veio de conteúdos dos pré-estômagos (verde-acastanhado e turvo) ou do líquido peritoneal (cor âmbar e translúcido). Nesses casos, uma nova agulha é inserida novamente, um pouco mais para trás. Depois de aplicada a injeção, a agulha é desobstruída com o ar da seringa e, em seguida, retirada ainda fixa à seringa. O local da injeção é então desinfectado novamente.

A *administração retal* de preparos aquosos, emolientes ou oleosos está restrita, em bovinos, ao tratamento local de doenças retais. A única indicação de enema para amaciar conteúdos intestinais é quando eles contêm alta quantidade de areia. Essa via é raramente usada para administração de drogas que têm efeito sistêmico após a absorção. Um tubo firme de borracha ou plástico, da espessura de um lápis, é revestido de um lubrificante (sabão, mucilagem ou óleo) e, então, é cuidadosamente inserido no ânus, até o limite máximo. Uma seringa de Janet[17] ou um grande reservatório irrigador[20] é fixado e um volume adequado de líquido (0,2 a 2 litros), aquecido à temperatura do corpo, é passado através do tubo (Fig. 525). A injeção ou infusão deve ser feita vagarosamente, do contrário provocará esforço, acompanhado por descarga do líquido; pelo mesmo motivo, é contra-indicado esvaziar o reto antes do tratamento. Se necessário, o paciente deve ser acalmado com um neuroléptico (Seção 1.3). O esforço pode ser superado insuflando-se ar na cavidade abdominal (Seção 15.4). A anestesia extradural sacra baixa é inadequada para essa finalidade, porque promove relaxamento do músculo esfíncter do ânus.

15.3 Administração parenteral

Os métodos de aplicação que evitam o sistema digestivo têm ação predominantemente *local* ou *sistêmica*. A primeira compreende inalação, injeção traqueal, introdução de medicamentos na bexiga, no útero ou úbere e injeções nos testículos, ovários, espaço extradural e articulações. As vias sistêmicas compreendem injeções subcutâneas, intravenosas, intramusculares e intraperitoneais.

A *injeção subconjuntival* é muito adequada para se alcançar um efeito prolongado de medicamentos antiinflamatórios (glicocorticóides) e antibióticos no saco conjuntival e no globo ocular. Para isso, a cabeça do animal deve ser contida adequadamente e, se necessário, o saco conjuntival deve ser lavado com uma substância desinfetante suave. Então, uma agulha fina é introduzida tangencialmente através da pele da pálpebra superior (até no tecido subcutâneo) (Fig. 527), ou faz-se uma dobra de pele com as pontas dos dedos para facilitar a introdução da agulha.

Inalação. A inalação de vapor é um método preparado aquecendo-se óleos etéreos em *banho-maria*. Isto não é muito satisfatório porque o tamanho das partículas de vapor excede 10 μ,

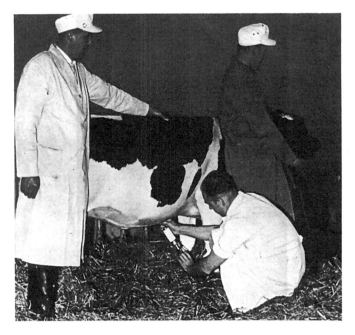

Fig. 526 Injeção intra-abomasal realizada com o animal em estação.

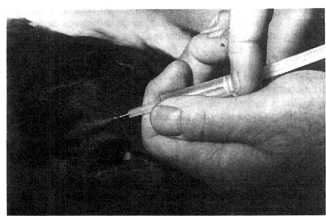

Fig. 527 Injeção subconjuntival através da pele da pálpebra superior.

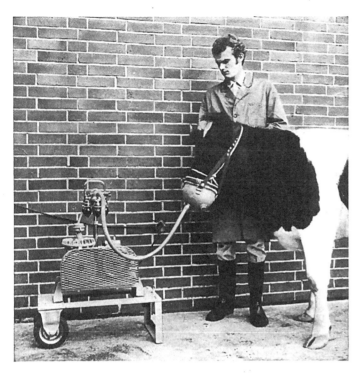

Fig. 528 Inspiração de um medicamento aspergido com o auxílio de um vaporizador Dräger.

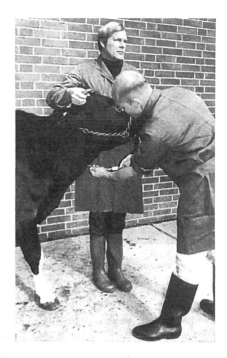

Fig. 529 Injeção intratraqueal.

o que significa que a maioria das partículas se deposita nas vias respiratórias superiores (Seção 6.4). O outro método é a produção de *aerossóis* em um *vaporizador*.[21] Este fornece partículas com cerca de até 5 μ, que são capazes de penetrar nos bronquíolos mais finos e ir até os alvéolos. Entretanto, as alterações patológicas nos pulmões restringem enormemente, ou mesmo eliminam, o fluxo de ar, de modo que o medicamento será ativo apenas quando absorvido e distribuído indiretamente às lesões. Conseqüentemente, a injeção intravenosa é preferida para o tratamento de lesões pulmonares extensivas e adiantadas. A inalação de aerossol pode ainda ser útil para tratar *infecção por nematóides* em bovinos, quando um dos anti-helmínticos modernos, eficazes por via sistêmica, não estiver disponível. Aplica-se uma máscara que se encaixa firmemente sobre o nariz e a boca (Fig. 528). Deve ser provida de válvula para liberar o ar exalado. É importante fornecer oxigênio suficiente para as necessidades do animal durante 15 a 20 minutos de tratamento. Uma pessoa deve ficar vigiando, pois pode haver bloqueio do tubo de conexão, da máscara ou da válvula, com saliva ou escarro. O tratamento deve ser interrompido sempre que houver qualquer sinal de dispnéia ou tosse persistente. (A administração de narcóticos por via inalatória, assim como a imunização intranasal por aspersão, são assuntos abordados nas Seções 1.3 e 15.1, respectivamente.)

A *injeção intratraqueal* ainda é usada em algumas clínicas, embora não garanta uma distribuição uniforme do medicamento por toda a árvore respiratória, já que os preparados líquidos e oleosos introduzidos na traquéia só atingem as partes anterior e inferior dos pulmões. Entretanto, isto talvez não seja desvantajoso, uma vez que essas partes dos pulmões são muitas vezes as mais afetadas por infecções aerogênicas, e um pouco de medicamento será distribuído a outras partes dos pulmões após absorção. O local da injeção sobre a traquéia, cerca de um terço para baixo do pescoço, é raspado, limpo e desinfetado. A vaca deve estar bem contida pela cabeça, mantendo-se a mesma elevada, agarrando-se pelo nariz, com a finalidade de retesar a pele do pescoço. O operador segura com firmeza a traquéia e também estica a pele com uma das mãos (ou com o garroteador de Schecker[22]), enquanto a outra é usada para introduzir uma agulha forte (do tipo intravenosa ou uma cânula traqueal curva), se possível entre dois anéis da cartilagem traqueal. A localização correta da ponta da agulha ou da cânula é verificada puxando-se o êmbolo de uma seringa fixada, quando o ar entrará. A injeção do líquido, aquecido à temperatura do corpo, é então iniciada vagorosamente. Como o animal, com toda a certeza, reagirá à injeção, é melhor ligar a seringa à agulha, por meio de um tubo flexível curto (Fig. 529). A injeção em geral provoca reflexos de deglutição e tosse (por isso, deve-se conter a respiração do animal, de preferência ao final da expiração [Seção 6.13] e liberá-lo logo após a injeção do medicamento). O volume de líquido injetado não deve exceder 100 ml em gado adulto, 50 ml em gado jovem e 20 ml em bezerros.

A introdução de medicamentos na *bexiga das fêmeas* pode ser conseguida passando-se uma solução aquosa ou uma suspensão oleosa através de um tubo da espessura de um lápis ou um cateter uterino curvo (tipo Breslau)[23] inserido na bexiga (Seção 8.5). As primeiras etapas são limpar a vulva e, depois, esvaziar a bexiga por meio de um cateter,[23] tendo o cuidado de superar o divertículo suburetral. Se a urina não passar espontaneamente, deve ser aspirada, usando-se uma seringa grande ou uma garrafa de plástico flexível. Caso haja lesões extensivas da bexiga, deve-se primeiro irrigá-la com um desinfetante suave, removendo o máximo possível depois. Nesse estágio, uma anestesia extradural sacra baixa (Seção 1.3) é induzida, para garantir a retenção do medicamento por algum tempo. São introduzidos 50 a 500 ml (segundo o tamanho da vaca) de líquido à temperatura do corpo. Durante toda a operação, deve-se observar a limpeza escrupulosa dos instrumentos, e o líquido introduzido deve ser estéril, caso se queira evitar a infecção ascendente das vias urinárias. Pelo mesmo motivo, a vaca deve ser adequadamente contida (contenção combinada da cabeça e da cauda, Seção 1.2).

Em *bovinos machos*, um cateter uretral (cateter plástico muito macio de 1,0 a 2,0 mm de diâmetro) pode ser passado, após retificação da flexura sigmóide do pênis (Seções 8.4 e 9.2), até o divertículo uretral ao nível do arco isquiático e próximo ao orifício das glândulas bulbouretrais (Seção 8.5). Conseqüentemente, é impossível introduzir medicamentos na *bexiga de touros* por meio de cateter.

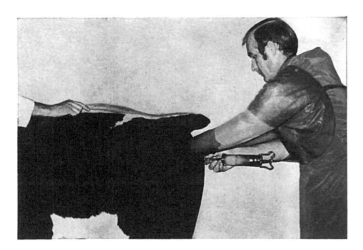

Fig. 530 Aplicação de medicamento por via intra-uterina.

A *infusão intra-uterina em útero não-gravídico* é feita usando-se um *cateter uterino especial*[24] fixado a uma grande *seringa de Janet*[17] ou a um *reservatório irrigador*.[25] As etapas preparatórias são as mesmas descritas para a irrigação vaginal (Seção 15.2). Uma das mãos é inserida na vagina para localizar a cérvix, para a fixação da pinça de cérvix,[26] por meio da qual a cérvix é presa por leve tração. Isto torna mais fácil a introdução do cateter através do canal cervical, guiado por um dedo da mão na vagina (Fig. 530). Se essas precauções não forem tomadas e a cérvix for recuada demais, a ponta do cateter pode-se perder nas dobras da mucosa vaginal. Se o útero contiver líquido purulento, devem ser feitas tentativas para remover o máximo possível, usando-se uma bomba de útero,[27] antes de realizar o tratamento.

Durante o período puerperal, em particular logo após a parição, não é muito aconselhável introduzir grandes quantidades de líquido no útero, em virtude dos riscos de infecção e perfuração. A introdução de preparados secos, que são altamente ativos após absorção, é possível durante esse período. Isto inclui produtos muito comprimidos ou cápsulas contendo grânulos, que são inseridos para controlar a infecção quando já tiverem sido feitas tentativas malsucedidas de remover uma placenta retida.

O *tratamento intramamário* consiste na introdução de um medicamento através do canal da teta (Fig. 531), geralmente após o quarto do úbere ter sido ordenhado ou drenado através de uma sonda de teta. Primeiro, o bico da teta deve ser cuidadosamente limpo e desinfetado (Seção 10.3), para impedir a introdução de bactérias com o medicamento. Ungüentos e fórmulas oleosas para uso intramamário em geral são aviadas em tubos especiais ou seringas plásticas descartáveis providas de bicos adequados para *inserção na teta*. Costuma ser fácil introduzir esses bicos quando a teta é mantida entre dois dedos de uma das mãos, embora a vaca possa reagir escoiceando; conseqüentemente, é aconselhável conter a vaca pela dobra do flanco ou um garrote na dobra do flanco (Seção 1.2). Ao retirar o bico, uma pequena quantidade do preparado é esfregada na extremidade da teta. Drogas em solução são administradas de maneira similiar, através de uma sonda de teta ou um tubo de ordenha (feito de metal ou plástico)[28] fixado a uma seringa ou a um irrigador. Como as soluções penetram o parênquima do úbere menos facilmente do que fórmulas oleosas ou gordurosas, a infusão deve ser acompanhada por massagem, visando a orientar o líquido da cisterna da teta para o tecido glandular.

A *injeção intratesticular* pode ser útil como anestesia local para castração de um touro. O testículo é fixado na parte inferior do escroto com uma das mãos, enquanto a outra mão é usada para inserir a agulha no centro do testículo. Notar que o anestésico local injetado dessa maneira é absorvido gradualmente pelos

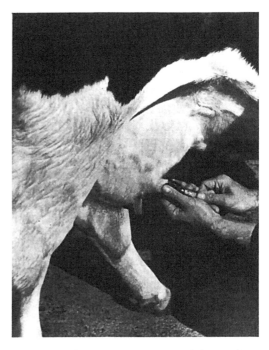

Fig. 531 Introdução de um ungüento no canal da teta de um quarto dianteiro direito (tratamento do úbere).

vasos sanguíneos e linfáticos testiculares, de modo que se torna uma forma de injeção intravenosa de ação retardada.

A *aplicação intra-ovariana* tem encontrado grande aplicação em buiatria, como um meio de tratar cistos ovarianos injetando gonadrotrofina coriônica (HCG), em dosagem baixa, *diretamente no cisto*. Isto tem dado melhores resultados do que a injeção intramuscular ou intravenosa de HCG ou a remoção manual do cisto. A injeção é realizada no animal bem contido, se neces-

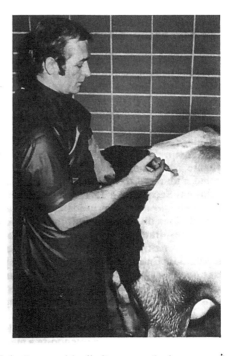

Fig. 532 Injeção no ovário direito, por meio de uma agulha de injeção inserida através dos músculos da garupa. O ovário é fixado manualmente pela mão esquerda introduzida no reto.

sário após prévia anestesia epidural sacra baixa. O local de introdução da agulha, localizado no meio da distância entre a tuberosidade coxal e a raiz da cauda do lado afetado, deve ser tricotomizado e desinfetado. Então, insere-se uma agulha fina, de 12 a 15 cm de comprimento, através da pele e da musculatura coxal, até que sua ponta atinja o ovário, ou seja, seu(s) cisto(s), que é segurado através do reto. O conteúdo do(s) cisto(s) é aspirado e o medicamento é injetado (Fig. 532). Deve ser observado que até então não se obteve sucesso na esterilização exangue de bovinos através da injeção intra-ovariana de substâncias esclerosantes.

A *injeção epidural* é ocasionalmente empregada para tratar casos de inflamação na porção lombossacra do canal espinhal. A técnica é a mesma empregada para anestesia epidural (Seção 1.3).

A *injeção nas estruturas sinoviais* (*articulações, bolsas serosas e bainhas de tendões*) é necessária para anestésicos e drogas em fórmulas oleosas e aquosas. Precauções assépticas estritas devem ser aplicadas, para evitar a introdução de infecção. As técnicas a serem observadas para cada articulação, bolsa sinovial e bainhas dos tendões (local de punção, direção e profundidade de punção, tamanho da agulha, dosagem etc.) serão descritas no volume sobre doenças dos bovinos, especificamente do aparelho locomotor.

A *administração parenteral* para ação sistêmica compreende *injeção subcutânea, intramuscular* e *intravenosa*. Quando se está tratando *um animal,* o local de injeção deve ser preparado da maneira prescrita. Sendo assim, antes da introdução da cânula estéril (!), a pele no local da injeção deve ser vigorosamente esfregada com um pedaço de algodão embebido em álcool, tintura de iodo ou qualquer outro desinfetante (por exemplo, álcool isopropil a 60%, iodo), a fim de limpar e desinfetar a pele; deve-se repetir o processo, se necessário. Isto não garante a isenção completa de microrganismos, mas reduz consideravelmente seu número. Se o pêlo no local da injeção estiver sujo, deve-se cortá-lo em uma área aproximadamente de um palmo. Quando um rebanho inteiro está sendo tratado, como durante vacinação em massa, essa preparação do local da injeção é ainda desejável, embora muitos acreditem que o risco de infecção por omissão de desinfecção seja muito pequeno. Não leva muito tempo para preparar o local. É vital manter a limpeza do equipamento de injeção, da vacina e das próprias mãos durante a vacinação. É aconselhável usar uma agulha limpa, esterilizada, pelo menos para cada rebanho e, de preferência, para cada cinco ou dez animais. Como se sabe que o oncovírus da leucose bovina pode ser transmitido de um animal para outro através da mesma agulha hipodérmica, uma agulha nova deve ser usada para cada animal ao se inocular um rebanho infectado, como é prescrito para a colheita de amostras sanguíneas para o teste de leucose. Naturalmente, o mesmo aplica-se a outras doenças que possam ser disseminadas dessa maneira (como é o caso da doença de Aujeszky, em que os instrumentos usados em suínos podem contaminar bovinos).

O melhor local para aplicar *injeção subcutânea* em bovinos é o tecido conjuntivo solto do lado do pescoço (um ou dois palmos à frente do ombro). As injeções não devem ser aplicadas em pele que apresente lesões patológicas. A absorção dos preparados injetados dessa maneira é mais lenta do que após injeção intramuscular, mas a tolerância dos tecidos é melhor. O *animal* é adequadamente contido (contenção por baixo ou pelo nariz [Seção 1.2]) e a pele é preparada. Escolhe-se uma dobra de pele e a agulha (5 a 6 cm de comprimento e diâmetro médio) é inserida até o fim, com uma estocada repentina, em ângulo reto à pele, com ou sem a seringa fixada. Deve-se ter cuidado para não inserir a agulha profundamente demais (no tecido subfacial ou muscular), em particular quando o preparado é relativamente irritante para os tecidos. A injeção é aplicada com razoável rapidez e a seringa, com a agulha fixada, é retirada, enquanto dois dedos da mão livre pressionam o local da punção (Fig. 533). O volume de líquido injetado em um local não deve exceder

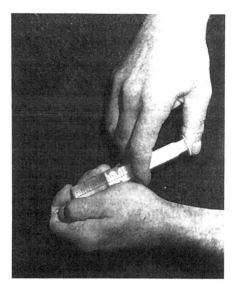

Fig. 533 Posicionamento da seringa e da agulha durante a injeção (aqui, injeção subcutânea).

50 ml em bovinos adultos, 20 ml em bovinos jovens e 10 ml em bezerros. Se um volume maior precisa ser injetado, divide-se a dose em diversas porções injetadas em locais diferentes ou usa-se a via intravenosa (desde que o preparado seja adequado para esta via!). Durante a retirada da agulha, deve-se pressionar o local da injeção e, depois, esfregá-lo brevemente com um *swab* de algodão, para impedir que os conteúdos escapem. Para *tratamento em massa,* o melhor local para injeção subcutânea é a barbela, cerca de um palmo à frente do esterno. Se um abscesso desenvolver-se neste local, será fácil tratá-lo e não haverá perigo de formação de fístula. Seringas especiais tipo pistolas[29] (Fig. 534) foram desenvolvidas para este propósito e têm capacidade para várias doses ou são conectadas a um reservatório. Há um dosador automático, ajustável a diferentes doses. A agulha é

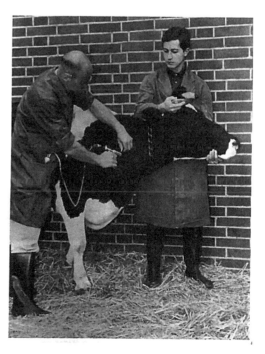

Fig. 534 Injeção subcutânea com seringa tipo pistola, desenvolvida para tratamento em massa.

geralmente conectada à seringa por um tubo curto, para evitar danos ao equipamento se o animal se mover repentinamente. Esse equipamento proporciona um auxílio valioso no tratamento em massa.

Os chamados *"impfstäbe"* (bastão de vacinação) permitem que bovinos contidos nos comedouros sejam vacinados em massa pelo corredor central. A posição subcutânea correta da agulha curta colocada na ponta do bastão é reconhecida pela resistência elástica, como mola (não há posicionamento "fixo" da agulha no centro torácico ou na musculatura cervical!), quando a agulha é inserida tangencialmente como um "arpão".

A *implantação subcutânea de tabletes de silicone* com substâncias ativas (estimuladores de crescimento; gestágenos, estrógenos e/ou testosterona), comum na engorda de bovinos nos EUA, é realizada na parte externa da orelha com auxílio de instrumentos especiais para implantação. Na República Federativa da Alemanha o uso de hormônios é proibido como meio auxiliar de engorda.

Em comparação com a infusão intravenosa gota-a-gota (ver mais adiante nesta Seção), *a infusão subcutânea de medicamentos* é pouco utilizada, lançando-se mão desse método apenas quando a primeira não é possível, como no caso de reidratação de bezerros exsicóticos por diarréia. Conforme o caso, a região média do pescoço é preparada adequadamente (ver anteriormente) e uma agulha de metal ou uma cânula venosa de plástico é introduzida e fixada à pele, por meio de uma pequena sutura. A solução eletrolítica a ser administrada precisa ser compatível com a via subcutânea. Devido à lentidão de reabsorção de uma solução administrada por tal via, aconselha-se uma pré-medicação com 100 a 300 UI de hialuronidase ou a diluição dessa mesma quantidade na solução a ser infundida. A velocidade de infusão deve ser regulada no conta-gotas do equipo, de maneira que a dose total seja administrada dentro de 24 a 48 horas. A dose máxima aconselhada para essa via é de um litro e meio para bezerros, três litros para bovinos jovens e cinco litros para bovinos adultos. A tumoração edematosa provocada pela infusão subcutânea gota-a-gota em geral desaparece em um ou dois dias. Nos casos de eventuais reações generalizadas com aumento de temperatura, deve-se proceder da mesma forma que para a infusão intravenosa gota-a-gota (ver mais adiante nesta Seção).

Medicamentos por via intramuscular costumam ser absorvidos mais rapidamente do que pela via subcutânea. Em ambos os casos, o desenrolar dessa absorção depende de fatores cujas interações estão relacionadas com o procedimento usado de animal para animal, assim como o local escolhido para aplicação, por exemplo, a quantidade e a composição do medicamento (volume, concentração do princípio ativo, tensão superficial da solução, veículo, coadjuvantes etc.), se o medicamento está incólume, irrigação sanguínea e mobilidade da região da injeção, temperatura da região, entre outros. A irritação tecidual local provocada pela injeção intramuscular freqüentemente é maior do que a causada pela administração subcutânea, mas é "mascarada" na sua sintomatologia externa, ou seja, dificilmente é reconhecida por palpação ou inspeção. Alguns preparados comumente usados em buiatria (antibióticos, sulfonamidas com ou sem a adição de trimetoprim, vitaminas) causam, sobretudo em bezerros e principalmente após injeções intramusculares repetidas (ou em tratamentos em massa), reações locais pronunciadas nos músculos (= "carne") em questão. Estas hemorragias e inflamações em parte cicatrizam (tecido conjuntivo), em parte necrosam (Fig. 536) ou abscedam, o que significa graves crises dolorosas no bezerro. Além disso, tais lesões, se localizadas mais profundamente, também provocam neurites e paralisias de nervos da região atingida (nervo isquiático, nervo tibial, nervo fibular, nervo radial), ou até conseqüências externamente marcantes no pescoço ou nos membros (Fig. 535). Durante o abate, no entanto, essas lesões ou alterações musculares muitas vezes ficam escondidas, não sendo detectadas. Por isso, devido à Lei de Proteção aos Animais e à Lei de Proteção ao Consumidor, há instruções para que tais medicamentos não sejam administrados por via intramuscular em bezerros confinados para abate, quando o medicamento em questão também é adequado para aplicação por via subcutânea, ou, sobretudo, deve-se dar preferência a preparados compatíveis com a via subcutânea. Desta forma o local de injeção será visível na retirada do couro do animal abatido. Se, devido a razões farmacodinâmicas, alguns medicamentos não puderem dispensar a via intra-muscular, deve-se limitar o seu uso a determinadas regiões corporais a serem especificamente inspecionadas no frigorífico, por ocasião do abate (por exemplo na musculatura do ancôneo). Em bovinos adultos, o risco da ocorrência de um flegmão gasoso após uma injeção intramuscular de prostaglandina é reconhecidamente maior do que na aplicação subcutânea.

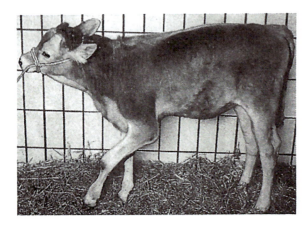
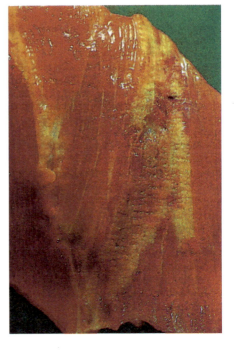

Figs. 535 e 536 Paralisia irreversível do nervo radial (lesão nervosa e muscular; à esquerda) na região do antebraço, provocada pela injeção inadequada de um medicamento altamente irritante pela via intramuscular; constatação pós-abate das alterações teciduais necróticas causadas por tal injeção (no caso, abscedação da área necrosada do músculo gastrocnêmio, à direita).

ADMINISTRAÇÃO DE MEDICAMENTOS (MÉTODOS DE APLICAÇÃO) 397

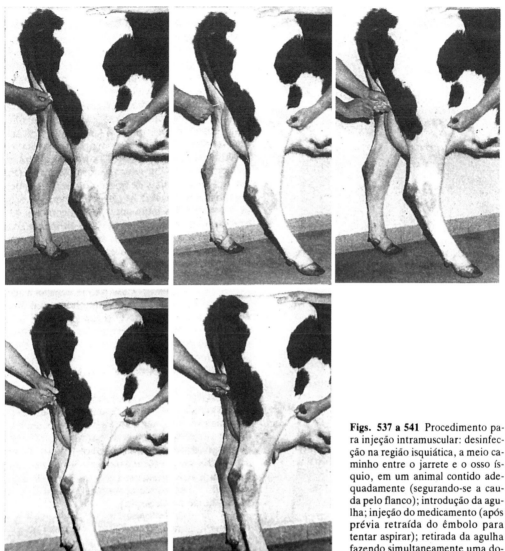

Figs. 537 a 541 Procedimento para injeção intramuscular: desinfecção na região isquiática, a meio caminho entre o jarrete e o osso ísquio, em um animal contido adequadamente (segurando-se a cauda pelo flanco); introdução da agulha; injeção do medicamento (após prévia retraída do êmbolo para tentar aspirar); retirada da agulha fazendo simultaneamente uma dobra na pele dessa região; "compressão" do local da injeção; breve desinfecção final.

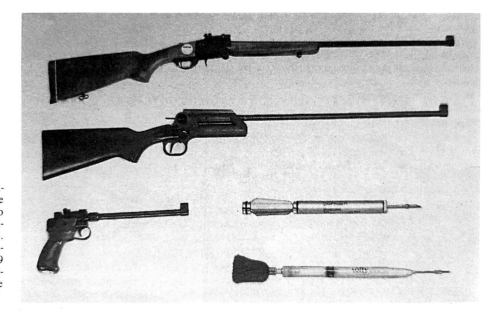

Fig. 542 Instrumentos de injeção à distância[32] para administração intramuscular de medicamentos em bovinos domésticos muito perigosos, assim como para grandes ruminantes selvagens soltos ou em zoológicos. De cima para baixo: carabina (115 cm), espingarda de pressão (108 cm), pistola (39 cm), "injeção voadora" de metal e de plástico com agulha embutida (19 e 23 cm de comprimento, respectivamente).

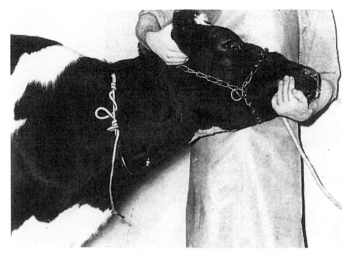

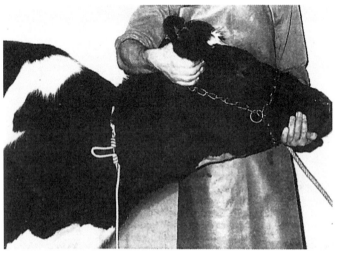

Figs. 543 e 544 Garroteamento da veia jugular externa para injeção intravenosa/infusão com o auxílio de uma corda em um paciente contido adequadamente (acima); local correto da agulha introduzida totalmente na veia ingurgitada (embaixo).

A melhor região para aplicar *injeções intramusculares* é a isquiática (músculos semitendinosos e semimembranosos, Figs. 537 a 541) nos quartos traseiros. Se a pele desse local estiver muito suja, uma alternativa é a musculatura glútea da garupa. Uma agulha do mesmo tamanho e diâmetro da usada para injeção subcutânea é inserida, por meio de um golpe forte e rápido, entre 4 e 5 cm de profundidade. Nesse caso, há um risco maior de contaminação e, conseqüentemente, infecção do que com a injeção subcutânea, em virtude da menor resistência do tecido muscular, da tendência de formação de cavidades e da contaminação maior da pele na região do ânus e da cauda. Por isso, há necessidade de limpeza e desinfecção, como já descrito anteriormente. O paciente é contido segurando-se a cauda e também a cabeça ou a dobra do flanco. O volume de líquido injetado não deve exceder 20 a 30 ml em bovinos adultos, 10 a 15 ml em bovinos jovens e 5 a 10 ml em bezerros, do contrário pode haver considerável lesão tecidual. Antes de aplicar a injeção, é prudente recuar um pouco o êmbolo da seringa, para certificar-se de que a ponta da agulha não está num vaso sanguíneo. Se, durante esse procedimento, o sangue penetrar na seringa, a agulha deve ser retirada um pouco e inserida novamente em outra direção, ou em outro local escolhido.

A injeção intramuscular é a única abordagem para *animais selvagens* e *agressivos*, como gado de corte selvagem ou grandes ruminantes soltos ou em zoológicos. Para evitar riscos de lesão a pessoas e animais, vêm sendo desenvolvidas seringas auto-esvaziáveis, "a frio" (pela pressão de gases como N_2O ou CO_2) ou "a quente" (pela pressão produzida por explosão). Estes injetores são usados ou com a ajuda de um bastão longo[31] para animais enjaulados ou em viveiros fechados, ou, no caso de viveiros abertos (onde o médico veterinário realiza a injeção intramuscular de esconderijos adequados), com o auxílio de uma zarabatana (alcance de sete metros), uma pistola (alcance de 25 metros), uma carabina (tiro "leve" com pressão gasosa regulável e alcance de 50 metros; tiro "sonoro", com carga explosiva e alcance de 70 metros) como "injeção voadora" (dardos) (Fig. 542). Ao utilizar tais *instrumentos de injeção à distância*,[32] desenvolvidos para a prática em animais selvagens, devem-se seguir atentamente as instruções dos fabricantes, assim como as da indústria farmacêutica para os diferentes tipos de animais e suas especificidades com relação à composição, à dosagem e ao modo de ação dos preparados desenvolvidos para a imobilização (Seção 1.3); além disso, deve-se tomar o maior cuidado para que não se atinja acidentalmente um ser humano com tais medicamentos (ter sempre antídotos à mão!). Caso não se consiga a aproximação necessária à distância de tiro dos animais a serem medicados, deve-se, então, sedá-los (ou a todo o seu rebanho), primeiramente com um alimento suculento contendo um neuroléptico, para que a medicação por projétil possa ser realizada. Os locais adequados para a injeção são a garupa ou lateralmente, no pescoço. Esse método de "arma narcótica" não deve ser usado se estiver ventando muito.

A *injeção* e a *infusão intravenosas* são adequadas para distribuição rápida e uniforme de um medicamento por todo o corpo, administrado em quantidade grande ou pequena. Tais preparados devem ser compatíveis com o sangue e os mais isentos possível de propriedades irritantes para os tecidos. Em bovinos, as veias adequadas são a *veia jugular externa* e, com algumas limitações, também a *veia mamária* (veia subcutânea abdominal) e a *veia da orelha* (veia auricular média, para infusões prolongadas; ver mais adiante nesta Seção).

A veia jugular precisa ser elevada antes que a agulha possa ser inserida, mas a veia abdominal subcutânea está sempre proeminente e cheia de sangue, porque repousa abaixo do nível do coração. Entretanto, deve-se usar a veia jugular externa e não a abdominal subcutânea, em virtude de ser maior o risco de líquidos passarem para os tecidos perivasculares acidentalmente (Grottker, 1980) e, além disso, o ventre estar sempre mais sujo, possibilitando infecção após contaminação ou coice do animal nesse local. O local da injeção é preparado de maneira habitual (ver anteriormente nesta Seção) e o animal é contido segurando-se a cabeça por baixo ou por contenção do nariz. A veia jugular é ingurgitada colocando-se em torno do pescoço uma corda, uma corrente ou uma ligadura elástica,[33] até ela ficar bem exposta (controle palpatório; Fig. 543). Uma agulha de 6 a 8 cm de comprimento e 1,5 a 2,5 mm de diâmetro é introduzida primeiramente através da pele, em ângulo reto à prega escolhida acima da veia. Depois, a prega é relaxada e a agulha é inserida na veia apontando para a frente e impedida de se mexer por dois dedos da mão livre. A localização correta da agulha é indicada por um jato de sangue que flui de dentro dela (Fig. 544). Quando o sangue não emerge, há quatro possibilidades: (a) a agulha não penetrou na veia, (b) ela atravessou a veia, (c) está na veia mas a ponta está obstruída pela parede da veia (verificar girando a agulha sobre seu próprio eixo) e (d) a agulha está bloqueada por um tampão de tecido ou outro material. No último caso, a corda de pescoço deve ser afrouxada (para evitar a formação de hematoma!) e a agulha é retirada, a fim de ser desobstruída pelo estilete. Outra tentativa é então feita, um pouco à frente do primeiro local. Uma vez tendo-se a certeza de que a agulha está na veia, a corda do pescoço é afrouxada e a seringa ou o equipamento de infusão é fixado à agulha. Ambos os elementos devem permanecer no local durante a infusão, pois há o risco

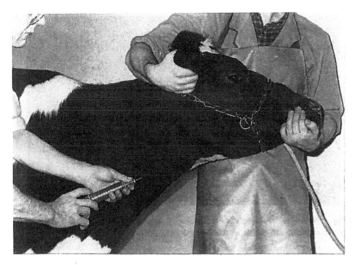

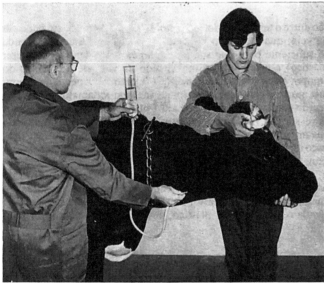

Figs. 545 e 546 Posicionamento da agulha e da seringa durante a injeção intravenosa na veia jugular externa (acima); posicionamento do cateter e do frasco de infusão durante a administração intravenosa de grandes quantidades de líquidos (embaixo).

de a agulha escapar ou penetrar na parede oposta da veia (Figs. 545 e 546).

Se, durante a injeção ou infusão, o fluxo livre do medicamento parecer estar impedido, deve-se aplicar pressão negativa puxando-se para trás o êmbolo da seringa ou abaixando-se o equipamento de infusão, para verificar se o sangue ainda emerge da agulha. Se a agulha sair da veia, a injeção deve ser interrompida imediatamente, em particular quando o líquido injetado tem uma solução irritante local (por exemplo, soluções de cloreto de cálcio,* sais de iodo, acetilmetionina e hidrato de cloral). Se isto acontecer, é melhor continuar a injeção do outro lado do pescoço. O local da injeção fracassada deve ser adequadamente tratado, para evitar complicações locais. A injeção deve ser suspensa ou administrada mais lentamente se o animal começar a apresentar uma reação sistêmica, manifestada por inquietação, tremor, salivação pronunciada, ranger de dentes, palpitação do coração e propensão a abaixar a cabeça ou deitar-se.

---

*Devido ao risco específico de esse sal provocar greve tromboflebite, no caso de injeção paravenosa, deve-se, hoje, na prática buiátrica, proceder à substituição do cloreto de cálcio pelo borogluconato de cálcio, que, além de inofensivo localmente, também é compatível com a injeção por via subcutânea.

Terminada a injeção, a seringa ou o tubo de infusão é desconectado da agulha e o medicamento é retirado da mesma levantando-se rapidamente a veia com o polegar. Depois, a veia adiante da agulha é comprimida e esta é retirada, sem permitir muito escape de sangue para o tecido conjuntivo paravenoso. Finalmente, o local da injeção é firmemente pressionado por algum tempo.

A *aplicação de medicamentos na veia da cauda* (veia coccígea) — que é bem adequada para a colheita de amostras de sangue (Seção 5.6) — não é aconselhada (Baumgartner & cols., 1988), pois é grande a chance de uma aplicação acidental na artéria que se situa ao seu lado, podendo levar a graves complicações (necrose da cauda).

A *infusão intravenosa gota-a-gota* é realizada em bovinos adultos, de preferência em uma veia da orelha, embora em bezerros se preconize a utilização da veia jugular (ver anteriormente nesta Seção, infusão subcutânea gota-a-gota). Com esta infusão intravenosa gota-a-gota, é possível infundir, durante três dias, grandes quantidades de líquido (até 40 ml por kg de peso vivo por dia), sendo especialmente indicada para casos de reidratação de pacientes exsicóticos (Seção 5.6), para o restabelecimento do equilíbrio ácido-básico, em casos de acidose ou alcalose metabólicas ou, finalmente, para fornecimento de energia (glicose) em casos de cetose muito graves. Como *recipientes* para a infusão de soluções em grandes quantidades, podem-se utilizar galões esterilizados de cinco ou dez litros ou sacos plásticos[34] já prontos, preparados por indústrias do ramo médico veterinário. O preenchimento de soluções nos galões deve acontecer sob condições assépticas e o procedimento para os galões de vidro ("*sistema aberto*") é muito mais complicado do que o procedimento para os sacos plásticos ("*sistema fechado*"). O galão já contendo a solução deve ser suspendido nas proximidades do animal a ser tratado, a uma altura de 100 cm acima do dorso desse animal, que é fixado por uma corrente de pescoço. Essa altura garante a pressão ideal do líquido; como o saco plástico, por si só, não é adequado para ser suspendido, ele deve ser acondicionado dentro de um balde protetor (Fig. 551).

As veias da orelha são elevadas agarrando-se a base da orelha ou passando-se, em torno dela, uma ligadura elástica. O pavilhão externo da orelha é vigorosamente esfregado com um chumaço de algodão, não apenas para limpar a desinfetar a pele, mas também para tornar as veias mais proeminentes. A veia auricular média é a maior e a mais adequada para a injeção.

Em pacientes com a pele muito espessa, aconselha-se facilitar a localização do vaso mediante sua exposição por uma pequena incisão na pele feita com o auxílio de uma tesoura, antes da introdução do cateter venoso[36] ou da Intranule;[35] deve-se tomar cuidado para não atingir a veia propriamente dita durante esse procedimento. Após a introdução da cânula ou do cateter (Figs. 548 e 549), se procede à sua fixação na orelha. O ponto de fixação do equipo entre o cateter e o galão de solução é a marrafa ou, se necessário, o dorso do animal. O equipo é preso por um esparadrapo, de tal maneira que permita o movimento da cabeça, da orelha e do pescoço, assim como seu comprimento também deve permitir que o animal possa deitar-se e levantar-se sem que haja problemas de estrangulamento do fluxo da solução. Isto pode ser conseguido com o auxílio de uma correia automática para cães,[37] fixada ao equipo e ao galão (Fig. 551).

O equipo deve conter um conta-gotas de Martin, assim como um estrangulador próximo ao galão, que controla a velocidade de infusão (regra geral: 120 a 140 gotas por minuto correspondem a aproximadamente dez litros infundidos num período de 24 horas); a velocidade de infusão deve ser de, no mínimo, 40 gotas por minuto (para administração subcutânea é de, no máximo, 60 gotas por minuto). Para infusão gota-a-gota na veia jugular, é necessário o uso de um *cateter venoso*[36] de plástico, macio, pois a agulha pode causar graves irritações na parede da veia, devido a movimentos do pescoço do animal. Após uma tricotomia e anti-sepsia adequadas, o cateter venoso[36] é introduzido na divi-

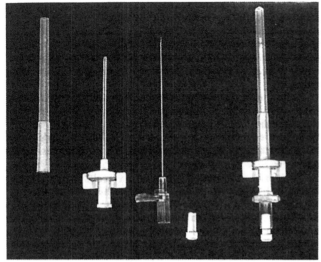

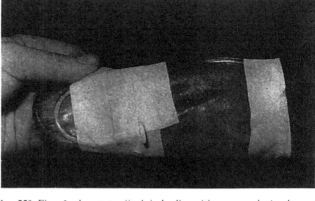

Fig. 550 Fixação do cateter (incluindo dispositivo ancorador) e do equipo na orelha por meio de um bom esparadrapo.

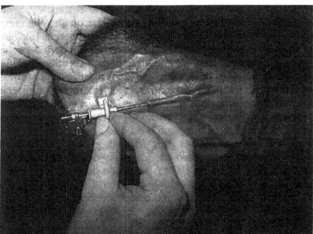

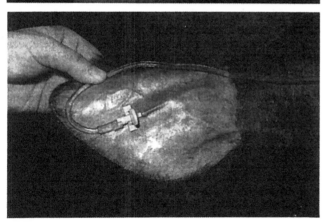

Figs. 547 a 549 Infusão prolongada gota-a-gota intravenosa na veia da orelha.

Fig. 547 Componentes do cateter de veia (da esquerda para a direita: proteção descartável de agulha, cateter de teflon com dispositivo ancorador, agulha de metal central para direcionamento do cateter durante a introdução na veia, o conjunto todo montado, Vygonüle [Med.-chir. Werke/D-5100 Aachen]).

Fig. 548 Introdução desse tipo de cateter reforçado na veia auricular média ingurgitada por uma ligadura na base da orelha (para esfregaço sanguíneo).

Fig. 549 Conexão do equipo de infusão (conexão de Luer-Lock) na veia auricular média; garrote desfeito.

são entre o terço superior e o terço médio do pescoço, até penetrar na veia, quando então a cânula central é ligeiramente retraída (o suficiente para que sua ponta aguda fique dentro do cateter plástico) e o conjunto é introduzido na veia até a conexão do equipo, que é então fixado na pele, seja por uma pequena sutura, seja por esparadrapo. Se ocorrer inchaço inflamatório local ou reação geral acompanhada de aumento de temperatura, a infusão deve ser interrompida. Eventuais restos de solução glicosada devem ser considerados inutilizados dentro de 24 horas, pelo risco de crescimento bacteriano, sendo então aconselhada a substituição por uma nova solução.

Ao se retirar o cateter venoso, deve-se ter o cuidado de retirar o cateter plástico com a cânula de metal totalmente introduzida, pois, do contrário, existe o risco de a ponta aguda da cânula cortar o cateter plástico, podendo lesar a parede da veia.

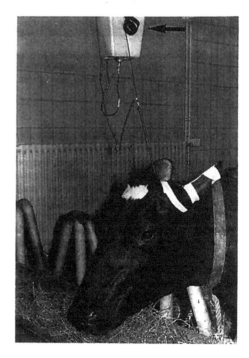

Fig. 551 Demonstração da liberdade de movimentos de um animal que está sendo infundido: uma carretilha automática [seta] mantém o "sistema" sempre em ordem (dentro do balde de proteção, que está a um metro acima do animal, se acha um saco plástico contendo uma solução estéril).

Um método especial de administração intravenosa de medicamentos é a *vasoinfiltração da extremidade distal dos membros*. Este método foi desenvolvido para tratamento antimicrobiano de doenças flegmonosas das úngulas, em que um antibiótico adequado é injetado da mesma forma que para a anestesia intravenosa retrógrada com garrote do membro (Seção 1.3).

A *injeção intraperitoneal* é usada em bovinos principalmente para impedir ou tratar peritonite com solução aquosa ou suspensão oleosa de antibióticos. Outras substâncias terapêuticas, como a glicose, o cloreto de cálcio, o cloreto de magnésio, as soluções salinas fisiológicas, sulfonamidas, sangue total e soro sanguíneo também são conhecidas como bem toleradas quando injetadas na cavidade peritoneal, embora alguns autores ainda tenham dúvidas. O procedimento para a injeção intraperitoneal não é totalmente isento de riscos e exige mais experiência do que para outras vias parenterais, não sendo recomendado no caso de substâncias capazes de provocar reação local e administradas unicamente por seu efeito sistêmico. Outra indicação é bombear ar na cavidade peritoneal, a fim de aliviar o esforço em vacas com tenesmo retal ou vaginal (Espersen, 1961), em outras palavras, a criação de pneumoperitônio artificial, o que é feito usando-se uma bomba de ar filtrado de Evers.[39] Via de regra, o flanco direito é mais adequado para injeção intraperitoneal do que o esquerdo, onde a agulha poderia facilmente penetrar o rúmen; no lado direito, os intestinos geralmente são empurrados para o lado pela ponta da agulha. O local correto é o centro da fossa paralombar, um palmo e meio a dois abaixo dos processos transversos das vértebras lombares. Caso se escolha um local mais alto, há o risco de injetar na gordura peritoneal ou de danificar o rim. A pele do local da injeção é raspada, limpa e desinfetada e o animal é adequadamente contido. A seguir, uma agulha de 8 a 10 cm de comprimento, com o mesmo diâmetro de uma agulha para injeção intramuscular (e, de preferência, provida de mandril), é inserida vigorosamente através da pele, em ângulo reto com ela ou apontando ligeiramente para baixo. A seguir, é gradualmente passada através da musculatura abdominal até atingir o peritônio; a penetração em geral exige um pequeno esforço extra e faz com que o animal reaja. A agulha é inserida mais 0,5 cm além desse ponto e o estilete é removido. Este ato será acompanhado por um sibilo dentro da cavidade abdominal, se a agulha estiver corretamente localizada (controle acústico). Outra maneira de detectar esse efeito de sucção é conectando a agulha a um tubo, cuja extremidade livre abre-se em um tubo de ensaio cheio de água. A sucção de uma agulha corretamente localizada libera bolhas de ar no tubo (controle visual; Fig. 552). Antes de iniciar a injeção, a ponta da agulha deve ser movida levemente para dentro e para fora, para assegurar que está livre dentro da cavidade. A solução injetada deve fluir sem resistência. Se ainda há dúvida sobre a localização correta da agulha, deve-se aplicar sucção ao êmbolo da seringa. Se essa ação trouxer de volta um pouco da solução, a agulha não pode estar na cavidade peritoneal. Notar que a solução injetada deve estar à temperatura do corpo. Quando o animal fica inquieto durante a injeção, deve-se verificar novamente a posição da agulha. O uso de uma agulha sem mandril traz o risco de obstrução do lúmen por um pedaço de pele puncionado ou por tecido adiposo. Uma agulha obstruída deve ser desobstruída usando-se um estilete ou, então, deve-se usar outra agulha. Pode ser difícil aplicar uma injeção intraperitoneal em bovinos gordos, em virtude de extensos depósitos graxos nas regiões subperitoneais, situação em que é melhor utilizar outra via.

15.4 Técnicas especiais para medicar bezerros e neonatos

Após ter sido provada como falsa a teoria de que a "barreira placentária" pudesse filtrar medicamentos, deve-se supor que a maioria dos medicamentos administrados a uma vaca prenhe *alcance o embrião ou o feto no interior do útero*. Isto deve ser lembrado a cada terapia instituída para um animal prenhe, em especial ao usar preparados que possam acarretar riscos à gestação ou mesmo aqueles cujos fabricantes alertem sobre o risco na gestação ou em determinadas fases da mesma (como aborto ou desenvolvimento de malformações), como é o caso, por exemplo, da prostaglandina durante toda a gestação, glicocorticóide e xilazina durante o último terço da gestação, determinados anti-helmínticos, vacinas vivas contra a diarréia viral bovina etc.

Por outro lado, uma medicação administrada ao animal gestante, nas proximidades ou durante o parto, pode ser feita visando a medicar o feto nas primeiras horas após o parto (por exemplo, com medicamentos antimicrobianos).

Consegue-se proteção semelhante no período puerperal com uma ou duas aplicações da vacina ativa da diarréia dos bezerros na vaca prenhe. O colostro do animal vacinado fica particularmente rico em anticorpos específicos para os agentes dessa enfermidade, o que leva a uma *boa imunidade passiva* do bezerro em questão, caso ele mame o colostro a tempo, ou seja, durante as primeiras 24 horas de vida e em quantidade suficiente (três a quatro litros, no mínimo). Curiosamente, essa imunidade não será tão boa se o bezerro beber rapidamente esse colostro (num balde) ou for obrigado a recebê-lo (com o auxílio de uma sonda), em vez do jovem animal sugar naturalmente o líquido nas tetas de sua mãe.

Fetos bovinos adquirem competência imunológica no decorrer do segundo terço do desenvolvimento pré-natal, sendo, então, capazes de *produzir ativamente anticorpos* contra agentes patogênicos que passem pela barreira placentária. Tal fato ficou comprovado com o sucesso alcançado pela vacinação de fetos (três a quatro semanas antes do parto, mediante uma injeção intra-amniótica de bactérias *Escherichia coli*). No entanto, o risco de aborto existente não autorizou o uso dessa técnica na prática.

Ao se administrarem medicamentos por via oral a bezerros que ainda não estão ruminando, deve-se ter em mente se o obje-

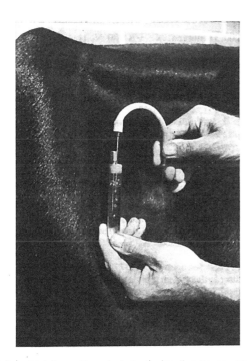

Fig. 552 Injeção intraperitoneal: teste da localização correta de uma agulha inserida na cavidade peritoneal através do flanco direito. Como a pressão dentro da cavidade peritoneal é mais baixa do que a pressão atmosférica, o ar é aspirado para dentro do tubo através da agulha hipodérmica inserida na rolha, sendo visível como uma sucessão de bolhas.

tivo é desenvolver uma ação local no interior das vias digestivas ou uma ação sistêmica no organismo. No último caso, pode-se prever um "fracasso", se o paciente estiver com alguma enfermidade gastrintestinal que tenha lesado essas vias.

Ocasionalmente deve-se então partir para a administração forçada através da Sonda "Feeder"[5] (para assegurar o transporte do medicamento que se encontra nos proventrículos) ou aplicar o medicamento por via parenteral.

Fabricantes e Representantes

1. Pulverizador de alta pressão: Modelo Proefstation Rundveehouderij/NL-Lelystad
2. Túnel de aspersão (para tratamento em massa através de aspersão com inseticida): Allman & Comp. Ltd./UK-Chichester (West Sussex)
3. Sistema de aspersão automática para úbere (Eurom-Anti-Wrang-Box): Euromac BV/NL-8280 AC Genemuiden (Vertrieb: Hauptner/D-5650 Solingen)
4. Administrador de líquidos para bezerros de Abreuvax: Trois As/B-1160 Bruxelles. Av. des Paradisiers 28; Abreuvax ND: U. C. C./F-03103 Montlucon, 28 Route de Chatelard
5. Sonda para líquidos para bezerros (*calf-feeder*): modifizierte WHITLOCK-Sonde nach WALKER (1959): The Margrath Company/McCook (Nebraska) 69001, USA; Ion-Aid-Bag Feeder: Syntex/D-5100 Aachen
6. Espéculo tubular (de aço): Aesculap/D-7200 Tuttlingen N.º VF451 N, 452 N; Chiron/D-7200 Tuttlingen. N.º 527270 C, 527271 C; Hauptner/D-5650 Solingen, N.º 4295500
7. Pílulas (de Thiro): Chiron/D-7200 Tuttlingen, N.º 513530 R; Hauptner/D-5650 Solingen, N.º 35050, 35060.
8. Pistola injetora de pó: Merck, Sharp & Dohme AG VET/D-8022 Grünwald
9. Pistola injetora de pasta: Merck, Sharp & Dohme AG VET/D-8022 Grünwald
10. Dosador tipo pistola (*drencher*): Cooper/D-3006 Burgwedel
11. Sonda oral: Aesculap/D-7200 Tuttlingen, N.º VC 781; Chiron/D-7200 Tuttlingen, N.º 13420; Hauptner/D-5650 Solingen, N.º 34480, 34490; L. Bertram/D-3000 Hannover, N.º 401002016, 401003016, 401007018, 401008016, 401601000, 401602000; Rüsch/D-7050 Waiblingen, N.º 381200, 381400
12. Guia de sonda: Aesculap/D-7200 Tuttlingen, N.º VC 700, VC 702; Chiron/D-7200 Tuttlingen, N.º 513460, 513461; Hauptner/D-5650 Solingen, N.º 34760, 34770.
13. Sonda nasoesofágica: Aesculap/D-7200 Tuttlingen, N.º VC 780; Chiron/D-7200 Tuttlingen, N.º 513400; Hauptner/D-5650 Solingen, N.º 34500; L. Bertram/D-3000 Hannover, Nº 401003016
14. Bolus com liberação tardia do vermífugo: Paratect — Pfizer/D-7500 Karlsruhe
15. Bolus com liberação intermitente do vermífugo: Multidose — Syntex/D-5100 Aachen; Repidose — Coopers/D-3006 Burgwedel
16. Cânula longa; Aesculap/D-7200 Tuttlingen, N.º SR 740 (130 mm, Veterinärkonus); Chiron/D-7200 Tuttlingen, N.º 525027 (120 mm, Veterinärkonus)
17. Seringa de Janet: Aesculap/D-7200 Tuttlingen, N.º SH 405 C — SH 420 C, SH 457 C — SH 470 C; Chiron/D-7200 Tuttlingen, N.º 524501 C — 505 C; Hauptner/D-5650 Solingen, N.º 14881, 14920
18. Pistola multidosadora (mit-Anschluβ an Vorratsgefäβ, zur reihenweisen intraruminalen Injektion): Kompakt-system Syntex/D-5100 Aachen
19. Papel indicador de pH: Merck/D-6100 Darmstadt, N.º 9525, 9256
20. Irrigador: Chiron/D-7200 Tuttlingen, Nº 513300; Hauptner/D-5650 Solingen, N.º 2371
21. Aparelho vaporizador para grandes animais: Asid/D-8000 München; Dräger/D-2400 Lübeck; Junghans/CH-8000 Zürich
22. Garroteador (de Schecker): Aesculap/D-7200 Tuttlingen, N.º VB 280 N; Hauptner/D-5650 Solingen, N.º 18320
23. Cateter uterino (modelo Breslau): Chiron/D-7200 Tuttlingen, N.º 527030 N; Hauptner/D-5650 Solingen, N.º 43200
24. Cateter de cérvix (de Abelein ou Götze), cateter uterino (de Söderlund ou Götze): Aesculap/D-7200 Tuttlingen, N.º VF 420 N, VF 421 N, VF 425 N; Chiron/D-7200 Tuttlingen, N.º 527010 N, 527020 N, 527050 N; Hauptner/D-5650 Solingen, 43150, 43151, 43152, 43153
25. Sifão para infusão uterina (de von Malotzki): B. I. V./DDR-Karl-Marx-Stadt
26. Pinça de cérvix (de Albrechtsen): Aesculap/D-7200 Tuttlingen, N.º VF 467 R; Zervixzange (nach ALBRECHTSEN, modifiziert nach Götze): Hauptner/D-5650 Solingen, Nº 43210
27. Bomba aspiradora de pressão (de Velmelage): Aesculap/D-7200 Tuttlingen, N.º VF 800 N, VF 801 N; Hauptner/D-5650 Solingen, N.º 43180
28. Sonda de teto: Aesculap/D-7200 Tuttlingen, N.º VF 23 N; Chiron/D-7200 Tuttlingen, N.º 511101 N, 511111 N; Hauptner/D-5650 Solingen, N.º 35650, 35651, 35652, 35660, 35690, 35691
29. Pistolas dosadoras: Aesculap/D-7200 Tuttlingen, N.º SO 330, 332-334; SO 320, 322-324; SO 350, 352-354; SO 340, 342-344; SO 362-394; SM 14-15; Mutena-, Muto- oder Remutospritze: Hauptner/D-5650 Solingen, 16300, 16360, 16390, 16310, 16320, 16362, 16370; Revolverspritze (nach Roux) oder Repetierspritze (nach BÜHNER): Chiron/D-7200 Tuttlingen, N.º 524601 N, 524603 N, 524604 N, 524605 N, 524606 (Record), 524801
30. Bastão de vacinação para aftosa: Hauptner/D-5650 Solingen, N.º 16377 (Kanüle: 16952.72)
31. Seringa de injeção modelo zoológico de Berlin (de Jaktsztien): Hauptner/D-5650 Solingen
32. Instrumentos para "seringa voadora" (dardos). (Zarabatana, pistola, espingarda; exige autorização!): »Distinject«-Instrumentarium Albrecht/D-7960 Aulendorf; »Telinject«-Instrumentarium Telinject GmbH/D-6725 Römerberg
33. Instrumentos para garrotear a jugular: borracha, corda: Aesculap/D-7200 Tuttlingen, N.º 15; Chiron/D-7200 Tuttlingen, N.º 507300; corrente garroteadora (de Witte): Hauptner/D-5650 Solingen, N.º 18580; alicate de garroteamento (de Schecker): Aesculap/D-7200 Tuttlingen, N.º VB 280 N; Hauptner/D-5650 Solingen, N.º 18320
34. Galão de infusão de cinco e dez litros: L. Bertram/D-3000 Hannover; 10-Liter-Container aus Weich-PVC: Scheck/D-8000 München
35. Cateter intravenoso: Vygonüle T Vygon/D-5100 Aachen, N.º 103517
36. Cateter intravenoso parajugular: Stericath Vygon/D-5100 Aachen, N.º 13020; Alpha J 15 Sterimed/D-6600 Saarbrücken, N.º 791521

37. Correia automática para cães: Bogdahn/D-2000 Hamburg; Hundebedarf-Fachhandel
38. Bomba filtradora de ar (de Evers): Aesculap/D-7200 Tuttlingen, N.° VF 98; Chiron/D-7200 Tuttlingen, N.° 511050 N; Hauptner/D-5650 Solingen, N.° 25112 (Doppelgebläse aus Gummi)

Bibliografia

ANONYM (1976): Scours protection for unborn calves. J. S. Afr. Vet. Ass. 47, 311–312. — ANONYM (1976): Do-it-yourself medicine — is everybody a doctor? Mod. Vet. Pract. 57, 589–593. — ANONYM (1978): Ziekte van AUJESZKY na entingen met multipurpose injectiespuiten. Tijdschr. Diergeneesk. 103, 1187–1188. — ANONYM (1979): Einsatz von Impfgeräten bei der MKS-Flächenschutzimpfung. Dtsch. Tierärztebl. 27, 261. — ANONYM (1979): Verdacht von Arzneimittelnebenwirkungen (Erfassungsbögen). Dtsch. Tierärztebl. 27, 3–4. —

ANONYM (1980): Waffenrechtliche Änderung für Tele-Injektionsspritzen. Prakt. Tierarzt 61, 913. — ANONYM (1980): Spritzbogen für Insektizide erleichtert Viehhaltung. Dtsch. Tierärztl. Wschr. 87, 364. — ANONYM (1982): "Animals under his care". Vet. Rec. 111, 488. — ANONYM (1982): Large animal i. v. fluid bag. Aust. Vet. J. 59, 1. — ANONYM (1986): Erstes Gesetz zur Änderung des Tierschutzgesetzes vom 12. 8. 1986. Bundesgesetzbl. I: Nr. 42, 1309–1319. — ANONYM (1986): Neufassung des Tierschutzgesetzes. Bundesgesetzbl. I: Nr. 42, 1319–1329. — ANONYM (1986): Residues of veterinary drugs in food of animal origin. Publ. Sect., Council of Europe, Strasbourg. — ANONYM (1987): IV solutions are designed for large animal medicine. Vet. Med. 82, 774. — ABEYNAKE, P., and B. S. COOPER (1985): Treatment of infectious bovine keratitis by subconjunctival injection of procain penicillin. N. Z. Vet. J. 33, 6. — ADAMS, G. D., L. J. BUSH, J. L. HORNER, and T. E. STALEY (1985): Two methods for administering colostrum to new born calves. J. Dairy Sci. 68, 773–775. — ALLEN, W. M., and C. F. DRAKE (1986): Controlled release of therapeutic agents — progress to date and future potential. Proc. World Congr. Diseases of Cattle 14, 1165–1167. — ANDERSON, B. C., and D. P. BARRETT (1983): Induced pharyngeal and esophageal trauma in cattle — selected cases and their consequences. Comp. Cont. Educ. Pract. Vet. 5: 8, S 431–S 432. — ANDERSON, J. F., C. M. STOWE, and R. E. WERDIN (1979): A comparison of high level intratracheal saline lavage and conventional routes of antibiotic administration in the treatment of acute bovine bacterial pneumonia. Bovine Pract. 14, 27–28. — ANDREWS, A. H., and A. LAMPORT (1985): A practical method of reducing spread of disease by hypodermic needles. Vet. Rec. 116, 185–186. — APRIL, M., J. E. HEAVNER, and G. ZIV (1983): Indwelling jugular venous catherization of semirestrained cattle. Lab. Anim. Sci. 33, 382–383.

BACHMANN, P. A., W. EICHHORN, G. BALJER, H. WOERNLE, J. WIEDA, P. PLANK, W. BECKER und A. MAYR (1985): Muttertierimpfung gegen Diarrhöen der Kälber —, Ergebnisse eines Feldversuches. Tierärztl. Umsch. 40, 8–14. — BACKER, P. DE, M. DEBACKERE, M. G. BOGAERT, en F. B. BELPAIRE (1984): Absorptie bij orale toediening van farmaca bij de groeiende herkauwer. Vlaams Diergeneesk. Tijdschr. 53, 509–518. — BAGLIONI, T. (1980): Vaccinazione intrauterina ed immunità neonatale nella pecora e nel bovino. Clin. Vet. 103, 528–530. — BARRAGRY, T. B. (1987): Anthelmintics — controlled release systems. Ir. Vet. J. 9, 21–27. — BAUMGARTNER, W., U. GALLE und G. SCHLERKE (1988): Gefahren bei der intravenösen Injektion am Schwanz des Rindes. Welt-Kongr. Rinderkrkh. 15, 1156–1160. — BECKER, W., und P. KLATT (1987): Zur intramuskulären Injektion von Tierarzneimitteln aus fleischhygienischer Sicht. Ber. Kongr. Dtsch. Vet.-Med. Ges. 17, 482–488. — BENGELSDORFF, H. J., D. BERNHARDT, K. D. HUNGERER und J. WIEDA (1987): Muttertier-Vakzine Behring — Bestimmung der Milchantikörpertiter von einmal und zweimal gegen Erreger der Kälberdiarrhoe geimpften Kühen. Tierärztl. Umsch. 42, 590–594. — BERNER, H., W. GRÄNZER und W. GROTH (1981): Einsatz eines Sulfamethazin-Bolus bei Mastbullen in Streßsituationen und bei Erkrankungen der Atemwege. Tierärztl. Umsch. 36, 613–624, 698–707, 770–777. — BRÜHANN, W. (1977): Abgabe von Arzneimitteln durch Tierärzte an Halter der von ihnen behandelten Tiere. Prakt. Tierarzt 58, 693–695. — BUNTENKÖTTER, S. (1977): Neue rechtliche Bestimmungen über den Verkehr mit Arzneimitteln. Prakt. Tierarzt 58, 9–14. — BÜRGER, H.-J., R. M. JONES und D. H. BLISS (1981): Mehrmonatige Meta- und Prophylaxe der parasitären Gastroenteritis bei Kälbern durch Gabe eines Paratect-Langzeitbolus vor dem Austrieb. Berl. Münch. Tierärztl. Wschr. 94, 311–319. — BYFORD, R. L., J. L. RINER, and J. A. HAIR (1980): A sustained-release oxytetracycline bolus for ruminants. Bovine Pract. 15, 91–94.

CARLSON, A., B. D. RUPE, D. BUSS, CL. HOMMAN, and J. LEATON (1976): Evaluation of a new prolonged-release sulfamethazine bolus for use in cattle. Vet. Med. Small Anim. Clin. 71, 693–697. — CASTRUCCI, G., F. FRIGERI, V. ANGELILLO, M. FERRARI, V. CILLI, and V. ALDROVANDI (1987): Field trial evaluation of an inactivated rotavirus vaccine against neonatal diarrhea of calves. Europ. J. Epidemiol. 3, 5–9. — CHAPMAN, H. W., D. G. BUTLER, and M. NEWELL (1986): The route of liquids administered to calves by esophageal feeder. Can. J. Vet. Res. 50, 84–87. — CHURCH, T. L., E. D. JANZEN, C. S. SISODIA, and O. M. RADOSTITS (1979): Blood levels of sulfamethazine achieved in beef calves on medicated drinking water. Can. Vet. J. 20, 41–44. — COOKE, R. G., and T. NICHOLSON (1981): The reticular groove and drug absorption. J. Vet. Pharmacol. Ther. 4, 311–313. — CORNELISSE, J. J., D. J. PETERSE, en E. TOUSSAINT-RAVEN (1982): Formalinebaden ter vestrijding van de stinkpootinfectie bij rundvee. Tijdschr. Diergeneesk. 107, 835–840. — COTTEREAU, PH. (1982): Incidences économiques des accidents thérapeutiques. Entretiens de Bourgelat, Lyon; p. 289–296.

DAVIDSON, H. P., W. C. REBHUN, and R. E. HABEL (1981): Pharyngeal trauma in cattle. Cornell Vet. 71, 15–25. — DAVIES, R. C. (1982): Effects of regular formalin footbaths on the incidence of foot lameness in dairy cattle. Vet. Rec. 111, 394. — DEBACKERE, M., P. DE BACKER, and F. T. DELBEKE (1981): Plasma concentrations of sulfamethazine in ruminants after oral administration of the sustained release form spanbolet II. Vlaams Diergeneesk. Tijdschr. 50, 348–356. — DEMONTOY-BOMSEL, M.-C., P. GUTKNECHT et E. ZUNDEL (1977): Technique d'injection par sarbacane. Rec. Méd. Vét. 153, 479–484. — DIETZ, O., V. BERGMANN, H. GÄNGEL, E. WIESNER, W. BERGMANN, K.-H. SCHRÖTER und J. REETZ (1982): Gehäuftes Auftreten peripherer Neuropathien in einer Rindermastanlage. Mh. Vet. Med. 37, 697–701. — DIRKSEN, G. (1987): Probleme der Bestandstherapie und -prophylaxe in Rinderherden. Berl. Münch. Tierärztl. Wschr. 100, 294–296. — DONALD, A. D. (1985): New methods of drug application for control of helminths. Vet. Parasitol. 18, 121–137. — DOWRICK, J. S. (1979): Some biopharmaceutical considerations of subcutaneous and intramuscular injections used in veterinary medicine. Proc. Europ. Congr. Vet. Pharmacol. Toxicol. 1, 47–53.

EDWARDS, A. J. (1981): Preventing drug problems in the feedlot — a guide for managers and veterinarians. Bovine Pract. 16, 12–16. — EIKMEIER, H. (1985): Haftpflichtfragen bei der i. v. Injektion. Prakt. Tierarzt 66, Colleg. vet. 15, 41–42. — ENSLEY, PH. K., B. S. SAUNDERS, and K. C. FLETCHER (1977): Use of an indwelling nasoabomasal tube for feeding of weak neonatal exotic ruminants. J. Am. Vet. Med. Ass. 171, 984–987.

FARRIES, E. (1987): Beobachtungen zum Einsatz von Wirkstoffboli beim Rind. Tierärztl. Umsch. 42, 974–978. — FATTORI, D., G. L. BELLETTI, E. BULGARELLI e G. BIANCARDI (1986): Profilassi nei confronti della diffusione iatrogenea delle malattie infettive — Contributo pratico per la sostituzione degli aghi sterili nelle vaccinazioni di massa. Atti. Soc. Ital. Buiatria 18, 493–497.

GELATT, K. N. (1978): Veterinary ophthalmic pharmacology and therapeutics. 2nd ed. Vet. Med. Publ. Comp., Bonner Springs. — GESSLER, M. (1982): Tierärztliches Dispensierrecht und arzneimittelrechtliche Vorschriften. Tierärztl. Praxis 10, 1–10. — GESSLER, M. (1982): Tierärztliches Dispensierrecht und tierseuchenrechtliche Vorschriften. Tierärztl. Praxis 10, 141–145. — GOOTJES, P. (1982): A fluid administration system for use in large animals. Proc. Int. Congr. Vet. Anaesthesia 1, 217–221. — GRONGNET, J. F., M. ROIGNANT et F. SERIEYS (1981): Le choix des antiseptiques pour les pédiluves destinés aux bovins. Ann. Rech. Vét. 12, 129–132. — GROTTKER, S. (1980): Beitrag zur intravenösen Arzneimittelapplikation beim Rind — Vergleichende Untersuchungen über die Gefährlichkeit von in die V. subcutanea abdominis oder in die V. jugularis externa erfolgenden Infusionen. Hannover, Tierärztl. Hochsch., Diss. — GRÜNTEX (1983): Pansen-Applikator zur intraruminalen Applikation. Prakt. Tierarzt 64, 399.

HÄNICHEN, T., K. GEYER und G. DIRKSEN (1984): Untersuchungen über Gewebsreizungen und -nekrosen nach intramuskulärer Injektion von antibakteriellen Präparaten bei Kalb und Kaninchen. Tierärztl. Umsch. 39, 75–80. — HATLAPA, H.-H., und H. WIESNER (1982): Die Praxis der Wildtierimmobilisation. Parey, Hamburg, Berlin. — HOFFMANN, B., G. MÖLLE und B. J. HEININGER (1986): Untersuchungen zur Bioverfügbarkeit handelsüblicher Chemotherapeutika beim Rind nach subkutaner und intramuskulärer Verabreichung an unterschiedlichen Körperstellen. Dtsch. Tierärztl. Wschr. 93, 310–313. — HOFMANN, W. (1987): Wie häufig müssen Muttertiervakzinationen zur Vorbeuge der Rota- und Coronavirus-Infektionen der Kälber (Neugeborenendiarrhoe) wiederholt werden? Dtsch. Tierärztl. Wschr. 94, 298, 300–301. — HORTON, M. L. (1980): Jugular catheterization a simple technique. Mod. Vet. Pract. 61, 687–689.

IHRKE, P. J. (1985): Traitement topique en dermatologie — principes d'utilisation. Point vét. 17, 469–473.

KERN, O. (1987): Lokalverträglichkeit von Arznei- und Arzneihilfsstoffen bei intramuskulärer Injektion. Tierärztl. Umsch. 42, 768–775, 912–916, 971–972. — KLINCKEMANN, G. (1986): Inhalationsbehandlung von Rindern mit Erkrankungen der oberen Luftwege. Prakt. Tierarzt 67, 950–951. — KOLLOFRATH, G. (1977): Verbesserter Impfstab nach BERINGMEIER. Tierärztl. Umsch. 32, 422–423. — KÜNAST, C., B. SCHÄFER, U. SCHMELZ und M. SCHAH-ZEIDI (1983): Untersuchungen über die Kontrolle von Dipteren an Weidevieh in Süddeutschland durch cypermethrinhaltige Ohrmarken. Berl. Münch. Tierärztl. Wschr. 96, 131–134. — KULLMANN, H. J. (1977): Zur Pflicht des Tierarztes, sich laufend über die Fortschritte der veterinärärztlichen Wissenschaft zu orientieren. Prakt. Tierarzt 58, 754–756.

LEHMANN, B. (1986): Untersuchungen zur praxisnahen Dauertropfinfusion beim Rind (Behälter, Lösungen, Infusionstechnik). Hannover, Tierärztl. Hochsch., Diss. — LIEBISCH, A. (1985): Untersuchungen über die Langzeitwirkung insektizidhaltiger Ohrmarken (Permethrin und Cypermethrin) zur Bekämpfung von Fliegen und Bremsen bei Weiderindern in Norddeutschland. Dtsch. Tierärztl. Wschr. 92, 186–191. — LIEBISCH, A. (1987): Ergebnisse der Bekämpfung von Fliegen und der Vorbeuge der Sommermastitis bei Weiderindern mit Hilfe von Pyrethroiden in verschiedenen Applikationsformen. Dtsch. Tierärztl. Wschr. 94, 207–212. — LOCHMILLER, R. L., and W. E. GRANT (1983): A sodium bicarbonate-acid powered blow-gun syringe for remote injection of wildlife. J. Wildl. Dis. 19, 48–51. — LONG, P. E., and R. D. FURROW (1984): Dispersion of a fluorescein dye-ampicillin mixture after intratracheal administration in calves. J. Vet. Pharmacol. Ther. 7, 142–151.

MACDIARMID, S. C. (1983): The absorption of drugs from subcutaneous and intramuscular injection sites. Vet. Bull. 53, 9–23. — MALOTZKI, D. VON (1978): Ein Siphon-Gerät für Uterusinfusionen und Vaginalspülungen bei Rindern. Mh. Vet. Med. 33, 198–199. — MARTIG, J. (1982): Rachenverletzungen beim Eingeben von Verweilmagneten. Schweiz. Arch. Tierheilk. 124, 209–212. — McEWAN, A. D., and G. A. OAKLEY (1978): Anthelmintics and closure of the oesophageal groove in cattle. Vet. Rec. 102, 314–315. — MEAGHER, D. M. (1977): Use of indwelling catheters. J. Am. Vet. Med. Ass. 172, 916. — MIKHAIL, M., und H. SCHOLZ (1987): Untersuchungen zur Nutzung der Schlundrinnenkontraktion in der Behandlung innerer Krankheiten des Rindes. 2. Vasopressinkonzentrationen im Blutplasma. Tierärztl. Umsch. 42, 378–382. — MÜLLER, K.-E. (1986): Beitrag zur ätiotropen und symptomatischen Therapie von Durchfallerkrankungen beim Kalb (Pronifer®/Abreuvax®). Hannover, Tierärztl. Hochsch., Diss.

NIE, G. J. VAN (1984): Aansprakelijkheid, Prostaglandinen, Clostridium. Tijdschr. Diergeneesk. 109, 669–670.

ØEN, E. O. (1982): A new darting gun for the capture of wild animals. Nord. Vet. Med. 34, 39–43.

PARROTT, J. C., R. P. BASSON, L. H. CARROLL, N. G. ELLISTON, T. H. FERGUSON, P. E. GORHAM, H. P. GRUETER, J. W. McASKILL, and J. F. WAGNER (1985): Factors affecting retention of estradiol-17 β-silicone rubber implants in ears of steers. J. Anim. Sci. 61, 807–813. — PAYNE, J. P., D. BLACK, G. BROWNLEE, J. M. CUNDY, G. M. MITCHELL, J. P. QUILLIAM, L. REES, and A. C. DORNHORST (1986): Alternative therapy. Report of the Board of Science and Education of the British Medical Association. — PETZOLDT, K., CH. VON BENTEN und W. FLOER (1983): Impftechnische und veterinärmedizinische Aspekte der aerogenen Immunisierung gegen bakterielle Infektionskrankheiten. Dtsch. Tierärztl. Wschr. 90, 291–295. — PINAULT, L. (1978): L'étiquetage des médicaments vétérinaires. Point vét. 7, 43–46. — PITMAN, I. H., and S. J. ROSTAS (1981): Topical drug delivery to cattle and sheep. J. Pharmaceut. Sci. 70, 1181–1193. — POZZI, L. (1985): Valutazione radiografica dell'iniezione endotracheale nei bovini. Praxis vet. 6, 23–24. — PUNCH, P. I., D. H. SLATTER, N. D. COSTA, and M. E. EDWARDS (1985): Application of drugs to bovine eyes. Vet. Rec. 117, 245.

QUINTAVALLA, F., G. C. SIGNORINI, G. ZANNELLI, A. DE CANFONI e E. CABASSI (1986): Danni tissutali da veicoli di antibiotici somministrati per via intramuscolare nel bovino. Atti Soc. Ital. Buiatria 18, 357–361.

RASMUSSEN, F. (1978): Tissue damage at the injection site after intramuscular injection of drugs. Vet. Sci. Commun. 2, 173–182. — RAYNAUD, J.-P., et CHR. MAGE (1987): Quoi de neuf dans la lutte contre les parasites — produits, systèmes nouveaux et formes galéniques originales. Ann. Méd. Vét. 131, 347–378. — RAYNAUD, J.-P., et Y. RUCKEBUSCH (1986): Prévention et métaphylaxie — les nouvelles formes galéniques, exemple des antiparasitaires. Point vét. 18, 641–648. — RINER, J. L., R. L. BYFORD, L. G. STRATTON, and J. A. HAIR (1982): Influence of density and location on degradation of sustained — release boluses given to cattle. Am. J. Vet. Res. 43, 2028–2030. — ROSEK, M. R. (1984): To warm intravenous fluids. Vet. Med. Small Anim. Clin. 79, 866. — ROSEMAN, T. J., and S. Z. MANSDORF (1984): Controlled release delivery systems. Dekker, New York, Basel. — RUCKEBUSCH, Y., et L. BUENO (1980): Une méthode simple et efficace d'administration de produits liquides chez le veau. Semaine vét. 189, 4.

SAINT-PIERRE, H. Y., E. TEUSCHER, M. PAUL et R. BERGERON (1984): Abscès consécutif à l'administration orale d'un aimant à une vache. Can. Vet. J. 25, 204–206. — SCHEFTNER, N. (1981): Pistolenförmiges Veterinär-Massenimpfgerät. Tierärztl. Umsch. 33, 575–576. — SCHEIDY, S. F. (1981): Animal drug development and consumer protection — an historical review. Bovine Pract. 16, 4–8. — SCHLATTERER, B. (1984): Freiheit und Bindungen des Tierarztes bei und nach der Verabreichung von Arzneimitteln an lebensmittelliefernde Tiere. Tierärztl. Praxis 12, 269–279. — SCHLERKA, G., W. BAUMGARTNER und U. GALLE (1989): Gefahren bei der intravenösen Injektion am Schwanz des Rindes. Berl. Münch. Tierärztl. Wschr. 102, 77–84. — SCHMID, G., und M. RÜSSE (1983): Technik der Dauertropfinfusion über die Ohrvenen beim Kalb in den ersten Lebenstagen. Berl. Münch. Tierärztl. Wschr. 96, 189–191. — SCHNACK, C. L., D. L. BOYSEN, and K. A. HENRICHSEN (1977): Two techniques for administering a paste anthelmintic to cattle. Vet. Med. Small Anim. Clin. 72, 1872–1873. — SCHOLZ, H., und M. MIKHAIL (1987): Untersuchungen zur Nutzung der Schlundrinnenkontraktion in der Behandlung innerer Erkrankungen des erwachsenen Rindes. 1. Auslösbarkeit der Schlundrinnenkontraktion durch intravenöse Verabreichung von Vasopressin. Tierärztl. Umsch. 42, 280–282. — SCHOLZ, H., M. MIKHAIL, und G. ASSMUS (1987): Untersuchungen zur Nutzung der Schlundrinnenkontraktion in der Behandlung innerer Erkrankungen des erwachsenen Rindes. 3. Behandlung unspezifischer Durchfälle. Tierärztl. Umsch. 42, 481–489. — SCHOLZ, H., und J. REHAGE (1987): Untersuchungen zur Nutzung der Schlundrinnenkontraktion in der Behandlung innerer Erkrankungen des erwachsenen Rindes. 4. Behandlung primärer Ketosen. Tierärztl. Umsch. 42, 606–612. — SCHWARZMAIER, A. (1987): Zur Technik der intravenösen Dauertropfinfusion bei Kalb und erwachsenem Rind. Tierärztl. Umsch. 42, 568–570. — SEARS, PH. M. (1983): Coccygeal vein catheterization in cattle. Mod. Vet. Pract. 64, 801–803. — SEINHORST, J. W. (1984): Hogedrukspuit bij behandeling van huidaandoeningen bij rundvee. Tijdschr. Diergeneesk. 109, 198. — SHERMAN, D. M., G. F. HOFFSIS, D. A. GINGERICH, and R. R. BRUNER (1976): A technique for long-term fluid administration in the calf. J. Am. Vet. Med. Ass. 169, 1310–1312. — SOL, J., H. J. PRIJS, G. U. M. CANNETTE, en R. KOMMERWIJ (1987): De effectiviteit van een PVC oormerk geimpregneerd met het insecticide flucythrinaat. Tijdschr. Diergeneesk. 112, 396–400. — SREENAN, J., and I. GALWAY (1974): Retention of intravaginal sponge pessaries by cattle. Vet. Rec. 94, 45–47. — STANEK, CH., und L. FESSL (1983): Pharmakokinetische Untersuchungen nach intravenöser Stauungsantibiose beim Rind. Ber. Int. Tagung Orthopädie bei Huf- und Klauentieren, Wien; S. 445–446. — STÖBER, M. (1987): Das neue Tierschutzgesetz — Eingriffe an Rindern. Dtsch. Tierärztl. Wschr. 94, 116–117. — STÖBER, M., und G. DIRKSEN (1983): Iatrogene Boonosien. Dtsch. Tierärztl. Wschr. 90, 401–405.

UK COOPERS ANIMAL HEALTH LTD. (1986): Autoworm — a revolutionary wormer with a five pulse memory bank. Crewe Hall.

VERCRUYSSE, F., P. DORNY, P. BERGHEN, and K. FRANKENA (1987): Use of an oxfendazole pulse release bolus in the control of parasitic gastroenteritis and parasitic bronchitis in first-grazing calves. Vet. Rec. 121, 297–300.

WAGENAAR, G. (1979): Injecties (Vraag en antwoord). Tijdschr. Diergeneesk. 104, 763–768. — WALKER, D. F. (1959): A modified WHITLOCK method of administering liquids to bovines. Auburn Vet. 15, 133. — WALSER, K., G. SCHMID und V. ILG (1976): Untersuchungen zur oralen Verabreichung von Boli und Stäben an Saugkälber. Tierärztl. Umsch. 31, 259–262. — WELSCH, F. (1982): Placental transfer and fetal uptake of drugs. J. Vet. Pharmacol. Ther. 5, 91–104. — WETZEL, R., und T. HÄNICHEN (1987): Untersuchungen über Gewebsreizungen und -nekrosen bei Kälbern und Kaninchen infolge intramuskulärer Injektion von antibakteriellen Präparaten. Tierärztl. Umsch. 42, 511–517. — WILLIAMS, R. E., E. J. WESTBY, K. S. HENDRIX, and R. P. LEMENAGER (1981): Use of insecticide-impregnated ear tags for the control of face flies and horn flies on pastured cattle. J. Anim. Sci. 53, 1159–1165. — WRIGHT, C. L. (1984): Insecticidal ear tags and sprays for the control of flies on cattle. Vet. Rec. 115, 60–62.

ZAREMBA, W. (1983): Fütterungstechnik und ihre Bedeutung für den Gesundheitszustand neugeborener Kälber unter besonderer Berücksichtigung der Diarrhoen. Prakt. Tierarzt 64, 977–984. — ZAREMBA, W., E. GRUNERT und A. BINDER (1982): Der Einfluß verschiedener Tränkeverfahren auf die Gesundheit neugeborener Kälber. Tierärztl. Umsch. 37, 469–471. — ZAREMBA, W., E. GRUNERT, W. HEUWIESER und H. SCHIFFNER-MEHRENS (1985): Untersuchungen über die Immunglobulinabsorption bei Kälbern nach Verabreichung von Kolostrum per Schlundsonde im Vergleich zur freiwilligen Aufnahme. Dtsch. Tierärztl. Wschr. 92, 18–20.

Índice Alfabético

Os números em **negrito** referem-se a locais onde o assunto é tratado mais extensamente. Os números em *itálico* referem-se a inserções fora do texto (legendas, quadros, dísticos, notas etc.).

A

Abate, 21
Abdome e cavidade abdominal, **220-224**
- auscultação, 221
- ecografia, 224
- inspeção, 220
- laparoscopia, 224
- laparotomia, 224
- observação do, 201
- palpação, 220
- parede, 195
- percussão, 221
- punção abdominal, 222
- vaginotomia, 224
Abducente, nervo, 344
Abelein, método de, 15, 16
Aberdeen-Angus, touros, 250
"Aboletado", 320
Abomaso (coagulador), **193-200**
- acidez, 198
- auscultação, 196
- colheita do suco, 197
- controle das fezes, 199
- cor, odor e viscosidade, 198
- exame, 194
- exame do suco, 198
- fisiologia, 194
- inspeção, 194, 199
- laparotomia, 199
- medicamentos, 386
- nervo vago, *176*
- palpação, 195
- patologia, 194
- percussão, 195
- radiografia, 199
- teor de cloreto, 199
- topografia, 193
Abomasorruminal, refluxo, 170
Abordagem, 3
Aborto, 281, 284, 295
Abrasão, *326*
Abre-boca, 37, 149
Abscessos
- do córion, 325
- prepucial, *250*
- reticular, 191
- umbilical, 221
Acasalamento, 256
Acepromazina, 26
Acessório, nervo, 345
Acetonemia, 83
Acidez
- do abomaso, 198
- do rúmen, 185
Ácido-básico, equilíbrio, *119*
- feto, 292
- pulmão, 159

Ácidos
- acético, 184
- biliares, 215
- capróico, 184
- fórmico, 184
- graxos, *122*
- - maiores, 184
- - não-esterificados no plasma, 215
- - quantidade, 184
- - voláteis, 184
- láctico, 126, 183
- pirúvico, *119*
- propiônico, 184
- valérico, 184
Acidose
- metabólica, 125, *126*
- por hipoxia, 125
- respiratória, 126, 159
- ruminal, 183, 206
Aclimatização inadequada do estábulo, 141
Acromotriquia, 81
Acropostite, 250
Actinobacilose, 85
Actinomyces pyogenes, 290, 305, 369
Acupuntura, anestesia por, 38
Acústica, percussão, 64
- formas especiais de, 65
Adenite da glândula vesicular, 254
Adiustatio, 257
Adulto, gado, 48
- medicamentos, 387
Aerômetro, 235
Aftas, 84, 90
AGIDT, 120
Aglomeração, doença da, 139
Aglutinação de espermatozóides, 262
Água
- adição de droga, 387
- déficit de, 121
- distribuição quantitativa total de, *124*
- excesso de, 121
- falta nos bebedouros, 142
- livre, distúrbios da composição de, 121
Agulhas
- de infiltração, 28
- de Vim-Silverman, 217, 248
- descartáveis, 112
- TRU-CUT, 217
Akabane, vírus, 333
ALA-D, *124*
Alantóide, saco, rompimento do, *290*
Albugínea, túnica, 248
Albumina, *122*
- hepatoespecífica, 216
Alcalose
- metabólica, 125, *126*
- - compensação respiratória, 159
- respiratória, 159

Álcool etílico, 37
ALD, *215*
Aldolase, *123*
Alergia, 84
- ao leite, *162*
Alfa-amilase, *123*
Alfa-globulina, *123*
Algesia, 23
Alicate, 5
- de mola, 50
Alimentação, *54*
- avaliação, 166
- doença, 57
- erros na, 284
- suculenta, 284
Alimentador de bezerros, 387
Alimentos
- análise do, 335, 337
- apreensão dos, 168
- caminho dos, 169
- controle da, 342
- deglutição dos, 169
- fragmentos de, 147
- impactado nas bochechas ou faringe, 338
- mastigação dos, 169
- medicado, 387
- quantidades de, 147
- sólido, 169
Almofada levantadeira, 20
Alojamento, tipo de, 285
Alopecia, 81
- areata, 81
- sintomática, 82
ALT, *123*
Alveolite extrínseca alérgica, *162*
Ambientais, influências, 57
- doença respiratória, 139, 141
- e diagnóstico, 376
- estranho para o animal, *369*
- exame dos olhos, 363
- exame ginecológico, 269
Amiloidose, *210*
Amniótico, saco, 290
Amoníaco, 60, 185
Amplexo, 257
Ampolas dos canais deferentes, 254
- comprimento, 254
- espessura, 254
Amputação, 24
Anabólica, fase, 50
Analéptico, 36
Analgesia, 23, 33
Analgésico, 23
Anamnese, **55-58**
- doença respiratória, 139
- em propriedades, 315
- exame andrológico, 242
- histórico do paciente, 55

- - causa provável da doença, 57
- - duração da doença, 56
- - manifestações clínicas, 56
- - tratamento prévio, 57
- histórico do rebanho, 57
- órgãos dos sentidos, 363
- sistema nervoso central, 341
- úbere, 299
- vacas caídas, 336
Anca, grampo de, 20
Ancestrais, verificação dos, 285, 335
Andrológico, exame
- biológico do sêmen, 243
- funcional, 243
- microbiológico, 243
- morfológico dos órgãos genitais, 242
"Anéis de nutrição", 322
Anéis elásticos, 24
Anel córneo, 48, 50
Anel do casco, 48
Anemia, 83
- com precursores imaturos de eritrócitos, *213*
- hemolítica, 116, *117*
- hemorrágica, 116
- hipocrômicas, 116
- hipoplásica, 90, 116, *117*
- não-hemolítica, 90
- normocrômicas, 116
Anestesia, 23
- dos nervos digitais, 326
- epidural no pênis, 251
- geral, 33, 35
- intra-articular, 327
- local, **27-33**
- - de condução, 29
- - de superfície, 28
- - epidural, 31
- - por infiltração, 28
- - regional intravenosa, 29
Anestésico, 23
- administração oral de, 37
- fabricantes e representantes, 38
- locais, *28*
Angiografia, 326
Anorexia, 168
Antagonista da morfina, 34
Antibiograma, 299
Anticoagulantes, *114*
Anticorpos
- específicos hemaglutinantes, 158
- maternos, 111
- produzidos pelo feto, 401
- respiratórios, 140
Antiparasitário sistêmico, efeito, 383
Antiparasitários, 60
Anúria, 232
Aorta
- bifurcação da, 73
- linfonodos da bifurcação da, 94
Apatia, 23, 343
Apetite
- anormal, 168
- aumento do, 26
- falta ou diminuição, 168
- orientado, 168
- retorno do, 168
- variável, 168
Aplasia do epidídimo, 248
"Aqualift", 21, *22*
Ar
- alta umidade do, 142
- falta de, *160*
Areia no abomaso, 207
Arejamento, distúrbios de, 159
Arginase, 214
Argola de focinho, 3, 5
Arquimedes, princípio de, 21
Arritmia, 98, 99
Arroto, 170
Arsênico, *237*
Artérias
- cardíacas, 107
- coccígea, 73
- maxilar externa, 73
- mediana, 73
- safena, 73

- uterina, frêmito da, 292
- vaginais, 289
Arteriografia, 326
Articulações
- exame das, 299, 326
- injeções nas, 395
Artroscópico, exame, 330
Artrovisceroneuralgia, 23
"Árvore respiratória", *140*
Aspergillus, 208
Aspersão, sistema de, 383, *384*
Aspiração, biópsia por, 217, 248
Assobio, 145
AST, *123*, 214, *215*
AST/GOT, 335
Asteatose, 83
Astigmatismo, 365
Ataráticos, 23, *27*
Ataraxia, 24
Ataxias, 344
Atividade respiratória
- expiração em dois tempos, 144
- freqüência, 143
- inspiração em dois tempos, 144
- intensidade, 143
- interpretação dos achados, 144
- movimento, 143
- quociente de tempo, 144
- tipo, 144
- tranqüilização da, 156
Atricose, 81
Atriquia, 81
Atrofia
- muscular, 70, 343
- testicular, 245
Audição, avaliação da, 372
Aujeszky, doença de, 84, 168, 382
Auricularis oralis, 112
Auscultação, 65
- com baloteamento, 66, *67*
- com percussão, 66, *67*
- da traquéia, 150
- do abomaso, 196
- - com baloteamento, 196
- do coração, 100
- do omaso, 193
- do pulmão, 153
- do retículo, 188
- do rúmen, 177
- dos intestinos, 201
Azaperon, 27
Azepromazina, *27*
Azul de metileno, teste do, 184, 211, 213, 230

B

Baço
- alterações hemáticas, 96
- endoscopia, 95
- palpação, 95
- percussão sonora e dolorosa, 96
Bacteremia, 75
Bactérias
- no rúmen, 183
- respiração, *142*
- urina, 239
Bacteriológico, exame, 96, 306, 360
Balotamento, 61, 62
Bacteriúria, 239
Bainha sinovial, 328
"Balançamento horizontal" da cabeça, 338
Balanoposite, 253
Balotamento
- do abdome, 221
- do abomaso, 196
Banho, 383
Barbitúricos, 37
Barrigueira especial, 16
Basófilos, *118*
Bastão, prova do, 188, *189*
Bastão de vacinação, 396
Bastão robusto, 7
Batimento cardíaco, volume sangüíneo do, 110
"Beber ruminal", 187
Benzodiazepina, derivados de, 27

Berro, 149
Beta-globulina, *123*
Beta-lipoproteínas, *122*
Bexiga, 230
- cateterismo da, 234
- cistoscopia, 231
- das fêmeas, medicamentos na, 393
- esvaziamento, 231
- palpação retal/vaginal, 230
- plenitude, 231
- radiografia, 231
Bezerros
- administração oral de líquidos, *389*
- alimentador de, 387
- anestesia em descoma, 24
- aumentos de volume na região umbilical, 220
- broncopneumonia enzoótica, *160*
- castração, 24
- cego, com ataxia e que anda em círculo, *343*
- com otite, *371*
- com paralisia de membros posteriores, *343*
- cordão umbilical, 47
- corno coronário fetal, 48
- coxim do casco fetal, 48
- de confinamento, *378*
- de recria, *378*
- derrubamento do, 17
- desmamados, 47
- determinação da idade, 47
- doenças proventriculares, *186*
- estábulos de, 317
- fezes, 205
- lactentes, *378*
- mamando, 47
- medicamentos, 387
- obstrução esofágica, *174*
- pêlos, 47
- pneumoenterite, *160*
- rúmen, 178
- técnicas de medicação, 401
- torto, 333
- transporte de, 23
Bezerro recém-nascido, exame do, **297-299**
- demasiado maduro, 297
- imaturo, 297
- maduro, 297
- sobrevivência, *298*
- técnica, 299
Bicarbonato, *119*
Bicúspide, válvula, 101
Biliar, pigmento, *210*, 237
Bilimerckognost, teste, 213
Bilirrubina, *122*, 211, 212
Bilur-Test, 211, 213
Biópsia
- da medula óssea, 130
- de linfonodos, 96
- de músculo, 318, 335
- do tecido glandular, 307
- do tecido pulmonar, 159
- hepática, 217
- - cega, 217
- - com agulha de Vim-Silverman, 217
- - complicação, 218
- - por aspiração, 217
- - sob controle visual, 218
- olhos, 369
- óssea, 332
- renal, 230
- testicular, 247
- uterina, 277
Bioquímicos, testes
- no sangue, 115, **121-129**
- - enzimas séricas, 128
- - equilíbrio ácido-básico, 121
- - metabolismo hídrico, 121
- - metabólitos, 126
- - metais pesados, 128
- - microelementos, 128
- - proteinograma, 127
- no sistema genital feminino, 299
Bloqueio dos nervos do pênis, 252
"Bolsa d'água", 290
Bolsas serosas, 326
Bolus, administração de, 387
Boomanes, 290

Bosch, sonda esofágica de, *390*
Botulismo, 375
Bouin, solução de, 333, 360
Bovilift, 21
Brabant, teste de mastite de, 306
Bradicardia, 74, 101
Breslau, cateter de, 393
Brete, 13
- fixo, *2*
Brinco de orelha, 385
Brodauf, método de sucção de, 266
Bromossulfaleína, prova de, 216, 219
Bron, pinça de, 7
Broncoalveolar, lavagem, prova de, 158
Broncopneumonia, 158
- aerógena crônica purulenta, *161*
- enzoóticas infecciosas, 139
- hematogênica purulento-abscedativa, *161*
Broncoscopia, 158
Broncotraqueal, depuração, 140
Broncotraqueal, muco, 140
Brônquios, pulmões e pleura, **152-160**
- auscultação, 153
- biópsia, 159
- broncoscopia, 158
- equilíbrio ácido-básico, 159
- exame de fezes, 156
- fibrinogênio no plasma, 158
- funções extra-respiratórias, 159
- percussão, 152
- prova de função pulmonar, 159
- prova de lavagem broncoalveolar, 158
- punção da cavidade torácica, 158
- radiografia, 160
Brotizolam, *27*
Brucella, 284, 307
Bruxismo, 344
Buchen, mesa de, 18
Bühner, ligamento de, 289
Bulbouretrais, glândulas, 255
Burkert, classificação dentária de, 47
Bursa do omento, 204
Butirofenona, derivados de, *27*
BVD, 290

C

Cabeça
- contenção da, 3
- de hipopótamo, 146
- derrubamento, 15
- do epidídimo, 248
- exame da, 337
- giro da, 365
- malhas de, *45*
Cabo guia, 14
Cabresto, 2, 3, 14
Cãibra, 333
Cálcio, *122,* 332, 336
Calendário estral, *285*
Calmatio sexualis, 257
Calor, 61, 75
- desvio anormal, 75
Campo pulmonar torácico, 152
Campylobacter, 265, 277, 284
Canais deferentes, ampolas dos, 254
Canal da teta, 304
Canal de parto mole, *289*
Câncer do olho, 364, 369
Candida, 208
Canga de pescoço, 3
Canzil, 3, 13
Capilares, 107
- permeabilidade, 108
- tempo de perfusão, 108
- tóxicos, 108
Cápsulas, administração de, 387
Carboidratos, metabolismo de, 126
Carbono, dióxido, tensão parcial do, 125
Cardíaco, edema, 86
Cardíaco, batimento, 36
Cardiopneumônico, ruído, 156
Cardiorrespiratório, ruído, 155
Carótida, pulsação da, 109
Carpo, reflexo do, *349*

Carrapatos, 85
Cascos, **322-326**
- alterações no formato, 322
- flexão, extensão e rotação, *324*
- julgamento da qualidade do tecido córneo do, 326
- palpação manual, 324
- perdas de substância do tecido córneo do, 323
- raspagem, 322
Caspas, 84
Castração de bezerros, 24
Catabólica, fase, 50
Catarro
- genital, 284
- prepucial, 250
Cateter
- da bexiga, 234
- venoso, 399, *400*
Cauda
- contenção da, 10
- - e da prega do flanco, 11
- eqüina, 375
- exame da, 338
- - de "carneiro", 338
- veia da, 399
"Cavalete", 320
Ceco, 204
- dilatação do, 204
Cefalorraquidiano, líquido, **349-353**
- avaliação do
- - atividades enzimáticas, 360
- - exames bacteriológicos, 360
- - quadro celular, 351
- - teor de células, 351
- - teor de glicose, 352
- - teor de proteínas, 351
- - transparência e cor, 351
- punção lombar, 351
- punção pós-occipital, 349
Células, 318
- caliciformes, 140
- contagem diferencial, 328
- da medula óssea, *129*
- do sangue, *118*
- epiteliais, 262
- espermáticas, 260
- estranhas, 262
- imunidade, 111
- no líquor, 351
- urinárias, 238
Celulose, digestão de, 183
Ceratinização, alterações da, 84
Ceratoconjuntivite, 365
Cereais, farelo de, 168
Cerebelar, síndrome, 344
Cérebro
- colheita de amostras de tecido, 360
- retirada correta do, *353*
- síndrome, 344
Cernelha, prova da, 188, *189,* 348
Cervicais, linfonodos, 93
Cérvix, 269, 274
ChE, *123*
Cheiro de curral, 83
Cheiro de ranço, 84
Chifre, *50*
- comprimento do, 48
- marcação no, *51*
Choque
- cardíaco, 98
- compensado, 110
- de "relaxamento", 110
- paralítico, 110
"Choro", 24
Chumbo, *123, 237*
Cianose, 83, 90
- focinho, 146
Cicatriz
- do umbigo, 47
- sem pigmentação, 83
Cilindros urinários, 238
Cilindrúria, 235
Cintilográfico, exame, 330, 332
Cio
- controle dos sinais de, 285
- marcação de fêmeas no, 52
- medidor de, *280*

- repetições sem causa aparente, 285
- silencioso, *270,* 278
Circulatório, sistema, **98-138**
- artérias, 107
- capilares, 107
- coração, 98
- medula óssea, 129
- sangue, 111
- veias, 108
- verificação da função, 110
Circumplectio, 257
Cirrose hepática, *210*
Cisterna, palpação da, 303
Cisternite, 304, 307
Cistite purulenta, *238*
Cisto
- das vesículas seminais, 254
- ovariano
- - de corpo lúteo, *272*
- - tecal, *272*
Cistoscopia, 231
Citologia vaginal, 277
CK, *123,* 214, 335
Claudicação
- de apoio, 321
- de elevação, 322
- mista, 322
- repentina, 322
Cloral, hidrato de, 37
Cloreto, *122,* 185, 199
Clorprotixeno, *27*
Clostridium, 308
Coagulação sangüínea
- fatores de, *118, 119,* 216
- precoce, 328
- testes de, 120
Coagulador, 193
Cobre, *123*
- deficiência de, 81
Coccígea, veia, 112
Colapso, 110
Colecistografia, 218
Colesterol, *122,* 127
- síntese no fígado, 214
Colheita de sangue, 112
Cólica intestinal, 200, *201*
Colinesterase, 128
Coloboma, 368
Cólon, 204
Colostro, 401
Coluna vertebral, 343, *352*
Coma, 343
Compensação cardíaca, 99
Comportamento, 69
- alterações do, 342
- - de conforto ou higiene, 342
- - de eliminação, 342
- - de ingestão, 342
- - de locomoção, 342
- - e meio ambiente, 342
- - recreativo, 342
- - reprodutivo, 342
- - social, 342
- de uma vaca com raiva, *341*
- do animal em repouso e em movimento, 320
- exame do, 341
- variações no, 70
Comportamento sexual, exame do, **255-259**, 269
- aceitação da vagina artificial, 257
- fases da cópula, 256
- libido, 255
Comprimidos, administração de, 387
Computador, programas de, 378, 379
Comunicação obrigatória, patologia de, 68
"Condicionador de vacas", 11
Condicionados, reflexos, 256
Condução, 14
Condução, anestesia de, 29
Confinamentos, 379
Congelamento
- do sêmen, 259, 263
- marcação por, 51
Conjuntiva, 368
Conjuntival, saco, 385
Consciência, privação temporária da, 35
Contato com os tratadores, 24

Contenção
- animal inteiro, 11
- cabeça, 3
- cauda, 10
- membros, 5
Contenção mecânica de bovinos, **1-23**
- abordagem, 3
- condução, 14
- contenção, 3
- derrubamento, 14
- levantar os bovinos e ficar em estação, 19
- preensão, 2
- transporte, 21
Contrações musculares
- clônicas, 344
- tetanóides, 344
Coordenação, 344
Cópula, fases da, 256
Cor
- da mucosa da vagina e da cérvix, 274
- da urina, 234
- das fezes, 205
- do ejaculado, 260
- do líquor, 351
- do sangue, 115
- do suco do abomaso, 198
- do suco ruminal, 181
Cor, padrão de, 44
- características especiais, 46
- carimbo correspondente, 45
- da pele, 83
- distribuição, 46
- dos pêlos, 81
- parda, 46
- representação gráfica, 45
Coração, **98-107**
- auscultação, 100
- ecocardiografia, 106
- eletrocardiograma, 104
- exame radiológico, 106
- fonocardiograma, 104
- inspeção, 98
- palpação, 98
- percussão, 99
Corantes
- dos eritrócitos, 117
- ejaculado, 261
- prova de sobrecarga renal por, 230
Corda de fibra, 15
Cordão espermático, 30
Cordão umbilical do bezerro, 47
Cordas de tórax e pelve, 20
Cordões espermáticos, exame dos, 249
Córnea, 365
- aplanática, 365
- desbaste do tecido, 325
- ramo, 29
- reflexo, 368
Corno coronário fetal, 48
Cornos
- inspeção, 90
- palpação, 90
- percussão, 90
Corpo ciliar, 367
Corpo estranho, prova de dor por, 188
Corpo lúteo em desenvolvimento, 271, *279*
Corpo vítreo, 367
Corporal, peso, 50
Corpos cavernosos do pênis, 251
Corpos cetônicos, 60, *119*, 219, 237
Corrente de pescoço, 3
Corrente elétrica na região do flanco, 38
Corrimento
- do meato acústico, 371
- vaginal, 288
Cortes na orelha, 50
Coxim do casco fetal, 48
Crânio, 343, *350*
Creatinina, *122*, 229
Cremáster, 244
Crepitações, 61, 155
- precoces, 156
- tardia inspiratória, 156
Crescimento
- do feto, 297
- dos pêlos, 81

Criação intensiva de animais domésticos, *376*
Criptorquidismo, 245
Cristalino, 366
Cristalúria, 235
Crostas de pele, 82, 84
Cunha bucal, *172*
Cura, avaliação das perspectivas de, 377
Curral, fatores climáticos do, *141*
Curschmann, espirais de, 158

D

Dachshund, 320
Dardo, disparo de, 2
Decúbito dorsal, 18, 32, *192*
Decúbito lateral, *334*
Defecação, 170, 349
Deferentes, canais, ampolas dos, 254
Defesa, reflexo de, 368
Defesa do organismo
- respiratória, 139
- sangüínea, 111
Deficiência hereditária, *354, 355*
Deficiência visual, 368
Deformação do esqueleto dos membros, 333
Deglutição do alimento, 169, 347
Deitar fisiológico, 322
- de mão traseira, 322
Densidade urinária, 235, *236*
Dentes
- dos bovinos adultos, 332
- incisivos do bezerro, 47
Depressão, 343
Depuração broncotraqueal, 140
Depuração da BSP fracionada (K), 216
Dermatite, 84
- nodosa, 85
- solar, 82
Dermatofilose, 82
Dermatophilus congolense, 82
Derrubamento, **14-18**
- mesas cirúrgicas, 17
- métodos, 14
- por medicamentos e anestesia geral, 33
Desconforto respiratório, *162*
Descorna, 14, 15, 147
Desejo sexual, deficiência do, 256
Desenvolvimento, 50
- das membranas fetais, *291*
- dos pêlos, 81
- dos proventrículos, 174
Desidratação, 86, 121, *125*
Deslocamento
- do abomaso, *195*, 198, 204
- do retículo, 191
Detectores, animais, 280
Diáfises calcificadas, comprimento das, 297
Diagnóstico e diagnóstico diferencial
- correto, 374
- crítico, 374
- das doenças respiratórias, 160
- de afecções do sistema nervoso, 360
- do rebanho, 375
- embasamento teórico, 374
- especificidade, 374
- individual, 375
- prevalência, 374
- raciocínio prático, 374
- sensibilidade, 374
Diarréia, 58, *200*
Diarréia "reflexa", 24
Diátese hemorrágica, 83, 120
DIC, *123*
Dicrocoelium lanceolatum, 212
Dictyocaulus viviparus, 156
Dietilisobutrazina, 27
Dietz, exame de, 326
Diferenciação celular, 130
Digestivo, sistema, **166-228**
- abdome e cavidade abdominal, 220
- abomaso, 193
- apetite, 168
- avaliação da alimentação, 166
- caminho do alimento e do líquido deglutidos, 169
- cavidade oral e faringe, 171

- defecação, 170
- eructação, 170
- esôfago, 173
- fígado, 209
- ingestão de alimento, 168
- ingestão de líquido, 169
- intestinos, 200
- proventrículos, 174
- regurgitação e vômito, 170
- ruminação, 169
- sede, 169
Digitais, nervos, 31
Digital, exame, 60
- percussão, 64
Dilatação
- do ceco, 204
- simples do abomaso, 204
Disestesia, 23
Dismetria, 344
Dispermia, *264*
Dispnéia
- expiratória, 144
- inspiratória, 144
- mista, 144
Dissociativa, anestesia, 34, 35
Distensão da parede abdominal, *194*
Distúrbios
- locomotores, *321*
- metabólicos do sistema nervoso central, *359, 360*
Disúria, 232
DNA, 306
Doenças
- acompanhadas de diarréia, *200*
- carenciais do sistema nervoso central, *359, 360*
- causa provável, 57, 375
- cerebral, 363
- complicação, 375
- da aglomeração, 139
- de Aujiszky, 84, 168, 382
- de casco, *324*
- diagnóstico provisório, 56
- do rebanho, 377
- do retículo e do rúmen, *177*
- duração da, 56, 375
- enzoótica, 57
- esporádica, 57
- externas, 76
- fatoriais, 139
- hepáticas, 209, *210*
- infecciosas do SNC, *356, 357*
- internas, 76
- local e grau da, 56, 375
- óssea, 331
- predisposição, 72
- proventriculares no bezerro, *186*
- reincidência da, 57
- renais, 204
- respiratórias, 58, 143, *160-162*
- tipo, 375
- tratamento prévio, 57
Dor(es)
- contínuas, 24
- por corpo estranho, 188, *189*
- sensibilidade, 24
- sinais clínicos, *25, 26*
- sinais específicos, *25*
Dosador Abreuvax, 388
Dosador tipo pistola, 388, *390*
Downacow, aparelho de, 20
Doxapram, 35
DPD, 213
Ductos biliares, afecções dos, *210*
Dupla inspiração, 144

E

Ecocardiografia, 106
- de contraste, 106
- unidimensional, 106
Ecografia, 218, 224, 278, *283*, 335
Ecoovariograma, *279*
Ecopatias, 139
Ectoparasitas, 85, 379
Eczema, 84
Edema, 86

- caquético, 86
- cardíaco, 86
- congestivo
- - generalizado, 86
- - local, 86
- fisiológico, 86
- inflamatório, 86
- não-inflamatório, 86
- patológico, 86
EDTA, *114*, 295, 349
Efeitos colaterais dos medicamentos, 382
Ehrlich, teste de, 211
Ejaculação, 257
- retardada, 257
Ejaculado, **259-266**
- exame físico-químico, 262
- exame macroscópico do, 260
- exame microscópico, 260
- exames microbiológicos, 265
Eletrocardiograma, 104
- derivações, *105*
- em bovinos saudáveis, *107*
- fetal, 282, *284*
Eletroejaculação, 38
Eletroforese do soro, 216
Eletroimobilização, 38
Eletromiografia, 335
Eletronarcose, 38
Eletroneurografia, 335
Eletrônica, identificação, 54
Eletrônico, controle na criação, *55*
Elevação
- da perna, *6, 9*
- de vaca parética, *21*
- dos quartos traseiros, 289
ELISA, 120, 158
Emagrecimento, 70
Emissio penis, 256
Encéfalo, *350*
Endopalpação, 61
Endoparasitas, 88
Endoscopia, 58, 95
- da bexiga, 231
- da traquéia, 151
- dos ovários, 277
Endoscópio, 148
Endotraqueal, sonda, *35*
Enfisema
- do pasto, *162*
- subcutânea, 87
Engorda, animais de, 44
Enoftalmia, *364*
Enteral, administração de medicamentos, **386-392**
- comprimidos, pílulas, cápsulas e bolus, 387
- injeção intra-ruminal, 391
- mistura na ração e água, 387
- pequenas quantidades de líquido, 387
- pulverizados e sólidos, 387
- retal, 392
Enterite, *200*
- aguda, 204
- crônica, 204
- gástrica funcional, 204
Enteropatias
- idiopáticas, 200
- sintomáticas, 200
Enterotoxemia, 75
Enxofre, hidróxido de, 60
Enzimas
- eritrocitária, *124*
- líquido cefalorraquidiano, 360
- líquido sinovial, 328
- no hepatócito, 214
- plasmáticas, *215*
- proteolíticas, 141
- séricas, *123, 124*, 215
- - dominantes, 128
Eosinófilos, *118*
EPF, teste, 282
Epididimite, 248
Epidídimo, exame do, *244*
- alterações patológicas, 248
- cabeça do, 248
- corpo, 248
Epidural, anestesia, 31
- lombar, 31, 32

- sacra, 31
- - alta, 32
- - baixa, 32
- - segmentar, 32, 33
- - técnica, 32
Epiteliais, células, 262
Equimoses, 83
Ereção, 251
- centro da, 256
- hemorragias de, 253
Eritrócitos
- corantes dos, 117
- número de, 116
- precursores imaturos de, *213*
- volume corpuscular médio, 116
Eritrograma, 115, *118*, *213*
Erosões, 90
Eructação, 170
Erupções da pele, 84
Escamas, 84
Escaras de decúbito, *23*
Escherichia coli, 75, 143, 205, 299, 308, 401
Escoriações, 85
Escroto, 243
- gânglios linfáticos, 249
- linfonodos, 94
Esforço, prova de, 110
Esfregaço citológico, 369
Esfregaço de suco ruminal, 183
Esfregaço do sedimento urinário, 239
Esfregaço sangüíneo, 113
Esfregaços de mucosa uterina, 277
Esmarch, mangueira de, 326
Esmegma, exame do, 265
Esôfago
- inspeção, 173
- obstrução, *174*
- sondas, *174*
Espasmos musculares, 344
Espéculo tubular, *276*
Espermáticas, células, 260
Espermáticos, cordões, 249
Espermatozóides, *263*
- alterações morfológicas dos, 262
- movimento dos, 261
Espermiófagos, 262
Espermiostase, *249*
Espinhal, síndrome, 345
Espirografia, 159
Esqueléticos, músculos, 33
Estabulado, 71
Estábulo
- aclimatização inadequada do, 141
- acorrentada, *319*
- ar do, 60
- avaliação, 315, *316*
- de animais acorrentados, 318
- de bezerros, 317
- em grupo, *319*
- gases prejudiciais no, 142
- individual
- - com acorrentação, *319*
- - em boxes, *319*
- livre, 317
- - com baias para deitar, 319
- - com boxes para deitar gado jovem, *319*
- - com piso ripado, *319*
- manutenção climática errada do, 142
- poeira no, 142
- superlotados, 139
- testes de, 306
Estação, 19, 24, 295, 320, *334*
- libido, 256
Estase venosa, 99
- positiva, 109
Esteatose, *210*
Estefanofilárias, 86
Estenose
- da válvula atrioventricular, 103
- de cisterna de teta, 304
- faríngea, 144
- laríngea, 145
- tricúspide, 110
Estenótica, válvula, 304
Éster de colesterol, 214
Estercobilinogênio, 211

Esterilidade do rebanho, 284
Esterilização de agulhas, 112
Esternais craniais, linfonodos, 94
Estesia, 23
Estetoscópio
- biauricular, 65
- com tubos de borracha, 100
Estimulador elétrico, 19, *20*
Estimulante circulatório, 36
Estímulo, 346
- diminuído, 69
Estômago
- de regurgitação, 188
- glandular, 193
Estrabismo, 364
- mecânica, 365
Estrangulamento do intestino delgado, 204
Estrangúria, 232
Estresse, teor de, 216
Estridor
- laríngeo, 150
- traqueal, 145
Estro, identificação do, **278-280**
- diagnóstico laboratorial, 279
- manifestações do, 285
- múltiplos casos de retorno ao, 285
Estroma ovariano, 279
Estronsulfato no leite, 282
Estupor, 343
Éter, anestesia com, 37
Éter guaiacol glicerinado, 33
Etila, cloreto de, anestesia por resfriamento, 28
Etiquetas de orelha, 50, *51*
- de metal, 50
- de plástico, 50
Etologia, 342
"Etopatias", *71*
Eupnéia, 144
Exame, avaliação dos resultados do, **374-381**
- diagnóstico e diagnóstico diferencial, 374
- preenchimento do prontuário médico, 379
- profilaxia, 377
- prognóstico, 377
- relatório escrito, 379
- terapia, 377
Exame, regras básicas da técnica de, **58-68**
- auscultação, 65
- escolha, coleta e envio de amostras, 66
- manipulação
- - baloteamento, 62
- - calor, 61
- - características da superfície, 60
- - consistência, 60
- - delimitação, 61
- - movimento interno, 61
- - palpação interna, 61
- - palpação por pressão, 62
- - sensibilidade à pressão, 61
- - sondagem, 63
- necropsia, 68
- olfação, 58
- percussão, 63
- visualização, 58
Exame geral, **68-76**
- comportamento, 69
- condição física, 71
- condições de higiene, 70
- estado nutricional, 70
- freqüência respiratória, 72
- impressão geral do rebanho, 76
- postura, 68
- pulsação, 73
- temperatura corporal, 74
Exame ginecológico, **269-314**
- diagnóstico de gestação, 280
- externo, 269
- identificação do estro, 278
- infertilidade do rebanho, 284
- interno, 269
Exame obstétrico, **288-299**
- do bezerro recém-nascido, 297
- externo, 288
- interno, 289
Exames
- da faringe, 147
- de fezes, 204

- de urina, 234, 235, 236
- do comportamento sexual, 255
- do sistema locomotor
  - - cabeça, 337
  - - cascos, 322
  - - cauda, 338
  - - músculos, tendões e nervos, 333
  - - ossos, 330
  - - partes proximais dos membros, 326
  - - pescoço, 338
  - - postura e comportamento, 320
  - - propriedade, 315
  - - tronco, 338
  - - vacas caídas, 336
- do sistema nervoso central, 341
- - de transcetolase, 360
- do suco ruminal, 181
- dos órgãos dos sentidos, 363
- dos órgãos respiratórios, 139
- especial, transição para, 76
- sorológicos, 96
Exames do sangue, **115-129**
- aspecto geral e propriedades físicas, 115
- hemograma, 115
- testes bioquímicos, 121
- testes de coagulação, 120
- testes microbiológicos e imunológicos, 129
Exantema, 84
- alérgico, 84
- crostoso, 84
- solar, 84
Exaustão, 74, 75
Excitação, 255, 256, 342
Excrementos "digeridos" finamente de forma anormal, 206
Exicose, 121
Expectoração, 145
Expiração, 143
- em dois tempos, 144
Exsudato icoroso na bursa do omento, 204
Extracelular, volume
- excesso do, 121
- redução do, 121

F

FA, *124*
FAc, *124*
Facial, nervo, 344
Fagocitose, opsoninas da, 141
Falência circulatória, 110
Faringe v. oral, cavidade
Fasciola hepatica, 212
Fazendeiro, pulmão de, 158
FCM, 144
FDPALD, *215*
Febre, 74
- aftosa, 90
- catarral maligna, 90
- do transporte, 139
- evolução, 75
- grau de, 75
- "Q", 284
- traumática, 75
- vitular, 126
Feedlots, 379
Fêmeas bovinas, 46
Feminino, sistema genital, **269-314**
- exame ginecológico, 269
- exame obstétrico, 288
- úbere, 299
Feno, 168
- proporção de, 284
Fenotiazina, derivados de, *27*
Ferguson, reflexo de, 290
Ferida, 85
- de "verão", 85
Fermentação ruminal, 175
Ferormônio, 280
Feno, *123*
Ferroscopia, 190
Fertilizantes orgânicos, excesso de, 285
Feto, 401
- crescimento, 297
- determinação do sexo do, 282

- ECG, 282, *284*
- exame do, 290
- idade, *298*
- malformação, 292
- posições e apresentação, *291, 292, 293*
- produtores de anticorpos, 401
- vitalidade do, 292
Fezes
- controle das, 199
- diarréicas, 60
- esforço na excreção e, 232
- ovos de trematódeos, 212
- pigmentos biliares nas, 212
Fezes, exame de, 156, **204-208**
- areia, 207
- bolhas de gás, 207
- consistência, 205
- contagem de ovos, 208
- cor, 205
- criptosporídeos, 207
- cultura de larvas, 208
- fibrina, 206
- flutuação, 207
- grau de cominução, 205
- microbiológico, 208
- migração de larvas, 207
- muco, 206
- odor, 205
- parasitológico, 207
- pH, 207
- quantidade, 205
- sangue, 206
- sedimentação, 207
- substâncias estranhas, 206
- toxicológico, 208
Fibrina, 206
Fibrinogênio plasmático, *119*, 158
Fibropapiloma do pênis, *253*
Fibrose testicular, 247
Fígado, **209-220**
- análise das amostras teciduais, 219
- atividade de enzimas séricas, 213
- avaliação, 209
- biópsia, 217
- colecistografia, 218
- diagnóstico, 209
- ecografia, 218
- fisiologia, 209
- laparoscopia, 218
- laparotomia, 218
- metabolismo lipídico, 214
- ovos de trematódeos hepáticos nas fezes, 212
- palpação, 209
- pigmentos biliares na urina, 211
- pigmentos biliares nas fezes, 212
- pigmentos biliares no soro, 212
- ruminotomia, 218
- teste de estresse, 216
Filoeritrina, excreção de, 216
Filtração glomerular, 230
Fimose, 250
Física, condição, 71
- de um rebanho, 76
Fissura palpebral, 364
Fístula
- de teta, *303*
- sangüínea do pênis, 253
Fitoestrógenos, 285
Fixação, 23
- da cauda, *12*
- da cunha bucal, *172*
- do cateter, *400*
- do ovário direito, *272*
- dos eletrodos bipolares para ECG, *284*
- dos membros traseiros, *8*
Flancos
- batimento dos, 144
- contenção, 7
- punção pelo, 222
Flegmão, 86, 302, 324
- abscedado, 87
- gasoso, 88
"Flora genital", 265
Flúor, *237*
Fluorescência, 147
Focinho

- contenção do, 3
- - argola, 3, *5*
- impressão do, 52
- respiração, 146
- torto, 343
Foetor ex ore, 59, 146
Folmer-Nielsen, cateter de, 277
Fonendoscopia, 67
Fonendoscópio, 153
Fonocardiograma, 104
Fórceps-tampão, 149
"Formiga", 3, *5*
Fosfatase alcalina, 332
Fosfatídios, *122*
Fosfato inorgânico, *122*
Fósforo, 332
Fossas nasais, 147
Fotografias com luz infravermelha, 365
Fotossensibilização, 81
Fragmento de pele, 86
Freemartins, 270, 274, 299
"Freio de cauda", 113
Frêmito, 61
Freqüência cardíaca, 101
Freqüência respiratória, 143
Frieso, teste de, 306
FSF, 277
Fucsina fênica, 208
Fungos, *142*
- rúmen, 183
Funículo espermático, 249
Funil, método de, 207
Fusobacterium necrophorum, 297

G

Galactofonte, 307
Galactóforo, canal, 304
Gama-globulina, *123*
Gancho, 9
Gânglios linfáticos, 249, 255
Gangrena, 84
"Garrotes", 1, 9, 113
- da veia jugular externa, *398*
- de perna, 7
- de tórax, 11
Gartner, ductos de, 274
Gás, bolhas de, 207
Gasometria, 292
Gel formol, 128
Gemido, 63, 145, 149
- vocal breve, 188
Gene, lugar específico do, 53
Genéticos, exames, 328
Genitália de fêmea bovina, *233*
Geral, anestesia, 33, 35
Gestação, diagnóstico de, **280-284**
- fase de balão, 281
- fase de descida, 281
- fase de grande bolsa, 281
- fase de pequena bolsa, 280
- fase embrionária recente, 280
- fase final, 281
Gestação, duração da, *298*
GGT, *123*, 214, *215*
Ginecológico, exame, **269-314**
- inspeção vaginal, 270
- ovários, 271
- ovidutos, 271
- palpação do útero, 270
- palpação retal, 269
- v. também exame ginecológico
Glândulas
- bulbouretrais, 255
- mamária, 304
- parênquima, 303
- sebáceas, deficiência das, 81
GLDH, *123*, 214, *215*
Glicocorticóides, administração impensada de, 142
Glicose
- fermentação de, 184
- líquido cefalorraquidiano, 352
- líquido sinovial, 328
- no sangue, *119*, 122
- urinária, 237

Globo ocular, 364, 367
Globulina, *122*
Glóbulos vermelhos e brancos do sangue, 115
Glomerular, filtração, 230
Glossofaríngeo, nervo, 345
Glutaraldeído, 337
Gônadas masculinas, 244
Gordura, 127
GOT, *215*
Goteira esofágica, 193
Gotejamento de urina, 232
Graaf, folículo de, 271, *272*
Grabner, corrente de, *4*, 5
Gram, coloração de, 183
Grampo, 7, *8*
- de anca, 20
GSHP, *124*, 335
GT, *215*
GTP, *215*
Guilhotina, 13

H

Haemophilus somnus, 290
Hahn, tonômetro de, *247*
Halitoses, 146
Halotano, 37
Hanks, meio de, 158
Hansel, coloração de, 158
HCG, 394
Head, zonas de, 190
Heinz, corpúsculos de, 117
Heitmann, agulha de, 130
Helmholtz, oftalmoscópio de, 363
Hemaglutinação, inibidores da, 158
Hematidrose, 83
Hematócrito, determinação do, 115
Hematológicos, parâmetros, 111
Hematoma, 87, *113*
- de úbere
- - extramamário, 300
- - intermamário, 300
- - interno, 300
- peniano, 249
Hematúria, 235
Hemoglobina
- conteúdo de, 116
- corpuscular média, 116
- urina, 236
Hemoglobinúria, 235
Hemograma (hemocitologia), **115-120**
- eritrograma, 115
- leucograma, 117
Hemomielograma, *129*
Hemoptise, 147
Hemorragia
- de ereção, 253
- por punção, 351
Henderson-Hasselbach, equação de, 124
Heparina, *114*
Hepatites, *210*
Hereditários, caracteres, *53*
Hereditários, defeitos, 242, *354, 355*
Hérnia umbilical
- com aderência, 221
- com partes viscerais estranguladas, 221
- sem complicação, 221
Hertwig, método de, 15
Hess, método de, 9
Hexobarbital, 37
Hialuronidase, 28
Hidrâmnio, 221
Hidroalantóide, 221
Hidrossalpingite, *272*
Higiene, condições de, 70
Hiperalgesia, 23
Hiperceratose, 84
Hiperestesia, 23
Hiperglicemia, 126
Hiperidrose, 83
Hipermotilidade, 177
Hiperosmolaridade, 121
Hiperpnéia, 159
Hiperproteinemia, 127
Hipersensibilidade, 111

Hipertermia
- endógena, 74
- exógena, 74
Hipertonia, 110, 370
Hipertricose, 81
Hiperventilação, 159
Hipocalcemia, 126
Hipocromotriquia, 81
Hipoderma bovis, 375
Hipoestesia, 23
Hipofosrose, 126
Hipoglicemia, 126
Hipoglosso, nervo, 29, 345
Hipomagnesemia, 375
Hipomotilidade, 178
Hipoplasia
- da cauda do epidídimo, 248
- testicular, 245
Hipopnéia, 159
Hipoproteinemia, 127
Hipospadia, 253
Hipostenúria, 230, 235
Hipotricose, 81
Hipotriquia, 81
Hipovolemia, 115
Hipoxia, 146
- acidose por, 125
Histeroscopia, 277
Histológicos, exames, 96
Hoflund, síndrome de, 57, 102, *178*
Hollander, teste de, 328
Holotricha, 182
Humor aquoso, 370
Humor vítreo, 370
Humoral, imunidade, 111

I

ICDH, 214
Icterícia, 83
- hemolítica, *212*
- mecânica, *212*
- parenquimatosa, 212
Ictotest, 213
Ictus cordis, 98
Idade, determinação da, 46
Idazoxano, 35
Identificação, **44-55**
- eletrônica, 54
- etiquetas de orelha, 50
- grupo sangüíneo, 52
- idade, 46
- impressão do focinho, 52
- marcação, 50, 52
- padrão de cor, 44
- peso corporal, 50
- pulseiras, 51
- raça e aptidão, 44
- sexo, 46
- tatuagem, 51
- tiras de pescoço, 50
Ileofemorais, linfonodos, 94
Imissio penis, 257
Imobilização, 23, 34
- total da cabeça, 5
Impotentia coeundi, 259
Imunidade, 72
- celular, 111
- humoral, 111
Imunocompetência do feto bovino, 111
Imunodifusão em gel de ágar, teste de, 96
Imunoenzimático, ensaio, 96
Inalação, 392
Inanição
- primária, 70
- secundária, 70
Inapetência
- completa, 168
- primária, 168
- secundária, 168
Incisivos temporários, *47, 49*
Incontinência urinária, 232
Índigo carmin, 230
Indumentária normal, 1
Inervação dos membros traseiros, 31

Infecções
- da cavidade oral, 171
- - porção aboral, 172
- das orelhas, 370
- do esôfago, 173
- do fígado, 209
- do leite, *305*
- do rúmen, 175
- do sistema nervoso central, *356, 357*
- dos pêlos, 82
- hepáticas, *210*
- narcose por, 37
- por nematóides, 393
- puerperal, 297
Infertilidade do rebanho, **284-288**
- assintomática, 288
- dados da produção de leite, 288
- distúrbios reprodutivos hereditários, 285
Infiltração, anestesia por, 28
Inflamação
- ascendentes dos vasos umbilicais, 220
- da glândula mamária, 307
- da pele, 84
- da vesícula biliar, *210*
- do peritônio parietal, 191
- do retículo, 191
- do testículo, *246*
- dos ductos biliares, *210*
Infra-orbitário, nervo, 29
Infusão intravenosa, 398
- gota-a-gota, 399
Inguinal, cavidade, 245
Injeções, 26
- dentro do espaço epidural, 32
- extradural, 395
- instrumentos de, *397*
- intra-abomasal, 391
- intramuscular, 395, *397*
- intraperitoneal, 401
- intra-ruminal, 391
- intratesticular, 394
- intratraqueal, 393
- intravenosa, 395
- nas estruturas sinoviais, 395
- subconjuntival, *392*
- subcutânea, 395
Inseminação artificial, 257
Insolação, 74, 75
Inspeção
- da parede abdominal, 220
- da parede torácica, 160
- da pelve, 288
- das tetas, 300
- do abomaso, 194, 199
- do bovino em marcha, 321
- do coração, 98
- do úbere, 300
- dos olhos, 363
- vaginal, 273, *276*
Inspiração, 140, 143
- em dois tempos, 144
Instalações, controle das, 342
Instrumentos, 382
- de abre-boca, *173*
- de biópsia óssea, *332*
- de biópsia por aspiração, *217*
- de injeção, *397*
- de necropsia, 68
- para administração oral de líquidos, *389*
- para exame dos olhos, 363
- para exame ginecológico, *277*
- para garroteamento da jugular, *112*
- para manter a boca aberta, *171*
- para medição das dimensões testiculares, *246*
Intensidade respiratória, 143
Intercostal, nervo, 30
Interferon, 141
Intestinos, **200-208**
- auscultação, 201
- exame, 200
- exame de fezes, 204
- exploração retal, 202
- fisiologia, 200
- medicamentos, 386
- palpação, 201
- patologia, 200

ÍNDICE ALFABÉTICO 413

- punção, 201
- radiografia, 201
- topografia, 200
Intolerância medicamentosa, 27
Intoxicações, *358*
- por molibdênio, 81
Intracardíaca, pressão, 110
Intracerebral, pressão, 344
Intratorácica, pressão, 109
Intubação, 37
Intussuscepção intestinal, 204
Inverno, condição de, 71
Ionogramas de soro sangüíneo, *125*
IPV, 290
Íris, 365
Irrigação, 385
Iscúria, 232
Isoenzimas herdadas, 53
Isquiáticas, tuberosidades, 269
Isquiorretal, fossa, 269

J

Janet, seringa de, 391, 394
Jensen, método de, 9
Jong, método de, 15
Jovens, animais, 46, 48
- estábulo, *319*
- medicamentos, 387
- pneumoenterite por micoplasma, 160
- verminose pulmonar, *161*
Jugular, veia, 108
- colheita de sangue, 112
- compressibilidade, 109
- estase, *109*
- garroteamento, *398*
- ondulação, *109*
- pulso negativo, 109
- pulso positivo, *109*
- pulso pseudovenoso, *109*

K

Kjeldahl, método de, 127
Klein, ceratoscópio de, *364*
"KNACK", 155
Knappenberger, mesa de, 18
Knezevic, pinça de, 324
Koch, método de placa de, 239

L

Labilidade protéica, testes de, 127
Labilidade sérica, testes de, 216
Lactato, *119*
- líquido sinovial, 328
Lactentes, 47
Lagoftalmia, 364
Lágrimas, 369
Laparoscopia, 191, 218, 224
Laparotomia, 95, 199, 218
Laringe, exame da, 147
Larvas, migração de, 207
Lavagem
- do ducto nasolacrimal, 369
- prepucial, 265
- vaginal, 277
LDH, *123*, 214, 335
Lei de proteção dos animais, 24, 377, 396
Leite
- alergia ao, *162*
- alteração na coloração do, 305
- amostras para exame bacteriológico, 306
- dados da produção de, 288
- estronsulfato no, 282
- inspeção, *305*
- "pedras de", 304
- perda das características, 305
- pH do, 305
- progesterona, 280
- proteínas do, 53
- quantidades de, 167
- substituto do, 167

- temperatura do, 280
Leiteiras, vacas, 44, *378*
- alimentação, *54*
- paresia da parturiente, 126
- suplementação protéica e energética, *186*
Lêndeas, infestação por, 82, *83*
Lesões
- da orelha, 371
- na parte caudal da medula espinhal, 375
Leuco, 81
Leucocitopenia, 117
Leucócitos, contagem por mm^3, 117
Leucocitose, 117
Leucograma, 117
Leucometilena, 263
Leucometria, 96, *118*
Levantar os bovinos, 19
Libido, 255
- exacerbada, 256
Ligamentos
- de Bühner, 288
- largos do útero, 292
- pélvicos, 269
- sacroilíacos, 288
Limpeza, produtos de, 60
Limulus, teste de, 306
Linfa, 97
Linfático, sistema, **93-97**
- baço, 95
- coleta de material, 96
- linfonodos
- - biópsia, 96
- - cervicais superficiais, 93
- - da bifurcação da aorta, 94
- - da fossa paralombar, 94
- - do rúmen, 94
- - escrotais, 94
- - esternais craniais, 94
- - ileofemorais, 94
- - mamários, 93
- - mandibulares, 93
- - mesentéricos, 94
- - parotídeos, 93
- - renais, 94
- - retrofaríngeos mediais, 93
- - subilíacos, 93
- - úbere, 304
- respiração, 140
- vasos, 95
Linfocitopenia, 120
Linfócitos B e T, 111
Linfocitose, 120
Língua, 36
Lingual, nervo, 29
Lipase, *124*
Lipídios, *122*
- fígado, 214, 218
- mobilização de, 70
Líquido, ingestão de, 169
- caminho, 169
Locomotor, sistema, **315-340**
- exame clínico do animal, 318
- exames na propriedade, 315
Locus genético, 53
Lombar, anestesia, 31
Lombar, punção, 351
Lonas especiais de arraste, 19
Loquial, secreção, 298
LS, quociente, 298
Lubrificantes, uso de, 258
Lúteo, corpo, 271, *279*
- cístico, 272
- em regressão, 272
- gravídico, 272
- hemorrágico, 272
- pseudogravídico, 272

M

Maceração, reações de, 323
Macrófagos alveolares, 140
Macrorquidia, 245
Madsen, método de, 15, 16
Magnésio
- na urina, 237

- valores normais de componentes do soro, *122*
Malformações, 299
- do sistema nervoso central, *354, 355*
- ósseas, 333
Mama
- linfonodos, 93
- secreção da, 304
- veia, 108, 112
Mamadeiras, 388
Mandibulares, linfonodos, 93
Manejo dos bovinos, **1-43**
- anestesia geral, 35
- anestesia local, 27
- contenção mecânica, 1
- derrubamento por medicamentos, 33
- eletroimobilização, 38
- leis de proteção aos animais, 24
- sedação medicamentosa, 24
- sensibilidade à dor, 24
- "temperamento", 24
- vestimenta de proteção, 1
Manganês, *123*
Manual, exame, 60
Marcação, 50
- de fêmeas bovinas no cio, 52
- por congelamento, 51
Marcha, 321
- "militar", 344
Martelo de percussão, 64
Martin, compasso de, 245
Máscara de couro, 14
Masculino, sistema reprodutor, **242-268**
- colheita e exame do ejaculado, 259
- exame andrológico, 242
- exame do comportamento sexual, 255
- exame esterno, 243
- exame interno, 254
- exame ultra-sonográfico, 255
Massagem, 29
Mastigação do alimento, 169, 347
- tempo de, 170
Mastite, 305
- apostematosa, *308*
- Califórnia, teste de, 306
- catarral, *308*
- de "feriado", 307
- flegmonosa, *308*
- gangrenosa, *308*
- micótica, *308*
- "piogênica", 308
Maxilar
- mole, 343
- trancado, 343
MDH, *124*
Meato auditivo, exame do, *371*
Medicamentos, administração de, **382-405**
- externa (tópica), 383
- interna (enteral), 386
- parenteral, 392
- técnicas especiais de medicação dos bezerros, 401
Medicamentos, derrubamento por, 33
Medula espinhal, extremidade caudal da, 31
- lesão, 375
Meissner, corpúsculos de, 257
Membranas
- fetais, *291*
- nictante, 364
Membros
- traseiros, inervação dos, 31
- vasoinfiltração da extremidade distal dos, 401
Membros, contenção dos, 5
- perna dianteira, 6
- perna traseira, 6
Membros, exame das partes proximais dos, **326-330**
- articulações, 326
- bainha sinovial, 328
- bainhas de tendões, 326
- bolsas serosas, 326
- líquido sinovial, 328
Mentoniano, nervo, 30
Mercúrio, *237*
Mesas cirúrgicas, 17
- fixa, 18
- móvel, 17
Mesentério intestinal, torção do, 204
Mesentéricos, linfonodos, 94

Metabolismo
- do SNC, distúrbios, *359*
- hepático, 209
- protéico, 216
Metabólitos
- do sangue, *119*
- do soro, *122*
Metais pesados, *123*, 128
Metástase, 74
Metitural, 37
Metoxiflurano, 37
Micção espontânea, 232, 349
- dificuldades, 232
Microbiológicos, exame, 208, 265, 299, 330
Microclima da instalação, 285
Microelementos do sangue, 128
Microematócrito, centrífuga de, *116*
Micropolyspora faeni, 142, 158
Microrganismos
- de variadas colônias, trocas de, 142
- na vagina, 276
- resistência do, 129
Microrquidia, 245
Microscopia fluorescente, 158
Midríase, 366
- de curta duração, 367
Mielografia, 360
Minerais
- nas osteopatias, 332
- no líquido sinovial, 328
Mioglobina, 236
Mioglobinúria, 235
Miorrelaxamento, 23
Miorrelaxantes, 2, 36
Miose, 366
Modelos comportamentais, 342
Molibdênio
- intoxicação por, 81
- urina, 237
- valores normais de componentes do soro, *123*
Monócitos, *118*
Monocitose, 120
Monorquidismo verdadeiro, 245
"Monta", 3
- tolerância de, 278
Moraxella bovis, 369
Morfina, derivados da, 34
Motilidade proventricular, *176*
Movimento
- compulsivo, 344
- contrações musculares patológicas, 344
- coordenado, 344
- de ponteiro de relógio, 344
- de rodeio, 344
- liberdade de, *400*
- mandibulares, número de, 170
- paralisia, 343
- respiratórios, 139
Movimento interno
- crepitação, 61
- frêmito, 61
- peristáltico, 61
- sucussão, 61
- tremor, 61
- vibração, 61
Mucina, precipitação de, 328
Muco, 206
- broncotraqueal, 140
- cervical, 274
- - elasticidade da corrente do, 274
- nasal, 147, *148*
- traqueal, 150
- vaginal, 279
Mucociliar, transporte, 139
Mucosa
- anestesia de, 28
- prepucial, 250
Mucosas aparentes
- aspecto, 89
- coleta de material, 90
Mugidos
- altos, 149
- de lamentação, 150
Mumificação da pele, *85*
Músculo
- atrofia, 70, 343

- contrações, 344
- cremáster, 244
- exame dos, 333
- ralaxamento, 33
- retrator do pênis, 257
Mycobacterium bovis, 307
Mycobacterium tuberculosis, 150
Mycoplasma bovoculi, 369

N

Narcose, 24
- inalatória, 37
- por injeção, 37
Narina, prendedor de, 3
Nasais, fossas, 147
Nasal, mucosa, *90*
Nasal, secreção
- anormal, 146
- ressecada, 146
Nasoesofágica, síndrome, 147
Nasoesofágica, sonda, 37
Nasolabiograma, 52
Nasolacrimal, ducto, 369
Natimorto, 284
Necrogênicos, 143
Necropsia, 68, *353*
Necrose, 84
- do tecido adiposo, 204
Nefrite purulenta, *238*
Nematóides, infecção por, 393
Neoformações ósseas, 333
Neoplasias, 85
Nervos
- cranianos, síndromes dos
- - abducente, 344
- - acessório, 345
- - facial, 344
- - glossofaríngeo, 345
- - hipoglosso, 345
- - oculomotor, 344
- - olfatório, 344
- - óptico, 344, 367
- - trigêmeo, 344
- - troclear, 344
- - vago, *176*, 345
- - vestibulococlear, 345
- do pênis, 251
- exame dos, 333
- paralisias dos, *335*
Nervoso, bloqueio, **29-31**
- cordão espermático, 30
- digitais, 31
- hipoglosso, 29
- infra-orbitário, 29
- intercostal, 30
- lingual, 29
- mentoniano, 30
- oftálmico, 29
- peniano dorsal, 31
- pudendo, 31
- ramo córneo, 29
Nervoso central, sistema, **341-362**
- alterações do comportamento, 342
- anamnese, 341
- capacidade de movimentação, 343
- colheita de amostras de tecido, 360
- crânio e coluna vertebral, 343
- diagnóstico diferencial de afecções, 360
- exame clínico geral, 341
- exame de transcetolase, 360
- exame radiológico, 360
- líquido cefalorraquidiano, 349
- método de exame, 341
- sensório, 342
- síndromes, 344
Neurolepsia, 24
Neurolépticos, 23, *27*, 251
Neuroleptoanalgesia, 34
Neutrófilos, *118*
Neutropenia, 120
Nistagmo, 348, 365
Nitrito, redução de, 184
NNP, 185
Nó de soltura rápida para cordas, *13*

Nodulações subcutâneas, *88*
Normospermia, *264*
Novilhos de confinamento, *378*
Núcleos adventícios endocárdicos, *104*
Nutrição, 50, 70, 72
Nutrientes, teor necessário de, 166

O

Obstétrico, exame, **288-299**
- artérias vaginais, 289
- exame do feto, 290
- exploração retal, 292
- inspeção, 288
- líquidos placentários, 290
- palpação, 288
- pós-parturiente, 294
- supervisão no período puerperal, 295
- tecidos moles do canal do parto, 289
Obstrução
- dos ductos biliares, *210*
- esofágica, *174*
- intestinal, 204
OCT, *124*, 214, *215*
Oculomotor, nervo, 344
Odor, onda de, 59
- adocicado, 60
- amoniacal, 60
- da cavidade oral, 173
- da pele, 83
- - pútrido, 83
- da urina, 235
- das fezes, 205
- de sêmen, 260
- do ar expirado, 146
- do leite, 305
- do suco do abomaso, 198
- do suco ruminal, 181
- e paladar, 37
- fétido, 60
- penetrante de mofo, 60
Oftálmico, nervo, 29
Oftalmoscópio de pilha, 367
Oleosidade
- da pele, 83
- dos pêlos, 81
Olfativo, exame, 58
Ofatório, nervo, 344
Olhos, **363-370**
- análise pós-morte do humor vítreo ou aquoso, 370
- câmara anterior, 365
- câmara posterior, 367
- conjuntiva, 368
- córnea, 365
- corpo ciliar, 367
- corpo vítreo, 367
- cristalino, 366
- esfregaço citológico, 369
- fissura palpebral, 364
- fundo de olho, 367
- globo ocular, 364
- inspeção, 363
- íris, 365
- lágrimas, 369
- membrana nictante, 364
- palpação, 368
- reflexo corneano, 368
- reflexo pupilar, 365
- sondagem e lavagem do ducto nasolacrimal, 369
- tonometria, 369
- verificação da capacidade de visão, 368
Olhos, venda nos, 344
Oligopnéia, 72, 144, 159
Oligúria, 232
Omaso (folhoso)
- auscultação, 193
- campo de projeção, 192
- conteúdo, 193
- funções, 192
- paresia, 193
- percussão, 193
- punção, 193
- topografia, 192
Omento, bursa do, 204
Opistótono, 321

ÍNDICE ALFABÉTICO

Opsoninas estimulantes da fagocitose, 141
Óptico, nervo, 344, 367
Oral, cavidade, **171-173**
- inspeção, 171
- odor, 173
- palpação, 171
Ordenha de novilhas, 24
Ordenha manual, *300*
Orelhas, **370-372**
- coleta de amostras, 371
- cor, 371
- corrimento do meato acústico, 371
- ectoparasitas, 371
- etiquetas de, 50, *51*
- lesões, 371
- otoscopia, 371
- postura e mobilidade, 370
- tabletes atrás da, 396
- tamanho, 370
- teste de função do ouvido, 372
- veia da, 398
Órgãos dos sentidos *v.* sentidos, órgãos do
Órgãos genitais do touro, *243*
Orquite, 245
Osmolalidade da urina, 235
Ossos, **330-333**
- análise, 337
- malformações e neoformações, 333
- palpação, 331
- percussão, 332
Osteopatia, 23, 330
Otite, *371*
Otorréia, 371
Otoscopia, 371
Ovários
- consistência das vesículas, 273
- endoscopia, 277
- formato, 272
- palpação dos, 271
- tamanho, 273
Oviduto
- palpação dos, 271
- teste de permeabilidade, 277
Ovos, contagem de, 208
Oxigênio, 142
- redução persistente da pressão parcial do, 159

P

Paccini, corpúsculos de, 257
Palidez, 90
Palpação, 60
- da cavidade oral, 171
- da faringe e laringe, 149
- da parede abdominal, 201, 288
- da parede torácica, 160
- da traquéia, 150
- das orelhas, 371
- do abdome, 220
- do abomaso, 195
- do baço, 95
- do casco, 324
- do coração, 98
- do corpo do epidídimo, *248*
- do esqueleto, 331
- do fígado, 209
- do omaso, 192
- do retículo, 190
- do rúmen, 175
- do úbere, 302
- do útero, *270*
- dos cornos, 90
- dos linfonodos, 93, *94*, *95*
- dos olhos, 368
- indireta, 63
- interna, 61
- por pressão, 62
- renal, 229
- retal/vaginal, 230
Pálpebra, reflexos da, 36
- desaparecimento, 36
Pálpebras, exame das, 364
Panarício, 324, 383
Pança, 175
Papanicolaou, coloração de, 369

Papiloma, 85
Pappenheim, coloração de, 114, 158
Pápulas, 84, 90
Parada, posição de, 322
Paralisias
- central, 343
- periférica, 343
- radial, *396*
Paranasais, fossas, 147
Paraplegia posterior, *343*
Parasitas
- das fezes, 207
- do pêlo, 82
Parasitológico, exame de fezes, 207
Parede abdominal, tensão da, 220
Parede torácica, 160
Parênquima glandular, 303
Parenteral, administração de medicamentos, **392-401**
- aplicação intra-ovariana, 394
- bastão de vacinação, 396
- inalação, 392
- infusão intra-uterina, 394
- injeção extradural, 395
- injeção intraperitoneal, 401
- injeção intratesticular, 394
- injeção intratraqueal, 393
- injeção subconjuntival, 392
- na veia da cauda, 399
- tabletes atrás da orelha, 396
- tratamento intramamário, 394
- via intramuscular, 396
Parentesco, esclarecimento do, 53
Paresia
- de posterior, *22*
- do omaso, 193
Parestesia, 23
Parições
- demora anormal, 288
- intervalo entre as, 288
- prematura, 284, 295
- preparativos, 288
Parotídeos, linfonodos, 93
Parto
- canal de, *289*
- lesões decorrentes do, 299
- prematuros
- - fisiológicos, 297
- - patológicos, 297
- sinais de, *295*
PAS, 183
Pasta alcalina, 51
Pasteurella, 160
Pasto, tetania de, 375
Pata, troncos para tratamento da, 13
Paternidade, determinação da, *53*
Patognomônico, sintoma, 374
Patologia, sede da, 341
Patologias dolorosas, 24
Patospermia, 264
Pecuária intensiva, 375
Pedilúvio, 383, *384*
Peia antideslizante, 19
Pele, **83-86**
- alterações da ceratinização, 84
- aspecto, 83
- aumento de volume, 84
- coleta de material, 86
- coloração, 83
- do escroto, 243
- do úbere, 302
- ectoparasitas, 85
- inflamações, 84
- neoplasias, 85
- odor, 83
- perda de substância, 85
- sensibilidade, 347
- temperatura, 83
- turgor da, 299
Pellets, 263
Pêlos, **81-83**
- aspecto, 81
- ausência ou diminuição, 81
- coleta de material, 82
- coloração, 81
- da comissura ventral, 269
- dos bezerros, 47

- infecções, 82
- parasitas, 82
Pelve
- corda de, 20
- inspeção da, 288
- ligamentos, 269
Pelvímetro, *289*
Pênis, **250-254**
- anestesia epidural, 251
- aumento de volume, 251
- bloqueio anestésico, 251
- corpos cavernosos, 251
- desvios de direcionamento do, 257
- em repouso, 251
- ereção do, 256
- malformações, 253
- mobilidade, 251
- neoformações, 253
- nervo dorsal, 31
- neurolépticos, 251
- retrator do, 257
- tratamento do, *385, 386*
Pentobarbital, 37
Percussão
- acústica, 64
- da parede abdominal, 201
- **da sola do casco**, *325*
- das cavidades nasais, 147
- de ossos, 332
- digital, 64
- do abomaso, 195
- do baço, 96
- do coração, 99, 100
- do fígado, *210*
- do omaso, 193
- do pulmão, 152
- - horizontal, 153
- - vertical, 153
- do retículo, 188
- do rúmen, 178
- dolorosa, 63
- dos cornos, 90
- reflexa, 64
Perfenazina, *27*
Perfil metabólico do rebanho, 379
Perfuração intestinal, 204
Perfusão, distúrbios de, 159
Perfusão capilar, 108
Pericárdio, punção do, 104
Perímetro escrotal, 245
Perineal, região, 299
Periorquite, 245
Peristáltico, movimento, 61
Peritonite, 191, 204
Permeabilidade capilar, 108
Permeabilidade do oviduto, 277
Perna, contenção da, 6
Pés, firmeza dos, 27
Pescoço
- corrente de, 3
- exame do, 338
- tiras de, 50
Peso corporal (peso vivo), 50
Petéquias, 83
Petri, placa de, 250
pH da urina, 236
pH das fezes, 205
pH do leite, 305
pH do sêmen, 262
pH sangüíneo, *119*
- normal, 124
Piemia, 75
Pigmento biliar, *210*
- da urina, 211, 237
- do soro, 212
Pigmento em "forma de óculos", perda de, 82
Pílulas, administração de, 387
Pinças
- bilateral na dobra do flanco, 7
- de Bron, 7
- de casco de Knezevic, 324
- de Schecker, 151
- do tendão de Aquiles, 7, *11*
Pintado, gado, 46
Piogênicos, 143
Piolhos, infestação por

- hematófagos, 82
- mordedores, 82
Piometra, 284
Pirogênio, 75
Piso antideslizante, 19
Pistola injetora
- de pasta, 387
- de pó, 387
Placentário, líquido, excesso de, 204, *294*
Planejamento terapêutico, 382
Plaquetas, *118*, 120
Plasma, 114
- enzimas específicas do, 214
- fibrinogênio no, 158
- fluxo renal, 230
- obtenção e conservação de amostras de, 113
- preparo, 114
Pleura v. brônquios e pulmões
Pleximetria, 64
Pneumoenterite por micoplasma, *160*
Pneumonia intersticial, *161*
Pneumotaquigrafia, 159
Podany, testímetro de, 245
Pododermatite circunscrita, 325
Poeira no estábulo, 142
Polidipsia, 232
Polipnéia, 72, 144, 159
Poliúria, 235
Pomada, aplicação de, *383*
Porfirinúria, 235
Portador, comparação dos antecedentes do, 342
Postura, 68
- anormalidades de, 76
- - feto, *293*
- do animal em repouso e movimento, 320
- exame, 341
Potássio, *122*
Potentia coeundi, 242, 259
Potentia generandi, 242
Pour on, método, 383
Predisposição à doença, 72
Preensão, 2
- animais isolados, 2
- todo o rebanho, 2
Pré-estômago
- medicamentos no, 386
- tamanho e peso, 35
Prenhez, 47
Prepúcio, exame do
- estreitamento do óstio, 250
- folhas do, 249
- lavagem do, 265
- tamanho e forma, 249
Pré-secreção, exame da, 266
Pré-seminal, secreção, 256
Pressão, sensibilidade à, 61
Pressão intracerebral, 344
Pressão intratorácica, oscilações da, 109
Pressão sangüínea, 110
Prevenção (profilaxia)
- objetivo, 378
- planejamento, 378
Priessnitz, compressa de, 325
Profundidade respiratória, 144
Progesterona
- do leite, 280
- no sangue, 292
Prognóstico
- aspectos econômicos do tratamento, 377
- clínico, 377
- desfavorável, 377
- doença do rebanho, 377
- favorável, 377
- péssimo, 377
- reservado, 377
Promazina, 27
Prontuários médicos, 379
Propionato, teste de estresse com, 216
Propionilpromazina, 26, 27
Propriedade, exames na, **315-318**, 376
- anamnese, 315
- avaliação das condições de estabulação, 315
- métodos, 315
Proprioceptores, 346
Propulsão, ausência de, 257
Próstata, exame da, 255

Proteção aos animais, lei de, 24, 377, 396
Proteínas
- decomposição e reestruturação, *185*
- do leite, 53
- do líquido sinovial, 328
- do soro, 53, *122*
- metabolismo, 127
- no líquor, 351
- teor total de, 216
- urina, 236
Proteinograma, 127
Proteinúria, 236
Protipendil, 26, *27*
Protozoários
- no suco ruminal, 182
- sangue, 129
Protrombina, tempo de, *118*, 120
Proventrículos, **174-193**
- desenvolvimento, 174
- fisiologia, 174
- omaso, 192
- patologia, 175
- posições, *175*
- retículo, 185
- rúmen, 175
- topografia, 174
Prurido, 84
- localizado, 84
Pudendo, nervo, 31, 251
Puerpério
- clínico, 297
- infecção, 297
- período, 295
- total, 297
Pulmão
- coração, 100
- exame do, 152
- hipertonia, 110
- *v. também* brônquios e pleura
Pulsação, 73
- cronometrada, 73
- deficiente, 74
Pulseiras de plástico numeradas, 51
Pulso, *108*
- amplitude, 107
- desigualdade, 107
- duração da onda do, 107
- qualidade do, 107
- ritmo, 107
- sistólico, 110
- tensão, 107
- venoso negativo ou atrial, 110
Pulverização, instalação de, 383, *384*
Punção
- abdominal, 222, *223*
- da cavidade torácica, 158
- da estrutura sinovial, 327
- do omaso, 193, *197*, 198
- intestinal, *201*
- lombar, *351*
- pós-occipital, 349
Puncta máxima, 100
Pupilar, reflexo, 365, *366*
Purkinje-Samson, fenômeno de, 366
Pústula, 84
PVC, 385

Q

"Q", febre, 284
Quartos traseiros, elevação dos, 289
Queda v. derrubamento
Quetamina, 35
Quick, teste de coagulação sangüínea de, 120, 216
Química seca, sistemas de, 285
Químico, exame da urina, 236
Químicos, meios de relaxamento, 33
Quociente de tempo respiratório, 144

R

Ração, 318
- adição de droga, 387
- influência da composição nutricional, *167*

Raças, 44, *48*
Radiografia
- da bexiga, 231
- da coluna vertebral, *352*
- do abomaso, 199
- do coração, 106
- - seriada, 106
- do retículo, *192*
- do sistema nervoso central, 360
- dos intestinos, 201
- dos proventrículos, 199
- dos pulmões, *159*
- obstrução esofágica, *174*
Radioscopia do coração, 106
Raiva, 232, *341*, 375
Ranço, cheiro de, 84
Raquitismo, 126
Raspado profundo da pele, 86
Reações
- de hipersensibilidade, 111
- de maceração, 323
- inaparentes de defesa do organismo, 111
- paradoxais, 27
Rebanho
- histórico do, 57
- impressão geral do, 379
- perfil metabólico do, 379
Rebanho, diagnóstico do, 375
- achados pós-morte, 376
- chamada de peritos, 376
- condições ambientais, 376
- consulta de textos, 376
- despachar as amostras, 376
- exame clínico minucioso dos animais, 376
- verificação dos parâmetros da propriedade, 376
Redox, potencial, 184
Reflexos
- auricular, 348
- cerebrais, 347
- condicionados, 256
- corneano, 347, 368
- da cauda, 349
- da cernelha, 348
- da pálpebra, 36
- de ameaça, 347
- de cruzamento dos membros, 348
- de defesa, 368
- de deglutição, 347
- de Ferguson, 290
- de levantar, 348
- de mastigação, 347
- de nistagmo vestibular, 348
- de sucção, 347
- de tolerância de monta, 278, *280*
- de tropeço, 348
- do ânus, 349
- do boleto, 348
- do carpo, *349*
- do lábio superior, 347
- do saco escrotal, 349
- dos tendões, 349
- interdigital, 349
- labirinto-proprioceptivo, 348
- lingual, 347
- oculocervical, *347*, 348
- palatal, *346*, 347
- palpebral, 347
- proprioceptivos, 346
- pupilar, 348, 365, *366*
- tendíneos, 346
Refluxo, 35
Regional intravenosa, anestesia, 29
Regulação térmica, capacidade de, 142
Regurgitação, 35, 147, 170
- estômago de, 188
Relatio penis, 257
Relatório veterinário, 379
- dos casos apresentados por estudantes, 379
- pericial, 379
Relaxamento muscular, 33
Remissio penis, 257
Reprodução, 44
- distúrbios da, 284
- - hereditários, 285
- temperatura, 74
- *v. também* masculino, sistema reprodutor

ÍNDICE ALFABÉTICO

Reservatório irrigador, 394
Resistência, 72
- aos germes da urina, 239
- do microrganismo, 129
- dos espermatozóides, 262
Respiração intermitente e superficial, 36
Respiratória, freqüência, 72
- desvio acentuado, 72
Respiratório, aparelho, **139-165**
- anamnese, 139
- ar respirado, 145
- atividade respiratória, 143
- brônquios, 152
- diagnóstico diferencial das doenças, 160
- faringe, 147
- fatores nocivos, 141
- focinho, 146
- fossas nasais, 147
- laringe, 147
- mecanismos de defesa, 139
- observações etiopatogênicas, 139
- parede torácica, 160
- pleura, 152
- procedimento de exame, 139
- pulmões, 152
- ruídos de origem respiratória, 144
- seios paranasais, 147
- traquéia, 150
Respiropatogênicos, agentes, 142
Reticulite simples, 191
Retículo (barrete), **188-192**
- abscesso, 191
- auscultação, 188
- deslocamento, 191
- doenças do, *177*
- ferroscopia, 190
- inflamação, 191
- laparoscopia, 191
- medicamentos, 387
- palpação, 190
- percussão, 188
- prova da cernelha, 188
- prova do bastão, 188
- provas de dor por corpo estranho, 188
- radiografia, 192
- reticulografia, 192
Retículo-histiocitário, sistema, mecanismo de defesa do, 111
Reticuloperitoneais, afecções, 94
Reticulorruminal, atividade, 178
Reto
- aplicação de impulsos elétricos, 251
- exploração, 202, *203*
- massagem, 251
- medicamentos, 392
Retovaginal, fossa, 292
Retrator do pênis, 257
Retrofaríngeos, linfonodos, 93
RIB, 144, 158, *161*
Rigidez do esqueleto dos membros, 333
Rigidez pupilar, 366
Rima glotídica, 145
Rins
- biópsia, 230
- doenças, 204
- linfonodos, 94
- palpação, 229
- teste da função, 229
Ritmo cardíaco normal, 102
Roçar respiratório, 156
Rodeio, movimento de, 344
Rolamento, 19
"Rolamento dos olhos", 365
Romanovski, coloração de, 114
Roncos, 144
Ronqueira, 145
"Rufião", 52, 280
Ruídos, 67
- ruminais, freqüência dos, 177
Ruídos cardíacos, 100
- adventícios
- - endocárdicos, 103, 104
- - orgânicos, 103
- - pela atividade cardíaca, 104
- - pericárdicos ou exocárdicos, 104
- audibilidade, *103*

- cardiopneumônico, 104
- cardiorrespiratório protossistólico, 104
- delimitação, 103
- desdobramento, 103
- duplicação, 103
- intensidade, 102
- registro gráfico, 104
Ruídos respiratórios
- anormais acidentais, 156
- ausência total, 155
- broncobronquiolar, 155
- cardiopneumônico, 156
- cardiorrespiratório, 155
- denominação e significado, 154
- laringo-traqueal, 155
- normais, 155
- ouvidos externamente
- - estranhos, 144
- patológicos, 155
- traqueobrônquico, 155
Rúmen (pança), **175-188**
- acidez total, 185
- ácidos graxos voláteis, 184
- acidose ruminal, 183
- amoníaco, 185
- auscultação, 177
- bactérias, 183
- colheita do suco, 179, 186
- consistência, 181
- cor, 181
- digestão de celulose, 183
- doenças do, *177*
- fermentação de glicose, 184
- flutuação, 182
- freqüência normal dos ruídos, 177
- fungos, 183
- linfonodos do, 94
- medicamentos, 387
- odor, 181
- percussão, 178, 179
- potencial redox, 184
- protozoários, 182
- redução de nitrito, 184
- ruminotomia exploradora, 187
- sedimentação, 182
- tamponamento, 185
- teor de cloreto, 185
- teste do azul de metileno, 184
- valor do pH, 181
Ruminação, 169
- distúrbios, 170
- início da, 170
- número e duração dos ciclos, 170
- tamanho do bolo, 170
Ruminografia, 178
Ruminotomia, 95, 187
Ruptura intestinal, 204

S

Saco dural, 31
Sacos ruminais, 177
Sacra, anestesia, 31
Sacroilíacos, ligamentos, 288
Sal, bloco de, 387
Sal, cristais de, 238
Saliva, 171
Salmonelose, 60
Salto, deficiências no, 257
- incompleto, 257
Salto improvisado, 251
Sangramento
- nasal, 147
- tempo de, 120
Sangue, **111-129**
- alterações do aspecto, 115
- composição qualitativa e quantitativa, 111
- engrossamento do, 121
- exames, 115, 266
- - estruturas sinoviais, 327
- faixa de normalidade dos elementos, 111
- fezes, 206
- mecanismo de defesa, 111
- metabólitos, *119*
- mistura de origem patológica, 351

- obtenção e conservação de amostras, 113
- pressão, 110
- quadro diferencial, *119*
- soro, 114
- técnicas de colheita, 112
- total, 114
Sangüíneo, grupo, 52, *53*
Sangur, teste, 206
Sanidade dos cascos, 326
Sanitários, parâmetros, 76
Sarna
- corióptica, 86
- sarcóptica, 60, 85
Saúde genital do reprodutor, 284
Sayk, câmara de sedimentação de, 351
Sazonais, variações, de doenças, *56*
Schalm, teste de, 328, *330*
Schecker, pinça de, 151, 393
SDH, 214, *215*
Sebáceas, glândulas, deficiência das, 81
Seborréia, 83
Secreção
- da glândula mamária, 304
- loquial, 296
- pré-seminal, 256
Sedação medicamentosa, 24
Sede, 169
Sedimento urinário, exame do, 237
Segmentar, anestesia, 32
Seios paranasais, 147
Selênio, *123*
Selvagens, ruminantes
- anestesia geral, 33
- injeção intramuscular, 398
- neurolépticos, 26, 34
- preensão de, 3
Sêmen
- colheita do, 258
- exame, 243, *264, 266*
Sensibilidade, 347
- à pressão, 61
- do coração, 99
- dos nervos dos membros, 334
Sensibilidade diagnóstica, 374
Sensório
- depressão, 343
- excitação, 342
Sentidos, órgãos dos, **363-373**
- achados do exame clínico geral, 363
- anamnese, 363
- olhos, 363
- orelhas, 370
Sepse, 74
Septo escrotal, 243
Seringa
- de Janet, 391, 394
- tipo pistola multidosadora, 391
Seroconversão, 158
Seródio, 168
Sexo, 46
- do feto, 282
- exame do comportamento, 255
- exame ginecológico, 269
- glândulas, *254*
Sibilos
- expiratório, 156
- inspiratório, 156
- politônético, 156
- seqüencial tardio inspiratório, 156
Siebers, método de, 9
Silagem, 168
Síndromes, *374*
- da falta de ar, *160*
- da vaca caída, 336, *346*
- de Hoflund, 57, 102, *178*
- de mobilização de lipídios, 70
- do bezerro torto, 333
- do desconforto respiratório, *162*
Síndromes nervosas centrais, **344-349**
- cerebelar, 344
- cerebral, 344
- controle dos reflexos, 346
- da base cerebral, 344
- de pressão intracerebral, 344
- dos nervos cranianos, 344
- espinhal, 345

Sinovial, bainha, 328
Sinovial, líquido, 328, *329*
Slow release system, 386
Sódio, *122*
- citrato de, *114*
- na urina, 237
- oxalato de, *114*
Soldra, 7
Solto, touro, 14
Som(ns), *67*
- da "caixa", 65
- metálico, 66
- respiratórios normais, 154
Sondagem, 63
- da traquéia, 150
- da uretra, *231*
- de Bosch, *390*
- do ducto nasolacrimal, 369
- do reto, 201
- do rúmen, 197
- ecográfica, *278*
- esofágica, *174*
- fossas nasais, 147
- mamária na cisterna da teta, *305*
- no casco, 325
- no rúmen, posição correta, *391*
- para colheita de suco ruminal, *180*, *186*
- rígidas e semi-rígidas, 388
Sonografia, 218, 224
Sonolência, período de, 36, 343
Sonora, onda, ressonância da, 64, *65*
Sopa, 343
"Sopro tubário", 155
Sopros cardíacos
- anêmicos, 103
- diastólicos endocárdicos, 103
- funcionais, 103
- sistólicos endocárdicos, 103
Soro, 115
- determinação do colesterol total no, 214
- eletroforese do, 216
- ionogramas, *125*
- obtenção e conservação de amostras de, 113
- pigmentos biliares no, 212
- proteínas do, 53
- valores normais de componentes do, *122*, *123*
Sorológicos, exames, 96
Spirotricha, 182
Spot on, método, 383
Spray, 383
Streptococcus, 305
Subcutâneo, tecido, **86-89**
- aspecto, 86
- aumento de volume, 86
- coleta de material, 89
- endoparasitas, 88
Subilíacos, linfonodos, 93
Subir e descer morro, 190
Subnutrição primária, 70
Sucção, 347
Suco do abomaso, colheita e exame do, 197
- cor, 198
- odor, 198
- viscosidade, 198
Suco ruminal, 179, 180, *187*, 318
- colheita, 186
- consistência, 181
- cor, 181
- esfregaço, 183
- exame, 181
- odor, 181
- valor do pH, 181
Sucussão, 61
Suor, *84*
Superfície, anestesia de, 28
Supravaginal, posição, *294*
Surfactante, 140
Swabs, 90, 147, 151, 276, 284, 372, 385
Szabó, método de, 16

T

Talão, região do, *325*
Talha, 20
Tálio, *237*

Tampão de gaze estéril, uso do, 276
Tamponamento do rúmen, 185
Tanque de flutuação, 21
Taquicardia, 74, 101
Taquipnéia, 159
Tatuagem, 51
Teilite, 307
"Temperamento", 24, 44
Temperatura, 83
- aumento patológico, 74, 244, 247
- comportamento e distribuição, 75
- da vagina, 259, 280
- decréscimo patológico, 75
- do leite, 280
- queda da, 142
- verificação da, 60
Tempo de coagulação, 120
Tendões
- bainhas de, 326
- de Aquiles, pinças de, 7
- exame dos, 333
Tenesmo, 232
Testículos, **244-248**
- biópsia, 247
- consistência, 246
- forma, 245
- inflamação, *246*
- posição, 245
- tamanho, 244
Tetania de pasto, 126, 375
Tetas, 300
- acessória rudimentar, *303*
- alterações do canal, *304*
- bicos das, 300, *302*
- comprimento, *302*
- divergentes, *301*
- estenose de cisterna de, *304*
- fístula de, *303*
- formatos, *301*
- palpação, *304*
- parede e cisterna da, 303
- seringas, 394
- sonda mamária na cisterna da, *305*
- supramamárias, *302*
Thelazia, 368
Thiro, porta-pílula de, 387
Timpanismo, 36
- com bolha de gás dorsal, 170
- resultante da mistura espumosa do conteúdo proventricular, 170
Tiopental, 37
Tioxanteno, derivado de, *27*
Tipo sangüíneo, 53
"Tiques nervosos", 70
Tiras de pescoço, 50
Tiras de teste de urina combinado, 236
Tolazolina, 35
Tolerância de monta, *280*
Tonometria, 369
Típicos, administração de medicamentos, **383-386**
- mucosa prepucial, 386
- pênis de touros, 386
- saco conjuntival, 385
- vagina de vacas, 386
Toracocentese, 158
Tórax
- corda de, 20
- garrote de, 11, *12*
- - tensão no, *12*
Torção, 327
- do mesentério intestinal, 204
Torcicolo, 338
Tosse
- de "comércio", 139
- produtiva, 145
- seca e forte, 145
- úmida e débil, 145
Toxemia, 75
Toxicológico, exame de fezes, 208
Toxinas na urina, 237
Tração, bois de, 44
Tranqüilizantes, 24
Transcetolase, exame de, 360
Transparência da urina, 235
Transporte, 21
- mucociliar, 139

- prolongado de animais aglomerados, 141
Traquéia, exame da, 150
- colheita de muco, 150
Tratamento (terapia)
- erros ocorridos, 378
- medicação, 377
- objetivo, 377
- paliativo, 377
- planejamento, 377
- resultado, 378
- viabilidade econômica, 377
Traumatismo das vértebras, 375
Trematódeos, ovos de, 212
Tremor, 61, 344
Trepanação, 147
Trepanador, 130
Trichomonas, 265, 277, 284
Trichophyton verrucosum, 82
Tricofitose, 82, *83*
Tricúspide, válvula, 101
- insuficiência da, 110
Triflupromazina, *27*
Trigêmeo, nervo, 344
Triglicerídios, *122*
Trimeprazina, *27*
Trisetum flavescens, 126, 332
Trismo, 344
Troclear, nervo, 344
Trombócitos, 115
Tromboplastina, tempo parcial de, *118*
Troncos, 12
- exame do, 338
- para operações cirúrgicas, 13
- para tratamento da pata, 13
TRU-CUT, agulha, 217
Tuberculina, prova intracutânea de, 156
- negativa, 157
- positiva, 157
- questionável, 157
Tubérculos, 168
Tuberosidades isquiáticas, 269
Tumor
- fossas nasais, 147
- no flanco, 88
Túnica albugínea, 248
Túnica vaginal, 243
Turgor da pele, 86, *87*, 299

U

Úbere, *295*, **299-309**
- anamnese, 299
- assimetria, *301*
- classificação clínica da inflamação da glândula mamária, 307
- de "ordenheira mecânica", *301*
- de "pedra", 302
- diagnóstico do rebanho, 308
- exame geral, 299
- formatos, *301*
- inspeção, 300
- métodos de exame pouco utilizados, 307
- palpação, 302
- secreção da glândula mamária, 304
Úlceras
- da mucosa, 90
- da sola de Rusterholz, 322
- de pele, 85
Ultra-sonografia, 255, 278
Umbilical, região, 299
Umidade
- alta do ar, 142
- da mucosa da vagina e da cérvix, 274
- dos pêlos, 81
Úraco, *299*
Uréia, *122*, 229
Uremia
- pós-renal, 230
- pré-renal, 229
- renal, 229
Ureteres, 230
Uretra, 231
Urinário, sistema, **229-241**
- bexiga, 230
- rins, 229

ÍNDICE ALFABÉTICO

- ureteres, 230
- uretra, 231
- urina
- - análise, 232
- - colheita, 232
- - esvaziamento alternado de, 231
- - exame bacteriológico, 239, 318, 335, 336
- - exame das características da, 234
- - exame físico, 235
- - exame microscópico do sedimento, 237
- - exame químico, 236
- - micção espontânea, 232
- - pigmentos biliares na, 211
- - recém-colhida, 232
Urobilinogênio, 211
Urômetro, 235
Urticária, 84
Útero
- biópsia, 277
- exame do, 269
- - consistência, 270
- - contratilidade, 270
- - motilidade, 270
- - palpação, 270
- - simetria, 270
- - tamanho, 270
- fetos no, 294
- ligamentos, 292
- músculo do, 35
- não-gravídico, 394
- palpação retal do, 295
- retração manual, *271*
Uveíte, 365

V

Vacas caídas, exame de, *346*
- anamnese, 336
- clínico geral, 336
- especial do sistema locomotor, 336
- terapia diagnóstica, 337
Vacina contra vírus vivo, 143
Vagina, 231
- achados especiais, 274
- artérias, 289
- artificial, 257
- - aceitação, 259
- - inclinada, 259
- - retirada, 259
- citologia, 277
- coleta estéril do muco, 276
- cor da mucosa, 274
- corrimento, 288
- formato da porção da cérvix, 274

- grande abertura do canal cervical, 274
- grau de umidade da mucosa, 274
- inspeção, 273
- - do vestíbulo, 289
- lavagem, 277
- medicamentos tópicos, 386
- microrganismos, 276
- observação, 273
- temperatura da, 74
- túnica, 243
Vaginotomia exploradora, 224
Vago, nervo, 345
Válvula aórtica, 100
Válvula bicúspide, 101
Válvula estenótica, 304
Válvula pulmonar, 100
Válvula tricúspide, 101
Vaporização, 385
Vaporizador, 393
Vara para tratamento da pata, 6
- de Wick, *11*
Vasoinfiltração regional, 29
Vasos linfáticos, 95
Vasos umbilicais, *299*
VCM, 116
VEC, 121
Veias
- cateter, 399, *400*
- coccígea, 112
- da cauda, 399
- grande plenitude, 109
- jugular, 112, 398
- mamária, 112
Veias cardíacas, **108-110**
- consistência da parede, 110
- grau de plenitude, 109
- mecanismos de ondulação, 109
Ventilação, distúrbios de, 159
Ventriculografia, 360
Verão, condição de, 71
Vermelho de fenol, 230
Verminose pulmonar, *161*
Verrugas, 85
Vertebral, coluna, 343, 352
Vesícula biliar, afecções da, *210*
Vesículas seminais, exame das
- cistos, 254
- consistência, 254
- sensibilidade à pressão, 254
- simetria, 254
- tamanho, 251
Vestibulococlear, nervo, 345
Vestimenta de proteção, 1
Vibração, 61, 65
Videomicrografia computadorizada, 261

Vim-Silverman, agulha de, 217, 248
Viremia, 75
Virológicos, exames, 330, 360
Vírus, 142
- Akabane, 333
Visão
- campo de, 364
- deficiência, 368
- exame, 58
Viscosidade, 61
- da urina, 234
- do sangue, 115
- do suco do abomaso, 198
Vitaminas
- D, 332
- E, 335
Vitium cordis, 103
Vocais, expressões, *150*
Volhard, teste de concentração de, 230
Volume de respiração, 144
Vólvulo, 204
Vômito
- aparente, 170
- verdadeiro, 170
Voz, perda da, 150
VRSB, *161*
Vulva, *295*
- fenda, fechamento da, 269
- lábios da, 269

W

Weichselbaum, método de, 328
Weise, solução de tampão de, 114, 130
Wick, vara de, 6, 10
Witheside, teste de, 305
Wolff, ductos de, 254
Wright, coloração de, 114

X

Xifóide, região, *191, 195*
Xilazina, *34*
- efeito tônico, 35
- efeitos colaterais, 35

Z

Zebuínos, touros, 250
Zinco, *123*
- carência de, 81
Zona, prova de, 190
Zumbido, 145